HANDBUCH DER NEUROLOGIE

HERAUSGEGEBEN

VON

O. BUMKE UND **O. FOERSTER**

MÜNCHEN BRESLAU

SIEBENTER BAND/ZWEITER TEIL

ALLGEMEINE NEUROLOGIE VII/2

ALLGEMEINE SYMPTOMATOLOGIE
EINSCHL. UNTERSUCHUNGSMETHODEN V/2

LIQUOR · HIRNPUNKTION
RÖNTGENOLOGIE

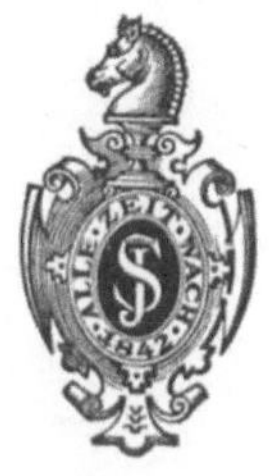

BERLIN
VERLAG VON JULIUS SPRINGER
1936

ISBN 978-3-540-01231-3 ISBN 978-3-642-48229-8 (eBook)
DOI 10.1007/978-3-642-48229-8
Softcover reprint of the hardcover 1st edition 1936

Inhaltsverzeichnis.

Physiologie und Pathologie der Liquormechanik und Liquordynamik.

Von **Ludwig Guttmann**-Breslau.

Mit 84 Abbildungen.

A. Anatomie des Liquorsystems.

Für das Verständnis der Physiologie und Pathophysiologie des Liquor cerebrospinalis sowie für die sachgemäße Interpretation encephalographischer und myelographischer Bilder ist die genaue Kenntnis der Anatomie des Liquorsystems eine unbedingte Voraussetzung. Sind es doch gerade manche Probleme der Physiologie der Liquormechanik, für deren Lösung die anatomische und histologische Struktur bestimmter Abschnitte des Liquorsystems als Beweis herangezogen wird. Wenn es aber gerade in diesem Forschungsgebiet der Neurophysiologie noch eine erhebliche Anzahl ungelöster Probleme gibt, so liegt das nicht zuletzt daran, daß gerade ihre anatomischen Grundlagen noch unsicher und umstritten sind. Im Rahmen der Bearbeitung der Anatomie des Nervensystems in diesem Handbuch der Neurologie sind von mehreren Autoren bereits verschiedene Einzelheiten aus der Anatomie des Liquorsystems besprochen worden. Bei der Bedeutung dieses Gegenstandes erscheint aber doch eine zusammenfassende Darstellung der wichtigsten Probleme der Anatomie des Liquorsystems angebracht.

Das Liquorsystem setzt sich aus folgenden Abschnitten zusammen:

I. Dem aus den 4 Hirnkammern bestehenden Ventrikelsystem,
II. den Meningen,
III. den Plexus chorioidei,
IV. dem Ependym.

I. Ventrikelsystem.

1. Entwicklungsgeschichte.

Die embryonale Entwicklung der Hirnventrikel geht parallel mit der Entwicklung des Gehirns überhaupt. Aus der ungleich starken Entwicklung der Wandpartien der Gehirnanlage nach Schließung des Medullarrohres entstehen 3 blasenartige Ausbuchtungen des Gehirnrohrs, die 3 primären Hirnblasen. Die Lumina derselben stellen die 3 primären Hirnventrikel dar, die mit der Höhlung des Rückenmarkrohrs in weiter Kommunikation stehen. Ende des 3. bzw. Anfang des 4. Embryonalmonats geht dieses Drei-Blasen-Stadium der Gehirnanlage dadurch in ein Fünf-Blasen-Stadium über, daß sich die Vorderhirnblase (Prosencephalon) und die Hinterhirnblase (Rhombencephalon) in je zwei sekundäre Hirnblasen teilen, was ebenfalls eine Unterteilung der drei primären Hirnventrikel in fünf zur Folge hat. Im weiteren Verlauf der Entwicklung verändert sich am bedeutendsten die Vorderhirnblase und damit auch ihr Lumen. Der vordere Teil, das Telencephalon, wird durch die Entwicklung der Falx cerebri an seiner gleichmäßigen Erweiterung gehindert und in seinem vorderen und oberen Teil immer tiefer eingestülpt. Hierdurch entsteht ein kleinerer, median gelegener Teil und zwei größere, lateral gelegene Abschnitte, die Großhirn-Hemisphärenblasen. Die Höhlen dieser Blasen stellen die Anlage der Seitenventrikel dar. Von den einzelnen Abschnitten der Seitenventrikel sind bereits bei Beginn des 2. Embryonalmonats das Vorderhorn und die Cella media zu unterscheiden. Durch das weitere Wachstum der Hemisphärenblasen nach hinten und bogenförmig nach unten und vorn erfahren auch die Seitenventrikel ihre weitere Entwicklung und entsprechende Formbildung. Es entsteht das Unterhorn und durch die spätere starke Ausbreitung der hinteren Partien der Hemisphärenblase nach hinten das Hinterhorn. Bei dieser Entwicklung der Seitenventrikel kommt es zu einer erheblichen Verkleinerung ihrer Kommunikationsöffnungen mit dem median gelegenen Ventrikelabschnitt des

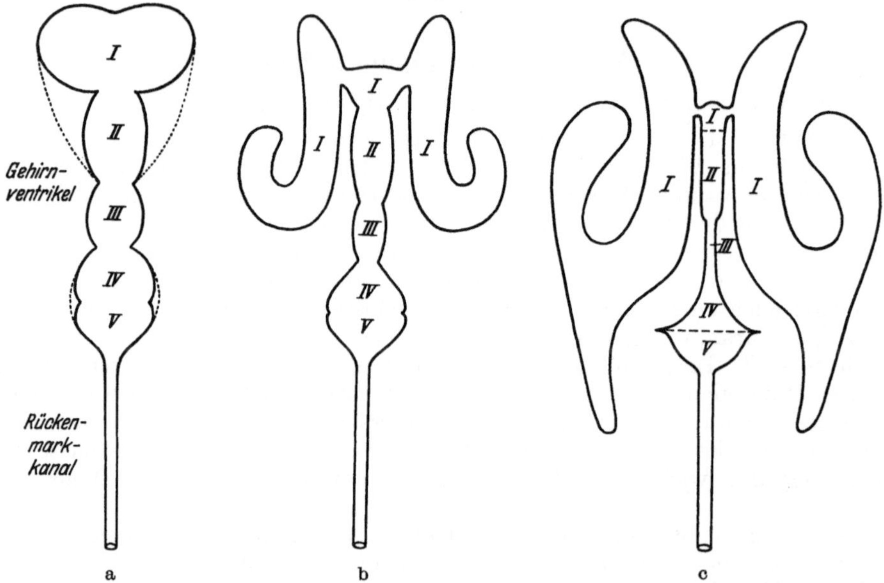

Abb. 1a—c. Schemata, die Gehirnventrikelanlagen in verschiedenen Entwicklungsstadien zeigend. Von der dorsalen Seite gesehen. *I* Gehirnventrikel des Telencephalon; *II* Gehirnventrikel des Diencephalon; *III* Gehirnventrikel des Mesencephalon; *IV* Gehirnventrikel des Metencephalon; *V* Gehirnventrikel des Myelencephalon. (Nach Broman.)

Telencephalons (Cavum Monroi) sowie der Diencephalonhöhle. Es entstehen die Foramina Monroi, welche die beiden Seitenventrikel mit dem 3. Ventrikel verbinden.

Der 3. Ventrikel entsteht vorn aus der unpaaren Partie der Telencephalonhöhle, hinten aus der Diencephalonhöhle. Bei der starken Entwicklung der Großhirnhemisphären werden die Seitenwände des 3. Ventrikels von außen her gepreßt und gegeneinander verschoben. Sie kommen daher sehr nahe aneinander zu liegen, an einer Stelle verwachsen sie sogar miteinander. Dieser Vereinigung verdankt die Commissura mollis oder Massa intermedia ihre Entstehung. Von den vorderen unteren Seitenwandpartien nehmen schon in einem sehr frühen Entwicklungsstadium die beiden Augenblasen ihren Ursprung. Das sich in diese Blasen fortsetzende Ventrikellumen obliteriert bei der Ausbildung der N. optici. Die Ursprungsstellen der Augenblasen markieren sich noch nach vollendeter Entwicklung des Gehirns auch beim Erwachsenen durch eine gemeinsame ventralwärts gerichtete Ausbuchtung des 3. Ventrikels, den Recessus opticus. Hinter dem Recessus opticus entsteht Hand in Hand mit der Ausbildung der cerebralen Hypophysenpartie eine zweite trichterförmige Vertiefung, der

Recessus infundibuli. Eine weitere Ausbuchtung des 3. Ventrikels formiert sich in seiner hinteren Dachpartie bei der Ausbildung der Epiphyse, Recessus pinealis (Broman).

Der Aquaeductus Sylvii entwickelt sich aus der Mittelhirnblase. Das Lumen der Mittelhirnblase verkleinert und verschmälert sich im Laufe der Entwicklung des Gehirns so stark, daß es den Charakter eines Ventrikels allmählich verliert und das Aussehen eines engen Kanals annimmt.

Der 4. Ventrikel entwickelt sich aus der Hinterhirnblase. Bei der Entstehung der Brückenbeuge erfährt das Lumen der Hinterhirnblase (primärer 4. Ventrikel) ungefähr in gleicher Weise eine Formveränderung wie ein der Länge nach geschlitzter Gummischlauch, der gegen die geschlitzte Seite hin

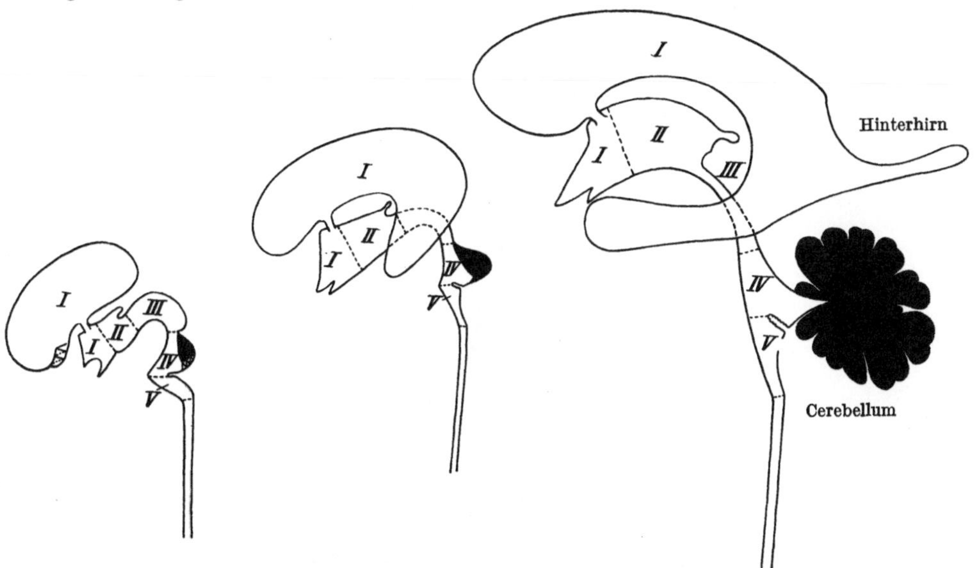

Abb. 2. Schemata, die Anlagen der Gehirnventrikel und des Kleinhirns (kompakt schwarz) in verschiedenen Entwicklungsstadien zeigend. (Von der linken Seite gesehen.) *I* Gehirnventrikel des Telencephalon; *II* Gehirnventrikel des Diencephalon; *III* Gehirnventrikel des Mesencephalon; *IV* Gehirnventrikel des Metencephalon; *V* Gehirnventrikel des Myelencephalon. (Nach Broman.)

gebogen wird. „Die Röhrenlichtung weitet sich dann zu einer flachen rautenförmigen Grube, deren größte Breite in den Ort der stärksten Biegung fällt" (His). Auf diese Weise wird auch die Bodenpartie der Hinterhornblase in eine rhomboide Grube, die Fossa rhomboidea, umgewandelt. Nach ihr wird der sie umgebende Abschnitt des Gehirns Rhombencephalon genannt. Die Brückenbeuge gibt ursprünglich an der Ventrikelseite des Rhombencephalons zur Entstehung einer Furche Anlaß, welche die Grenze zwischen Metencephalon und Myelencephalon bildet. Diese Furche gleicht sich aber bei der weiteren Ausbildung der Brücke wieder vollkommen aus. Die verschiedenen Entwicklungsstadien der Ventrikel werden durch zwei schematische Zeichnungen nach Broman erläutert (Abb. 1a—c u. 2).

2. Morphologie.

Das Ventrikelsystem setzt sich zusammen:

a) aus den beiden *Seitenventrikeln*, von denen jeder seine Hemisphäre in longitudinaler Richtung durchzieht. An jedem Seitenventrikel unterschieden wir vier Abschnitte:

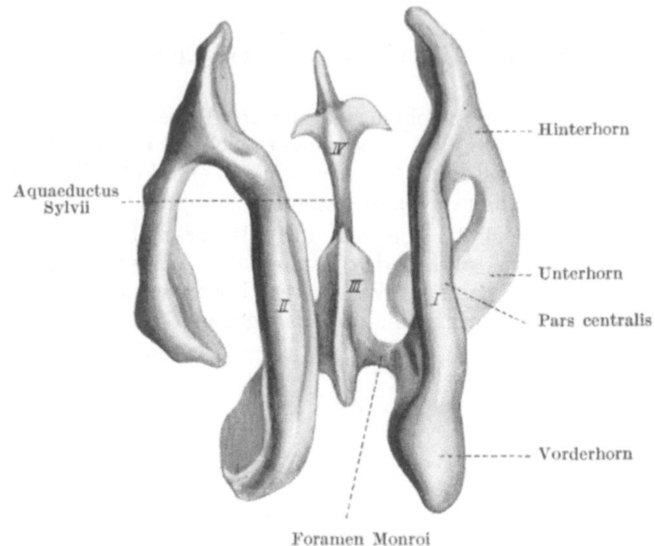

Abb. 3. Ausguß der Hirnventrikel.

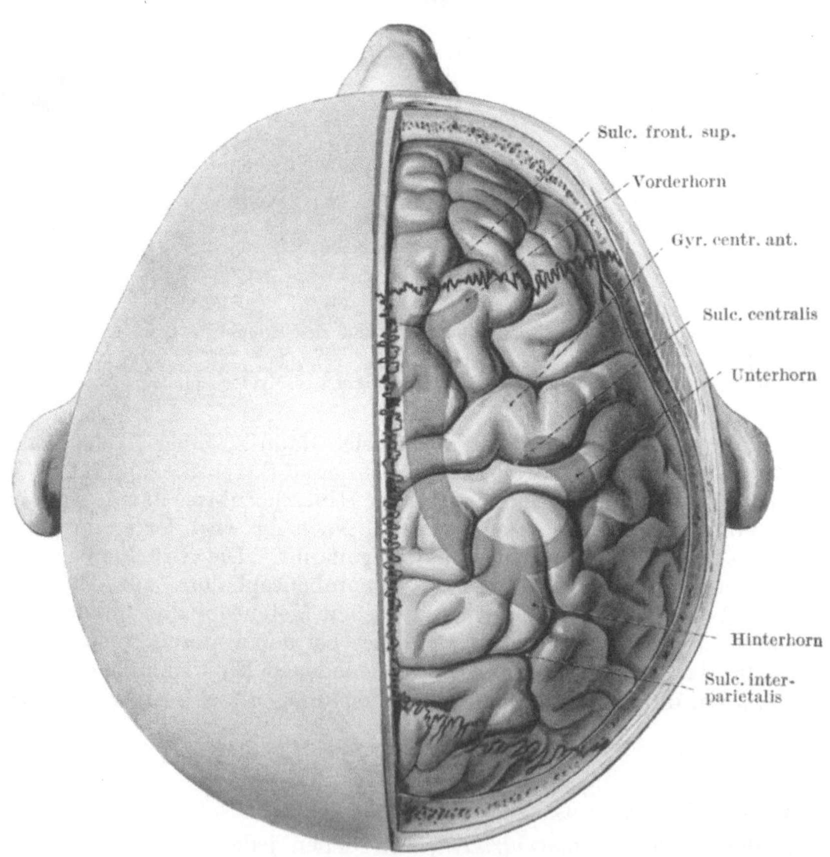

Abb. 4. Topographie des Seitenventrikels. Ansicht von oben. (Aus Tandler-Ranzi.)

Das im Stirnhirn gelegene Vorderhorn, das vorn oben und zum Teil unten von der Balkenstrahlung, medial vom Septum pellucidum, lateral und ebenfalls unten vom Nucleus caudatus begrenzt wird, dessen Kopf in das Vorderhorn hineinragt. Das die mediale Begrenzung und zugleich die Scheidewand zwischen beiden Vorderhörnern bildende Septum pellucidum besteht aus zwei dünnen

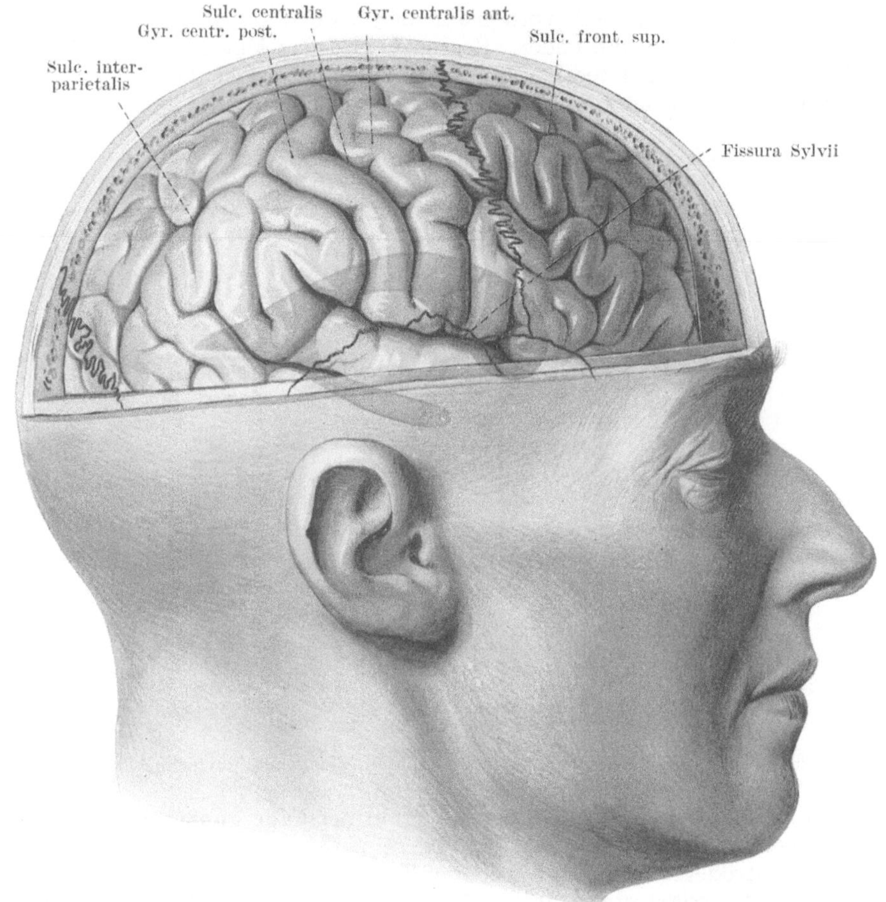

Abb. 5. Topographie des Seitenventrikels. Ansicht von der Seite. (Aus TADLER-RANZI.)

Platten, die das Cavum pellucidum umschließen. Dieses Cavum ist normalerweise spaltförmig, kann aber gelegentlich sogar ziemlich groß sein und bildet dann den sogenannten Ventriculus septi pellucidi oder 5. Ventrikel, der auch encephalographisch darstellbar ist (MEYER u. a.). Im Abschnitt „Röntgendiagnostik des Gehirns und Rückenmarks durch Kontrastverfahren" (Entwicklungsstörungen) habe ich diese Entwicklungsstörungen des Septum pelucidum näher erörtert.

An das Vorderhorn schließt sich occipitalwärts die normalerweise schmale, in der mittleren Parietalregion gelegene Pars centralis oder Cella media an. Ihr Dach wird von der Balkenstrahlung gebildet. Am Boden befindet sich lateral das Corpus striatum, medial die Stria terminalis und die mit dem lateralen Teil des Thalamus verwachsene Lamina affixa, medial liegt der Plexus chorioideus ventriculi lateralis und die dorsale Fläche der freien Teile des Fornix.

Der Pars centralis folgt weiter occipitalwärts das Hinterhorn, das einen nach hinten gerichteten Spalt von wechselnder Länge bildet. Es wird begrenzt lateral oben von der Balkenstrahlung, im übrigen von den Markteilen des Occipitallappens. Hervorzuheben ist ein an der medialen Wand vorspringender Längswulst, der Calcar avis, der durch das tiefe Eindringen der Fissura calcarina entsteht. An das Hinterhorn schließt sich im Bogen nach unten und außen das Unterhorn an, das sich nach vorn bis in den vorderen Teil des Schläfelappens erstreckt und blind in ihm endet. Begrenzt wird das Unterhorn vom Schwanz des Nucleus caudatus, lateral und medial von Markteilen des Schläfelappens. An der medialen Wand findet sich das Ammonshorn.

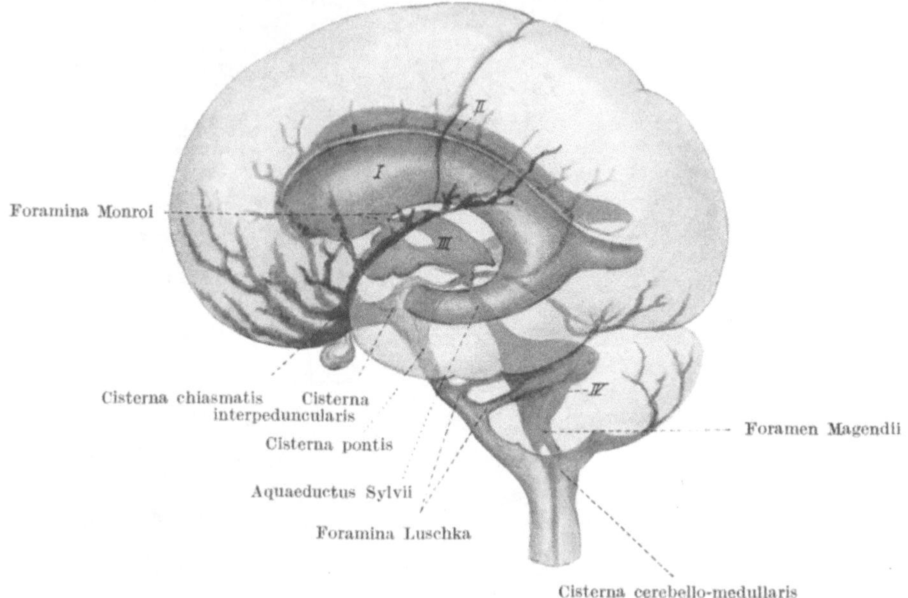

Abb. 6. Hirnventrikel und Subarachnoidealräume in ihren Beziehungen zueinander. (Nach DANDY.)

Beide Seitenventrikel sind in der Mehrzahl der Fälle annähernd gleich groß. Es muß aber betont werden, daß FÖRTIG bei seinen anatomischen Untersuchungen über die Ventrikelgröße in einer größeren Zahl der Fälle bei Rechtshändern den linken Seitenventrikel etwas größer fand als den rechten. So fand er bei 28 Normalgehirnen den linken Seitenventrikel in 78,5% stärker entwickelt, während der rechte nur in 10,5% größer war, in 11% bestand Ventrikelgleichheit. Dieser anatomischen Tatsache muß auch bei den geringen Ventrikelasymmetrien, wie sie sich im normalen Encephalogramm unter der Voraussetzung eines maximalen Luft-Liquor-Austausches finden, Rechnung getragen werden.

Die beiden Seitenventrikel stehen normalerweise durch die Foramina Monroi, die sich etwa am Übergang vom Vorderhorn zur Cella media befinden, in Kommunikation und stehen gleichzeitig mit dem zwischen ihnen gelegenen 3. Ventrikel in Verbindung.

b) Der *3. Ventrikel* stellt unter normalen Verhältnissen eine mehr oder minder spaltförmige Höhle dar, deren vordere Wand im unteren Teil von der Lamina terminalis, im oberen Teil von der Commissura anterior bzw. den Columnae fornicis, und deren hintere Begrenzung von der Commissura habenularum und von der Commissura posterior gebildet wird. Die Seitenflächen stellen dar: die medialen Teile des Thalamus, die durch die encephalographisch ebenfalls darstellbare Massa intermedia miteinander in Verbindung stehen bzw. der Hypothalamus.

Der Boden des 3. Ventrikels wird gebildet von den Corpora mamillaria, dem Tuber cinereum mit dem Infundibulum und dem Chiasma opticum, hinten von den Hirnschenkeln mit der zwischen ihnen gelegenen Substantia perforata. Das Dach bildet die Lamina bzw. Tela chorioidea ventriculi tertii bzw. der Fornix und der Balken. Der Plexus chorioideus ventriculi tertii tritt durch das Foramen Monroi mit den Plexus laterales in Verbindung.

Von den Ausbuchtungen des 3. Ventrikels seien besonders der Recessus infundibuli und der Recessus opticus erwähnt, weil diese nicht selten encephalographisch darstellbar sind, während die am Ausgang des 3. Ventrikels liegenden Recessus pinealis und Recessus suprapinealis sowie der vorn zwischen den Columnae fornicis und der Commissura anterior liegende Recessus triangularis im Röntgenbild in der Mehrzahl der Fälle nicht erscheinen.

c) Der 3. Ventrikel geht nach hinten über in den *Aquaeductus Sylvii*, der als langer, dünner Kanal abwärts gerichtet verläuft. Er wird oben begrenzt von der Lamina quadrigeminalis, ventral vom Tegmentum.

d) Der Aquaeductus Sylvii mündet in den *4. Ventrikel*, dessen Boden gebildet wird von der Rautengrube. Von der Dachbegrenzung sind das Velum medullare anterius und posterius zu nennen, die in einer Kante, Fastigium, zusammenstoßen. Hierdurch erhält der 4. Ventrikel im Seitenbild die Form eines Zeltes, das mit seiner Spitze gegen die Marksubstanz des Kleinhirns vordringt und an dieser Stelle den Recessus tecti bildet. Durch drei Öffnungen steht der 4. Ventrikel und damit das Ventrikelsystem sensu strictori mit dem Subarachnoidealraum normalerweise in freier Kommunikation, nämlich durch das Foramen Magendi, das sich unmittelbar vor dem Obex findet und den seitlich gelegenen Luschkaschen Taschen. Die frühere Annahme, daß normalerweise die Foramina Magendi und Luschkae durch ein feines Häutchen verschlossen seien, das bei der lumbalen Encephalographie einreißt (Brinkmann), besteht nicht zu Recht. Die topographischen Beziehungen des Ventrikelsystems, dessen Form durch einen Ausguß demonstriert wird (Abb. 3), zu den übrigen Teilen des Gehirns bzw. zum Schädel, werden durch die Abb. 4 und 5 veranschaulicht. Die Beziehungen des Ventrikelsystems zum Subarachnoidealraum gibt die bekannte schematische Zeichnung von Dandy wieder (Abb. 6).

II. Die Meningen.

1. Entwicklungsgeschichte.

Die Meningen des Gehirns entwickeln sich ontogenetisch aus einem die Hirnanlage umgebenden, lockeren Mesenchym, das bei menschlichen Keimlingen von 9 mm Länge noch einheitlich ist. Bei einer Länge von 20 mm kommt es zu einer Gliederung in eine äußere Verdichtung des Gewebes, die der harten Hirnhaut entspricht und in ein einheitliches, lockeres, darunter gelegenes Mesenchym, aus dem sich später die Pia und Arachnoidea entwickeln. Zunächst differenziert sich die dem Hirn unmittelbar anliegende Schicht zur Pia, während die Arachnoidea vorerst noch mit der Dura zusammenhängt. Die Trennung der Arachnoidea von der Dura unter Bildung des subduralen Spaltraums geht erst in der zweiten Hälfte der Embryonalzeit vor sich. Nach Wetzel ist in dem Spaltraum die Dura von Zellen überzogen, die als Fibroblasten anzusprechen sind, die Arachnoidea hingegen von Zellen, die möglicherweise anderen Ursprung haben. Der hintere Teil der Falx und das Tentorium bilden eine von vornherein einheitliche Anlage. Die frühere Annahme einer nachträglichen Verwachsung der Falx mit dem Tentorium weist Wetzel als irrtümlich zurück. Die Falx dringt von hinten in die Mantelspalte hinein. Die Anlage umfaßt das Mittelhirn ventral und von den Seiten her und schließt sich dorsal zusammen. Der mittlere Teil der Anlage ventral vom Mittelhirn wird in der weiteren Entwicklung zurückgebildet. Erst später entsteht die Anlage des vorderen Teils der Falx, die bei der Umwandlung in festeres Gewebe dem hinteren Gebiet vorauseilt. In der gemeinsamen Anlage des Tentorium und des hinteren Teils der Falx geschieht die Umwandlung in feste Faserlagen histogenetisch entsprechend.

Auch die Hüllen des Rückenmarks bestehen zunächst aus einem gleichförmigen embryonalen Bindegewebe, aus dem sich zuerst die Anlage des Ligamentum denticulatum in Form segmental angeordneter Ströme dichter aufeinander liegender Zellen heraushebt. Seine Zacken entspringen von den Wurzeln der Neuralspangenanlage, später von der Knorpelhaut der knorpeligen Spangen und endigen am Piaüberzug des Rückenmarks. Die oberste Zacke entspringt von der Knorpelhaut des Hinterhauptbeins, am Seitenrand des Foramen occipitale magnum. Die letzte, von HOCHSTETTER festgestellte Zacke liegt zwischen 4. und 5. Lendenganglion. Bei Keimlingen von 17 mm Länge wird die Anlage der Dura als dünnes Duralhäutchen kenntlich, und zwar zuerst das ventrale Gebiet hinter den Wirbelkörpern und Zwischenwirbelscheiben. Der Ausbau schreitet cranio-caudal fort. Bei der nun folgenden seitlichen Ausbildung der Duralamelle bleiben die Zwischenwirbellöcher ausgespart, so daß die Spinalnerven aus den entsprechenden Löchern der Dura austreten können. Zuletzt löst sich dorsal der Zusammenhang der Duralamelle mit dem Perichondrium der Wirbelbögen. Jetzt differenziert sich auch als Folge dieser Zusammenhangslösung der Periduralraum ganz, etwas später als der Periduralraum entsteht durch Ausbildung von Flüssigkeitsräumen zwischen den beiden Grenzschichten der Leptomeninx der Subarachnoidealraum. Erst zuletzt und viel später bildet sich zwischen Dura und den ihr anliegenden arachnoidealen Zellagen in anscheinend nicht genau bekannter Weise der spaltförmige Subduralraum (HOCHSTETTER).

Auch über die Phylogenese der Meningen liegen Untersuchungen vor (KAPPERS, STERZI, STREETER u. a.). Die Meningen zeigen phylogenetisch eine zunehmende Differenzierung in der aufsteigenden Tierreihe. Bei den Cyclostomen ist das Rückenmark von einer gefäßreichen Haut umgeben, an welcher sich noch keine Dura, Arachnoidea und Pia unterscheiden läßt (Meninx primitiva). Bei den Ganoiden und Teleostiern kennen wir ebenfalls nur eine Meninx primitiva. Zwischen dieser und der Endorrhachis (Perichondrium) kommt auch hier ein lockeres perimeningeales Gewebe vor, welches meistens eine muköse Natur hat. Bei den Teleostiern kann nach KAPPERS die Meninx primitiva manchmal in zwei Blätter geteilt werden, von denen das äußere mehr oder minder pigmentiert ist und aus flachen Zellen besteht. Bei den Amphibien zeigen die Hüllen des Rückenmarks im Vergleich zu denen der Fische einen erheblichen Fortschritt. Man kann hier bereits zweierlei Hüllen unterscheiden, die von STERZI als Dura mater und Meninx secundaria bezeichnet werden. Bei den schwanztragenden Amphibien ist diese Teilung nur angedeutet, aber beim Frosch sind sie bereits gut getrennt vorhanden. Die Dura mater scheint sich zu bilden durch das Auftreten von Hohlräumen in der Meninx primitiva. Außerhalb der Meningen findet sich der Perimeningealraum. Dieser ist jedoch nicht wie bei den Fischen mit Schleim- oder Fettgewebe ausgefüllt, sondern weist zwischen spärlichen Trabekeln, welche die Dura mit dem Periost verbinden, eigenartige kalkhaltige Röhren auf. Auch bei den Reptilien unterscheidet man eine Dura mater und eine Meninx secundaria. Der Perimeningealraum ist hier recht groß, so daß der Spinalkanal viel weiter ist, als es dem Umfang des Rückenmarks und seinen Häuten entspricht. Dieser Raum ist bei den Reptilien nicht mit Schleim- oder

Fettgewebe gefüllt. Die Ligamenta denticulata der Meninx secundaria, welche dem Rückenmark bei seitlichen Bewegungen eine Stütze geben, sind besonders bei den Schlangen sehr stark entwickelt (STERZI). Bei den Vögeln sind die Hüllen des Marks denen der Reptilien sehr ähnlich. Nach STREETER soll sich beim Strauß die Meninx secundaria bereits in eine typische Pia mater und Arachnoidea getrennt haben. Der Perimeningeal- oder Periduralraum ist weniger ausgebildet als bei den Reptilien. Eine bedeutend höhere Differenzierung weisen die Hüllen des Rückenmarks bei den Säugern auf. Hier hat sich das Arachnoidealgewebe zu einem mächtigen spongiösen Sack ausgebildet. Die Meninx secundaria zerfällt hier in zwei Abschnitte: Dura und Arachnoidea.

Zu erörtern wäre noch schließlich die Frage, wann der Liquor erstmalig aus den Ventrikeln in die Außenbezirke des Gehirns übertritt. Hier verdanken wir WEED wertvolle Untersuchungen an lebenden Schweineembryonen. Dieser Forscher, der sich um die Lösung anatomischer wie physiologischer Probleme der Cerebrospinalflüssigkeit besonders große Verdienste erworben hat, konnte feststellen, daß das erste extraventrikuläre Auftreten von Liquor beim Embryo von 14 mm beginnt, und zwar zu einer Zeit, wo die Plexus chorioidei sowohl beim Schweine- wie Menschenembryo Zotten zu entwickeln beginnen. Die extraventrikuläre Liquorzirkulation fällt also mit der Plexuszottenentwicklung zusammen. Bei Embryonen von 26 mm besteht Füllung eines kompletten Subarachnoidealraumes mit Liquor.

2. Morphologie und Histologie.

a) Pachymeninx — Dura mater — harte Hirnhaut.

Die Dura mater *cerebralis* bildet gleichzeitig das innere Periost der Schädelknochen und paßt sich dem Relief des Cavum cranii an. Die innere Schicht des Schädeldachs und die Decklamellen der Schädelbasis sind von der Dura ausgebildeter periostaler Knochen. Die Dura läßt sich beim Erwachsenen von der Innenfläche des Schädels an den meisten Stellen leicht ablösen, nur am Schädelgrunde ist die Anheftung überall fester. Besonders hervorzuheben sind als Befestigungsstellen der Hahnenkamm, die Processus clinoidei, die obere Kante der Felsenbeinpyramide, die Crista occipitalis interna, die Nähte sowie die Austrittsöffnungen der Hirnnerven. Im Gegensatz zum Erwachsenen sind noch beim Neugeborenen die Nahtlinien und die Fontanellen am Schädeldach und den Seitenwänden mit der Dura fest verbunden. Nach den Untersuchungen von LAMPERT geht die Loslösung der Dura vom Schädelknochen nicht ganz gleichmäßig mit dem Alter vor sich. Schon beim 2jährigen Kind löst sie sich erheblich leichter als beim Neugeborenen, spätestens vom 10. Lebensjahr ab bestehen dieselben Verhältnisse wie beim Erwachsenen (WETZEL). Sowohl der wandbekleidete Teil der Dura, die Falx und das Tentorium, sind durch an den einzelnen Abschnitten verschieden stark ausgebildete und in verschiedener Richtung verlaufende Faserzüge ausgezeichnet. Diese Fasersysteme, die schon beim reifen Fetus vorhanden sind und späterhin Formveränderungen erfahren, werden für den Spannungszustand und die Festigkeit der Dura verantwortlich gemacht. Hierdurch wird die Dura in den Stand versetzt, dem Druck des Schädelinhaltes zu widerstehen, ferner dem Druck, dem der Kopf während der Geburt und in geringerem Maße auch noch in der frühsten Kindheit ausgesetzt ist, Halt zu gebieten (BLUNTSCHLI, HAHN, POPA, WETZEL). Diese Fasersysteme werden uns noch bei der Dura spinalis beschäftigen. Die Lamina interna der Dura ist der Oberfläche des Gehirns angepaßt, so daß es der Inkongruenz der Hirnoberfläche und Schädelinnenfläche entsprechend stellenweise zu Inkongruenzen der beiden Duralamellen kommen muß. Von der Lamina interna ausgehend, senken sich zwischen größere Hirnabschnitte vier septumartige Fortsätze der Dura.

1. Falx cerebri — Großhirnsichel. Sie dringt zwischen die beiden Großhirnhemisphären ein, beginnt vorn an der Crista galli und reicht nach hinten bis zur Protuberantia occipitalis interna. Mit ihrem oberen konvexen Rand ist sie an den Seitenrändern des Sulcus sagittalis des Schädeldachs befestigt. Der untere konkave Rand liegt frei, etwa 2—3 mm oberhalb des Balkens.

2. Falx cerebelli — Kleinhirnsichel. Sie reicht von der Protuberantia occipitalis interna bis zum Foramen occipitale magnum, bildet also die sagittale

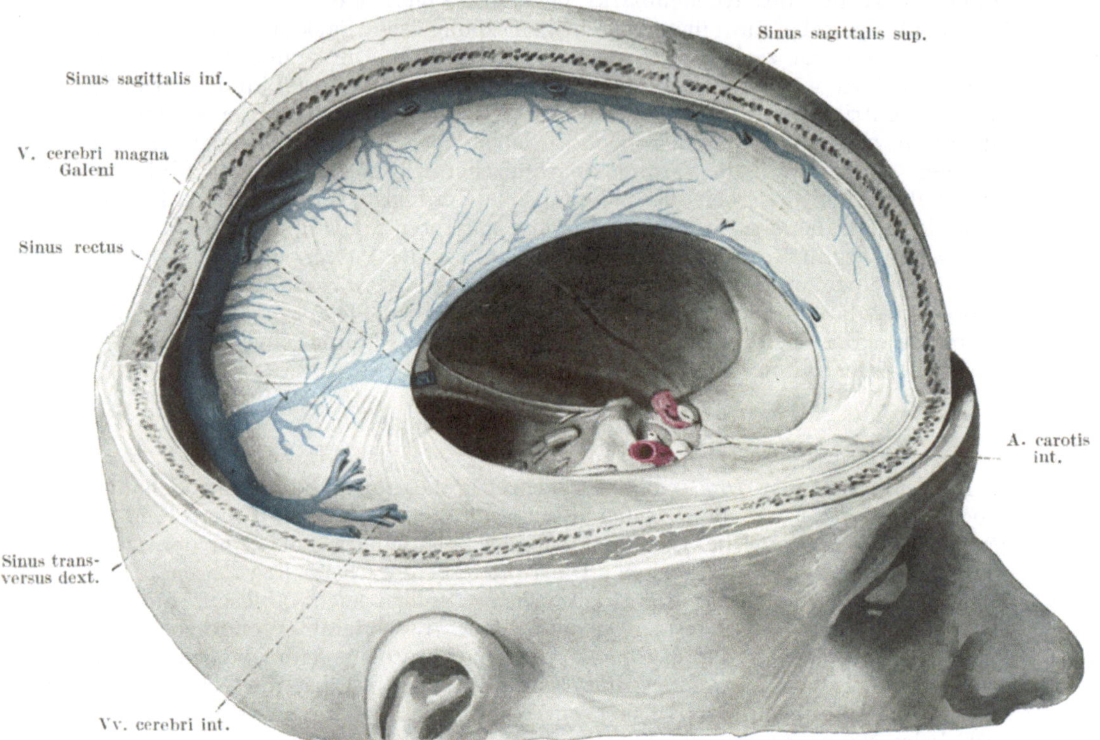

Abb. 7. Die Blutleiter der Falx cerebri und des Tentorium. (Nach Tandler.)

Fortsetzung der Falx cerebri und dringt zwischen die beiden Kleinhirnhemisphären ein. Der konvexe Rand ist an der Crista occipitalis interna befestigt. Gegen das Foramen occipitale magnum teilt sich die Falx cerebelli in zwei auseinander strebende Schenkel, entsprechend den beiden terminalen Schenkeln der Crista occipitalis interna.

3. Tentorium cerebelli. Das Tentorium entspringt mit zwei Lamellen an den Rändern des Sulcus transversus des Os occipitale. Es bildet eine dorsal gewölbte Scheidewand zwischen der basalen Fläche des Occipitallappens und der dorsalen Kleinhirnhälfte. Die beiden Ursprungslamellen begrenzen den Sinus transversus. Die Insertion des Tentorium folgt dem Sinus bis zur hinteren Fläche der Schläfenbeinpyramide, wo er als Sinus sigmoideus caudalwärts abbiegt, und läuft von da längs der Pyramidenkante medianwärts. Auch hier entspringt das Tentorium mit zwei Lippen, welche den Sinus petrosus superior superficialis begrenzen. Von da setzt sich das Tentorium bis zum Processus clinoideus anterior fort. Der vordere freie, nach vorn konkave Rand des Tentorium ist tief ausgeschnitten (Incisura tentorii) und gestattet dem Hirnstamm den Durchtritt nach oben. An der Vereinigungsstelle des Tentorium mit der Falx liegt der Sinus rectus, der vorn die Vena magna Galeni aufnimmt und hinten in den Confluens sinuum mündet.

4. Diaphragma sellae turcicae. Dasselbe bildet eine über die Sella turcica hinweggespannte Brücke und schließt diese bis auf eine feine Öffnung, den

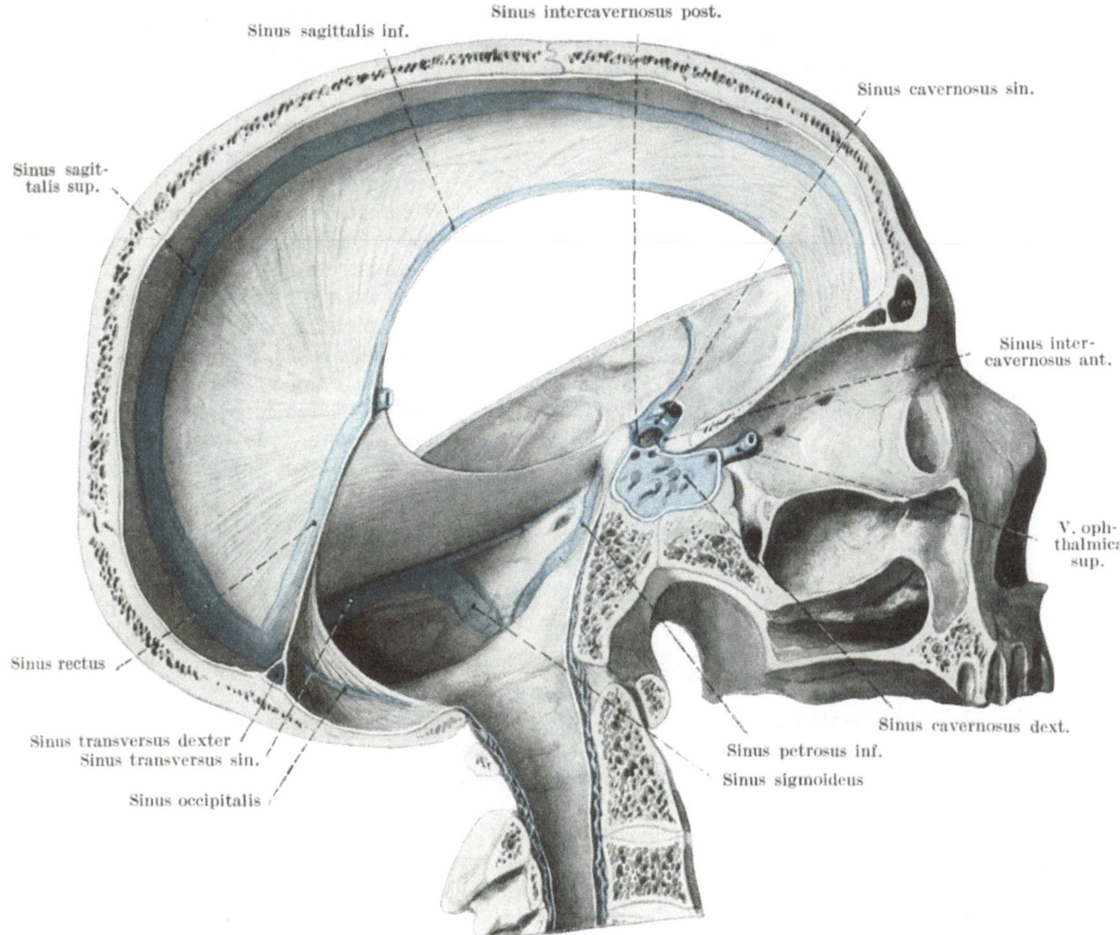

Abb. 8. Sinus durae matris. (Nach TANDLER.)

Hiatus diaphragmatis, vom übrigen Schädelcavum ab. Der Hiatus dient zum Durchtritt für den Hypophysenstiel.

Die Dura mater schließt an bestimmten Stellen, worauf oben schon hingewiesen worden ist, venöse Blutleiter, die Sinus, ein, die ein untereinander zusammenhängendes venöses System bilden. Den Hauptabfluß besitzen sie durch das Foramen jugulare direkt in die Vena jugularis interna. Andererseits stehen sie mit den Venae vertebrales des Rückenmarkkanals und durch die Emissarien mit den Venen der Kopfschwarte in Verbindung. Über die Lage und den Verlauf der Sinus durae matris geben die Abb. 7 und 8 Aufschluß, so daß sich eine nähere Beschreibung derselben erübrigt. Bemerkt sei nur, daß der Sinus occipitalis nach unten in die beiden, um das Foramen occipitale magnum herumlaufenden Sinus marginales endet. Diese Sinus marginales können mitunter eine beträchtliche Breite haben und gelegentlich bei der Zisternenpunktion verletzt werden. Ebenso zeigen die Sinus transversi nicht selten erhebliche Varietäten hinsichtlich ihrer Breitenausdehnung. Einer besonderen Erwähnung bedarf auch der Sinus cavernosus, weil er zu einer wichtigen Ausstülpung und Duplikatur der Dura in Beziehung tritt — dem Cavum Meckelii. Dieses stellt einen mit seiner Hauptachse sagittal gestellten Spalt dar, der unter dem Ansatz des Tentoriums an der Pyramidenkante durch eine querverlaufende Öffnung mit der hinteren Schädelgrube in Verbindung steht. Durch diese Öffnung zieht auf seinem Wege von der Brücke kommend der Trigeminusstamm an das Cavum Meckelii und bildet hier das Ganglion semilunare (Gasseri).

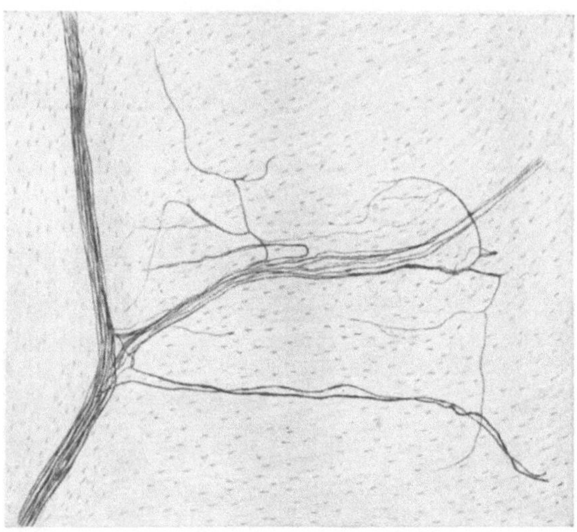

Abb. 9. Nerven der Dura mater des Menschen. (Präparat und Zeichnung von TRAUM-Würzburg.)

Fortsätze der Dura, Duralscheiden, begleiten auch die austretenden Hirnnerven. So wird der Sehnerv bis zum Augapfel von einer Duralscheide bekleidet, diejenige des Acusticus und Facialis dringt in den Meatus acusticus internus ein und reicht sogar noch bis an den Canalis facialis (GOLDSTEIN).

Die arterielle Versorgung der Dura untersteht in der Hauptsache der Domäne der durch das Foramen spinosum in den Schädel eindringenden A. meningea media. Auch nach ihrem Eintritt in die Schädelhöhle verläuft diese Arterie in einem kleinen Prozentsatz der Fälle entweder ganz oder streckenweise in einem Knochenkanal des Os temporale, wodurch es bei Trepanationen in dieser Gegend zu unvermeidlichen Rupturen dieser Arterie kommt. Abgesehen von dieser Arterie beteiligen sich an der Versorgung der Dura noch die aus der A. ethmoidalis ant. entspringende A. meningea ant. und die aus der A. pharyngea ascendens entspringende A. meningea post. Diese letztere Arterie gelangt zur Dura entweder durch das Foramen jugulare oder lacerum, den Canalis caroticus oder Canalis hypoglossi.

Ihre Nervenversorgung erhält die Dura mater cerebri hauptsächlich aus den drei Ästen des N. trigeminus. Die vordere Schädelgrube und der vordere Teil der mittleren Schädelgrube wird vom N. meningeus aus dem N. maxillaris versorgt, der Hauptteil der mittleren Schädelgrube vom N. spinosus aus dem N. mandibularis, das Tentorium cerebelli vom N. recurrens aus dem N. ophthalmicus. Außerdem werden auch kleine Äste vom N. glossopharyngeus, N. vagus, N. accessorius und N. hypoglossus in der Dura beschrieben. Der N. meningeus vagi versorgt zum Teil die Dura der hinteren Schädelgrube. Die Dura enthält auch in reichlicher Menge sympathische Fasern, die ihr mit der A. meningea und deren Ästen zugehen. Die Frage der Schmerzempfindlichkeit der Dura ist wiederholt diskutiert worden. Wenn NEIDING zu dem Schluß kommt, daß der Dura mater des Menschen die Schmerzempfindlichkeit fehlt, so kann ich ihm nicht ganz folgen. Zwar erzeugt der scharfe Schnitt mit dem Messer oder

der Schere, abgesehen von der Umgebung der Hauptäste der A. meningea media, keine Schmerzempfindung, jedoch ist jede starke Zerrung der Dura oder Druck gegen dieselbe zweifellos schmerzempfindlich. Davon kann man sich leicht bei jeder Hirnoperation überzeugen, wenn man z. B. die Dura stumpf vom Knochen ablösen muß. Offenbar ist bei der Dura ganz ähnlich wie bei der Pleura der Dehnungsreiz als adäquater Reiz zur Schmerzerzeugung anzusehen. Im übrigen bestehen auch hinsichtlich der Schmerzempfindlichkeit der Dura ebensolche individuelle Unterschiede wie bei der Schmerzempfindlichkeit anderer Organe.

Mikroskopische Untersuchungen über den feineren Bau der Duranerven sind seit der ersten Arbeit von ALEXANDER (1875) sowohl beim Tier wie beim Menschen wiederholt mitgeteilt worden (IWANOFF, D'ABUNDO, JACQUES, JANTSCHIK u. a.). In neuerer Zeit haben sich um die Erforschung dieses Gebietes PHILIPP STÖHR jr. und besonders dessen Schüler TRAUM verdient gemacht. Nach diesen Autoren lassen sich die Gefäßnerven der Dura zunächst als 30—40 μ starke Bündel in der Adventitia der Arterien erkennen und bilden durch Verbindung mit benachbarten Bündeln ein verschieden dichtes Geflecht. Entsprechend der Teilung der Arterien in immer kleinere Äste werden auch die Nervenbündel feiner und geben dann häufig eine Anzahl feinster vielfach aufgeteilter markloser Fasern ab (Abb. 9).

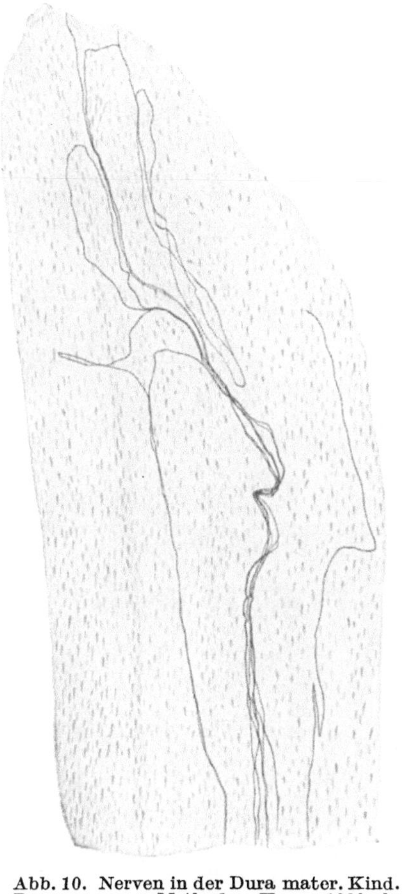

Abb. 10. Nerven in der Dura mater. Kind. BIELSCHOWSKY-Methode. Vergr. 100fach. (Nach TRAUM.)

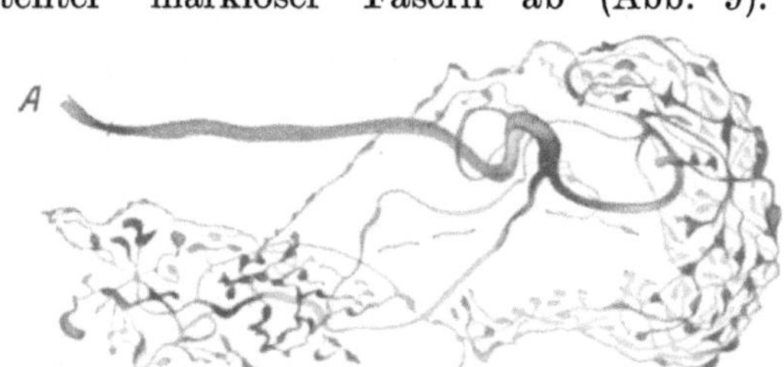

Abb. 11. Knäuelförmige sensible Endigung aus der Dura mater. Pferd. Methylenblau. *A* Markhaltige Nervenfaser. (Nach WREDEN.) (Aus STÖHR: Mikroskopische Anatomie des vegetativen Nervensystems.)

Die nicht besonders zahlreichen Nervi proprii bestehen aus marklosen und markhaltigen Fasern. Diese verlaufen teils gebündelt, teils isoliert durch das Bindegewebe hindurch. Die Nervenbündel splittern sich oft in einzelne Fasern auf (Abb. 10) oder gehen mit benachbarten Bündeln Faserverbindungen ein. Hierdurch entsteht ein ziemlich unregelmäßiges Fasergeflecht. In der Dura haben TRAUM und WREDEN auch feine Nervenfasern mit Endösen, die sensible Receptoren der Dura darstellen, festgestellt (Abb. 11).

Die Funktion der Duranerven ist heute in allen Einzelheiten noch keineswegs geklärt. Die Nerven, welche die Gefäße begleiten, dürften teils Vasomotoren sein, teils sind sie sensibler Natur. Daß der Stamm der A. meningea media sowie auch ihre einzelnen Äste außerordentlich schmerzempfindlich sind, davon kann man sich bei der Operation durch Kneifen, Abklemmen und Unterbinden eines Gefäßes leicht überzeugen. Bei den Nn. proprii hält STÖHR eine Funktion im Dienste der Liquorzirkulation für denkbar, und zwar sollen diese

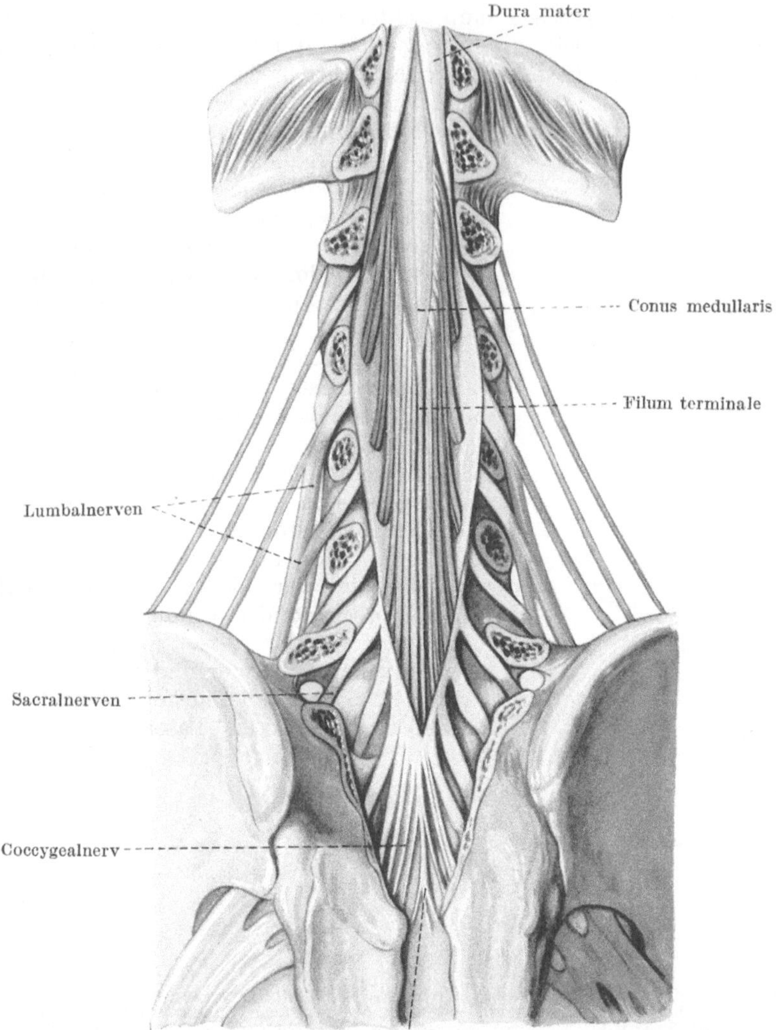

Abb. 12. Lumbal- und Sacralmark durch Eröffnung der Meningen von hinten dargestellt. (Nach TANDLER.)

Nerven den Spannungszustand des Duragewebes entsprechend den Änderungen der Liquorbewegung regulieren.

Die Dura mater *spinalis*, die an der Circumferenz des Foramen occipitale magnum beginnt, stellt einen stark fibrösen, gefäßarmen Sack dar und endet, das ganze Rückenmark und die Cauda equina umschließend, in der Höhe des 2. oder 3. Sacralwirbels. Von da zieht sie, mit dem Filum terminale verwachsend, als Filum durae matris spinalis caudalwärts bis zum Os coccygis, wo sie im Periost verschwindet. Die Dura besteht aus zwei Blättern, einem äußeren Blatt, Lamina externa, welches das Periost des Wirbelkanals bildet, und einem inneren

Blatt, Lamina interna. Zwischen beiden Lamellen liegt Fett und lockeres Bindegewebe, das von großen venösen Plexus und Lymphspalten durchsetzt wird, das Cavum epidurale oder Epiduralraum. Dieser Raum ist im Kreuzbein nicht nur wegen der Weite des Canalis sacralis, sondern auch wegen des geringen Querschnittes des hier untergebrachten Duralsackes am allergrößten. Er ist durch das Lig. sacrococcygeum posterius superficiale nach unten abgeschlossen (TANDLER).

Innenlamelle des Duralsackes, in Innenperiost des Schädels und in die Dura mater cerebri übergehend
Außenlamelle des Duralsackes, in Außenperiost des Schädels übergehend
Zug zum atlanto-occipitalen Gelenk

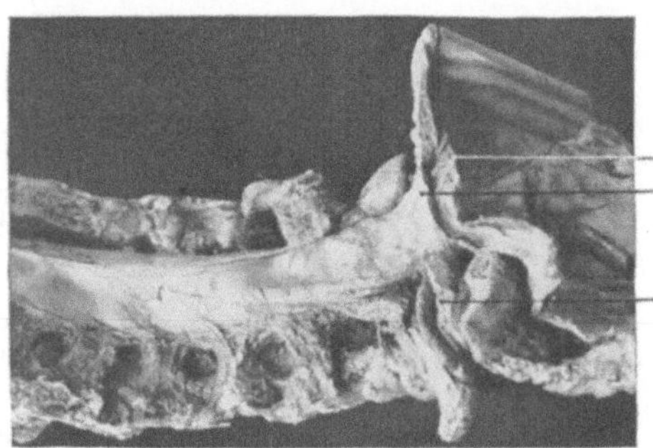

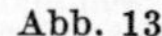
Abb. 13.

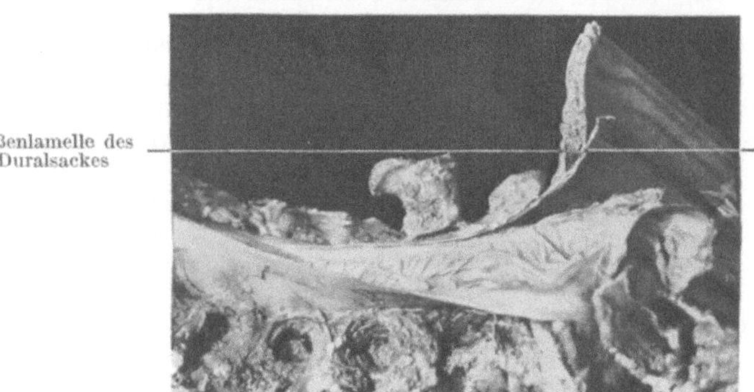

Abb. 14.

Abb. 13 u. 14. Befestigung des Duralsackes am dorsalen Umfang des Hinterhauptloches. 27jähriger Mann. Abb. 13. Duralsack von hinten her freigelegt. Die Bogen von Atlas-Epistropheus paramedian zum Teil entfernt, ebenso ein entsprechendes Stück der Schuppe des Hinterhauptbeines. Abb. 14. Duralsack von hinten median aufgeschnitten. (Nach v. LANZ.)

Das epidurale Gewebe polstert den Wirbelkanal für den Duralsack aus. Seine Bestandteile — Fett, Blut und Lymphe haben als Polster verschiedene Wertigkeit. Rasch und umfassend weicht den Volumschwankungen des Duralsackes das Blut- und Lymphpolster aus. Über die caudale Begrenzung der Dura und ihre Beziehung zu den Wurzeln orientiert am besten Abb. 12.

Oralwärts beginnt die Dura spinalis, wie bereits erwähnt, an der Circumferenz des Foramen occipitale magnum. Präparatorisch gelingt es, wie v. LANZ in einer sehr gründlichen Arbeit „Über die Rückenmarkhäute“ eingehend erörtert, an dieser Stelle 2 Lamellen des Duralsackes darzustellen, eine innere, in das Innenperiost des Schädels und in die Dura mater cerebri übergehende und eine äußere, die in das Außenperiost der Occipitalschuppe einstrahlt (Abb. 13). Mediane und paramediane Durchschnitte lassen dasselbe ebenfalls schon makroskopisch erkennen (Abb. 14). Die innere Lamelle ist nur am inneren Umfang des Foramen occipitale magnum fest mit dem Knochen verbunden. Unmittelbar darüber ist sie leicht abhebbar. Die äußere Lamelle löst sich dagegen niemals von selbst vom Knochen, sondern sie ist wie das übrige äußere Periost am Schädel fest adhärent.

Seitlich ist das Duralrohr um die Wurzeln der 31 Spinalnerven zu ebenso vielen Scheiden ausgezogen, die mit den entsprechenden Ausstülpungen der weichen Rückenmarkshäute verschmelzend, im Bereich der Foramina interspinalia in das Perineurium der peripheren Nerven übergehen.

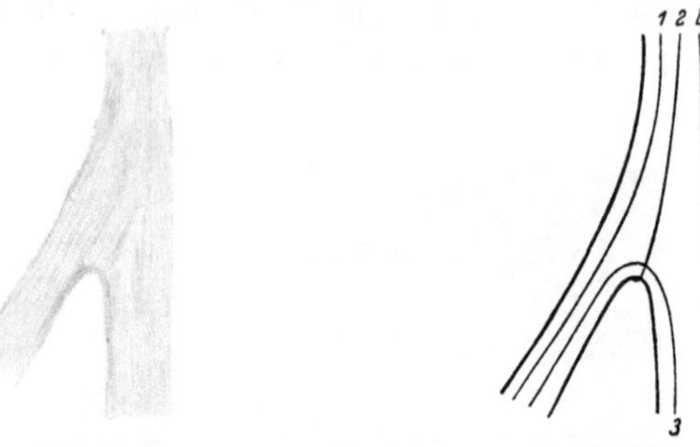

Abb. 15. Abb. 16.

Abb. 15 und 16. Sacrale Form der Faserung in den Ursprungskegeln der Duralscheide in Sagittalansicht. Aufhellungspräparat der Ventralseite der Wurzelscheide des 3. Kreuzbeinsegmentes. 10 Monate altes Mädchen. Vergr. 7 ×. In dem zugehörigen Schema Abb. 16 bedeutet: *L* allgemeine Längsfaserung, *1* aus der allgemeinen Längsfaserung von kranial abschwenkender Scheidenzug, *2* von kranial kommender Schlingenzug um den caudalen Abgangswinkel, *3* aus der allgemeinen Längsfaserung von caudal abschwenkender Scheidenzug. (Nach v. LANZ.)

Ebenso wie die Dura cerebri in ihren einzelnen Teilen ist auch die Dura spinalis durch Fasersysteme ausgezeichnet, die für ihre Festigkeit und ihren Spannungszustand von wesentlicher Bedeutung sind. v. LANZ fand auf Transversalschnitten der freien Flächen des Duralsackes weitaus die meisten straff gefaserten Bindegewebszüge quergestreift. Dazwischen fanden sich nur spärlich wesentlich schwächere Bindegewebszüge, die quer zur Körperlängsachse verlaufen. Längsschnitte zeigen das entsprechend umgekehrte Bild. Die Längszüge sind stark gewellt. Eine schräge Faserung dagegen fehlt in den freien Flächen des Duralsackes.

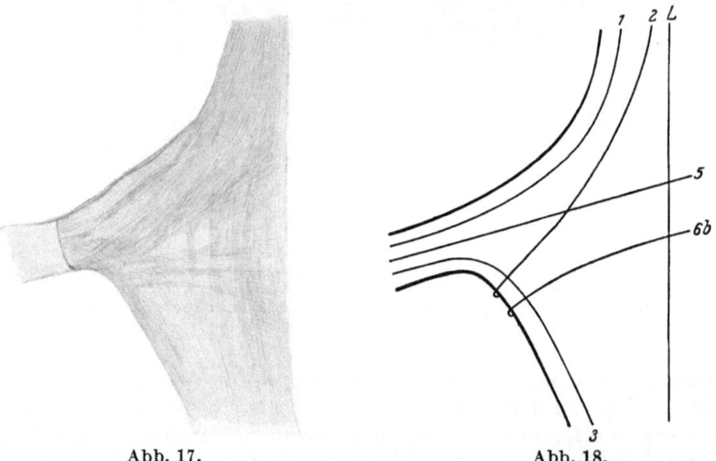

Abb. 17. Abb. 18.

Abb. 17 und 18. Lumbale Form der Faserung in den Ursprungskegeln der Duralscheiden in Sagittalansicht. Aufhellungspräparat der Dorsalseite in Wurzelscheide des 4. Lendensegmentes. 10 Monate altes Mädchen. Vergr. 7 ×. In dem zugehörigen Schema 18 bedeutet: *L* allgemeine Längsfaserung, *1* aus der allgemeinen Längsfaserung von kranial abschwenkender Scheidenzug, *2* Schlingenzug der Längsfaserung um den caudalen Abgangswinkel, *3* aus der allgemeinen Längsfaserung von caudal abschwenkender Scheidenzug, *5* aus der Transversalfaserung kommender Scheidenzug, *6b* Schlingenzug der Transversalfaserung um den caudalen Abgangswinkel. (Nach v. LANZ.)

Einen recht unterschiedlichen und zum Teil komplizierten Faseraufbau zeigen in den verschiedenen Höhen des Duralsackes entsprechend ihrer verschiedenen

Beanspruchung im Gegensatz zu den freien Flächen des Duralsackes die Ursprungskegel der duralen Nervenscheiden:

Die sacrale Form dieser Ursprungskegel ist die einfachste, sie wird ausschließlich auf kranial gerichteten Längszug beansprucht. Ihr caudaler Abgangswinkel

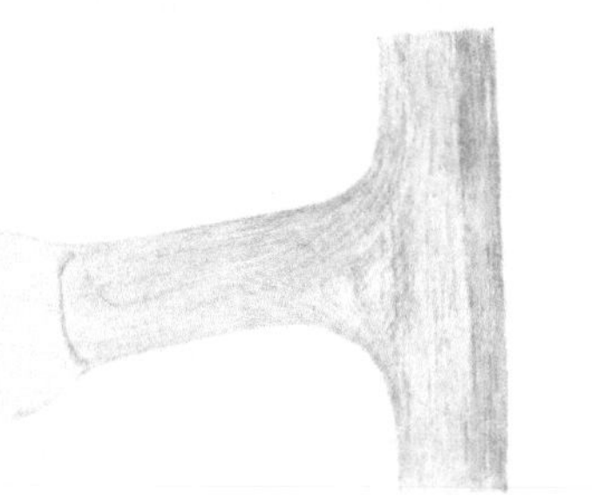

Abb. 19.

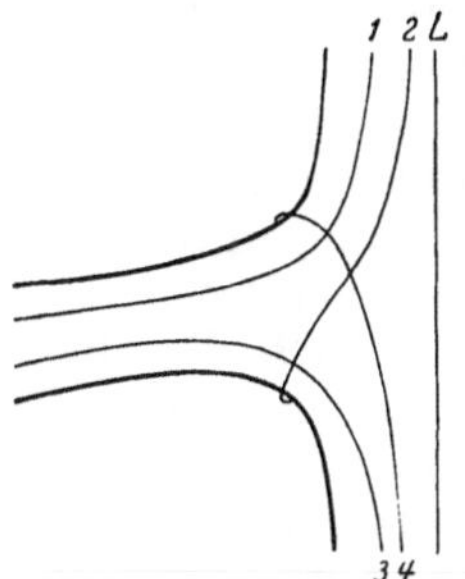

Abb. 20.

Abb. 19 und 20. Thorakale Form der Faserung in den Ursprungskegeln der Duralscheiden in Sagittalansicht. Aufhellungspräparat der Ventralseite der Wurzelscheide des 6. Brustsegmentes. 10 Monate altes Mädchen. Vergr. 7 ×. (Nach v. LANZ.)

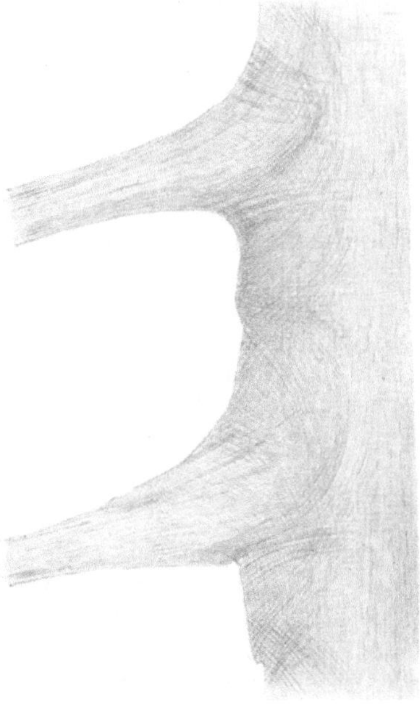

Abb. 21.

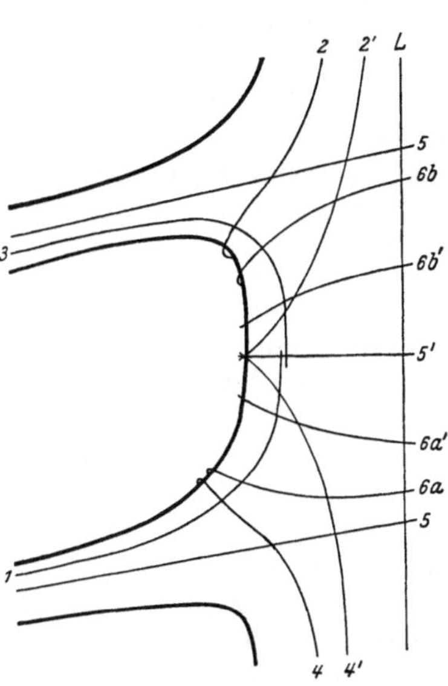

Abb. 22.

Abb. 21 und 22. Cervicale Form der Faserung in den Ursprungskegeln der Duralscheiden in Sagittalansicht. Aufhellungspräparat der Ventralseite der Wurzelscheide des 5. und 6. Halssegmentes. 10 Monate altes Mädchen. Vergr. 7 ×. In dem zugehörigen Schema 22 bedeutet: *L* allgemeine Linksfaserung, *1* aus der allgemeinen Linksfaserung von kranial abschwenkender Scheidenzug, *2* Schlingenzug der Längsfaserung um den caudalen Abgangswinkel, *3* aus der allgemeinen Längsfaserung von caudal abschwenkender Scheidenzug, *4* Schlingenzug der Längsfaserung um den kranialen Abgangswinkel. Intersegmental überkreuzen sich: *2'* aus der allgemeinen Längsfaserung von kranial abschwenkender Zug, *4'* aus der allgemeinen Längsfaserung von caudal abschwenkender Zug, *6a'* aus der Transversalfaserung kranial abschwenkender Zug, *6b'* aus der Transversalfaserung caudal abschwenkender Zug. (Nach v. LANZ.)

ist ganz spitz; in der Hauptsache schwenken kranial Längsfasern in die Nervenfasern selbst und schlingenförmig um ihren unteren Abgangswinkel herum (Abb. 15 und 16). Die Faserung der lumbalen Ursprungskegel wird durch Abb. 17 und 18 demonstriert. In der lumbalen Form wiederholt sich die sacrale

Faserung. Sie wird durch Fasern rein transversal in die Nervenscheide selbst und schlingenförmig um den caudalen Abgangswinkel herum verstärkt. Die lumbale Form wird auf kranial gerichteten Längszug und auf Querzug beansprucht, der sich als Teilkomponente aus der übersegmentalen Längsverspannung des Duralsackes herleitet. Die thorakale Form ist die verdoppelte sacrale. Sie wird auf kranial und caudal gerichteten Längszug beansprucht. Ihr kranialer und caudaler Abgangswinkel sind oder können annähernd gleich groß sein. Aus der Längsfaserung biegen kranial und caudal Züge in die Nervenscheiden selbst und schlingenförmig um ihre beiden Abgangswinkel herum (Abb. 19 und 20). Im Halsbereich beteiligt sich ebenso wie im Lendenbereich neben der Längsfaserung auch die allgemeine Querfaserung des Duralsackes am Aufbau der Ursprungskegel. Die Querfaserung zieht sowohl in die Nervenscheiden selbst als auch schlingenförmig um ihren oberen und unteren Abgangswinkel. Ferner erhält die cervicale Form aus den allgemeinen Längsfasern die vollständige thorakale Faserung. Die cervicale Form wird auf kranial und caudal gerichteten Längszug und auf Querzug beansprucht, der sich als Teilkomponente aus der übersegmentalen Längsverspannung des Duralsackes und vor allem aus den Kreiselbewegungen der Halswirbelsäule ergibt. Die Faserung der Ursprungskegel der cervicalen duralen Nervenscheiden wird durch Abb. 21 und 22 demonstriert (v. LANZ).

Die Nervenversorgung der Dura spinalis geschieht durch die Rami sinuvertebrales der Spinalnerven.

b) Leptomeninx — weiche Hirnhaut.

Das ganze weiche Hüllensystem breitet sich zwischen zwei Grenzhäuten aus, einer äußeren Grenzhaut, der Arachnoidea, und einer inneren Grenzhaut, der Pia, die mit der Membrana Intimae-Piae der Membrana limitans Gliae anliegt und so einen Abschluß des Bindegewebssystems gegen die marginale Glia bildet. Wenn auch nach neueren Auffassungen eine durchgehende scharfe Trennung zwischen Arachnoidea und Pia nicht besteht und daher das ganze weiche Hüllensystem als ein einheitliches aus Bindegewebe bestehendes Organ aufzufassen ist, so sollen hier die beiden Teile dieses Systems doch noch eine gesonderte Besprechung erfahren.

α) Arachnoidea.

Diese zarte durchsichtige Haut besteht aus zwei Lamellen. Die äußere, einen endothelialen Überzug tragende Lamelle, bildet die Grenze gegen die Dura und ist von dieser durch einen feinen Spalt, den subduralen Raum, getrennt und kann daher von der Dura leicht abgehoben werden. Die innere Lamelle ist mit der Pia eng verbunden und von ihr nicht zu trennen. Beide Grenzlamellen sind durch ein bindegewebiges Balkenwerk miteinander verbunden, das ein kompliziertes System kommunizierender Räume bildet, in denen der Liquor cerebrospinalis zirkuliert, den Subarachnoidealraum. Der Abstand der äußeren Grenzlamelle von der inneren und damit die Weite des Subarachnoidealraums ist verschieden und hängt von der Oberflächengestaltung des Gehirns ab. Auf den Höhen der Windungen sind die Arachnoidealräume sehr eng, in den Furchen entsprechend erweitert. Die Furchen sind es vornehmlich, die encephalographisch darstellbar sind und sich als sog. Oberflächenzeichnung zu erkennen geben. Daß auch der die Hirngefäße umkleidende VIRCHOW-ROBINsche Raum die Fortsetzung des Subarachnoidealraums bildet und daher zu den Liquorräumen zu rechnen ist, soll bald noch näher besprochen werden. Besonders ausgedehnt ist der Arachnoidealraum an der Konvexität dort, wo größere Furchen und Einbuchtungen bestehen, vor allem in der Gegend der Fossa Sylvii bzw. der Insel. Man spricht hier von einer Cisterna fossae Sylvii. Hauptsächlich finden wir aber die mehr oder minder großen Sackbildungen des Subarachnoidealraums, die Zisternen, an der Basis des Gehirns, wo die Arachnoidea an bestimmten Stellen auf weite Strecken von der Pia getrennt ist. Die encephalographisch wichtigsten Zisternen sind folgende:

a) Die Cisterna cerebello-medullaris. Sie ist die größte und wichtigste aller Zisternen und wird dadurch gebildet, daß sich die Arachnoidea von der dorsalen Fläche der Oblongata direkt zum hinteren Teil der unteren Kleinhirnfläche und bis zum Vermis superior hinüberspannt, während sie in den zwischen Vermis inferior und Tela chorioidea befindlichen Raum nicht eindringt. Die Cisterne wird vorn von der Oblongata und hinten von der Dura mit der darüber liegenden Membrana atlanto-occipitalis begrenzt. Nach unten geht sie über in den Subarachnoidealraum des Rückenmarks. In seltenen Fällen stellt die Zisterna cerebello-medullaris nicht einen einzigen Hohlraum dar, sondern wird durch die subarachnoidealen Balken in 1—2 Teile geteilt, wie das Boss beschrieben hat. Der Durchmesser dieser Zisterne variiert sehr erheblich. Die maximale Tiefe beträgt nach Ayer, Blum, Eskuchen und Sicard 1,5—2 cm. Der Querdurchmesser beträgt nach Dawson 5—6 cm. Er kann nach Memmesheimer bei großen kräftigen Menschen sogar 7 cm betragen. Nach oben steht die Zisterne mit dem Foramen Magendi bzw. mit den Foramina Luschkae in offener Verbindung, nach vorn kommuniziert sie mit den vorderen Zisternen.

b) Von den nach vorn gelegenen Cisternen ist die **Cisterna pontis** die größte. Sie hat nach Key-Retzius eine Längsausdehnung von etwa 25—30 mm und besteht aus einem mittleren Teil, von dem nach der Oblongata zu zwei seitliche Fortsätze abgehen. Die Cisterna liegt auf die Basisknochen projiziert dem Clivus und mit ihrem vorderen Teil dem Processus clinoideus posterior an. Nach vorn zu endet die Zisterne in einem Blindsack.

Von der Cisterna pontis zweigen sich die transversalen Zisternen,

c) die Cisterna ambiens und **d) die Cisterna fossae Sylvii** ab. Die erstere verläuft mit den Hirnschenkeln und um diese herum zu der Fissura cerebri transversa. Die Cisterna fossae Sylvii bildet jederseits einen röhrenförmigen Hohlraum und ist von reichem Maschen- und Balkenwerk durchzogen. In ihr liegt die Art. fossae Sylvii. Sie weist in ihren inneren Teilen eine Tiefe von 16—18 mm auf, nach außen und oben verengt sich ihre Lichtung und sie bildet den Hauptstamm für die zahlreichen Subarachnoidealräume in den Sulci der Konvexität.

Vom Vorderrand der Brücke zieht sich die Arachnoidea zum Vorderrand des Chiasma opticum hinüber und bildet hier

e) die Cisterna interpeduncularis und **f) die Cisterna chiasmatis.** Die Cisterna chiasmatis liegt im wesentlichen unter und vor dem Chiasma, also im Winkel zwischen beiden divergierenden Nervi optici. Sie ist normalerweise nach Key-Retzius schätzungsweise 12—15 mm lang und gekammert. Unter pathologischen Verhältnissen kann diese Zisterne jedoch eine erheblich größere Ausdehnung haben, ballonartig aufgetrieben sein und durch die starke Liquoransammlung in ihr einen starken Druck auf die Sehnerven ausüben. Nach vorn zu steht die Cisterna chiasmatis mit der

g) Cisterna laminae cinereae terminalis in Verbindung, die sich nach oben bis zum Balken hinauf erstreckt. Nach unten steht die Cisterna chiasmatis in offener Verbindung mit den Cisternae fossae Sylvii. Wir sehen also, daß normalerweise die ganze Schädelbasis von gewaltigen Liquorräumen angefüllt ist, die sozusagen eine Federung des Gehirns gegen die Schädelbasisknochen darstellen.

Mit dem Subarachnoidealraum kommunizieren die adventitiellen Räume der von der Oberfläche in das Gehirn und Rückenmark eindringenden Gefäße. Während der embryonalen Entwicklung dringen die Gefäße in die Hirnwand ein. Ohne jedoch das ektodermale Gewebe zu durchbrechen, treiben sie seine Grenzschicht (Membrane limitans gliae) vor sich her. Die Gefäße nehmen hierbei nicht nur ihre eigene bindegewebige Hülle, die Adventitia, mit sich, sondern sie stülpen auch die Intima-Pia ein. Auf diese Weise werden nach PLAUT innerhalb des Gehirns vom Gefäßrohr nach außen 3 aufeinanderfolgende Schichten unterschieden: die Gefäßadventitia, die Intima-Pia perivascularis und die Grenzmembran des ektodermalen Gewebes, Limitans gliae. Neuere Untersuchungen (SEPP, PETERSEN) haben ergeben, daß auch die Arachnoidea bzw. der Liquorraum mitgenommen wird, so daß das Gefäß innerhalb der Hirnsubstanz von einem Liquorraum umgeben ist, dem VIRCHOW-ROBINschen Raum. Dieser Raum liegt nach HELD und SPIELMEYER zwischen Intima-Pia und Adventitia. Hinsichtlich der Frage der Beziehungen der Gefäßscheiden zum VIRCHOW-ROBINschen Raum und der Funktion desselben (Lymph- bzw. Liquorraum) sei ferner auf die verschiedenen Auffassungen von A. JAKOB, KAFKA und SCHALTENBRAND hingewiesen. VIRCHOW-ROBIN und HELD haben darauf hingewiesen, daß die Piagliamembran, die überall die Gewebsscheiden zwischen Bindegewebe und ektodermalem Gewebe des Gehirns bildet, sich bis auf die Capillaren fortsetzt. Ein epicerebraler Raum im Sinne von HIS zwischen Intima-Pia und Limitans gliae existiert nach SPIELMEYER nicht, sondern Intima-Pia und Limitans sind fest verlötet. Dagegen finden sich unter oder vor der Membrana limitans gliae die HELDschen Gliakammern, die unter pathologischen Bedingungen (Abtransport von Zerfallsstoffen) eine wichtige Rolle spielen und nach HELD auch normaliter für den Stoffwechsel des Gehirns Bedeutung haben. Hinsichtlich der Funktion des VIRCHOW-ROBINschen Raumes hält es KAFKA für sehr unwahrscheinlich, daß dieser Raum Lymphe enthält, wie SPIELMEYER, HELD und PLAUT annehmen, vielmehr dürfte er mit Liquor gefüllt sein, da nach seiner Ansicht dieser Raum mit dem interpialen Lymphraum und dieser durch verschiedene Spalten mit dem Subarachnoidealraum kommuniziert. SEPP, der die Anschauung vertritt, daß Arachnoidea und Pia einen einheitlichen unteilbaren Apparat darstellen, so daß eine Teilung in zwei Häute technisch unmöglich ist, ist hinsichtlich der Hüllen der Hirngefäße der Ansicht, daß die Adventitia der Hirngefäße im Grunde genommen eine Fortsetzung des arachnoidealen Raumes darstellt. Er steht auf dem Standpunkt, daß die Fortsetzung des arachnoidealen Sackes, die um die Gefäße herum in das Gehirn eindringt und die er als Arachnoidealscheiden der Gefäße bezeichnet, die Gefäße bis in ihre feinsten Verzweigungen begleitet, ohne sich allerdings auf die Capillaren zu erstrecken. SEPP hat, aufbauend auf seiner Anschauung über die anatomische Beschaffenheit der Gefäßscheiden, eine besondere Auffassung über ihre Bedeutung bei der Liquorzirkulation entwickelt, auf die in dem entsprechenden Kapitel noch hingewiesen werden wird. Demgegenüber betont A. JAKOB ausdrücklich die Identität der Adventitia mit der Intima-Pia. Normalerweise sieht man nur um einzelne größere Gefäße einen VIRCHOW-ROBINschen Raum (Abb. 28). Bei Ödemen, Atrophien und Entzündungen finden sich jedoch flüssigkeits- und exsudatgefüllte Räume selbst um die kleinsten Capillaren herum (SPIELMEYER, ROBIN, SCHALTENBRAND). Durch osmotische Druckgefälle, wie sie durch Injektion anisotonischer Lösungen hervorgerufen werden, kommen sehr interessante Änderungen der anatomischen Bilder dieser perivasculären Räume zustande, worauf BAILEY und SCHALTENBRAND sowie ERNST hingewiesen haben und wie aus Abb. 23—27 [1] hervorgeht.

[1] SCHALTENBRAND: Die Liquorzirkulation und ihre anatomische Grundlage.

In diesem Zusammenhang sei auch kurz auf die noch ungeklärte Frage der Existenz besonderer Lymphbahnen und Lymphräume im Gehirn eingegangen. NISSL hat bereits 1904 das Bestehen der die Ganglienzellen umschließenden OBERSTEINERschen Lymphräume angezweifelt und widerlegt. Ebenso existieren

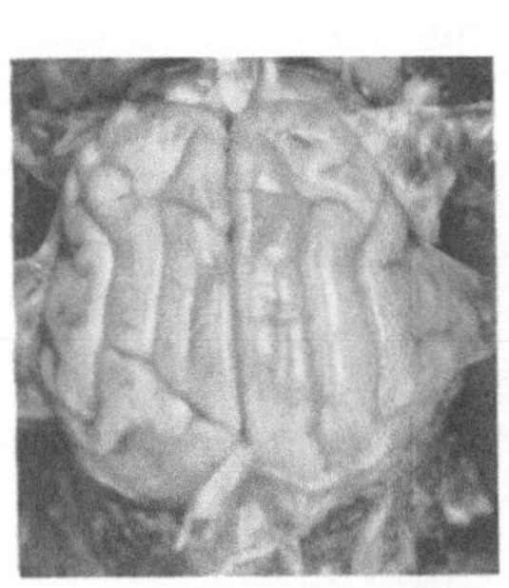

Abb. 23.

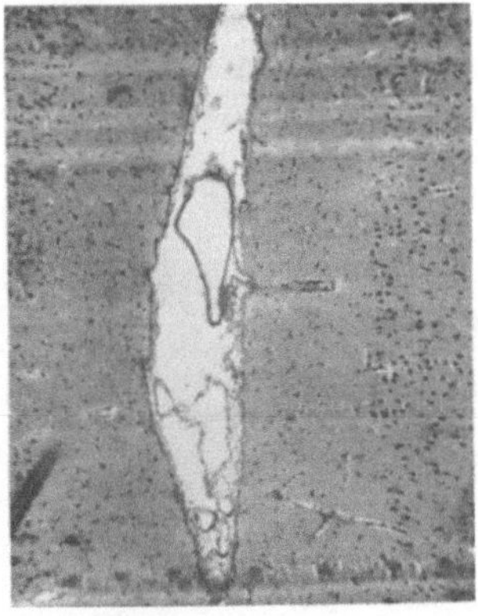

Abb. 24.

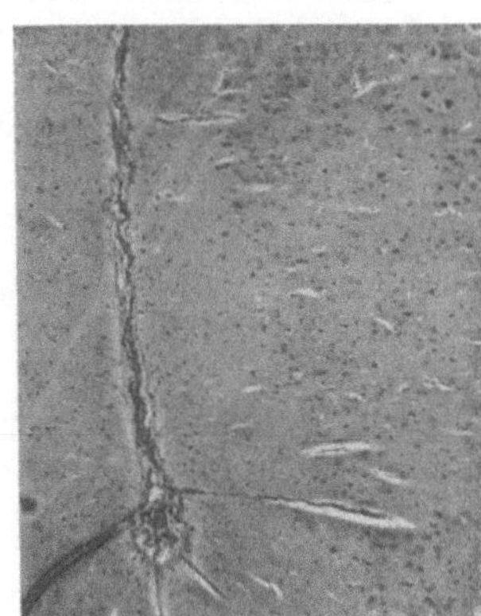

Abb. 25.

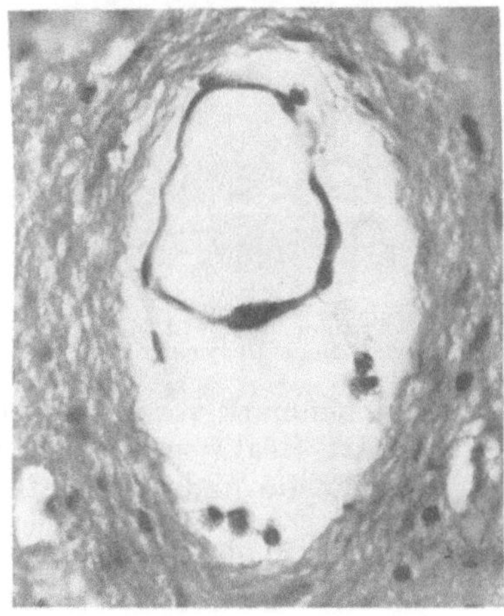

Abb. 26.

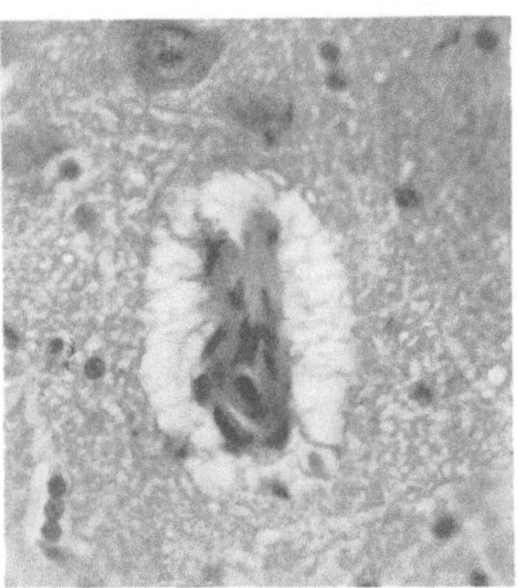

Abb. 27.

Abb. 23. Gehirn einer Katze, in deren rechte Carotis Wasser und in deren linke Carotis hypertonische Salzlösung injiziert worden ist. Hirn wenige Sekunden nach Eröffnung der Dura photographiert. die rechte Hemisphäre prall geschwollen, die linke faltig eingesunken.

Abb. 24 u. 25. Hämatoxylinschnitte aus einander entsprechenden Sulci beider Hemisphären. Links ist das Hirngewebe geschrumpft und der subarachnoidale Raum ist sehr erweitert. Rechts sind die Subarachnoidalräume und die Gefäße kollabiert, die marginalen Gliakammern HELDs sind gefüllt und imponieren bei dieser schwachen Vergrößerung als perivasculäre Spalträume.

Abb. 26 u. 27. Einzelne Gefäße bei Immersion. Linkes Gefäß und VIRCHOW-ROBINscher Raum mit Körnchenzellen mächtig erweitert. Rechtes Gefäß und VIRCHOW-ROBINscher Raum kollabiert, dafür Gliakammern gefüllt.

Abb. 23—27. Änderungen der perivasculären Räume nach Injektion anisotonischer Lösungen. (Nach SCHALTENBRAND.)

auch die mit diesen Räumen kommunizierenden, an der Oberfläche des ektodermalen Gewebes angenommenen HISschen Lymphräume nicht (HELD, SPIELMEYER). JAKOB u. a. glauben in der Hortegaglia den Sitz von Lymphgefäßen zu sehen. Auch die von JACOBI und MAGNUS in der Pia und den Plexus beobachteten Lymphgefäße sind nicht sicher erwiesen. In diesem Zusammenhang sei auf die Ausführungen S. 58 und 61 hingewiesen.

Was die genauere histologische Beschaffenheit der Arachnoidea betrifft, so finden sich in der inneren zellreichen Lamelle neben hoch differenzierten endothelartigen Zellen mit großen platten, blaß gefärbten Kernen mit dünner Kernmembran schon bei Kindern eine große Anzahl Zellen mit kleineren, runden, bisweilen bohnenförmigen und sich dunkel färbenden Kernen. Diese letzteren finden sich bei Neugeborenen zahlreicher als die Zellen mit hell gefärbtem Kern (WETZEL). Häufiger im Alter, aber auch schon bei Kindern finden sich Zellanhäufungen, „zellige Flecke", die an den subduralen Raum angrenzen. Die Kerne dieser Zellen sind kleiner und unregelmäßiger als die übrigen endothelartigen Zellen (L. MEYER, CUSHING, WEED, GOLMAN, ESSICK). GOLMAN faßt

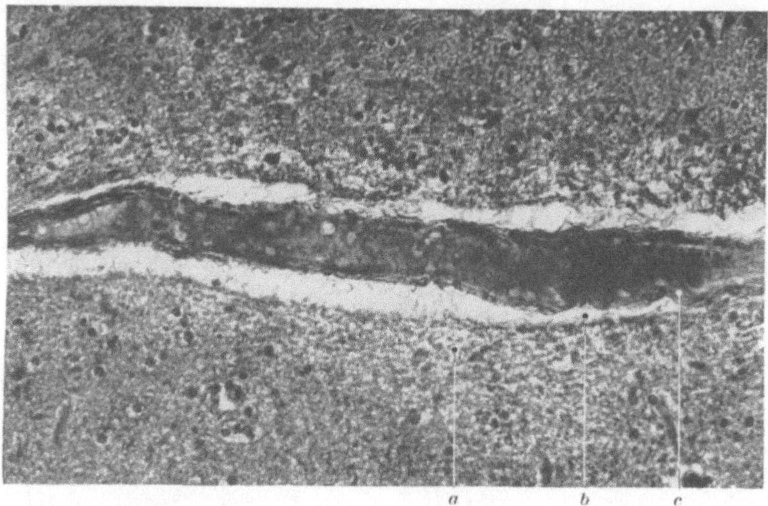

Abb. 28. Arterie im VIRCHOW-ROBINschen Raum. Häm.-Eos. P. phot. 280×. *a* Marginale Glia, *b* VIRCHOW-ROBINscher Raum, *c* Wand der Arterie. (Nach PETERSEN[1].)

die zelligen Flecke, die sowohl im Gehirn wie im Rückenmark vorkommen und die keine Altersveränderungen darstellen, als eine Art Reaktionsapparat auf, der zur Abwehr toxischer Stoffe dienen soll. Eingehende und systematische Studien über die Zellen der Arachnoidea verdanken wir besonders amerikanischen Forschern, vor allem WEED und ESSICK. Diese Forscher haben besonders auf die Bedeutung der Veränderungen der morphologischen Struktur der Arachnoidealzellen unter verschiedenen physiologischen und pathophysiologischen Bedingungen hingewiesen. Normalerweise zeigen die Zellen, welche die Arachnoidealmembran an der Innenfläche bedecken und den Subarachnoidealraum begrenzen, eine niedrige, abgeflachte Form und besitzen große blasse, ovale Kerne. Das Chromatinnetz in den Kernen ist gewöhnlich nur undeutlich ausgebildet. Das Cytoplasma dieser abgeflachten Zellen enthält feine Granula. Dieser morphologische Charakter der Zellen verändert sich unter patho-physiologischen Bedingungen und bei fortschreitendem Alter. So vergrößern sich die Arachnoidealzellen unter der Reizwirkung fein verteilter Stoffe (Kohle, Zinnober usw.). Sie werden phagocytär, vervielfältigen sich zu frei im Subarachnoidealraum sich bewegenden Makrophagen. Eine ähnliche Reaktion dieser Zellen tritt frühzeitig bei gewissen akuten Infektionen der Meningen ein. Im Alter kommt es beim Menschen wie beim Tier zu Hyperplasien der mesothelialen Bestandteile der Arachnoidealmembran mit Bildung scharf umschriebener Zellhaufen in der Membran. Diese lokalisierten Arachnoidealverdickungen sind, wie WEED an

[1] PETERSEN: Histologie und mikroskopische Anatomie. München: J. F. Bergmann 1935.

älteren Katzen nachweisen konnte, durch eine große Anzahl dicht zusammengedrängter Kerne mit verschiedener Protoplasmamenge gebildet (Abb. 29, 30, 31, 32)[1]. Diese Kernmassen variieren in Größe und Form, zum Teil sind sie nicht deutlich gegen die benachbarte Membran abgegrenzt, zum Teil verschmelzen sie diffus mit ihr. Sie zeigen im Gegensatz zu der sonst typischen

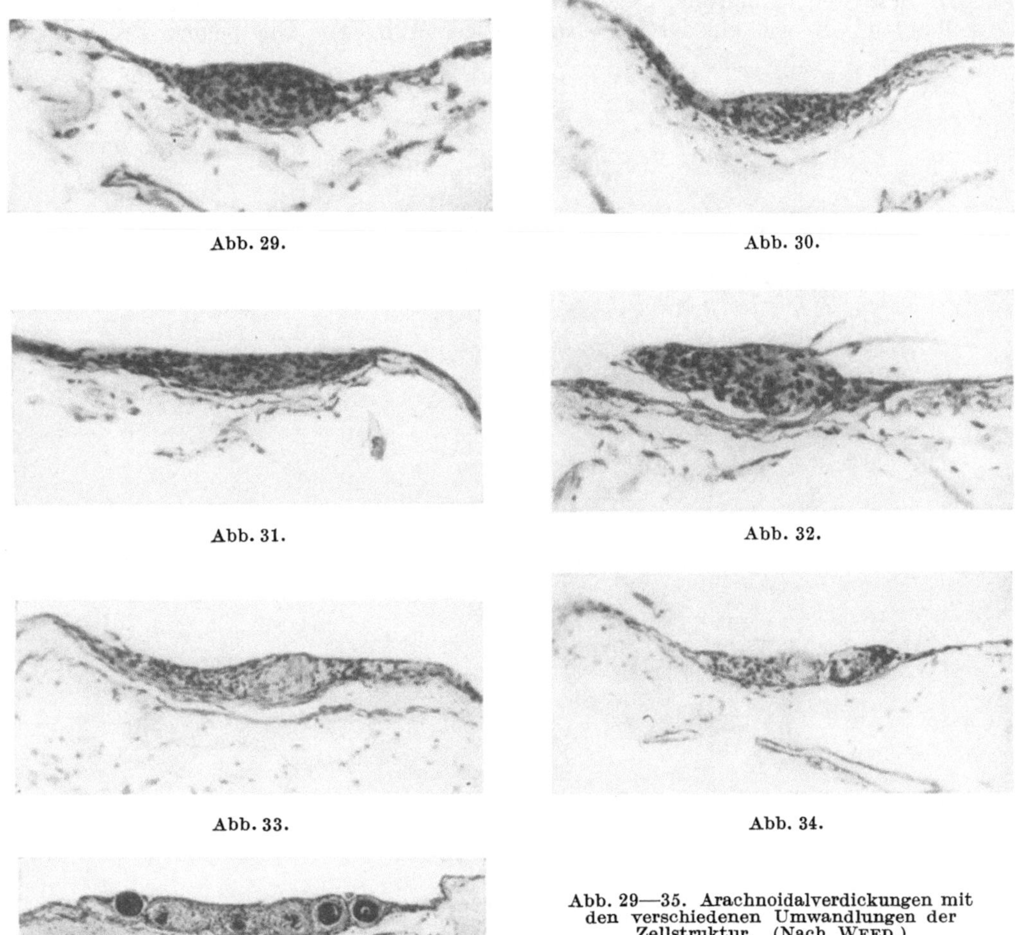

Abb. 29. Abb. 30. Abb. 31. Abb. 32. Abb. 33. Abb. 34. Abb. 35.

Abb. 29—35. Arachnoidalverdickungen mit den verschiedenen Umwandlungen der Zellstruktur. (Nach WEED.)

ovalen Kernform der Arachnoidealzellen im allgemeinen eine abgerundete Form. Der Chromatingehalt einiger Kerne war bei den WEEDschen Fällen vermindert, bei anderen Zellen scheint er vermehrt zu sein. Das Cytoplasma der Zellen enthielt nahe den Kernen einige granuläre Einschlüsse, aber keineswegs in so bestimmter Form und gleichmäßiger Verteilung wie in den gewöhnlichen Arachnoidealzellen. Im allgemeinen stehen die Kerne sehr dicht beieinander (Abb. 29), an anderen Stellen war die Protoplasmamenge wieder relativ größer (Abb. 32). Man findet nur selten Zellteilungsfiguren in den Zellhaufen, was der

[1] WEED: The Cells of the Arachnoids.

sehr langsamen Entwicklung der Hyperplasie entspricht. Diese Zellhaufen verfallen der Degeneration und der Calcifikation. WEED bringt die Degeneration dieser Zellhaufen mit der geringen Gefäßversorgung der Arachnoidealmembran in Zusammenhang. Die früheste Degenerationsform besteht augenscheinlich in einer Umwandlung der Zellsubstanz zu einem amorphen-hyalinähnlichen Stoff, in dem nur schwache Schatten von Zellkörpern existieren (Abb. 33). Aber diese Stellen amorpher Degeneration kommen oft in demselben Arachnoidealzellhaufen vor wie ein fertiger Kalkkörper (Abb. 34). Die beiden Prozesse

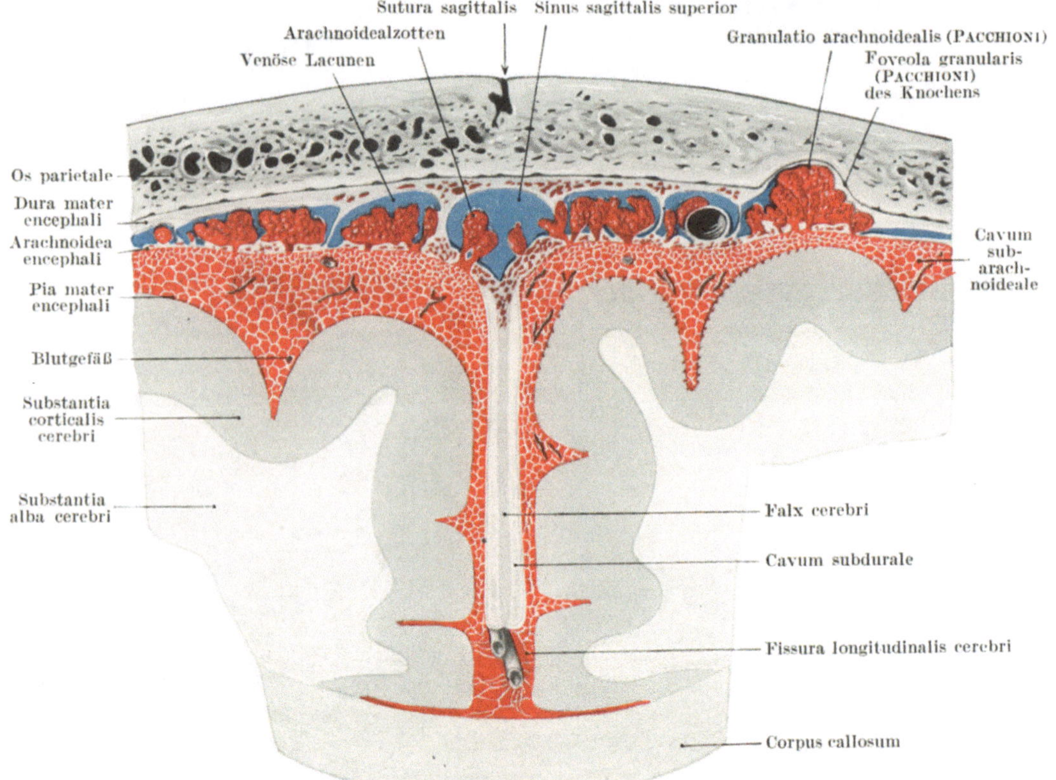

Abb. 36. Frontalschnitt durch Schädel, Hirnhäute und Gehirn. (Nach KEY und RETZIUS.) Die subarachnoidealen Räume sind mit rotgefärbter Masse injiziert. Vergr. $2^1/_2$: 1. (Aus SPALTEHOLZ: Handatlas der Anatomie des Menschen.)

scheinen also nach WEED aufeinander zu folgen. Der eine bildet vielleicht das Anfangsstadium des anderen. Wenn der Calcifikationsprozeß in den Zellhaufen deutlich wird, nimmt der Kalkkörper die Gestalt einer unvollständigen Kugel an, bei der im Schnitt konzentrische Ringe auffallen (Abb. 35). Die fertigen Kalkmassen umgeben häufig Arachnoidealzellen, die eine typische Wirbelbildung wie in Abb. 35 zeigen. Obgleich eine Neigung, Wirbel zu bilden, so häufig in der Umgebung der Kalkkörper angetroffen wird, ist sie nach WEED nicht nur als eine Reaktion auf diesen Kalkkörper zu betrachten, sondern eher als Ausdruck eines besonderen Zellwachstums in der Arachnoidea, denn diese Wirbelbildung in den Zellhaufen kommt auch dort vor, wo keine Verkalkungen bestehen (Abb. 29 und 31). WEED und CUSHING haben weiterhin nachgewiesen, daß es, abgesehen von diesen Veränderungen in der Arachnoidea, auch zu einem intensiveren Proliferationsprozeß kommen kann, der schließlich zur Bildung typischer Endotheliome führt.

Von der Arachnoidea erheben sich an bestimmten Stellen zottenartige Ausbuchtungen, welche die Dura vor sich herstülpen und in die venösen Sinus oder in die mit diesen zusammenhängenden venösen Lacunen hineinragen *(Arachnoidealzotten,* PACCHIONIsche *Granulationen)*. Sie können so groß werden, daß der Knochen an der betreffenden Stelle resorbiert und zu einer Fovea granularis (PACCHIONI) vertieft wird. Am zahlreichsten und größten sind sie am Sinus sagittalis superior und seiner Umgebung, besonders im mittleren Abschnitt desselben, zu finden, ferner am Pol des Schläfenlappens, am Sinus rectus, transversus und petrosus superior. Abb. 36 demonstriert die Lagebeziehungen der PACCHIONIschen Granulationen zum Sinus und zum Knochen. SEPP mißt den PACCHIONIschen Granulationen eine Schutzfunktion für die Sinus gegenüber ihrer Verdrängung und Kompression durch Hirnschwellung bei. Nach verschiedenen Untersuchungen sollen die Arachnoidealzotten vor dem 3. Lebensjahr selten zu sehen sein und gewöhnlich erst nach dem 10. Jahr gefunden werden (LEVINSON, SAMSON). WEED hat jedoch gezeigt, daß sie als mikroskopische Wucherungen schon in frühester Kindheit vorhanden sind, und hat damit die alte LUSCHKAsche Auffassung bestätigt. Nach KOJIMA findet man sie bei der Arachnoidea des Gehirns schon im 9. Monat.

Auch die Arachnoidea des Rückenmarks weist regelmäßig Verdickungen auf, die den PACCHIONIschen Granulationen bzw. Arachnoidealzotten entsprechen (VERGA, HASSIN, ELMAN). Nach VERGA weist die Arachnoidea spinalis schon in den ersten Lebensjahren Wucherungen auf, entsprechend den Ausgangsstellen der spinalen Wurzeln. Ihre weitere Ausdehnung entlang den Wurzelnerven sowie ihr Vordringen in die Dura bildet sich erst nach der Kindheit aus. Nach ELMAN treten die spinalen Arachnoidealzotten in Beziehungen zu den segmentalen Venen. Hingewiesen sei ferner auf Kalkplättchen, die besonders in der Arachnoidea spinalis zu finden sind. Sie kommen zwar an Zahl häufiger im Alter vor, sind jedoch auch bei jüngeren Menschen zu finden.

β) Pia mater.

Die Pia mater, eine gefäßreiche, aus feinen Bindegewebsbündeln bestehende Haut, stellt die innerste der Hüllen des Gehirns und des Rückenmarks dar und ist dadurch gekennzeichnet, daß sie sich dem Relief des Zentralnervensystems völlig anpaßt. Die Pia, deren äußere Fläche mit der inneren Grenzlamelle der Arachnoidea zusammenhängt, tritt mit der Substanz des Gehirns wie des Rückenmarks durch Fortsätze und besondere Bildungen entlang den Gefäßen in engste Beziehungen. Die Pia des Gehirns dringt in die Tiefe aller Furchen und Fissuren, ferner, wie bereits im Vorangehenden erwähnt, mit den Gefäßen in das Gehirn ein; besonders stark ist die Pia spinalis mit der Rückenmarksoberfläche durch die zahlreichen, in das Mark eindringenden Pialamellen verbunden. Beim Rückenmark bildet die Pia durch Eindringen in die Fissura mediana ant. das Septum anterius. An der Austrittsstelle der Wurzeln aus dem Rückenmark schließt sich die Pia diesen an und ist ebenfalls mit ihrer Oberfläche verbunden. Zu beiden Seiten des Rückenmarks stellt die Pia ein frontal gestelltes starkes, gezähntes Septum dar, das Lig. denticulatum, das sich mit seinem peripheren Ende an die Innenfläche der Dura anheftet. Das Lig. denticulatum besteht aus 19—23 Zacken, beginnt in der Höhe der 1. Cervicalwurzel und reicht bis in die Höhe des Lumbalmarks. Es dient als Aufhängeband des Rückenmarks und liegt zwischen den vorderen und hinteren Wurzeln. Die genaue Kenntnis der Anheftung des Lig. denticulatum am Rückenmark selbst ist besonders für den Neurochirurgen bei der Chordotomie für die Durchschneidung des Vorderseitenstranges von größter Bedeutung. Um einerseits eine Verletzung des Pyramidenseitenstranges zu vermeiden, andererseits den Vorderseitenstrang aber ganz zu treffen, muß man mit dem Chordotom dicht vor der Anheftungsstelle des Lig. denticulatum am Mark eingehen und das Mark nach vorn außen durchschneiden.

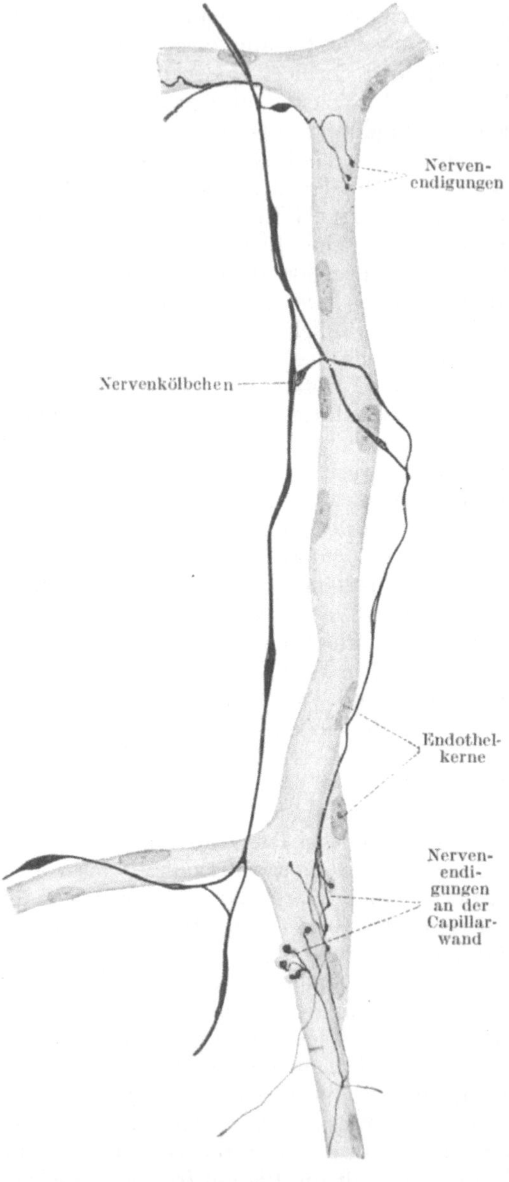

Abb. 37. Capillarnerven der menschlichen Pia mater. (Natronlauge-Silbermethode von P. SCHULTZE.) (Nach PH. STÖHR jr.)

Die Pia mater des Gehirns sowohl wie die des Rückenmarks zeichnet sich durch eine sehr ausgedehnte Nervenversorgung aus. Es finden sich Nerven sowohl an den Gefäßen wie auch unabhängig von diesen im Bindegewebe. Mikroskopische Befunde über die Nervenversorgung der Pia sind seit PURKINJE (1836) und REMAK (1841) von zahlreichen Autoren veröffentlicht worden (KÖLLIKER, LAPINSKY, HUBER, HUNTER, ARONSON, BERGER u. a.). Besonders eingehende Untersuchungen auf diesem Gebiet mit den Silbermethoden von O. SCHULTZE und BIELSCHOWSKY verdanken wir in neuerer Zeit PH. STÖHR jr. Was die Frage der Herkunft der Pianerven betrifft, so konnte BOCHDALEK feststellen, daß sich außer dem sympathischen Geflecht der A. carotis und A. vertebralis vornehmlich der 3., 6., 8., 11. und 12. Gehirnnerv an der nervösen Versorgung der Pia beteiligt. STÖHR sah außerdem noch feine Ästchen des 7., 9. und 10. Hirnnerven zur Pia abgehen. Die Pia des Rückenmarks wird versorgt von feinen Ästchen der Nn. sinuvertebrales sowie des sympathischen Gefäßgeflechtes und Abzweigungen der hinteren Wurzeln (REMAK, RÜDIGER). Alle Abschnitte des Gefäßsystems der Pia, mag es sich um Arterien, Arteriolen, Capillaren oder Venen handeln, sind von einem feinen und reichen Nervennetz überzogen. Die Nerven der Venen zeigen gewöhnlich eine andere Anordnung wie die der Arterien. Schwierig ist besonders die Darstellung der Nerven der Capillaren. Nach STÖHR liegen sie gewöhnlich der Capillarwand direkt auf und schlingen sich mitunter spiralenförmig um das Gefäß, wobei gewöhnlich feine Endkörperchen hervortreten. Es gibt aber nach STÖHR noch eine zweite Art der Nervenendigung, wobei sich die feinen Fäserchen mit kleinen Endknöpfchen direkt dem Endothel auflagern, wie das aus Abb. 37 ersichtlich ist. Abgesehen von den mit den Gefäßen verlaufenden Nerven lassen sich aber in mikroskopischen Präparaten der Pia mit geeigneten Silbermethoden eine Anzahl von 10—90 μ starken Nervenbündeln (Nn. proprii) nachweisen, die ihren Verlauf im Bindegewebe der Pia nehmen. Nach STÖHR pflegen diese Bündel „durch allmähliche Abgabe einzelner Äste oder auch einzelner Nervenfasern ihr Kaliber zu verringern, treten hinwiederum durch weitere Verzweigungen mit benachbarten Bündeln in Verbindung und formieren auf diese Weise ein weitmaschiges, unregelmäßiges Geflecht, das über die gesamte Pia des Großhirns wie des Kleinhirns ausgespannt ist". Diese Nervenbündel sind an Zahl und Kaliber am stärksten an der Hirnbasis vertreten, sie verringern sich an der Konvexität und sind an der Fissura longitudinalis am spärlichsten vorhanden. An der Pia des Rückenmarks ziehen die Nervenbündel zumeist parallel zur Längsachse der Medulla spinalis einher. Ihre Fasern sind zum Teil markhaltig. Die Pialscheide des N. opticus wird von etwa 40 starken Nervenbündeln durchzogen, die aus dem Nervenplexus der A. ophthalmica und aus dem N. oculomotorius herkommen. Die Endigungen der Nn. proprii sind nach STÖHR in der gesamten Pia unter folgenden Formen aufzufinden:

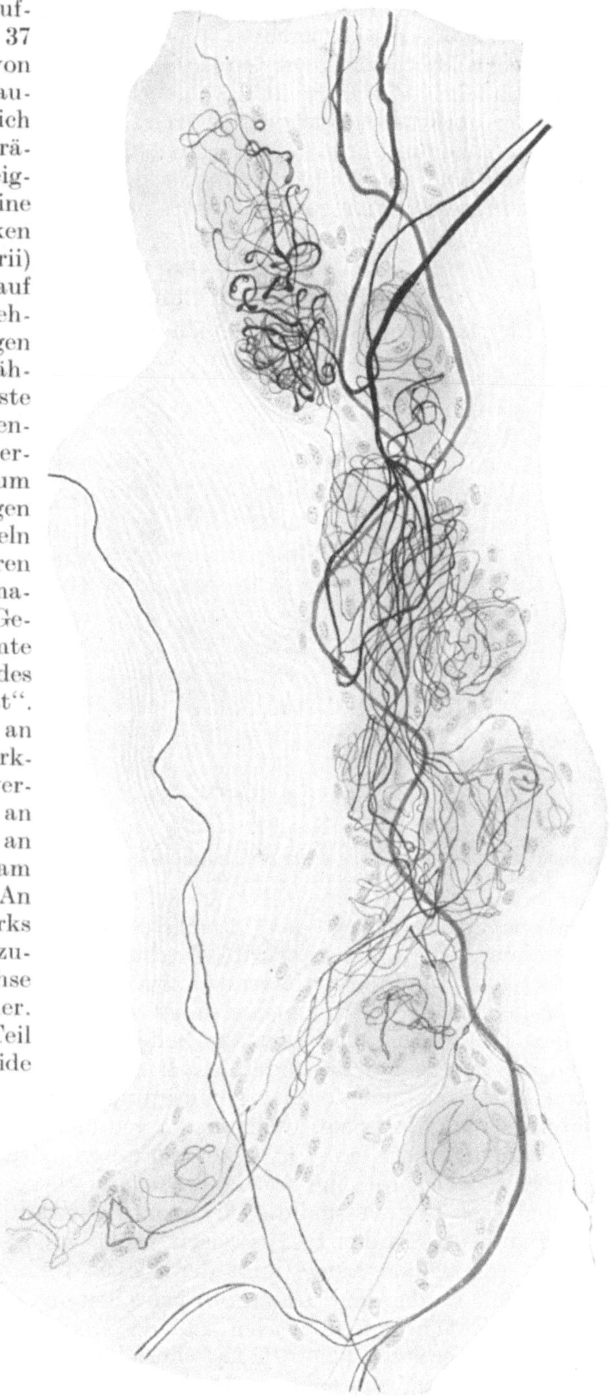

Abb. 38. Nervenendigung aus der Pia mater. Mensch. BIELSCHOWSKY-Methode. Vergrößerung 350fach. (Nach PH. STÖHR jr.)

1. Kleine Endplatten oder Endkörperchen von der verschiedensten Gestalt.
2. Meissnersche Körperchen und ähnliche Gebilde.
3. Nervengeflechte.

Eine sehr komplizierte und ausgedehnte knäuelartige Nervenendigung in der menschlichen Pia zeigt Abb. 38.

Daß der überaus reichlichen Nervenversorgung der Pia große physiologische Bedeutung zukommt, liegt auf der Hand. In der Hauptsache dürfte der nervöse Apparat der Pia ein Kontrollorgan für die Gefäßregulierung und damit auch für die Liquorzirkulation sowie die intrakraniellen Druckverhältnisse darstellen.

III. Plexus chorioidei.

1. Entwicklungsgeschichte.

Die Plexus treten schon sehr früh in der Tierreihe auf. Sie fehlen zwar noch beim Amphioxus lanceolatus, sind aber schon bei den Cyclostomen vorhanden (Edinger, Hertwig, Gaupp u. a.).

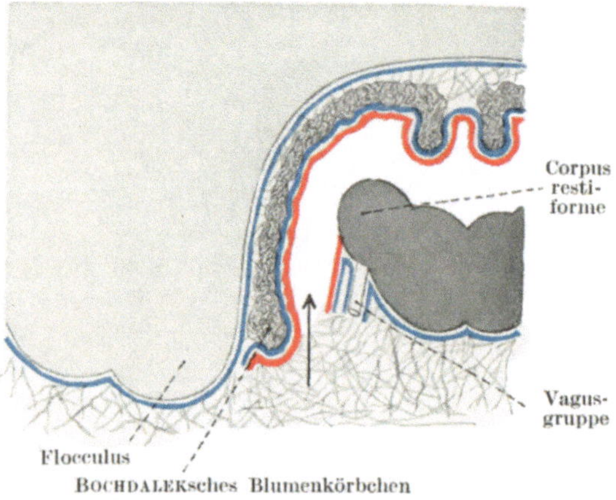

Corpus restiforme
Vagusgruppe
Flocculus
Bochdaleksches Blumenkörbchen

Abb. 39. Schnitt durch den Recessus lateralis. Plexus chorioideus des 4. Ventrikels und des Lateralrecessus, Pfeil im Foramen Luschka. Schema.

Ontogenetisch ist die Entwicklung der Plexus chorioidei mit derjenigen der Fissura chorioidea verknüpft, die innerhalb des zweiten Embryonalmonats entsteht. Nach His hängt sie hufeisenförmig über den Sehhügeln und erstreckt sich vom Foramen Monroi bis zur Spitze des Temporallappens. Dieser Furche entspricht an der Innenfläche des Hirnbläschens eine Ausstülpung des Nervengewebes. Die so gebildete Falte erleidet zahlreiche Umformungen. Anstatt normal zu wachsen und reifes Nervengewebe zu erzeugen, verdünnt sie sich und bildet eine Schicht flachen Epithels, das in engster Beziehung zu den weichen Hirnhäuten bleibt. Die anfangs seichte Furche wird von der stark vascularisierten, proliferierenden und zottenbildenden Pia ausgefüllt, welche die Epithelwand vor sich her in den Seitenventrikel immer tiefer hineinstülpt. Auf diese Weise entstehen die Plexus chorioidei der Seitenventrikel. In den Seitenventrikeln werden die Plexus nun besonders stark entwickelt. Sie sind schon Ende des zweiten Embryonalmonats zu erkennen und entwickeln sich in den nächsten Monaten so stark, daß sie die Cella media und das Unterhorn der Seitenventrikel fast vollständig ausfüllen. In späteren Embryonalstadien verkleinern sie sich aber wieder, wobei sie eine relativ besonders starke Reduktion im Unterhorn erfahren. Nach Loeper sind die Plexus im 2.—6. Embryonalmonat am größten, wie überhaupt die fetalen Plexus relativ größer sind als die beim Erwachsenen. Beim Fet von 28 mm Länge mißt der Plexus 1,5 mm, der Ventrikel dagegen nur 2,97 mm. Vorder- und Hinterhorn jedes Seitenventrikels, die von der Fissura chorioidea nicht betroffen werden und deren mediale Wände nicht epithelial verdünnt sind, besitzen keine Plexus chorioidei. Die median unter dem Fornix gelegene Partie der epithelialen Decke des 3. Ventrikels sendet nach unten die unbedeutenden paarigen Plexus des 3. Ventrikels aus. Der Plexus des 3. Ventrikels beginnt vor der hinteren Verbindungskurve der Taenia thalami und läuft in sagittaler Richtung nach vorn, um dann auf der epithelialen Decke des Foramen Monroi auf die mediale Fläche der verdünnten Hemisphärenwand zu gelangen. Das Ende des Plexus liegt am Übergang der Taenia chorioidea in die Taenia fornicis des Unterhorns. Die neuesten Untersuchungen von BAILEY an menschlichen Feten von 13—50 mm Länge scheinen dafür zu sprechen, daß der Plexus lateralis und der Plexus medialis des 3. Ventrikels verschiedenen Ursprungs sind. Der erstere bildet sich durch Einstülpung der Regio

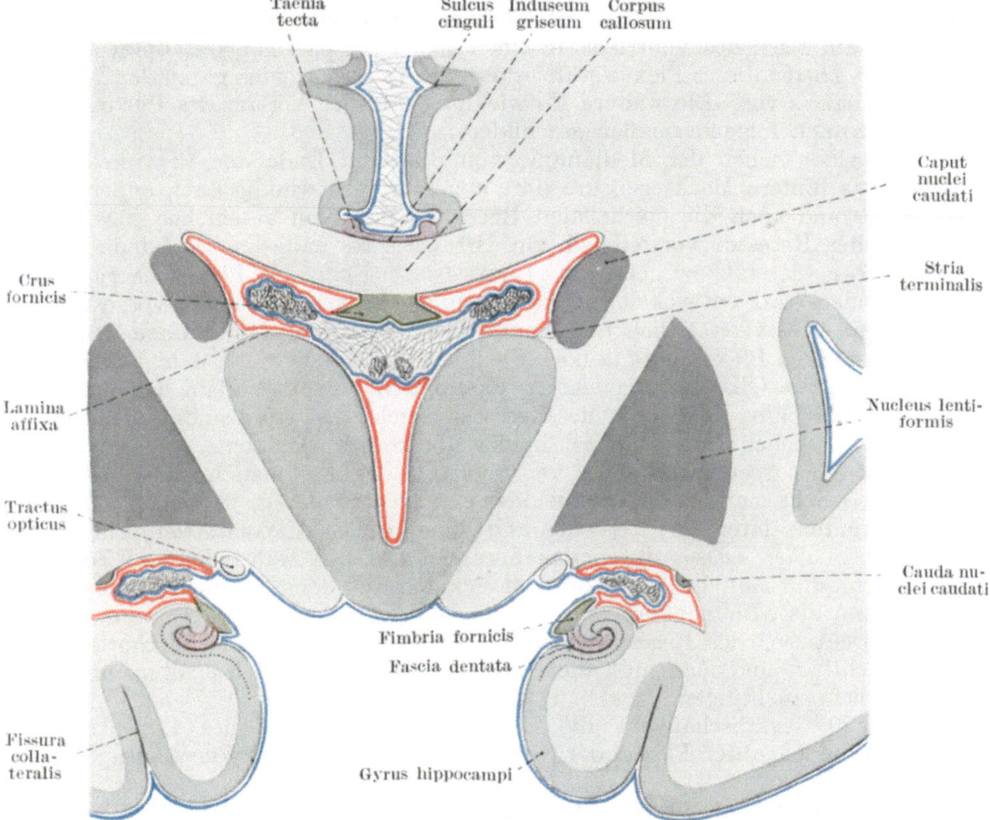

Abb. 40. Querschnitt durch das Prosencephalon. (Randbogenderivate.) Gyrus fornicatus. Oberhalb der Taenia tecta der Sulcus corporis callosi, unterhalb der Fascia dentata die Fissura hippocampi. Schema.

chorioidalis anterior, der letztere aus der Falte der Tela chorioidea des mittleren Telencephalons. Beim Fet von 32 mm Länge tritt die Vela transversa aus, die den vorderen Teil der Tela chorioidea diencephalica mit der lateralen Wand des Sehhügels verbindet.

Nicht ganz einheitlich sind die embryologischen Untersuchungen in der Frage der Mitbeteiligung der Arachnoidea an der Bildung der Plexus (LUSCHKA, KÖLLIKER, FINDLAY, OBERSTEINER, IMAMURA, FERRARO, WEED). BONOLA steht auf dem Standpunkt, daß man zur Zeit der Plexusbildung die weichen Hirnhäute nicht mehr in zwei gesonderte Blätter einteilen kann, sondern daß man vielmehr eine Schicht von Zellen ektodermalen Ursprungs — die Epithelien — und eine Schicht mesodermalen Ursprungs — die Meningen — unterscheiden muß. Auch N. ZAND[1], der wir eine gründliche Studie über die Anatomie und Physiologie

[1] ZAND, N: Les plexus chorioides. Paris: Masson & Co. 1930.

der Plexus in neuerer Zeit verdanken, vertritt den Standpunkt, daß die Plexus aus dem Ektoderm und aus dem Mesoderm stammen, und zwar stammt das Plexusepithel aus dem Ektoderm, dagegen das Bindegewebe und die Blutgefäße der Tela sowie die Chorioidealzotten aus dem Mesoderm.

Der Plexus des 4. Ventrikels entsteht am Dach des 4. Ventrikels. Dieses wird gebildet von der verdünnten, eine flache Zellschicht bildenden Membrana tectoria, die mit der Innenseite der Pia zusammenhängt und die Tela chorioidea epithelialis bildet. An die Pia tritt schon frühzeitig eine paarige Arterie heran, die sich am Dach des Ventrikels in einen gleichfalls paarigen Gefäßplexus auflöst. Die Zotten dieses Plexus stülpen nun die Tela chorioidea gegen das Lumen des Ventrikels vor. Die weitere Entwicklung und der Verlauf des Plexus wird von Tandler folgendermaßen geschildert:

„Er zieht neben der Medianlinie vom hinteren Ende der Ventrikeldecke gegen das hintere Marksegel, um dort ungefähr rechtwinklig nach außen umzubiegen und auch die epithelialen Recessuswände von außen her gegen das Lumen des Recessus vortreibend, zur Hirnbasis bis nahe an das blinde Ende des Recessus lateralis zu gelangen. Dieses basale Ende des Plexus chorioideus ist besonders stark entwickelt und weit gegen das Lumen des Fundus vorgestülpt, liegt aber selbstverständlich extraventrikulär. Zwischen dem Lumen des Recessus und dem Plexus liegt ja noch die laterale Recessuswand, d. h. Ependym, subependymale Glia und Pia mater. Es entsteht nun im Verlauf der embryonalen Entwicklung im Fundus des Recessus durch Resorption eines Teiles seiner Wand eine sichelförmige, lateral konkav begrenzte Dehiszenz, das Foramen Luschka oder Apertura lateralis ventriculi IV. Schaut man in diese Öffnung hinein, so sieht man die in Wirklichkeit extraventrikulären, weil noch von der transparenten, lateralen Recessuswand überzogenen Plexuszotten scheinbar intraventriculär. Dieses durch das Foramen Luschka wahrnehmbare Zottenkonvolut quillt nun bei stärkerer Entwicklung aus dem Foramen heraus und wird dann als „Blumenkörbchen des Bochdalek“ bezeichnet. „Kommt es zu keiner Dehiszenz der Recessuswand, so ist dieser Teil des Plexus chorioideus nicht sichtbar, und man muß die epitheliale Wand künstlich spalten, um ihn zur Ansicht zu bringen.“

Abb. 39 [1] veranschaulicht die Entstehung des Plexus des 4. Ventrikels, Abb. 40 die Lage der Plexus der Seitenventrikel und des 3. Ventrikels.

2. Topographische Anatomie und Histologie der Plexus.

Schon bei der Schilderung der Entwicklungsgeschichte der Plexus sind wichtige Einzelheiten ihrer topographischen Verhältnisse hervorgehoben worden. Die wesentlichsten topographischen Gesichtspunkte seien hier nochmals an Hand der Abb. 41 [1] zusammengefaßt. Auf dem Bild sind die Seitenventrikel frei präpariert, wobei das Splenium corporis callosi mit den Crura fornicis und der Commissura hippocampi nach hinten geklappt ist. Man sieht die Plexus chorioidei beider Seitenventrikel als dicke, zottige und wulstige Gebilde von der Gegend der Foramina Monroi an der inneren Wand der Seitenventrikel divergieren und anscheinend nach hinten laufen, um dann nach unten umzubiegen und im vorderen Teil des Unterhorns zu verschwinden. Die Lage des Plexus im Unterhorn des Schläfelappens wird durch Abb. 42 demonstriert. Medial vom Plexus liegt der Fornix (hier umgeklappt), darunter und auch lateral die Oberfläche des Thalamus opticus, durch die Tela chorioidea durchscheinend. In dem lockeren Gefüge der Tela chorioidea erscheint jederseits von der Medianlinie, dem Thalamusrand entsprechend, die Vena cerebri interna. Beide Venen

[1] Tandler: Lehrbuch der systematischen Anatomie, Bd. 4, S. 99.

vereinigen sich oberhalb der Glandula pinealis zur Vena magna Galeni. Nach vorn lassen sich die Tela chorioidea und die Plexus bis in die hintere Circumferenz der

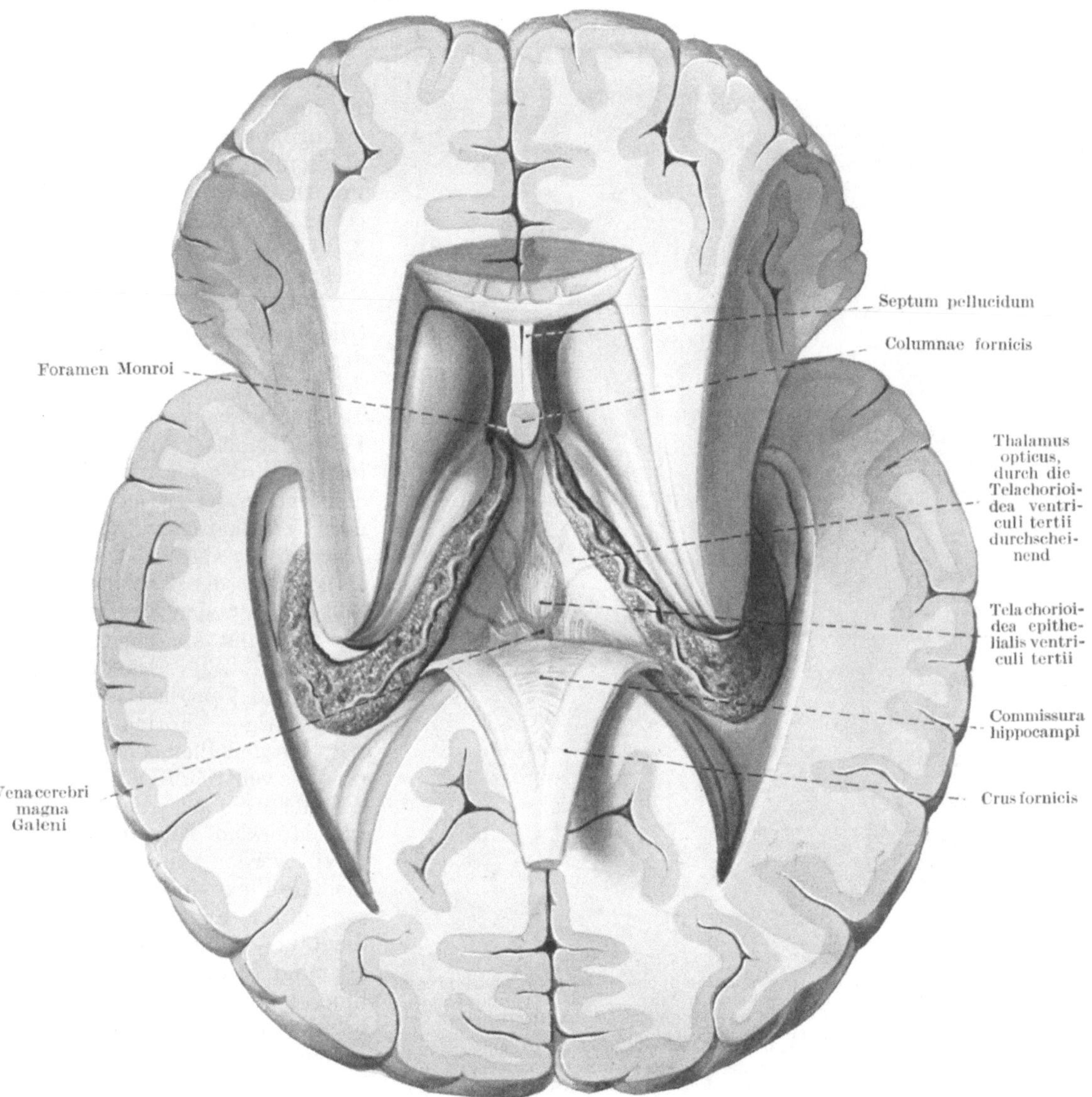

Abb. 41. Darstellung der Ventrikel des Vorderhirns III. Crura fornicis und Commissura hippocampi nach hinten geklappt. (Nach TANDLER.)

Foramina Monroi verfolgen, durch die der Plexus des 3. Ventrikels in die Seitenventrikel dringt. Hier treten die Plexus der Seitenventrikel mit dem Plexus des 3. Ventrikels in Verbindung, der median gelegen ist. Der Plexus des 3. Ventrikels erstreckt sich von der Spitze bis zur Basis der Tela chorioidea und stellt eine doppelte Reihe von Chorioidealzotten dar. Die Plexus liegen nur scheinbar in den Ventrikeln; da sie gegen die Ventrikel von der Lamina epithelialis überdeckt werden, liegen sie extraventrikulär.

Die arterielle Versorgung des Plexussystems der Seitenventrikel und des 3. Ventrikels erfolgt 1. aus der Art. carotis interna, 2. aus der Art. cerebri posterior. Die aus der Art. carotis interna entspringende Art. chorioidea ant., die den Hauptteil der arteriellen Versorgung bildet, verläuft durch die Furche zwischen den Hirnschenkeln und dem Schläfelappen zum Seitenventrikel. Der aus der Art. cerebri post. für die Plexusversorgung entspringende Ast, die Art. chorioidea post., dringt unterhalb des Splenium corporis callosi in den 3. Ventrikel ein (GREENFIELD, CARMITCHEL).

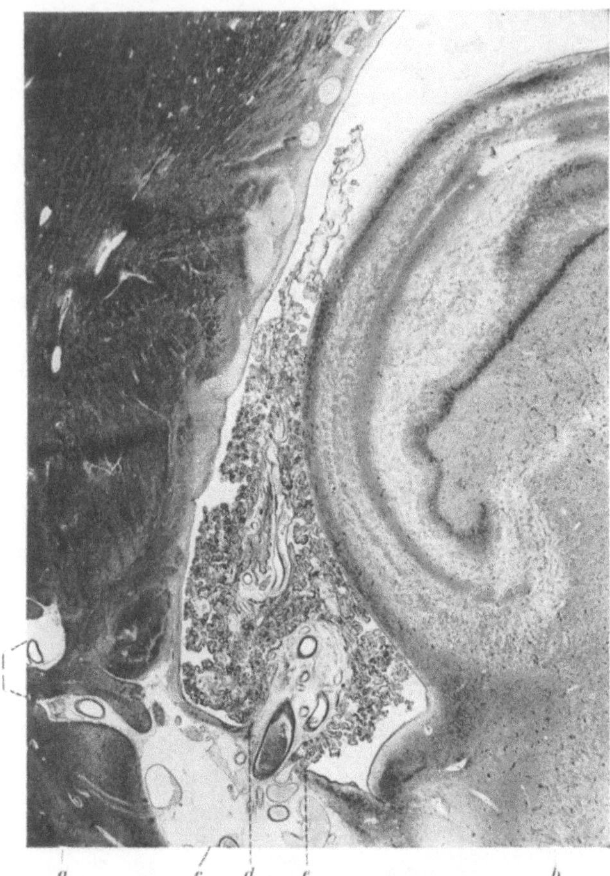

Abb. 42. Unterhorn des Schläfenlappens mit Plexus chorioideus. (Aus WETZEL, 1934.) Galleïn. *a* Hirnstamm, *b* Hippocampus, *c* Eintritt eines Gefäßes in den Stamm mit Mündungstrichter des VIRCHOW-ROBINschen Raumes, *d* Taenia des Hirnstammes, *e* Taenia fornicis; zwischen den beiden Tänien Eintritt der Gefäße zwischen die vorgestülpten Blätter der Chorioidealplatte; links von den Tänien das Bindegewebe der Fissura transversa (Unterende).

Der Plexus des 4. Ventrikels erstreckt sich längs der Basis des chorioidealen Dreiecks, das die Tela chorioidea ventriculi IV. bildet. Die Tela stellt jenen Teil der Pia mater cerebri dar, der zwischen der Ventrikelfläche des Kleinhirns, speziell der Uvula und der Tonsille und der dorsalen Fläche der Medulla oblongata vordringt. Sie drängt gegen den Ventrikel hin zottenartige Fortsätze vor, die den Plexus chorioideus ventriculi IV bilden, der in einen medialen und lateralen Abschnitt geteilt werden kann. Der mediale Plexusteil bildet zwei dünne Streifen, die dicht nebeneinander liegen und in der Medianlinie von hinten nach vorn zum Nodulus hinziehen. Caudalwärts ziehen diese beiden Streifen zum Foramen Magendi, vom Nodulus zieht jederseits lateralwärts der laterale Plexusteil in den Recessus lateralis ventriculi IV. oder das Foramen Luschkae (Abb. 43).

Der Plexus ragt aus den drei Öffnungen des 4. Ventrikels, den seitlich gelegenen Foramina Luschkae und dem median gelegenen Foramen Magendi heraus in den Subarachnoidealraum. Durch diese drei Öffnungen entsteht, worauf bereits hingewiesen ist, eine Kommunikation des 4. Ventrikels mit dem Subarachnoidealraum. Das Vorhandensein der Foramina Luschkae und des Foramen Magendi ist von älteren Autoren bezweifelt worden (CRUVEILHIER, REICHERT, KÖLLIKER, POIRIER und CHARPY, COUPIN), jedoch ist an ihrer Existenz auf Grund neuerer Untersuchungen kein Zweifel (MARC SEE, HESS, WEED u. a.).

Die arterielle Versorgung des Plexus des 4. Ventrikels geschieht durch die Art. cerebelli post. und inf. Ferner dringt in diesen Plexus noch ein Ast der Art. spinalis post. und der Art. vertebralis ein.

Der histologische Bau der Plexus ist durch den Besitz von Capillargefäßen mit besonders weitem Kaliber gekennzeichnet, die in vielfachen Windungen verlaufen, wodurch das zottige Aussehen der Plexus zustande kommt (Abb. 44[1]).

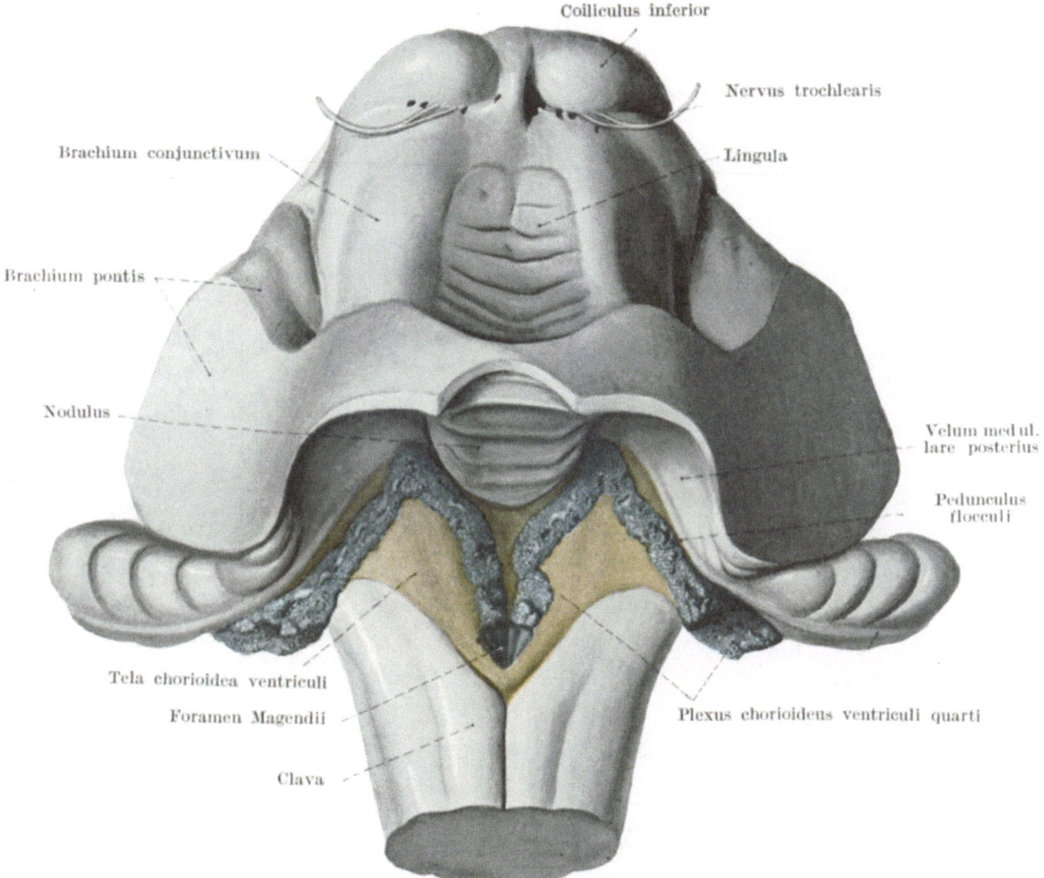

Abb. 43. Decke der Fossa rhomboidea von dorsal. Velum medullare ant. von der Lingula cerebelli bedeckt. (Nach TANDLER.)

Im Zentrum der Zotten findet sich ein aus einer Endothelzellenschicht bestehendes Gefäß, das von einem aus Arachnoidea und Pia bestehenden Bindegewebsgerüst umgeben ist. Die Zotten sind beim Erwachsenen von einer einfachen Lage ependymaler Epithelzellen von kubischer Gestalt bedeckt. Beim Fet besteht das Plexusepithel nicht aus kubischen, sondern aus zylindrischen Zellen. Der Zellkern ist beim Fet größer (PELLIZZI), er liegt in der Mitte oder nahe am freien Rand der Zelle (ASKANAZY, ZAND). Das Protoplasma des Epithels besteht aus einem oberen und unteren Teil. Der untere Teil ist durchsichtig und amorph, der obere granuliert. Mit der BESTschen Färbung läßt sich Glykogen in der

[1] KAFKA: Die Cerebrospinalflüssigkeit, S. 205. Berlin-Wien: Franz Deuticke 1930.

Zelle nachweisen (MEYER, LOEPER, GOLDMANN). Der fetale Plexus besitzt reichlich granulierte Zellen, die bald nach der Geburt verschwinden (HAECKEL, PELLIZZI). Das Wachstum des Plexus geht durch Abplattung und Erweiterung der Zellen vor sich (MEEK). Die Ausdehnung des Plexus foetalis ist, wie bereits erwähnt, relativ größer als beim Plexus des Erwachsenen. Bei Erwachsenen beträgt seine Oberfläche nach FAIVRE 112 qcm, nach MEEK 224 qcm. Beim Erwachsenen wird die obere Schicht des Protoplasmas im Gegensatz zum fetalen

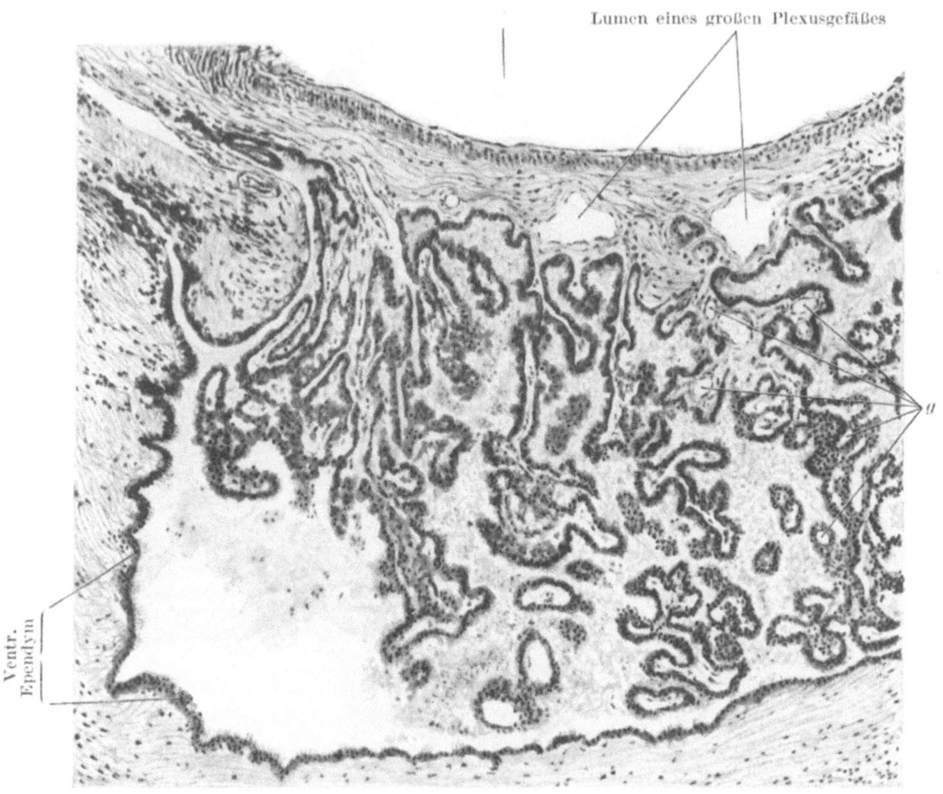

Abb. 44. Normaler Plexus chorioideus des Menschen. Nisslpräparat. Mikrophotographie bei mittelstarker Vergrößerung. *g* Gefäße. (Nach A. JAKOB.)

Plexus viel durchsichtiger und amorpher als die untere Schicht (LUSCHKA, GIRARD, PETTIT, ZAND). Der Kern liegt näher an der Basis. Am freien Rand des Epithels findet sich die Grenzmembran (STUDNICKA, GIRARD, PETTIT). Dieselbe wird aus sehr feinen Fäden gebildet, die in ihrer Gesamtheit eine Art Bürstensaum bilden (VIGNON). Jeder Faden ist an einem Mikrosom befestigt, das an der Unterfläche der Grenzmembran liegt. Von manchen Autoren werden die Mikrosomen „Blepharoblasten“ genannt (STILLING, COLMAN, WEIGERT). Durch verschiedene Färbemethoden lassen sich im Zellprotoplasma verschiedene Granula nachweisen, die hauptsächlich im unteren Teil liegen. Man unterscheidet acidophile Granula von basophilen (GALEOTTI, ENGEL, PELLIZZI). In vielen Zellen und auch außerhalb von ihnen im Bindegewebe finden sich Lipoidtröpfchen. Ferner enthält das Epithel außer den Fetttropfen Lecithin, das bei Osmiumfärbung sich als dunkle Tröpfchen oder körnige Masse zu erkennen gibt. In geringerer Menge als Lecithin enthält das Epithel noch Fibrin.

Der Zellkern ist groß, von runder oder ovaler Form; er liegt basal und enthält ein Chromatingerüst, einige fuchsinophile Granula und einen oder mehrere Nucleoli.

Die subepitheliale Schicht besteht aus Bindegewebe und ist je nach dem Alter und Allgemeinbefinden des Individuums Veränderungen unterworfen. Bei

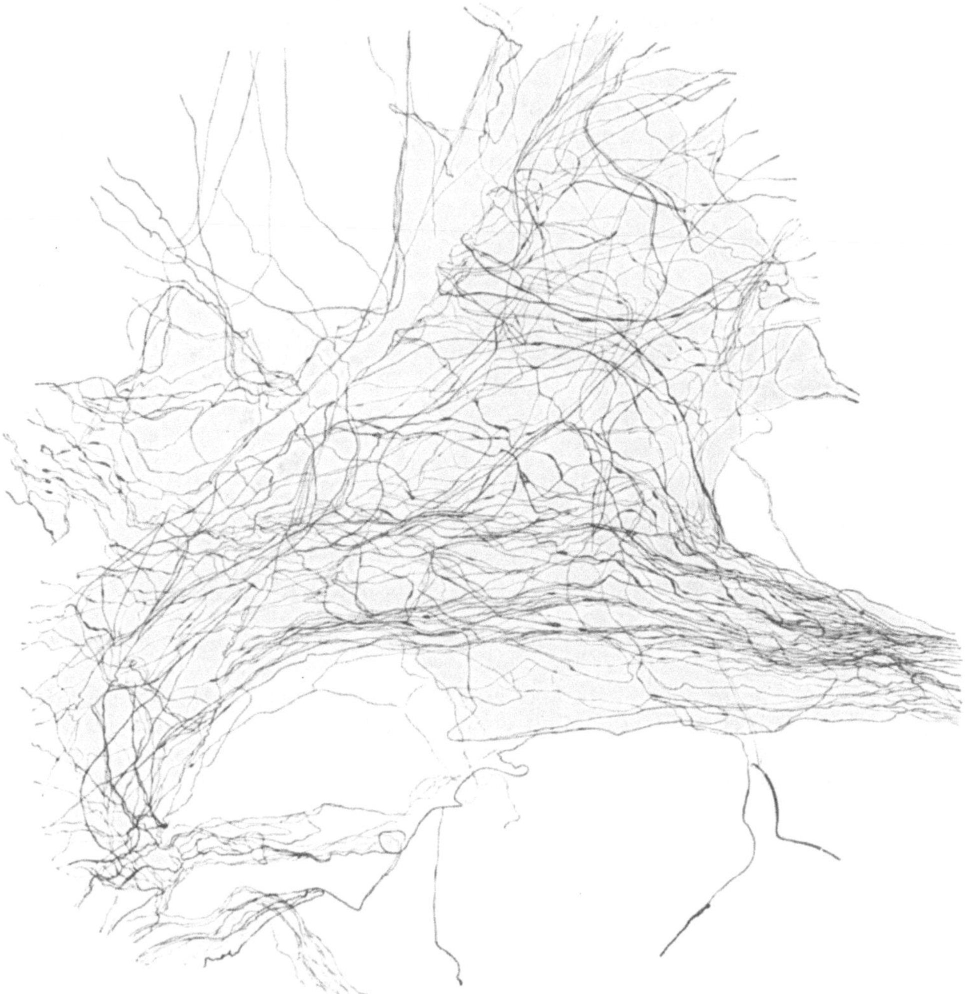

Abb. 45. Nervengeflecht aus der Tela chorioidea des 3. Ventrikels. Mensch. Natronlauge-Silbermethode von O. SCHULTZE. Vergrößerung 275fach. (Nach STÖHR jr.)

Neugeborenen und jungen Kindern ist sie sehr dünn, so daß es sehr schwierig ist, sie von der Gefäßschicht zu trennen. In zunehmendem Alter wird sie breiter und enthält abgelagerte Mineralsalze. Das Bindegewebe am Grunde der Plexus ist die Pia mater. Die Zellen, die sich hier finden, sind Bindegewebszellen, Bindegewebsfasern, Lymphocyten und Histiocyten. Nach dem 30. Jahr setzt physiologischerweise die Verkalkung der Plexus ein (ZAND). Diese Kalkablagerungen sind als Acervulus cerebri, Amyloidkörper usw. bekannt. Abgesehen von der Pia nimmt nach ROBERTSON und MIDDLEMASS, FINDLAY und KITABAYASCHI auch die Arachnoidea an dem Aufbau der Bindegewebsschicht der Plexus teil.

Untersuchungen über die Nervenversorgung des Plexus sind von BENEDIKT, BOCHDALEK, BOCHENEK und in neuerer Zeit besonders von STÖHR ausgeführt worden. Schon die Tatsache, daß Berühren bzw. Kneifen der Plexus mit der Pinzette bei Hirnoperationen lebhafte Schmerzäußerungen des Patienten zur Folge hat, deutet auf eine intensive Nervenversorgung der Plexus hin. Die größeren Arterien der Plexus weisen nach STÖHR in ihrer Adventitia stets eine Anzahl parallel zur Längsachse der Gefäße gerichteter Nervenbündel auf, die sich aus marklosen und in geringerer Zahl auch aus markhaltigen Fasern zusammensetzen. Das Vorhandensein von markhaltigen und marklosen Fasern ist auch noch von anderen Autoren beobachtet worden (MOTT, STERZI u. a.). Es wird angenommen, daß die marklosen Fasern sympathischer Natur sind, die markhaltigen vom N. vagus stammen (ZAND). Manche Partien des Plexus zeichnen

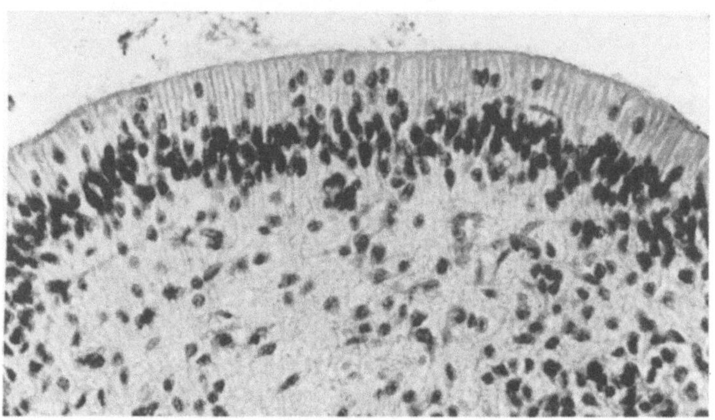

Abb. 46. Ependym des 3. Ventrikels, Fet im 6. Monat. Häm. P. phot. 280×. (Nach PETERSEN.)

sich durch einen besonders starken Nervenreichtum aus, z. B. die Tela des 3. und 4. Ventrikels. Abb. 45[1] stellt ein derartiges Nervengeflecht aus der Tela chorioidea des 3. Ventrikels dar. Die Frage, inwieweit die Nervenfasern vom Bindegewebe des Plexus an das Plexusepithel herantreten, ist beim Menschen noch nicht restlos geklärt, wenn auch INNET bei der Maus und CLARK bei der Katze Beobachtungen in diesem Sinne gemacht haben.

IV. Das Ependym.

Die Ansichten über die Identität des Ependyms und des Plexusepithels sind nicht einheitlich. Während LUSCHKA, SCHLÄPFER und HURT beide Gewebe als identisch ansehen, lehnen ASKANZY, BENDA und andere dies ab. Morphologisch unterscheiden sich beide Gewebe dadurch voneinander, daß das Protoplasma des Ependyms im Gegensatz zum Protoplasma des Plexus überhaupt nicht granuliert ist. Weiterhin ist der freie Rand des Ependyms von einem dünnen Saum bedeckt und besitzt Cilien, während das Epithel des Plexus schon bei der Geburt seine Cilien verliert und Drüsenepithel wird (MEEK). Ferner besitzen die Zellen des Ependyms Protoplasmafortsätze, die in die subependymäre Neuroglia eindringen. Ein weiterer Unterschied besteht darin, daß die Unterlage des Plexusepithels sehr gefäßreich ist, während sich an das Ependym gefäßarme Neuroglia anschließt. Der Unterschied im histologischen Aufbau des Ependyms beim Fet und beim Erwachsenen wird durch die beiden Abb. 46 und 47 demonstriert.

[1] MÜLLER, L. R.: Lebensnerven und Lebenstriebe. 1931.

B. Methoden der Liquorentnahme.

Die Entnahme von Liquor zu diagnostischen oder therapeutischen Zwecken kann an den verschiedensten Stellen des Liquorsystems erfolgen. Die zumeist benutzten Einstichstellen sind:

1. der Lumbalsack (Lumbalpunktion),
2. die Cisterna cerebello-medullaris (Zisternen- oder Suboccipitalpunktion),
3. die Hirnkammern selbst (Ventrikelpunktion).

Die drei Methoden zur Liquorgewinnung sollen nicht wahllos angewandt werden, sondern jede hat ihren Indikationsbereich. Die von BÉRIEL angegebene Punktion der Cisterna chiasmatis durch die Fissura orbitalis hindurch, sowie die

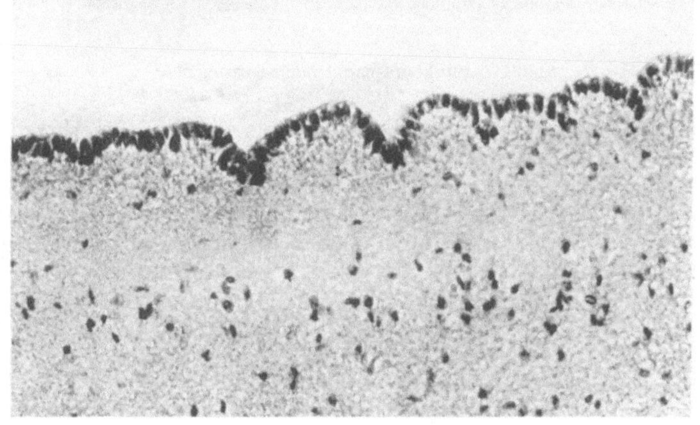

Abb. 47. Ependym des 3. Ventrikels, Erwachsener. Häm. P. phot. 280×. (Nach PETERSEN.)

jüngst von DOGLIOTTI angegebene Punktion des Vorderhorns spielen praktisch keine Rolle. Sie sind im Beitrag Encephalographie näher beschrieben.

I. Die Lumbalpunktion.

1. Technik.

Die von QUINCKE 1891 angegebene Lumbalpunktion wird im Bereich der Cauda equina ausgeführt, also an einer Stelle, an welcher das Rückenmark bereits sein Ende erreicht hat. Das ist beim Erwachsenen die Gegend unterhalb des 1. Lendenwirbels. Es kann also unterhalb dieser Gegend das Rückenmark nicht verletzt werden. Im allgemeinen wird auch durch die Anordnung der Caudawurzeln bei der für die L.P. notwendige kyphotische Körperhaltung ein Anstechen der Wurzeln vermieden. Nach den Untersuchungen von GERSTENBERG und HEIN erfüllen die Caudawurzeln bei gewöhnlicher aufrechter Haltung zwar den ganzen Subarachnoidealraum, bei Krümmung der Wirbelsäule, wie sie für die L.P. notwendig ist, sondern sich die Wurzeln der rechten und linken Seite aber zu je einem Bündel von Nervensträngen, wobei der Raum in der Medianebene von Wurzeln frei bleibt. Führt man die Nadel streng in der Mittellinie ein, so wird die Verletzung der Wurzeln vermieden, die übrigens falls sie doch erfolgt, höchstens zu geringfügigen, vorübergehenden Beschwerden führt. Die günstigste Einstichstelle ist der Intervertebralraum zwischen 3. und 4. Lendenwirbel, der ziemlich genau in der Verbindungslinie der höchsten Punkte beider Beckenkämme gelegen ist. Auch der Intevertebralraum zwischen 2. und 3. Lendenwirbel kann als Einstichstelle für die Lumbalpunktion ohne Gefahr einer

Markverletzung gewählt werden. Die zu durchstechenden Gewebsschichten sind: die Haut, das Unterhautzellgewebe mit Fett, das Lig. supraspinale, welches über die Spitze sämtlicher Dornfortsätze hinwegzieht, das Lig. intraspinale, welches jeden Dorn mit dem ihm benachbarten verbindet und das zwischen den Wirbelbögen ausgebreitete Lig. flavum. Es folgen der reich vascularisierte Epiduralraum, die Dura und Arachnoidea, nach deren Durchstechung man sich im

Abb. 48. Punktionsnadel nach QUINCKE.

Subarachnoidealraum befindet. Das Durchstechen der Dura merkt man in der Regel an einem ruckartigen Nachlassen eines elastischen festen Widerstandes. Bei sehr straffer Dura kann man mitunter das Durchstechen derselben an einem knackenden Geräusch hören. Die Entfernung von der Einstichstelle der Haut bis zum Subarachnoidealraum beträgt beim Erwachsenen im allgemeinen 5—7 cm, bei starken Fettpolstern natürlich entsprechend mehr, beim Kind beträgt die Entfernung 2—3 cm.

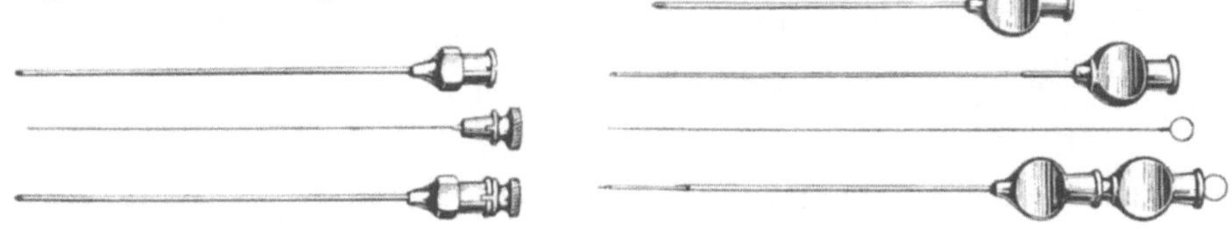

Abb. 49. Amerikanische Nadel (zerlegt und gebrauchsfertig).

Abb. 50. MULZERsche Nadel (zerlegt und gebrauchsfertig).

Entsprechend dem Alter und der Dicke des Patienten wählt man zur Punktion die geeignete Punktionskanüle. Die von QUINCKE angegebene, mit einem Mandrin versehene Hohlnadel ist vielfach modifiziert und den verschiedensten Bedürfnissen angepaßt worden: Anbringen von Abflußvorrichtungen, Anfügen von einfachen, doppelten und dreifachen Hähnen, Handgriffe zur Vermeidung von Verunreinigungen u. a. Im allgemeinen empfiehlt es sich, um ein möglichst kleines Loch in der Dura zur Vermeidung eines längeren Liquornachsickerns zu setzen, dünne Kanülen zu benutzen (0,7—0,8 mm). Die heute am meisten verwandten Formen zeigen die folgenden Abbildungen (Abb. 48[1], Abb. 49[2], Abb. 50[3], Abb. 51 und 52[4]). Nadeln ohne Mandrin sind nicht zu empfehlen.

Die Punktion kann im Sitzen und Liegen ausgeführt werden. Im ersteren Fall setzt sich der Patient an den Rand des Tisches oder Bettes und bringt durch nach Vornüberbeugen des Körpers die Lendenwirbelsäule in eine kyphotische Haltung (Abb. 53). Durch diese Stellung werden die Dornfortsätze der Punktionsstelle möglichst weit voneinander entfernt. Beim liegenden Patienten — der Kranke befindet sich in Seitenlage — wird die Kyphose der Lendenwirbelsäule durch Beugung der Beine in Hüft- und Kniegelenk erreicht. In

[1] TANDLER-RANZY: Chirurgische Anatomie und Operationstechnik des Zentralnervensystems. Berlin: Julius Springer 1920.

[2] ESKUCHEN: Neue deutsche Klinik, S. 219.

[3] KIRSCHNER: Operationslehre, Bd. 3,1, S. 103. Berlin: Julius Springer 1935.

[4] DATTNER: Moderne Therapie der Neurosyphilis. Wien: Wilhelm Maudrich 1933.

den allermeisten Fällen ist weder ein stärkeres Festhalten oder gar Festbinden des Kranken, noch eine Anästhesie der Punktionsstelle notwendig, wenn der Arzt den Kranken vorher in ruhiger und sachgemäßer Weise über die Harmlosigkeit des Einstichs, andererseits aber auch über die Möglichkeit einer unnötigen Schmerzerzeugung durch aktive und brüske Bewegungen während der Punktion aufklärt, da dann die Gefahr des Abirrens der Nadel von der Mittellinie besteht. *Je weniger kompliziert die Vorbereitungen zur L.P. sind, desto ruhiger ist der Patient.*

Ich habe auf diese Weise auch bei sehr ängstlichen Patienten bei Tausenden von Punktionen niemals eine

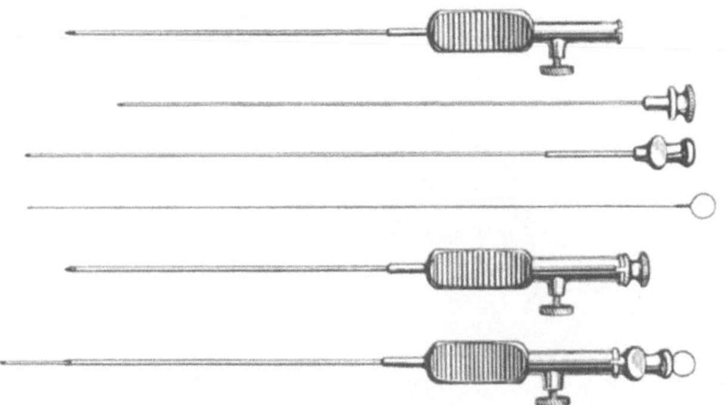

Abb. 51. DATTNERsche Nadel (zerlegt und gebrauchsfertig).

Lokalanästhesie notwendig gehabt. Bei psychotischen Kranken und kleineren Kindern wird allerdings nicht selten ein Chloräthylrausch zur L.P. notwendig.

Daß jede L.P. unter aseptischen Kautelen zu erfolgen hat, ist selbstverständlich. Zur Desinfektion der Haut genügt Jodtinktur oder Alkohol. Mit dem jodierten Zeigefinger der linken Hand tastet man die Dornfortsätze ab und sticht genau in der Mittellinie oberhalb des 4. Lendendorns unter Fixierung der Haut mittels Zeigefinger oder Zeige- und Mittelfinger ein, wobei die Nadelspitze leicht schräg aufwärts weisen soll. Hat die Nadel den Subarachnoidealraum erreicht, so wird der Mandrin vorsichtig herausgezogen, bis der erste Liquortropfen in der Kanüle erscheint. Tropfenweise läßt man den Liquor ablaufen, nachdem man die Druckmessung vorgenommen hat. Die Schnelligkeit des Liquorabflusses läßt sich leicht durch den mehr oder minder weit herausgezogenen Mandrin regulieren. Gelegentlich sistiert der Liquorabfluß dadurch, daß sich eine Wurzel vor die Öffnung der Kanüle legt. Durch leichtes Drehen der Nadel läßt sich der Liquorabfluß wieder in Gang bringen. Hat man ein Gefäß angestochen und erhält blutigen Liquor, so kann man, sofern es auf unbedingt klaren Liquor ankommt, beim sitzenden Patienten eine erneute Punktion oberhalb der ersten, zwischen 2. und 3. Lendenwirbel vornehmen. Stößt man bei der Punktion auf Knochen, so vermeide man unbedingt jede Gewaltanwendung und jedes Herumbohren am Periost, was für den Kranken sehr schmerzhaft

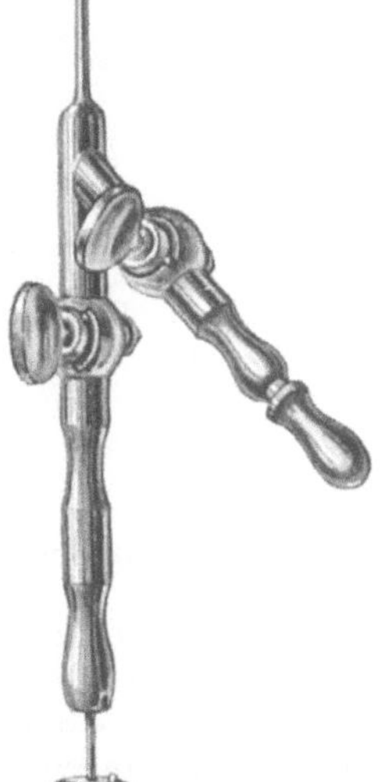

Abb. 52. Nadel zur Lumbalpunktion mit Nebenweg zur Druckmessung. (Nach STENSTRÖM.)

ist und die Methode unnötig in Mißkredit bringt. Vielmehr ziehe man die Nadel bis zum Subcutangewebe zurück und gehe nochmals unter Änderung der Richtung der Nadel ein. Nach beendeter Punktion wird die Punktionsstelle mit Hansaplast usw. verschlossen.

Die mit leichter Hand, rite ausgeführte L.P. darf für den Kranken, abgesehen von einem leichten Schmerz beim Durchstechen der Haut, kein schmerzhafter Eingriff sein.

Nach der L.P. soll der Patient mindestens 24 Stunden lang in möglichst horizontaler Lage, evtl. auch in horizontaler Seitenlage Bettruhe halten. Jeder

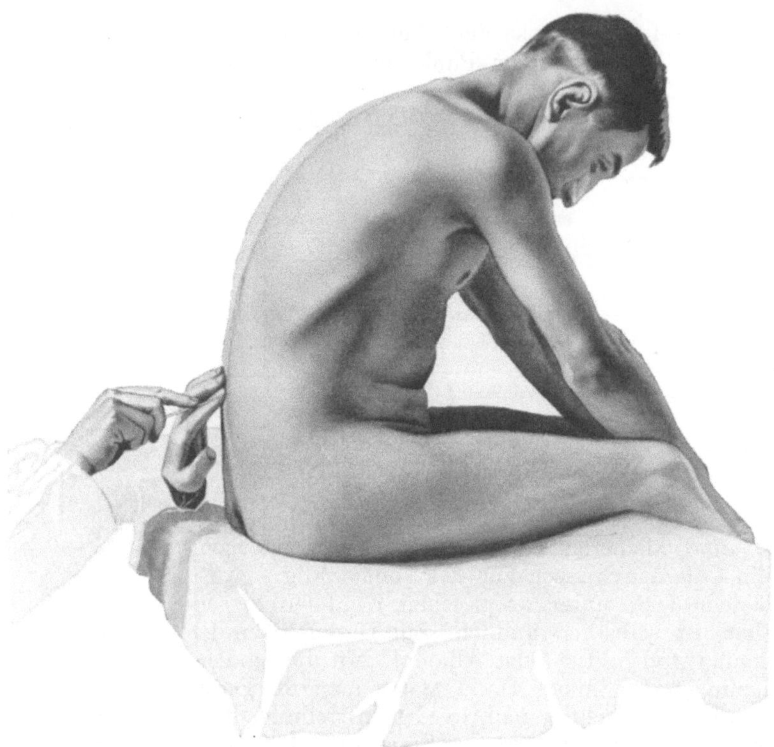

Abb. 53. Lumbalpunktion am sitzenden Patienten. Nach TANDLER-RANZI.)

Schematismus bei der Nachbehandlung nach der L.P. ist zu vermeiden. Ebenso wie es Kranke gibt, z. B. Tabiker, Paralytiker, welche die Punktion sehr gut vertragen und schon nach mehreren Stunden die horizontale Lage aufgeben und sogar aufstehen, ohne die geringsten Beschwerden davonzutragen, bedürfen manche Kranke sogar einer mehrtägigen Bettruhe. Wenn die L.P. in Laienkreisen (fälschlich „Rückenmarkspunktion" genannt), aber auch in Ärztekreisen vielfach in Mißkredit geraten ist, so ist das, abgesehen von einer ungeschickten Punktionstechnik mancher Untersucher und ganz besonders infolge einer nicht richtigen Indikationsstellung des Eingriffs, auch darauf zurückzuführen, daß man die Kranken nach der Punktion zu zeitig hat aufstehen lassen oder diese, wie das besonders früher sehr häufig der Fall war, gar ambulant vorgenommen hat.

2. Komplikationen — Folgezustände — Gegenindikationen.

Vasolabile Kranke können, sofern die L.P. im Sitzen ausgeführt wird, gelegentlich während derselben einen Kollaps erleiden. Es ist hierbei aber im allgemeinen nicht notwendig, die schon im Subarachnoidealraum steckende Nadel herauszuziehen und auf die Liquorentnahme zu verzichten. Vielmehr genügt es in den meisten Fällen, den Kranken auf die Seite zu legen, ohne die Nadel herauszuziehen und zu warten, bis er sich wieder erholt hat. Unangenehmer ist es schon, wenn während einer L.P. ein epileptischer Anfall auftritt. Hier wird es oft nicht zu vermeiden sein, um einem Abbrechen der Nadel infolge der oft sehr starken Muskelkontraktionen während des Anfalls oder des postepileptischen Dämmerzustandes vorzubeugen, die Nadel herauszuziehen und die Punktion zu vertagen.

Ein Abbrechen der Nadel ist infolge Materialfehlers, ungeschickter und gewaltsamer Handhabung durch den Arzt und, wie bereits erwähnt, durch brüske Bewegungen des Patienten möglich. Das abgebrochene Nadelende muß sofort mit einer Pinzette oder Zange, wenn nötig, durch Anlegen eines Hautschnittes, entfernt werden. Nur in seltenen Fällen verschwindet das abgebrochene Nadelende bei dauernder Unruhe des Patienten in der Muskulatur und ist dann mitunter nach Feststellung seiner Lage im Röntgenbild nur operativ zu entfernen. Bleibende Schäden vermögen jedoch durch dieses Mißgeschick nicht zu entstehen.

Auf die Komplikation des blutigen Liquors durch Anstechen eines Gefäßes und des Anspießens einer Wurzel ist bereits hingewiesen worden. Diese Komplikationen sind ohne jede Bedeutung.

Trotz aller Vorsichtsmaßregeln kommt es bei manchen Patienten in den folgenden Tagen nach der Punktion — zumeist 1—2 Tage später — zu Beschwerden, die sich in Kopf-, Nacken-, Schulter- und Rückenschmerzen, leichter Nackensteifigkeit, Übelkeit, Brechreiz, Schwindel, Blasenstörungen, Ohrensausen und gelegentlich auch Abducensparese äußern. Dieser als „postpunktioneller Meningismus“ bezeichnete Symptomenkomplex ist an sich zwar mitunter recht lästig, jedoch durchaus harmlos und bildet sich in der Regel nach wenigen Tagen wieder zurück. Lediglich die Abducensparese kann etwas länger anhalten. Die Zahlenangabe über die Häufigkeit dieses Syndroms schwankt in der Literatur zwischen 5—50%. Wichtig erscheint mir die Feststellung WITTGENSTEINS, der den postpunktionellen Meningismus bei klinischem Material nur in 3—5%, bei ambulatorischem dagegen in 75—80% der Fälle beobachten konnte. Diese Feststellung sollte den Ärzten doch sehr zu denken geben, die auch der ambulanten Ausführung der L.P. das Wort reden (DATTNER u. a.). Die Ansichten über den Entstehungsmechanismus des Meningismus sind bis heute noch keineswegs einheitlicher Natur. Sowohl Herabsetzung des Liquordrucks infolge der Liquorentnahme bzw. des Nachsickerns von Liquor durch den Stichkanal (BARUCH [Stichkanaldränage]), wie Steigerung des Liquordrucks infolge einer reaktiv erzeugten Liquorproduktion werden angeschuldigt (GOLLAR und HERMANN). WALTER hat die recht unwahrscheinliche Ansicht vertreten, daß die Beschwerden reflektorisch ausgelöst werden durch Reize, die von Narben ausgehen, welche sich nach der Stichwunde in der Dura gebildet haben. EHRENWALD hält auf Grund experimenteller Studien im wesentlichen 2 Faktoren als Ursache des postpunktionellen Meningismus für gegeben:

1. den durch den Einstich und die „Desäquilibrierung“ der gesamten Liquorsäule gesetzten meningealen Reiz, 2. die in beiden Ohrlabyrinthen vom Liquorraum reflektorisch oder fortgeleitet zur Auswirkung gelangenden Sekretions-, Strömungs- bzw. Druckanomalien der Labyrinthflüssigkeit, die zu einem Labyrinthreiz besonderer Art führen. Als Folge dieses Reizes treten dann die vegetativen, in mancher Beziehung der Seekrankheit vergleichbaren Beschwerden, nämlich Nausea, Schwindel und Erbrechen auf. Von QUINCKE, NISSL, PAPPENHEIM, DATTNER u. a. wird die Auffassung vertreten, daß es die durch

die Punktionsnadel gesetzte Verletzung der Dura ist, die eine aseptische Meningitis und daher meningeale Reizerscheinungen hervorruft. Dafür spricht, daß der Meningismus eine Latenzzeit von mehreren Stunden, meist sogar von 1—2 Tagen hat, und daß bei Verwendung dünner Nadeln diese Reizerscheinungen weniger stark auftreten. Der Liquor zeigt bei derartigen Fällen, wie ich mich selbst bei Nachpunktionen in verschiedenen Zeitabständen überzeugen konnte, vielfach eine mehr oder minder starke Pleocytose. Ich möchte aber nicht verschweigen, daß sich diese Pleocytose auch bei Fällen fand, die keinen postpunktionellen Meningismus zeigten.

Entsprechend den verschiedenen Auffassungen über den Entstehungsmechanismus des postpunktionellen Meningismussyndroms sind auch die therapeutischen Maßnahmen grundverschieden. Es werden sowohl sekretionshemmende (hypertonische Kochsalz- und Zuckerlösungen, orale und rectale Magnesium sulfuricum-Gaben) wie sekretionsvermehrende Maßnahmen empfohlen (intravenöse hypotonische Lösungen, Pilocarpininjektionen, reichliche Flüssigkeitszufuhr). Mir selbst haben sich am besten, abgesehen von mehrtägiger, absoluter Bettruhe, hohe Pyramidondosen (0,6—0,9 über den Tag verteilt) evtl. in Kombination mit Salicylaten sowie bei Vorherrschen stärkeren *Kopfdrucks* rectale Verabreichung von 5—10 g Magnesium sulfuricum zur Überwindung dieses Syndroms bewährt.

Die nach L.P. beobachteten Todesfälle dürfen unter keinen Umständen dem Eingriff als solchen zur Last gelegt werden, wie das entsprechend den ganz anderen anatomischen Verhältnissen bei der Zisternenpunktion der Fall ist. Sie stammen in der Hauptsache aus einer Zeit, in der die Frage der Gegenindikationen der L.P. noch nicht geklärt war. Heute wissen wir, daß bei allen mit starken allgemeinen Hirndruckerscheinungen einhergehenden Erkrankungen und bei bereits bestehender Stauungspapille stärkeren Grades, mag es sich um Hirntumoren, Blutungen, Hydrocephalus, traumatisches Ödem usw. handeln, die L.P. meist mit einem großen Risiko verbunden und tunlichst zu unterlassen ist. Unter den Hirntumoren selbst bilden diejenigen der hinteren Schädelgrube sowie auch der mittleren Schädelgrube (Schläfenlappentumoren!), auch wenn keine oder nur geringe Stauungspapille besteht, eine Gegenindikation für die L.P. Die Ursache der Todesfälle ist fast regelmäßig der sog. Zisternenblock, d. h. ein Hineinpressen der unteren Kleinhirnabschnitte, vornehmlich der Flocken, in das Foramen occipitale magnum, wodurch es zu einer Abklemmung der lebenswichtigen Oblongata kommt. In solchen Fällen sieht man dann bei der Autopsie den sog. Druckconus der Oblongata. Weitere Gegenindikationen bilden Furunkel, Abscesse der Lumbalregion und eitrige Knochenprozesse dieser Gegend.

II. Zisternenpunktion.

1. Technik.

Die Zisternen- oder Suboccipitalpunktion hat seit den Untersuchungen von Dixon und Halliburton im Jahre 1913 für die Liquorentnahme bei Laboratoriumstieren eine hohe praktische Bedeutung erlangt und gilt für jeden Tierexperimentator als Methode der Wahl zur Liquorentnahme. Schon früher — 1906 von Westenhöfer und 1908 von Obregia — war ihre Anwendung auch für den Menschen empfohlen worden, jedoch hat dieser Vorschlag lange Jahre keine Beachtung bzw. Nachahmung gefunden. Das ist erst geschehen, nachdem die amerikanischen Forscher Ayer, Essick und Wegeforth, welche diesen Eingriff erstmalig 1919 vornahmen, durch eine besondere Technik die Zisternenpunktion als Methode zur Liquorentnahme für diagnostische und therapeutische Zwecke systematisch angewandt und ausgebaut haben. In

Deutschland berichtete als erster über eine eigene Technik der Z.P. ESKUCHEN 1921 nach vorherigen, langjährigen Leichenuntersuchungen. Seither bedeutet die Z.P. eine außerordentlich wertvolle Bereicherung unseres diagnostischen Rüstzeugs. Ihren besonderen Wert hat die Z.P. für die Röntgenologie des Rückenmarks erlangt, worauf ich ausführlich im Abschnitt „Myelographie" dieses Handbuches hingewiesen habe. Eine Reihe von Autoren propagieren die Z.P. auch für den Menschen sogar als Methode der Wahl für jede Liquorentnahme, ein Standpunkt, den ich aus anatomischen Gründen nicht zu teilen vermag. Hierüber wird noch zu reden sein.

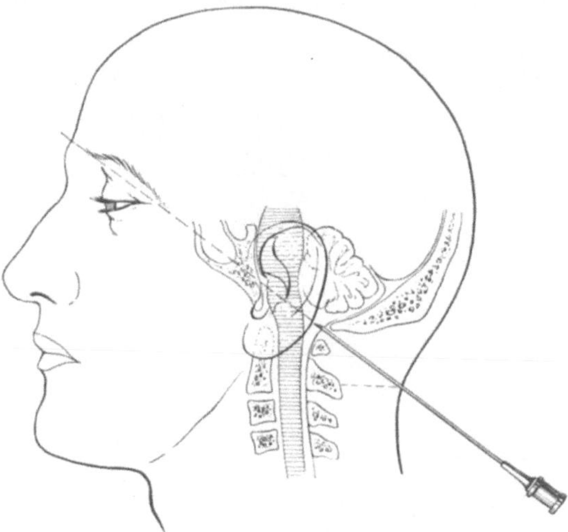

Abb. 54. Stichrichtung. (Nach PFISTER.) (Aus MEMMESHEIMER: Die Technik und Anwendung der Suboccipital- oder Zisternenpunktion.)

Hinsichtlich der anatomischen Verhältnisse der Cisterna cerebellomedullaris verweise ich auf die Abschnitte „Anatomie der Meningen" und „Myelographie" dieses Handbuches.

Zwei Methoden der Z.P. haben heute hauptsächlichste Verwendung gefunden.

1. Die direkte Methode nach AYER, ESSICK und WEGEFORTH.
2. Die indirekte Methode nach ESKUCHEN.

Je nach Anwendung der direkten oder indirekten Methode ist der Ort des Einstiches zu wählen. AYER sticht ein wenig oberhalb des Epistropheusdorns ein, um Knochenteile, wie Occiput und Atlas, nicht zu berühren. Als Zielrichtung der Kanüle empfehlen AYER und PFISTER die Glabella (Abb. 54). Sicherer und weniger gefährlich erscheint mir die indirekte Methode nach ESKUCHEN, bei der man das Occiput als knöchernen Leitpunkt für die Orientierung der Nadel hat. Ein weiterer Vorteil der ESKUCHENschen Methode liegt darin, daß die Zisterne an einer höheren, also nicht so seichten Stelle wie bei der AYERschen Methode getroffen wird, was die Verringerung der Gefahr einer Läsion der Oblongata bedeutet. Außerdem hat SARBO darauf hingewiesen, daß die Membrana atlanto-occipitalis in ihrem unteren Teil, wo die Punktion nach AYER erfolgt, sehr dünn ist, und man sie durchstechen kann, ohne den elastischen Widerstand zu spüren, den man bei der Punktion des höher gelegenen Zisternenabschnittes verspürt. Der Nachteil der indirekten Methode liegt darin, daß bei ihr die Verletzung des Sinus marginalis am Rande des Foramen occipitalis magnum eher möglich ist.

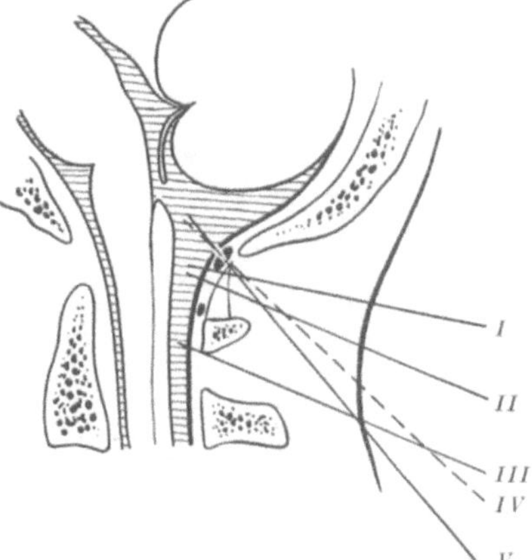

Abb. 55. Richtung der Nadel bei den verschiedenen Einstichpunkten, *I* nach ESKUCHEN, *II* nach AYER, *III* Abirren der Nadel zwischen Atlas und Epistropheus bei Punktion nach WARTENBERG, *IV* nach KROISS und DIELMANN, *V* nach WARTENBERG. (Aus MEMMESHEIMER: Die Technik und Anwendung der Suboccipital- oder Zisternenpunktion.)

Die Stelle des Einstichs durch die Haut bestimmt man nach ESKUCHEN dadurch, daß man von der Protuberantia occipitalis externa hart am Knochen abwärts palpiert bis zu der Stelle, wo der Finger durch das Lig. nuchae abgedrängt wird. Nach Einstich der Nadel durch die Haut, was absolut in der Mittellinie zu geschehen hat, wird die Nadel senkrecht zum Occiput vorgeführt, um sich dann unter allmählichem Senken der Nadelspitze vorsichtig bis zum freien Knochenrand entlang zu tasten und dann nach Durchstoßen des elastischen Widerstandes der Membrana atlanto-occipitalis, was man als deutlichen Ruck oder Knacken empfindet, in die Cisterna hineinzugleiten. Die von anderen Autoren angegebenen Einstichstellen liegen zwischen den von Ayer und Eskuchen angegebenen. Wartenberg gibt den Ort unmittelbar oberhalb des Epistropheusdorns an. Bei Wahl dieser Einstichstelle besteht jedoch die Gefahr des Abirrens der Kanüle zwischen Atlas und Epistropheus. Abb. 55 demonstriert die Richtung der Nadel bei den verschiedenen Einstichpunkten.

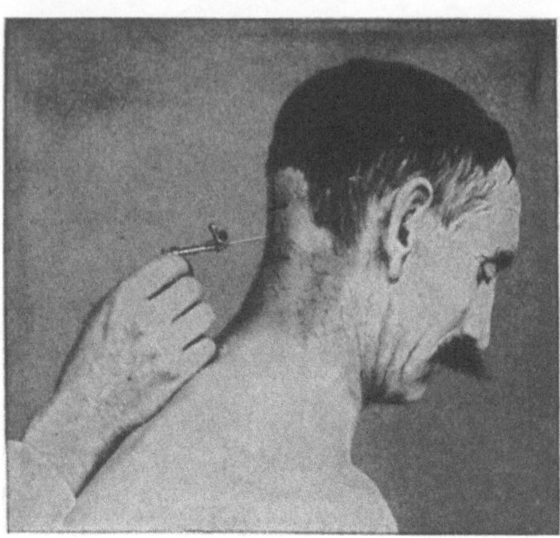

Abb. 56. Suboccipitalpunktion im Sitzen. (Nach Eskuchen.)

Eine Anästhesierung der Punktionsstelle der Haut erübrigt sich bei der Z.P. ebenso wie bei der L.P.

Die Punktion kann entweder bei sitzendem oder liegendem Patienten ausgeführt werden (Abb. 56 und Abb. 57). Wichtig ist, daß der Kopf des Kranken während der Punktion von einem Assistenten gehalten wird, um brüske Bewegungen des Patienten wegen der damit verbundenen großen Gefahren zu verhindern oder mindestens abzuschwächen. Den Hauptvorteil der Punktion im Liegen erblicke ich darin, daß hierbei infolge des positiven Druckes in der Zisterne der Liquor spontan abfließt. Außerdem ist die liegende Körperhaltung für labile Patienten angenehmer. Bei der Punktion im Sitzen muß der Liquor infolge des negativen Zisternendruckes mit der Spritze angesaugt werden, sofern man es nicht vorzieht, durch Kompression der Venae jugulares oder Atemanhalten und mit gleichzeitiger Bauchpresse einen positiven Druck herzustellen, um einen spontanen Liquorabfluß im Sitzen zu bewerkstelligen.

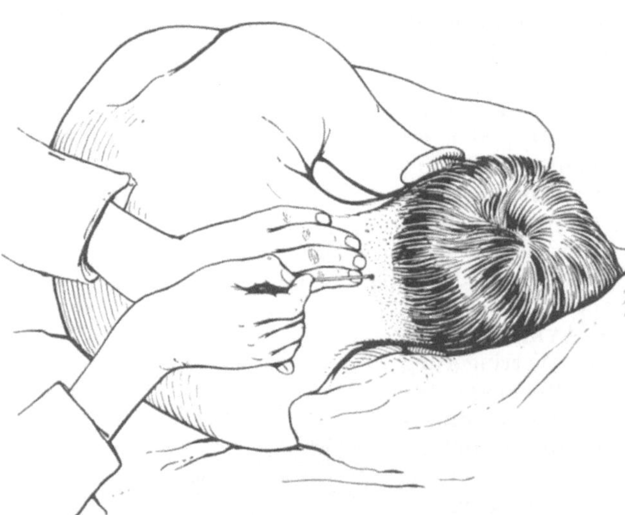

Abb. 57. Suboccipitalpunktion im Liegen.

Der von BENEDEK und THURZÓ zu diesem Zweck angegebene Halskompressor ist entbehrlich.

Für die Z.P. verwendet man Nadeln, die nicht länger als 8 cm sind, bei Kindern und mageren Personen entsprechend kürzere. Die sog. „Bonner Nadeln" sowie die nach OSANN und EMDIN tragen zum Schutz gegen ein zu tiefes Eindringen der Nadel verschiebbare Schutzvorrichtungen in Form einer Metallplatte, eines Schiebers usw., die auf die zu erwartende Tiefe der Cisterna eingestellt werden. Am besten läßt sich die Sicherheit meines Erachtens dadurch erhöhen, daß man sehr vorsichtig zu Werke geht und durch wiederholtes Herausziehen des Mandrins aus der Kanüle kontrolliert, ob man die Zisterne erreicht hat. Der Ruck beim Passieren des elastischen Widerstandes durch die Membrana atlanto-occipitalis ist keineswegs immer vorhanden.

Die Entfernung der Einstichstelle der Haut von der Zisterne unterliegt nicht unerheblichen Schwankungen. Sie ist abhängig von der Wahl des Einstichpunktes sowie von der Dicke des Fettpolsters und der Muskulatur. LAPLANE, der wie SICARD genau senkrecht in die Tiefe sticht, gibt 4,5—5,0 cm beim Mann, 3,5—4,0 cm bei der Frau und 2—2,5 cm beim Kinde an. Bei fetten Menschen erhöht sich der Wert auf 7—8 cm. ESKUCHEN, der aus schräger Richtung punktiert, gibt Durchschnittswerte von 7—8 cm an.

2. Folgeerscheinungen — Indikationen und Gegenindikationen.

Hinsichtlich der Maßnahmen nach erfolgter Z.P. gehen auch heute noch die Ansichten auseinander. Autoren, die auch heute noch keine Bedenken haben, eine L.P. ambulant auszuführen, werden diese um so weniger bei der Z.P. haben, und besondere Verhaltungsmaßregeln nach erfolgter Punktion nicht für notwendig halten, zumal bei der Z.P. die postpunktionellen Beschwerden zweifellos geringer sind. Infolge des negativen Druckes, der normaliter bei der vertikalen Körperhaltung in der Zisterne herrscht, steht das durch die Punktion in der Dura gesetzte Loch unter keinem Druck. Es kann sich daher leichter schließen, und die Gründe, welche bei der L.P. wegen der Folge der Stichkanaldränage die horizontale Lage erforderlich erscheinen ließen, fallen bei der Z.P. fort. Ja man würde bei der Z.P. gerade das hervorrufen, was man vermeiden will. Es ist daher notwendig, den Kopf des Kranken nach erfolgter Zisternenpunktion hoch zu lagern und den Kranken tunlichst eine sitzende Stellung einnehmen zu lassen. Zahlreiche Autoren lassen die Kranken, wie bereits erwähnt, nach der Z.P. herumgehen und ihre gewohnte Beschäftigung verrichten. Das mag bei Fällen, bei denen die Z.P. — wie bei frischen Luetikern nach Beendigung der spezifischen Kur oder bei Tabes- und Paralysefällen lediglich wegen der Frage der WASSERMANNschen Reaktion ausgeführt wird, angehen. Bei allen Erkrankungen des Nervensystems, die mit gesteigertem Hirndruck einhergehen (Meningopathien und Vasopathien der verschiedensten Ätiologie, Migräne, Epilepsie, Tumoren), lehne ich dieses Vorgehen ab, denn die auch durch eine Z.P. zweifellos resultierende Veränderung der Druck- und Zirkulationsverhältnisse im Liquorsystem können sich bei derartigen Kranken ähnlich unangenehm auswirken wie nach der L.P. Ich halte daher wie andere Autoren eine Bettruhe von mindestens 24 Stunden nach der Z.P. in der Regel für notwendig.

Die Vorteile und Nachteile der Z.P. gegenüber den anderen Methoden der Liquorgewinnung, insbesondere der L.P., sowie ihre Indikationen und Gegenindikationen sind von mir bei der Erörterung der einzelnen Füllungswege für die Encephalographie in dem entsprechenden Abschnitt dieses Handbuches ausführlich geschildert worden, so daß ich mich hier kurz fassen kann. Das große Gefahrenmoment bei der Z.P. liegt in der Möglichkeit, durch Gefäßverletzung oder direkte Verletzung der Oblongata bzw. des Halsmarks schwere Schädigungen, ja sogar den Tod des Kranken herbeizuführen. Diese Möglichkeit besteht natürlich in erster Linie bei unvorsichtigem Vorgehen und einer ungenügenden Punktionstechnik. Sie kann aber auch den erfahrensten und vorsichtigsten Untersuchern begegnen, besonders bei angeborenen Anomalien des Gefäßverlaufes, ferner bei Verlagerung der Gefäße, bei komprimierenden Prozessen, Schlängelung der Gefäße bei Atherosklerose sowie bei unerwarteter Unruhe und brüsken Bewegungen des Patienten während des Eingriffs. Gegenüber diesen Nachteilen bietet aber die Z.P. gegenüber der L.P. so gewichtige Vorteile, daß sie von zahlreichen Autoren schlechthin als *die* Methode der Wahl zur Liquorgewinnung überhaupt angesehen wird. In erster Linie sind für diese Autoren ihre zweifellos bessere Verträglichkeit gegenüber der L.P. und daher ihre bessere Eignung für die ambulante Anwendung sowie die Möglichkeit, Medikamente nahe an die Oblongata und das Gehirn heranzuführen, maßgebend. Für mich und andere Autoren können aber diese Vorteile der Z.P. ihre Gefahrenmomente niemals so aufwiegen, um sie als *Methode der Wahl* für *jede* Liquorentnahme anzuerkennen. In Übereinstimmung mit anderen Autoren räume ich nach wie vor der L.P. für den allgemeinen Gebrauch bei nicht raumbeengenden Prozessen des Gehirns ihre alte Vorrangstellung ein. Für besondere Fälle, bei denen eine L.P. nicht möglich ist, und für besondere diagnostische und therapeutische Eingriffe (Myelographie, Spülung und Injektion von Medikamenten und Serum bei bestimmten Erkrankungen, z. B. Meningitis) bedeutet die Z.P. eine sehr wertvolle Ergänzung der L.P. Mitunter ist die Z.P. durch die anderen Punktionsmethoden sogar überhaupt nicht zu ersetzen. Das ist aber nur von Fall zu Fall zu entscheiden.

III. Ventrikelpunktion.

1. Technik.

Die diagnostische und therapeutische Punktion der Hirnkammern wird nur im Bereich eines oder beider Seitenventrikel ausgeführt. Eine Punktion des 3. oder 4. Ventrikels kommt, abgesehen von seiner schweren Zugänglichkeit, wegen der hiermit verbundenen Lebensgefahr nicht in Frage. Um für die Punktionskanüle eine möglichst breite und tiefe Angriffsfläche zu bieten, erfolgt die Punktion der Seitenventrikel in der Regel in ihre geräumigsten Abschnitte, nämlich das Vorderhorn und das sog. Ventrikeldreieck, d. h. der Übergang der Pars centralis in das Unter- und Hinterhorn. Als Punktionsstelle des Cortex wählt man möglichst solche Punkte, von denen aus der Seitenventrikel auf möglichst kurzem und ungefährlichem Wege erreicht werden kann, das ist für das Vorderhorngebiet die Stirnhirnregion vor der Coronarnaht oder die Präzentralregion unmittelbar hinter der Coronarnaht, 2—3 cm neben der Mittellinie, für das Hinterhorngebiet die Occipitalregion, 3 Querfinger oberhalb der Linea nuchae superior und 2 cm seitlich von der Mittellinie. Nach den Feststellungen von POIRIER beträgt der Abstand des Vorderhorns von der Stirnhaut 6—7 cm, der des Hinterhorns von der Haut des Hinterkopfes 4 cm, der Abstand von der seitlichen Kopfhaut für das Vorderhorn 5 cm, für das Hinterhorn und Unterhorn je 4 cm. So einfach und leicht die Punktion der Seitenventrikel bei erweitertem Ventrikelsystem ist, so ist sie doch schon bei normaler Größe des Ventrikels nicht leicht und macht besonders große Schwierigkeiten bei pathologisch verkleinerten und verlagerten Seitenventrikeln. Es ist daher für das sichere Gelingen der Punktion die genaue Kenntnis der anatomischen Verhältnisse der Hirnkammern eine unbedingte Voraussetzung.

Technisch geht man entweder nach der alten NEISSERschen Hirnpunktionsmethode vor. Hinsichtlich der Methodik verweise ich auf das entsprechende

Kapitel dieses Handbuches. Der Nachteil dieser Methode liegt darin, daß man im Dunklen arbeitet und die Gefahr des Anstechens von Gefäßen um so größer ist. Die meisten Neurochirurgen wenden daher heute das „offene“ Verfahren an. Nach einem Hautschnitt, der bis auf das Periost geht, wird mit einem Trepan ein Loch in die Schädeldecke gebohrt und von da aus entweder durch die geschlossene oder eröffnete Dura die Punktion unter Vermeidung der Dura- und Cortexgefäße ausgeführt. Die genaue Technik des an der Försterschen Klinik üblichen Verfahrens ist in dem entsprechenden Abschnitt „Encephalographie“ geschildert worden.

Bei offener Fontanelle wird die Ventrikelpunktion durch diese hindurch ausgeführt. Um eine Verletzung des Sinus sagittalis superior zu vermeiden, muß man die Punktion genügend weit von der Mittellinie vornehmen.

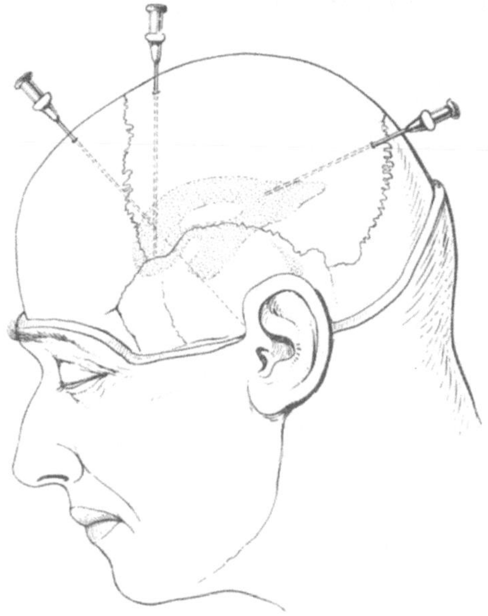

Abb. 58. Die wichtigsten Stellen für die Punktion des Vorderhorns und Hinterhorns.

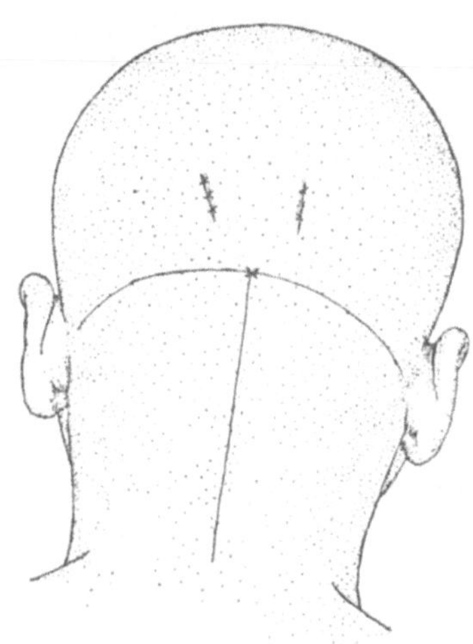

Abb. 59. Markierung für die Punktion der Hinterhörner. (Nach Daudy.)

Zur Ventrikelpunktion werden entweder sehr dünne, scharfe oder von der Mehrzahl der Untersucher stumpfe Nadeln mit seitlichen Löchern verwendet.

a) Punktion des Vorderhorns.

Für die Punktion des Vorderhorns haben von Bergmann, Kocher, Neisser und Pollack, Witzel und Heiderich u. a. Verfahren angegeben. Witzel und Heiderich erreichen die Stirnbucht des Seitenventrikels von einem daumenbreit seitlich von der Mittellinie gelegenen Punkt zwischen vorderem und mittlerem Drittel, der die Glabella und den Verbindungspunkt der oberen Nackenlinien am Hinterhauptsbein verbindenden Linie trifft. Neisser und Pollack, denen sich Jüngling, Heidrich u. a. anschließen, wählen als Einstich eine Stelle 5—6 Querfinger oberhalb der Augenbraue und 2 cm neben der Mittellinie. Von hier aus soll die Nadel parallel zur Mittellinie so eingeführt werden, daß ihre Spitze nach hinten unten auf die Verbindungslinie der beiden äußeren Gehörgänge gerichtet ist. Das Vorderhorn wird normalerweise in 4—5 cm Tiefe erreicht. Ich wende das an der Foersterschen Klinik geübte Verfahren an. Die Einstichstelle befindet sich unmittelbar hinter der Coronarnaht und

2—3 cm neben der Mittellinie. Die Richtung der Nadel geht etwas nach vorn und parallel zur Mittellinie, eventuell etwas medial. Eine genaue Beschreibung dieses Verfahrens ist im Abschnitt „Encephalograhie" erfolgt.

b) Punktion des Hinterhorns.

Nach F. KRAUSE wird die Einstichöffnung über der Mitte des Sinus rectus, 2 cm oberhalb der Protuberantia occipitalis externa angelegt und die Nadel genau horizontal nach vorn und etwas schräg aufwärts vorgeschoben. Das Hinterhorn wird in einer Tiefe von 3 cm erreicht. Den seitlichen Weg zum Hinterhorn bzw. Ventrikeldreieck wählen WITZEL und HEIDERICH und vor ihnen bereits KEEN. Für die Ventrikulographie sind von DANDY, MACKONNEL und JEFFERSON, GRANT sowie DEERY Methoden angegeben worden, die im Abschnitt „Encephalographie" besprochen wurden. Die Abb. 58 und 59 geben die heute am meisten gewählten Verfahren der Punktionen des Vorderhorns und Hinterhorns wieder.

c) Punktion des Unterhorns.

KOCHER empfiehlt, den Einstich 3 cm über und 3 cm hinter dem äußeren Gehörgang vorzunehmen. Die Nadel wird in der Richtung auf den oberen Rand der Ohrmuschel der gegenüberliegenden Seite eingeführt und erreicht das Unterhorn in etwa 4 cm Tiefe. Nach dem Vorschlag von WESTENHÖFER wird das Trepanloch 1 cm oberhalb des Ansatzes des Jochbeinfortsatzes am Os temporale angelegt. Die Nadel wird genau senkrecht eingeführt und erreicht das Unterhorn in 4 cm Tiefe. Wenn auch der Einstich nach dem Autor zwischen vorderem und hinterem Ast der Art. meningea erfolgen soll, so halte ich diesen Weg wegen der im Bereich dieses Gefäßgebietes bestehenden Variationen sowie wegen der starken Vascularisierung des Schläfenlappens an der entsprechenden Stelle nicht für empfehlenswert.

2. Indikationen und Gefahren.

Die Ventrikelpunktion ist das gegebene Verfahren der Liquorgewinnung bei allen mit stärkeren Hirndruckerscheinungen einhergehenden Erkrankungen. Die hierbei für die Lumbal- und Zisternenpunktion bestehenden Gefahren, insbesonders die des Zisternenblocks, fallen bei der V.P. weg. Im Gegenteil bewirkt die V.P. mitunter bei Hydrocephalus oder Hirntumor eine geradezu lebensrettende Druckentlastung. Eine besonders wichtige Rolle spielt die V.P. bei der Ventrikulographie von Hirntumoren und aus anderen Ätiologien erfolgten Unterbrechungen der Kommunikation zwischen den einzelnen Hirnkammern untereinander sowie zwischen Ventrikelsystem und Subarachnoidealraum. Ferner ist die V.P. für die Liquorpassage-Untersuchungen bei Ventrikelabschluß unentbehrlich. Von manchen Autoren wird sie auch zur Einbringung von Medikamenten in den Liquorkreislauf sowie zur Spülung des Liquorraums bei Meningitis angewandt.

Die Gefahr der V.P. liegt in der Verursachung einer Hirnblutung. Diese kann direkt beim Einstich durch Verletzung eines corticalen, subcorticalen oder eines größeren Plexusgefäßes erfolgen und bedeutet bei komprimierenden Prozessen, insbesondere bei Hirntumoren eine sehr ernste Komplikation. Ferner können Blutungen — in der Mehrzahl handelt es sich um kleine Ring- und Kugelblutungen im Anschluß an eine V.P. entstehen, wenn es durch eine zu ausgedehnte und schnelle Liquorentnahme zu starken Druckschwankungen kommt. Die bei kleinen Ventrikeln gelegentlich vorkommende Arrosion eines kleinen Plexusgefäßes ist in der Regel ohne Bedeutung.

C. Entstehung des Liquor cerebrospinalis.

I. Ort der Liquorentstehung.

Das Problem der Liquorentstehung ist schon seit mehreren Jahrhunderten Gegenstand von Untersuchungen und Diskussionen. Bereits WILLIS (1664) hat sich mit dieser Frage beschäftigt und damals schon die Vermutung ausgesprochen, daß der Plexus chorioideus die Ursprungsstätte des Liquors darstellt. Seit dieser Zeit haben sich Vertreter der verschiedensten Disziplinen der Medizin um die Erforschung der Bildungsstätte des Liquor cerebrospinalis bemüht, ohne daß bis zum heutigen Tag eine allgemeingültige Lösung dieses Problems in allen Einzelheiten gelungen wäre. Es ist KAFKA sicher darin recht zu geben, daß die Diskrepanz der verschiedenen Anschauungen über die Liquorentstehung zum Teil darauf zurückzuführen ist, daß zwischen der Liquorentstehung unter physiologischen und pathologischen Verhältnissen nicht scharf genug unterschieden wird. Es muß aber andererseits zugegeben werden, daß auch bei voller Berücksichtigung dieses Unterschieds eine absolute Klärung dieses Problems bisher noch nicht gelungen ist. Zu welch verschiedenen Resultaten Autoren, die sich in den letzten 15 Jahren mit dieser Frage intensiver beschäftigt haben, gelangt sind, lehren die Arbeiten von WEIGELDT, DIETRICH, PLAUT, WALTER, KAFKA, BIZE. Während z. B. DIETRICH noch den Standpunkt vertritt: „Wir müssen erkennen, daß die Annahme von der Sekretion des Liquors durch die Plexus durch nicht mehr Gründe belegt ist als durch eine gläubig hingenommene Überlieferung“ stellt KAFKA den Satz auf: „Der Plexus ist sicher eine der Produktionsstätten des normalen Liquors.“ Derselbe Autor nimmt sogar mit größter Wahrscheinlichkeit an, „daß der Plexus die alleinige Quelle des normalen Liquors darstellt“ und glaubt, daß weder für das Ependym noch für die Fläche der Meningen, noch für das Gewebe des Zentralnervensystems halbwegs triftige Beweise für die Liquorproduktion normalerweise vorliegen. Demgegenüber betont PLAUT: „Es hieße den Tatsachen Gewalt antun, wollte man den Plexus als alleinige Quelle des Liquors betrachten.“ PLAUT sowohl wie WEIGELDT und WALTER nehmen daher an, daß außer dem Plexus auch noch andere Abschnitte des Zentralnervensystems an der Liquorproduktion beteiligt sein können. Nach WEIGELDT ist eine Beimischung gewisser Bestandteile aus den Meningen, Lymphgefäßen des Gehirns und dem Ependym wahrscheinlich, jedoch unter physiologischen Verhältnissen nur qualitativ, nicht quantitativ von Bedeutung. In besonders detaillierter Weise hat WALTER in seinem Buch: „Die Blut-Liquorschranke“ zum Problem der Liquorentstehung Stellung genommen:

„I. Der Liquor entsteht: a) im Bereich der Plexus chorioidei; b) an der gesamten Innenfläche der Leptomeningen.

II. Dieser im engeren Sinn als Liquor zu bezeichnenden Flüssigkeit sind Teile der efferenten Hirnlymphe, die Lymphocyten, Eiweißkörper und vielleicht noch andere, die Plexus und die Meningen nicht diffundierende Substanzen, beigemischt.“

Wenn wir nunmehr in eine spezielle Besprechung der Frage nach dem *Entstehungsort* des Liquors eingehen, so seien zunächst diejenigen Tatsachen zusammengefaßt, die für den Plexus chorioideus als Ursprungsstätte des Liquors sprechen. Zunächst einmal ist als Beweis hierfür die *histologische Struktur der Plexuszellen* ins Feld geführt worden. Die erste grundlegende Untersuchung zu dieser Frage verdanken wir FAIVRE (1854) und besonders LUSCHKA (1855). Ausgehend von der Tatsache, daß die Zellstruktur der Plexus sich rasch verändert, führte LUSCHKA seine Untersuchungen an frisch getöteten Tieren und Hingerichteten aus. Nach LUSCHKA sitzen die Epithelzellen der Plexus einer strukturlosen Lamelle der Zotten direkt auf. LUSCHKA weist auf eine große

Menge heller, rundlicher Zellen mit oder ohne sehr blassem Kern hin, die er als absterbende Elemente auffaßt, welche entweder selbst in den Liquor abgestoßen werden oder ihren Inhalt dahin sezernieren. Die weiter darunterliegenden Epithelzellen zeichnen sich durch ein zartkörniges Aussehen aus und enthalten einen rundlichen, meist zentral gelegenen Kern, seitlich davon ein bräunliches Körperchen. Dieses Körperchen ist vielen Umbildungen unterworfen und kann zeitweise stetige Umwandlungen erfahren. Nach LUSCHKA geht die Liquorproduktion nun so vor sich, daß die Epithelzellen ihren Inhalt aus Bestandteilen des Blutes nehmen und dieser „nach zulänglicher Umsetzung als elaborierter Inhalt teils auf dem Wege der Durchschwitzung durch die unveränderte Wandung, teils durch völligen Zerfall der Zellen frei wird". Die von LUSCHKA beschriebenen Zelleinschlüsse des Plexus sind in der Folgezeit Gegenstand von Untersuchungen zahlreicher Autoren geworden, die diese Zelleinschlüsse ebenfalls mit einem Sekretionsprozeß in Verbindung bringen. Nach GALEOTTI, der seine Untersuchungen an Kaninchen, Mäusen und anderen Vertebraten vornahm, beginnt der Sekretionsprozeß mit der Bildung feinster fuchsinophiler Granula im Kern, die ins Protoplasma austreten, dort sich vergrößern und aus der Zelle in den Liquor abgestoßen werden. Außerdem beschreibt er hyaline Tröpfchen, die sich auf dem Wege zur freien Zelloberfläche vergrößern und dort ausgeschieden werden, ferner pigmentierte Vakuolen sowie Plasmosomen, d. h. basophile Körner, die ebenfalls Abkömmlinge der Kernkörperchen sind und entweder in toto oder nach Zerfall in feine Granula in den Liquor abgegeben werden. Diese Befunde GALEOTTIS sind späterhin auch von anderen Forschern bestätigt worden (FINDLEY, PETTIT und GIRARD). Sie werden von diesen Forschern ebenfalls als Ausdruck eines Sekretionsvorganges angesehen. Spätere Autoren, IMAMURA und LOEPER, stellten durch den Osmiumnachweis die lipoide Natur der Zelleinschlüsse fest. Ferner ist von YOSHINURA, HVOROSTUCHIN sowie von CIACCIO und SCAGLIONI, was die chemische Natur der Zelleinschlüsse betrifft, Lecithin bzw. Glykogen festgestellt worden. SCHLAEPFER hat 1905 den Sekretionsvorgang am lebenden Plexus des Frosches beobachten können. Während des mehrtägigen Versuches sah er die Bildung feinster, intracellulärer Granula, wie sie von GALEOTTI beschrieben worden sind, und die er Globoblasten nennt. Bei der allmählichen Vergrößerung derselben zeigt die Zelle an ihrem distalen Ende Ausbuchtungen. Schließlich treten die Granula aus der Zelle aus und legen sich ihr außen an. Die Zelle selbst nimmt wieder ihre ursprüngliche Form an. SCHLAEPFER gelang es auch, die intracellulären Granula durch vitale und supravitale Färbungen nachzuweisen und konnte ähnliche Vorgänge wie beim Frosch am menschlichen Ventrikelliquor feststellen. Daß die in den Plexusepithelien festgestellten Vakuolen nach der Injektion bestimmter Pharmaca Veränderungen unterworfen sind, geht aus den Untersuchungen von FRANCINI, FUCHS und KAFKA hervor. Diese Autoren konnten nach der Injektion von Pilocarpin, zum Teil auch von Äther und Theobromin eine Vermehrung der Vakuolen und nach Atropininjektion eine Verminderung derselben beobachten, was im Sinne einer Anregung bzw. einer Hemmung der sekretorischen Tätigkeit des Plexus durch die genannten Pharmaca gedeutet wird. In diesem Zusammenhang sei auch an die Untersuchungen von MOTT an Leichen gedacht, der die sekretorische Tätigkeit des Plexus mit der der Tränendrüse vergleicht. Ausführliche Untersuchungen über die Sekretionserscheinungen in den Plexuszellen beim Menschen, und zwar bei Neugeborenen, Kindern und Erwachsenen, hat ENGEL (1909) mit den Methoden von ALTMANN, HEIDENHAIN und GALEOTTI ausgeführt. Auch er sah die schon früher beschriebenen Körperchen, von denen sich ein Teil mit sauren, ein anderer Teil mit basischen Farbstoffen färben läßt. Nach ihm kommt es immer wieder zu einer Vermehrung dieser Granula, wobei sie sich selbst verändern und schließlich verschwinden. Hierbei werden Vakuolen sichtbar, die allerdings zum Teil auch schon vorher bestanden haben. Die Zelle nimmt dann meist wieder die Form an, die sie vorher gehabt hat und der Prozeß beginnt von neuem. Die basophilen Körner sind meist bedeutend größer als die fuchsinophilen, aber auch geringer an Zahl. Sie sollen nach ENGEL aus dem Kern entstehen und ebenso wie die fuchsinophilen an der Zelloberfläche ausgestoßen werden.

Auf Grund all dieser umfangreichen übereinstimmenden Befunde, zu denen noch solche von GRYNFIELD und EUSIÈRE, BERTRAM und BIZE zu rechnen sind, dürfte an einer produktiven Tätigkeit der Plexus kaum zu zweifeln sein. Indessen lassen die histologischen Befunde *allein* durchaus noch nicht den zwingenden Schluß zu, daß diese produktive Zelltätigkeit identisch ist mit der Produktion des Liquor sensu strictori. Es läßt sich auf Grund dieser histologischen Befunde mit mindestens ebenso großer Wahrscheinlichkeit der Schluß ziehen, daß durch die Tätigkeit der Plexuszellen dem Liquor Ernährungsstoffe für das Nervenparenchym beigemischt werden. So nimmt z. B. GOLDMANN an, daß die Plexus wichtige Stoffwechselprodukte liefern, die der Nervensubstanz durch den Liquor zugetragen werden. GOLDMANN hat nachgewiesen, daß beim Fetus und neugeborenen Tier die Plexus größere Mengen Glykogen enthalten, das in die Ventrikel austritt. Es sei in diesem Zusammenhang auch an die Anschauung MONAKOWS erinnert, der die Plexus eine große Drüse nennt, die für das Nervensystem eine wichtige Rolle hinsichtlich der Ernährung und des Stoffwechsels spielt und der Erkrankungen der Plexus mit dem Auftreten psychischer Störungen in ursächlichen Zusammenhang gebracht hat.

Es gibt aber auch eine Anzahl von Autoren, die den histologischen Befunden eine andere Deutung geben als die im Sinne eines Sekretionsvorganges der Plexuszellen. Ja, MAGIOTTI und COUPIN lehnen die Deutung der granulären Strukturen und der Vakuolen der Plexusepithelien als Sekretionsprodukte überhaupt ab und halten sie im wesentlichen für Fixierungsartefakte oder postmortale Veränderungen. Andere Autoren, wie ASKANAZY, DUSTIN und HASSIN fassen diese Gebilde sogar als Abbauprodukte auf, die *aus* dem Liquor *resorbiert* werden. So führte ASKANAZY u. a. als Beweis für die resorptive Funktion der Plexus, abgesehen von ihrem Bau, der kein drüsiger, sondern ebenso wie derjenige der Darm- und Placentarzotten ein ausgesprochen papillärer sei, besonders den Nachweis von Hämosiderin im Plexusepithel bei einem Mädchen an, das 2 Tage nach einer Spina bifida-Operation gestorben war. Dieser Nachweis von Blutpigment in den Plexusepithelien ist späterhin auch noch von anderen Autoren (WÜLLENWEBER, MARGOLIN) nach Ventrikelblutungen bestätigt worden.

Wenn auch auf Grund dieser Befunde auf bestimmte resorptive Fähigkeiten des Plexusepithels unter pathologischen Verhältnissen im Sinne von Speicherung bestimmter Stoffe geschlossen werden darf, so beweisen sie doch noch nicht mit Sicherheit, daß dem Plexusepithel auch unter physiologischen Verhältnissen eine resorptive Funktion zukommt. Weiterhin können diese Befunde aber auch nicht als Gegenbeweis dafür dienen, daß die von LUSCHKA und VALENTIN u. a. gefundenen Zelleinschlüsse der Plexusinseln (die granulären Strukturen und Vakuolen) Sekretionsprodukte sind, sondern ebenfalls als Resorptionsprodukte aus dem Liquor anzusehen sind. Wie KAFKA mit Recht betont hat, ist die Annahme dieser Zelleinschlüsse als Resorptionsprodukte schon deshalb nicht möglich, weil der normale Liquor derartige Stoffe gar nicht enthält.

Fassen wir alle bisherigen Untersuchungen nochmals kritisch zusammen, so lehren sie, daß die Frage der Funktion der Plexus für die Liquorentstehung *rein histologisch* bisher nicht gelöst worden ist. Die histologischen Befunde sprechen zwar für eine rege Tätigkeit der Plexuszellen, jedoch kann damit die Frage der Produktion der Cerebrospinalflüssigkeit durch diese Zelltätigkeit histologisch nicht entschieden werden.

Auch auf Grund entwicklungsgeschichtlicher Untersuchungen ist man der Frage nach dem Ort der Liquorentstehung nachgegangen. Weed kommt auf Grund seiner Untersuchungen zu dem Schluß, daß das erste Erscheinen des Liquors mit der Differenzierung der Plexus zusammenfällt.

Weit größere Bedeutung als die histologischen Befunde für die Frage nach dem Entstehungsort der Cerebrospinalflüssigkeit, ja man kann sagen ausschlaggebende Bedeutung für die Entscheidung dieser Frage, haben aber experimentelle und klinische Untersuchungen erlangt. Zunächst einmal spricht schon die dem Kliniker seit langem bekannte Tatsache, daß eine Blockade des 3. Ventrikels, z. B. durch einen Tumor, in der Regel zu einer zunehmenden Dilatation beider Seitenventrikel, ferner der einseitige Verschluß eines Foramen Monroi zu einer Vergrößerung des abgeschlossenen Seitenventrikels führt, ganz allgemein dafür, daß der frisch gebildete Liquor sich in die Seitenventrikel ergießt. Dandy und Blackfan vermochten einen derartigen Hydrocephalus experimentell durch Verlegung des Aquaeductus Sylvii zu erzeugen. Den gleichsinnigen Beweis der intraventrikulären Liquorquelle hat Weed experimentell dadurch erbracht, daß er nach Einführung eines Katheters in den Aquädukt einen kontinuierlichen Liquorabfluß feststellen konnte. Mit diesen Feststellungen ist allerdings noch nichts für eine Beteiligung der Plexus an der Liquorproduktion bewiesen. Zwingende Beweise hierfür haben aber Dandy und Blackfan, Frazier, Peet sowie Cushing erbracht, die am eröffneten Ventrikel den Austritt von Flüssigkeit aus dem Plexus direkt beobachten konnten. Von deutschen Autoren, die sich mit dieser Frage beschäftigt haben, seien Magnus und Jacobi erwähnt. Diese Autoren konnten die Liquorproduktion aus dem Plexus, allerdings auch aus dem Ependym beim lebenden Hund mit dem Lupenmikroskop beobachten.

Dieser letztere Befund der beiden Autoren steht in einem gewissen Gegensatz zu dem klassischen Versuch Dandys, der die alleinige Funktion der Plexus als Bildungsstätte des Liquors mit Sicherheit beweist. Dandy exstirpierte den Plexus eines Seitenventrikels und blockierte die beiden Foramina Monroi. Während der Seitenventrikel mit erhaltenem Plexus dilatierte, kam es auf der Seite der Plexusexstirpation nicht nur zu keiner Ventrikeldilatation, sondern zu einer Verödung und Schrumpfung des Ventrikels. Mit diesem Versuch, der späterhin von anderen Autoren (Chiasserini, Caramazza, Guleke, Bize) wiederholt und bestätigt worden ist, hat Dandy einwandfrei bewiesen, daß die Plexus die Ursprungsstätte des Liquors darstellen und daß andere Teile des Ventrikelinneren für die Liquorproduktion keine Rolle spielen. In diesem Zusammenhang sei auch eine Beobachtung von Cushing erwähnt, der nach einer Ligatur der Plexus sofortiges Aufhören der Liquorproduktion sah.

Abgesehen von diesen experimentellen Untersuchungen hat man auch durch Farbstoffinjektionen versucht, die Ursprungsstätte der Cerebrospinalflüssigkeit zu erforschen. So fand Goldmann nach Injektion von Trypanblau eine starke Anhäufung dieses Farbstoffes in den Plexusepithelien, während Pia, das Nervenparenchym und auch der Liquor ungefärbt blieben. Kroiss stellte nach Fluoresceininjektion den Farbstoff zuerst im Ventrikel, später im Zisternen- und zuletzt im Lumballiquor fest.

Schaltenbrand und Putnam konstatierten bei ihren ebenfalls mit Fluorescein ausgeführten Tierversuchen, daß dieser Farbstoff zum größten Teil allerdings von den Plexus, dagegen ebenfalls, wenn auch weniger von den Arterien und am wenigsten von den Venen des Subarachnoidealraumes aus in den Liquor übertritt. Die wichtigste Feststellung in dieser Beziehung verdanken wir Kafka, der bei seinen Fluoresceinversuchen beobachten konnte, daß es lediglich von der Menge des injizierten Farbstoffes abhängt, ob er nur in den Plexus angereichert wird oder bei größeren Mengen überall aus den Gefäßen austritt und den Liquor, Kammerwasser, Urin usw. färbt.

Auf Grund der experimentellen Forschungen, insbesondere DANDYs, kann heute kein Zweifel mehr darüber bestehen, daß die Plexus die Ursprungsstätte des Liquors darstellen. Es erhebt sich aber die weitere Frage, ob die Plexus die einzige Stätte der Liquorentstehung sind. Auch hier scheiden sich die Geister. Während besonders KAFKA ein entschiedener Vertreter der Ansicht ist, daß für den Normalliquor nur die Plexus als alleinige Quelle des Liquors in Frage kommen, sehen eine Reihe von Autoren auch andere Abschnitte des Zentralnervensystems als Produktionsstätten des Liquors an. So haben FUCHS, LUSCHKA, FRANZINI, JACOBI und MAGNUS dem Ventrikelependym eine Mitbeteiligung an der Liquorproduktion zugesprochen. Abgesehen von JACOBI und MAGNUS, auf deren Versuch bereits hingewiesen worden ist, kommen die genannten Autoren im wesentlichen auf Grund histologischer Befunde zu dieser Anschauung. Aber ebensowenig wie man den histologischen Befunden eine wirklich stichhaltige Beweiskraft für eine liquorproduzierende Funktion der Plexusepithelien beimessen darf, lassen auch die histologischen Befunde am Ventrikelependym einen derartigen Schluß zu. Auch die Beweiskraft von Farbstoffversuchen muß hierfür doch zweifelhaft erscheinen, nachdem KAFKA festgestellt hat, daß der Übertritt von Farbstoff an Stellen, die sonst nicht ohne weiteres permeabel sind, von der Konzentration und der Menge des Farbstoffes in den Blutbahnen abhängig ist. Auch die experimentellen Versuche von JACOBI und MAGNUS können nicht als sichere Beweise für die Beteiligung des Ventrikelependyms an der normalen Liquorproduktion angesehen werden, da hierbei doch recht erhebliche abnorme Verhältnisse geschaffen worden sind. Wir werden im nächsten Abschnitt sehen, daß dem Ventrikelependym viel eher eine resorptive Funktion zukommt.

Wie verhält es sich nun mit der Mitbeteiligung der Meningen an der Liquorproduktion?

Die meisten Autoren sind sich zwar darüber einig, daß unter pathophysiologischen Bedingungen eine Transsudation oder Exsudation durch die Meningen stattfindet. Ein in dieser Beziehung lehrreicher Fall ist von BUNGART mitgeteilt worden. Ein 30jähriger Patient erlitt eine Dislokationsfraktur des 1. Lendenwirbels. Nach einiger Zeit entwickelte sich im lumbalen Teil eine eitrige Meningitis. Eine Lumbalpunktion oberhalb der Frakturstelle ergab normalen Liquor, dagegen unterhalb der Fraktur starke Leukocytose. Die Meningitis blieb lokalisiert, ein Beweis, daß der Abschluß in der Tat ein vollkommener war. Nach Abheilung der Meningitis wurde der Liquor auch unten wieder klar und „unterschied sich schließlich durch nichts mehr vom normalen". Dieser Fall erscheint mir für die Beteiligung der Meningen an der Liquorproduktion mindestens unter pathophysiologischen Bedingungen deshalb so bedeutungsvoll, weil der Abschluß des Subarachnoidealraumes hier an einer Stelle saß, wo das Rückenmark sein Ende bereits erreicht hat, also hier die Rückenmarksubstanz selbst für die Liquorproduktion nicht in Frage kommt. Immerhin muß es aber doch für sehr ungewöhnlich und sonstigen klinischen Erfahrungen bei totalem Abschluß des spinalen Subarachnoidealraumes an einer bestimmten Stelle widersprechend bezeichnet werden, daß der Liquor unterhalb der Blockade schließlich keine qualitativen Unterschiede vom normalen zeigte. Denn abgesehen von den sonstigen klinischen Erfahrungen bei spinaler Blockade sprechen auch die experimentellen Untersuchungen von WEIGELDT, RISER und SOREL sowie CESTAN, RISER und LABORDE dafür, daß der Liquor unterhalb einer kompletten spinalen Blockade sich wesentlich vom Normalliquor unterscheidet. BUNGART laminektomierte einen Hund in Höhe des mittleren Dorsalmarks, band dann mit einem Seidenfaden den Meningealsack am oberen Ende ab, preßte nach Spaltung der Dura den Liquor durch sanftes Streichen aus und unterband unten ebenfalls. Auf diese Weise wurde ein nach oben und unten geschlossener liquorleerer Arachnoidalsack hergestellt. Nach etwa 16 Stunden war aber dieser abgebundene Teil des Subarachnoidealraumes wiederum mit Flüssigkeit gefüllt, die sicherlich an Ort und Stelle entstanden sein mußte. WEIGELDT hat nun nach Wiederholung dieses Versuches, der an sich dasselbe Ergebnis zeitigte, die im abgebundenen Arachnoidealsack entstandene Flüssigkeit näher untersucht und fand entsprechend den klinischen Erfahrungen bei Rückenmarktumoren mit spinaler Blockade einen stark erhöhten Eiweißgehalt des Liquors (2,8% gegenüber dem Normalwert von 0,3%). Ebenso enthielt die Flüssigkeit eine 6—8mal höhere Kochsalzmenge, ferner zeigte sie ein weit höheres spezifisches Gewicht als der normale Liquor. RISER und SOREL stellten bei einer ähnlichen Versuchsanordnung fest, daß sich die Flüssigkeit in dem abgebundenen Arachnoidealsack übrigens nur in geringer Menge wieder bildet. Diese Untersuchungen sind im Verein mit den erwähnten klinischen Befunden zwar beweisend für eine Beteiligung der Meningen bzw. deren Gefäße an einer Liquorproduktion unter pathophysiologischen Verhältnissen. Ob man aber aus ihnen „mit weitgehender Sicherheit auf die Beteiligung der Leptomeningen an der normalen Liquorbildung“ schließen darf, wie WALTER das tat, erscheint mir doch noch zweifelhaft. Auch die Farbstoffversuche von SCHÖNFELD, LEIPOLD, SCHALTENBRAND und PUTNAM sowie die Beobachtungen von JACOBI und MAGNUS können bei dem von KAFKA mit Recht erhobenen vorhin bereits erwähnten Einwand nicht als exakter Beweis für eine derartige Annahme bei normalen Verhältnissen angesehen werden.

Noch unbewiesener als die Beteiligung der Meningen an der normalen Liquorproduktion ist die Beteiligung des Nervenparenchyms selbst an diesem Vorgang, mag es sich um Gehirn- oder Rückenmarksubstanz handeln. Insbesondere SPINA und LEWANDOWSKY haben die Auffassung vertreten, daß bei den bestehenden Kommunikationen zwischen den Subarachnoidealräumen und den intraadventitiellen Räumen der Hirn- und Rückenmarkgefäße die aus diesen austretende Flüssigkeit zur Liquorbildung im Subarachnoidealraum führt. SPINA kommt auf Grund folgenden Versuches zu seiner Annahme:

Er durchschnitt Hunden beide Vago-Sympathici und quetschte außerdem noch die Oblongata durch, um eine indirekte Wirkung des Adrenalins, dessen Wirkung er prüfte, zu verhindern. Dann legte er eine Rindenpartie nach Trepanation frei, isolierte sie durch Umschneidung von der Umgebung und prüfte die Adrenalinwirkung nach Femoralisinjektion. Er konnte nun beobachten, daß an der Oberfläche des Rindenstückes Flüssigkeitstropfen auftraten. Dieser Vorgang war regelmäßig von einer Hyperämie begleitet. Um nun die Möglichkeit auszuschalten, daß diese „Liquortropfen“ aus den erweiterten Pialgefäßen stammen können, wurde die Pia und die oberen Rindenschichten mit Salpetersäure verschorft. Da SPINA nun nach Adrenalininjektion Flüssigkeit aus der verschorften Zone austreten sah, hielt er es für erwiesen, daß das Gehirn selbst Liquor produziert.

Es liegt klar auf der Hand, daß ein derartig grobes Experiment, zumal noch beim Tier, gar nichts für eine Beteiligung des Nervenparenchyms an der normalen Liquorproduktion beim Menschen beweisen kann. Der SPINAsche Standpunkt ist daher mit Recht schon früher von STURSBERG zurückgewiesen worden. In neuerer Zeit ist allerdings HASSIN auf Grund histopathologischer Argumente wieder für eine Beteiligung des Nervengewebes an der Liquorproduktion eingetreten.

II. Mechanismus der Liquorentstehung.

Bei der Mannigfaltigkeit der Ansichten über die Ursprungsstätten des Liquor ist es nicht verwunderlich, daß auch über den Mechanismus der Liquorentstehung die Meinungen der Autoren auseinandergehen. Überblicken wir die Menge der für die Art der Liquorentstehung aufgestellten Theorien, so stehen auf der einen Seite diejenigen Autoren, die eine mehr oder minder rein physikalisch-chemische Entstehungsart, sei es durch Filtration, Transsudation, Ultrafiltration oder Dialyse annehmen (MESTREZAT, SPINA, C. LANGE, MACCLENDON, SCHLAEPFER, FLEISCHMANN, WALTER u. a.). Auf der anderen Seite sehen Autoren in dem Mechanismus der Liquorbildung ausschließlich oder vorwiegend einen Sekretionsvorgang (LUSCHKA, QUINCKE, GALEOTTI, PETTIT und GIRARD, IMAMURA, LOEPER, CAVAZZANI, YOSHIMURA, HWOROSTUCHEN, GRYNFELDT, EUZIÈRE, WEIGELDT, KAFKA, SEPP u. a.).

Für die Sekretionstheorie des Liquors sind, wie das bereits ausgeführt worden ist, zunächst von LUSCHKA u. a. die histologischen Befunde ins Feld geführt worden. Ferner stützt sich diese Hypothese aber auch auf eine große Reihe pharmakologischer Untersuchungen. So glaubte CAPPELLETTI eine deutliche Vermehrung des aus einer angelegten Fistel abfließenden Liquors nach Pilocarpin und Äther beobachtet zu haben, während Atropin und Hyoscin die gegenteilige Wirkung haben sollen. Ebenso fand späterhin FRANZINI nach Pilocarpin eine Vermehrung, nach Atropin eine Verminderung der Sekrettropfen aus dem Plexusepithel und damit eine Bestätigung ihrer Sekretnatur. Auch CIACCIO und SCAGLIONI stellten nach Pilocarpin nicht nur eine Vermehrung des Liquor fest, sondern auch eine Vergrößerung der Plexusepithelien sowie ihres mitochondrischen Apparates und der Vakuolen. Besonders bemerkenswert zu dieser Frage sind die Untersuchungen von DIXON und HALLIBURTON. Diese Autoren teilen die angewandten Pharmaca nach ihrer quantitativen Wirkung in folgende Gruppen ein:

1. Substanzen mit deutlicher Steigerung der ausfließenden Liquormenge: Chloroform, Äther, Chloral, Alkohol, Chorioidextrakt, Hirnextrakt, Kohlendioxyd.

2. Substanzen mit geringerer Wirkung: Atropin, Pilocarpin, Amylnitrit, Cholesterin, Kephalin.

3. Substanzen ohne Vermehrung und sogar mit Verminderung des Liquorausflusses: Hypophysenextrakt, Pinealextrakt, Piaextrakt, Blutserum, Liquor, Peptone, Muskelextrakt, Glykose, Harnstoff, Lecithin, Glycerophosphat, Cholin, Cocain, Strychnin, Coffein.

Hinsichtlich der qualitativen Wirkung unterscheiden sie folgende Gruppen:

1. Substanzen, die spezifisch, d. h. direkt auf die sezernierenden Plexus chorioidei wirken: Chorioidextrakt, Cholesterin, Liquor von Kranken mit degenerativen Hirnprozessen.

2. Substanzen, die, sei es auf dem Wege über die Atmung oder durch Kohlensäureanreicherung des Blutes wirken, z. B. Pilocarpin, β-Imin-azolyl-Äthylamin (durch Bronchokonstriktion), Amylnitrit (durch Methämoglobinerzeugung).

3. Substanzen, welche einen Einfluß auf die physikalischen Bedingungen der Sekretion und Oxydation haben: Chloroform, Äther, Chloralhydrat, Analgetica.

Wenn DIXON und HALLIBURTON auch Vertreter der Sekretionstheorie sind, so betonen sie doch ausdrücklich den pharmakologischen Unterschied zwischen der Liquorproduktion und den bekannten Drüsenfunktionen, der besonders bei Atropin und Pilocarpin zum Ausdruck kommt. Demgegenüber ist SEPP ein ausgesprochener Vertreter der Ansicht, daß die Plexus eine Drüse darstellen.

Als Stütze der Sekretionshypothese sind auch die Harnstoffversuche von RIETTI angeführt worden. Bei Hunden wurden die Nieren von der Zirkulation abgeschlossen und Harnstoff intravenös injiziert. Dann wurden der Speichel, Liquor, Pankreassaft, Galle, Lymphe auf Harnstoffübergang untersucht. Am schnellsten fand man den Harnstoff in der Lymphe wieder, dann folgten der Pankreassaft und die Galle, hierauf der Liquor und zuletzt der Speichel. Der Übergang des Harnstoffs in den Liquor fand, wie KAFKA hervorhebt, ebenso langsam statt wie bei einer echten Sekretion. Für die Sekretionshypothese hat KAFKA auch noch weitere Argumente angeführt, nämlich die Unabhängigkeit der Liquorentstehung vom Blutdruck, das Vorhandensein von Stoffen, die im Blut nicht oder nicht in gleichem Maße wie im Liquor vorkommen; ferner läßt sich der Gehalt des Liquors an Elektrolyten rein physikalisch nicht erklären.

Gegen die Sekretionstheorie sind nun verschiedentlich Einwände erhoben worden. Vom morphologischen Standpunkt aus hat, wie bereits erwähnt, ASKANAZY die Drüsennatur der Plexus abgelehnt. Ebenso haben C. LANGE und WEIGELDT auf Grund ihrer Untersuchungen darauf hingewiesen, daß sich die von zahlreichen Autoren anatomisch festgestellten und für die Liquorentstehung für so wichtig gehaltenen corpusculären Elemente physiologischerweise nicht im Ventrikelliquor finden. Nach LANGE existieren sie in vivo überhaupt nicht. WALTER weist darauf hin, daß unter Annahme eines Sekretionsvorganges der Plexusepithelien und der anatomischerseits geschilderten Beteiligung der lipoiden Granula auch fettartige Substanzen im Ventrikelliquor zu erwarten wären, was aber nicht der Fall ist. Diese Frage dürfte allerdings m. E. nach den Untersuchungen von PLAUT und RUDY sowie von KNAUER und HEIDRICH noch nicht absolut in negativem Sinn entschieden sein. Auch manche der vorhin erwähnten pharmakologischen Befunde werden nicht als beweisend für die Liquorentstehung im Sinne einer echten Drüsenfunktion angesehen. So lehnen BECHT, MATILL und GUNNAR, welche die Untersuchungen von DIXON und HALLIBURTON mit einer anderen Versuchsanordnung nachprüften, einen spezifischen Einfluß des Pituitrins, Pilocarpins, Atropins und einer großen Zahl von Organextrakten auf die Liquorproduktion ab, erkennen allerdings für den Chorioidextrakt eine solche an. Schon früher hatte SICARD an Hunden nach Pilocarpininjektionen eine Liquorvermehrung nicht erzielen können und glaubt daher, daß die Liquorsekretion jedenfalls nicht mit der Sekretion der Schweißdrüsen verglichen werden kann. Ganz besonders hat sich MESTREZAT gegen die Sekretionstheorie ausgesprochen, da der Liquor kein spezifisches Drüsenprodukt sei, wie man es bei einer exquisiten Drüsenfunktion der Plexuszellen erwarten müßte. Vielmehr präexistieren alle konstitutionierenden Elemente des Liquors im Blutplasma. Auch die Natur des Eiweißes sei im Blut und Liquor dieselbe. (Über die gegenteilige Ansicht zu dem letzten Gesichtspunkt soll nachher noch berichtet werden.) WALTER kommt daher in seinem Buch zu dem weitgehenden Schluß, „daß nicht ein einziger Beweis für die Sekretnatur des Liquors vorliegt, wohl aber eine Reihe Tatsachen, die dagegen sprechen.“

Der Sekretionstheorie der Liquorentstehung ist die Dialysetheorie gegenüberzustellen. Ein besonderer Verfechter dieser Hypothese ist MESTREZAT. Er bezeichnet lediglich auf Grund von chemischen Analysen den Liquor als Dialysat bzw. Ultrafiltrat des Blutes und geht bei seinen Beweisführungen von folgenden Gesichtspunkten aus:

1. Alle Bestandteile des Liquors finden sich im Blut wieder.

2. Wesentliche Bestandteile des Blutes gehen jedoch nicht oder nur in minimalen Mengen in den Liquor über. Letzteres trifft für das Eiweiß, ersteres für alle Alkaloide zu.

3. Die prozentuale Verteilung der Nichtkolloide im Liquor entspricht der eines Dialysates des Serums, wenn man berücksichtigt, daß ein Teil von ihnen gebunden und daher nicht dialysabel ist. Auch WALTER schließt sich der Theorie von MESTREZAT an, daß der Liquor ein Dialysat im weitesten Sinne des Wortes sei. Diese Annahme einer Dialyse für die Liquorentstehung wurde später zu stützen versucht durch den Nachweis eines DONNAN-Gleichgewichtes der Blut- und Liquorionen (LEHMANN und MEESMANN). Nach der Theorie von DONNAN müssen sich bestimmte Ionen, die durch eine eiweißundurchlässige Membran — hier Blut-Liquorschranke — getrennt sind, je nach dem Eiweißgehalt der Flüssigkeiten diesseits und jenseits der Schranke gesetzmäßig und in Zahlen faßbar verteilen. Die Eiweißkörper im Liquor und Blut haben eine elektrisch negative Ladung, auf der eiweißreicheren Seite müssen sich nach DONNAN generell alle elektrisch positiv geladenen Kationen (Kalium, Calcium, Magnesium, Natrium) anhäufen, auf der eiweißarmen, der Liquorseite, aber die negativen Anionen (Chlor, Phosphorsäure, Kohlensäure). Daß die DONNANsche Regel allein nicht ausreicht, die Zusammensetzung des Liquors zu erklären und damit eine sichere Stütze der Dialyse bzw. der Ultrafiltrationstheorie zu geben, haben neuere Untersuchungen, insbesondere von KRAL, STARY und WINTERNITZ, RISER und MERIEL, BARRIO, COHEN ergeben. Ich kann es mir hier versagen, näher auf diese Untersuchungen einzugehen, da dies im Abschnitt „Humoralpathologie" in diesem Handbuch von GEORGI und FISCHER getan worden ist und verweise daher auf diesen Abschnitt. Es sei hier nur der Standpunkt von KRAL, STARY und WINTERNITZ kurz wiedergegeben: „Zusammenfassend ergibt sich somit aus unseren Untersuchungen, daß der Liquor trotz zahlreicher Eigenschaften, die er mit der Ultrafiltration des Serums gemeinsam hat, kein einfaches Ultrafiltrat bzw. Dialysat des Serums sein kann, zumindest mitbeteiligt bei der Entstehung des Liquors müssen andere Vorgänge sein, welche zur Erhöhung des Magnesiumgehaltes im Liquor führen und eine Angleichung des Kaliumgehaltes und des Gehaltes an anorganischen Phosphorsäuren verhindern." Nach KAFKA spricht gegen die Dialysatnatur des Liquors auch sein Gehalt an Eiweiß unter normalen Bedingungen, das übrigens nach C. LANGE und neuerdings nach SAMSON anderer Herkunft zu sein scheint als die Serumeiweißkörper. Nach SAMSON stammt das Eiweiß des Liquor möglicherweise aus dem Gehirn selbst. Ferner spricht nach KAFKA auch der Gehalt des normalen Liquor an Fermenten, seine antitryptische und bactericide, Spirochäten immobilisierende und die Phagocytose herabsetzende Wirkung gegen die Annahme eines Dialysates, da ein solches derartige Eigenschaften nicht entfalten kann. KAFKA hält es für unwahrscheinlich, daß die Stoffe, welche die eben erwähnte Wirkungsweise des Liquors bedingen, erst in den Liquor nach seiner Entstehung gelangen, wie das ja vom Hormon des Hypophysenhinterlappens allgemein bekannt ist.

Abgesehen von der Sekretionstheorie und der Dialysat- bzw. Ultrafiltrationstheorie hat man die Liquorentstehung auch als Transsudationsvorgang angesehen. So faßt LANGE den Liquor als ein Transsudationsprodukt aller Gewebe auf, welche die Arachnoidealhöhle und die Ventrikel umgeben. Ebenso glaubten auch SPINA, WOHLGEMUTH, SZECSI an eine Liquorentstehung durch Transsudation. Auch diese Theorie ist unter Hinweis auf die Zusammensetzung des Liquor und seiner Unabhängigkeit vom Blutdruck im Gegensatz zum Transsudat zurückgewiesen worden (LEWANDOWSKY, WALTER, KAFKA). Daß allerdings unter pathologischen Verhältnissen Filtration und Transsudation für die Liquorentstehung wohl eine Rolle spielen können, wird heute von den meisten Autoren anerkannt.

Schließlich ist die Liquorentstehung mit der Entstehung der Lymphe in Verbindung gebracht worden. So stellt nach LEWANDOWSKY der Liquor in der Hauptsache eine vom Gehirn produzierte Lymphflüssigkeit dar; er sei derjenige Teil der Lymphe, der der Organtätigkeit seinen Ursprung verdankt. Daß der Liquor etwas mit der Lymphe im gewöhnlichen Sinne des Wortes zu tun hat, also mit jener in den Lymphgefäßen des Körpers entweder als „Hunger- oder Verdauungslymphe“ zirkulierenden Flüssigkeit, wird heute auf Grund der gänzlich anderen Zusammensetzung der beiden Flüssigkeiten wohl von niemandem mehr angenommen. Es sei aber in diesem Zusammenhang die Frage nach der Existenz einer besonderen Gehirnlymphe, die, abgesehen vom Liquor, vorhanden sein soll, erörtert. Von der Notwendigkeit einer echten Lymphe für die Ernährung des Gehirns ist unter anderen MESTREZAT überzeugt, während der Liquor seiner Ansicht nach besonders durch seinen Zucker- und Stickstoffgehalt für die Erregbarkeit der Nervenzellen von Wichtigkeit ist. Auch SPATZ, KREUTZFELD u. a. machen einen prinzipiellen Unterschied zwischen dem Liquor des Subarachnoidealraums und der Ventrikel und der „Gehirn- bzw. Gewebslymphe“ in den periadventitiellen Lymphräumen. Dagegen stehen L. STERN und HAUPTMANN auf dem Standpunkt, daß zwischen Blut- und Nervenparenchym überall der Liquor zwischengeschaltet ist und eine besondere Hirnlymphe nicht existiert. Wenn auch WALTER wichtige Argumente gegen die Auffassung von STERN und HAUPTMANN vorgebracht hat, so fehlt andererseits für die Annahme einer vom Liquor unabhängigen Lymphversorgung des Gehirns eine gesicherte anatomische Grundlage, da die Existenz besonderer Lymphgefäße, wie sie von GOEBBELS, JACOBI und MAGNUS u. a. beobachtet worden sind, bestritten wird. SICARD hat, wie WALTER mitteilt, zur Behebung dieser Schwierigkeit folgende Hypothese aufgestellt: „Jedes in das Gehirn eintretende Gefäß besitzt zwei durch eine Membran voneinander getrennte perivasculäre Spalträume (im Sinne der ROBINschen und HISschen Räume). Der äußere kommuniziert frei mit dem Subarachnoidealraum, endet aber zentral an der Stelle, wo die Gefäße in die Capillaren übergehen, als Blindsack. Er enthält Liquor. Der innere dagegen begleitet die Gefäße durchgehend, und zwar nicht nur im Nervenparenchym, sondern auch peripher durch den Subarachnoidealraum hindurch, ohne mit letzterem in Verbindung zu treten. Er enthält die eigentliche Lymphe.“ Im Gegensatz zu dieser Ansicht nimmt MESTREZAT nur einen adventitiellen Spaltraum an, der zwar im Bereich der Capillaren auf ein Minimum verschmälert ist, aber prinzipiell doch ein Kontinuum darstellt und in der Peripherie frei mit dem Subarachnoidealraum kommuniziert. Die Möglichkeit, daß Liquor und Gehirnlymphe ihre Funktionen in dem einheitlichen System erfüllen, ohne sich miteinander völlig zu vermischen, erklärt MESTREZAT durch die Strömungsverhältnisse in dem adventitiellen Spaltraum:

„Danach transsudiert die Lymphe im arteriellen Schenkel des Capillarabschnittes aus dem Gefäß in den praktisch nur virtuellen Adventitialraum und von dort ins Parenchym. Im venösen Capillarteil und im Gebiet der Präcapillaren erfolgt der Rückfluß. Eine Vermischung mit dem Subarachnoidealliquor kann deshalb nicht eintreten, weil dieser von außen in den Pialtrichter hineinströmt, und zwar sowohl im arteriellen als auch im venösen Gefäßschenkel. Im letzteren begegnen sich also beide Flüssigkeitsströme. Die Resorption des Liquors in das Gehirn erfolgt innerhalb der Pialtrichter.“ (Zit. nach WALTER.)

WALTER, der gegen die von MESTREZAT supponierten Strömungsverhältnisse Einspruch erhoben hat, weil hierbei den Druckverhältnissen im Blut und Liquorsystem nicht genügend Rechnung getragen wird, nimmt im Gegensatz zu MESTREZAT auf Grund seiner Analyse der Strömungsverhältnisse an, daß es im venösen Adventitialraum doch zu einer Vermischung von Liquor und Lymphe kommen muß. Hierdurch ist die Möglichkeit gegeben, daß wenigstens ein Teil der Lymphe in den Liquor gelangt.

Fassen wir alle bisherigen Ausführungen über das Problem der Liquorentstehung nochmals zusammen, so läßt der heutige Stand unserer Kenntnisse über den Ort und den Mechanismus der Liquorentstehung folgende Schlüsse zu:

Als sichergestellt kann heute die Produktion des normalen Liquors durch die Plexus chorioidei angesehen werden. Die Plexus stellen auch die Hauptquelle des Liquors dar. Ob sie aber auch die einzige Ursprungsstätte für den normalen Liquor bilden, steht heute noch nicht mit absoluter Sicherheit fest. Die Möglichkeit einer gewissen extraplexuellen Liquorentstehung unter physiologischen Bedingungen, am ehesten durch die Leptomeningen bzw. deren Gefäße, ist nicht ganz von der Hand zu weisen, jedoch fehlt für diese Art der Liquorentstehung jede einwandfreie Beweisführung.

Welche Zuflüsse von Substanzen der frisch entstandene Liquor unter physiologischen Bedingungen aus den übrigen Teilen des Liquorsystems bzw. dem Saftstrom der Hirn- und Rückenmarkssubstanz (efferente Hirnlymphe im Sinne WALTERS ?) im einzelnen erhält, ist bis heute noch nicht geklärt. Sichergestellt ist lediglich der Zufluß von Hypophysenhinterlappenhormon. Dieses Hormon ergießt sich nach den Untersuchungen von COLLIN, MESTREZAT und VAN CAUBERT, TRENDELENBURG u. a. aus der Hypophyse durch das Infundibulum in den 3. Ventrikel. Für den Mechanismus der normalen Liquorentstehung gibt keine der bisher aufgestellten Theorien allein eine absolut befriedigende Erklärung. So viel steht fest, daß physikalisch-chemische Vorgänge, wie Dialyse bzw. Ultrafiltration sowie Transsudation den Mechanismus der Liquorentstehung nicht restlos erklären, vielmehr muß bei der Liquorentstehung eine aktive, der echten Sekretion nahestehende Zelltätigkeit der Plexusepithelien angenommen werden.

D. Liquorresorption.

Unter den physiologischen Problemen des Liquor cerebrospinalis spielt, abgesehen von der Liquorentstehung, die Frage der Liquorresorption eine besonders wichtige Rolle. Denn dieses Problem der Liquorphysiologie besitzt für den Kliniker nicht nur theoretisches Interesse. Besonders im letzten Jahrzehnt sind verschiedene Erkrankungen des Zentralnervensystems wie Hydrocephalus, Epilepsie, postencephalitische Störungen, Meningopathien verschiedener Ätiologie mit Störungen der Liquorresorption in Zusammenhang gebracht worden, und man hat vielfach zum Teil sogar mit Erfolg versucht, durch Beseitigung dieser Resorptionsstörungen durch bestimmte konservative oder chirurgische Verfahren die genannten Krankheitszustände günstig zu beeinflussen. Eine große Anzahl experimenteller Arbeiten ist der Frage der Liquorresorption unter physiologischen und pathophysiologischen Bedingungen gewidmet worden. Die Ergebnisse zahlreicher dieser Arbeiten der experimentellen Forschung sind nur mit großer Vorsicht auf die physiologischen Verhältnisse der Liquorresorption anzuwenden. So werden durch operative Maßnahmen am lebenden Tier, wie z. B. Abbinden des Duralsackes, Eröffnung des Liquorraumes, zweifellos pathologische Bedingungen geschaffen, deren Wirkungen schwer analysierbar sind. Auch die Prüfungen mit der Methode der Fremdkörperinjektion in den Liquorraum sind in ihren Ergebnissen zum großen Teil von den physikalischen und physikochemischen Eigenschaften der eingeführten Stoffe abhängig. Auch das Heraussickern der eingeführten Substanzen durch das Stichloch in der Dura kann zu Fehlresultaten führen. Weiterhin ist es nicht ohne weiteres angängig, die beim Tier erhobenen Befunde auf die Liquorverhältnisse des Menschen zu übertragen. Immerhin muß aber betont werden, daß trotz der verschiedensten Fehlerquellen die experimentelle Forschung der letzten Jahre zumindest in der Frage der Abflußwege und Resorptionsstätten des Liquors manche Klärung gebracht hat.

Die Resorptionswege des Liquors führen: 1. in das Venensystem, 2. in das Lymphsystem. Der Hauptabflußweg in das Venensystem erfolgt nach der

Meinung der meisten Autoren am Cortex durch die PACCHIONIschen Granulationen bzw. Arachnoidealzotten in die venösen Sinus. Schon KEY und RETZIUS sowie QUINCKE haben auf Grund ihrer Injektionsversuche mit Berlinerblau bzw. mit Zinnober den Resorptionsweg über die PACCHIONIschen Granulationen nach den Sinus festgestellt. Diese Versuche sind jedoch mit Recht als nicht beweisend angesehen worden, da die Injektion unter starkem Druck erfolgt war (SEPP u. a.). SEPP lehnt unter Hinweis auf die Versuche von PAPILIAN und STANESCO JIPPA an Hunden mit Methylenblau eine Funktion der PACCHIONIschen Granulationen für die Liquorresorption überhaupt ab und sieht in ihnen lediglich mechanische Schutzorgane der Sinus. In systematischer Weise hat WEED zur Frage der Liquorresorption in das venöse System Stellung genommen. Er benutzte bei seinen Versuchen eine isotonische und nichttoxische Kalium-Carbonat-Ferro-Cyanür-Eisen-Ammonium-Citrat-Lösung. Er konnte feststellen, daß unter normalen Bedingungen nach Injektion dieser Lösung in die Cisterna magna der Farbstoff sich in starkem Maße in den PACCHIONIschen Granulationen bzw. in den Wänden der venösen Sinus, besonders im Sinus longitudinalis sup. ansammelte. Weder die perivasculären Räume, noch die venösen Capillaren enthalten Farbstoff. Der Farbstoff bleibt an der Oberfläche der Subarachnoidealräume, ohne in die Scheiden einzudringen. Ein ganz anderes Bild ergab sich bei Änderung der normalen Permeabilität durch Injektion stark hypertonischer Salzlösungen. Nunmehr fanden sich nicht nur die Sinus mit blauen Granula ausgefüllt, sondern auch die perivasculären Räume und die Capillaren enthielten Farbstoffpartikelchen. Aus diesen Untersuchungen geht hervor, daß die Hauptresorption via PACCHIONIsche Granulationen in den Sinus erfolgt. In diesem Sinne sprechen auch neuere Versuche von WUSTMANN mit Thorotrast. Dieser Autor konnte bereits 3 Minuten nach Injektion von Thorotrast einen positiven chemischen Thoriumnachweis im punktierten Sinusblut finden.

Es erhebt sich die Frage, ob der Abfluß des Liquors allein durch die PACCHIONIschen Granulationen nach dem Sinus erfolgt. Schon die Tatsache, daß bei Feten von $7^1/_2$ Monaten PACCHIONIsche Granulationen noch nicht bestehen, spricht dafür, daß im fetalen Leben und möglicherweise auch in der Kindheit noch andere Teile der Hirnoberfläche als Resorptionsstätten des Liquors in Frage kommen. Schon SPINA hat darauf hingewiesen, daß beim Erwachsenen der Liquor auch außerhalb der Arachnoidealzotten resorbiert wird, und zwar durch die venösen Capillaren der Pia. Ferner vertreten FRAZIER und PEET, DANDY und BLACKFAN, CESTAN, RISER und LABORDE auf Grund ihrer Untersuchungen ebenfalls den Standpunkt, daß die Aufsaugung des Liquors direkt durch die Venen und Capillaren der weichen Hirnhäute erfolgt. Bemerkenswert zu dieser Frage ist ein Versuch DANDYs:

Er löste die beiden Hemisphären eines Hundes von ihren Verbindungen mit den Sinus longitudinales und unterband den Sinus transversus und Sinus circularis. Hierdurch war eine Kommunikation zwischen Subarachnoidealraum und venösen Sinus durch Vermittlung der PACCHIONIschen Granulationen unmöglich gemacht. 6 Monate nach der Operation wurde das Tier getötet. Es fand sich weder an der Hirnoberfläche eine vermehrte Liquoransammlung noch eine Dilatation der Ventrikel, die man hätte finden müssen, wenn der Weg über die PACCHIONIschen Granulationen der einzige Abflußweg des Liquors in das venöse System gewesen wäre[1].

Zu dieser Frage sei auch ein Versuch von HOOWE geschildert. Nach Trepanation isolierte er einen Teil der Hirnoberfläche nach Eröffnung der Dura. Er dichtete die freigelegte Hirnoberfläche dadurch ab, daß er Wachs rings unter die Knochenränder drückte. An der freigelegten Stelle befanden sich keine Arachnoidalzotten. Nach Injektion von hypertonischer Traubenzuckerlösung konnte HOOWE beobachten, daß die Arachnoidea, die vor der

[1] Gegen die von DANDY auf Grund dieses Versuches aufgestellte Behauptung, daß die Arachnoidalzotten bei der Absorption des Liquor keine Rolle spielen, hat WEED in seinem Referat auf dem Londoner internationalen Neurologenkongreß 1935 berechtigte Einwände erhoben.

Injektion durch den unter ihr befindlichen Liquor spiegelnd, gespannt und gewölbt war, nach der Injektion innerhalb von 30 Minuten zusammenfiel. Auf Grund dieser Versuche hält er eine konstante Diffusion des Liquors durch die dünnen Wände der Capillaren und Venen an der Oberfläche des Gehirns für sehr wahrscheinlich. Auf die Verhältnisse beim Fet ist bereits hingewiesen worden. Hier dürfte der Liquor ausschließlich von den Gefäßen absorbiert werden.

In die Lymphbahnen gelangt der Liquor auf dem Wege der lymphatischen Nervenscheiden der Hirn- und Rückenmarksnerven. Schon HILL, KEY und RETZIUS, FLATAU, SCHWALBE, BABÈS, BUIA brachten verschiedene Substanzen in die Subarachnoidealräume und konnten sie in den Lymphbahnen nachweisen. BAUM ist es gelungen, Lymphgefäße zu füllen, die in Begleitung der spinalen und cerebrospinalen Nerven die Schädel- und Rückenmarkhöhle verlassen. Diese Lymphgefäße münden in entsprechend nahe der Wirbelsäule gelegene Lymphknoten. WEED kam auf Grund seiner Injektionsversuche in den Subarachnoidealraum beim lebenden Tier zu folgenden Resultaten:

Der N. olfactorius und die Arachnoidealblindsäcke sind deutlich gefärbt. Außerdem wandert der Farbstoff direkt durch die Öffnungen der Lamina cribrosa bis in die Nasenschleimhaut, wo die blauen Farbgranula in den Maschen des Bindegewebes verteilt liegen. Beim N. opticus ist der Farbstoff längs der äußeren Scheiden gelagert. Man findet sie im Augapfel wieder, und zwar im Epichorioidealraum und im Episkleralraum. Beim N. acusticus dringt der Farbniederschlag in den lymphatischen Sack ein. Der Sacculus, Utriculus und die Cochlea sind von blauen Granula umgeben. FRAZIER und PEET injizierten Methylenblau und Trypanrot Tieren sowohl lumbal, suboccipital wie intraventrikulär und fanden, daß der Weg des Farbstoffs in jedem Fall fast derselbe war. Er passiert zunächst den Stamm des N. opticus und des N. olfactorius, dringt von da in das Intraorbitalgewebe bzw. in die Nasenschleimhaut ein und man findet ihn sogar in den naso-pharyngealen Lymphsträngen. In jüngster Zeit konnte auch WUSTMANN bei seinen Thorotrastversuchen feststellen, daß das in den Liquorraum eingeführte Thorium nicht nur auf dem Blutwege, sondern auch in beträchtlichem Maße auf dem Lymphwege abtransportiert wird. Hierbei spielen Lymphbahnen der Augapfelweichteile und der Riechnerven für die Subarachnoidealräume des Gehirns, die der segmentären Spinalnerven für den Subarachnoidealraum des Rückenmarks eine besondere Rolle.

Diese Auffassung, daß die perineuralen Lymphbahnen eine Rolle bei der Liquorresorption spielen, ist indessen nicht unwidersprochen geblieben. SEPP, der ja bekanntlich auch den PACCHIONIschen Granulationen jede Bedeutung für die Ableitung des Liquors in das venöse System aberkennt, lehnt auch für die perineuralen Lymphbahnen eine solche ab. Für diese Ansicht führt er folgende Beweise ins Feld:

Die mit Flüssigkeit erfüllten Nervenscheiden stehen nicht, wie man annehmen sollte, in direkter Verbindung mit den Arachnoidealräumen des Zentralnervensystems, vielmehr ist die Arachnoidealhöhle gegen die Räume der Hüllen der peripheren Nerven völlig abgeschlossen. Dieser Abschluß ist in der Gegend der Intervertebralganglien nach SEPP ein so fester, daß er selbst bei einer diffusen Lymphosarkomatose des Arachnoidealsackes, bei der sämtliche Arachnoidealräume des Zentralnervensystems einschließlich der Arachnoidealzottengefäße mit sarkomatösem Gewebe ausgefüllt waren, wie SEPP feststellen konnte, nicht durchbrochen wird. Vielmehr machte die Infiltration an den Intervertebralganglien Halt. „Innerhalb der Grenze des Ganglion selbst ist keine einzige sarkomatöse Zelle zu bemerken und sogar an der vorderen Wurzel existiert hier offenbar ein Hemmnis, da die motorische Wurzel, die bis zu dieser Stelle von einer sarkomatösen Schicht umringt ist, mit einem Mal von derselben frei wird.“ Den gleichen Befund konnte SEPP bei einem Fall von tuberkulöser Meningitis erheben. Diese Befunde bestätigen die Auffassung von PAPILIAN und STANESCO JIPPA, welche den Abfluß des Liquors im Hüllenapparat der peripheren Nerven völlig in Abrede stellen. Als weiteren Beweis für diese Ansicht werden von SEPP Farbstoffversuche mit Methylenblau von DIXON und HALLIBURTON angeführt.

SEPP kommt, aufbauend auf den Untersuchungen von STERN, GOLDMANN, PAPILIAN und STANESCO JIPPA sowie MESTREZAT zu der Auffassung, daß der Liquor zum Teil dadurch resorbiert wird, daß er die Gehirnsubstanz passiert.

„Die Resorption der Cerebrospinalflüssigkeit aus der Arachnoidealhöhle erfolgt auf die Weise, daß sie durch die Arachnoidealscheiden der im Nervengewebe eingebetteten Gefäße in das innere Milieu des Gehirns übertritt und diejenigen Bestandteile ersetzt, welche aus dem inneren Milieu in das venöse System abfließen. Somit führt der Weg der Cerebrospinalflüssigkeit in das venöse Blut über das innere Milieu des Gehirns.“

Für den Mechanismus der Liquorresorption spielt nach SEPP der Arterienpuls die wesentliche Rolle. SEPP vergleicht die Hirnarterien mit ihrer Arachnoidealscheide mit einer Pumpe, die abwechselnd den Liquor aus der Arachnoidealhöhle ansaugt und ihn hernach in die Tiefe des Gehirns hineinpumpt.

Gegen die Argumente von SEPP lassen sich verschiedene Einwände erheben. Gegen seine Ansicht, daß die Arachnoidealräume gegen die Räume der Hüllen der peripheren Nerven völlig abgeschlossen sind, sprechen, abgesehen von den bereits erwähnten Befunden der amerikanischen Autoren (FRAZIER und PEET, WEED sowie WUSTMANN) neuerdings auch die Befunde von LÖHR und JACOBI nach Einführung von Thorotrast in den spinalen Liquorraum. Diese Autoren konnten beim Menschen den Abtransport des Thorium entlang den peripheren Nerven *außerhalb* der Wirbelsäule durch überzeugende Röntgenaufnahmen einwandfrei nachweisen. Dieser Abfluß läßt sich bereits einen Tag nach der Injektion röntgenologisch nachweisen. Ich verweise auf die Abbildungen dieser Autoren im Abschnitt „Röntendiagnostik des Gehirns und Rückenmarkes“ in diesem Handbuch. Weiterhin spricht aber auch die Klinik der entzündlichen Erkrankungen des Nervensystems gegen die Auffassung von SEPP. Es gibt ja reichliche Erfahrungen, die eine unmittelbare Ausbreitung entzündlicher Prozesse vom peripheren Nerven auf die Arachnoidealhöhle und das Zentralnervensystem und umgekehrt zeigen.

Die beiden von SEPP angeführten Fälle verlieren daher an Beweiskraft und dürfen nicht verallgemeinert werden. Auch die Hypothese von SEPP über die Liquorresorption aus der Arachnoidealhöhle via Arachnoidealscheiden der Hirngefäße in das innere Milieu des Gehirns und von da ins venöse System hat durch die bisherigen Untersuchungen eine allgemeine Stütze nicht erfahren können. Man müßte nämlich auf Grund seiner Anschauung über die Liquorzirkulation und die ampullenförmige Erweiterung der Arachnoidealscheidenenden der Arteriolen mit Liquor annehmen, daß Farbstoffe sich bei jeder Systole an dieser Stelle besonders niederschlagen. Das geht aber aus den Farbstoffversuchen bisher nicht hervor. Insbesondere konnte in letzter Zeit WUSTMANN bei seinen Thorotrastuntersuchungen feststellen, daß Venen und Arterien eine oft gleich starke Füllung ihrer Arachnoidealscheiden mit Thorium zeigten, die aber nach der Tiefe zu abnahm. Eine Anhäufung von Thorium, wie sie nach den hypothetischen Auffassungen von SEPP am blinden Ende der arteriellen Arachnoidealscheiden erwartet werden müßte, konnte nicht festgestellt werden. Auch JORNS steht den Hypothesen SEPPs auf Grund seiner Untersuchungen über die Resorptionsvorgänge in den Hirnkammern ablehnend gegenüber. Die Flüssigkeitsaufnahme aus dem Hirngewebe als Teilvorgang des doppelt gerichteten Wasseraustausches durch die Hirngefäße im Sinne von WEED, MCKIBBEN kann nicht, wie SEPP glaubt, als Hauptliquorresorption angesehen werden. Vielmehr ist dieser Flüssigkeitsaustausch durch die Hirngefäße nach JORNS nur als regulatorische Einrichtung für den Wassergehalt der Hirnsubstanz anzusehen.

Spricht also die Mehrzahl der Untersuchungen für die Beteiligung des Lymphgefäßsystems an der Liquorresorption, so dürfte noch die Frage nach dem Stärkeverhältnis des lymphatischen Liquorabflusses zum venösen zu prüfen sein. Schon

Reiner und Schutzler, Hill und Ziegler und Weed haben durch subarachnoidale Injektionen von Farblösungen zeigen können, daß der Abfluß auf dem Lymphwege ganz unbedeutend gegenüber dem venösen Abfluß ist. Wichtige Untersuchungen zu dieser Frage verdanken wir Dandy.

Er entnahm nach Injektion von Phenolsulfonphthalein in den Liquorraum in bestimmten Zeitabständen Lymphe aus einer Fistel des Ductus thoracicus, andererseits Katheterurin aus der Blase. In einem anderen Versuch untersuchte er, abgesehen von der Lymphflüssigkeit, das Blut selbst auf Gehalt von Phenolsulfonphthalein. Während das Phenolsulfonphthalein im Urin und Blut schon wenige Minuten nach der Injektion erschien, war der Farbstoff in der Lymphe erst nach $1^3/_4$ Stunden erstmalig nachweisbar.

Man wird auf Grund aller Versuche mit Plaut annehmen, daß die Resorption in das *venöse* System eine erhebliche Rolle für den *cerebralen* Liquor spielt, während sie für den *spinalen* Liquor in den Hintergrund tritt, da hier der Abfluß hauptsächlich in die Nervenscheiden erfolgt, wofür gerade auch die vorhin erwähnten Thoriumbefunde sprechen würden. Immerhin gelangt aber die Hauptmasse des Liquor nach der Ansicht der Mehrzahl der Autoren in dem kraniellen und supratentoriellen Teil des Subarachnoidealraums zur Resorption. Hierfür sprechen, abgesehen von den Farbstoffversuchen, m. E. auch die Erfahrungen mit der Luftresorption nach der Encephalographie. Ersetzt man den Liquor zum größten Teil durch Luft, so erhält man bei lumbaler Füllung und freier Kommunikation zwischen Subarachnoidealraum und Ventrikelsystem zunächst eine Darstellung der Ventrikel und bei einem größeren Luft-Liquor-Austausch auch eine Füllung des Subarachnoidealraumes. Verfolgt man nun systematisch die Resorption der Luft, so kann man vielfach schon kurze Zeit nach beendeter Encephalographie beobachten, wie die Luft aus den Ventrikeln entweicht, um sich im Subarachnoidealraum der Konvexität anzusammeln. Die Konvexitätsräume können hierdurch nach gewisser Zeit eine beträchtliche Erweiterung gegenüber dem Anfangsbefund erfahren. Nach mehr oder minder langer Zeit erfolgt nun die Luftresorption auch aus diesen Räumen.

Es erhebt sich nunmehr die vielfach diskutierte Frage, ob und inwieweit eine Liquorresorption auch innerhalb der Hirnkammern, sei es durch die Plexus chorioidei selbst, sei es durch das Ventrikelependym, möglich ist. Als erster hat Askanazy auf die Wahrscheinlichkeit einer resorptiven Funktion der Plexus chorioidei hingewiesen. Er begründet seine Ansicht mit morphologischen Gesichtspunkten, indem er darauf hinweist, daß die Plexus eine zottige Struktur ähnlich den Darmzotten besitzen. Ferner konnte er bei Blutungen in die Hirnkammern Hämosiderinablagerungen in dem Plexusepithel nachweisen, ein Befund, der von Wüllenweber, Dietrich, Hueck bestätigt und in gleichem Sinne gedeutet wurde. Auch Fleischmann nimmt eine absorptive Funktion der Plexus an. Klestadt fand nach Injektion von Farbstoffen (Carmin) in die Ventrikel sowohl die Plexuszellen wie die Ependymzellen gefärbt. Diese Feststellung steht im Gegensatz zu den Versuchsergebnissen von Weed u. a. Weed fand nach Injektion seiner Eisenlösung in die Ventrikel im Innern der Chorioidealzellen keine Spur von Farbstoffgranula. Dagegen waren die Ependymzellen in ihrem unteren Teil intensiv gefärbt. Auch die eingehenden und wegen ihrer Vergleichsmöglichkeit besonders wertvollen Untersuchungen von Nañagas bei normalen und hydrocephalen Tieren sprechen gegen eine Teilnahme der Plexus chorioidei an der Liquorresorption, mindestens unter normalen Verhältnissen. Dagegen konnten Forbes, Fremont, Smith und Wolf nach Steigerung des osmotischen Druckes im Blut durch intravenöse Injektionen hypertonischer Lösungen feststellen, daß die Capillaren der Plexus chorioidei Farbstoffteilchen der intraventrikulär injizierten Eisenlösung enthielten. Diese Ergebnisse scheinen dafür zu sprechen, daß die Richtung des Liquorstromes durch die Plexus chorioidei umgekehrt werden kann, wenn der osmotische

Druck im Blut steigt. Indessen können diese Befunde ebensowenig wie die von ASKANAZY u. a. als Beweis dafür angesprochen werden, daß die Plexus *normalerweise* bei der Liquorresorption eine Rolle spielen. Diese Schlußfolgerung steht in Übereinstimmung mit der Auffassung von WEED und FOLEY, die auf Grund ihrer Beobachtungen die Wirkung des künstlich gesteigerten osmotischen Druckes im Blut als eine Umkehr des normalen Liquorabflusses im Sinne einer intraventrikulären Resorption ansehen. Auch die Tatsache, daß die Obliteration der Foramina Monroi zur Bildung eines Hydrocephalus internus führt, spricht gegen eine Beteiligung der Plexus an der Liquorresorption, zumal WISLOCKI und PUTNAM nach Injektion von Toluidinblau bei Tieren mit Hydrocephalus feststellen konnte, daß die Plexus absolut farblos bleiben. Auch die Befunde von JORNS in jüngster Zeit sprechen durchaus gegen eine Beteiligung der Plexus an der Liquorresorption.

Wie steht es nun mit der resorptiven Fähigkeit der Hirnkammerwandungen, insbesondere des Ependyms?

Schon die Tatsache, daß z. B. bei einem Hydrocephalus unilateralis durch Okklusion eines Foramen Monroi die in den Ventrikel eingeführte Luft trotz des absoluten Verschlusses nach einigen Tagen aus dem abgeschlossenen Ventrikel wieder verschwindet, läßt mit Sicherheit auf eine resorptive Funktion der Ventrikelwandungen schließen, da, wie eben ausgeführt, eine Resorption durch die Plexus nicht in Frage kommt. In diesem Sinne sprechen aber auch die Farbstoffversuche von WEED, WISLOCKI und PUTNAM, NAÑAGAS u. a.

NAÑAGAS fand bei hydrocephalen Tieren mit gesteigertem osmotischen Druck im Blut durch intravenöse Injektion hypertonischer Lösungen makroskopisch eine Blaufärbung des Ependyms, ferner eine nach außen hin abnehmende Färbung der quergeschnittenen Kammerwände. Mikroskopisch war die Farbe in und zwischen den Ependymzellen nachweisbar, ferner überall entlang der dem Ependym benachbarten Hirngefäße und ebenso innerhalb des Gefäßlumens. Die Farbe führenden Gefäße waren stets Venen, während die Arterien frei waren. Bei hydrocephalen Tieren *ohne* Steigerung des osmotischen Druckes im Blute fand sich der gleiche, wenn auch nicht so ausgeprägte Befund. Normaltiere *mit* Steigerung des osmotischen Druckes ließen ebenfalls eine, wenn auch geringere Färbung von Ependym- und Hirnsubstanz erkennen. Auch Normaltiere *ohne* Steigerung des osmotischen Druckes zeigten eine Durchtränkung des Hirngewebes mit Farbe, wenn auch nur in sehr geringer Tiefe. Der Farbstoff war im Ependym und in den Gefäßzellen viel spärlicher anzutreffen.

NAÑAGAS folgert aus seinem Befund, daß auch normalerweise eine Liquorresorption durch das Ependym hindurch stattfindet, wenn auch die physiologische Bedeutung dieser Resorption gering ist. Durch Anwendung hypertonischer Lösungen läßt sich dieser Vorgang allerdings erheblich steigern. Auch DANDY und BLACKFAN, welche die Resorption beim Hydrocephalus occlusus internus nach intraventrikulärer Injektion von Phenolsulfonphthalein, also keines kolloidalen, sondern eines molekular gelösten, also rasch diffundierenden Stoffes prüften, stellten fest, daß die Ausscheidung des Farbstoffes im Urin gegenüber dem normalen sehr gering und verlangsamt war. In diesem Zusammenhang sei auch auf die Untersuchungen von PETERHOF, SPATZ, MANDELSTAMM, KRYLOW hingewiesen.

Etwas näher eingegangen sei zur Frage der Resorptionsvorgänge in den Hirnkammern auf die Untersuchungen von JORNS aus der jüngsten Zeit.

Bei Hunden und Kaninchen wurde teils der Aquaeductus, teils ein Foramen Monroi durch Fascie oder Watte verschlossen, dann in dem abgesperrten Teil des Ventrikelsystems die verschiedensten Testsubstanzen, wie Jod-Natrium, Metallkolloide und Farbstoffe injiziert und deren Resorption studiert. Der Beweis, daß die Resorption z. B. von Jod-Natrium-Lösung direkt aus den Ventrikeln erfolgt, d. h. der operativ gesetzte Ventrikelverschluß tatsächlich ein kompletter war, wurde dadurch erbracht, daß bei Kontrollpunktionen des Subarachnoidealraums die Testlösung weder im lumbalen noch im zisternalen Liquor nachweisbar war. Die Jodausscheidung im Urin beginnt nach subarachnoidealer Injektion von 0,5 ccm einer 10%igen Jod-Natrium-Lösung — auf diese von FOERSTER inaugurierte Methode soll im Abschnitt „Passage- und Resorptionsprüfungen“ noch näher eingegangen werden — erstmalig nach etwa 1 Stunde, nach intraventrikulärer Injektion bei freier Kommunikation zwischen Ventrikelsystem und Subarachnoidealraum nach etwa 2 Stunden, dagegen nach intraventrikulärer Injektion bei bestehendem Ventrikelabschluß stark verspätet (4—5 Stunden). Über die ganze Ausscheidungsdauer des Jods im Urin erhielt JORNS Kurven, wie sie bereits früher von mir auf Grund von Untersuchungen beim Menschen veröffentlicht worden sind. Erhöhung des osmotischen Druckes im Blut durch intravenöse Injektion hypertonischer Kochsalzlösungen beschleunigte bei jeder Versuchsanordnung den Beginn und die Ausscheidungsdauer der Jodresorption, ganz gleich, ob es sich um Injektion in den Subarachnoidalraum oder in die Ventrikel mit und ohne Abschluß handelte. Zur Erforschung des Wesens und des Mechanismus der intraventrikulären Resorption wurden unter gleichen Bedingungen Farbstoffe verschiedener Dispersität intraventrikulär injiziert und nach verschieden langer Zeit der Farbweg makro- und mikroskopisch verfolgt. Bei Verwendung von 1%iger Tusche-Zinnober-Aufschwemmung, also grob disperser Stoffe, wie sie auch von KLESTADT bei Ziegenlämmern benutzt worden waren, lagerte sich der Farbstoff nur auf dem Ependym mit besonderer Bevorzugung der tiefer liegenden Abschnitte des injizierten Seitenventrikels und des 3. Ventrikels ab. Diese Ablagerung beruht offensichtlich auf mechanischen Momenten. Mikroskopisch fanden sich als Ausdruck einer reaktiven Entzündung reichliche Ansammlungen von Histiocyten, die mit Farbstoffen beladen waren. Dagegen beteiligte sich, abgesehen von vereinzelten subependymären Zellen, weder das Plexusepithel noch das Ventrikelependym an der Farbstoffspeicherung. Für Resorptionsvorgänge sprechen diese Versuche ebenso wenig wie die von JORNS ausgeführten analogen Versuche mit hochkolloidalem Argochrom. Dagegen ließ sich nach Injektion der kolloidalen Farbstoffe Trypanblau und Lithiocarmin in 1—1,5%iger Lösung ein breiter gefärbter Saum um die Ventrikel erkennen. Diesem entsprach mikroskopisch allerdings nur eine sehr geringe Farbstoffspeicherung in einzelnen Ependym-, Subependym-, Adventitia-, Glia- und Ganglienzellen, die JORNS in Bestätigung der Befunde von MANDELSTAMM und PETERHOF mit Recht als pathologische Reaktion infolge einer Alteration dieser Zellen durch die Injektion ansieht. Die Plexusepithelien bleiben auch hierbei frei. Die geringe makroskopisch sichtbare Anfärbung der Plexus läßt sich mikroskopisch durch *angelagerte*, zum Teil auch zwischen die Epithelien eingewanderte, mit Farbstoff beladene Histiocyten erklären. Mit dem *feiner* dispersen Trypanrot war der extraventrikuläre Färbungsbereich im Gehirn erheblich tiefer, insbesondere waren die perivasculären Räume der Hirngefäße, wie übrigens auch schon beim Lithiocarmin und Trypanblau, mit Farbstoff angefüllt, und zwar die fixen adventitiellen Zellen derselben, während die Gefäßendothelien frei von Farbstoff waren.

Diese Versuche lehren also, daß die Resorption von den Hirnkammern nicht durch die Plexus, sondern lediglich durch das Ependym, und zwar durch Diffusion zu den Hirngefäßen geht und daß sie von der Dispersität und dem osmotischen Druck der injizierten Substanzen abhängt. Daß die Größe der intraventrikulären Resorption in der Tat auch von dem letzteren Gesichtspunkt, also auch von dem Konzentrationsgefälle abhängig ist, zeigen die Untersuchungen von JORNS mit verschieden stark konzentrierten Jod-Natrium-Lösungen. Je höher die Konzentration der intraventrikulär injizierten Jod-Natrium-Lösung war — es wurden 3%ige, 6%ige und 10%ige Lösungen verwandt —, desto rascher war die Jodausscheidung im Urin. Je mehr sich der osmotische Druck dem des Liquors näherte, um so geringer ist die Resorption.

Diese letzteren Befunde von JORNS lassen daher gegenüber den von NAÑAGAS bei Normaltieren erhobenen nicht ohne weiteres den Schluß zu, daß normalerweise eine Liquorresorption durch die Ventrikelwandungen via Ependym nach den Hirngefäßen stattfindet. Aber selbst wenn man eine solche normalerweise annehmen wollte, so kann sie gegenüber der Liquorresorption an der Außenfläche des Gehirns nur von recht untergeordneter Bedeutung sein. Dagegen kann aus den Untersuchungen von DANDY und BLACKFAN, WISLOCKI und PUTNAM, NAÑAGAS, JORNS u. a. geschlossen werden, daß unter pathophysiologischen Bedingungen eine Liquorresorption durch die Ventrikelwandungen auf dem Weg Ependym — perivasculäre Räume — Hirngefäße stattfindet. Der Beweis, daß die Liquorresorption aus den Hirnkammern direkt in die Hirngefäße erfolgt und nicht etwa im Sinne der MONAKOWschen Anschauungen etwa auf dem Umwege durch die Hirnsubstanz hindurch nach dem Subarachnoidealraum ist dadurch erbracht worden, daß bei den Farbstoffversuchen der genannten Autoren die Ausdehnung der die Kammerwände umschließenden

Farbzonen mehr oder minder gering war. Insbesondere sprechen die Befunde von JORNS für diese Ansicht, nach denen ein Übertritt der Jod-Natrium-Lösung in den Außenliquor nicht nachweisbar war.

Abgesehen von den erwähnten experimentellen Untersuchungen beim Tier legen auch die klinischen Beobachtungen beim Menschen die Annahme einer Liquorresorption durch die Hirnkammerwandungen unter pathophysiologischen Verhältnissen nahe. Man sollte annehmen, daß eine Abflußbehinderung des Liquors aus den Ventrikeln immer eine mehr oder minder hydrocephale Dilatation der Hirnkammern oberhalb der Passagestörung zur Folge haben müßte. Das ist aber bei einer sowohl auf encephalographischem Wege wie durch eine Passageprüfung nachgewiesenen absoluten Abflußbehinderung keineswegs in allen Fällen der Fall. Hierauf habe ich im Abschnitt „Epilepsie" der „Röntgendiagnostik des Gehirns" in diesem Handbuch hingewiesen. Derartige Fälle beweisen, daß die intraventrikulären Resorptionsvorgänge doch so intensiv sein *können*, daß das Gleichgewicht zwischen Liquorproduktion und Liquorresorption gewahrt bleibt und ein Hydrocephalus internus nicht entsteht. Diese kompensatorische Liquorresorption via Ventrikelependym bei komplettem Ventrikelabschluß ist aber andererseits keineswegs die Regel. In der Mehrzahl solcher Fälle vermag die Liquorresorption durch die Ventrikelwandungen der Liquorproduktion nicht das Gleichgewicht zu halten und aus dem Mißverhältnis resultiert der Hydrocephalus internus[1]. In diesem Falle ist die stark verzögerte Jodausscheidung im Urin ein guter Test für die unzureichende Liquorresorption.

E. Liquorzirkulation.

Die Frage der Liquorbewegung ist in den vorausgehenden Abschnitten bereits mehrfach gestreift worden, da sie mit der Frage der Liquorentstehung sowie der Liquorresorption eng verknüpft ist. Aus der Tatsache, daß der Liquor dauernd durch die Plexus chorioidei produziert wird und seine Resorption normalerweise an der Außenfläche des Gehirns und des Rückenmarks erfolgt, resultiert die Annahme einer Liquorzirkulation. Wie diese Strömung in allen Einzelheiten unter physiologischen und pathophysiologischen Verhältnissen erfolgt, auf welchen Haupt- und Nebenwegen sie sich abspielt und durch welche Faktoren sie in ihrem Ablauf beeinflußt wird, ist heute noch ebensowenig restlos geklärt wie die Probleme der Liquorentstehung und der Liquorresorption selbst.

Nach Ansicht der überwiegenden Mehrzahl der Autoren erfolgt die Zirkulation des Liquors normalerweise von den Ventrikeln nach den Subarachnoidealräumen, also von innen nach außen. Der in den Ventrikeln gebildete Liquor nimmt seinen Weg durch den Aquaeductus Sylvii nach dem 4. Ventrikel, um sich von da durch die Foramina Luschkae und das Foramen Magendii in die basalen Zisternen zu ergießen. Daß in der Tat eine echte Strömung des Liquors in der eben geschilderten Richtung erfolgt, ergibt sich aus folgenden Tatsachen:

Legt man in den Aquaeductus Sylvii einen feinen Katheter ein, wie das von WEED ausgeführt worden ist, so kann man Liquor gewinnen, der beständig und unaufhörlich abfließt. Wird dieser Abflußweg des Liquors entweder künstlich im Tierversuch oder durch einen pathologischen Prozeß (Tumor, entzündliche Verwachsungen) völlig verlegt, so resultiert hieraus eine Stagnation des Liquors in den Ventrikeln, die in der Mehrzahl der Fälle einen Hydrocephalus internus der oral von der Okklusionsstelle gelegenen Ventrikelabschnitte zur Folge hat. Selbst wenn man annimmt, daß als Nebenweg für die Liquorzirkula-

[1] Es sei in diesem Zusammenhang an neuere Anschauungen von WEED über die physikalischen Kräfte (hydrostatischer Druck und kolloidaler osmotischer Druck des Blutes), die für die Absorption des Liquor beim Säugetier bestimmend sind, hingewiesen (Intern. Neurologenkongreß London, 1935).

tion der Abfluß durch die Ventrikelwandungen zur Verfügung steht, so reicht dieser Nebenweg in der Mehrzahl der Fälle bei Fortbestehen der Liquorproduktion nicht aus, um die Entstehung des Hydrocephalus internus zu verhüten. Man hat die Liquorströmung aus den Ventrikeln nach den Subarachnoidealräumen der Konvexität des Gehirns bzw. des Rückenmarks auch durch zahlreiche Passageproben mit Farbstoffen zu erweisen versucht (FRAZIER, PEET, DANDY, BLACKFAN, FOERSTER, CESTAN, RISER und LABORDE, WEED und NAÑAGAS). Es muß allerdings betont werden, daß diese Versuche zum Teil durch die Verwendung anisotonischer Farblösungen für die Liquorzirkulation unter physiologischen Verhältnissen, insbesondere was die Schnelligkeit der Liquorströmung betrifft, nicht als absolut beweisend angesehen werden können. Daß die lumbale Liquorentnahme einen Liquorzufluß aus den Ventrikeln zur Folge hat, kann man, wie CESTAN und RISER gezeigt haben, durch Messung des lumbalen und ventrikulären Druckes nachweisen.

„Man nimmt in 10 Minuten 1 ccm Lumbalflüssigkeit ab. Das Ventrikelmanometer zeigt allmählich im Verlauf von 5 Minuten + 1, nach 7 Minuten — 10, nach 15 Minuten — 40; von diesem Augenblick an steigt der Ventrikeldruck und gleichzeitig mit ihm der Lumbaldruck. Dieser Absturz des Ventrikeldruckes kann nur durch die Entleerung des Ventrikels infolge des lumbalen Abflusses erklärt werden." Man kann diesen Versuch noch objektiver gestalten, indem man nach CESTAN, RISER und LABORDE folgendermaßen vorgeht: Gleich nach lumbaler Entnahme von Liquor injiziert man 1 ccm Phenolsulfonphthaleinlösung in den Seitenventrikel. Das Versuchsobjekt bleibt unbeweglich in horizontaler Seitenlage, den Kopf in Schulterhöhe. Nach 4—5 Minuten sieht man aus der Lumbalkanüle einige kleine, durch das Reagens rotgefärbte Liquortropfen herausfließen. Diese Reaktion wird zunehmend stärker. Schließlich wird insbesondere von WEIGELDT auch noch der qualitative Unterschied zwischen Ventrikel- und Subarachnoidealliquor als Beweis für die Strömung in *einer* Richtung, und zwar von innen nach außen unter physiologischen Bedingungen angesehen. Bekanntlich ist der Ventrikelliquor normalerweise erheblich eiweiß- und zellärmer als der subarachnoideale Liquor.

Wie geht nun der weitere Verlauf des Liquors nach seinem Eintritt in die Cisterna cerebello-medullaris vor sich? Nach neueren Auffassungen (BIZE u. a.) schlägt der Liquor drei Wege ein. Der Hauptweg führt nach den basalen Flüssigkeitsräumen bis zur Cisterna fossae Sylvii und von da zu den Konvexitätsräumen beider Hemisphären; der zweite, weniger wichtige Weg ist ascendierend und führt zu der Fissura interhemisphaerica durch den Canalis sagittalis subcerebellaris, die Cisterna ambiens und den Canalis subcallosus; der dritte, ebenfalls weniger wichtige Weg ist descendierend und führt in den spinalen Subarachnoidealraum.

Die bei der Fortbewegung des Liquors wirkenden Faktoren sind der Sekretionsdruck, die Schwerkraft, die Atmung, der arterielle und der venöse Blut, druck sowie die Kopf- und Körperbewegungen[1]. Schon MAGENDI hat erkannt- daß der Liquor durch die pulsatorischen und respiratorischen Zirkulationsänderungen in eine Pendelbewegung versetzt wird, wodurch, abgesehen von der Bewegung, eine Mischung des Liquors herbeigeführt wird. Daß aber diese Mischung des Liquors eine unvollkommene ist, geht aus der differenten Zusammensetzung des Liquors in verschiedenen Höhen hervor. Das Zusammenwirken der obengenannten Faktoren dürfte im einzelnen je nach Körperhaltung, Betätigung usw. des Individuums verschieden stark sein und wohl einem dauernden Wechsel unterliegen. Immerhin wird aber auch durch dieses Zusammenwirken der, einen langen Seitenarm der Liquorsäule darstellende, spinale Liquor in den Flüssigkeitsstrom einbezogen, welcher sich von den Ventrikeln nach dem Scheitel der Hirnoberfläche hinbewegt. Eine genauere Analyse der Liquorbewegungen in der Lumbalgegend verdanken wir BECHER:

Zur photographischen Registrierung der durch Puls und Atmung hervorgerufenen Liquorschwankungen bediente er sich einer geschlossenen FRANKschen Herztonkapsel, die er durch einen 60 cm langen Gummischlauch mit dem oberen Ende des bei der Lumbal-

[1] Vgl. auch WEED (Intern. Neurologenkongreß London, 1935).

punktion verwandten Manometerrohres verband. In jüngster Zeit sind die Liquorschwankungen auch von LAGERGREEN auf optischem Weg untersucht worden. Der Liquorpuls in der Lumbalgegend besteht, wie BECHER zeigen konnte, aus einfachen, an eine Sinuslinie erinnernden Erhebungen, die beim Vergleich mit den Herztönen nicht in die Systole, sondern in die Diastole fallen (Abb. 60). Der Fußpunkt der Welle beginnt kurz vor dem 2. Herzton. Das vom Gehirnpuls abweichende Verhalten des Liquorpulses

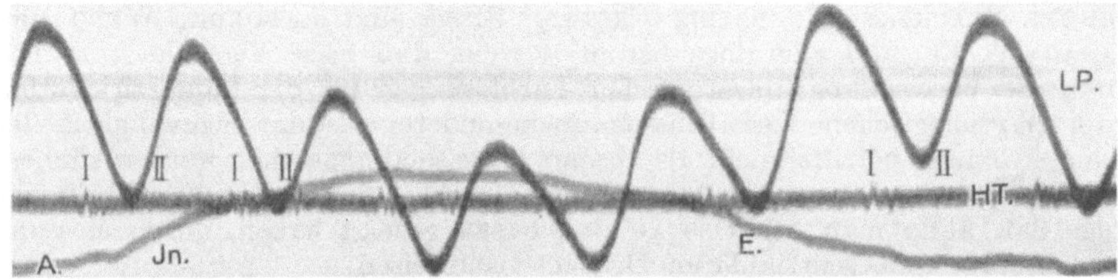

Abb. 60. Registrierung des Liquorpulses im Vergleich zur Atmung und Herzaktion. (Nach BECHER.) *LP.* Lumbalpuls, *HT.* Herztöne, *A.* Atmung *In.* Inspirium, *E.* Exspirium.

wird durch Abb. 61 demonstriert. Im allgemeinen sind bei erhöhtem Liquordruck die Oszillationen höher als bei niedrigem. Nach Verminderung des Liquordruckes nach Ablassen von Liquor läßt sich ein Kleinerwerden der pulsatorischen Wellen beobachten. Abb. 62 [1] zeigt oben die Pulsationen des Liquors bei einem Druck von 190, darunter diejenigen bei einem Druck von 110 mm Wasser. Die Amplitude der Oszillationen ist auch abhängig von der Beschaffenheit des Liquors. Erhöhung der Liquorviscosität, wie sie durch Blut- und Eiterbeimengung eintritt, kann die Liquorwellen erniedrigen bzw. ganz zum Verschwinden bringen, da die Fortpflanzung der Liquordruckschwankungen hierbei verhindert werden. Der Liquorpuls in der Lumbalgegend weicht, was Form und Lage betrifft, nicht nur vom Arterienpuls, sondern auch vom Gehirnpuls und von den Pulsationen des Liquors im Bereich der Membrana atlanto-occipitalis ab. Die letzteren ähneln dem Arterien- und teilweise auch dem Venenpuls. Ihr Beginn liegt zu Anfang der Systole. Ein Vergleich zwischen Liquor- und Radialispuls zeigt, wie Wellenberg und Wellental alternieren, so daß die Erhebung des Liquorpulses mit dem Tal des Radialispulses zusammenfällt (Abb. 63). BECHER konnte beim lumbalen Puls mehrmals das Auftreten von Bigeminien, Gruppenbildungen von je zwei Wellen beobachten, wobei aber der Radialispuls absolut regelmäßig war (Abb. 64). Wie die Abbildung zeigt, ist der Abstand zwischen den Fußpunkten der Liquorpulswellen nahezu immer gleich groß. Die Fußpunkte der Liquorpulswellen fallen mit dem Gipfel des Radialispulses zusammen. Nach BECHER handelt es sich bei diesem Phänomen um eine Interferenzerscheinung zwischen Puls- und Atmungswelle.

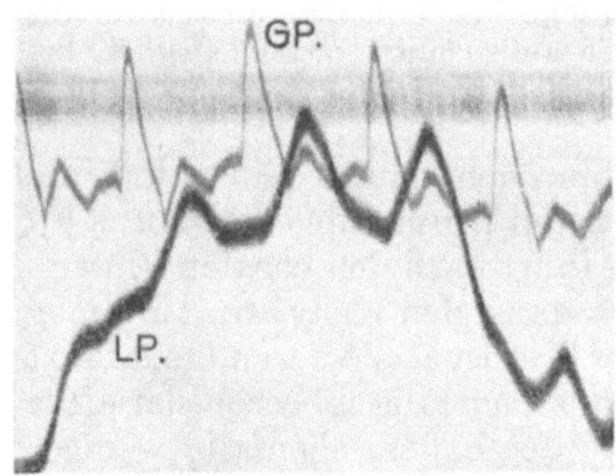

Abb. 61. Liquorpuls und Gehirnpuls. *LP.* Liquorpuls, *GP.* Gehirnpuls.

Die respiratorischen Oszillationen des Liquors werden durch die im venösen System der Schädelhöhle erzeugten respiratorischen Druckschwankungen hervorgerufen, besonders aber durch die Volumenschwankungen der den Duralsack umgebenden venösen Plexus, die bei der Exspiration eine Erweiterung, bei der Inspiration dagegen eine Verengerung erfahren und ihre Bewegungen auf den Liquor übertragen. Dementsprechend fällt bei Beginn der Inspiration die Liquorkurve sofort ab, während sie zu Beginn der Exspiration wieder ansteigt. Daß forcierte Atemexkursionen, wie sie beim Husten, Niesen, Lachen, Pressen und bei der Hyperventilation auftreten, zu erheblichen Veränderungen der Amplitude der Liquorpulswelle führen, konnte ich mehrfach bei Punktionen beobachten. Ferner dürfte auch der bei forcierten Körperbewegungen und bei Anstrengungen auftretende Atemtypus — ceteris paribus auch die Arterienpulsveränderungen — sowie Veränderungen des Atmosphärendruckes Auswirkungen auf die Liquorbewegungen haben.

---

[1] BECHER: Mitt. Grenzgeb. Med. u. Chir. **35**, 349 (1922).

Es sei von KUTZINSKI ein Fall von Gehirnschuß erwähnt, bei dem nach körperlicher Arbeit vermehrter Liquorabfluß vom Gehirn zu beobachten war. Ich selbst konnte wiederholt bei Ventrikelpunktionen nach intensiverer geistiger Inanspruchnahme des Punktierten (schwieriges Rechnen, Aufsagen von Gedichten usw.) einen schnelleren Liquorabfluß aus der Punktionsnadel beobachten. EWIG und LULLIES, denen wir ebenfalls eine eingehende Studie über den Einfluß der Atmung auf die Druckschwankungen im Cerebrospinalkanal verdanken, konnten nachweisen, daß die vorhin geschilderten Schwankungen der Liquorkurve bei der In- und Exspiration in selteneren Fällen umgekehrt sein können. Ob der eine oder der andere Fall eintritt, wird vom Typus der Atmung bestimmt. Bei ruhiger, vorwiegend thorakaler Atmung tritt der erste Typ (inspiratorisches Absinken) auf, bei ausgesprochen abdominaler Atmung der zweite. Im ersten Fall bewirkt das Sinken des intrathorakalen Druckes bei der Einatmung eine entsprechende Beschleunigung der Entleerung der oberhalb des Zwerchfells gelegenen epiduralen Venen und damit eine Senkung des Liquordruckes. Im zweiten Fall bleibt diese Wirkung natürlich qualitativ die gleiche, aber sie wird überwogen durch die bei ausgesprochen abdominaler Atmung inspiratorisch auftretende Drucksteigerung in der Bauchhöhle, die eine Erschwerung des venösen Abflusses aus dem Rückenmarkskanal in die Bauchhöhle bewirkt. Infolgedessen *steigt* der Druck im Liquor bei der Einatmung. Auch ANTONI, der 1927 und 1931 Beobachtungen über respiratorischen und pulsatorischen Liquorbewegungen mitgeteilt hat, führt die Variabilität der phasischen Bewegungen auf die Konkurrenz eines senkenden Faktors, der von der inspiratorischen Drucksenkung im oberen Cavagebiet herstammt, mit einem steigernden Faktor, der von der inspiratorischen Drucksenkung im unteren Cavagebiet entstammt, zurück. Der im Plexus venosus vertebralis herrschende Druck ist also durch die Verbindung dieses Venengebietes mit den beiden Cavagebieten die Resultante der beiden genannten konkurrierenden Faktoren und wirkt sich also auch dementsprechend auf die lumbale Liquordruck- und Liquorbewegungskurve aus. Bei

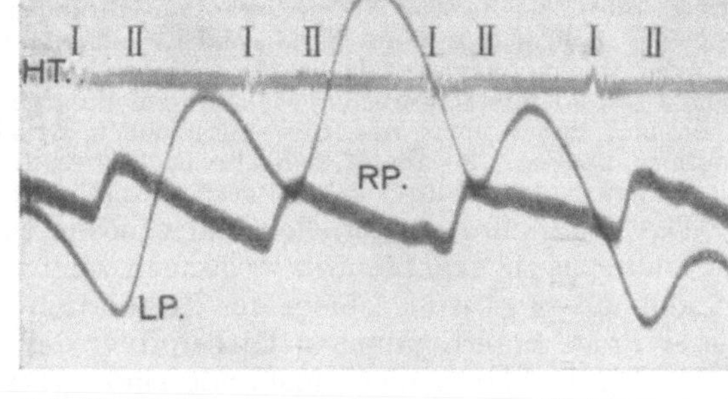

Abb. 63. Liquorpuls und Radialispuls. (Nach BECHER.)

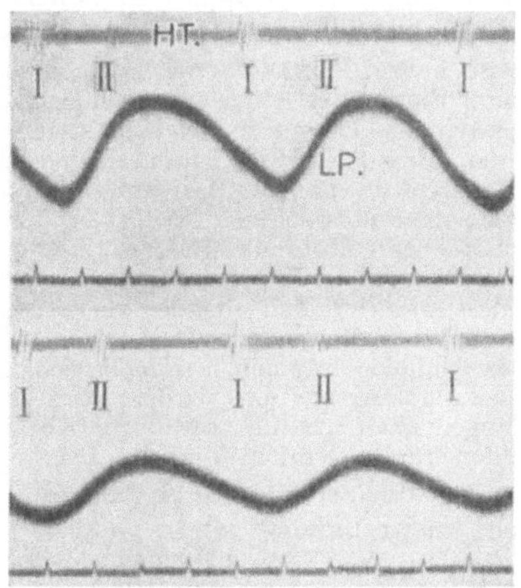

Abb. 62. Liquorpuls bei verschieden hohen Liquordruckwerten. Oben: Druck von 190 mm Wasser. Unten: Druck von 110 mm Wasser. (Nach BECHER.)

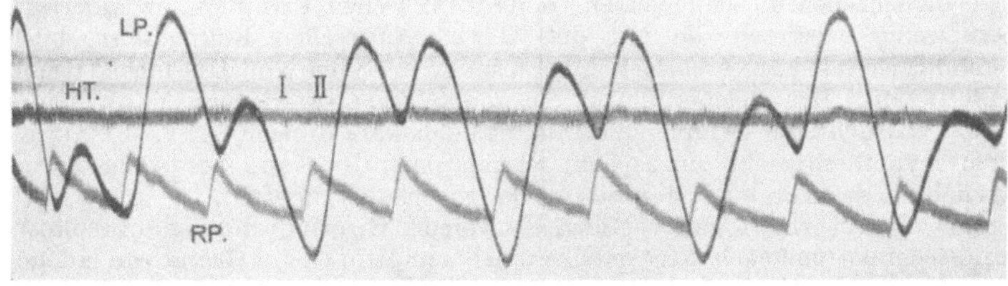

Abb. 64. Bigeminien und Gruppenbildungen der Pulswellen beim Liquorpuls. (Nach BECHER.)

gleichzeitiger Cisternen- und Lumbalpunktion ist das respiratorische Verhalten des Liquors nach ANTONI normalerweise oben und unten immer gleich. Bei relativer oder absoluter

Blockade des Spinalraums folgt aber die Liquordruckkurve unterhalb des Hindernisses genau dem intraabdominellen Druck, d. h. inspiratorische Steigerung und exspiratorische Senkung synchron mit der äußeren Atmung. ANTONI hat dieses Phänomen „respiratorisches Blocksystem" genannt und mißt ihm eine große diagnostische Bedeutung auch für leichteste Grade von Kommunikationsstörungen im unteren Teil des Spinalkanals bei. Bei hohem Sitz eines Hindernisses, z. B. im Halsmark, kommt dieses Phänomen natürlich nicht zustande, da ja der distal von der Okklusion gelegene Teil des Spinalkanals sowohl mit dem oberen wie mit dem unteren Cavasystem in venöser Verbindung steht und daher nicht nur die abdominellen Druckschwankungen allein zur Geltung kommen können. So findet sich also nach ANTONI bei kompletter cervicaler Okklusion die QUECKENSTEDT-Blockade *ohne* respiratorisches Blocksymptom.

Das Studium des arteriellen und venösen Druckes und der Atmung in ihren Beziehungen zu den Liquorbewegungen zeigt uns mit voller Klarheit, wie verwickelt dieses ganze Problem der Zirkulation des Liquors ist, und daß die zu dieser Frage unternommenen Farbstoffversuche allein das Problem der Liquorbewegung zu klären nicht imstande sind. Wenn auch heute die Mehrzahl der Autoren als Abflußweg für den Liquorstrom den Weg durch den Aquaeductus nach den basalen Zisternen und von da nach der Konvexität bzw. dem Spinalkanal ansieht und annimmt, daß ein Zurückfließen von Liquor aus dem Subarachnoidealraum nach den Ventrikeln nicht stattfindet, so gibt es doch auch noch andersartige Ansichten über den Liquorkreislauf.

So hat v. MONAKOW die Hypothese aufgestellt, daß der von den Plexus sezernierte Liquor durch die Ostien zwischen den Ependymzellen bzw. zwischen den Zellen der subependymalen Räume in die Hemisphärenwand eindringt. Von hier aus verbreitet er sich in den offenen Lymphspalten nach allen Richtungen. Er kommt so mit dem Nervenparenchym in nähere Beziehung und liefert den nervösen Bestandteilen die für ihre Funktionen notwendigen Stoffe. Andererseits nimmt er das beim Stoffwechsel der Zellen verbrauchte gelöste Material auf, fließt aus den offenen Gewebsspalten bzw. den pericellulären Räumen in die HISschen perivasculären Liquorräume, welche oft in den Subarachnoidealraum münden. Dieser verbrauchte Ventrikelliquor fließt nun teils in die venösen Leiter durch die PACCHIONIschen Granulationen ab, teils verbreitet er sich weiter in den Subarachnoidealräumen, sammelt sich in den großen Zisternen, um von da in den Lumbalsack zu gelangen. Dort wird er vom Venensystem aufgenommen, die nicht gelösten Stoffe gelangen nach v. MONAKOW durch Abräumzellen in die VIRCHOW-ROBINschen Räume und werden durch Lymphräume der Pia in die Lymphräume des Halses abgesondert.

Die MONAKOWsche Hypothese geht von Voraussetzungen aus, die heute nicht mehr haltbar sind:

1. Die Foramina Luschkae und Magendii sind Kunstprodukte und normalerweise nicht vorhanden.

2. Rechnet sie mit dem Vorhandensein besonderer Lymphbahnen innerhalb des nervösen Parenchyms.

An der Existenz der Foramina Luschkae und Magendii und der normalerweise bestehenden freien Kommunikation zwischen Ventrikel und Subarachnoidealraum kann heute nicht mehr gezweifelt werden. Was das Vorhandensein der besonderen Lymphräume betrifft, so hat bereits NISSL das Bestehen der die Ganglienzellen umschließenden OBERSTEINERschen Lymphräume widerlegt, ebensowenig existieren die mit den OBERSTEINERschen Räumen angeblich kommunizierenden epicerebralen Lymphräume im Sinne von HIS nicht (HELD, SPIELMEYER). Das gleiche gilt für die von GÖBBELS sowie von MAGNUS und JACOBI beobachteten Lymphgefäße. Schließlich wäre es nach der v. MONAKOWschen Hypothese nicht einzusehen, warum nach Blockade des Aquaeductus Sylvii bzw. des Foramen Monroi ein Hydrocephalus entsteht.

Eine umgekehrte Liquorströmung, also von der Hirnrinde durch die VIRCHOW-ROBINschen Räume nach den Ventrikeln nehmen AHRENS auf Grund von Kongorot-Versuchen bei Hunden sowie auch FLEISCHMANN und DIETRICH an. FLEISCHMANN besonders ist der Ansicht, daß besonders Hirnabscesse deshalb von der Hirnrinde nach den Ventrikeln wandern, weil der Flüssigkeitsstrom in dieser Richtung vor sich geht. WEIGELDT hat gegenüber dieser Ansicht mit Recht darauf hingewiesen, daß es nicht angängig ist, aus so groben pathologischen Veränderungen Schlüsse auf die physiologische Liquorzirkulation zu ziehen.

Mehrfach ist auch die Frage einer aktiven Liquorströmung im Spinalraum von unten nach oben diskutiert worden. Man glaubte, aus der Verbreitung von endolumbal injizierten Farbstoffen auf eine solche Bewegung schließen zu können (KLOSE, VOGT, GOLDMANN, HEINEKE und LAEWEN, PROPPING). PROPPING insbesondere glaubte, in dem Bau der im vorderen Teil des Duralsackes in der Höhe der 2. Zacke des Lig. denticulatum gelegenen KEY-RETZIUSschen Klappe eine Ventilvorrichtung sehen zu können und auf eine solche Strömung des Liquors schließen zu dürfen. Der im vorderen Spatium nach unten fließende Liquor soll nach seiner Ansicht in das hintere Spatium abgedrängt werden und hierdurch in diesem aufwärts steigen. WALTER, KAFKA und WEIGELDT haben auf Grund eigener anatomischer Untersuchungen über den Bau dieser meist mangelhaft entwickelten Klappe diese Hypothese abgelehnt und PROPPING hat sie selbst wieder aufgegeben. PLAUT weist mit Recht darauf hin, daß auch die Ergebnisse über die zum Teil erheblichen Unterschiede des Zellgehaltes in den verschiedenen Höhen der Liquorsäule vor allem die Sedimentierung der Zellen gegen eine Aufwärtsströmung des Liquors im Spinalkanal unter physiologischen Bedingungen sprechen.

F. Passage- und Resorptionsprüfungen.

Der Nachweis und die Lagebestimmung eines Passagehindernisses im Liquorsystem ist auf zweifache Weise möglich:

1. Durch die Injektion *schattengebender Substanzen im Röntgenbild.*

So kann z. B. durch *endolumbale* Luftinjektion eine Kommunikationsunterbrechung zwischen Ventrikelsystem und Subarachnoidealraum nachgewiesen werden. Sitzt das Hindernis unterhalb des Foramen Magendi, z. B. im oberen Halsmark, so zeigt das Encephalogramm lediglich den mit Luft gefüllten Subarachnoidealraum des Rückenmarks, jedoch weder die cerebralen Subarachnoidealräume noch die Hirnkammern. Sitzt das Hindernis im 4. Ventrikel, so erhält man auch eine Darstellung der Zisternen und der Subarachnoidealräume der Konvexität des Gehirns. Je nach der höheren Lokalisation eines Hindernisses oberhalb des 4. Ventrikels wird man durch die lumbale Luftfüllung, abgesehen von den Subarachnoidealräumen des Gehirns, auch diejenigen Abschnitte des Ventrikelsystems röntgenologisch zur Darstellung bringen, die unterhalb der Kommunikationsunterbrechung liegen. Auch nach Luftfüllung durch Ventrikelpunktion läßt sich ein Passagehindernis innerhalb des Ventrikelsystems, mag es sich um ein solches im Foramen Monroi zwischen den beiden Seitenventrikeln oder zwischen diesen und dem 3. Ventrikel bzw. Aquaeductus und 4. Ventrikel handeln, darstellen. Welch enorme praktische Bedeutung der röntgenologische Nachweis eines Hindernisses durch die Luftfüllung des Liquorsystems hat, habe ich im Abschnitt „Encephalographie" dieses Handbuches zur Genüge dargetan. Die Voraussetzung für den sicheren Nachweis eines Hindernisses im Liquorsystem mit dieser Methode ist bei der Launenhaftigkeit der Luftverteilung selbstverständlich eine einwandfreie Technik, d. h. 1. die Injektion genügend großer Luftmengen und 2. die Ausführung von Kontrollaufnahmen nach Lagewechsel und verschiedenen Zeitabständen. Gerade dieser letzte Gesichtspunkt ist wichtig zur Entscheidung der Frage, ob es sich bei dem festgestellten Passagehindernis um ein dauerndes oder nur um ein passageres handelt. Es kann z. B. die erste Aufnahme nach Luftfüllung eine Kommunikationsunterbrechung an einer Stelle des Liquorsystems zeigen, während eine Kontrollaufnahme nach gewisser Zeit doch noch eine mehr oder minder völlig freie Kommunikation ergibt. Die Kommunikationsunterbrechung kann sich aber noch in anderer Weise äußern, nämlich im Sinne eines Ventilverschlusses. So findet sich z. B. bei der lumbalen Luftfüllung ein dauerndes Passagehindernis in einem Foramen Monroi, so daß die Luftfüllung des entsprechenden Seitenventrikels ausbleibt. Dagegen ergibt die isolierte Gegenfüllung dieses vorher nicht darstellbaren Seitenventrikels mit Luft nach einer Ventrikelpunktion und röntgenologischen Kontrolluntersuchung doch noch die freie Durchgängigkeit des vorher verlegten Foramen Monroi nach dem 3. Ventrikel bzw. dem anderen Seitenventrikel.

Abgesehen von gasförmigen Kontrastmitteln läßt sich ein Passagehindernis im Liquorsystem auch durch flüssige Kontrastmittel nachweisen. Am meisten verbreitet und am bekanntesten ist die Objektvierung von Passagehindernissen im spinalen Liquorraum bei Rückenmarkstumoren durch Jodöle (Lipiodol, Jodipin). Aber auch für den Nachweis und die Lokalisation eines Passagehindernisses im Ventrikelsystem werden die Jodöle von verschiedenen Autoren benutzt. Das in einen Seitenventrikel injizierte Jodipin descendens senkt sich bei freier Kommunikation aus den Hirnkammern nach abwärts in den Lumbalsack. Durch Röntgenaufnahmen in verschiedenen Zeitabständen nach der Injektion oder auch durch Röntgendurchleuchtung kann die Schnelligkeit und Vollständigkeit der Fortbewegung des Jodöls und sein eventueller Stop an der Stelle des Passagehindernisses erkannt werden. Eine allgemeine Verwendung haben aber die Jodöle für die *cerebrale* Passageprüfung wegen der schweren Reizerscheinungen und der Gefahren besonders bei Bestehen eines kompletten Stops im Ventrikelsystem und der Schwierigkeit ihrer totalen Entfernung in einem solchen Fall nicht gefunden. Lysholm hat in letzter Zeit darauf hingewiesen, daß kleine Öltropfen, die im Ventrikelsystem zurückgeblieben waren, mehrere Tage später Verstopfung des Liquorsystems mit akuter Drucksteigerung verursachen konnten. Es besteht nach den in der Literatur niedergelegten Erfahrungen kein Zweifel, daß die Anwendung von Jodölen bei Bestehen eines Abflußhindernisses lebensgefährlich sein kann, wenn die Kommunikationsunterbrechung operativ nicht zu beseitigen ist. Auch das in letzter Zeit zur Verwendung gekommene Thoriumpräparat Thorotrast eignet sich in seiner augenblicklichen Zusammensetzung noch nicht für die Passageprüfung des cerebralen Liquorsystems. Das gleiche gilt in noch höherem Maße für das Abrodil.

2. Der Nachweis eines Passagehindernisses im Liquorsystem ist aber auch ohne Hilfe des Röntgenbildes nur durch *intraventrikuläre Injektion von Farblösungen* möglich. So kann z. B. der Verschluß eines Foramen Monroi durch gleichzeitige Punktion beider Seitenventrikel und Prüfung des Übertrittes der in den einen Ventrikel injizierten Lösung in den anderen festgestellt oder ausgeschlossen werden, ebenso der Abschluß des ganzen Ventrikelsystems vom Subarachnoidealraum. Normalerweise ist nämlich der Farbstoff nach Injektion in den einen Seitenventrikel sofort auch in dem anderen nachzuweisen. Bei freier Kommunikation zwischen Ventrikelsystem und den Subarachnoidealräumen erscheint der Farbstoff nach Aufsetzen des Patienten 2—3 Minuten später in der Cisterna cerebello-medullaris, 4—6 Minuten später ist er im Lumballiquor nachweisbar. Erscheint der Farbstoff 10—15 Minuten nach intraventrikulärer Injektion noch nicht im lumbalen Liquor, so ist das Vorliegen eines Passagehindernisses anzunehmen, ist er auch nach einer $^1/_2$—$^3/_4$ Stunde nicht nachweisbar, so muß mit einem vollkommenen Abschluß gerechnet werden. Als Farbstoff für die Passageprüfung haben Indigocarmin, Methylenblau, neutrale Phenolsulfonphthalein-Lösung und 10%ige Jod-Natrium-Lösung Verwendung gefunden. Von diesen Farbstoffen haben sich am besten das von Dandy und Blackfan sowie Frazier und Peet empfohlene neutrale Phenolsulfonphthalein (1 ccm) und das von Foerster verwendete 10%ige Jod-Natrium (2 ccm) bewährt. Der Vorteil der Jod-Natrium-Lösung gegenüber dem Phenolsulfonphthalein liegt,

abgesehen von seiner besseren Verträglichkeit, darin, daß man sich, wie ich nachweisen konnte, durch eine unmittelbar nach der intraventrikulären Farbstoffinjektion angefertigte Röntgenaufnahme gleichzeitig auch ein Bild über die Ventrikelgröße verschaffen kann, da sogar die schwache Jod-Natrium-Lösung einen genügenden Kontrastschatten im Röntgenbild ergibt. Auf diese Weise kann man mitunter dem Kranken eine Encephalographie ersparen. Auch die Jodnatriumlösung vermag Reizerscheinungen (Kopfschmerzen, Temperaturen, Brechreiz) in manchen Fällen auszulösen. Diese sind aber, wie bereits erwähnt, gegenüber der Phenolsulfonphthaleinlösung wesentlich geringer. Sie lassen sich fast ganz vermeiden, wenn man anstatt 2 ccm nur 1 ccm verwendet.

Der Nachweis des Jods im Liquor wie im Urin erfolgt für klinische Zwecke entweder mit der „Chloroform-Salpetersäure-Probe" und gibt sich durch eine Rosa- bzw. Rotviolettfärbung der Untersuchungsflüssigkeit zu erkennen oder mit dem von mir angegebenen „Stärke-Salpetersäure-Reagens":

100 ccm 1%ige Stärkelösung werden mit 3—$3^1/_2$ ccm rauchender Salpetersäure versetzt. Dieses Reagens ist vor jeder Untersuchung frisch herzustellen und ist dann 2—3 Tage für den ganzen Versuch gut haltbar. Bei Anwesenheit geringster Jodmengen im Urin kommt es bei tropfenweisem Zusatz des Reagens zu einer Jod-Stärke-Reaktion, die sich in einer blauen bis blauschwarzen Farbe zu erkennen gibt. Diese Probe hat sich mir gegenüber der Chloroform-Salpetersäure-Probe deswegen als vorteilhafter bewährt, weil man bei wiederholten Liquor- und insbesondere Urinuntersuchungen, wie letztere bei den bald zu besprechenden Resorptionsprüfungen notwendig sind, während einer ganzen Versuchsreihe nur mit einem Reagens arbeitet und dadurch das dauernde Hantieren mit der lästigen und gefährlichen Salpetersäure vermeidet. Ferner gibt die dunkle Farbreaktion einen intensiveren Farbenkontrast als das beim ersten Positivwerden mit der sehr feinen Rosafärbung der Chloroform-Salpetersäure-Probe der Fall ist, deren Erkennung besonders bei künstlichem Licht dann schwierig ist, wenn der Urin an sich schon eine leicht rötliche Färbung zeigt. Vor allem gewährt aber die Stärke-Salpetersäure-Probe durch die sehr deutlichen Intensitätsunterschiede der Färbung bei verschieden starkem Jodgehalt des Liquors und des Urins einen recht brauchbaren, wenn auch nur grob quantitativen Nachweis, so daß man bei einiger Übung 4 Intensitätsgrade in der Reaktion unterscheiden und sich so den ganzen Versuch kurvenmäßig darstellen kann. Schließlich ist das Reagens dadurch noch billiger, daß man das Chloroform entbehren kann. Was die Empfindlichkeit dieses Reagens gegenüber der Chloroform-Salpeter-Probe betrifft, so steht sie ihr, wie ich mich an vielen hundert Paralleluntersuchungen überzeugen konnte, durchaus nicht nach. Geringe Empfindlichkeitsunterschiede zugunsten der einen oder der anderen Methode fand ich bei beiden.

Die Injektion von Farbstoffen in das Liquorsystem wird, abgesehen von der Passageprüfung, auch zur Prüfung der *Resorptionsfähigkeit des Liquorsystems* benutzt. Als Test hierfür gelten die Schnelligkeit und Intensität der Ausscheidung der in den Liquorraum eingeführten Farblösungen im Urin. Schon NAUNYN, FALKENSTEIN, LEWANDOWSKY, WEICHBRODT, HILL, RANSON konnten feststellen, daß endolumbal eingeführte körperfremde Stoffe, seien es Farblösungen, wie Methylenblau, Ferrocyankali, seien es artfremde Sera (RANSON), normalerweise sehr schnell aus dem Liquor ins Blut resorbiert werden. DANDY und BLACKFAN untersuchten die Ausscheidung von Phenolsulfonphthalein beim Hund nach endolumbaler Injektion von 1 ccm dieser Lösung. Sie fanden, daß in der 1. Stunde nach der Injektion 16,6%, in der 2. 17,8%, in der 3. 13,6%, in der 4. 7,2%, in der 5. 4,5%, in der 6. 2,2%, in der 7. 1,3% ausgeschieden wurden. Daß der Weg vom Liquorraum ins Blut sogar für corpusculäre Elemente von der Größenordnung der meisten Bakterien leicht gangbar ist, haben die Untersuchungen von Bieling und Weichbrodt ergeben, die ganz harmlose Luftkeime endolumbal injizierten und dieselben sehr bald aus dem Liquor verschwinden sahen. Schließlich haben auch die Erfahrungen mit der Encephalographie gelehrt, daß normalerweise auch größere Mengen von Luft und anderen Gasen (Sauerstoff, Kohlensäure) in kürzester Zeit aus dem Subarachnoidealraum resorbiert werden. Andererseits werden ölartige und sehr grob disperse Körper sehr langsam aus dem Liquorraum ausgeschieden. So dauert z. B. die Ausscheidung von Jodipin oder Lipiodol monate-, mitunter jahrelang. Auch für Alkaloide hat Lewandowsky eine lange Verweildauer im Liquorsystem festgestellt. Ebenso bleiben auch Nicotin und Adrenalin ziemlich lange im Liquorraum. Systematische Untersuchungen über das Schicksal der in den Liquorraum gebrachten Substanzen verdanken wir auch Jánossy. Er weist mit Recht darauf hin, daß gewisse Substanzen (Atropin, Adrenalien, Nicotin, Öle, corpusculäre Elemente) keineswegs ohne jedes Hindernis aus dem Liquor ins Blut gelangen können und daß nicht nur in der Richtung Blut-Liquor (Walter, Stern), sondern auch in der Richtung Liquor-Blut eine Barriere besteht.

Wir sehen also, daß für die einzelnen in den Liquorraum eingeführten chemischen Substanzen, seien es gasförmige, seien es flüssige, ganz verschiedene Ausscheidungszeiten bestehen.

Es erhebt sich daher die Frage, inwieweit man berechtigt ist, aus der Schnelligkeit und Intensität der Ausscheidung der in den Liquorraum eingeführten Substanzen Rückschlüsse auf die Resorptionsverhältnisse des Liquors selbst zu ziehen. Bei aller Vorsicht, die man sich bei der Entscheidung dieser Frage auferlegen muß, möchte ich sie doch in gewisser Beziehung bejahend beantworten. Wenn wir z. B. nach einer Encephalographie eines Falles von cerebraler Kinderlähmung mit pathologischer Vergrößerung des Liquorsystems noch nach mehreren Wochen bei einer Kontrollaufnahme Luft im Ventrikelsystem finden, so wird hier ohne weiteres der Schluß berechtigt sein, daß hier eine Schädigung der liquorresorbierenden Organe vorliegen muß. Denn von der Luft wissen wir, daß sie normalerweise auch in größeren Mengen (150 ccm) nach endolumbaler Injektion innerhalb von 3 Tagen resorbiert wird. Ebenso wird man bei der Verwendung flüssiger Substanzen, deren Ausscheidung nach endolumbaler oder intraventrikulärer Injektion im Urin geprüft wird, berechtigt sein, die fehlende oder verspätete Ausscheidung einer solchen Substanz im Urin auf eine Sperre in den Austauschbeziehungen zwischen Liquor und Blut zu beziehen, wenn man durch eine erneute Liquorentnahme den Nachweis führen kann, daß die injizierte Farblösung im Liquor verblieben ist. Es muß aber anderseits betont werden, daß eine verspätete Ausscheidung einer in den Liquorraum injizierten Farblösung im Urin keineswegs immer auf eine Verzögerung des Stoffaustausches zwischen Liquor und Blut zu beruhen braucht, es kann vielmehr die Verzögerung auch die Folge einer Retention des Farbstoffes im übrigen Körper, z. B. in den Nieren, sein. Es muß daher bei allen Resorptionsprüfungen mit flüssigen Substanzen eine derartige Möglichkeit a priori bedacht und durch entsprechende Vor- oder Kontrolluntersuchungen (Nierenfunktionsprüfung, Ausscheidung derselben Substanz nach intravenöser Injektion usw.) ausgeschlossen werden.

Für die Liquorresorptionsprüfung haben in Amerika die Phenolsulfonphthalein-Probe, in Deutschland dagegen mehr die Jod-Natrium-Probe Verwendung gefunden. Bei der letzteren werden nach Ablassen von 2 ccm Liquor 2 ccm einer 10%igen Jod-Natrium-Lösung je nach Lage des Falles lumbal, suboccipital oder intraventrikulär injiziert. Es empfiehlt sich, vor der Injektion der Lösung diese mit 8—10 ccm Liquor zu vermischen. Der Zeitpunkt der Injektion wird notiert. Sodann werden in den ersten $1^1/_2$ Stunden nach der Injektion alle Viertelstunden aus dem in die Blase eingeführten und befestigten Gummikatheter Urinproben entnommen und auf den Jodgehalt untersucht. Nach dem ersten jodpositiven Urinbefund werden alle Stunden, eventuell alle 2 Stunden bis zum dreimaligen Negativwerden des Urins Untersuchungen angestellt. Der Jodnachweis im Urin erfolgt, wenn man auf die quantitativen Methoden von KENDALL, BLUM und GRÜTZNER u. a. verzichtet, mit der vorhin erwähnten Chloroform-Salpetersäure-Probe oder der Stärke-Salpetersäure-Probe.

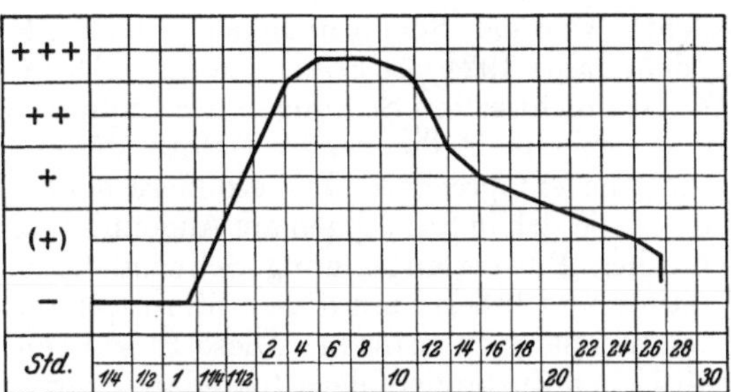

Abb. 65. Jodausscheidung im Urin nach endolumbaler Injektion von 2 ccm 10 %iger Jodnatriumlösung. Normaler Ausscheidungsbeginn und normale Ausscheidungsdauer.

Die Jodausscheidung im Urin nach endolumbaler Injektion von 2 ccm einer 10%igen Jod-Natrium-Lösung ist dann als normal anzusehen, wenn sie nicht früher als $^1/_2$ Stunde und nicht später als höchstens 1 bis $1^1/_2$ Stunden nach der Injektion beginnt und wenn die Gesamtausscheidungsdauer 20—32 Stunden anhält. Wie bereits erwähnt, läßt sich mit dem von mir angegebenen Stärke-Salpetersäure-Reagens, das die verschiedenen Intensitätsgrade der Jodausscheidung markant zu erkennen gibt, der gesamte Ausscheidungsversuch kurvenmäßig darstellen. Diese Kurven demonstrieren sehr deutlich die Art der in den einzelnen Fällen vorliegenden Störungen des Ausscheidungsbeginns und der Ausscheidungsdauer. Sie zeigen ferner, daß die Stärke der Ausscheidung in der Mehrzahl der Fälle, ganz gleich, ob es sich um normale oder pathologische handelt, in den ersten Stunden nach Beginn der Ausscheidung rasch ansteigt, nach 6—10 Stunden ihren Höhepunkt erreicht, um dann mehr oder minder rasch und gleichmäßig wieder abzusinken. Der absteigende Schenkel der Kurve ist daher recht verschieden gestaltet. Gelegentlich kommt es vor, daß die Jodreaktion im Urin gegen Ende des Versuches negativ wird, 1 bis 3 Stunden später jedoch nochmals positiv wird, um dann definitiv negativ zu bleiben. Als Beispiel einer normalen Ausscheidungskurve sei Abb. 65, als Beispiel einer pathologischen Kurve mit verzögertem Ausscheidungsbeginn und verlängerter Ausscheidungsdauer die Abb. 66 gewählt[1]. Über die bei den verschiedenen Erkrankungen des Zentralnervensystems mit der Jod-Natrium-Probe gesammelten Erfahrungen soll im folgenden Abschnitt berichtet werden.

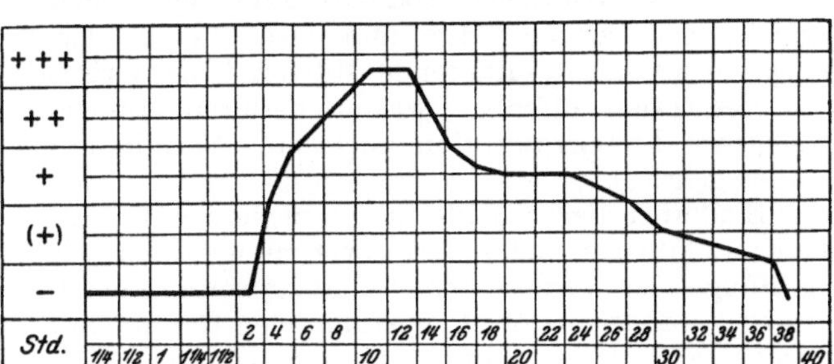

Abb. 66. Verzögerter Ausscheidungsbeginn und stark verlängerte Ausscheidungsdauer.

[1] GUTTMANN: Störungen der Liquorresorption bei Psychosen. Arch. f. Psychiatr. 88.

G. Störungen der Liquorzirkulation und Liquorresorption und ihre Behandlung.

Über Resorptionsstörungen der in den Liquorraum eingeführten Farbstoffe bei den verschiedensten Erkrankungen des Zentralnervensystems ist, abgesehen von amerikanischen Autoren (DANDY u. a.) in Deutschland von FOERSTER und seinen Schülern SCHWAB, KLAUBER und L. GUTTMANN, ferner auch von HEIDRICH berichtet worden. Schon in seiner Arbeit: „Encephalographische Erfahrungen" aus dem Jahre 1924 hat FOERSTER darauf hinweisen können, daß die *Encephalitis lethargica* nicht selten Störungen der Liquorzirkulation und -resoprtion zur Folge hat, denen eine Reihe der im Gefolge dieser Krankheit auftretenden klinischen Symptome entsprechen. Insbesondere sind die allgemeinen Hirndruckerscheinungen, die sich in Stauungen am Augenhintergrund, Kopfdruck, Kopfschmerzen, Erbrechen, Pulsverlangsamung, Schwindel, Konzentrationsmangel und depressive Verstimmung äußern, mit diesen Störungen der Liquorzirkulation in ursächlichen Zusammenhang zu bringen. Diese Störungen können den bekannten postencephalitischen Zustandsbildern (pallidäre Starre usw.) vorausgehen oder mit ihnen gepaart sein. Sie können aber auch als einzige Folge einer überstandenen Encephalitis epidemica — im übrigen auch bei Encephalitiden anderer Genese — bestehen. Man kann, wie auch KLAUBER späterhin gezeigt hat, die im Gefolge einer Encephalitis epidemica auftretenden Störungen der Liquorzirkulation und -resorption mit Hilfe einer kombinierten Untersuchung durch Encephalographie und Jod-Natrium-Probe in mehrere Gruppen einteilen.

1. Gibt es Fälle, bei denen die Kommunikation zwischen Ventrikelsystem und Subarachnoidealraum erhalten ist und welche die genannten Störungen aufweisen, ohne daß das Ventrikelsystem oder die Subarachnoidealräume encephalographische Veränderungen zeigen. Hier muß also das aus der Verzögerung der Liquorresorption an sich resultierende Mißverhältnis zwischen Liquorproduktion und Liquorresorption offenbar wieder dadurch ausgeglichen werden, daß der verzögerten Liquorresorption auch eine Verminderung der Liquorproduktion parallel geht.

2. Sind aber hierbei Fälle zu unterscheiden, wo dieses Mißverhältnis zwischen Liquorproduktion und Liquorresorption nicht ausgeglichen wird, so daß es durch die infolge der verzögerten Liquorresorption entstehenden Liquorstauungen auch zu Veränderung der liquorführenden Räume im Sinne eines Hydrocephalus communicans internus bzw. externus kommt. Eine auffallende Erweiterung zeigt, worauf ich im Kapitel der „Encephalographie bei Encephalitis" meines Handbuchbeitrages „Röntgendiagnostik" hingewiesen habe, in diesen Fällen nicht selten der 3. Ventrikel. Die Verzögerung der Jod-Ausscheidung im Urin bezieht sich in diesen beiden Gruppen besonders auf den Ausscheidungsbeginn, aber auch auf die gesamte Ausscheidungsdauer.

3. Gegenüber diesen beiden Gruppen sind Fälle zu unterscheiden, bei denen neben mehr oder minder schweren Störungen der Liquorresorption durch arachnitische Verklebungen im Aquaeductus oder 4. Ventrikel auch eine Kommunikationsunterbrechung zwischen Ventrikelsystem und Subarachnoidealraum und damit eine Verlegung der normalen Liquorpassage aufgedeckt werden kann. Bei derartigen Fällen zeigt die Encephalographie via Lumbalpunktion eine Nichtfüllung des Ventrikelsystems. Es sind lediglich die Subarachnoidealräume der Konvexität sowie die Zisternen dargestellt, bei Sitz der Verklebung im Aquaeductus mitunter auch der 4. Ventrikel. Diese Passagebehinderung ist allerdings, worauf schon FOERSTER und KLAUBER hingewiesen haben, vielfach nur eine *relative*. Es konnte nämlich durch die Anwendung der im vorigen Kapitel erwähnten Passageprüfungen nach intraventrikulärer Injektion von Jod-Natrium-

oder Phenolsulfonphthalein-Lösung nachgewiesen werden, daß der in den Seitenventrikel eingespritzte Farbstoff doch im Lumballiquor, wenn auch verspätet, erschien. Daß diese Verlegung der Liquorpassage aber auch eine *komplette* sein kann, zeigt der bioptische und späterhin der autoptische Befund eines von FOERSTER operierten Kranken, bei dem sich auf dem Boden einer Encephalitis epidemica schwere allgemeine Hirndruckerscheinungen mit Kopfschmerzen, Doppeltsehen, Vertikalnystagmus, konjugierter Blickparese nach oben, zentrale Hörstörungen, Gleichgewichtsstörungen sowie eine Stauungspapille entwickelt hatten. Hier fand sich bei der Operation eine dicke fibröse Masse vor dem Foramen Magendi, die dasselbe verschloß. Der Kranke starb am Ende der Operation an einer akut auftretenden Atemlähmung. Die Autopsie deckte eine ausgesprochene Encephalitis mit Herden in Pons, Oblongata und Kleinhirn auf.

Die Festigkeit und Dichte einer Passagebehinderung kann Schwankungen unterliegen. So kann sich eine relative Passagebehinderung z. B. durch veränderte Schwellungszustände des Hirnparenchyms intermittierend in eine absolute umwandeln und Anlaß zu Entstehung eines akuten Hydrocephalus mit Auslösung schwerer Hirndruckerscheinungen geben. Andererseits spricht ein von KLAUBER beschriebener Fall dafür, daß eine absolute Passageverlegung keineswegs dauernd zu bestehen braucht. Bei einem Fall von postencephalitischem Pallidumsyndrom mit allgemeinen Hirndruckerscheinungen, bei dem durch lumbale Encephalographie eine Kommunikationsunterbrechung zwischen Ventrikelsystem und Subarachnoidealraum festgestellt worden war, zeigte die Passageprobe nach intraventrikulärer Jod-Natrium-Injektion die absolute Undurchgängigkeit des Passagehindernisses für die injizierte Farblösung, da selbst nach einer halben Stunde das Jod-Natrium im Lumballiquor noch nicht nachweisbar war. Bei einer Wiederholung des Versuches nach 2 Wochen trat aber das Jod aus den Ventrikeln doch nach 23 Minuten in den Lumballiquor über, bei einem späteren dritten Versuch war das Jod sogar schon nach 18 Minuten im lumbalen Liquor nachweisbar. Es ist naheliegend, die Wiederherstellung des Passageweges für den Liquor in diesem Fall auf die Jod-Natrium-Injektion selbst zurückzuführen.

Daß eine Passagebehinderung, insbesondere wenn es sich um eine absolute handelt, zu Stauungen des Liquors in den oberhalb des Abflußhindernisses gelegenen Abschnitten des Ventrikelsystems und damit zur Ausbildung eines Hydrocephalus internus führen kann, ist ohne weiteres verständlich. Im Abschnitt „Encephalographie bei Encephalitis" dieses Handbuches habe ich einen hierdurch entstandenen Fall von Hydrocephalus occlusus relativus der KLAUBERschen Arbeit näher beschrieben. Es muß allerdings betont werden, daß die Ausbildung eines Hydrocephalus internus occlusus als Folge einer absoluten Passageverlegung ebenso wie bei anderen Erkrankungen des Zentralnervensystems (Tumoren) auch bei der Encephalitis keine conditio sine qua non ist. Für diese Fälle muß angenommen werden, daß das Mißverhältnis zwischen Liquorproduktion und Liquorabfluß entweder durch eine (reflektorisch bedingte?) Verminderung der Liquorproduktion oder durch eine Beschleunigung der Liquorresorption durch die Ventrikelwandungen wieder ausgeglichen wird.

Die bei den Störungen der Liquorpassage auftretenden erheblichen Störungen der Liquorresorption lassen sich durch die Resorptionsprüfungen mit Farblösungen gut nachweisen. So zeigen z. B. Fälle mit relativer Passagebehinderung eine Verzögerung des Jodausscheidungsbeginns im Urin von 4—6 Stunden, ebenso ist die Gesamtausscheidungsdauer mehr oder minder stark verlängert (35—44 Stunden). Hierbei ist aber eine Abhängigkeit der Stärke der Jodausscheidungsstörung im Urin von der Dauer der Verzögerung der Jodpassage aus den Ventrikeln nach dem lumbalen Subarachnoidealraum nicht festzustellen.

Vergleicht man die Jodausscheidungsverzögerung im Urin nach intraventrikulärer Jod-Natrium-Injektion bei bestehender Passagebehinderung mit einer bei demselben Fall später ausgeführten Resorptionsprüfung nach endolumbaler Jod-Natrium-Injektion, so ist in der Regel die Ausscheidungsstörung im ersteren Falle entschieden erheblicher[1]. Nur in einem der von KLAUBER veröffentlichten Fälle trat hinsichtlich des Ausscheidungsbeginns das Gegenteil ein. Das in den rechten Seitenventrikel eingeführte Jod erschien nach 28 Minuten im Lumballiquor. Der Ausscheidungsbeginn des Jods im Urin setzte nach $1^3/_4$ Stunden ein, die Ausscheidungsdauer betrug $26^3/_4$ Stunden. Nach endolumbaler Jod-Natrium-Injektion bei einer zweiten Untersuchung in diesem Fall begann die Jodausscheidung im Urin dagegen erst nach $3^1/_2$ Stunden, während die Ausscheidungsdauer nur $24^1/_2$ Stunden betrug. In jüngster Zeit haben ESCARDO und TROJANÓ ebenfalls Resorptionsuntersuchungen mit der Jod-Natrium-Probe bei Postencephalitikern ausgeführt. In ihren Fällen war die Dauer der Ausscheidung normal, dagegen begann die Ausscheidung mit einer Verzögerung von mindestens 5 Stunden. Wir sehen also aus diesen Beobachtungen, wie mannigfaltig die im Gefolge einer Encephalitis epidemica auftretenden Störungen der Liquorzirkulation und -resorption sein können.

Ganz analoge Veränderungen, wie wir sie im Gefolge dieser Krankheit feststellen konnten, sind auch bei anderen Erkrankungen des Zentralnervensystems zu beobachten. Eine besonders wichtige Rolle spielen hierbei in ätiologischer Beziehung die *traumatischen Läsionen* des Zentralnervensystems. Die Störungen der Liquorzirkulation und -resorption können sich bereits in unmittelbarem Anschluß an ein das Gehirn treffendes Trauma ausbilden. So genügt z. B. bereits eine kleinere Blutung bzw. ein lokales Ödem der Hirnsubstanz in der Nachbarschaft der normalen Abflußwege des Liquors (Aquaeductus, 4. Ventrikel, Foramen Magendi), um eine Passagebehinderung des Liquors mit ihren Folgen hervorzurufen. Daß selbstverständlich auch ein als Folge der akuten Zirkulationsstörungen der Hirngefäße im Sinne RICKERS u. a. (Prästase und Stase) sich entwickelndes allgemeines Hirnödem dieselben Störungen der Liquorzirkulation auslösen kann, ist ohne weiteres einleuchtend. Die lebensbedrohliche Wirkung dieser akuten Störung der Liquorzirkulation nach einem Hirntrauma durch Kompression der lebenswichtigen Zentren ist ebenso hinlänglich bekannt wie die oft lebensrettende Wirkung ihrer Beseitigung durch Lumbalpunktion, subtemporale Entlastungstrepanation oder eine Flüssigkeitsableitung in die Blutbahn durch intravenöse Injektion hypertonischer Salz- oder Zuckerlösungen. Aber auch nach Abklingen der akuten Erscheinungen vermag es in der Folgezeit auf den Boden der sich nicht selten entwickelnden Arachnitis serofibrosa chronica progressiva posttraumatica zur Ausbildung von Störungen der Liquorzirkulation und -resorption lokaler und allgemeiner Natur kommen. Ebenso wie bei der Encephalitis und anderen entzündlichen Erkrankungen sind auch eine Reihe der im Gefolge eines Hirntraumas auftretenden Beschwerden (Kopfdruck, Schwindelgefühl, Übelkeit, Konzentrationsmangel, Erregbarkeit, depressive Verstimmung usw.) auf diese Störungen der Liquorzirkulation und der damit verbundenen Hirndruckerhöhung zurückzuführen. Die schon früher von älteren Autoren (TILLMANN u. a.) immer wieder hervorgehobene Liquordruckerhöhung als einziges objektives Symptom bei Posttraumatikern, die mit den erwähnten Beschwerden behaftet sind und nicht selten von Gutachtern fälschlicherweise als Neurotiker angesehen worden sind, muß nach den neueren Erfahrungen als Folge dieser Störungen der Liquorzirkulation angesehen werden. Daß es heute durch Anwendung der Encephalographie im Verein mit Passage- und Resorptionsprüfungen mit flüssigen Farblösungen möglich ist,

[1] Vgl. hierzu die Untersuchungen von JORNS S. 64 und 65.

diese posttraumatischen Liquorzirkulationsstörungen zu objektivieren, muß daher für die Unfallbegutachtung zweifellos als Fortschritt bezeichnet werden. Es ist für die Entstehung dieser Störungen an sich von untergeordneter Bedeutung, ob es sich bei dem Trauma um ein penetrierendes oder stumpfes gehandelt hat. Wenn auch zuzugeben ist, daß ein schweres Trauma in der Regel eher geeignet ist, derartige Störungen auszulösen, so besteht doch heute darüber gar kein Zweifel, daß auch leichtere stumpfe Traumen, insbesondere solche, bei denen eine Commotio cerebri leichteren Grades vorgelegen hat, Anlaß zur Entwicklung derartiger Störungen geben können. Auf diese Tatsache haben besonders FOERSTER und SCHWAB hingewiesen.

Es ist bereits betont worden, daß die vorhin bei den Postencephalitikern beschriebenen Einzelformen der Liquorzirkulationsstörungen auch bei den traumatischen Läsionen des Zentralnervensystems auftreten können. Abgesehen von den erwähnten Gruppen sind aber hierbei zwei weitere Formen anzuführen, die gerade beim Hirntrauma eine besonders wichtige Rolle spielen. Das sind zunächst einmal die nach Traumen der Hirnoberfläche mit fokalem Angriffspunkt auf dem Boden einer Arachnitis serofibrosa chronica sich entwickelnden Störungen. Infolge der Proliferation des Endothels sowie des fibrösen Gewebes der Arachnoidea bzw. der Wucherung des Duraendothels kommt es zu Verklebungen und Verwachsungen der Arachnoidea mit der Dura einerseits und der Pia andererseits. Hieraus resultiert eine Erschwerung der Liquorzirkulation und -resorption. Es kommt zu circumscripten Liquorstauungen, Kammer- und Cystenbildungen, die je nach ihrem Sitz und ihrer Größe Anlaß zu Reiz- bzw. Lähmungserscheinungen geben können. Encephalographisch findet man in solchen Fällen eine mehr oder minder starke circumscripte Erweiterung der Konvexitätsräume mit entsprechenden Veränderungen auch im Ventrikelsystem im Sinne einer Verziehung desselben oder bei großer Ausdehnung derartiger Liquorcysten auch im Sinne einer Kompression. Über derartige Fälle habe ich ausführlich im Abschnitt „Encephalographie: Die traumatischen Läsionen des Gehirns und seiner Häute“ berichtet. Die circumscripten Störungen der Liquorzirkulation spielen ebenso wie beim Gehirn auch bei den traumatischen Läsionen des Rückenmarks eine wichtige Rolle.

Als Folge eines Hirntraumas finden sich aber nicht nur Störungen der Liquorzirkulation auf dem Boden einer Passagebehinderung und verminderten Liquorresorption, sondern sie können auch der Ausdruck einer pathologisch vermehrten Liquorproduktion durch einen Reiz des Traumas auf den Plexus chorioideus sein. In diesen Fällen findet man eine mehr oder minder starke Dilatation des Ventrikelsystems bzw. der Konvexitätsräume, ohne daß die Prüfung der Liquorresorption einen pathologischen Befund ergibt. Man spricht in diesem Fall von einem Hydrocephalus hypersecretorius. Auch für die besonders starke Dilatation *eines* Seitenventrikels in machen Fällen von fokalem Angriffspunkt eines Hirntraumas dürften neben anderen Gründen eine Steigerung der Liquorproduktion infolge Reizung der Plexus der geschädigten Hemisphäre eine Rolle spielen.

Für die Entwicklung der verschiedensten Formen der Liquorzirkulations- und -resorptionsstörungen spielt auch der *Hirntumor* eine große Rolle. Wie beim Trauma mit fokalem Angriffspunkt kann es auch in der Nachbarschaft z. B. von Meningeomen infolge arachnoidealer Veränderungen zu circumscripten Liquorstauungen und Cystenbildungen kommen. Insbesondere spielen diese Veränderungen in der Nachbarschaft des oberen Pols von extramedullären Rückenmarktumoren eine Rolle und können durch Auslösung der ihrer mitunter beträchtlichen Ausdehnung entsprechenden klinischen Symptome Anlaß zu diagnostischen Fehldeutungen hinsichtlich der Höhendiagnose des Tumors geben. In jüngster Zeit hat CAIRNS auf das Auftreten cystischer Liquorstauungen nach Entfernung von Meningeomen aufmerksam gemacht und betont die Notwendigkeit ihrer Behandlung. Schon früher hat Reichardt darauf hingewiesen, daß eine stark vermehrte Liquorproduktion noch monatelang nach Entfernung eines Tumors nachgewiesen werden kann. Von weitaus größerer Bedeutung sind aber die Störungen der Liquorzirkulation bei Hirntumoren, die ihren Sitz direkt im Bereich der normalen Abflußwege des Liquors, im Bereich der Ventrikel oder in deren Umgebung haben. Hier bilden sie, mag es sich um Tumoren des 3. Ventrikels, des Aquaeductus, des 4. Ventrikels oder des Kleinhirns handeln, ein absolutes oder relatives Passagehindernis für den Liquor und rufen vielfach einen Hydrocephalus internus der oral von der Okklusionsstelle gelegenen Abschnitte des Ventrikelsystems hervor. Bei diesen Tumoren erweist sich der röntgenologische Nachweis der Liquorzirkulationsstörungen durch die Darstellung des Hydrocephalus deshalb von größter Bedeutung, weil hierdurch bei dem nicht seltenen Mangel oder gänzlichen Fehlen von klinischen Lokalsymptomen, insbesondere bei Tumoren der Rautengrube oder des 3. Ventrikels, die Lokaldiagnose ohne weiteres ermöglicht wird. Ferner sind es diese Störungen der Liquorzirkulation, die zu einer Erhöhung des Hirndruckes sehr wesentlich beitragen und mitunter trotz gelungener Exstirpation der Geschwulst bestehen bleiben können und noch nachher einer Spezialbehandlung bedürfen. Nur so ist es zu verstehen, daß trotz gelungener Exstirpation z. B. einer Kleinhirngeschwulst die Stauungspapille noch weiter bestehen bleibt. Die bei einem Fall von Tumor der hinteren Schädelgrube mit Hydrocephalus occlusus bestehende Störung der Liquorresorption hat Foerster mit der Jod-Natrium-Probe nachweisen können (vgl. hierzu Abschnitt ,,Encephalographie bei Tumoren der hinteren Schädelgrube" dieses Handbuches). Auch Hemisphärentumoren, insbesondere solche des Schläfelappens, vermögen durch die sog. ,,paradoxe Impression" eine Passagebehinderung des Liquors infolge einer Kommunikationsunterbrechung zwischen den beiden Foramina Monroi und dadurch nicht selten eine Dilatation des Ventrikels der tumorfreien Seite hervorzurufen. Überhaupt findet man nicht selten bei einseitigen Hemisphärentumoren, auch wenn noch eine absolut freie Liquorpassage zwischen den beiden Seitenventrikeln und dem 3. Ventrikel besteht, neben der durch den Tumor bedingten Dislokation und Deformierung eine mehr oder minder starke Vergrößerung des Ventrikels der tumorfreien Seite, ja mitunter auch eine Dilatation des Ventrikels der Tumorseite oder wenigstens der vom Tumor weiter entfernt gelegener Abschnitte dieses Ventrikels, ohne daß eine Störung der Liquorresorption nachweisbar ist. Diese Ventrikeldilatation ist hier als Folge einer vermehrten Liquorproduktion infolge eines Reizes der Neubildung auf die Plexus chorioidei anzusehen. Ich habe im Abschnitt ,,Liquorregeneration" dieses Handbuchbeitrags an Hand von Beispielen darauf hingewiesen, daß die Liquorproduktion, die normalerweise verhältnismäßig langsam vor sich geht, durch den Reiz einer Neubildung bzw. infolge der durch diese bedingte Erhöhung des Hirndruckes enorm gesteigert werden kann. Es ist hier Reichardt zweifellos recht zu geben, daß es unzutreffend ist, in der Liquorvermehrung beim Hirntumor bzw. beim erhöhten Hirndruck nur ein Stauungsprodukt zu sehen. Die reaktive Liquorvermehrung tritt nämlich mitunter beim Hirntumor bereits zu einer Zeit auf, wo von einer Stauung im venösen Kreislauf des Schädelinnern noch keine Rede sein kann. Man könnte daran denken, daß diese vermehrte Liquorproduktion und -strömung im Beginn einer Hirndrucksteigerung bei Hirntumoren eine biologische Hirnreaktion möglicherweise im Sinne eines Kompensationsphänomens darstellt, die den Zweck hat, die geordnete Blutversorgung des Gehirns und damit den normalen Stoffaustausch zwischen Nervenparenchym und Blut aufrechtzuerhalten. Die Auffassung Reichardts, daß ,,das in seiner Substanz durch den Hirndruck zusammengepreßte Hirn das Bestreben habe, durch eine

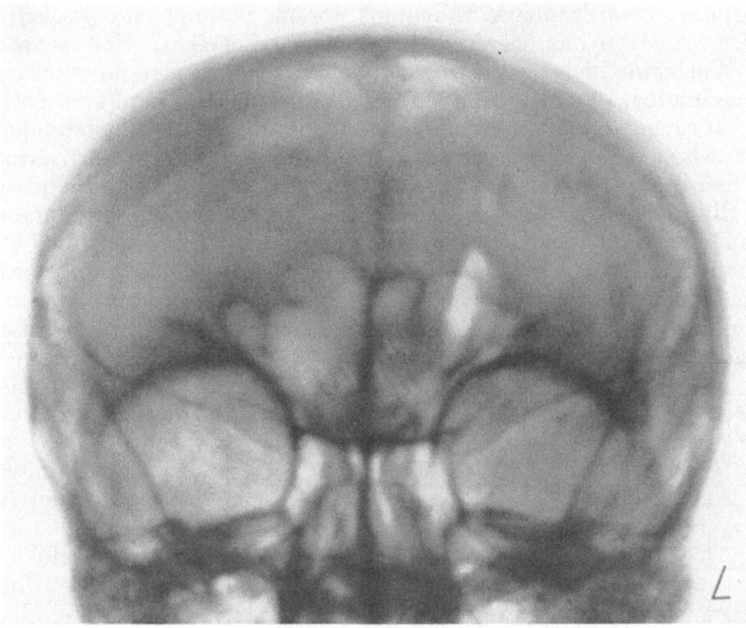

Abb. 67. Absoluter Ventrikelabschluß bei Tumor der rechten Hemisphäre. Isolierte Darstellung des ebenfalls komprimierten linken Seitenventrikels nach Ventrikelpunktion links (4 ccm Luft).

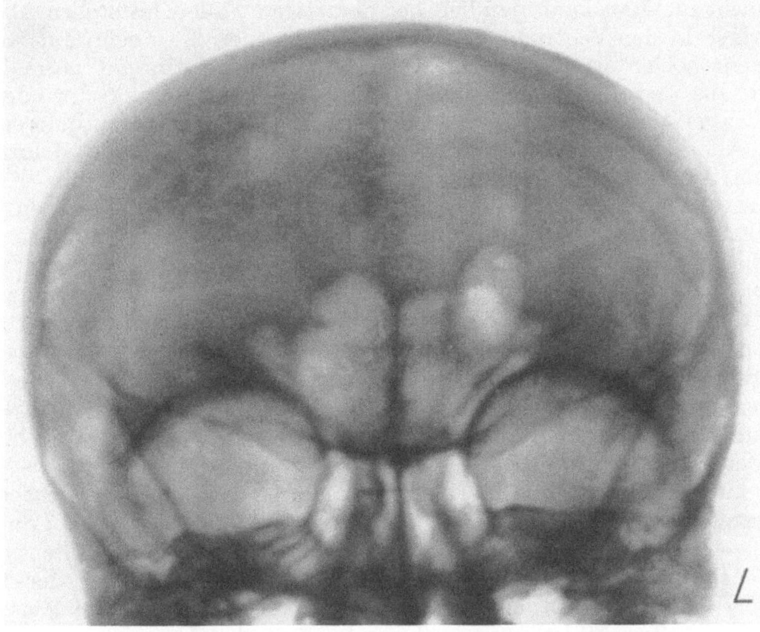

Abb. 68. Kontrollaufnahme desselben Falles, 5 Tage nach der Ventrikelpunktion. Der linke Seitenventrikel ist gebläht und enthält immer noch einen großen Teil der injizierten Luft (4 ccm).

vermehrte Liquor- (Lymph-)Produktion und -Strömung die *Hirnarterien* besser zu durchspülen", wird meines Erachtens diesem pathophysiologischen Mechanismus der reaktiven Liquorproduktion nicht ganz gerecht. Erst wenn sich bei weiterem Wachstum der Geschwulst Stauungserscheinungen im venösen Kreislauf hinzuaddieren, kommt es auch zu Störungen der Liquorresorption und damit zu Störungen des Liquorkreislaufes überhaupt. Das so entstandene Mißverhältnis zwischen Liquorproduktion und Liquorresorption muß sich naturgemäß auch auf den Schwellungszustand des Gehirns und damit letzten Endes auf seine arterielle Blutversorgung deletär auswirken. Mit Fortschreiten des Tumorwachstums nehmen auch mit der Zunahme des allgemeinen Hirndruckes die Störungen der Liquorzirkulation zu. Es kommt nicht nur zu einer Verzögerung der Liquorresorption, sondern auch zu einer Verminderung der Liquorproduktion. Nur so wird es verständlich, daß in manchen Fällen trotz eines absoluten Ventrikelabschlusses dieser abgeriegelte Ventrikel nicht dilatiert, sondern ebenfalls verengt ist. Man könnte annehmen, daß die Dilatation des Ventrikels durch eine verstärkte Liquorresorption via Ventrikelwandungen, die ja unter pathophysiologischen Verhältnissen hierzu befähigt sind, oder durch direkte Absorption in die Venen des Ventrikelinnern verhindert wird. Das mag für manche Fälle sicherlich gelten, für einen anderen Teil der Fälle trifft aber diese Annahme nicht zu. Man kann nämlich bei derartigen Fällen feststellen, daß auch ganz geringe in den Ventrikel eingeführte Luftmengen (3—5 ccm) auf Kontrollaufnahmen noch tagelang nachher zu sehen sind, während normalerweise die Luft aus den Ventrikeln bereits in wenigen Stunden verschwindet. Das konnte ich erst in letzter Zeit wieder bei zwei Hemisphärentumoren beobachten. Abb. 67 zeigt den isoliert dargestellten kleinen und deformierten Seitenventrikel nach Injektion von 4 ccm Luft. Wiederholte Kontrollaufnahmen nach Lagewechsel ergaben keine Darstellung des rechten Seitenventrikels. Eine nach 5 Tagen aufgenommene Kontrollaufnahme zeigt immer noch größere Mengen der injizierten Luft in dem nunmehr geblähten Ventrikel (Abb. 68). Es kann also in solchen Fällen von einer verstärkten Liquorresorption gar keine Rede sein, vielmehr besteht hier neben dieser Störung der Liquorresorption auch eine Verminderung oder sogar ein Versiegen der Liquorproduktion selbst. Es sind das übrigens Fälle, wie die beiden eben erwähnten, die bei der operativen Freilegung des Gehirns oder bei der Autopsie den Befund der sog. „trockenen Hirnschwellung" zeigen. Wir sehen also, daß bei der Entstehung der verschiedenen Formen der Hirnschwellung beim Hirntumor — ceteris paribus gilt das auch für die Hirnschwellungsvorgänge bei akuten und chronischen Hirnerkrankungen infektiösen oder toxischen Usprungs (Urämie, Coma diabeticum) — die Störungen der Liquorzirkulation sicherlich eine Rolle, mitunter sogar die Hauptrolle spielen können. Daß für die Entwicklung der Liquorzirkulations- und -resorptionsstörungen bei toxischen Schädigungen infolge bestimmter Stoffwechselstörungen (hypochlorämische Urämie) auch die osmotischen Veränderungen im Blut verantwortlich zu machen sind, wird uns heute aus den experimentellen Ergebnissen über die Wirkungsweise anisotonischer

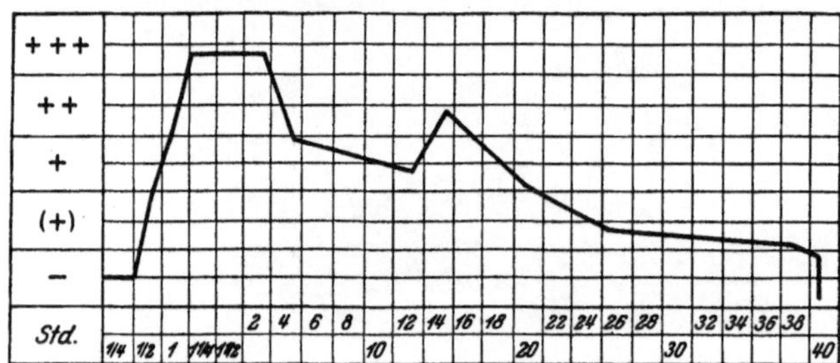

Abb. 69. Beschleunigter Ausscheidungsbeginn und stark verzögerte Ausscheidungsdauer bei progressiver Paralyse.

Tabelle 1. Jodausscheidungsbeginn bei progessiver Paralyse bzw. Lues cerebri (40 Fälle).

Normal	Grenzwert der Norm	Pathologisch verzögert	Pathologisch beschleunigt
12	5	18	5
		nach $1^3/_4$ Stunden: 2 Fälle	
		„ 2—3 „ 11 „	
		„ $3^1/_4$—4 „ 4 „	
		„ $4^1/_4$—5 „ —	
		„ $5^1/_4$—6 „ —	
		„ $6^1/_4$—7 „ 1 Fall	
		über 7 „ —	

Tabelle 2. Jodausscheidungsbeginn bei schizophrenen Prozessen (50 Fälle).

Normal	Grenzwert der Norm	Pathologische Verzögerung	Pathologisch beschleunigt
12	2	36	—
		nach $1^3/_4$ Stunden: 10 Fälle	
		„ 2—3 „ 16 „	
		„ $3^1/_4$—4 „ 5 „	
		„ $4^1/_4$—5 „ 0 „	
		„ $5^1/_4$—6 „ 2 „	
		„ $6^1/_4$—7 „ 2 „	
		über 7 „ 1 Fall	
		$10^1/_2$ „	

Lösungen auf die Liquorzirkulation und -resorption und aus dem therapeutischen Effekt, der durch die Änderung der osmotischen Verhältnisse in einem Teil dieser Fälle durch Zufuhr von Salzlösungen in bestimmter Konzentration erzielt werden kann, ohne weiteres verständlich.

Systematische Untersuchungen über die Störungen der Liquorzirkulation und -resorption bei *Paralyse* und *Lues cerebri* sind von mir bei 40 Fällen ausgeführt und bereits 1929 veröffentlicht worden. Es handelt sich um behandelte und unbehandelte Paralysen mit den verschiedensten klinischen Zustandsbildern. Daß ein Prozeß wie die Paralyse und die Lues cerebri, der so verschiedenartige grobe anatomische Veränderungen an den liquorführenden Organen hervorruft, auch mit den mannigfaltigsten Störungen der Liquorresorption einhergehen kann, ist nicht verwunderlich. So gibt die meiner Arbeit[1] entnommene Tabelle die Zeiten des Jodausscheidungsbeginnes im Urin nach endolumbaler Jod-Natrium-Injektion wieder. Bemerkenswert ist, daß bei dieser Erkrankung neben Störungen des Resorptionsbeginns im Sinne einer Verzögerung sich auch solche im Sinne einer pathologischen Beschleunigung finden ließen. Was die Gesamtausscheidungsdauer in den untersuchten Fällen betrifft, so war sie in der weit überwiegenden Mehrzahl der Fälle verzögert. Insbesondere zeigten auch 6 von den 12 Fällen mit normalem Ausscheidungsbeginn, sowie 4 von den 5 Fällen mit Grenzwerten der Norm und sämtliche 5 Fälle mit beschleunigtem Ausscheidungsbeginn Verzögerungen der Ausscheidungsdauer von 31—50 Stunden. Abb. 69 zeigt den Verlauf der Jodausscheidung bei einem Fall mit beschleunigtem Ausscheidungsbeginn und verlangsamter Ausscheidungsdauer. Nur 6 Fälle ergaben einen normalen Ausscheidungsbeginn und eine normale Ausscheidungsdauer. Tabelle 1 zeigt den Jodausscheidungsbeginn bei den untersuchten Paralysefällen. Ein Parallelismus zwischen Resorptions-

[1] GUTTMANN: Störungen der Liquorresorption bei Psychosen. Arch. f. Psychiatr. 88.

störung und klinischem Bild ließ sich auf Grund der bisherigen Erfahrungen nicht feststellen. Encephalographisch zeigten die untersuchten Fälle vielfach mehr oder minder hochgradige Formen eines Hydrocephalus intern. bzw. extern., dessen Entstehung wohl in der Mehrzahl der Fälle mit dem fortschreitenden Parenchymschwund, also ex vacuo, in Zusammenhang stehen dürfte. Hervorzuheben aber ist, daß es auch bei der Paralyse durch die entzündlichen meningealen Veränderungen zur Entwicklung mehr oder minder großer, circumscripter Liquoransammlungen an der Konvexität kommen kann. Weiterhin gibt es aber auch bei der Paralyse und Lues cerebri infolge entzündlicher Verklebungen Behinderungen und Unterbrechungen der Liquorpassage an irgendeiner Stelle der Liquorabflußwege (vgl. ,,Encephalographie bei Paralyse" im Abschnitt ,,Röntgendiagnostik").

Auch bei *Psychosen des schizophrenen Formenkreises* lassen sich, wie ich in systematischen Untersuchungen an 50 Fällen mit der Jod-Natrium-Probe nachweisen konnte, in einem hohen Prozentsatz Resorptionsstörungen im Sinne einer Verzögerung des Ausscheidungsbeginns sowie einer Verlängerung der Ausscheidungsdauer feststellen. Tabelle 2 zeigt die Zeiten des Jodausscheidungsbeginnes bei den untersuchten Fällen. Besonders hohe pathologische Werte, sowohl hinsichtlich des Ausscheidungsbeginnes als auch der Ausscheidungsdauer fanden sich bei Fällen mit katatonem Stupor. Diese Feststellung, daß die bei diesen Fällen das klinische Bild ja beherrschende Sperrung sich sogar in dem Ausfall der Jodausscheidungsprüfung wiederspiegelt, erscheint mir besonders beachtenswert. Was den Kurventypus der Ausscheidung betrifft, so zeigte der mit dem von mir angegebenen Stärke-Salpetersäure-Reagens ausgeführte grob quantitative Jodnachweis im Urin, daß in allen Fällen, ganz gleich, ob es sich um solche mit normalem oder verzögertem Ausscheidungsbeginn handelte, die Reaktion ihr Maximum etwa 7—10 Stunden nach Beginn der Ausscheidung erreichte, um dann mehr oder minder rasch bzw. gleichmäßig bis zum Negativwerden abzusinken. Weiterhin ist an diesen Untersuchungen bemerkenswert, daß die Fälle mit Verzögerung des Ausscheidungsbeginnes bzw. der Ausscheidungsdauer, abgesehen von einem erhöhten Liquordruck mit einer pathologischen Eiweißrelation nach KAFKA einhergingen. Andererseits fanden sich aber auch Fälle mit normaler Liquorresorption und pathologischer Eiweißrelation und umgekehrt. Nur 2 von sämtlichen Fällen zeigten bei allen Untersuchungen sowohl hinsichtlich der Liquorresorption als auch der Eiweißrelation einen vollständig normalen Befund. Meine Beobachtungen über die Resorptionsstörungen bei Psychosen sind in neuerer Zeit von ESCARDÓ und TROJANO in allen wesentlichen Punkten vollauf bestätigt worden. Bemerkenswert ist der Prozentsatz der Fälle, bei denen die Ausscheidungskurve beträchtlich über dem normalen Wert liegt, und zwar besonders deshalb, weil die verlängerte Dauer der Reabsorption des Jods bei den Schizophrenien im Gegensatz zu der normalen oder verminderten Dauer bei den übrigen Geisteskrankheiten steht. In Bestätigung meiner Untersuchungen fanden die genannten Autoren die höchsten pathologischen Werte ebenfalls bei Fällen von katatonem Stupor. Eine Beziehung zwischen Resorptionsstörungen und Dauer des Prozesses ließ sich ebensowenig bei meinen wie bei denen der genannten Autoren erkennen. Ob und inwieweit diese Feststellungen der Liquorresorptionsstörungen bei der Schizophrenie geeignet sein dürften, zu einer weiteren Klärung der Pathogenese dieser Erkrankung oder mindestens gewisser Erscheinungsformen derselben beizutragen, läßt sich natürlich heute noch nicht übersehen und muß zukünftigen Untersuchungen vorbehalten bleiben.

Die Aufdeckung der Störungen der Liquorentstehung, der Liquorzirkulation und der Liquorresorption ist besonders auch für die Pathogenese des

Hydrocephalus von ausschlaggebender Bedeutung geworden. Hierauf haben wir bereits bei der Besprechung der verschiedenen Ätiologien, die für die Entwicklung dieser Liquorstörungen in Frage kommen, verschiedentlich hinweisen können. Aus der Passagebehinderung des Liquors einerseits und dem Mißverhältnis vermehrter Liquorproduktion und verzögerter Liquorresorption andererseits lassen sich mit DANDY u. a. folgende Gruppen des Hydrocephalus unterscheiden: 1. *Hydrocephalus communicans*, 2. *Hydrocephalus obstructivus*, 3. *Hydrocephalus hypersecretorius*, 4. *Hydrocephalus male resorptivus*. Je nach seiner Entstehung vor oder nach der Geburt wird der Hydrocephalus weiterhin in einen Hydrocephalus congenitus oder acquisitus eingeteilt.

Der Hydrocephalus communicans kann zunächst einmal durch vermehrte Liquorneubildung auf dem Boden einer Erkrankung der liquorproduzierenden Organe selbst, vornehmlich der Plexus chorioidei, entstehen (*Hydrocephalus communicans hypersecretorius*). Für die Steigerung der Liquorproduktion durch die Plexus gibt es eine Reihe von Ursachen. Ich habe bereits oben erwähnt, daß ein Tumor oder ein Trauma einen Reiz zur vermehrten Liquorbildung seitens der Plexus darstellen kann. Auch primäre Entwicklungsstörungen der Plexus chorioidei bzw. papillomatöse Entartung derselben können Anlaß zu Entwicklung dieser Form der Hydrocephalie geben. In diesem Zusammenhang sei ein von DAVIS veröffentlicher Fall von Hydrocephalus erwähnt, bei dem sich als einziger Autopsiebefund für die Ursache des Hydrocephalus eine doppelseitige Hypertrophie der Plexus chorioidei fand[1]. Eine besonders wichtige Rolle für die Ätiologie der gesteigerten Liquorproduktion bilden, wie die ungeheure Zahl der in der Literatur niedergelegten Beobachtungen zeigen, die akuten und chronischen entzündlichen Erkrankungen des Gehirns und seiner Häute. Neben den akuten Infektionskrankheiten (epidemische Cerebrospinalmeningitis, Encephalitis epidemica, epidemische Parotitis, Pneumonie, Pertussis, Fleckfieber usw.) sind von den chronischen Erkrankungen besonders die Tuberkulose, Lues sowie die chronischen Mittelohr- und Nasennebenhöhlenerkrankungen zu nennen. Gerade bei den entzündlichen Erkrankungen addiert sich zu der vermehrten Liquorbildung durch die Plexus selbst auch noch die durch die Exsudation seitens der Meningen bzw. der Gefäße entstandene Flüssigkeit hinzu. Es resultieren aus der Einwirkung der verschiedenen entzündlichen Noxen nicht nur eine Dilatation der Hirnkammern selbst (*Hydrocephalus internus*), sondern auch Erweiterungen der subarachnoidealen Konvexitätsräume diffuser oder circumscripter Art (*Hydrocephalus externus*). Besonders hingewiesen sei hierbei auf die Erweiterung der basalen Zisternen, vor allem

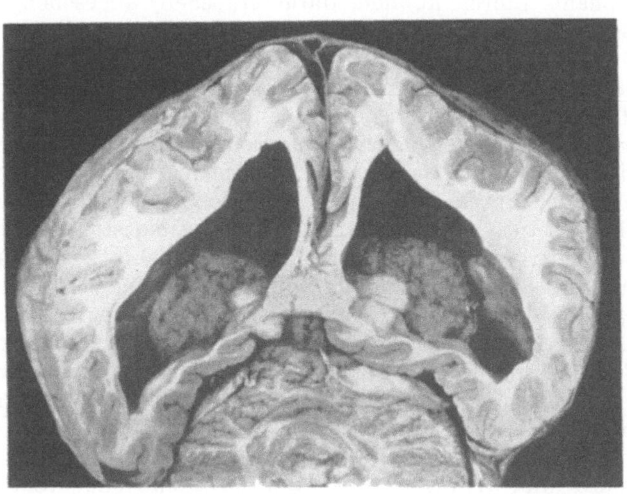

Abb. 70. Hypertrophie des Plexus chorioides bei Hydrocephalus. (Nach DAVIS).

[1] CUSHING: Studies in intracranial physiology and surgery, 1926. p. 27.

der Cisterna cerebello-medullaris und der Cisterna chiasmatis. Während die cystische Erweiterung der Cisterna cerebello-medullaris Anlaß zur Ausbildung der klassischen Symptome eines Tumors der hinteren Schädelgrube, vornehmlich eines Kleinhirntumors geben kann, hat die Erweiterung der Cisterna chiasmatis Symptome zur Folge, die einen Tumor der Suprasellar- bzw. Präsellarregion vortäuschen können. Über mehrere derartige operativ verifizierte Fälle habe ich in der Sitzung der Südostdeutschen Neurologen-Vereinigung am 26. 11. 1932 berichtet[1]. Daß auch endokrine Störungen der verschiedensten Art (Thyreotoxikose, ovarielle Dysfunktion) zu ganz erheblichen und sogar akuten Steigerungen der Liquorproduktion bis zur Ausbildung eines Hydrocephalus führen können, dafür sprechen, abgesehen von den experimentellen Befunden, die Beobachtungen von OPPENHEIM, QUINCKE und RIBOLD, NOLEN, DREYFUS, ROSENSTEIN u. a. In die Gruppe des durch vermehrte Liquorproduktion entstandenen Hydrocephalus communicans sind auch Fälle atrophisierender Hirnprozesse einzugliedern, bei denen der zunehmende Schwund des Hirngewebes durch vermehrte Liquorneubildung ersetzt wird *(Hydrocephalus communicans int. et ext. ex vacuo)*. Noch nicht restlos geklärt ist die Frage, inwieweit auch der durch Stauungen der großen Venenstämme (Vena magna Galeni, Sinus rectus, Vena jugularis, Vena cava) entstehende Hydrocephalus communicans einer vermehrten möglicherweise reflektorisch bedingten Liquorneubildung durch die Plexus chorioidei seine Entstehung verdankt, oder ob er nicht lediglich Folge der durch die Venenstauung bedingten Transsudation von Flüssigkeit aus den Gefäßen ist. Es ist naheliegend, daran zu denken, daß für seine Entwicklung überhaupt nicht eine vermehrte Liquorproduktion verantwortlich zu machen ist, sondern daß lediglich die Erschwerung der Liquorresorption infolge des Stauungsprozesses im Venensystem die Ursache für seine Entstehung bildet. Immerhin führen DANDY, STURSBERG, NEU, HERMANN, WEIGELDT und WALTER auf Grund ihrer experimentellen bzw. klinischen Beobachtungen den bei Stauung der großen Venenstämme entstehenden Hydrocephalus auf echte Liquorneubildung zurück.

Der Hydrocephalus communicans entwickelt sich aber nicht nur als Folge einer vermehrten Liquorproduktion, sondern in einer Reihe von Fällen bildet eine verzögerte und verminderte Liquorresorption in der Tat die Entstehungsursache *(Hydrocephalus communicans male resorptivus)*. Im Gegensatz zum Hydrocephalus hypersecretorius ergeben bei dieser Form der Hydrocephalie die Liquorresorptionsprüfungen nach endolumbaler Injektion von Farblösungen mehr oder minder starke Verzögerungen der Ausscheidung der Farbstoffe im Urin. Als ätiologische Momente für die Entwicklung dieser Hydrocephalusform kommt eine Reihe der oben erwähnten Noxen in Frage. Eine besonders wichtige Rolle spielen gerade für diese Form der Hydrocephalie die traumatischen und entzündlichen Schädigungen der Hirnhäute. Auf dem Boden dieser Prozesse kommt es infolge meningitischer Verwachsungen und Adhäsionen zu einer fortschreitenden Schädigung der für die Liquorresorption verantwortlichen Organe (PACCHIONIsche Granulationen, perineurale Lymphscheiden usw.). Bei der hierdurch folgenden sukzessiven Ausschaltung größerer Resorptionsbezirke kommt es zu einer Verminderung der Liquorresorption, und schließlich resultiert hieraus die Entstehung des Hydrocephalus male resorptivus. In diesem Zusammenhang seien die experimentellen Untersuchungen von SCHÖNBAUER, HEIDRICH u. a. angeführt.

SCHÖNBAUER fand bei Hunden, die an Meningitis litten, daß bereits 4 Tage nach Beginn der Infektion die Ausscheidung von endolumbal injiziertem Indigocarmin im Urin 3—4mal länger als in Normalfällen dauerte. HEIDRICH konnte bei Katzen mit Meningitis fest-

[1] Klin. Wschr. **1933 I,** 923, 924.

stellen, daß endolumbal injizierte Jod-Natrium-Lösung mitunter das Zehnfache der Normalzeit brauchte, ehe sie im Urin ausgeschieden war. HEIDRICH nimmt mit Recht an, daß hier die Liquorresorptionsverzögerung die Ursache des wiederholt bei diesen Tieren gefundenen Hydrocephalus war.

Auch Thrombosierungen und andere Abflußbehinderungen der größeren venösen Leiter des Gehirns sind für die Entwicklung eines Hydrocephalus communicans male resorptivus wegen der Wichtigkeit dieser venösen Abflußwege für die Liquorresorption sicherlich von Bedeutung. NEWMAN hat bereits 1882 über einen Fall von Hydrocephalus berichtet, bei dem sich in der Vena magna Galeni an ihrer Einmündungsstelle in den Sinus rectus ein Thrombus fand. LITCHFIELD beobachtete Hydrocephalusentstehung infolge Thrombose dieser Vene, DEMBO und RAE sowie BROWNIG durch Thrombosierung des Sinus rectus, BÜDINGER und ROSENBERGER durch Thrombose des Sinus cavernosus. Die nicht seltenen Tentoriumzerreißungen mit nachfolgendem Hämatom nach Geburtstrauma bringen ZIMMERMEISTER, PFEIFFER, BEITZKE, WEITZ, ZANGENMEISTER, SCHWARTZ u. a. mit der Entstehung eines Hydrocephalus in ursächlichen Zusammenhang und nehmen an, daß durch den Bluterguß eine Verlegung oder eine Thrombosierung der Vena magna Galeni zustande kommt. Diese Ansicht der Bedeutung der Vena magna Galeni für die Entstehung eines Hydrocephalus ist aber nicht unwidersprochen geblieben. So mißt GULEKE z. B. auf Grund seiner experimentellen Tierversuche dem Verschluß dieser Vene nur eine sehr geringe Bedeutung bei der Hydrocephalusentstehung bei. DANDY und BLACKFAN fanden bei ihren Versuchen, daß nur eine Teilabklemmung der Vena magna Galeni unmittelbar an der Ursprungsstelle zur Bildung eines Hydrocephalus führt (Abb. 71 und 72). Wurde aber die Unterbindung der Vene vor ihrer Einmündung in den Sinus rectus vorgenommen oder dieser selbst unterbunden, so kam es zu keiner Flüssigkeitsvermehrung in den Ventrikeln. Es scheint demnach die Entwicklung eines Hydrocephalus bei Verlegung der Vena Galeni oder anderer größerer venöser Leiter des Gehirns sicherlich auch davon abhängig zu sein, inwieweit die übrigen venösen Leiter imstande sind, den Ausfall kompensatorisch auszugleichen.

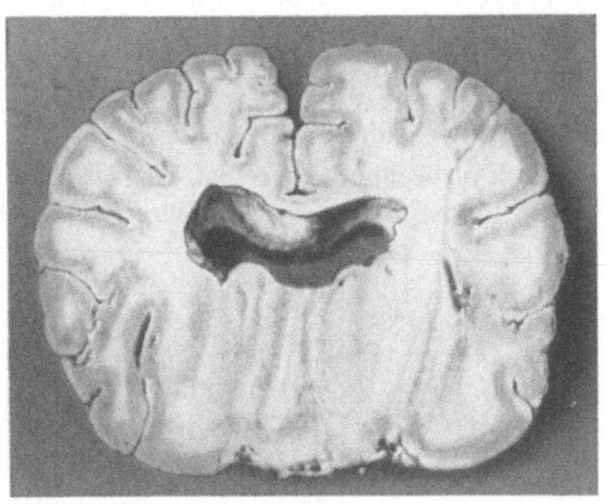

Abb. 71.

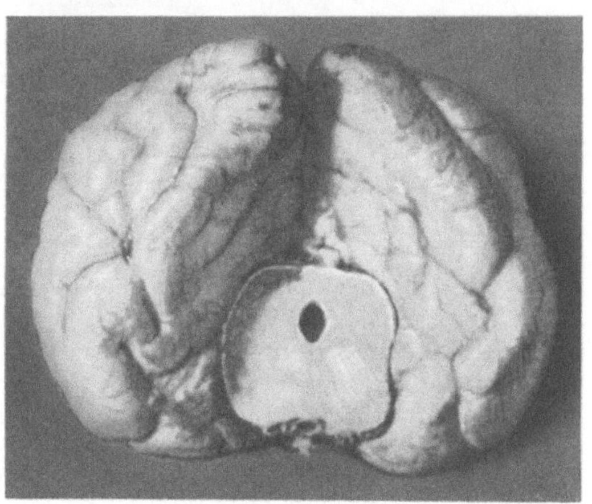

Abb. 72.

Abb. 71 u. 72. Hydrocephalus internus nach Unterbindung der Vena magna Galeni. (Nach DANDY.)

Der *Hydrocephalus obstructivus* oder *occlusus* entsteht durch Verlegung der normalen Liquorwegleitung des Ventrikelsystems. Dieser Verschluß kann, wie wir gezeigt haben, ein absoluter, partieller oder intermittierender sein. Während in den beiden ersten Fällen die Entwicklung des Hydrocephalus entsprechend der zumeist allmählichen Entstehung der Wegverlegung im allgemeinen eine langsamere ist, kann der intermittierende Verschluß zu ganz akuter Entwicklung eines Hydrocephalus führen. Demgemäß können im letzteren Fall die klinischen Symptome einen geradezu stürmischen Verlauf nehmen (SUNDBERG u. a.). Entsprechend der Lokalisation des Verschlusses in den verschiedenen Abschnitten der Wegleitung lassen sich zwei größere Gruppen des Hydrocephalus occlusus unterscheiden:

1. Hydrocephalus occlusus anterior. Hierbei kann es sich entweder um die Obliteration eines Foramen Monroi handeln, woraus die Dilatation des

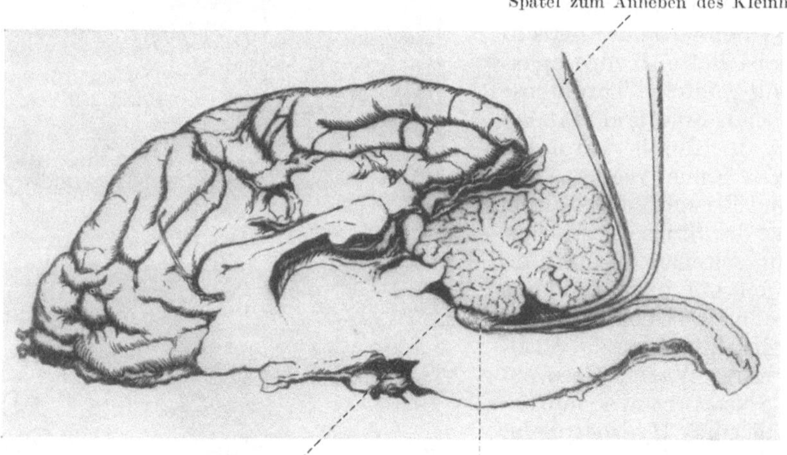

Abb. 73. Experimentelle Verlegung der Aquaeductus Sylvii. (Nach GULEKE.)

abgeschlossenen Seitenventrikels resultiert *(Hydrocephalus occlusus anterior univentricularis)*, oder es kann eine Verlegung des 3. Ventrikels bzw. beider Foramina Monroi bestehen, was eine Dilatation beider Seitenventrikel zur Folge hat *(Hydrocephalus occlusus anterior biventricularis)*.

2. Hydrocephalus occlusus posterior. Hier handelt es sich entweder um eine Okklusion des Aquaeductus Sylvii oder des 4. Ventrikels, die eine Dilatation beider Seitenventrikel und des 3. Ventrikels nach zieht zieht *(Hydrocephalus occlusus triventricularis)* oder schließlich um einen Verschluß des Foramen Magendi bzw. der Foramina Luschkae. Hieraus resultiert eine Dilatation des gesamten Ventrikelsystems inklusive Aaequductus *(Hydrocephalus occlusus omniventricularis)*.

Die Tatsache, daß eine Verlegung der Wegleitung des Liquors zu Entwicklung eines Hydrocephalus führen kann, stützt sich, abgesehen von einem außerordentlich großen klinischen Beweismaterial seit den klassischen Versuchen von DANDY und BLACKFAN, auch auf experimentelle Beweise. Andere Autoren (CAVAZZANI, CHIASSERINI, GULEKE, BIZE) haben die Befunde DANDYS bestätigen können. So zeigt Abb. 73 aus der Arbeit von GULEKE[1] die Technik des experimentellen Aquäduktverschlusses, Abb. 74 die aus dem Verschluß

[1] GULEKE: Arch. klin. Chir. **162** (1930).

resultierende hydrocephale Vergrößerung der oral von der Okklusion gelegenen Teile des Aquaeductus und der Ventrikel. Abb. 75 zeigt einen Hydrocephalus unilateralis als Folge eines Verschlusses des entsprechenden Foramen Monroi. Klinische Beispiele für die verschiedenen Formen des Okklusionshydrocephalus beim Menschen sind von mir im Abschnitt „Röntgendiagnostik des Gehirns (Encephalographie)" angeführt worden, so daß hier von einer Wiederholung derselben abgesehen werden kann. Daß der Hydrocephalus occlusus zumeist mit schweren Störungen der Liquorresorption einhergeht, die sich durch den Ausfall der Resorptionsprüfungen intraventrikulär injizierter Farblösungen objektivieren lassen, ist bereits erörtert worden, ebenso die ätiologischen Momente für die Entstehung dieser hydrocephalen Form. Nicht unerwähnt bleiben darf allerdings die Tatsache, daß trotz eines absoluten Verschlusses einer bestimmten Stelle der Liquorwegleitung — GULEKE hat bei seinen experimentellen Untersuchungen hierbei besonders auf den auffallenden Unterschied in der Ausbildung des Hydrocephalus zwischen Aquaeductusverschluß und Foramen Monroi-Verschluß hingewiesen — der erwartete Hydrocephalus der oral von der Okklusion gelegenen Ventrikelabschnitte ausbleiben kann. Die Gründe hierfür sind heute noch nicht in allen Einzelheiten geklärt. Jedenfalls genügt unter Berücksichtigung der Befunde von GULEKE die Annahme einer kompensatorisch verstärkten

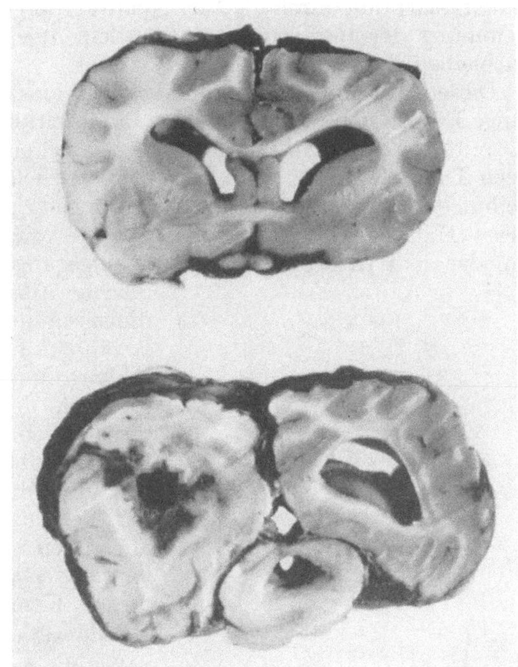

Abb. 74. Versuch 24. Erweiterung beider Seitenkammern, der 3. Hirnkammer und des vorderen Abschnittes des Aquaeductus $3^1/_2$ Monate nach Verschluß des Aquaeductus. (Die Erweichung der Ventrikelwand links ist Folge einer späteren Operation.) (Nach GULEKE.)

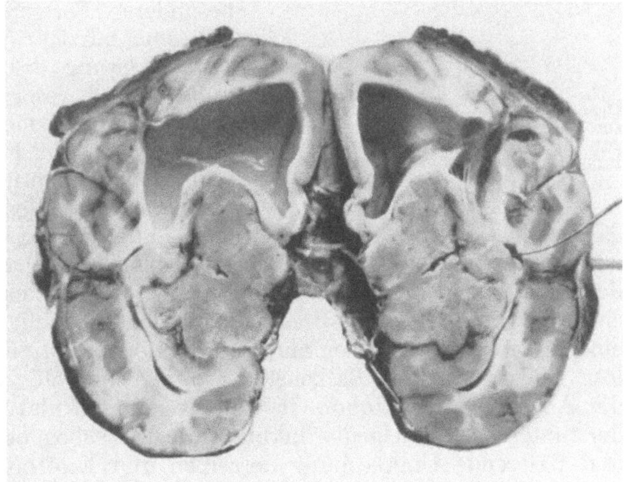

Abb. 75. Versuch 47. Vor $^1/_2$ Jahr links Verschluß am For. Monroi unter Zurücklassung des Plexus: Mächtiger Hydrocephalus dieser Kammer. Gleichzeitig Verschluß am rechten For. Monroi mit fast völliger Entfernung des Plexus: Schrumpfung dieser Kammer. (Nach GULEKE.)

Liquorresorption durch die Ventrikelwandungen hindurch oder eine reflektorische Hemmung der Liquorproduktion allein durchaus nicht zur Erklärung für das Ausbleiben des Hydrocephalus.

Dieser Abschnitt kann nicht abgeschlossen werden, ohne daß wenigstens einige Fragen der *Behandlung* der Liquorzirkulations- und -resorptionsstörungen gestreift werden. Hinsichtlich der Einzelheiten der konservativen und operativen Therapie dieser Störungen verweise ich auf die zusammenfassenden Darstellungen von Heidrich[1], sowie in jüngster Zeit von Guleke[2]. Im Band VIII dieses Handbuches ist auch Lehmann auf die operative Therapie der verschiedenen Hydrocephalusformen eingegangen. Unter den Arbeiten ausländischer Autoren zu dieser Frage sei besonders die zusammenfassende Darstellung von Bize[3] erwähnt. Eine unerhört große und unübersehbare Menge von Einzelarbeit ist in allen Ländern der Welt und zu allen Zeiten auf diesem Gebiet geleistet worden und durch Veröffentlichungen niedergelegt worden, ohne daß hierdurch bis zum heutigen Tag das Problem der Behandlung dieser Störungen als gelöst angesehen werden kann. Das ist an sich nicht verwunderlich, da, wie wir zeigen konnten, unsere Kenntnisse über die Physiologie und Pathophysiologie der Liquormechanik und -dynamik auch heute noch erhebliche Lücken aufweisen. Immerhin haben aber die experimentellen und klinischen Forschungsergebnisse der letzten 15—20 Jahre auf diesem Gebiet manche wichtige Bereicherung unserer therapeutischen Möglichkeiten gebracht. Als einen besonderen Fortschritt möchte ich hierbei die Tatsache bezeichnen, daß durch die bessere Klassifizierung der Störungen der Liquorzirkulation und -resorption mit den geschilderten modernen Untersuchungsmethoden (Röntgenuntersuchung mit Kontrastverfahren, Passage- und Resorptionsprüfungen mit Farblösungen) die frühere wahllose Anwendung z. B. chirurgischer Maßnahmen in erheblichem Maße verringert worden ist. Hierdurch ist heute in vielen Fällen eine schärfere Indikation für die Anwendung der verschiedenen konservativen und chirurgischen Maßnahmen und damit eine kausalere Therapie dieser Störungen möglich. So wäre heute z. B. bei einem Hydrocephalus communicans male resorptivus die früher geübte wahllose Anwendung des Balkenstichs wenig sinnvoll. In einem solchen Fall ist die Ableitung des Liquors in die Nackenmuskulatur durch breite Eröffnung der hinteren Schädelgrube inklusive des Atlasbogens, weite Spaltung der Dura und fixierende Umklappung derselben und Eröffnung der Cisterna cerebellomedullaris als kausalere Therapie dieser Form des Hydrocephalus anzusehen. Daß durch diese Operation eine Regulierung der gestörten Liquorresorption in der Tat möglich ist, konnte Förster durch das Ergebnis der Jod-Resorptionsprüfung mehrere Wochen nach erfolgter Operation feststellen. Ungenügend

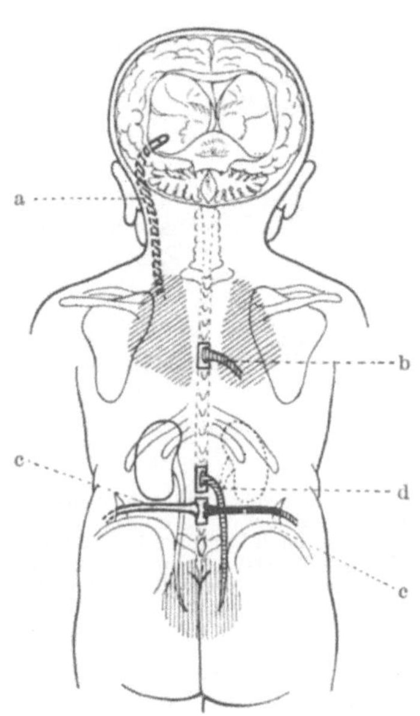

Abb. 76. Skizze der verschiedenen Dränagewege. a Vom Seitenventrikel zur Pleurakuppe. b Vom Dorsalmark zur Pleura. c Vom Lumbalmark zur Bauchhöhle. d Duraureteranastomose. (Nach Heile.)

[1] Heidrich: Erg. Chir. 22.
[2] Guleke: Operationslehre von Kirschner.
[3] Bize: Hydrocéphalie ventriculaire. Paris 1931.

für die Therapie dieser Art des Hydrocephalus ist die einfache Fensterung der Membrana atlanto-occipitalis nach ANTON-SCHMIEDEN. Da sich aber für eine Reihe dieser Hydrocephalusformen gezeigt hat, daß, insbesondere bei Anwendung der ANTON-SCHMIEDENschen Technik, die Resorptionsfähigkeit der Muskulatur ungenügend und zeitlich beschränkt sein kann, und es zu Entstehung abgesackter Liquorcysten kommen kann, hat man versucht, operativ

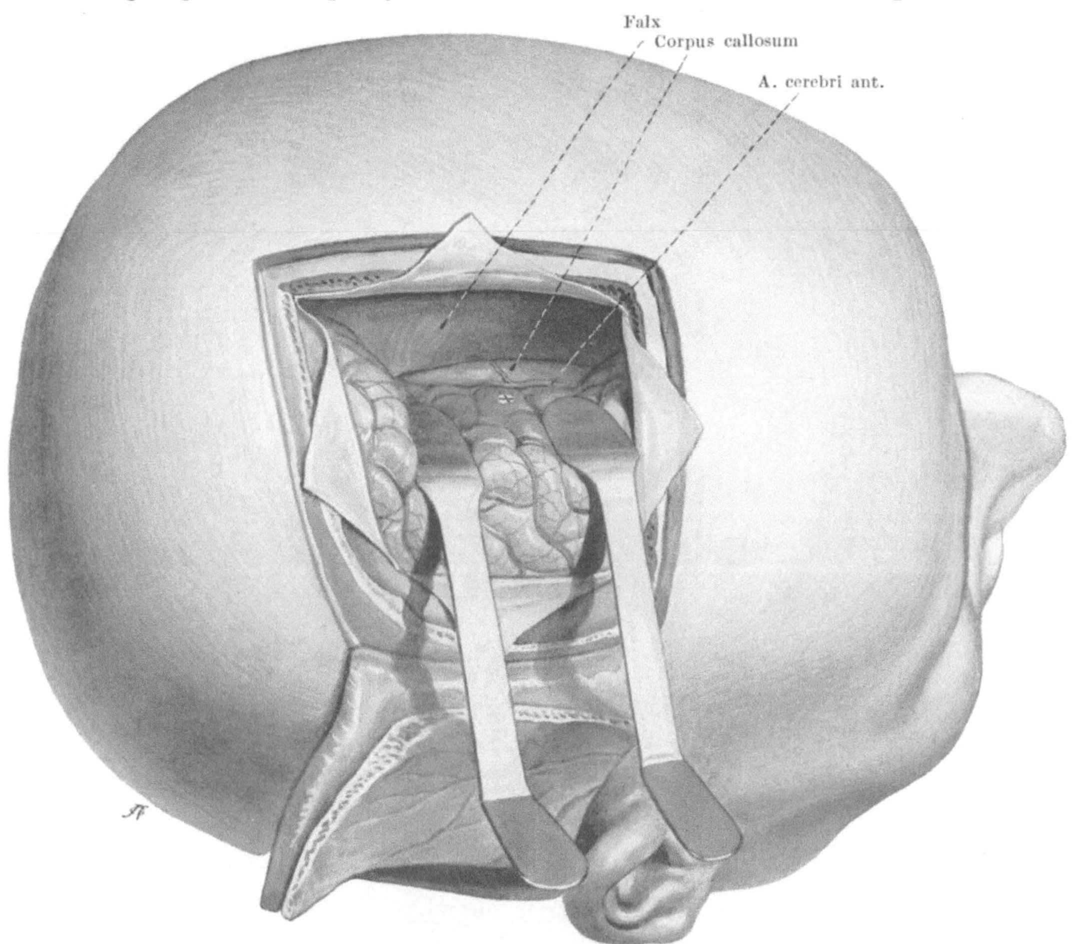

Abb. 77. Der Balkenstich. (Aus TANDLER-RANZI: Chirurgische Anatomie und Operationstechnik des Zentralnervensystems.)

andere Abflußmöglichkeiten für den Liquor zu schaffen, z. B. nach der Peritoneal- und Pleurahöhle, nach dem lockeren Subcutangewebe des Halses oder direkt in das Blutgefäßsystem (FERGUSON, NICOLL, ENDERLEN, HEILE, CUSHING, PAYR, LEXER, EDEN u. a.) (Abb. 76). Diese Methoden haben sich allerdings nicht allgemein durchsetzen können und haben heute zum Teil nur noch geschichtliches Interesse.

Für die Behandlung des Hydrocephalus commun. hypersecret. wird man, abgesehen von einer Ableitung, versuchen, die pathologisch vermehrte Liquorneubildung zu inhibieren. Das kann man auf operativem Wege durch Ligierung, Verschorfung und Exstirpation der Plexus erreichen (DANDY, CUSHING, FOERSTER u. a.) oder in manchen Fällen zweifellos durch Röntgenbestrahlung der

Plexus nach MARBURG und SGALITZER. Überhaupt hat die Kombination chirurgischer und konservativer Maßnahmen für viele Fälle von Störungen der Liquorzirkulation und -resorption mit und ohne Hydrocephalus die besten Aussichten auf Dauererfolge.

Für die Behandlung des Hydroc. obstruct. bildet auch heute noch der Balkenstich eine wichtige Indikation, sofern man nicht versuchen will oder

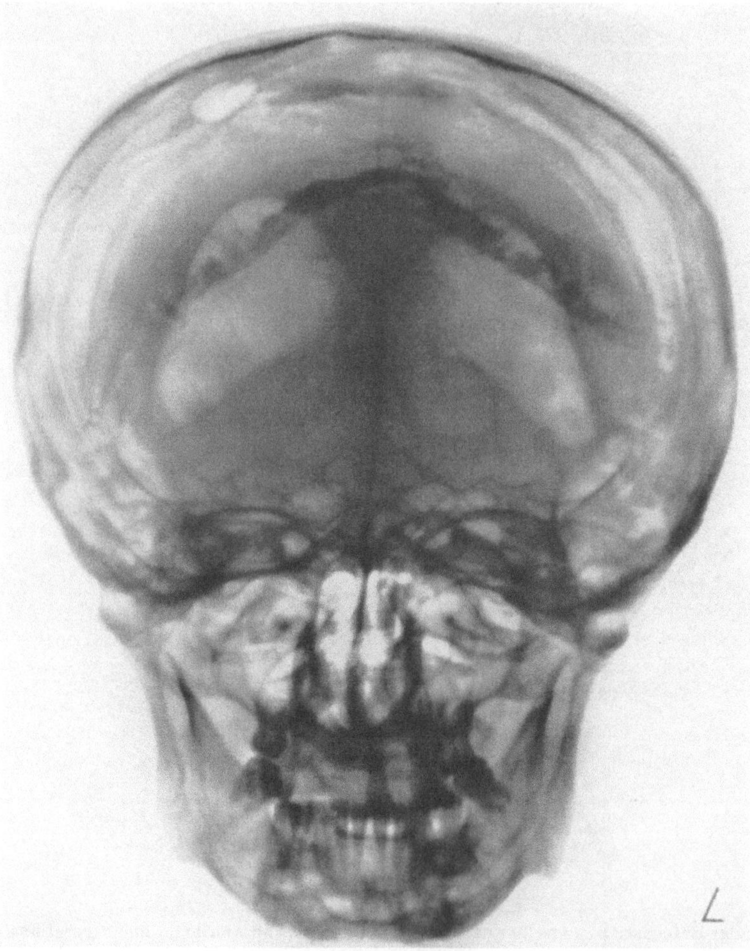

Abb. 78. Hydrocephalus internus durch arachnitische Okklusion des 4. Ventrikels. (p-a-Aufnahme.)

es unmöglich ist, die durch einen Tumor, eine entzündliche Verwachsung oder eine Blutung entstandene Obstruktion direkt anzugehen und zu beheben. Allerdings hat sich die ursprünglich von ANTON und v. BRAMANN angegebene Technik wegen der Arbeit hierbei ohne Kontrolle der Augen als viel zu gefährlich und außerdem als ungenügend erwiesen. KRAUSE, FOERSTER, HEIDRICH, L. GUTTMANN u. a. begnügen sich nicht mit einer kleinen Knochenlücke, sondern legen eine größere Trepanation über der oberen Stirn-Scheitelregion an und führen keinen Balkenstich, sondern einen mehr oder minder langen Balkenschnitt mit Spreizung unter genauester Kontrolle der Augen aus. Bei diesem

Vorgehen werden am besten die iuxta sinösen Blutungen sowie vor allem die Arrosion der Art. cerebri ant. bzw. der Art. corporis callosi vermieden. (Abb. 77).

Selbstverständlich wird man gerade beim Hydrocephalus obstructivus nach Möglichkeit versuchen, die Ursache der Okklusion selbst zu beheben. Das gilt sowohl für die durch Tumoren als auch durch Hämatome und insbesondere durch entzündliche Verwachsungen bedingte Unterbrechungen der Liquorwegleitung.

In diesem Zusammenhang ist ein von mir beobachteter und operierter Fall bemerkenswert, bei dem sich im Anschluß an eine in der Kindheit durchgemachte infektiöse Erkrankung unklarer Natur (Meningo-Encephalitis) eine hydrocephale Schädelform ausgebildet hatte.

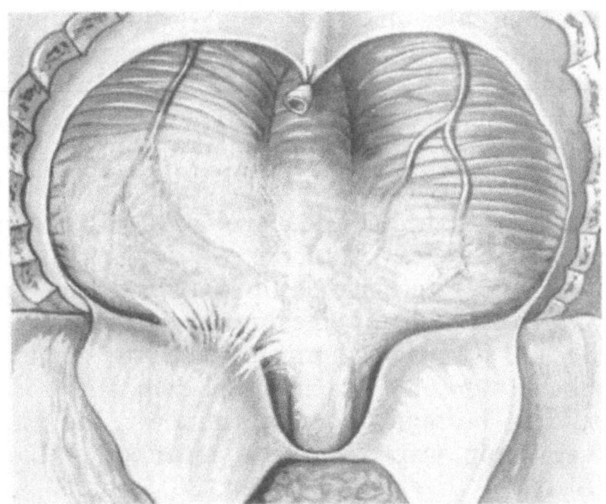

Abb. 79. Arachnitische Okklusion des Foramen Magendii als Ursache eines Hydrocephalus internus.

Bei dem am 25. 8. 33 auf meiner Abteilung aufgenommenen 45jährigen Kranken, der schon früher schwächlich war und zeitweise an Gleichgewichtsstörungen litt, nahmen letztere im Anschluß an eine Pneumonie im Jahre 1929 entschieden zu. Seit dem letzten Jahre entwickelten sich allmählich Sehstörungen, anfallsweise traten schwere Kopfschmerzen und Erbrechen ein. Klinisch fand sich eine hydrocephale Schädelform, ein feinschlägiger Nystagmus beim Blick in den horizontalen Endstellungen, träge Lichtreaktion beiderseits, postneuritische Opticusatrophie mit venöser Stase. Visus rechts 6/24, links 6/12, leichte cerebellare Unsicherheit beim Finger-Nasenversuch, deutliche cerebellare Ataxie beider Beine, starke Steigerung aller Sehnenreflexe, spastischer Finger-Beugereflex beiderseits und Rossolimo beiderseits an den Beinen. Gang ausgesprochen torkelnd und breitbeinig, Fallneigung beim Stehen mit geschlossenen Augen nach hinten und etwas nach rechts. Die Encephalographie durch Ventrikelpunktion ergab, wie die p-a-Aufnahme zeigt, einen hochgradigen Hydrocephalus internus. Der 3. und der 4. Ventrikel war nicht dargestellt, was bei dem geringen Luft-Liquor-Austausch nicht verwunderlich war (Abb. 78). Die in einer 2. Sitzung ausgeführte Jod-Passageprüfung ließ auch nach $^3/_4$ Stunden keinen Durchgang des Jod-Natrium in dem Lumballiquor erkennen, im Urin erschien das Jod erstmalig nach $3^1/_4$ Stunden, die Gesamtausscheidung betrug 29 Stunden. Bei der Operation, die ich mit Rücksicht auf die cerebellaren Erscheinungen über der hinteren Schädelgrube ausführte, ergab sich ein höchst bemerkenswerter Befund. Nach Eröffnung der an der Kleinhirnoberfläche zum Teil adhärenten Dura fand sich eine milchige Trübung der freigelegten Kleinhirnoberfläche, die ganz besonders dicht in der Gegend des Kleinhirnwurms war und sich auch auf die Leptomeningen der Oblongataoberfläche erstreckte (Abb. 79). Das Foramen Magendi war durch die schwere meningeale Hyperplasie absolut verschlossen. Immerhin gelang seine gute Freilegung nach vorsichtiger Abpräparation der meningealen Membranen, worauf sich Liquor aus ihm entleerte, insbesondere nachdem ich mit einem dünnen Hirnspatel in die Rautengrube eingedrungen war. Nach der Operation trat wesentlicher Rückgang der Gleichgewichtsstörungen und vor allem der Hirndruckerscheinungen ein, jedoch keine wesentliche Besserung des Visus.

In einem ähnlichen Fall mit Verschluß des Foramen Magendii bei einer 22jährigen Patientin hat FOERSTER zwecks Eröffnung der Rautengrube den an letztere anstoßenden Teil des Kleinhirnwurms gespalten. Die Kranke, die neben schweren allgemeinen Hirndruckerscheinungen ausgesprochene schwere cerebellare Ataxie bot, ist geheilt, völlig arbeitsfähig und inzwischen verheiratet.

Mitunter gelingt es aber durch die Entfernung der Ursache der Okklusion der Liquorwegleitung allein nicht, den Hydrocephalus occlus. zu beheben. Es ist dann notwendig, bei Fortbestehen der allgemeinen Hirndruckerscheinungen späterhin doch noch die Regulierung der gestörten Liquorzirkulation durch einen Balkenschnitt vorzunehmen. Über einen von mir bei einem Fall von Hydrocephalus occlusus posttraumaticus ausgeführten Balkenschnitt, nachdem anderwärts eine Operation der Okklusionsstelle selbst keinen Effekt erzielt hatte, habe ich im Abschnitt „Röntgendiagnostik des Gehirns" berichtet. Daß man vorübergehend mitunter bei einem Hydrocephalus occlus. bei Entwicklung stürmischer Hirndruckerscheinungen durch eine mitunter am Krankenbett ausgeführte Ventrikelpunktion lebensrettend wirken kann, ist, abgesehen von zahlreichen anderen Autoren, auch von mir wiederholt beobachtet worden.

Daß auch die verschiedenen Formen des Hydrocephalus externus, sei es diffuser oder circumscripter Art, Anlaß zum operativen Vorgehen geben können und auch hier die Ableitung des überschüssigen Liquors in die Muskulatur (z. B. durch subtemporale Entlastungstrepanation mit Eröffnung der Dura) sich segensreich auswirken kann, ist, abgesehen von vielen anderen Autoren von mir an eigenen Fällen gesehen worden. Es sei hierbei nochmals an die Fälle mit vermehrten Liquoransammlungen in der vorderen Schädelgrube und cystenförmiger Erweiterung der Cisterna chiasmatis erinnert[1].

Hinsichtlich der Bedeutung der Röntgenbestrahlung für die Behandlung der Störungen der Liquorzirkulation sind die Ansichten der Autoren heute noch geteilt. Bekanntlich führen MARBURG und SGALITZER die günstige Wirkung der Röntgenstrahlen auf eine direkte Beeinflussung der liquorproduzierenden Plexuszellen in sekretionshemmendem Sinne zurück. Es sei hier ein von SGALITZER beobachteter Fall erwähnt, bei dem seit 4 Monaten ein starker Liquorfluß aus der Nase bestand, der unvermindert Tag und Nacht anhielt. Sofort nach der Bestrahlung war eine Veränderung des Liquorflusses festzustellen, die nach 5 Stunden zu einem völligen, 36 Stunden anhaltenden Versiegen führte. Die nächsten Tage brachten wieder spärlichen Liquorfluß, dann trat (etwa 14 Tage nach der letzten Bestrahlung) eine anhaltende Besserung auf, die mehrere Jahre anhielt. Auch andere Autoren und auch ich selbst haben die günstigen Erfahrungen von MARBURG und SGALITZER bei Fällen von Hydrocephalus hypersecretorius bestätigen können, insbesondere dann, wenn die Röntgentherapie mit druckentlastenden bzw. liquorregulierenden operativen Maßnahmen kombiniert wurde. Unter allen Umständen muß man aber die Überwertung der Röntgentherapie mancher Röntgenologen ablehnen, die dieses Verfahren wahllos bei allen möglichen Störungen der Liquorzirkulation und -resorption anwenden. Hierin liegt die Gefahr der Mißkreditierung dieser in manchen Fällen zweifellos erfolgreichen Behandlungsmethode.

Die experimentellen und klinischen Untersuchungen von WEED, MACKIBBEN, CUSHING, FOLEY, PUTNAM u. a. über den Einfluß einer Veränderung der osmotischen Druckverhältnisse im Blut auf die Liquorzirkulation und -resorption durch Injektion anisotonischer Lösungen haben dazu geführt, parenterale oder enterale Einverleibung hypertonischer Kochsalz-, Magnesium sulfur.- oder Traubenzuckerlösungen bei der Behandlung der Liquorzirkulationsstörungen anzuwenden. Dieses Verfahren der „Dehydratisierung" hat sich im letzten Jahrzehnt, insbesondere bei den akuten Formen der Liquorzirkulationsstörungen, vielfach mit ausgezeichnetem Erfolg bewährt. Da der Effekt dieses Verfahrens aber zumeist nur ein vorübergehender ist, so ist sein Anwendungsgebiet bei den chronischen Formen der Hydrocephalie nur ein sehr beschränktes, und es vermag die oben erwähnten chirurgischen Maßnahmen der Liquorregulierung nicht auf die Dauer zu ersetzen. Zur Unterstützung dieser operativen Maßnahmen ist es aber vielfach von großem Nutzen, insbesondere erleichtern intra-

[1] Klin. Wschr. **1933 I**, 923, 924.

venöse hypertonische Salz- oder Traubenzuckerlösungen bei der Operation eines Hydrocephalus oder eines anderen komprimierenden Hirnprozesses durch die Volumenverminderung des Gehirns die Eröffnung der Dura und verhindern bei stark erhöhtem Hirndruck hierdurch auch eine Verletzung bzw. Quetschung der Hirnoberfläche durch einen Hirnprolaps (vgl. hierzu S. 20 und 21).

H. Liquormenge und Liquorregeneration.

Die Angaben über die Liquormenge unter normalen Bedingungen sind sehr verschieden. Sie schwanken zwischen 70—300 ccm (CONTUGNO, LUSCHKA, MESTREZAT, ESKUCHEN, WEIGELDT, KAFKA, WALTER, FONTECILLA und SEPULVEDA u. a.). Die differierenden Ansichten sind wohl wenigstens zum Teil auf das verschiedene Alter, Größe und Körperbau der Untersuchten zurückzuführen. Mengen von 200—300 ccm bei normalen Menschen in jugendlichem oder mittlerem Alter dürften sicherlich zu hoch gegriffen sein, sie kommen höchstens für das Greisenalter in Frage, da die hierbei bestehende Hirnatrophie eine Zunahme der Liquormenge zur Folge hat. Untersuchungen an Leichen über die Frage der Normalliquormenge führen in der Regel zu Fehlresultaten, da bekannterweise nach dem Tode der Liquor rasch resorbiert wird und etwa 60 Stunden nach dem Tode überhaupt gänzlich verschwunden ist. WEIGELDT hat bei 7 normalen Fällen im Alter von 30—40 Jahren mit einer Körpergröße von 150 bis 170 cm den Rauminhalt der Liquorräume bestimmt. Er berechnet für den Gesamtliquor die Werte von 118—194 ccm mit einem Mittelwert von 146 ccm. Die Gehirnventrikel enthalten nach seinen Untersuchungen normalerweise 27 bis 43 ccm, mit einem Mittelwert von 36 ccm. Die Cisterna cerebello-medullaris enthält 17—23 ccm mit einem Mittelwert von 19, der gesamte Rückenmarkssack enthält 68—89 ccm mit einem Mittelwert von 77, der cerebrale Subarachnoidealraum 33 ccm. Hinsichtlich der Liquormenge in den Seitenventrikeln besteht nach meinen Beobachtungen insoweit ein Unterschied, als der linke Seitenventrikel entsprechend seiner in einem hohen Prozentsatz größeren Ausdehnung beim Rechtshänder auch etwas mehr Liquor enthält als der rechte. Normalerweise ist indessen der Unterschied nur gering. Ich habe bei meinen vielen encephalographischen Untersuchungen auch der Frage der Liquormenge immer wieder Beachtung geschenkt und konnte als Mittelwerte der Gesamtmenge beim Erwachsenen bis etwa zum 50. Lebensjahr 120—180 ccm feststellen. Bei diesen Werten sind bereits die geringen Liquormengen zuaddiert, die auch trotz maximalsten Luft-Liquor-Austausches via Lumbalpunktion nicht ganz zu entfernen waren, insbesondere der sich unterhalb der zwischen 3. und 4. Lendenwirbel gelegenen Punktionsstelle im Lumbalendsack befindliche Liquorrest. Bei Kindern und Jugendlichen bis zum 18. Lebensjahr schwanken die Werte je nach Alter und Größe zwischen 60—140 ccm. KRUSE und SAMSON geben als Liquormenge für den Säugling 40—60 ccm, für das ältere Kind (8 bis 10 Jahre) 100—140 ccm an. Die von den Autoren für diese Altersgruppe angegebene Menge von 140 ccm erscheint mir etwas zu hoch.

Die Liquorneubildung unter normalen Bedingungen wurde von MESTREZAT als eine ziemlich rasche angenommen. Er glaubte an einen 6—7maligen Liquorwechsel innerhalb von 24 Stunden. Auch ESKUCHEN ist derselben Ansicht. Andererseits nimmt GENNERICH nach Versuchen, in den Liquorraum eingespritztes Salvarsan-Natrium wiederzufinden, an, daß der völlige Wechsel wohl 2 Wochen in Anspruch nimmt. Diese beiden extremen Ansichten dürften auf Grund vielfältiger Erfahrungen über die Regenerationszeiten des Liquors nach ausgiebigster Liquorentleerung bei der Encephalographie heute nicht mehr haltbar sein. WEIGELDT ist wohl als erster in dieser Frage systematisch vorgegangen. Auf Grund seiner Untersuchungen an Fällen mit normalem Ventrikelsystem kommt er zu dem Schluß, daß 100 ccm Liquor durchschnittlich in etwa 55 Stunden wieder völlig ersetzt werden. Diesen Befunden kann ich mich auf Grund meiner Erfahrungen anschließen. Bei Fällen mit normaler Ventrikelgröße und normaler Weite der Subarachnoidealräume konnte ich bei maximaler Liquorentnahme von 150 ccm und entsprechender Luftzufuhr (120—140 ccm) ein völliges Verschwinden der Luft innerhalb von 3—4 Tagen konstatieren. In diesem Falle ergab auch die vor oder nach der Encephalographie mittels endolumbaler Injektion von 2 ccm einer 10%igen Jod-Natrium-Lösung ausgeführte Resorptionsprüfung normale Ausscheidungszeiten des Jods im Urin. Daß die Luftresorption in der angegebenen Zeit ungefähr auch der Liquorneubildung gleichkommen dürfte, möchte ich daraus folgern, daß nach dieser Zeit das nach starker Liquorentnahme nachweisbare Phänomen der „Succussio Hippokratis", das auch der Encephalographierte selbst als „Gluckern" im Kopf empfindet, verschwunden ist. Dieses Phänomen scheint mir der beste Ausdruck des im Liquorraum zirkulierenden und noch nicht völlig wieder ersetzten Liquor zu sein. Freilich lassen sich auch aus diesen Untersuchungen noch keine absolut sicheren Analogieschlüsse auf die normale Liquorneubildung selbst ziehen, da ja die Encephalographie — im übrigen wohl auch schon vielfach die gewöhnliche Liquorentnahme durch Lumbalpunktion — einen Reiz auf den Liquorproduktionsmechanismus im Sinne einer Beschleunigung der Liquorneubildung zur Folge haben dürfte. Dafür sprechen auch die histologischen Befunde von WEIGELDT an den Plexus chorioidei nach Encephalographie (Hyperämie, Zellanhäufungen zwischen den Capillaren der Plexus chorioidei). Man müßte also normalerweise noch einen langsameren Liquorwechsel als den nach der Encephalographie festgestellten annehmen, woraus sich die Unhaltbarkeit der von MESTREZAT und ESKUCHEN angegebenen Zeiten für die Liquorerneuerung logischerweise ergibt. Es sei in diesem Zusammenhang auch auf die Untersuchungen von A. und E. CAVAZZANI hingewiesen, wonach die Regeneration des Liquors im Gegensatz zu der des Kammerwassers eine sehr langsame ist. Andererseits muß aber auch die Ansicht von GENNERICH zu dieser Frage, der einen viel zu langen Liquorwechsel annimmt, für normale Verhältnisse abgelehnt werden.

Unter pathophysiologischen Bedingungen kommt es allerdings zu ganz erheblichen Störungen der Liquorneubildung. So konnte ich bei Fällen von Hydrocephalus occlusus infolge eines Tumors der Regio quadrigeminalis mit totaler Blockade des Aquaeductus bzw. in einem Fall von einseitigem Hydrocephalus occlusus bei einem Tumor der Regio hypothalamica mit Verschluß eines Foramen Monroi Liquormengen ohne folgende Luftzufuhr von 100—120 ccm entnehmen, die sich nach 4—5 Stunden wieder völlig regeneriert und ein Wiedereintreten der durch die Liquorentnahme verminderten Hirndruckerscheinungen zur Folge hatten. Auch eine zum Zwecke der Verzögerung der Liquorneubildung vorgenommene intraventrikuläre Injektion von 1—$1^1/_2$ mg Atropin erwies sich in dem Fall von Hydrocephalus beim Tumor der Vierhügel hinsichtlich der Regeneration des Liquors als wirkungslos. FRAZIER (zit. nach WEIGELDT) fand eine Liquorneubildung von 150 ccm innerhalb von 20 Minuten bei einem Hirntumor. Bekannt ist ja auch der schnelle Wiederersatz von Liquor bei der Meningitis. Der Einfluß der Kopf- und Halsstauung wurde von NEU und HERRMANN, STURSBERG, WEIGELDT u. a. untersucht. Die Autoren nahmen in diesen Fällen eine vermehrte Liquorneubildung auf dem Wege der Transsudation an. WEIGELDT berichtete über sehr rasche Liquorneubildung bei 2 Fällen von Mediastinaltumoren mit Stauungserscheinungen im Gebiet der Vena cava superior.

Andererseits kommt es unter pathophysiologischen Bedingungen aber auch zu erheblichen Verzögerungen der Liquorneubildung. So habe ich im

Abschnitt „Cerebrale Kinderlähmung" der „Röntgendiagnostik des Gehirns" in diesem Handbuch einen Fall von Hydrocephalus ganz besonders des linken Seitenventrikels beschrieben, bei dem 4 Wochen nach der Encephalographie der zu diesem Zweck entnommene Liquor sich noch nicht völlig regeneriert hatte. Wie eine Kontrollaufnahme (Liquorspiegelaufnahme) zeigte, fanden sich immer noch Luftreste in den Ventrikeln. Ferner bestand zu dieser Zeit auch noch das Phänomen der „Succussio Hippokrates". Hier lag also, abgesehen von einer Störung des Resorptionsmechanismus des Liquorsystems, auch eine Unterfunktion der liquorproduzierenden Abschnitte desselben, insbesondere der Plexus chorioidei vor.

I. Liquordruck.

Der Druck der Cerebrospinalflüssigkeit ist von mehreren Faktoren abhängig. An erster Stelle ist der hydrostatische Faktor zu nennen. Er macht sich bei jeder Änderung der Körperlage geltend und verliert lediglich bei horizontaler Lage seine Bedeutung. Bei horizontaler Lagerung ist der Liquordruck an allen Stellen des Liquorsystems fast genau gleich. WEIGELDT beobachtete allerdings den Druck in den Ventrikeln etwas erhöht und bezeichnet diesen Überdruck als „Liquorsekretionsdruck". Bei vertikaler Körperhaltung nimmt der Druck kranialwärts ab und caudalwärts zu. Im Bereich des Schädels herrscht dann negativer Druck. Auf diese Tatsache hat als erster GRASHEY 1892 auf Grund theoretischer Erwägungen hingewiesen, wie wir ihm überhaupt die grundlegende Arbeit über die hydrostatischen Druckverhältnisse im Liquorsystem verdanken, auf der spätere Autoren (KRÖNIG und GAUSS, BUNGART, PROPPING, PAPPENHEIM, WALTER, WEIGELDT, HALLER, ESKUCHEN u. a.) aufgebaut haben. Nach BUNGART beträgt der Liquordruck bei vertikaler Körperhaltung in den Ventrikeln — 13 mm, in der Cisterna cerebello-medullaris hat ESKUCHEN einen Druck von — 40 mm bis — 70 mm festgestellt. Der Nullpunkt liegt nach KRÖNIG und GAUSS ungefähr in der Höhe des unteren Halsmarks. Von da ab ist der Druck positiv und erreicht seinen Höchstwert im Sacralsack. Bei Beckenhochlagerung fließt der Liquor nach dem Halsteil der Wirbelsäule und dem Schädel hin. Der Druck wird in der Lumbalgegend negativ, die epiduralen Venenplexus erweitern sich dabei auf Kosten des enger werdenden Duralsackes. Der Einfluß der Schwerkraft auf den Lumbaldruck äußert sich um so mehr, je geringer die Wandspannung des Liquorbehälters, der sog. elastische Membrandruck, ist. Daß die elastische Spannung der Wand des Subarachnoidealraums bzw. aller Meningealabschnitte von innervatorischen Einflüssen abhängig ist, wurde bereits im Abschnitt „Anatomie der Meningen" betont. In neuerer Zeit ist der Einfluß der Dislokation des Liquors auf den Liquordruck im Tierversuch mittels Suboccipitalpunktion bei Horizontal-, Kopftief-, Beckentieflagerung von WEED, FLEXNER und CLARK systematisch untersucht worden. Gegenüber der Horizontallage ergab sich bei Kopfsenkung eine Steigerung, bei Beckentiefstellung eine Senkung des Liquordruckes. Um zu entscheiden, wieviel von dieser Druckänderung durch die Elastizität des Liquorsackes bedingt ist, wieviel durch den reinen Flüssigkeitsdruck, wurde der Druck zuerst mittels eines Membranmanometers ohne Ausfluß von Liquor festgestellt und dann mit Werten der Offenrohrmanometer verschiedener Weite (1—10 mm), also mit verschieden starkem Ausfluß von Liquor verglichen. Dabei ergab sich, daß ein Offenrohrmanometer mit ganz engem Lumen (1 mm) und damit sehr geringem Liquorabfluß fast die gleichen Druckwerte zeigt wie ein Membranmanometer. Mit zunehmendem Lumen und entsprechend stärkerem Liquorabfluß wurden aber die absoluten Druckwerte immer geringer und damit natürlich auch die Unterschiede bei verschiedenen Körperstellungen, während die

Differenz mit den Membranmanometern zunimmt. Reihenuntersuchungen zeigten nun, daß bei Tieren gleicher Größe zwischen Druckabnahme und Liquorausfluß ein ziemlich konstantes Verhältnis besteht, das durch die Formel: dV : dP ausgedrückt werden kann. Dabei ist „dV“ die Volumendifferenz des ausgeflossenen Liquors bei Benutzung eines Membranmanometers und Offenrohrmanometers; „dP“ die Druckdifferenz in Zentimeter. Mit dieser Formel gelang es, bei Änderungen des Liquordruckes infolge intravenös injizierter hypertonischer Lösungen die Volumenänderung des Inhaltes der Schädel-Rückgrathöhle zu errechnen.

Abgesehen vom hydrostatischen und dem elastischen Membrandruck sowie dem Liquorsekretionsdruck ist der Liquordruck abhängig vom arteriellen und venösen Druck. Die Beziehungen des venösen bzw. arteriellen Druckes ergeben sich schon normalerweise aus der klinischen Beobachtung der Schwankungen der Liquorsäule im Manometerröhrchen bei der Druckmessung. Wir beobachten zwei Formen der Druckschwankung: die Atmungs- und die Pulsschwankung. Die Atemschwankung ist bedingt durch das Wechseln der Venenvolumina sowohl im Cranium wie der ausgedehnten epiduralen Venenplexus im Rückenmarkskanal. Sie beträgt nach ESKUCHEN und PLAUT 10—20 mm. BECHT hat durch gleichzeitige Messungen des Venen-, Arterien- und Liquordruckes beobachten können, daß der Liquordruck normaliter einige Millimeter höher ist als der venöse Druck. Auf die Untersuchungen von BECHT ist bereits im Abschnitt „Liquorzirkulation“ eingehend hingewiesen worden. Die Pulsschwankung kommt zustande durch die Fortleitung des Hirnpulses und beträgt nach ESKUCHEN im lumbalen Liquor je nach der Weite des Manometerröhrchens 4—6 mm. Die Fortpflanzungsgeschwindigkeit der Wellen ist ziemlich gering (etwa 3 m in der Sekunde), so daß die systolische Drucksteigerung im Schädel erst während der Diastole in der Lumbalgegend ankommt. Die frühere Ansicht, daß der Blutdruck und intrakranielle Druck so voneinander abhängig seien, daß die Veränderung des einen automatisch eine Änderung des anderen zur Folge haben muß, hat durch die Untersuchungen von DIXON und HALLIBURTON, BECHT, CLAUDE, WEED, HUGHSON u. a. eine gewisse Revision erfahren. Einerseits konnte nachgewiesen werden, daß der Liquordruck bei venöser Stase normal bleiben kann, andererseits konnte der Liquordruck durch hypertonische Lösungen gesenkt werden, ohne daß der venöse und arterielle Druck Veränderungen erfahren. Immerhin lehren aber die klinischen Beobachtungen beim Menschen, daß trotz einer relativen Selbständigkeit von Liquordruck und Blutdruck zwischen ihnen engste Beziehungen bestehen. So hat eine Erhöhung des Druckes in den Venae jugulares eine Steigerung des Liquordruckes zur Folge. Ebenso kommt es zu Steigerung des Liquordruckes bei Ausübung eines starken abdominellen Druckes, was allerdings von manchen Autoren nicht auf die direkte Druckerhöhung in den großen venösen Leitern des Abdomens zurückgeführt wird, sondern als Folge einer nervösen Beeinflussung durch Irritation des Plexus solaris angesehen wird. Der Druckanstieg nach Venenkompression findet im ganzen Liquorsystem statt, solange keine Kommunikationsunterbrechung besteht. QUECKENSTEDT hat die große diagnostische Bedeutung dieses Phänomens der Drucksteigerung nach Jugulariskompression richtig erkannt und der QUECKENSTEDTsche Versuch spielt seither insbesondere für die Diagnose von komprimierenden Prozessen des Rückenmarks eine wichtige Rolle. Ist der Subarachnoidealraum an einer Stelle durch einen Tumor, einen entzündlichen Prozeß oder eine Wirbelfraktur blockiert, so tritt bei Kompression der Halsvenen je nach der Stärke der Blockade entweder überhaupt kein Anstieg des lumbalen Liquordruckes ein, oder er erfolgt langsam und ruckweise und nur in recht geringem Ausmaß. Ebenso erfolgt das Absinken des Lumbaldruckes nach Entfernung der Jugulariskompression nicht wie normalerweise plötzlich, sondern verlangsamt. Es sei in diesem Zusammenhang auch auf die Untersuchungen von ANTONI hingewiesen, die im Abschnitt „Liquorzirkulation" näher erörtert worden sind. ZANGE und KINDLER haben darauf hingewiesen, daß bei Sinusthrombose das QUECKENSTEDTsche Phänomen bei Kompression der erkrankten Seite fehlt, während die Kompression der Jugularis der gesunden Seite den normalen Druckanstieg ergibt. Ich benutze die Jugulariskompression bei Ventrikelpunktionen häufig, um durch die Erhöhung des intrakraniellen Druckes ein rascheres spontanes Abfließen von Liquor aus der Punktionskanüle herbeizuführen. Eine Vermehrung der Tropfenzahl läßt sich bereits bei einseitiger Jugulariskompression herbeiführen, wobei die Kompression der der Punktionsstelle entsprechenden Jugularis in der Regel einen stärkeren Effekt zur Folge hat als die Kompression der Jugularis der entgegengesetzten Seite. Hat man aber den Ventrikel bei der Punktion nicht getroffen, was bei kleinen und dislozierten Seitenventrikeln vorkommen kann, und befindet sich die Punktionsnadel im Subarachnoidealraum z. B. der Falx, so erfolgt nach der Jugulariskompression keine Vermehrung des Liquorabflusses, vielmehr sistiert der Liquorabfluß vollkommen. Der Grund hierfür liegt darin, daß es durch die venöse Abflußbehinderung zu einer Volumenvermehrung der Hirnhemisphären kommt, wodurch der schmale Subarachnoidealraum vollkommen ausgefüllt wird. Auf diese Weise läßt sich die falsche Lage der Kanüle erkennen, und durch eine wiederholte Punktion in entsprechend veränderter Richtung kann der Ventrikel doch noch gefunden werden.

Das enge Verhältnis zwischen Venendruck und Liquordruck ist uns auch aus der Klinik der Herzkrankheiten bekannt. Bei Herzinsuffizienz steigt mit dem Venendruck gleichsinnig auch der Liquordruck an. Die bei Kranken mit Insuffizienzerscheinungen nicht selten auftretenden Kopfschmerzen dürften als Ausdruck dieser Liquordrucksteigerung anzusehen sein, ebenso teilweise wenigstens die bei diesen Kranken auftretenden Verwirrtheitszustände und psychotischen Erscheinungen. Eine Verminderung des Liquordruckes hat in der Mehrzahl der Fälle auch eine Verminderung des Venendruckes zur Folge, worauf in jüngster Zeit HARRISON jr. hingewiesen hat.

Inwieweit die im Schlaf auftretende Steigerung des Liquordruckes sowie die Druckschwankungen des Liquors bei Veränderungen des Volumens der Hirngefäße zurückzuführen sein dürfte, bedarf noch weiterer Klärung. VUJEĆ hat in jüngster Zeit festgestellt, daß beim spontanen Einschlafen eine Erhöhung des Liquordruckes eintritt, die nach dem Erwachen wieder sinkt. Beim Einschlafen unter Einwirkung von Hypnotika (Paraldehyd, Somnifen) ist die Drucksteigerung in der Regel noch größer. Durch Hypnose hervorgerufener Schlaf zeigt ebenfalls geringere Wirkung auf den Liquordruck. Während des Schlafes treten nach VUJEĆ rhythmische Druckschwankungen von 1—9 cm Höhe und 20 bis 40 Sekunden Dauer auf. Bei verschiedenen Erkrankungen des Nervensystems (Epilepsie, Encephalitis, Paralyse, Katatonie) konnte VUJEĆ ein Ausbleiben bzw. Änderungen dieser Liquordruckveränderungen im Schlaf beobachten.

Mit der Frage der Wirkungsweise des Sinus caroticus-Reflexes auf den Liquordruck haben sich MARINESCO, BONCKAERT und STANLEY, I. G. NOWAK beschäftigt. Bisher sind jedoch die Ergebnisse nicht einheitlich.

Die Abhängigkeit des Liquordruckes von osmotischen Veränderungen des Blutgefäßsystems ergibt sich aus den Beobachtungen über die Wirkungsweise von intravenösen Injektionen anisotonischer Lösungen. Auf Grund der Untersuchungen von WEED, BLACKFAN u. a. steht fest, daß hypertonische Lösungen (z. B. 10—20 ccm einer 20—50%igen Glucoselösung bzw. einer 10—20%igen Kochsalzlösung) ein erhebliches Absinken des Liquordruckes zur Folge haben, dagegen bewirken iso- und hypotonische Lösungen eine Steigerung des Liquordruckes. MILLES und HURWITZ u. a., die ebenfalls nach 50%iger Glucoselösung eine Liquordruckerniedrigung für mehrere Stunden beobachten konnten, fanden jedoch im Anschluß an diese Druckerniedrigung einen sekundären Druckanstieg, der sogar den Anfangsdruck überschreiten kann. Daß bei der Wirkungsweise der hypertonischen Lösungen auch ihre Temperatur eine Rolle zu spielen scheint, geht aus den Untersuchungen von BARRÉ und KLEIN hervor. Nach Injektion 38—40° warmer Lösungen stieg der Liquordruck, nach Injektion 3—4° kalter Lösung fiel er. Auch durch orale oder rectale Zufuhr hypertonischer Lösungen kann der Liquordruck gesenkt werden, was besonders die Erfahrungen mit Magnesiumsulfatlösungen zeigen. Man hat sich diese Wirkungsweise der hypertonischen Lösungen in der Neurologie und besonders in der Neurochirurgie bei den verschiedensten mit gesteigertem Liquordruck einhergehenden Erkrankungen des Nervensystems (Hirnödem, Hirntumor, Hydrocephalus, toxische Prozesse, Meningitis und Epilepsie) mit Erfolg zunutze gemacht, ist aber von der regellosen Anwendung intravenöser Injektionen hypertonischer Lösungen wegen der sekundären Drucksteigerung mehr und mehr abgekommen und verwendet lieber die langsame und protrahierter wirkende orale und rectale Zufuhr hypertonischer Magnesiumsulfatlösungen. Daß unter besonderen Umständen sowohl hypo- wie hypertonische Lösungen keine Beeinflussung des Liquordruckes bewirken können, geht aus den Beobachtungen von HAUG an Geisteskranken hervor.

Auch der Einfluß der verschiedensten Pharmaca auf den Liquordruck ist wiederholt untersucht worden, jedoch sind die Ergebnisse dieser Untersuchungen keineswegs einheitlich, und die Ansichten über die Art des Wirkungsmechanismus dieser Substanzen gehen noch teilweise auseinander. *Adrenalin* bewirkt nach BIEDL und REINER, LOMAN und MYERSON eine Steigerung des Liquordruckes. Der intrakranielle Druckanstieg ist offenbar eine Folge des plötzlichen arteriellen Blutdruckanstiegs, da ja die Hirngefäße sich unter Adrenalin verengern. Bekanntlich werden bei Rindenexcisionen zur Blutstillung des Excisionskraters mit Adrenalin getränkte Tupfer verwendet. Nach HAUG wirkt Adrenalin drucksteigernd unabhängig vom Blutdruck. Nach MAVROMATI bedingt intravenöse und subcutane Injektion von 1 ccm Adrenalin, 1 : 100000, nach $1^1/_2$ bis 2 Minuten eine Steigerung des arteriellen Druckes von 3—5 mm Hg und eine fast gleich starke Senkung des Liquordruckes. Bei Benutzung einer 1% Adrenalinlösung bleibt die Veränderung des Liquordruckes aus. Nach *Amylnitrit*-Darreichung steigt der Liquordruck bei gleichzeitigem Fallen des arteriellen und Steigen des Jugularisdruckes. Hier scheint der erhöhte Liquordruck die Folge der durch die Vasodilatation verursachten Vermehrung des Hirnvolumens zu sein. Nach TAMURA und OHE hat jedoch die Einatmung von *Amylnitrit* und die Injektion von *Natrium nitrosum* eine Senkung des Liquordruckes zur Folge. *Histamin* hat einen plötzlichen Anstieg des Liquordruckes, einen leichten Abfall des arteriellen Druckes und keine Veränderung des Jugularisdruckes zur Folge, wobei Liquordruck, arterieller und venöser Druck nicht immer in kausalem Verhältnis zueinander stehen müssen (LOMAN und MYERSON). WEINBERG konnte im Tierversuch feststellen, daß die normale Wirkung des Histamins auf den Liquordruck nach Asphyxie vermindert oder aufgehoben wird. *Coffein* verursacht einen Abfall des Liquordruckes, ohne den venösen bzw. arteriellen Druck wesentlich zu ändern (LOMAN, MYERSON). Auch die Befunde hinsichtlich der Wirkung von *Pilocarpin* und *Atropin* auf den Liquordruck sind nicht einheitlich (DIXON, HALLIBURTON, BECHT, MATILL und GUNNARD, CESTAN, RISER und LABORDE).

Auch hinsichtlich der Wirkungsweise von Organextrakten auf den Liquordruck herrschen noch in mancher Beziehung Meinungsverschiedenheiten. FRAZIER und PEET, DIXON und HALLIBURTON, KRAMER, PELLIZZI und DEL PRIORI, BECHT und MATILL). Der *Extrakt des Plexus chorioidalis* bewirkt nach der Ansicht der meisten Autoren eine Steigerung des Liquordruckes (DIXON, PEET, HALLIBURTON). Dagegen beobachtete KRAMER beim Hunde, dem er Extrakt aus dem menschlichen Plexus injizierte, ein Absinken des Liquordruckes. Der *Extrakt des Hypophysenhinterlappens* wirkt ebenfalls steigernd auf den Liquordruck, dagegen hat *Schilddrüsenextrakt* eine Senkung des Liquordruckes zur Folge (FRAZIER und PEET). Die Druckverminderung wird als Folge einer Hemmung der Liquorsekretion durch den Thyreoideaextrakt angesehen, wobei der besonders wirksame Bestandteil für die Liquordrucksenkung das Dijodtyrosin ist. Vor einigen Jahren haben MICHAEL und VANCEA Untersuchungen mit dem *Extrakt der Glandula lacrimalis* beim Hund angestellt. Bei intravenöser Injektion von 0,1 g Extrakt tritt mit einer vorübergehenden Senkung des Carotisdruckes eine sofortige Steigerung des Liquordruckes ein, was nicht als Folge einer erhöhten Plexussekretion, sondern als Folge des erhöhten venösen Druckes angesehen wird.

Den Einfluß von Gasen auf den Liquordruck haben STANLEY COBB und FREMONT-SMITH bei ihren Untersuchungen über die cerebrale Zirkulation studiert. Beim Einatmen eines *CO_2-reichen Gasgemisches* beobachteten sie eine Erweiterung der Hirngefäße mit Arteriellwerden des Venenblutes. Hierbei kam es zu einem starken Anstieg des Liquordruckes, trotz der während des Einatmens der CO_2-reichen Luft auftretenden Hyperpnoe. Normalerweise führt eine willkürlich hervorgerufene Hyperpnoe beim Menschen zum Sinken des Cerebrospinaldruckes (BARANY), worauf später noch hingewiesen werden soll.

Über die Beziehungen des *Luftdruckes* zum Liquordruck hat in jüngster Zeit SCHALTENBRAND interessante Untersuchungen an Hunden und Menschen in pneumatischen Kammern in der Weise angestellt, daß der lumbale und Zisternenliquordruck bei sich änderndem Atmosphärendruck fortlaufend registriert wurde. Es zeigte sich, daß Erniedrigung des Atmosphärendruckes regelmäßig eine Erhöhung des Liquordruckes zur Folge hat. Der wichtigste Faktor für den Druckanstieg ist der Sauerstoffmangel. Der Anstieg des Liquordruckes kann bis zu einem gewissen Grade durch Erhöhung des Sauerstoffpartialdruckes in der Alveolarluft verhindert werden. So konnten bis zu einem Druck von 400 mm Hg Sauerstoffgaben den Anstieg des Liquordruckes beseitigen oder ihm vorbeugen. Jenseits dieser Druckgrenze erfolgt aber ein Liquordruckanstieg trotz reichlich zur Verfügung stehenden Sauerstoffs, ohne daß eine Ursache hierfür gefunden werden konnte. Der beim narkotisierten Hund zisternal gemessene Liquordruck steigt bei Verdünnung unter 350 mm stets unabhängig vom Blutdruck. Erhöhungen des Luftdruckes bis 1350 mm Hg bewirken nach SCHALTENBRAND weder Blutdruck- noch Liquordruckveränderungen, auch haben sie keinen Einfluß auf Pulsfrequenz und Pulsamplitude.

PAPPENHEIM beobachtete, daß bei normaler Druckhöhe durchschnittlich bei Entnahme von 1 ccm Liquor ein Absinken des Liquordruckes um ungefähr 10 mm stattfindet. Bei Entnahme von größeren Liquormengen ist die Druckabnahme relativ geringer. AYALA hat versucht, durch seinen Rhachidialquotienten die relative zum Druck vorhandene Liquormenge ziffernmäßig durch folgende Formel zum Ausdruck zu bringen: $QF : J = x$, d. h. abgelesene Liquormenge (Q) mal Enddruck (F) dividiert durch Anfangsdruck (J). Bei Erkrankungen mit Liquorvermehrung, z. B. Meningitis, sinkt trotz Entfernung größerer Liquormengen der Druck nur langsam, während bei Kommunikationsstörungen, z. B. Hirntumoren. der Druck schon nach Entnahme kleinerer Liquormengen rapide abfällt. Dementsprechend ist der AYALAsche Quotient für die erste Erkrankung groß (7—10), bei dem letzteren klein (2,55—4,55). Dieses Verhalten ist, worauf Eskuchen und vorher schon Pappenheim hingewiesen haben, keineswegs gesetzmäßig, so daß dem Ayalaschen Quotienten ein sicherer diagnostischer Wert nicht zukommt. In diesem Zusammenhang sei nochmals auf die vorhin zitierten Untersuchungen von Weed, Flexner und Clark hingewiesen.

Über die Höhe des normalen Liquordruckes nach Lumbalpunktion liegen zahlreiche Mitteilungen vor, jedoch zeigen die Ergebnisse starke Schwankungen. Das liegt daran, daß für die Messungen des Liquordruckes die verschiedensten Apparaturen Verwendung finden, da man sich bisher auf eine Standardmethode nicht hat einigen können. Ferner wird der Anfangsdruck zu früh, d. h. bei nicht völlig ruhigem und entspanntem Patienten abgelesen. Auch der Verlust mehr oder minder großer Liquormengen bis zum Ansetzen des Meßinstrumentes ist von Bedeutung für die Höhe des normalen Anfangsdruckes. Schließlich vermag auch eine Verlegung der Lumbalkanüle zu Fehlmessungen führen. Als normale Werte des Liquordruckes nach Lumbalpunktion in Horizontallage geben Quincke und Krönig 120 mm Wasser, Sahli sowie Greenfield und Carmichael 60—150 mm, Weigeldt 150—170, Becher 162 mm, Lewinson 130 bis 150 mm Wasser an. Der Wert von 250 mm, wie ihn Lamache und von 300 mm, wie ihn Weigeldt als Höchstgrenze des normalen Wertes angibt, dürften entschieden zu hoch sein, andererseits der Minimalwert des normalen Liquordruckes von 10 mm und der Maximalwert von 100 mm nach Zand zu niedrig sein. Nach eigenen Erfahrungen schwankt der normale Wert beim Erwachsenen zwischen 80—150 mm. Werte bis 180 mm sehe ich als Grenzwerte der Norm an. Im Sitzen schwanken die Normalwerte zwischen 250—350 mm. Bei Kindern betragen die Druckwerte im Liegen nach Eskuchen 50—100 mm, nach Quincke 40—60 mm, im Sitzen 150—250 mm. Bei Neugeborenen stellte Lewinson Werte von 13—65 mm fest.

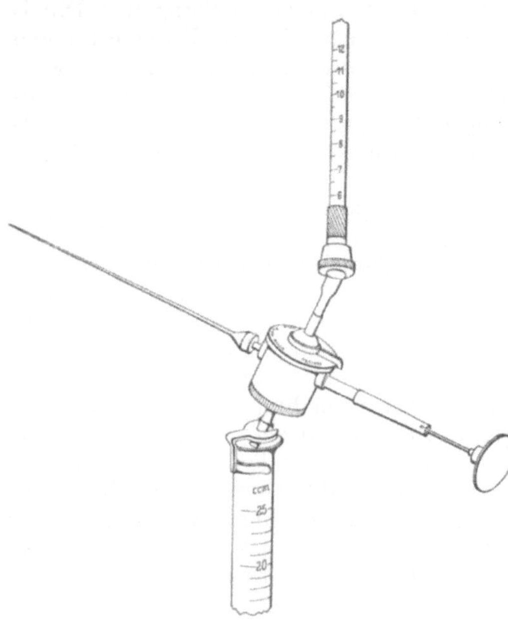

Abb. 80. Lumbalpunktionsbesteck nach Seeliger.

Von den Methoden der Druckmessung lassen sich prinzipiell zwei verschiedene Arten unterscheiden: 1. Methoden, bei denen das Manometersystem mit dem Liquor selbst gefüllt wird. Die bekannteste Apparatur dieses Systems ist diejenige von Quincke. Ein Glasrohr von 2 mm Lumen wird durch einen Gummischlauch mit der Lumbalkanüle verbunden. Man mißt die Differenz zwischen der Punktionsstelle und dem Liquorspiegel im Glasrohr. Das gleiche Prinzip haben auch die von Reichmann, Apt und Seeliger angegebenen Verbesserungen der Quinckeschen Apparatur. Am gebräuchlichsten ist die Seeligersche Lumbalpunktionsnadel, an deren Ende ein mehrwegiges Mundstück mit einem Capillarrohr zur Liquordruckmessung und einer Vorrichtung zum Anhängen des Auffangröhrchens fest montiert ist. Durch einfaches Umdrehen des Hahnes läßt sich jederzeit der Lumbaldruck ablesen (Abb. 80)[1]. Krönig hat zur Verringerung

[1] Heidrich: Encephalographie und Ventriculographie. Erg. Chir. **20**, 177.

des Liquorverlustes capilläre Steigröhrchen von 1 mm Durchmesser vorgeschlagen. 2. Methoden, bei denen der Liquordruck direkt oder durch zwischengeschaltete Luft auf ein Manometer übertragen wird. Hier unterscheidet man verschiedene Systeme. Mit Kochsalz gefüllte Manometer haben KAUSCH, CASSIDY und PAGE sowie KILGORE vorgeschlagen. Weiterhin sind Quecksilbermanometer für die Druckmessung in der bekannten U-Form von NEISSER,

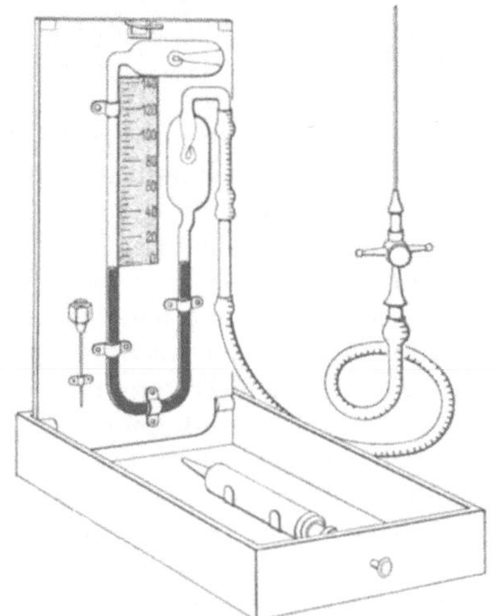

Abb. 81. Quecksilbermanometer nach FLEISCHER.

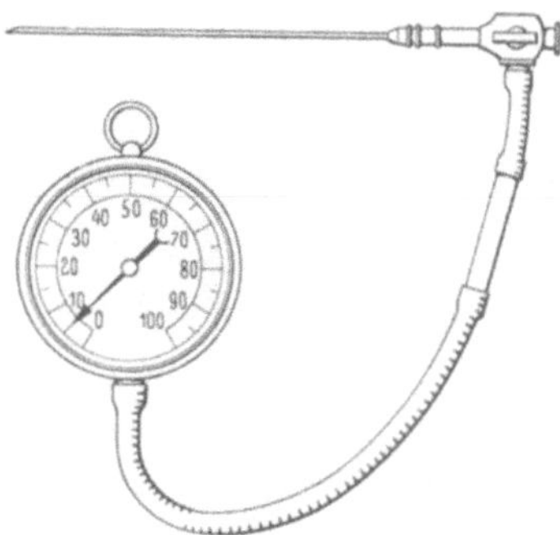

Abb. 82. Aneroidmanometer nach CLAUDE.

BUNGART und FLEISCHER angegeben worden. Am handlichsten ist dasjenige von FLEISCHER (Abb. 81)[1]. Schließlich sei hier noch das Aneroidmanometer von CLAUDE erwähnt, das auf Wasser geeicht ist und bis 100 cm anzeigt

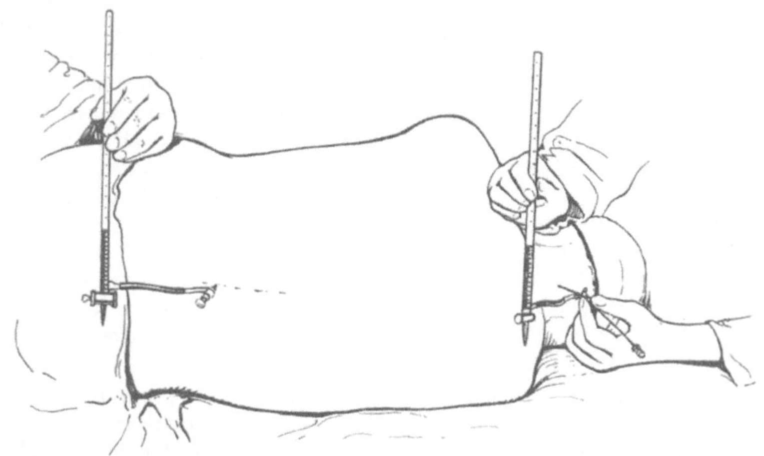

Abb. 83. Gleichzeitige Druckmessung lumbal und zisternal. (Nach ZANGE und KINDLER.) (Aus MEMMESHEIMER: Die Technik und Anwendung der Suboccipital- oder Zisternenpunktion.)

(Abb. 82)[1], sowie das von ESKUCHEN angegebene Kapselmanometer, das ebenfalls auf 100 ccm Wasser geeicht und mit einer größeren Skala versehen ist.

Eine graphische Darstellung des Liquordruckes ermöglicht der Hydrophoragraph von TRATTNER. Der Apparat war ursprünglich zur Registrierung von Ureterbewegungen konstruiert. Das Instrument besteht aus einem Glasmanometer mit MAREscher Kapsel und einem elektrischen Tropfenzähler, der so funktioniert, daß der Liquor nach Passieren des Druckschreibers Tropfen für

[1] ESKUCHEN: Neue deutsche Klinik, Bd. 6, S. 239. Berlin und Wien: Urban & Schwarzenberg 1930.

Tropfen einen elektrischen Stromkreis schließt. Die Apparatur wird mit einem sterilen Rohrsystem an die Lumbalnadel bei liegendem Patienten angeschlossen.

Es ist bereits darauf hingewiesen worden, daß die Verschiedenheit der Manometersysteme die variierenden Angaben über den normalen Liquordruck zum Teil erklären. Abgesehen von der verschiedenen Empfindlichkeit der Manometer selbst, ist besonders die verschieden große Liquormenge, die vor und bei der Druckmessung verlorengeht, als Grund der differierenden Resultate anzusehen. Es ist bei normalem und niedrigem Druck doch schon von Bedeutung, ob bei der Druckmessung 0,3 oder 3,0 ccm Liquor verlorengehen. Diese Fehlerquelle läßt sich aber bis zu einem gewissen Grade ausgleichen. Da wir nach den Untersuchungen von PAPPENHEIM wissen, daß bei normaler Druckhöhe der Liquorverlust von 1 ccm ein Absinken des Liquordruckes um ungefähr 10 mm zur Folge hat, so müßte bei jeder Druckmessung der erfolgte Liquorverlust bei der Druckbestimmung entsprechend verrechnet werden. Am besten wird aber die Fehlerquelle dadurch vermieden, daß der Anfangsdruck bei geschlossenem Stromkreis gemessen wird, d. h., wenn man Manometer benutzt, die mit der Kanüle verbunden sind, schon bevor dieselbe in den Liquorraum eindringt. Auch noch andere Vorsichtsmaßregeln hat der Untersucher bei jeder Punktion der Liquorräume zur Vermeidung von Fehlresultaten bei der Druckmessung zu beobachten. Der Anfangsdruck soll erst registriert werden, wenn die Liquorsäule im Manometerröhrchen sich stabilisiert hat, und das Manometer, abgesehen von den physiologischen Schwankungen der Atmung und des Pulses, keine Schwankungen mehr aufweist. Der Patient muß daher absolut ruhig liegen und entspannt sein. Stöhnen, Pressen, forcierte Atmung und Bewegungen verursachen ebenso wie zu starke Flexion und Deflexion des Kopfes sowie zu starke Flexion der Beine gegen den Bauch unerwünschte Druckveränderungen. Hinsichtlich des Einflusses der forcierten Atmung auf den Liquordruck im Sinne einer Druckverminderung sei auf die Untersuchungen von BÁRÁNY und PAPPENHEIM hingewiesen. BÁRÁNY hat ja bekanntlich die forcierte Atmung als Verfahren zur Bestimmung des Liquordruckminimums angegeben. Daß Flexion und Deflexion des Kopfes sowohl im Liegen wie im Sitzen zu Veränderungen des Liquordruckes führen, kann man auf Grund der Untersuchungen von BECHER, AYALA, SICARD, ROGER und RIMBAUD, CYLBERBLAST-ZAND, PAPPENHEIM, ESKUCHEN und auf Grund eigener Erfahrungen nicht bezweifeln. Auch zu starke Blasenfüllung kann erhöhend auf den Liquordruck wirken. Auch die Lage der Kanüle ist für die Gewinnung einwandfreier Druckwerte von Wichtigkeit.

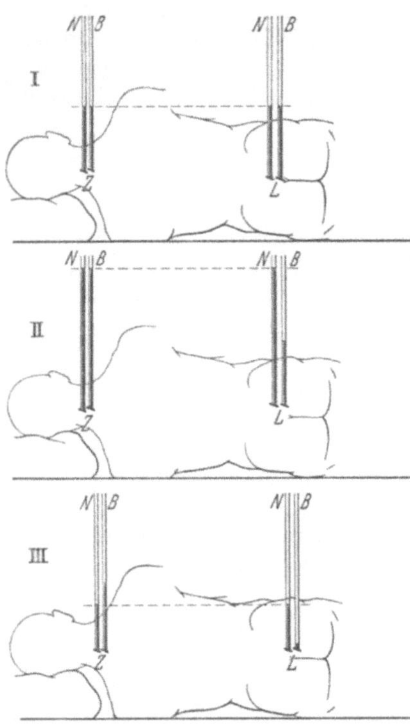

Abb. 84. Kombinierte lumbale und zisternale Druckmessung unter normalen Verhältnissen (N) und bei spinalem Block (B). (Nach ESKUCHEN.)

I Anfangsdruck (lumbalzisternal, sowohl bei N wie bei B).

II QUECKENSTEDTsche Probe (N : L-Druck $= Z$-Druck; B : Z-Druck steigt an, L-Druck nicht).

III Enddruck nach lumbaler Liquorentnahme (N : L-Druck $= Z$-Druck; B : L-Druck ist abgesunken, Z-Druck unverändert).

Sie muß sich möglichst in der Mitte des Liquorraumes befinden. Ragt sie nicht richtig in den Liquorraum hinein, berührt sie z. B. die Gegenseite oder wird sie durch vorliegende Wurzeln teilweise blockiert, so können sich Fehlresultate ergeben.

Gleichzeitige Messungen des Liquordruckes bei kombinierter Lumbalpunktion und Zisternenpunktion sind in systematischer Weise von AYER, ESKUCHEN, ZANGE und KINDLER, THURZÓ und PIRÓTH ausgeführt worden. Abb. 83[1] zeigt die Technik der Doppelpunktion im Liegen. Abb. 84[2] gibt die Resultate der kombinierten lumbalen und zisternalen Druckmessung unter normalen Verhältnissen und beim spinalen Block wieder.

Manche Untersucher pflegen auch heute noch bei der Lumbalpunktion die Stärke des Liquordruckes aus der Schnelligkeit der Tropfenfolge zu beurteilen. Daß eine derartige Methode viel zu grob, in den allermeisten Fällen völlig unbrauchbar ist, kann nicht scharf genug betont werden. Bei Fällen mit hochgradigster Erhöhung des Liquordruckes kann der Liquorabfluß sehr langsam vor sich gehen, andererseits braucht „der im Strahl hervorschießende Liquor" überhaupt keine krankhafte Drucksteigerung anzuzeigen.

K. Zweck und Funktion des Liquors.

Die Funktion des Liquors ist nach der Ansicht der meisten Autoren vor allem mechanisch-physikalischer Natur. Schon MAGENDI dachte besonders an eine mechanische Schutzwirkung des Liquors für das in ihm schwimmend aufgehängte Gehirn und Rückenmark im Sinne einer Pufferfunktion gleich einem Wasserkissen. Nach MESTREZAT erfährt das Gehirn durch seine Suspension in der Cerebrospinalflüssigkeit eine Reduktion seines absoluten Gewichtes auf 39,7 g, das weibliche auf 26 g. Auch PLAUT u. a. erblicken in der Suspension des Zentralnervensystems im Liquor einen Schutz gegen mechanische Insulte durch Erschütterung und Quetschung. Auch für den Ausgleich der zirkulatorischen Volumenschwankungen des Gehirns und damit zur Regulation der Druckschwankungen im Schädelinnern ist der Liquor durch die Möglichkeit, dank der Elastizität des Duralsackes spinalwärts auszuweichen, wichtig. Diese mechanische Schutzwirkung des Liquors gegen Quetschung und Erschütterung des Gehirns und des Rückenmarks scheint mir allerdings nur eine recht bedingte zu sein. Vergegenwärtigt man sich nämlich den Mechanismus der stumpfen Kopf- und Wirbelsäulenverletzungen, so dürfte nach den sehr zahlreichen Erfahrungen der verschiedensten Autoren besonders während der Kriegszeit kaum ein Zweifel darüber bestehen, daß die z. B. bei stumpfen lokalen Wirbelsäulenverletzungen bekannterweise nicht selten auftretenden Nachbarschafts- und Fernwirkungen auf die akute Pressung zu beziehen sind, welche gerade durch die Fortpflanzung des die Wirbelsäule an lokaler Stelle treffenden Stoßes auf die Liquorsäule und die dadurch verursachte plötzliche Erhöhung des Liquordruckes auf Mark und Gehirn hervorgerufen wird. Während der Liquor also bei leichten Fällen von stumpfen Traumen durch seine Ausweichmöglichkeit sicherlich wohl imstande ist, die Gewalteinwirkung auf das Nervensystem zu vermindern und sogar auszugleichen, so kann sich bei starken Traumen diese Schutzwirkung gerade in das Gegenteil verwandeln und zu einer schweren Preßschädigung des Nervenparenchyms fernab von der Einwirkungsstelle des lokalen Traumas führen. Ich verweise zu dieser interessanten Frage besonders

[1] MEMMESHEIMER, A.: Die Technik und Anwendung der Cisternenpunktion, S. 71. Montana-Verlag.

[2] ESKUCHEN: Neue deutsche Klinik, Bd. 6, S. 242.

auf das Buch von FOERSTER: „Die traumatischen Läsionen des Rückenmarks auf Grund der Kriegserfahrungen", in welchem er gerade zu der Frage der akuten Preßschädigung bei stumpfen und scharfen Wirbelsäulenverletzungen eingehend Stellung genommen hat.

Abgesehen von seiner rein mechanischen Schutzwirkung wird dem Liquor auch auf Grund seines chemischen Aufbaues eine Schutzfunktion für das Nervensystem zuerkannt. So hat FERNI nachgewiesen, daß der normale Liquor das Lyssatoxin zu neutralisieren vermag, außerdem besitzt er auch nach KAFKA u. a. gewisse bactericide Eigenschaften. SEPP sieht in der Tatsache der Begrenzung des Liquors durch reticuloendotheliales Gewebe und seiner hierdurch erlangten Fähigkeit auf Schädigungen intensiv zu reagieren, einen Schutz- und Abwehrvorgang. Besonders wichtig für die Annahme einer biologischen Schutzfunktion des Liquors ist die Frage einer autochthonen Entstehung von Antikörpern im Liquor. Abgesehen von den Untersuchungen von MUTERMICH, ILLERS u. a. berechtigen besonders die Untersuchungen von PLAUT und GRABOW zu der Annahme, einer autochthonen Entstehung von Antikörpern im Liquor. Diese Frage ist eingehender in dem Abschnitt: „Humoralpathologie" dieses Handbuches von GEORGI und FISCHER behandelt worden.

Mit der Annahme einer mechanischen und biologischen Schutzfunktion dürfte aber die Funktion der Cerebrospinalflüssigkeit keineswegs erschöpft sein. Wenn auch die Auffassung von MONAKOW, RIES, LINA STERN und ihren Mitarbeitern, welche den Liquor direkt als Ernährungsflüssigkeit des Zentralnervensystems ansehen, umstritten ist, so weist doch die Kommunikation des Subarachnoidealraumes mit den VIRCHOW-ROBINschen Räumen auf irgendeinen Stoffaustausch zwischen Nervensystem und Liquor hin.

Nach der Ansicht verschiedener Autoren ist aber der Liquor auf Grund seiner Zusammensetzung besonders geeignet, den normalen Ablauf der Funktionen des Nervensystems aufrechtzuerhalten (MESTREZAT, HALLIBURTON, KAFKA u. a.). HALLIBURTON sieht im Liquor eine ideale physiologische Salzlösung, welche zur Aufrechterhaltung des osmotischen Gleichgewichtes der Nervenzellen dient. Nach MOTT gibt der Liquor Kohlensäure und Wasser an das Blut ab und nimmt Sauerstoff und Zucker aus ihm auf. KAFKA nimmt auf Grund der Tatsache, daß der Zuckergehalt im Ventrikelliquor höher ist als im Zisternen- bzw. Lumballiquor, an, daß der Liquor wenigstens zum Teil als Nährflüssigkeit für das Zentralnervensystem anzusehen ist. Für die Annahme eines Stoffaustausches zwischen Liquor und Zentralnervensystem spricht auch der Gehalt des Liquors an Hypophysenhinterlappensekret (CUSHING, FRAZIER, HERING, TRENDELENBURG u. a.). Normalerweise enthält der Ventrikelliquor am meisten, der Lumballiquor am wenigsten von diesem Hormon. Jedoch haben ALTENBURGER und STERN auch im Lumballiquor gegenüber früheren Ansichten die Anwesenheit dieses Hormons feststellen können.

Die Frage, inwieweit der Liquor unter physiologischen Bedingungen dem Abtransport von Abbaustoffen dient (REHN, LEWANDOWSKY, HASSIN u. a.), ist heute noch nicht restlos geklärt. KAFKA u. a. führen z. B. auch die größeren Eiweißmengen des Lumballiquors gegenüber dem Ventrikelliquor auf normale Abbauvorgänge im Zentralnervensystem zurück. Ebenso spricht nach diesen Autoren der vermehrte Sulfat- und Magnesiumgehalt des Liquors gegenüber dem Blut (KRAL und WINTERNITZ) für eine solche Annahme. Die Auffassung, daß der *gesamte* Stoffwechsel des Nervensystems den Weg über den Liquor nimmt (HAUPTMANN, ZAND), wird neuerdings auch von SCHALTENBRAND bestritten.

Literatur.

A. Anatomie.

ASKANAZY: Zur Physiologie und Pathologie der Plexus chorioideus. Verh. dtsch. path. Ges. **1904**.

BECHT, F. C.: Studies on the cerebrospinal fluid. Amer. J. Physiol. **51**, 1 (1920). — BENEDIKT: Über die Innervation des Plexus chorioideus inferior. Schmidts Jb. **1874**. — BLAKE, J. A.: The roof and the lateral recesses of the fourth ventricle. J. comp. Neur. **10** (1900). — BROMAN: Normale und abnorme Entwicklung des Menschen, 1911.

CANNIEU, E.: Recherches sur la voûte du IV. ventricule des vertèbres. Bibliogr. Anat. **1898**. — CATOLA, G.: Sulla resenza di nevroglia nella struttura dei plessi coriodei. Riv. Pat. nerv. **9** (1902). — CH'ENG, Y. C. and Georg SCHALTENBRAND: Is there a communication between the stroma of the choroid plexus and the meninges? J. of Physiol. **5**, 191—196 (1931). – Zbl. Neur. **61**, 769 (1932). – CIACCIO u. SCAGLIOME: Beitrag zur cellulären Physiopathologie der Plexus chorioidei. Beitr. path. Anat. **55** (1913). — CUSHING: Studies on the Cer. spinal fluid. Introductory. J. med. Res. **31**, 1 (1914).

ESSICK, C. R.: Formation of macrophage by the cells lining the arachnoid cavity in response to the stimulus of particulate matter. Carnegie Inst. Washington publ. **272**, 377 (1930).

FERRARO, A.: Lo stato odierno delle nostre conoscenze sulla struttura e funzione dei plessi coroidei. Cervello **1925**, 159. — FRANCINI: Sur la strueture et la fonction des plexus choroides. Arch. ital. de Biol. (Pisa) **1907**. — FREMONT-SMITH: The nature of the cerebrospinal fluid. Arch. of Neur. **17**, 317 (1927).

GALEOTTI: Über die Granulationen in den Zellen. Internat. Mschr. Anat. u. Physiol. **12** (1895). — Studio morfologico e citologico della volta del diencefalo in alcuni vertebrati. Riv. Pat. nerv. **2** (1897). — GELLERSTEDT, NILS: Histologische Beobachtungen über die Funktion des Plexus chorioideus. Sv. Läkartidn. **1932**, 1169—1173. — Zbl. Neur. **66**, 753 (1933). — GOLDMANN, E.: Vitalfärbung am Zentralnervensystem. Beiträge zur Physiologie des Plexus chorioideus. Berlin 1913. — Experimentelle Untersuchungen über die Funktion des Plexus chorioideus und der Hirnhäute. Arch. klin. Chir. **101**, 735 (1923); Dtsch. Ges. Chir. **40**. — Zbl. Chir. **1913**, 30, 31. — GRYNFELT et EUZIÈRE: Etudes cytologiques sur l'éboration du liquide C. R. dans les cellules du plexus chorioide du cheval. Bull. Anat. Sci. et Lettres Montpellier **4**, 14. April 1912. — Recherches cytologiques sur les cellules épithéliales des plexus choroides. C. r. Soc. Anat. 12. Réunion Rennes **1912**, 65. — Sur les variations fonctionelles du chondriome des cellules des plexus choroides. C. r. Assoc. Anat. 15. Réunion Lausanne **1913**, 197. — Histo-physiologie des plexus choroides. Rev. med. Thér. **2**, No 4, 82 (1914). — Rôle de l'épithélium dans l'élaboration du L. C. r. Langue, doc. Méd. **3**, 29, 10. April 1920.

HAECKEL: Beiträge zur normalen und pathologischen Anatomie der Plexus chorioidei. Virchows Arch. **17**. — HIS, W.: Über ein perivasculäres Canalsystem in den nervösen Centralorganen. Leipzig: Wilh. Engelmann 1865. — HOEN, THOMAS J.: The choroid plexus as a dialyzing membrane. I. Observations in the experimental hydrocephalus. Arch. of Neur. **26**, 496—500 (1931). — Zbl. Neur. **62**, 618 (1932). — HWOROSTUCHIN: Zur Frage über den Bau des Plexus chorioideus. Arch. mikrosk. Anat. **77**, 232 (1911).

IMAMURA: Beiträge zur Histologie des Plexus chorioideus des Menschen. Arb. neur. Inst. Wien. 8 (1902).

JACOBI: Beitrag zur Lymphzirkulation der harten Hirnhaut. Jb. Psychiatr. **43**, 179 (1934). — Das Saftspaltensystem der Dura. Arch. f. Psychiatr. **70**, 269 (1924). — JACOBI u. MAGNUS: Gefäß- und Liquorstudien am Hirn des lebenden Hundes. Arch. f. Psychiatr. **73**, 126 (1925).

KAPPERS, A.: Entwicklungsgeschichte. — KEY u. RETZIUS: Studien in der Anatomie des Nervensystems und Bindegewebes. Stockholm: Nordsted et Söhner 1875—1876.

LEWANDOWSKY: Die Funktionen des Zentralnervensystems. Jena: Gustav Fischer 1907. — LOEPER: Sur quelques points de l'histologie normale et pathologique des plexus choroides de l'homme. Arch. Méd. expér. **16** (1904). — LUSCHKA: Die Aderhautgeflechte des menschlichen Gehirns. Berlin 1855.

MAGENDIE: Recherches sur le liquide céphalo-rachidien. Paris 1842. — MARIE, A. C.: Propriétés biologiques du liquide céphalo-rachidien. C. r. Soc. Biol. Paris **110**, 762, 763 (1932). — Zbl. Neur. **65**, 662 (1933). — MESTREZAT: Le liquide céphal. rach. normal et pathol. Montpellier 1911. — MILIAN, G.: Le liquide céphalo rachidien. Paris: Steinheil 1904. — Les gaines lymphatiques périvasculaires. Soc. Anat. **6**, 347, 22. April 1904. — MONAKOW, C. v.: Eine neue Form von Dysgenesie des Plexus chorioideus lateral. als morphologische Basis usw. Festschrift für RAMON Y CAJAL, 1922. — Urämie und Plexus chorioideus. Schweiz. Arch. Neur. **13**, 515 (1923). — MONAKOW, P. v. u. KITABAYASHI: Schizophrenie und Plexus chorioideus. Schweiz. Arch. Neur. **4** (1919). — MOTT, FR. M.: The cerebrospinal fluid. Lancet **1910** 1, 79.

Pellizzi: Experimentelle histologische Untersuchungen über den Plexus chorioideus. Fol. neurobiol. **5**, 305 (1911). — Petit et Girard: Sur la morphologie des plex. choroid. d. syst. nerv. centr. C. r. Soc. Biol. Paris **1902**, 198. — Action du quelques substances sur l'épithélium de revêtement du plexus choroide de system nerveux central. C. r. Soc. Biol. Paris **1902**, 699. — Petersen: Histologie und mikroskopische Anatomie, 1935.

Quincke: Zur Pathologie der Cerebrospinalflüssigkeit. Arch. Anat., Physiol. u. wiss. Med. **1872**.

Rehm: Die Cerebrospinalflüssigkeit. Histol. Arb. Großhirnrinde **3**, 2 (1909). — Robin: Recherches sur les capillaires de l'encéphale. J. de Physiol. **1899**.

Saito: Zur Pathologie des Plexus chorioideus. Arb. neur. Inst. Wien. **33**. — Sardemann, H. u. H. Spitzer: Über den Zusammenhang des Subarachnoidalraums mit den Lymphbahnen der peripheren Nerven im Bereich des Rückenmarks. Z. Neur. **141**, 664—667 (1932). — Zbl. Neur. **66**, 290 (1933). — Schaltenbrand: Die Liquorzirkulation und ihre anatomische Grundlage. Dtsch. Z. Nervenheilk. **140**, 68 (1936). — Schaltenbrand and Bailey: The cerebral perivascular Pia-glia membrane. J. Psychol. u. Neur. **35**, 201 (1928). — Schaltenbrand u. Ju Lin Cheng: Zur Pathophysiologie des Plexus chorioideus. Dtsch. Z. Nervenheilk. **117—119**, 570 (1931). (Literatur.) — Schlaepfer, V.: Über den Bau und die Funktion der Epithelzellen des Plexus chorioideus. Beitr. path. Anat. **1905**, Suppl. 7, 101. – Spalteholz: Handatlas der Anatomie des Menschen, 1914. – Spatz: Das Lues cerebri-Problem und die pathogenetische Bedeutung des Ausbreitungsweges. Schweiz. Arch. Neur. **16**, 153 (1923). — Zur Pathogenese und Pathophysiologie der Encephalitis epidemica. Zbl. Neur. **40**, 120. — Zur Pathologie und Pathogenese der Hirnlues und der Paralyse. Zbl. Neur. **101**, 644 (1925). — Spielmeyer: Histopathologie des Nervensystems. Berlin: Julius Springer 1922. — Stern, L.: La barrière hémato-encéphalique en physiologie et en clinique. Schweiz. med. Wschr. **1923 I**, 792. — Effect de l'urotropine sur le fonctionnement de la barrière hémato-encéphalique. C. r. Soc. Biol. Paris **97**, 642 (1927). — Stöhr, Ph.: Zur Innervation der Pia mater und des Plexus chorioideus des Menschen. Anat. Anz. **54**, Erg.-H. (1921). — Handbuch der mikroskopischen Anatomie des Nervensystems. Berlin: Julius Springer 1928. — Stursberg, K.: Ein Beitrag zur Kenntnis der Cerebrospinalflüssigkeit. Dtsch. Z. Nervenheilk. **42** (1911). — Sundwall: The chorioid Plexus with especial references to interstitial granular cells. Anat. Rec. **12** (1917).

Tandler: Lehrbuch der systematischen Anatomie.

Weed, L. H.: Studies on the cerebrospinal fluid. J. med. Res. **31** (1914). — The formation of the cranial sub-arachnoid spaces. Anat. Rec. **10** (1916). — An anatomical consideration of the C. S. fluid. Anat. Rec. **12**, 461 (1917). — Cells of the arachnoid. Bull. Hopkins Hosp., 31. Okt. **1920**, 343. — The cerebrospinal fluid. Physiologic Rev. **2** (1922). — Certain anatomical and physiological aspects of the meninges and cerebrospinal fluid. Brain **58**, 383—397 (1935). — Wetzel: Handbuch der Anatomie des Kindes. Berlin: Julius Springer 1936.

Yoshimura: Das histochemische Verhalten des menschlichen Plexus chorioideus. Arb. neur. Inst. Wien **18** (1909).

Zand, N.: Les plexus chorioides. Paris: Masson & Co. 1930. (Literaturangaben.)

B. Methoden der Liquorentnahme.

Bize: Hydrocéphalie ventriculaire. Paris 1931.

Dattner: Moderne Therapie der Neurosyphilis. Wien: Wilhelm Maudrich 1933.

Eskuchen: Neue deutsche Klinik. Wien u. Berlin: Urban & Schwarzenberg 1930.

Guleke: Allgemeine und spezielle Operationslehre von Kirschner. Berlin: Julius Springer 1935.

Heidrich: Die Encephalographie und Ventriculographie. Erg. Chir. **20**.

Memmesheimer: Die Technik und Anwendung der Suboccipital- oder Cisternenpunktion. Stuttgart: Montana-Verlag 1929.

C. Liquorentstehung.

Dandy: Experimental Hydrocephalus. Ann. Surg. **1919**. — Dixon and Halliburton: The action of chorioid plexus on the secretion of the C. S. fluid. J. of Physiol. **40** (1910).— Secretion of fluid. J. of Physiol. **48**, 128 (1914).

Flexner, Louis B. and H. Winters: The rate of formation of cerebrospinal fluid in etherized cats. Amer. J. Physiol. **101**, 697—710 (1932). — Zbl. Neur. **66**, 289 (1933). — Frazier and Peet: Factors of influence in the origin and circulation of the C. S. fluid. Amer. J. Physiol. **35**, 268 (1914). — The action of glandular extract on the secretion of cerebrospinal fluid. Amer. J. Physiol. **36**, 464 (1914, 1915).

Halpert, Béla, William J. German and Edward B. Hopper: Observations on the reformation of cerebrospinal fluid and aquaeus humour. Experiments on dogs with certain organic dyes. Amer. J. Physiol. **103**, 351—355 (1933). — Zbl. Neur. **68**, 67 (1933). — HASSIN, G. B.: Notes on the nature and origin of the cerebrospinal fluid. J. nerv. Dis. **59** (1924). — HUGHSON: Origin of spinal fluid. Arch. of Neur. **14**, Nr 2 (1925, Aug.).

INABA, C., M. SGALITZER u. E. A. SPIEGEL: Einfluß von Röntgenstrahlen auf die Liquorproduktion. Dtsch. med. Wschr. **1927 II**, 1616.

JOO, BÉLA v.: Über die Einwirkung von ultravioletten Strahlen auf den Liquor cerebrospinalis und auf das Blutserum. Psychiatr.-neur. Wschr. **1933 I**, 1—6. — Zbl. Neur. **67**, 174 (1933).

KAFKA, V.: Untersuchungen zur Frage der Entstehung, Circulation und Funktion der Cerebrospinalflüssigkeit. Z. Neur. **13**, 192 (1912). — Untersuchungen zur Frage der Entstehung, Circulation und Funktion der Cerebrospinalflüssigkeit. II. Mitt. Z. Neur. **15**, 482 (1913). — Die Zerebrospinalflüssigkeit. Leipzig u. Wien: Franz Deuticke 1930. (Dort ausführliche Literaturangabe.) — Liquorentstehung und Permeabilität. Dtsch. Z. Nervenheilk. **130**, 197—216 (1933). — Zbl. Neur. **68**, 530 (1933).

MASSAUTH, C.: Sur le mode de formation du liquide céphalo-rachidien. (Action du violet de méthyle, du nitrate d'urane et du citrate de soude.) Arch. internat. Physiol. **37**, 310—316 (1933). — Zbl. Neur. **71**, 511 (1934).

RISER et SOREL: Origine du L. C. R. Presse méd., 5. Sept. **1928**. — L'origine du liquide céphal rachidien. Presse méd. **1928**, 1123. Ref. Zbl. Neur. **52**.

SPINA: Experimentelle Untersuchungen über die Bildung des Liquor cerebrospinalis. Pflügers Arch. **76**, 204 (1989); **80**, 370 (1900).

WALTER, FR. K.: Wo entsteht der Liquor cerebrospinalis? Dtsch. Z. Nervenheilk. **90**, 161 (1926). — Zbl. Chir. **1927**, Nr. 14, 889. — Die Blut-Liquorschranke. Leipzig: Georg Thieme 1929. (Ausführliche Literaturangabe.) — WEED: Studies on cerebro-spinal fluid. II. The theories of drainage of cerebro-spinal fluid with an analysis of the methods of investigation. III. The pathways of escape from the subarachnoid spaces with particular reference to the arachnoid villi. IV. The dual source of cerebrospinal fluid. J. med. Res. **31**, 21 (1914). — WOHLGEMUT u. SZEÉCSI: Zur Kenntnis der Entstehung und Zusammensetzung der Cerebrospinalflüssigkeit. Z. Neur. **13**, 455 (1912).

D. Liquorresorption.

BIZE: Hydrocephalic ventriculaire. Paris: A. Meloine 1931. (Dort ausführliche Literaturangabe.)

CESTAN, RISER et LABORDE: Les bases expérimentales du traitement intra-ventriculaire et intra-méningé. Absorption des substances étrangères introduites dans les ventricules et les espaces sous arachnoidiens. Revue neur. **1**, 12 (1924). — L'absorption des substances étrangères aux niveau des espaces sour arachnoidiens spinaux chez l'homme. C. r. Soc. Biol. Paris **88**, 661 (1927).

DANDY, W.: Where is the cerebrospinal fluid absorbed? J. amer. med. Assoc. **92**, Nr 24, 2012 (1929, Juni). — DIXON and HALLIBURTON: Rapidity of absorption of drugs introduced into the C. S. fluid. J. of Physiol. **44**, 7 (1912).

FOERSTER: Encephalographische Erfahrungen. Z. Neur. **94**. — FOG, M., G. RABSCH u. G. SÜRUP: Über die Resorption der Cerebrospinalflüssigkeit. Skand. Arch. Physiol. (Berl. u. Lpz.) **69**, 127—150 (1934). — Zbl. Neur. **73**, 468 (1934). — FOLEY: Resorption of the cerebrospinal fluid by the chorioid plexus under the influence of intravenous injection of hyperton. salt solutions. Arch. of Neur. **5**, 744 (1922).

GUTTMANN, L.: Zur Frage der Liquorresorption bei Psychosen. Ärztl. Ver. Hamburg, 4. Dez. 1928. Klin. Wschr. **1929 I**, 331. — Arch. f. Psychiatr. **88**, H. 2. — Dtsch. med. Wschr. **1929 II**, 1817.

JORNS: Liquorresorption innerhalb der Hirnkammern. 56. Tagg dtsch. Ges. Chir. Berlin, Sitzg 30. März bis 2. April 1932. Arch. klin. Chir. **173**, Kongreßber., 163 (1932). — Zbl. Neur. **66**, 753 (1933). — Experimentelle Untersuchungen über die Resorptionsvorgänge in den Hirnkammern. Arch. klin. Chir. **171**, 326—360 (1932). — Zbl. Neur. **65**, 532 (1933). — Liquorresorption und Osmiumtherapie. Arch. klin. Chir. **179**, 717 (1934).

KLAUBER: Postencephalitische Störungen der Liquorcirculation und Liquorresorption. Z. Neur. **97**.

KLESTADT, B.: Experimentelle Untersuchungen über die resorptive Funktion des Epithel chorioidei und des Ependyms der Seitenventrikel. Zbl. Path. **26** (1915).

RISER et LABORDE: L'absorption au niveau des ventricules cérébraux. Soc. Biol., 20. Jan. 1923.

SCHWAB, O.: Encephalographie, Liquorpassage- und Liquorresorptionsprüfungen im Dienste der Beurteilung von sog. Commotionsneurosen. Z. Neur. **102**.

WEED: The absorption of cerebrospinal fluid into the venous system. Amer. J. Anat. **31**, 198 (23. Jan. 1922). – WISLOCKI and PUTNAM: Absorption from the ventricles in experiment produced hydrocephal. Amer. J. Anat. **29**, 313 (1921).

E. Liquorzirkulation.

AHRENS, W.: Experimentelle Untersuchungen über die Strömung des Liquor cerebrospinalis. Z. Neur. **15**, 578 (1913).

BECHER: Bewegungsvorgänge im Liquor cerebrospinalis. Sitzg 23. Febr. 1931. Klin. Wschr. **1931 II**, 1330. — Über pulsatorische Wechselbewegung im Liquor cerebrospinalis. Verh. dtsch. Ges. Kreislaufforsch. 9. Tagg Breslau, Sitzg 9.—10. März **1931**, 153—155. Zbl. Neur. **62**, 619 (1932). — BIELING u. WEICHBRODT: Untersuchungen über die Austauschbeziehungen zwischen Blut und Liquor cerebrospinalis. Arch. f. Psychiatr. **65** (1922).

CAMPAILLA, G.: Recherches sur la circulation du liquide spinal par l'injection de substances colorées. 13. Réun. neur. internat. ann. Paris, 30.–31. Mai 1933. Revue neur. **40 I**, 993—995 (1933). — Zbl. Neur. **70**, 230 (1934). — CAMPAILLA, G., A. MONZEMEZZO e L. TELATIN: Studi sulla fisiopatologia dell c. r. La circolazione del liquido cefalo-rachidiano studiata mediante iniezioni endorachidee di sostanze coloranti. Giorn. Psichiatr. clin. **61**, 389—412 (1933). — Zbl. Neur. **73**, 61 (1934). — CAPPELLETTI, G.: L'écoulement du liquide C. R. par la fistule C. R. en conditions normales et sous l'influence de quelques médicaments. Arch. ital. de Biol. (Pisa) **1901**. — CATHELIN, F.: La circulation du liquide céphalo-rachidien. Presse méd. **1903**, No 90. — CESTAN, RISER et LABORDE: La perméabilité meningée n'est qu'un des modes de la perméabilité vasculaire. Presse méd. **1924**.

EINSTEIN, OTTO: Die Blutliquorschranke. (Ein Beitrag zum Problem der „Permeabilität.") Z. klin. Med. **120**, 510—515 (1932). — Zbl. Neur. **64**, 631 (1932).

FLEXNER, LOUIS B.: The water of the cerebrospinal fluid. Variations of its rate of flow with variation of ventricular pressure. Amer. J. Physiol. **106**, 170—174 (1933). — Zbl. Neur. **70**, 506 (1934). — A note on the rate of circulation of ecrebrospinal fluid. Amer. J. Physiol. **106**, 201—203 (1933). — Zbl. Neur. **70**, 507 (1934).

HASSIN, GEORGE B.: So-called circulation of the cerebrospinal fluid. J. amer. med. Assoc. **101**, 821—823 (1933); Zbl. Neurol. **70**, 507 (1934). — HAUPTMANN, A.: Untersuchungen über die Blut-Liquorpassage bei Psychosen. Z. Neur. **100**, 332 (1926). — Verminderte Durchlässigkeit der Blut-Liquorschranke bei Schizophrenie. (Vorläufige Mitteilung.) Klin. Wschr. **1926 II**. — Über „schizophrene Randpsychose" im Lichte der Austauschbeziehungen zwischen Blut- und Liquor. Jverslg dtsch. Ver. Psychiatr. Bonn, Sitzg 19. bis 20. Mai 1932. — Zbl. Neur. **64**, 244 (1932). — HILL, L.: Physiology und Pathology of the cerebral circulation. London 1896.

KATZENELLENBOGEN: Recherches sur la perméabilité méningée et au bismouth etc. Schweiz. med. Wschr. **1925 I**, 458. Ref. Zbl. Neur. **41**, 812. — De l'augmentation de la perméabilité méningée aux nitrates dans la méningite aseptique provoqué. Schweiz. med. Wschr. **1924 I**, 833. Ref. Zbl. Neur. **40**, 69.

LEIPOLD, W.: Durchlässigkeitsverhältnisse bei der Blutliquorschranke. Habil.schr. Greifswald 1928. — LOBERG, K.: Austausch zwischen Blut- und Cerebrospinalflüssigkeit. Z. Neur. **115**, H. 1/2. — Dtsch. med. Wschr. **1928 II**, 1609. — LÖHR u. JACOBI: Die Darstellung der peripheren Nerven im Röntgenbild. Arch klin. Chir. **1932**.

MUTERMILCH et SALOMON: Pasage du Bismuth et de l'arsenic à travers la barrière vasculoméningée chez l'homme sous l'influence d'une méningite aseptique. C. r. Soc. Biol. Paris **98**, 1113 (1928).

NICOLSEN, HAYDEN: Effects of low alveolar oxygen and high alveolar carbon dioxide on the rate of flow of cerebrospinal fluid. Amer. J. Physiol. **99**, 570—576 (1932). — Zbl. Neur. **64**, 62 (1932).

PAPILIAN, V. et STANESCO JIPPA: Recherches experimental. sur la circulation du liqu. ceph.-rach. J. Physiol. et Path. gén. **23**, 769 (1925). — Experimentelle Untersuchungen über die Zirkulation des Liquor cerebrospinalis. Cluj med. (rum.) **5**, 295 (1924). Ref. Zbl. Neur. **40**, 580.

RISER et MÉRIEL: Le mécanisme de la glycorachie; contribution à l'étude de la perméabilité méningée. Presse méd., 30. Nov. **1927**, 1457.

SATTA, ALFONSO: A proposito di «raziono iniziale» per sottrazione di liquor per via lombare. Riv. Neur. **4**, 314—317. — Zbl. Neur. **62**, 49 (1932). — SCHALTENBRAND: Untersuchungen zum Kreislauf des Liquor cerebrospinalis mit Hilfe intravenöser Fluorescineinspritzungen. Dtsch. Z. Nervenheilk. **96**, 123 (1927). — Liquorcirculation. Münch. med. Wschr. **1928 II**. — Dtsch. med. Wschr. **1928 II**, 1692. — Die Physiologie und Pathologie der Liquorcirculation. Münch. med. Wschr. **1928 II**. — Zbl. Chir. **1929 I**, 318. — SCHÖNFELD u. LEIPOLD: Wechselbeziehungen zwischen Blut- und Hirn-Rückenmarkflüssigkeit. Z. Neur. **95**. — Dtsch. med. Wschr. **1926 II**, 1229. — STRECKER, H.: Experimenteller Beitrag zur Frage der Liquorzirkulation beim Menschen. Münch. med. Wschr. **1922 II**, 1726. — Die Beziehungen von pathologischen und experimentellen Veränderungen der physikalischen Liquorverhältnisse des Menschen zur Körpertemperatur. Habil.schr. Würzburg 1926.

VONWILLER, P. u. R. E. WIGDSKAYA: Mikroskopische Beobachtung der Bewegung des Liquors im lebenden Gehirn. Z. Anat. **102**, 290—297 (1933). — Zbl. Neur. **71**, 514 (1934).

WALTER, FR. K.: Zur Frage der Liquorströmung und der Homogenität des Liquor cerebrospinalis. Münch. med. Wschr. **1921 II**, 1352. — WILLICH: Untersuchungen über Liquorströmung. 52. Tagg dtsch. Ges. Chir. Zbl. Chir. **1928 II**, Nr 22, 1372. — Arch. klin. Chir. **152**, 63 (1928). — WUSTMANN: Bewegungsvorgänge im Liquorsystem. Klin. Wschr. **1934 I**, 666—668. — Zbl. Neur. **73**, 61 (1934).

ZYLBERLAST-ZAND, N.: Perméabilité des méninges inflammées. C. r. Soc. Biol. Paris **94**, 548 (1926).

F. Passage- und Resorptionsprüfungen.

BAUMANN: Das Verhalten des Liquor C. S. bei experimenteller Anämie und vitaler Färbung. Dtsch. med. Wschr. **1920 I.**

CAMPAILLA, G.: Recherches sur la circulation du liquide par l'injection de substances colorées. Revue neur. **40 I**, 993—995 (1933). — Zbl. Neur. **70**, 230 (1934). — CAMPBELL et BALLANCE: Salvarsan dans les ventricules latéraux. Lancet **1919 I**, 608. — CAVAN WOOSLEY: Injections sous-arach. de trypan bleu. J. Neur. a. ment Dis. **1915**, 447. — CESTAN, RISER et LABORDE: Les bases expérimentales du traitement intraventriculaire et intraméningé. Absorption des substances étrangères introduites dans les ventricules et les espaces arachnoidens. Revue neur. **1924**, **I**, 12. — L'absorption des substances étrangères au niveau des espaces sous-arachnoidiens spinaux chez l'homme. C. r. Soc. Biol. Paris **88**, 661 (1927).

FOERSTER: Z. Neur. **94.**

KATZENELLENBOGEN: Recherches sur la perméabilité méningé et au bismuth etc. Schweiz. med. Wschr. **55**, 458 (1925). Ref. Zbl. Neur. **41**, 812.

MUTERMILCH et SALOMON: Passage au bismuth et de l'arsénic à travers la barrière vasculoméningé chez l'homme sous l'influence d'une méningite aseptique. C. r. Soc. Biol. Paris **98**, 1113 (1928).

NADOR-NIKITITIS, STEFAN v.: Untersuchungen über den Durchtritt von Fuchsin S in den Liquor cerebrospinalis im Zusammenhang mit der Permeabilität der Meningen. Z. klin. Med. **120**, 785—796 (1932). — Zbl. Neur. **65** (1933).

SCHALTENBRAND u. PUTNAM: Untersuchungen zum Kreislauf des Liquor cerebrospinalis mit Hilfe intravenöser Fluoresceineinspritzungen. Dtsch. Z. Nervenheilk. **96**, 123 (1927). — SCHÖNFELD: Versuche am Lebenden über den Übergang von Farbstoffen aus dem Blut in die Rückenmarksflüssigkeit und über den Übergang von Arzneimitteln aus der Rückenmarksflüssigkeit in das Blut nebst Bemerkungen über die intralumbale Salvarsanbehandlung. Arch. f. Dermat. **132**, 162 (1923). — SCHÖNFELD u. LEIPOLD: Untersuchungen mit Farbstoffen an Syphilitikern und Nichtsyphilitikern und über die Wechselbeziehungen zwischen Blut- und Rückenmarksflüssigkeit. II. Mitt. Z. Neur. **95**, 437 (1925). — Die Verteilung und Ausscheidung innerlich und intravenös zugeführter körperfremder Stoffe im Cisternen- und Lumballiquor. Dtsch. med. Wschr. **1928 II**, 2152.

WALTER, FR. K.: Was leistet die WALTERsche Brommethode? Dtsch. med. Wschr. **1926**. — Theorie und Praxis der Permeabilitätsprüfung mittels der Brommethode. Arch. f. Psychiatr. **79**, 363 (1927).

G. Störungen der Liquorresorption und Liquorzirkulation und ihre Behandlung.

CAIRNS: Störung der Sekretion und Resorption der Cerebrospinalflüssigkeit und ihre Behandlung. Dtsch. Z. Nervenheilk. **138** (1935).

DANDY: Experimental hydrocephalus. Ann. Surg. **37**, 129 (1919). — DANDY and BLACKFAN: An experimental and clinical study of internal hydrocephalus. J. amer. med. Assoc. **61**, 2216 (1923). — Internal hydrocephal: an experim. clin. and path. study. Amer. J. Dis. Childr. 8, 406 (1914).

FOERSTER, O.: Encephalographische Erfahrungen. Z. Neur. **94.**

GUTTMANN, L.: Über Störungen der Liquorresorption bei Psychosen. Arch. f. Psychiatr. 88. — Störungen der Liquorresorption und Liquorcirculation bei Psychosen. Dtsch. Z. Nervenheilk. **111.**

KLAUBER: Postencephalitische Störungen der Liquorcirculation und Liquorresorption. Z. Neur. **97.** — Dtsch. med. Wschr. **1926 II**, 1489.

NANAGAS, J. C.: Experimental studies on hydrocephalus. Hopkins Hosp. Bull. **32**, 381 (1921, Dez.).

RIEBELING, CARL: Über die therapeutische Beeinflussung vorübergehender pathologischer Liquorveränderungen. Münch. med. Wschr. **1933 I**, 387. — Zbl. Neur. **68**, 69.

SCHWAB: Encephalographie, Liquorpassage und Liquorresorptionsprüfungen im Dienste der Beurteilung von sog. Commotionsneurosen. Z. Neur. **102.** — STRECKER, HERBERT: Die Beziehungen von pathologischen und experimentellen Veränderungen der physikalischen Liquorverhältnisse des Menschen zur Körpertemperatur. Habil.schr. Würzburg 1926. Zbl. Chir. **1927 III**, Nr 41, 2622.

WÜLLENWEBER: Über die Funktion des Plexus chorioideus und die Entstehung des Hydrocephalus internus. Z. Neur. 88, 208 (1924).

H. Liquormenge und Liquorerneuerung.

BECHT, F. G. and GUNNAR: A study of the volume changes of the C. S. fluid after adrenalin, pituitrin and atropin. Amer. J. Physiol. **56**, 231 (1922).

KAFKA: Die Zerebrospinalflüssigkeit. Leipzig u. Wien: Franz Deuticke 1931.

WEIGELDT: Studien zur Physiologie und Pathologie des Liquor cerebrospinalis. Jena: Gustav Fischer 1923.

J. Liquordruck.

ALBERT, F.: Les hypertensions intra-craniennes aigues traumatiques. J. Chir. et Ann. Soc. belge Chir. **1934**, No 2, 46—60. — Zbl. Neur. **73**, 61 (1934). — ANTONI, NILS: Changes in the intracranial pressure. VI. Kongr. of scand. neurol. Kopenhagen, 24.—26. August 1932. Acta psychiatr. København. 8, 141—151 (1933). — Zbl. Neur. **69**, 353 (1934). — Eine Studie über respiratorische und pulsatorische Schwankungen und ihr Verhalten bei spinalem Block. Internat. Kongr., Bern, 31. Aug. bis 4. Sept. 1931. — Zbl. Neur. **61**, 491 (1932). — ARNAUD, MARCEL: Recherches sur les hypertensions intracraniennes bloquées du liquide céphale-rachidien consécutive auxtraumatismes craniens et en particulier sur les hypertensions intraventriculaires. Bull. Soc. nat. Chir. Paris **59**, 843—848 (1933). — Zbl. Neur. **69**, 139 (1934).

BARRÉ, I. A.: Stase papillaire bilatéral avec hypertension du liquide céphalo-rachidien sans tumeur. (Réflexions à propos de deux cas apparemment guéris et sans traitement chirurgical.) Soc. neur. Paris, 2. Febr. 1933. Revue neur. **40 I**, 205—210 (1933). — Zbl. Neur. **68**, 44. — BARRÉ, I. A. et KLEIN: Effects des injections hyper- et hypotoniques sur la pression du L. C. R. Influence dominante de la température des liquides injectés en petites quantités. Soc. neur. Paris, 7. April 1932, Revue neur. **39 I**, 720–730 (1932). – Zbl. Neur. **64**, 632 (1932). — BEBERT, MARGUÉRITE: Modification de la pression rachidienne dans l'alcalose expérimentale. C. r. Soc. Biol. Paris **107**, 588—589 (1931). Zbl. Neur. **62**, 619 (1932). — BECHER, ERWIN: Über die Druckverhältnisse im Liquor cerebrospinalis. Mitt. Grenzgeb. Med. u. Chir. **37**, H. 3 (1923). – Zbl. Chir. **1925 I**, Nr 7, 372. – BIANCALANA, L.: La pressione del liquido cefalo-rachideo, il sue variazioni et i suoi squilibri. Arch. ital. Chir. **24**, 5 (1929). – Zbl. Chir. **1930 III**, Nr 39, 2446. – BOTELHO, ADAUTO: Liquordruck bei Epileptikern. Arqu. Brasil. Neuriatr. (portug.) **16**, 14–28 (1933). – Zbl. Neur. **71**, 237 (1934). – BRANDES, K.: Liquorverhältnisse an der Leiche und Hirnschwellung. Z. Path. **35**, 274. — Zbl. Chir. **1928 III**, Nr 50, 3184. — BRJUSOWA, S.: Der Druck von Cerebrospinalflüssigkeit bei Schädeltrepanation. Russk. Klin. **14**, 307—325 u. deutsche Zusammenfassung, S. 324 bis 325 (1930). — Zbl. Neur. **62**, 314 (1932). — BUCKAERT, J.-J. et STANLEY J.-G. NOWAK: Réflexes du sines carotidien et pression du liquide céphalo-rachidien. C. r. Soc. Biol. Paris **116**, 641, 642 (1934). — Zbl. Neur. **74**, 344 (1935).

CAMPBELL, J. ARGYLL.: Gas tensions in the lateral ventricle of the brain. Lancet **1932 II**, 1156, 1157. — Zbl. Neur. **67**, 178 (1933). — CANEGHEM, VAN: La pression du liquide rachidien dans les complications cliniquement extraduremérinnes des otites. Ann. d'Oto-Laryng. **1933**, No 2, 1413—1421. — Zbl. Neur. **71**, 676 (1934). — CASAVOLA, DOMENICO: Epilessia e pressione del liquor. Osp. Psichiatri Prov. Catanzaro, Girifalco. Pisani **53**, H. 1, 3—14 (1933). – Zbl. Neur. **69**, 486 (1934). – CASTEX, MARIANO u. LOUIS E. ONTANEDA: Der Druck des Liquors in der großen Cisterne. Prensa méd. argent. **18**, 1427—1440 u. 1743—1490 (1932). — Zbl. Neur. **65**, 60 (1933). — COBB, STANLEY u. FRANK FREMONT-SMITH: The cerebral circulation. XVI. Changes in the pressure of the cerebrospinal fluid during inhalation of a mixture of carbon-dioxide and oxygen. Arch. of Neur. **26**, 731—736 (1931). — Zbl. Neur. **62**, 744 (1932). — CUSHING, H.: Some experimental and clinical observations concerning states of increased intracranial pressure. Amer. J. Physiol. **1902**. — CUSHING et FOLEY: Alterations of intracranial tension by salt solutions in the alimentary canal. Proc. Soc. exper. Biol. a Med. **17**, 217 (1920).

DIXON and I. HALLIBURTON: The cerebrospinal fluid. II. Cerebrospinal pressure. III. The general effects of increasing the cerebrospinal pressure. J. of Physiol. **47**, 215 (1913); **48** (1914).

FLECK, ULRICH: Zur Bewertung des Liquordruckes. Dtsch. med. Wschr. **1932 I**, 737 bis 740. — Zbl. Neur. **64**, 630 (1932). – FLEXNER, LOUIS and LEWIS WEED: Factors concerned in positional alteration of intracranial pressure. Amer. J. Physiol. **104**, 681—692 (1933). — Zbl. Neur. **69**, 64 (1934). — FOG, MOGENS: Influence of intracranial hypertension upon the cerebral circulation. 6. Congr. scand. Neurol. Kopenhagen, 24.–26. Aug. 1932. Acta psychiatr. (Københ.) **1933**, 191—198. — Zbl. Neur. **69**, 352 (1934). — FOLEY and PUTNAM: The effect of salt ingestion on cerebrospinal, fluid pressure. Amer. J. Physiol. **53**, 464 (1920). FRIEDFELD, LOUIS and ARTHUR FISHBERG: The relation of the cerebrospinal and venous pressures in heart failure. J. clin. Invest **13**, 495—501 (1934). — Zbl. Neur. **73**, 179 (1934).

GOZZANO, MARIO: Recherches manoétriques et observations sur la pression du liquide céphalo-rachidien, en particulier dans les méningites séreuses. 13. Réun. neurol. internat. ann. Paris, 30.—31. Mai 1933. Revue neur. **40 I**, 968—971 (1933). — Zbl. Neur. **70**, 230 (1934).

Harrison, jr. William Groce: Cerebrospinal fluid pressure and venous pressure in cardiac failure and the effect of spinal drainage in the treatment of cardiac decompensation. Arch. int. Med. **53**, 782—791 (1934). — Haug, K.: Klinische und pharmacodynamische Untersuchungen des Liquordrucks vermittelst Dauerdruckmessungen bei Geisteskranken. Arch. of Psychiatr. **97**, 185—306 (1932). — Zbl. Neur. **65**, 65 (1933). — Haug, Karl: Der Verlauf der Lumbaldruckkurve und deren Beeinflußbarkeit bei experimentell veränderter Liquormenge. Arch. f. Psychiatr. **97**, 308—317 (1932). — Zbl. Neur. **65**, 533 (1933). — Der Liquordruck und seine Beeinflußbarkeit durch Pharmaca und andere Reize bei Geisteskranken. Dtsch. med. Wschr. **1932**, 1082—1084. — Zbl. Neur. **65**, 533 (1933). — Zur Methodik exakter lumbaler Liquordruckmessungen. Mschr. Psychiatr. **86**, 355—364 (1933).— Zbl. Neur. **70**, 229 (1934). — Heidrich, L., M. Haas u. M. Silberberg: Zur Frage der Plexusbestrahlung bei chronischem Hirndruck. Bruns' Beitr. **145**, 285 (1928). — Zbl. Chir. **1929 III**, 2471 Nr 39. — Hewer, T. F.: Cerebrospinal fluid pressure in syphilis. Lancet **1932**, 1042—1044. — Zbl. Neur. **65**, 308 (1933). — Heyde: Zur Liquordiagnostik nach Schädeltraumen. 9. Tagg dtsch. Ges. Unfallheilk. Zbl. Chir. **1935 I**, 39. — Hill, L.: The capillary blood-pressure in relation to oedema and cerebral and intraocular pressure. Brit. J. exper. Path. **9**, 135 (1928).

Juzeleveskij, A.: Physikalische und physiologische Faktoren des Druckes der Cerebrospinalflüssigkeit. Sowjet. Nevropath. **1**, 5—523 (1932). — Zbl. Neur. **67**, 433 (1933).

Katyama, Y.: Über die Beziehung zwischen der Knochenleitung und dem Druck der Cerebrospinalflüssigkeit bei Syphilitikern. Dermat. Klin. Kais. Univ. Kyoto. Lues Kyoto (jap.) 8, 30—54 u. deutsche Zusammenfassung, S. 3—4, (1932). — Zbl. Neur. **65**, 37 (1933).

Lemaire, André et Jean Patel: Les modifications de la tension du liquide céphalo-rachidien et leur traitement. Paris méd. **1931 II**, 476—481. — Zbl. Neur. **64**, 62 (1932). — Lériche, René: De l'hypertension du liquide céphalo-rachidien dans les traumatismes du crâne. Presse méd. **1931**, 945—948. — Ley, Adolfo: La manométrie du liquide C. R. dans la clinique. Rev. Cir. Barcelona IV, **1932**, 391—398. — Zbl. Neur. **68**, 67 (1933). — Loeper, M., A. Lemaire et J. Patel: Inscription graphique des variations tensionelles du liquide céphalo-rachidien. Presse méd. **1930**, 103. — Zbl. Chir. **1931 III**, Nr 44, 2780. — Modification de la pression veineuse et de la pression rachidienne consécutive à l'embolie cérébrale expérimentale. C. r. Soc. Biol. Paris **107**, 1111—1113 (1931). — Zbl. Neur. **62**, 14 (1932). — Loman, Julius und Abraham Myerson: The action of certain drugs on the cerebrospinal fluid and on the internal jugular venous and systematic arterial pressures of man. Arch. of Neur. **27**, 1226—1244 (1932). — Zbl. Neur. **66**, 290 (1933). — Lund, Robert: Remarques concernant la pression du liquide céphalo-rachidien dans les cas oto- et rhinogènes d'inflammation intracranienne. 6. Congr. of scandinavy neurol. Copenhagen, 24. bis 26. Aug. 1932. Acta psychiatr. (København.) 8, 199—204 (1933). — Zbl. Neur. **69**, 64 (1934).

Marx, E.: Enrégistrement simultané de la pression dans l'oeil es dans le liquide céphalo-rachidien. Annal. d'Ocul. **167**, 1001—1016. — Zbl. Neur. **61**, 769 (1932). — Mavromati, Leonida: Sur quelques variations de la tension du liquide céphalo-rachidien après injection d'adrenalin et de sérum et sur la réaction méningée. C. r. Soc. Biol. Paris **108**, 331—333 (1931). — Zbl. Neur. **62**, 772 (1932). — Mayer, K.: Differentialdiagnostische Bewertung der Liquordruckerhöhung. Münch. med. Wschr. **1930**. — Berl. med. Wschr. **1930 I**, 932. — Michail del P. Vancea: Action de l'extrait de glande lacrymale sur la pression du liquide céphalo-rachidien. C. r. Soc. Biol. Paris **108**, 227—278 (1931). — Zbl. Neur. **62**, 773 (1932). — Milles, George and Paul Horwitz: The effect of hypertonic solutions on cerebrospinal fluid pressure with special reference to secondary rise and toxicity. Arch. Surg. **24**, 591—601 (1932). — Zbl. Neur. **64**, 632 (1932). — Myerson and J. Loman: Internal jugular venous pressure in man. Its relation-ship to cerebrospinal fluid and carotid-arterial pressures. Arch. of Neur. **27**, 836—846. — Zbl. Neur. **64**, 633 (1932).

Nejanow, P. N.: Experimentelle Befunde über die Bewegung der cerebrospinalen Flüssigkeit im Zentralkanal des Rückenmarks. Zbl. exper. Med. **78**, 695—699 (1931). — Zbl. Neur. **62**, 313 (1932). — Nuzzi, Oreste: Le immediate cagioni dei fenomeni clinici da compressione cerebrale. 39. adunanza, Roma 19.—22. Okt. 1933. Arch. ital. Chir. **1933**, 1073—1077. — Zbl. Neur. **68**, 69.

Obregia, Alex., Alf. Dimulescu u. Alex. Parvanescu: Untersuchungen über den Druck der Cerebrospinalflüssigkeit und über das postpunktionelle Syndrom. Z. Neur. **150**, 748—756 (1934). — Zbl. Neur. **74**, 342 (1935). — Olivero, Cario: Il comportamento della pressione del liquido cerebrospinale nelle varie affezioni del sistema nervoso. Riforma med. **1931 I**, 881, 882. — Zbl. Neur. **61**, 774 (1932). — Ottonello, Paolo: Prove manometriche sul liquido cefalo-rachidiano. (Cause d'errore nella valutazione dei repert.) Boll. Soc. med.-chir. Pavia **45**, 277—285 (1931). — Zbl. Neur. **61**, 770 (1932).

Pacifico, Arturo: Contributo alla conoscenza dei fattori fisiologici che regolano le variazioni della passione rachidea dopo estrazione, per via lombare di liquido cefalo-rachidiano. Boll. Soc. Biol. sper. **9**, 301—304 (1934). — Zbl. Neur. **73**, 686 (1934). — Sulle modificazioni della pressione rachidea successive a puntura lombare. Indicazioni fornite dall'esame del polso cerebrale. Rass. Studi psichiatr. **23**, 705—719 (1934). — Zbl. Neur. **74**, 342 (1935). — POMETTA, ANGELO: Schmerzauslösung durch Steigerung des Liquordruckes. Dtsch. med. Wschr. **1930 II**, 1671. — POPPEN, JAMES L. and LEWIS M. HURXTHAL: Normal cerebrospinal fluid dynamics in spinal cord tumor suspects. Zbl. Neur. **84**, 380 (1935).

RICCI-CARNEVALE, F.: Influenza degli stimoli nasali sulla pressione dei liquido cerebrospinale. Zbl. Neur. **68**, 68 (1933). — RIEBELING, KARL: Über die therapeutische Beeinflussung von pathologischen Liquordruckveränderungen. Z. Neur. **145**, 38—45 (1933). — Klin. Wschr. **1933 II**, 1385. — Zbl. Neur. **69**, 65 (1934). — RIZZO, CARLO: Considérations sur les rapports entre la pression du liquide céphalo-rachidien et la pression sanguine. Zbl. Neur. **69**, 625 (1934). — ROFFO, A. H. u. R. LOPEZ RAMIREZ: Registrierung der Spannung des Liquors. Veränderungen derselben durch Farbmittel. Zbl. Neur. **65**, 61 (1933). — ROGER, HENRI, YVEN POURSINES et JOSEPH ALLIEZ: Arachnoidite sclérose en plaques et épreuves manomériques du liquide céphalo-rachidien. Soc. de Neurol. Paris, 2. Juni 1932. Revue neur. **39**, 1424—1427 (1932). — Zbl. Neur. **65**, 695 (1933).

SATTA, ALFONSO: Per una nuova consezione delle condizioni meccaniche esistenti negli spazi occupati del liquido cefalo-rachidiamo nota prev. Zbl. Neur. **62**, 618 (1932). — SCHALTENBRAND, GEORG: Luftdruck, Kreislauf, Atmung und Liquordruck. Zbl. Neur. **71**, 51 (1934). — Luftdruck, Kreislauf, Atmung und Liquordruck. II. Mitt. Spannung und Liquordruck. Zbl. Neur. **71**, 514 (1934). — Luftdruck, Kreislauf, Atmung und Liquordruck. III. Mitt. Über das Verhältnis von Liquordruck zum Blutdruck und zur Atmung. Zbl. Neur. **73**, 60 (1934). — SHELBURNE, SAMUEL, A. DANIEL BLAIN and JAMES P. O'HARE: The spinal fluid in hypertension. Zbl. Neur. **65**, 61 (1933). — SINISCALCHI, RAFFAELE: Valori manometrici della pressione del liquido cerebrospinale misurata alla puntura lombare, col melato in posizione seduta o decubito laterale. Zbl. Neur. **71**, 75 (1934). —SKOOG, A. L.: The cerebrospinal fluid pressure in normal and pathologic states. Zbl. Neur. **61**, 771 (1932). — SOREL, R.: Études sur la tension du L. C. R. Thèse Toulouse **1928**. – STEFANI, STEFANO: Sulla modificabilità di tensione del liquido cefalo-rachidiano mediante soluzione saline ipertoniche a varia concentrazione. (Con particolare riguardo al ricambio idrico e salino.) Zbl. Neur. **73**, 179 (1934).

TAMURA, T. OHE: The relation between the pressure of the cerebrospinal fluid and the blood pressure. Zbl. Neur. **62**, 772 (1932). — THURZO, EUGEN VON u. ANDREAS PIROTH: Die kontinuierliche Messung des Liquordrucks bei simultaner suboccipitaler und lumbaler Punktion mittels kymographischer Aufnahme. Dtsch. Z. Nervenheilk. **120**, 292—296. Internat. Kongreß, Bern, 3. Sept. 1931. — Zbl. Neur. **61**, 186 (1932). — TRATTNER, HARRY R.: Graphic recording of spinal fluid pressure with the hydrophorograph. J. amer. med. Assoc. **98**, 1081, 1082 (1932). — Zbl. Neur. **64**, 323 (1932). — TRIPODI, MARIO: Influenza dei fattori emodynamici sulla pressione cefalo-rachidea. Zbl. Neur. **65**, 61 (1933).

VENEO, LUIGI: La circulazione retinica in rapporto ai vari stati dei pressione intercranica. Zbl. Neur. **64**, 632 (1932). — VUJIC, WLADIMIR: Schlaf und Liquordruck. Beitrag zur Physiologie und Pathologie des Schlafes. Zbl. Neur. **68**, 358.

WANKE, R.: Über experimentellen traumatischen Hirndruck. Zbl. Neur. **67**, 178 (1933). — WEED, LEWIS H.: Some aspects and problems of intracranial pressures. Zbl. Neur. **69**, 353 (1934). — WEED, LEWIS and LOUIS B. FLEXNER: The relations of the intracranial pressures. Zbl. Neur. **70**, 230 (1934). — WEED, LEWIS, LOUIS B. FLEXNER and JANET H. CLARK: The effect of dislocation of cerebrospinal fluid upon its pressure. Zbl. Neur. **64**, 631 (1932). — WINTHER, KNUD: On the occurrence of changes in the intracranial pressure especially without tumor cerebri. Zbl. Neur. **69**, 64 (1934).

YOSHIDA, JIRÔ u. TOKIMASA KAMIMURA: Über die Kurven des Liquordruckes bei Hirnabsceß. Eine Registrierungsmethode der Druckschwankung des Liquors. Zbl. Neur. **73**, 73 (1934).

K. Zweck und Funktion des Liquors.

DERCUM: The function of cerebrospinal fluid. Arch. of Neur. **1920**, Nr 3.

HALLIBURTON, D.: The possible functions of the C. S. fluid. Brain **39** (1916).

KAFKA, V.: Untersuchungen zur Frage der Entstehung, Zirkulation und Funktion der Cerebrospinalflüssigkeit. Z. Neur. **13**, 192 (1912). — Untersuchungen zur Frage der Entstehung, Circulation und Funktion der Cerebrospinalflüssigkeit. II. Mitt. Z. Neur. **15**, 482 (1913).

MESTREZAT, W.: Le liquide céphalo-rachidien, milieu interne de l'organisme. Revue neur., Jan. u. März **1927**.

NEGRO, F.: Sur la fonction et l'action du liquide céphalo-rachidien. Soc. de Neur. Paris, 3. Dez. 1931. Revue neur. **38 II**, 790—794 (1931). — Zbl. Neur. **63**, 481 (1932).

PENNACCHIETTI, MARIO: Sulla funzione del liquido cefalorachidiano. Boll. Soc. Biol. sper. **7**, 513—515 (1932). — Zbl. Neur. **66**, 289 (1933).

Die Hirnpunktion.

Von E. Neisser-Stettin und E. Forster†-Greifswald.

Mit 15 Abbildungen.

E. Neisser und K. Pollack haben 1904 die Methode angegeben und als „Hirnpunktion" bezeichnet, deren Wesen darin besteht, ohne Eröffnung des Schädels durch Schnellbohrung durch Weichteile und Knochen der Hohlnadel einen Zugang zu den verschiedensten Teilen der Hirnoberfläche zu schaffen. Unter den ersten Nachprüfern haben die ausgedehnten, klinischen und mikroskopischen Untersuchungen B. Pfeiffers und Forsters die Anwendung dieser Methode, besonders bei den Hirngeschwülsten, auf eine breite Grundlage gestellt.

Unter den Vorläufern der „Hirnpunktion" ist als erster Middeldorpf zu nennen, der 1856 zuerst den Versuch gemacht hat, nach Einschnitt in die Weichteile mittels Drillbohrers einen Kanal in den Schädel zu bohren und Instrumente einzuführen; anscheinend hat dann Maass diese Methode empfohlen und in vereinzelten Fällen ausgeführt. Souchon, Payr haben eingehende Tierversuche gemacht; A. Kocher jun., wie schon früher Gibier und Spitzka, hat Einspritzungen in die Ventrikel gemacht und zuerst ohne Schnitt in die Weichteile gearbeitet. Die erste Beschreibung einer zu diagnostischen Zwecken ausgeführten Punktion des Gehirns durch den intakten Schädel finden wir in einem Falle von Meinhard Schmidt.

Als gangbare Methode darf die Hirnpunktion wohl erst seit 1904 gelten, seit die angewandte Technik die Anwendung mehrfacher Punktionen in einer Sitzung ohne Anwendung der Narkose ermöglichte, die geeignetsten Punktionsstellen nachgewiesen waren, die Gefahr der Gefäßverletzung auf ein geringes Maß zurückgeführt und, nachdem ein großes klinisches Beweismaterial beigebracht worden war, seröse und blutige Ergüsse im Schädelinnern, Cysten, Geschwülste und Eiterungen auf diese Weise erkannt und zum Teil der chirurgischen Therapie zugeführt worden waren. Als therapeutische Methode hat die Hirnpunktion bei der Entleerung oder teilweisen Entleerung seröser und blutiger Ergüsse in Meningen und Ventrikel, als Ventrikelpunktion nach Trauma und bei Hirngeschwülsten eine feste Stellung in der Klinik sich erworben. Auch bei der Anwendung der neuen Methoden der Encephalographie findet sie gegenüber dem Dandyschen Verfahren mehr und mehr Anwendung; bei liquorgefüllten Ventrikeln ist die Lufteinführung auf diesem Wege leicht, ungefährlich und nicht schmerzhaft; bei leeren Ventrikeln stehen die Dinge anders, doch ist an dieser Stelle nicht über Encephalographie zu sprechen.

Die Technik der Hirnpunktion ist im wesentlichen die gleiche geblieben, wie sie von Neisser und Pollack angegeben wurde; ihr Wesen besteht darin, ohne Schnitt mit Schnellbohrung durch Weichteile und Schädel zu Dura, Gehirn und Ventrikeln zu gelangen, dies mit fast vollkommener Schmerzlosigkeit zu erreichen und gegebenenfalls in derselben Sitzung mehrfach an verschiedenen Stellen zu punktieren. Der Patient soll mit etwas erhöhtem Kopf und freiem Hals gelagert sein; eine Eisblase einige Zeit vor der Punktion auf den Kopf gelegt, ist mitunter nützlich; es wäre sehr erwünscht, wenn man mit einiger Sicherheit die Blutgefäße der Hirnoberfläche auf physikalischem oder medikamentösem Wege möglichst zur Kontraktion bringen, oder einen gewissen Grad von Hirnanämie erzeugen könnte. Indessen sind die Verhältnisse beim Hirnkranken schwer übersehbar, auch kaum studiert; hier kombinieren sich mechanische Einflüsse, venöse Stauung mit lähmungsartigen Zuständen der Gefäße. Nach Trepanation und Eröffnung der Dura habe ich mich oft überzeugt, daß intensive Kälteanwendung am Schädel oder sonst am Körper ohne jeden Einfluß auf die Gefäßfüllung der Hirnoberfläche war.

Wendet man die Eisblase an, so soll man sie auch nach vollendeter Punktion wieder auflegen; soll nur eine bestimmte Stelle punktiert werden, so genügt das Rasieren einer talergroßen Partie, sonst rasiert man den ganzen Schädel. Die zu punktierenden Stellen werden mit Farbstift od. dgl. markiert. Elektromotor und Handmotor sind zur Punktion anwendbar, ersterer möglichst mit 2400 Umdrehungen. Unsere Bohrer (B. B. Cassel, Frankfurt), $2^1/_4$ mm an der Schneide, sind glatt und von bestem Material (Abb. 1); der Hirnbohrer wird, nachdem der Motor seine volle Geschwindigkeit erlangt hat, durch Haut, Weichteile und Knochen in einem Akt unter leichtem Druck hindurchgeführt und wenn der knöcherne Widerstand aufhört, während der Motor in vollem Gange ist, zurückgezogen. Von der Form, Glätte und Schärfe des Bohrers hängt ganz wesentlich Schmerzlosigkeit und Schnelligkeit der Punktion ab. Die Punktionsnadel, aus Stahl, innen vernickelt oder aus Platiniridium, spitz und gerade zulaufend, soll nicht dicker sein als 1 mm (s. Abb. 1). Ein Stahlmandrin soll bequem durchzuführen sein. Die dünnste und spitzeste Nadel ist die beste. Festes und Flüssiges kann durch sie aspiriert werden, wenn Inneres der Nadel, Ansatz und Spitze tadellos sind. Wer, um z. B. extraduralen Sitz einer Blutung festzustellen, oder wer bei der Annahme eines epiduralen Abscesses bei der Punktion die Dura nicht verletzen will, wird, wenn er geübt ist, bei der Bohrung darauf Bedacht nehmen und sich durch Nadel ohne Spitze (quer abgeschnitten) eventuell davon überzeugen können; bei Einführung einer solchen gibt es bei Durchstechung der Dura einen deutlichen Knacks, doch wird solche Feststellung nur in seltenen Fällen sich als notwendig erweisen. Narkose wird man nur in seltenen Fällen anzuwenden brauchen, sie ist für Hirnkranke nicht immer gleichgültig. Blutungsgefahr kann durch Lähmung der Gefäße, auch durch nachfolgendes, mit Pressen verbundenes Erbrechen begünstigt werden.

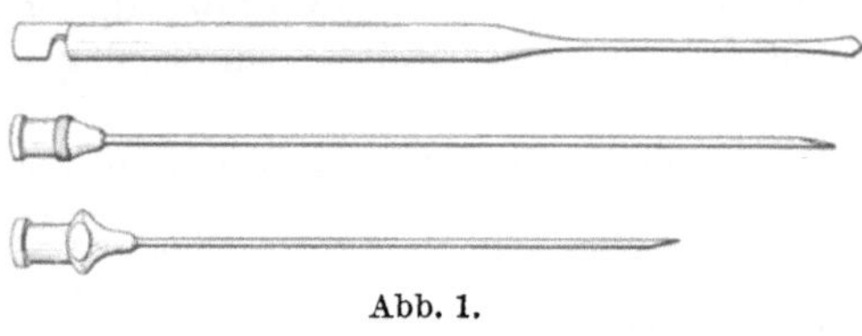

Abb. 1.

Novocain-Adrenalin und Durchfrierenlassen, also kombinierte, örtliche Anästhesie ist die beste Methode, um die Punktion so gut wie schmerzlos zu machen. Zugleich ist gutes Durchfrieren am besten geeignet, die einzige Unbequemlichkeit bei der Hirnpunktion auszuschalten, daß man nämlich nach der Bohrung mit der Nadel die Öffnung im Knochen nicht findet.

Eine ganze Reihe von technischen Handgriffen sind angegeben worden, um diesen Übelstand zu vermeiden.

GÖTZE hat in Stettin einen Rinnenbohrer angegeben, ASCOLI, UNGER haben Handgriffe und Hülsen konstruiert, BORCHARDT hat eine Tellerfeder, PAYR eine Führungsrinne angegeben. Neuerdings ist eine sehr hübsche Neuerung angegeben. Hohlnadel stellt selbst den Bohrer dar, es bedarf also keiner besonderen Einführung der Nadel; der einzige Nachteil dieses Vorgehens scheint darin zu bestehen, daß die eingeführte Bohrnadel nicht frei beweglich im Bohrloch steckt, man nicht gut damit palpieren, auch beim Tiefereingehen und Herausziehen einmal Schwierigkeiten haben kann. An Stellen, wo erfahrungsgemäß das Bohrloch besonders leicht verfehlt wird — über dem Kleinhirn — dürfte die neue Nadelbohrung sehr zweckmäßig sein.

Auch ohne alle Apparate wird man bei gutem Festfrieren keine Schwierigkeiten haben; nur muß die Nadel dem Punktierenden ohne jedes Zögern, sofort nach der Bohrung, in die Hand gegeben werden; auch soll ein Zuschauer die Richtung der Bohrung verfolgen und eventuell auch während der Bohrung mit aufgesetztem Stift markieren. Mit Suchen nach der Öffnung muß man sich nicht lange aufhalten, vielmehr — unter steten Chloräthylspray — nochmals bohren. Übrigens wird bei längerem Sprayen nicht selten eine leichte Halbnarkose stattfinden, die man aber in der Regel durch zwischengelegte Tücher vermeiden wird. Das Auftauen der gefrorenen Partien wird man langsam geschehen lassen, auch hinterher einen Eisbeutel auflegen.

An welchen Stellen des Schädels soll punktiert werden? Vgl. Abb. 2.

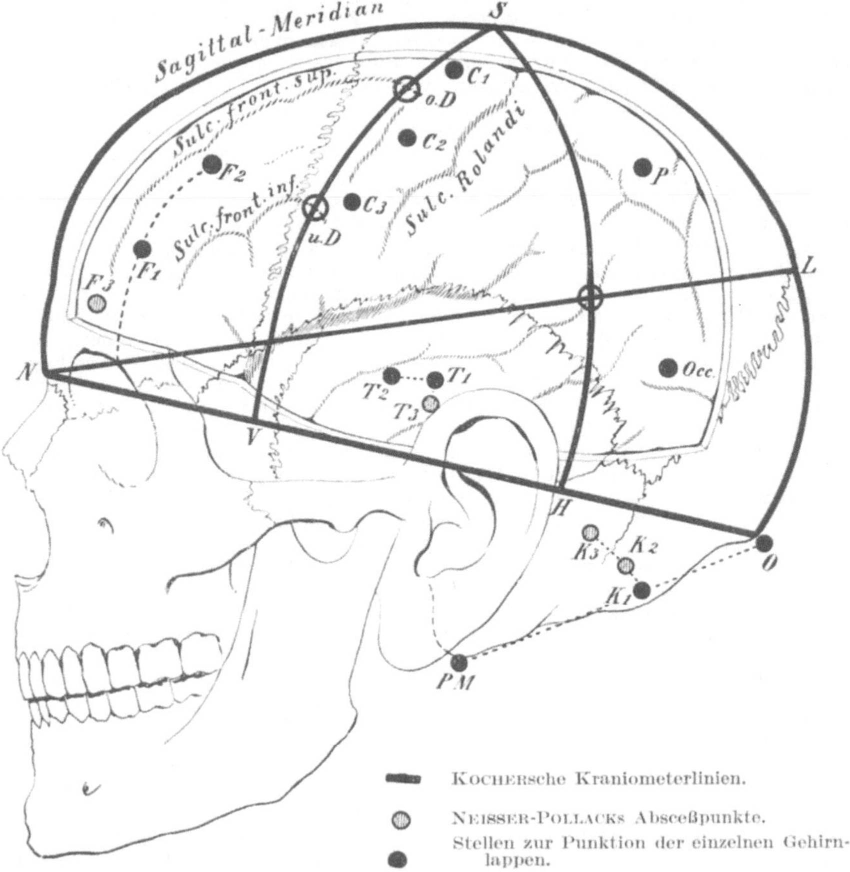

S Scheitelpunkt, Mitte zwischen *N* (Nasenwurzel) und *O* (Protuberantia occipitalis externa). *NVHO* Äquatorial- oder Basallinie. *NSO* Sagittalmeridian. *SV* vorderer Schrägmeridian, Präzentrallinie. *SH* hinterer Schrägmeridian, Linea limitans. *NL* Linea naso-lambdoidea, zwischen *SV* u. *SH* von KOCHER Linea temporalis I genannt. *o. D* oberer, *u. D* unterer Drittelpunkt der Präzentralfurche. *PM* Spitze des Processus mastoideus.

Abb. 2. (Nach NEISSER und POLLACK: Die Hirnpunktion. Mitteilungen aus den Grenzgebieten 1904, S. 823.) In das Schema zur Bestimmung der kraniocerebralen Topographie (nach POIRIER-KOCHER) sind die NEISSER-POLLACKschen Punktionsstellen eingezeichnet.

Gibt es Stellen, die ungeeignet, und solche, die besonders geeignet sind? Für die Beantwortung der ersten Frage gibt es nur eine einzige, aber bestimmende Rücksicht, nämlich die auf die Blutgefäße des Schädelinnern.

Was zunächst den Hauptstamm der Meningea media betrifft, so kann man ihren Verlauf mittelst der vorzüglichen cyrtometrischen Methode von KOCHER mit sehr großer Genauigkeit bestimmen. Die Anlegung des kleinen Apparates selbst mag zur besseren Orientierung hier kurz beschrieben werden. Der Horizontalbogen des Cyrtometers wird um den rasierten Schädel gelegt, von der Glabella bis zur Protuberantia externa. Das sagittale Band wird nach vorn über die Mittellinie gelegt und unter dem Horizontalbogen an der Nasenwurzel durchgezogen, gespannt und fixiert. Das dritte Stahlband, der sogenannte vordere Schrägmeridian, wird so eingestellt, daß er von der Mitte zwischen Protuberantia und Glabella ab gemessen nach vorn mit dem Sagittalbande einen Winkel von 60° bildet; so erhält man den Verlauf der Präzentralfurche und also auch den des Hauptastes der Meningea. Zieht man noch mittels des zweiten Horizontal-Metallbogens einen Kreis von der Lambdanaht zur Nasenwurzel, so ist damit ungefähr der Verlauf der Fissura Sylvii festgelegt. In der SYLVIschen Furche verläuft die große Vena magna cerebri, häufig auch ein Ast der Meningea. Fossa Sylvii und Präzentralfurche selbst sind also zur Punktion ungeeignet und auch die Gegend um die unterste Partie des Zentrallappens ist durch besonderen Reichtum an Gefäßen ausgezeichnet. Bei der Genauigkeit, mit der es in der Regel möglich ist, den Verlauf der Meningea zu bestimmen, macht es keine Schwierigkeiten, diesen Stamm dadurch zu vermeiden, daß man hinter der bezeichneten Linie $^1/_2$—1 cm fortbleibt. Verschiebungen der Meningea durch Hirntumoren können, da dies Gefäß gar nicht im Gehirn verläuft, sondern in der Dura und dem Knochen, meines Erachtens gar nicht vorkommen, höchstens in Fällen, wo der Knochen selbst lädiert ist, wäre so etwas möglich; Tumoren, die den Schädel usurieren, werden aber in der Regel auch ohne Punktion erkannt werden können. Ich selbst habe, je länger ich punktiere, um so mehr die Furcht vor einer Verletzung der Meningea verloren. Dagegen wird die Gegend um die Fossa Sylvii herum ihrer großen Venen halber gewiß nur bei strikter Indikation punktiert werden dürfen.

In zweiter Reihe ist die Basis ihrer großen Gefäße halber zur Punktion nicht geeignet. Es hat auch wenig Zweck, dahingehende Versuche zu machen, weil die dort sitzenden Tumoren sich einer chirurgischen Entfernung entziehen. Hiervon machen zur Zeit nur die Tumoren der Hypophysengegend und des Kleinhirnbrückenwinkels eine Ausnahme. Beide Gegenden scheinen ihrer Gefäßversorgung halber zur Punktion nicht geeignet. Auch bei der Punktion des Schläfenlappens wird man sich erinnern mögen, daß man nahe an der Basis des Gehirns sich befindet. Hier ist es zweckmäßig, sich nicht zu einer allzu tiefen Punktion hinreißen zu lassen. Schließlich wird man die Sinus vermeiden müssen. Beim Sinus longitudinalis ist dies leicht; bei einer Punktion des rechten Occipitallappens bei bestehender Hemianopsie erinnere man sich, daß der Sinus etwas rechts von der Mittellinie zu verlaufen pflegt. Den Sinus transversus bei Kleinhirnpunktionen zu vermeiden, ist nicht schwierig, nur dann, wenn man, um einen otitischen Absceß zu treffen, möglichst nahe an die äußerste und vorderste Partie des Kleinhirns herankommen will, da, wo nach KÖRNER die Infektion des Kleinhirns zu erfolgen pflegt, kommt man in die Nähe des Sinus und punktiert im Knie desselben, kann ihn aber auch dort vermeiden, wenn man sich an die von NEISSER-POLLACK angegebenen Punkte hält und den Bohrer an dieser Stelle nicht aufwärts, sondern mehr gesichts- und basalwärts richtet. Übrigens muß man nicht glauben, daß eine Verletzung des Sinus bei der Punktion eine Blutung zur Folge haben müsse, es bestehen ja grundverschiedene Druckverhältnisse beim offenen und beim geschlossenen Schädel. Beim geschlossenen Schädel ist der Druck im Sinus negativ, geringer als in oberflächlichen Hirnvenen. Es ist also gar nicht anzunehmen, daß es aus dem Sinus in die Umgebung bluten sollte, die ja anders als beim offenen Schädel allseitigen Widerstand bietet. Nur bei starkem Pressen oder teilweise thrombosiertem Sinus würde sich das anders verhalten. Wir haben mehrfach den Sinus transversus zu diagnostischem Zweck mit der Hirnpunktionsmethode anpunktiert, Blut aus ihm entnommen und die Punktion dann beendet, ohne daß die geringste Störung geschehen wäre. Es ist nur nicht mit genügender Zuverlässigkeit möglich, den Sinus zu treffen. Abgesehen also von diesen Stellen steht der ganze Hirnmantel für die Hirnpunktion zur Verfügung. Aber auch in den für die Punktion ungünstigen Stellen wird man sich unter Umständen entschließen dürfen zu punktieren, wenn ein höheres Risiko der Sachlage nach gerechtfertigt oder geboten erscheint.

Die Punktion des Stirnhirns bietet keine Schwierigkeiten. Die von NEISSER und POLLACK gewählten Stirnhirnpunkte treffen in *F 1* (s. Abb. 2) den vorderen Stirnhirnpol, in *F 2* die Mitte des Stirnlappens im Bereich der mittleren Stirnwindung. Ersterer liegt 4 cm über der Mitte des oberen Orbitarandes, der letztere 4 cm darüber. Die Bestimmung dieser Punkte erleichtert es auch, an anderen Stellen des Stirnhirns zu punktieren, je nachdem anderweitige Symptome z. B. auf die oberen oder unteren Teile der vorderen Zentralwindung hinweisen.

Für das Kleinhirn ist der POIRIERsche Punkt, von dem aus POIRIER das Kleinhirn freilegt, von NEISSER und POLLACK auch zur Kleinhirnpunktion mit Vorteil angewendet. Er ist leicht zu bestimmen: er bildet die Mitte der Verbindungslinie der Protuberantia occipitalis externa zur Spitze des Mastoids. Man trifft das Zentrum der Hemisphäre; zur Punktion otitischer Kleinhirnabscesse kann man auch *K 2* benutzen (s. Abb. 2), im Knie des Sinus gelegen, und bestimmt durch die Verbindungslinie zwischen dem typischen Kleinhirnpunkt *K 1* und seiner Verbindung mit dem höchsten tastbaren Punkt des Warzenfortsatzes. Mitte dieser Linie bildet *K 2*. Die Bestimmung dieses Punktes ist jedenfalls in dem Sinne zweckmäßig, daß man nicht höher als dieser Punkt liegt, in der hinteren Schädelgrube punktieren soll, wenn man den Sinus vermeiden will. Bei der Punktion mag man daran denken, daß die Hautoberfläche an dieser Stelle keineswegs der Schädeloberfläche parallel läuft; der weniger Geübte läßt sich zweckmäßig einen Schädel neben den Kopf des Patienten halten, dann fällt es leicht, die richtige Haltung für den Bohrer zu finden. Die dickere Muskulatur macht es hier mitunter schwierig, den knöchernen Bohrkanal mit der Nadel zu finden; gutes Durchfrierenlassen vor und während der Bohrung, schnelles Einführen der Nadel nach der Bohrung sind nützlich.

Den Schläfelappen trifft man ziemlich im Zentrum, wenn man 1—$1^1/_2$ cm über dem Ansatz der Ohrmuschel eingeht; auch 1 cm weiter nach vorn von diesem Punkt kann man ihn unter dem Schläfebein treffen. Beim Verdacht auf Absceß hat man sich zu erinnern, daß dieser von unten her durch Kontakt entsteht. Je näher man am Ohransatz also punktiert, um so eher wird man einen kleinen Absceß treffen können, andererseits besteht aber die Gefahr, daß man zu nahe an die Basis des Gehirns herangeht, dieses selbst also unter Umständen gar nicht trifft. Man mache also die erste Punktion etwa 1 cm über der Ohrmuschel. Die bisher genannten Punkte im Kleinhirn, Stirnhirn, Schläfehirn sind ohne alle Instrumente, nur mit einem Zentimetermaß leicht zu bestimmen; für den Zentrallappen dagegen ist die Anlegung eines Meßinstrumentes unerläßlich. Die Anlegung des KOCHERschen Cyrtometers ist bereits besprochen. Hat man mittels desselben die Präzentralfurche bestimmt, so wird dadurch, daß man diese Linie zwischen Sagittalmeridian und Äquator dreiteilt, der Anfang der 1. und 2. Stirnfurche und hiermit genauer die Lage der Zentren bestimmt, in deren Nähe man zu punktieren wünscht. Aus der Zeichnung ist ohne weiteres zu ersehen, daß durch Anlegung des hinteren Schrägmeridians nach KOCHER die Lage des Occipital- und Parietallappens leicht zu bestimmen ist, also auch Punkte, wie die von NEISSER und POLLACK angegebenen innerhalb dieser Lappen, die zur Punktion geeignet sind. Beim Occipitallappen muß ich bemerken, daß, wenn wegen Rindenhemianopsie punktiert werden soll, mehr an die Mittellinie herangegangen werden sollte, als unser Punkt andeutet.

Zur Punktion der Seitenventrikel ist folgendes zu bemerken: Die Punktion eines erweiterten bzw. stark gefüllten Ventrikels gehört zu den leichtesten Aufgaben der Hirnpunktion. Fast an jeder Stelle der Konvexität wird man bei Bestehen eines Hydrocephalus in geringer Tiefe von 2—3 cm auf Liquor stoßen. Dagegen ist die Punktion eines nicht erweiterten Ventrikels mit wenig Inhalt keineswegs leicht. Einen normalen Ventrikel bei gewöhnlicher Rückenlage mit erhöhtem Kopf zu punktieren, bzw. daraus Liquor zu entleeren, gelingt fast niemals, und es ist in solchen Fällen die Punktion keineswegs immer ungefährlich, eine Verletzung der Plexusgefäße kann vielmehr dabei leicht vorkommen. Es empfiehlt sich deshalb meiner Erfahrung nach, die Ventrikelpunktion nicht zu forcieren, d. h. nicht über eine gewisse Tiefe hinauszugehen, indem man bedenkt, daß, wenn man bis 4 cm eingedrungen ist, ohne Flüssigkeit zu erhalten, eine nennenswerte Ausdehnung des Ventrikels nicht angenommen werden kann. KOCHER hat zur Punktion der Seitenventrikel eine Stelle angegeben, 2—3 cm lateral vom sog. Bregma (Vereinigungspunkt der Sagittal- und Coronarnaht). Wir haben stets seinen Punkt benutzt. Wo indessen der Ventrikel wenig gefüllt ist, dürfte die auf die Plexus senkrechte Stichrichtung nicht völlig zweckmäßig sein; es empfiehlt sich vielleicht mehr vom Stirnhirn aus, wie wir es mehrfach getan haben, also von einer Stelle, von wo v. BERGMANN bei offenem Schädel den Ventrikel aufgesucht hat, zu punktieren. Auch der KEENsche Punkt dürfte zur Ventrikelpunktion ohne Bedenken anzuwenden sein. Er liegt 32 mm oberhalb einer Linie, die vom unteren Orbitalrand zum Inion geht. Die Punktion soll 32 mm hinter dem äußeren Gehörgang stattfinden.

Der Nachweis von Ventrikelergüssen durch Hirnpunktion hat eine wachsende Bedeutung erfahren: bei Verdacht auf Hirntumor, bei zweifelhaftem Sitz desselben spricht das Fehlen größeren Ventrikelergusses gegen Sitz in der hinteren Schädelgrube; wo zwischen Kleinhirn und Stirnhirn zu unterscheiden ist, ist dies von besonderer Bedeutung.

Wenn in einem Seitenventrikel ein Erguß gefunden, der andere aber leer ist, verstärkt sich der Verdacht, daß auf dieser ergußfreien Seite ein Tumor des Großhirns sich befindet. Therapeutisch ist die Ventrikelpunktion oft von augenblicklicher Wirkung bei akuten Ergüssen besonders beim Kopftrauma, beim Hirntumor; hier läßt sie häufig Zeit gewinnen, bis durch Abnehmen von Benommenheit Kopfschmerz usw. genauer untersucht werden kann. Wie die Ventrikelpunktion der encephalographischen Methodik dient, wird anderenorts geschildert werden.

Schließlich sind für die Punktion der intrakraniellen Hämatome die von KRÖNLEIN zur operativen Behandlung dieser Blutung empfohlenen Punkte von NEISSER und POLLACK mit großem Vorteil benutzt und empfohlen. Sie liegen auf einer Horizontalen, der vordere 4 cm hinter dem Processus cyg. des Stirnbeins, der hintere an der Kreuzungsstelle mit einer Vertikalen, die durch den hinteren Rand des Mastoideus geht; am vorderen Punkt muß man, um nicht die Meningen selbst zu treffen, 1 cm dahinter punktieren. Blutungen in der hinteren Schädelgrube wird man vom Kleinhirnpunkt *K 1* aufsuchen; intradurale

Hämatome wird man in der Regel an den gleichen Punkten aufsuchen mit denjenigen Varianten, die die Symptome des Falles erfordern.

Indikationsgebiet und Resultate der Hirnpunktion. Für die Hirnpunktion in Betracht kommen alle diejenigen Erkrankungen des Gehirns oder seiner Häute, deren Art und Sitz den Versuch indiziert, durch kleinere oder größere Eingriffe die betreffenden Krankheitsprodukte zu entfernen, *sofern durch die neurologischen Untersuchungsmethoden keine genügende Sicherheit über Natur oder Sitz der Gehirnerkrankung gewonnen werden kann.* Es kommen also hier in Betracht alle raumbeengenden Prozesse, die Tumoren, die Cysten, die Abscesse, die intrakraniellen Blutungen, die serösen Ergüsse. Es konnte im Anfang zweifelhaft erscheinen — NEISSER und POLLACK, später KOCHER sen., haben solche Zweifel gehegt —, ob die Hirnpunktion sich nicht auf die Förderung von Flüssigkeiten beschränken müsse und ob nicht die Gewinnung fester pathologischer Produkte von vornherein ausgeschlossen oder unzweckmäßig sei. Indessen sind gerade nach dieser Richtung von NEISSER und POLLACK, sowie später insbesondere von PFEIFER und anderen Autoren so reichliche Erfahrungen mitgeteilt, daß als feststehend betrachtet werden kann, daß die Hirnpunktion zur Erkennung von Hirntumoren in hervorragendem Maße befähigt ist.

Wie vielerlei Aufschlüsse in solchen Fällen gewonnen werden können, zeigt vortrefflich schon der erste Tumor, der je durch Hirnpunktion diagnostiziert wurde (NEISSER und POLLACK, Endotheliom des Stirnhirns). Hier wurde bei gänzlich unsicheren Symptomen nach acht vergeblichen Hirnpunktionen, die in vier Sitzungen vorgenommen wurden, bei der neunten aus dem rechten Stirnhirn Tumorgewebe punktiert. Es wurden feste Partikel gewonnen, diese im frischen Präparat sowie im Paraffinschnitt als Tumorgewebe erkannt; weiterhin wurde festgestellt, daß der Tumor cystisch entartet war und durch weitere Punktionen in der Umgebung der ersten Punktionsstelle, daß der Tumor von nicht erheblichem Umfang sein würde. Alles dies wurde durch die glücklich verlaufene Operation bestätigt. In ähnlicher Weise hat PFEIFER dann weitgehende Einzelheiten der Lokalisation und Beschaffenheit seiner Hirntumoren festgestellt.

Die Hirnpunktion bei Hirntumoren[1].

Es hat sich gezeigt, daß die Hirnpunktion für die Erkennung und Behandlung raumbeengender Prozesse innerhalb der Schädelhöhle von ganz besonderer Bedeutung ist. Dies hat schon gleich nach der ersten Publikation NEISSERS C. WERNICKE erkannt und die Methode für diesen Zweck (wohl zweifellos als erster Neurologe) zur Diagnostik der Hirntumoren an seiner Klinik eingeführt und PFEIFER angeregt, diese Erfahrungen zu sammeln und zu bearbeiten. Wenn einmal die Diagnose „raumbeengender Prozeß in der Schädelhöhle“ feststeht, so ist damit festgelegt, daß ein äußerst gefährliches Leiden vorliegt. Es droht die Gefahr, daß die Patienten erblinden und sterben, und der einzige Weg, ihnen zu helfen, ist, abgesehen von denjenigen Fällen, in denen eine Röntgenbestrahlung wirksam ist, der operative. Es ist nun klar, daß es für den Operateur von größter Bedeutung ist, die Art und Ausdehnung des krankhaften Prozesses, des Tumors, genau zu kennen. Es ist wichtig zu wissen, ob es sich um einen scharf abgegrenzten Tumor oder um einen infiltrierend wachsenden handelt, auch, ob es sich um einen sehr gefäßreichen oder um einen derben, gefäßarmen Tumor handelt, ist von größter Bedeutung. Dazu kommt, daß durch die Hirnpunktion die Möglichkeit therapeutischer Einwirkung auch ohne weitere Operation gegeben ist, wenn es sich um Cysten handelt. Diese Erwägungen lassen die Gefahren der Hirnpunktion im Verhältnis zu den Vorteilen als relativ unbedeutend erscheinen.

Es ist selbstverständlich, daß nicht wahllos punktiert werden darf. Zunächst, und das ist und bleibt das Wichtigste, muß durch sorgfältigste klinische

[1] Gemeinsam mit E. FORSTER.

neurologische Untersuchung die Lokaldiagnose gestellt werden. Unter keinen Umständen ist es zulässig, daß ein Untersucher, der die Methoden der Lokaldiagnostik der Hirnerkrankungen nicht voll beherrscht, die Hirnpunktion anwendet in der Hoffnung, dann doch den Tumor zu finden. Es ist weiter wichtig, daß der Neurologe, der die Lokaldiagnose gestellt hat, selbst die Hirnpunktion ausführt. Es ist nicht möglich, das gleiche diagnostische Resultat zu erhalten, wenn man nicht selbst punktiert, sondern dem Chirurgen die Richtung angibt, in der er punktieren soll. Der Vorteil der NEISSERschen Hirnpunktion ist ja auch gerade der, daß die Punktion ohne jeden größeren chirurgischen Apparat, wenn nur die selbstverständliche Asepsis gewahrt wird, ausgeführt werden kann. Wie wichtig es ist, daß der Neurologe punktiert, habe ich an verschiedenen Fällen erlebt. So habe ich einen Patienten operieren lassen, bei dem ein erfahrener Arzt, aber Nichtneurologe, die Diagnose raumbeengender Prozeß richtig gestellt und daraufhin eine Hirnpunktion ausgeführt hatte, ohne den Tumor zu finden. Viel später, als der Patient schon erblindet war, kam er in meine Behandlung. Die klinischen Symptome ergaben einen Stirnhirnprozeß. Durch Hirnpunktion stellte ich fest, daß rechts und links von der Falx an der Basis je ein Endotheliom lag, beide wurden erfolgreich exstirpiert. Wäre Patient gleich vom Neurologen punktiert worden, so wäre die Sehkraft erhalten geblieben.

Man könnte der Meinung sein, daß bei klinisch gesicherter Lokaldiagnose die Hirnpunktion überflüssig wäre. Dies ist aber keineswegs so. Zunächst ist natürlich für den Operateur wichtig, zu wissen ob es sich um eine scharf abgegrenzte Geschwulst oder um ein diffuses Gliom handelt, das bei Freilegung gar nicht gegen die Umgebung abgegrenzt und eventuell makroskopisch überhaupt nicht erkannt werden kann. Es kann aber auch sein, daß der anscheinende Tumor eine Cyste ist, eventuell eine alte traumatische Blutung, und ich habe erlebt, daß durch die Entleerung einer solchen Cyste die für erforderlich gehaltene Tumoroperation überflüssig wurde.

Findet man bei der Punktion eine Cyste, so entleert man die darin enthaltene Flüssigkeit, die häufig xanthochrom ist, und füllt mit Luft. Dies geschieht nicht nur, um die Ausdehnung der Cyste kennenzulernen, sondern auch, um festzustellen, ob sie glattwandig oder, wie das bei erweichten Gliomen regelmäßig der Fall ist, unregelmäßig geformt ist. Nicht selten kann man auch mehrkammerige Cysten auf diese Weise feststellen.

Zur Diagnostik der raumbeengenden Prozesse kommt aber nicht nur die direkte Punktion des krankhaften Prozesses in Frage. In sehr vielen Fällen wird eine Ventrikelpunktion notwendig sein, die den doppelten Zweck hat, 1. eine Druckentlastung herbeizuführen und 2. eine Luftfüllung der Ventrikel zu ermöglichen. Diese letztere ist oft nur durch Ventrikelpunktion möglich, besonders bei Tumoren der hinteren Schädelgrube, bei denen ein Verschluß besteht, so daß eine Luftfüllung von einer Lumbalpunktion oder von Zysternenpunktion aus unmöglich ist.

Spezielle Technik. Es ist zweckmäßig, den Ort, an dem punktiert werden soll, vorher durch eine kleine Bleimarke zu markieren und dann eine Röntgenaufnahme zu machen. Dies hat einen doppelten Grund: 1. die Vermeidung von Blutgefäßen; diese sind bei Tumoren häufig stark gestaut und auch verlagert; Markiert man, wie oben angegeben, so lassen sich die Gefäße eher vermeiden. 2. die bessere Erkennung von pathologischen Zeichen. Kleine Differenzen in der Knochendichte oder leichte Verschattungen von geringen Verkalkungen übersieht man leichter, wenn nicht markiert wird. Ich habe einmal, wie sich bei der Operation zeigte, genau in die Mitte eines Endothelioms punktiert, das an der Oberfläche des Hirns nur in der Größe eines Zehnpfennigstücks zu sehen war. Ich hatte vorher die Stelle mit Blei markiert und einen ganz kleinen Schatten seitlich davon gesehen. Ich punktierte nun über dem Schatten und traf so die Geschwulst ganz genau.

Man muß auf den Widerstand bei der Punktion achten. Bei einiger Erfahrung erkennt man leicht, daß man mit der Spitze in einen Hohlraum, z. B. den Ventrikel, gekommen ist. Deutlich kann man oft eine Cystenwand fühlen oder den derben Widerstand eines Endothelioms. Daß man die Dura oder eventuell das Tentorium bei der Punktion fühlt und fühlen muß, ist selbstverständlich.

Über die Frage, welche Stelle zur Punktion gewählt werden soll, ist folgendes zu sagen: Es ist derjenige Punkt zu wählen, von dem aus die vermutete Geschwulst auf dem kürzesten Wege erreicht werden kann, ohne daß Gefäße getroffen werden. Trotz aller Vorsicht läßt sich dies aber doch nicht immer vermeiden. Gerade bei den Tumoren kommt es regelmäßig zu weitgehenden Verlagerungen der Gefäße, so daß diese an einer Stelle getroffen werden können, wo man sie nicht vermutete. Es darf nicht verschwiegen werden, daß es durch solches Anstechen von Gefäßen zu Blutungen kommen kann, die auch zum Tode führen können und leider auch geführt haben. Man wird alle Vorsichtsmaßregeln anwenden müssen, um solche Unglücksfälle nach Möglichkeit zu vermeiden. Wichtig dabei ist die Encephalographie, die uns in sehr vielen Fällen einen Anhaltspunkt für die durch den Tumor bedingten Verlagerungen im Hirn gibt. Neuerdings wird man in Erwägung ziehen müssen, ob nicht auch die von Moniz und nach ihm von Löhr und Jacobi beschriebene Kontrastdarstellung der Gefäße mittels Thorotrast herangezogen werden soll. Ich selbst nehme jedesmal, bevor ich eine Punktion ausführe, einen knöchernen Schädel zur Hand und halte an ihm die Nadel in der beabsichtigten Punktionsrichtung. Erforderlichenfalls lege ich auch ein gehärtetes Hirn herein, um bei der Stichrichtung die Gegend, die getroffen wird, genau verfolgen zu können. Besonders ungefährlich ist die Punktion über dem Kleinhirn. Man kann sich davon leicht überzeugen, wenn man am knöchernen Schädel ein Meßband vom untersten Punkte des Processus mastoideus bis zur Protuberantia occipitalis externa spannt und den Schädel dann gegen das Licht hält und von innen betrachtet. Man sieht, wie dieser Strich über den dünnsten sinusfreien Teil des Hinterhauptbeins verläuft, so daß die Punktion in der Mitte dieser Linie ganz gefahrlos und bei der Dünne des Knochens auch sehr leicht ist. Die Dünnheit des Knochens erlaubt es, die Nadel jeweils nach der gewünschten Richtung einzuführen, auch wenn das Bohrloch wie üblich senkrecht zum Knochen angelegt wird. Man soll aber niemals zweimal durch dasselbe Punktionsloch punktieren, damit nicht eine zu große Schädigung der Hirnsubstanz erfolgt. Das Finden des Bohrloches macht auch hier trotz der stärkeren Weichteilbedeckung keine Schwierigkeiten, wenn man gut durchfriert und sich vor Ein-

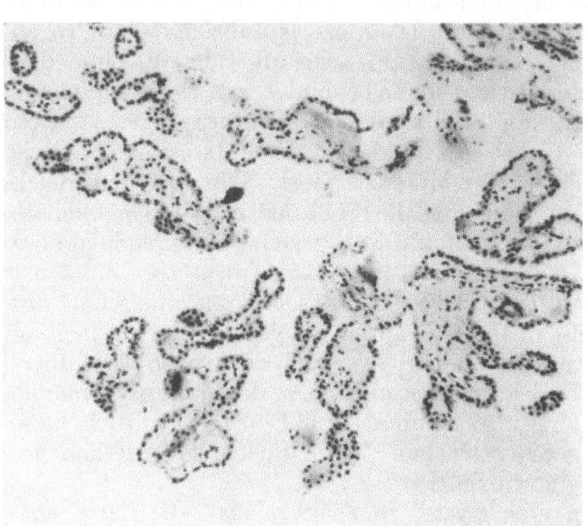

Abb. 3. Normaler Plexus.

führen der Hohlnadel den Bohrer von einem Assistenten halten läßt, die Nadel neben dem Bohrer hält, dann den Bohrer herausziehen läßt und die Nadel schnell unter Beibehaltung der Richtung einführt.

Es ist auch möglich, die Punktion der Hypophyse nach Simons und Hirschmann mittels Hirnpunktion auszuführen (Forster). Man muß dann längere Nadeln (12 cm) nehmen.

Um die Gefahren der Blutung möglichst zu vermeiden, punktiere man nicht zu tief. Wenn man nach dem klinischen Befund annehmen muß, daß der Tumor oberflächlich sitzt oder von den Meningen ausgeht, so punktiere man höchstens bis zu einer Tiefe von 1 cm nach Durchstoßen der Dura. Dann können Blutungen verursachende Gefäße (außer dem Tumor selbst) nicht getroffen werden. Wenn man den Tumor in der Tiefe vermutet, so überlege man sich genau, ob ein größeres Gefäß in gefährlicher Nähe ist. Vermutet man den Tumor in einer Gegend, wie z. B. Pons, in der eine operative Entfernung nicht in Betracht kommt, so wird man doch selbstverständlich nicht punktieren.

Die Untersuchung der gewonnenen Hirnpartikel.

Die gewonnenen Hirnpartikel werden gleich aus der Nadel frisch untersucht und ein Teilchen aus der Spritze in 96%igen Alkohol gebracht. Ist

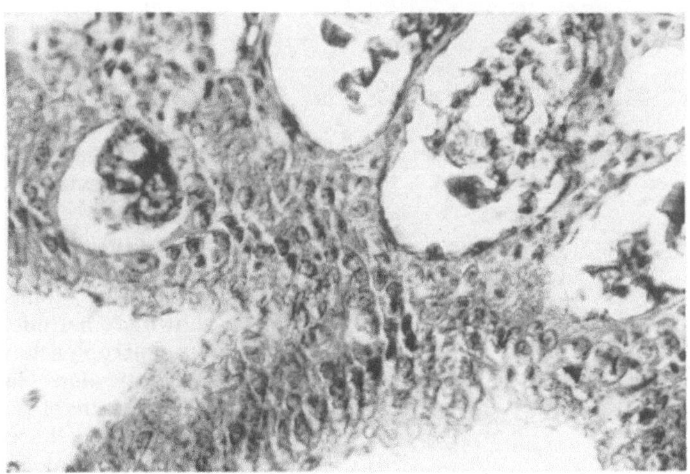

Abb. 4. Adenom des Plexus chorioideus.

Blut mitaspiriert worden, so entfernt man dies möglichst völlig, bevor man den Zylinder in Alkohol bringt, weil das mitgehärtete Blut das Schneiden außerordentlich erschwert. Das Material wird dann in Paraffin eingebettet und geschnitten. Bei der Kleinheit des Materials kann das in einigen Fällen sehr schnell geschehen, so daß man in einem halben Tag brauchbare Schnitte hat. Meistens kann man schon mit bloßem Auge erkennen, daß es sich um pathologisches Material handelt. Dies ist nicht nur bei Flüssigkeiten wie altem Blut, Eiter oder xanthochromem Cysteninhalt der Fall, sondern auch, wenn es sich um Gliom oder Endotheliom und manchmal auch um andere Geschwülste handelt. Dann erkennt man an der schleimigen oder körnigen Beschaffenheit des Materials oder an der Farbe, daß es sich nicht um normales Hirngewebe handeln kann. In solchen Fällen kann man ein Quetschpräparat machen oder schnell mit Methylenblau färben. Manchmal kann man dann einwandfrei pathologisches Gewebe, z. B. ein sehr zellreiches

Gewebe mit Zellformen, die in normalem Hirn nicht vorkommen, erkennen. Es ist aber schwierig, mit Sicherheit eine Diagnose zu stellen; nur in manchen Fällen bekommt man ein Bild, aus dem sich einwandfrei z. B. ein Endotheliom diagnostizieren läßt. Die Schnitte färbe ich gewöhnlich nach NISSL mit Toluidinblau. Das Material ist ausreichend, um die Diagnose Tumor stellen zu können. In Zweifelsfällen können alle Färbungen, die in der Histologie des Zentralnervensystems üblich sind, herangezogen werden. Ich färbe außer mit Toluidinblau gewöhnlich mit van Gieson, Hämatoxylin oder Eosin. Man kann aber auch die Mikroglia nach HORTEGA darstellen, Fettfärbungen machen usw. Man erkennt natürlich nicht nur die Geschwulst, sondern auch andere pathologische Prozesse. Wertvoll dafür, daß man sich in der Nähe einer Geschwulst befindet, sind druckatrophische Prozesse an den Ganglienzellen und deren Schwund sowie die Gliareaktion. Wir finden auch kleine capilläre Blutungen oder Erweichungsprozesse, die einen Anhaltspunkt geben. Manchmal findet man statt der erwarteten Geschwulst einen anderen Prozeß. Es ist unbedingt erforderlich, das ganze entnommene Material zu schneiden und durchzusehen. Mehrfach habe ich ein Stückchen der Geschwulst nur in 2 oder 3 Schnitten gefunden. Ich konnte so an einem winzigen Partikelchen einen Plexustumor mit Sicherheit diagnostizieren. Wichtig ist es, Fehldiagnosen zu vermeiden. Für Anfänger gefährlich ist in dieser Beziehung das Kleinhirn. Es

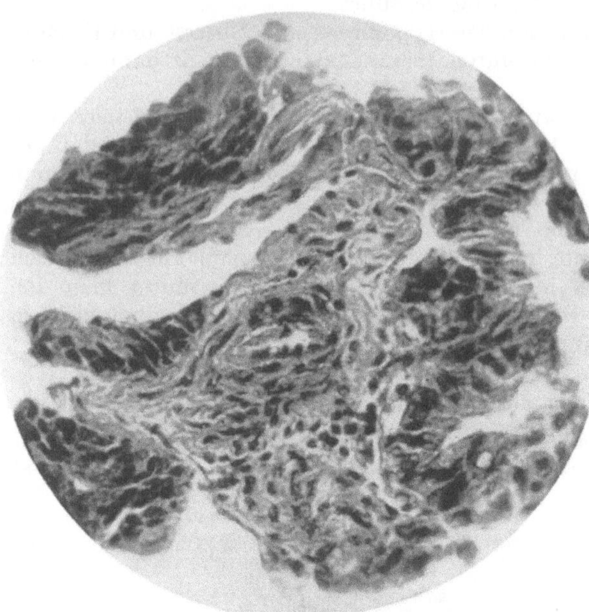

Abb. 5. Adenom des Plexus chorioideus.

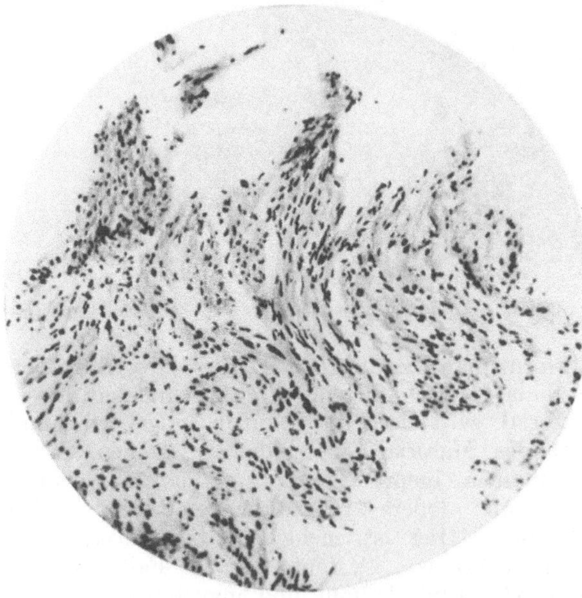

Abb. 6. Neurinom des Acusticus.

kann vorkommen, daß abgetrennte Stückchen der Körnerschicht für ein Rundzellengliom gehalten werden. Man denke deshalb immer an diese Verwechslungsmöglichkeit. Der Nachweis der PURKINJEschen Zellen läßt ja leicht erkennen, daß es sich um Kleinhirn handelt, aber auch die absolute Gleichmäßigkeit der Zellen der Körnerschicht. Man hüte sich auch davor, eingerollte Stückchen der Pia, die man sehr häufig findet, für eine Geschwulst zu halten. Auch ein durchstanztes Stück Dura kann einmal in seiner vollen Fläche durch den Schnitt getroffen werden und so durch seine Größe als ein bindegewebiger Geschwulstteil erscheinen. Tatsächlich kann die Kapsel eines Neurinoms oder Endothelioms ganz gleich aussehen. Man findet dann aber, wenn es sich tatsächlich um ein solches Kapselstück handelt, sicher noch andere Geschwulstteile. Ebenso wie bei der Lumbalpunktion können ganze kleine Cysticerken angesaugt werden. Selbstverständlich kann auch die Blasenwand eines großen Cysticercus punktiert und diagnostiziert werden.

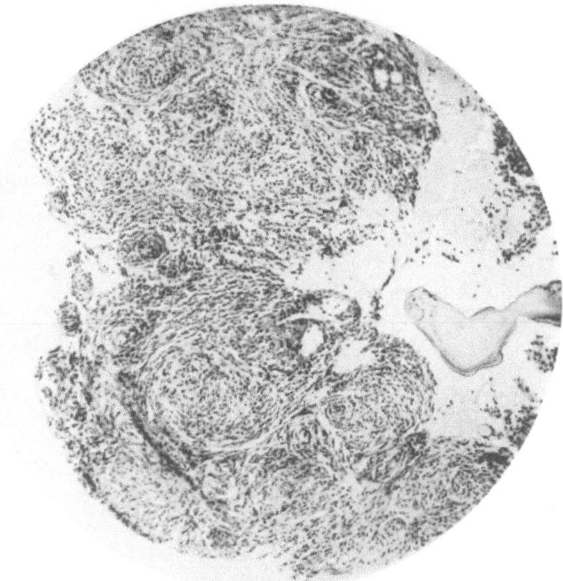

Abb. 7. Endotheliom.

Therapeutische Erfolge. Die therapeutischen Erfolge der Hirnpunktion werden gewöhnlich unterschätzt. Es ist selbstverständlich, daß sie nur in vereinzelten und seltenen Fällen vorkommen können. Dann sind sie aber ganz besonders erfreulich. So habe ich einen Fall von Kleinhirncyste bei einem Kinde punktiert, das mit schwersten Hirndrucksymptomen und cerebellarem Taumeln und infolge der Stauungspapille schon fast blind in Behandlung kam. Die Mutter wollte den Eingriff zunächst gar nicht gestatten, weil das Kind ja doch sterben müßte. Ich entleerte eine Cyste, die sich nach Luftfüllung als völlig glattwandig erwies. Die Symptome schwanden

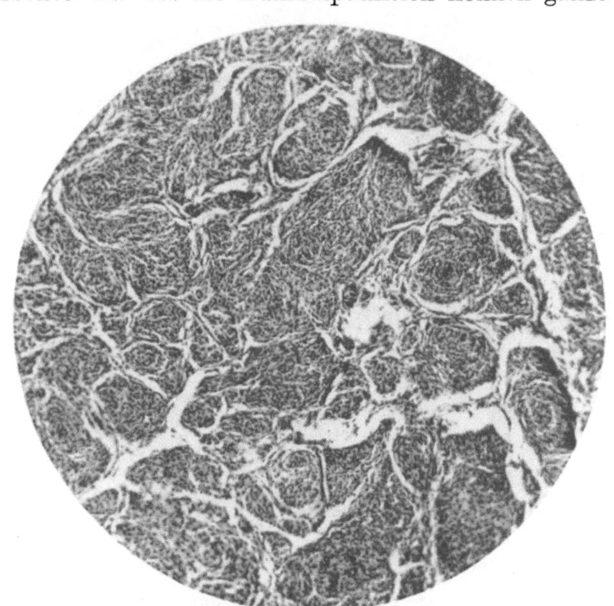

Abb. 8. Endotheliom.

vollständig nach der einmaligen Punktion, und auch die Sehkraft nahm wieder zu, so daß das Kind die Schule wieder besuchen konnte. Ich habe es jetzt vor kurzem nach 3 Jahren nachuntersucht und, abgesehen von der herabgesetzten Sehschärfe infolge der Atrophie nach Stauungspapille, keinerlei Ausfallssymptome mehr finden können. In anderen Fällen mußte die Punktion der Cyste 5-, 7-, 10mal und öfters ausgeführt werden, da immer wieder Hirndrucksymptome auftraten. Aber die Operation konnte dann doch unterbleiben.

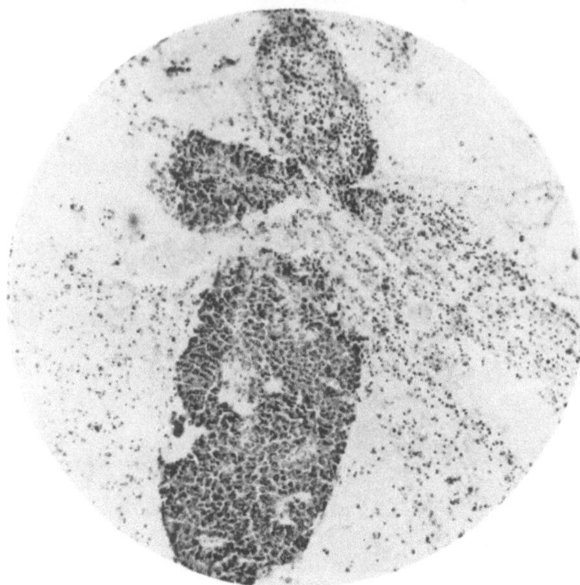

Abb. 9. Adenom der Hypophyse.

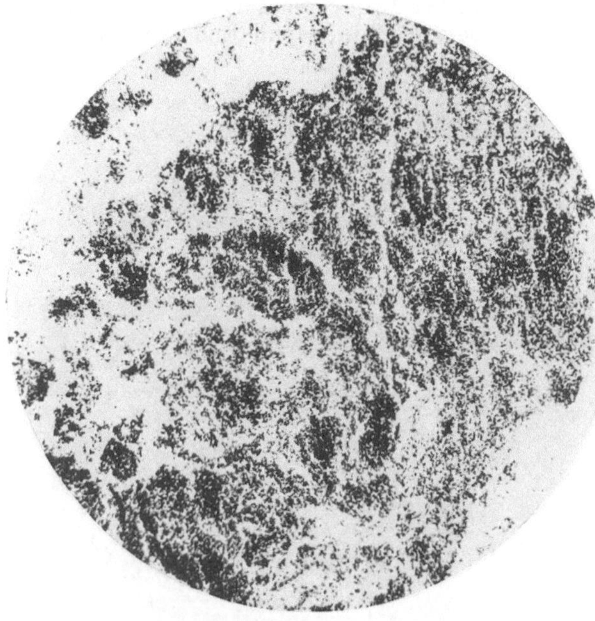

Abb. 10. Gliom des Kleinhirns.

Die Möglichkeit, bei bedrohlichen Hirndrucksymptomen, z. B. im Anschluß an eine Mittelohreiterung, durch Punktion des Eiterherdes und dessen Entleerung sofort eine Erleichterung bringen zu können, bevor die notwendige Operation durchgeführt werden kann, bedeutet einen therapeutischen Erfolg. Auch die Tatsache, daß Adenome wie Hypophysenadenome oder Plexusadenome durch Hirnpunktion festgestellt werden können und damit den Patienten die Operation erspart werden kann, weil diese Geschwülste durch Röntgenbestrahlung zurückgehen, ist als therapeutischer Erfolg der Hirnpunktion zu buchen. Ich habe auf diese Weise ein Plexusadenom im Leben diagnostizieren können und durch Röntgenbestrahlung von seinen Beschwerden befreit.

Gefahren der Punktion. Auf die Gefahr der Blutungen wurde schon hingewiesen. Es läßt sich nicht leugnen, daß die Gefahr besteht und daß sie nicht mit Sicherheit zu vermeiden ist. Da aber gerade bei Hirntumoren der Tod mit

Sicherheit eintritt, wenn kein therapeutischer Eingriff gemacht wird, so wird man diese Gefahr gegenüber den großen Vorteilen, die die Methode bietet, in weitaus den meisten Fällen mit in Kauf nehmen müssen. Von chirurgischer Seite ist die Vermutung ausgesprochen worden, daß durch Punktion eines Abscesses eine Infektion der Meningen oder eine Ausdehnung der Infektion im Hirn hervorgerufen werden könnte. Dem widerspricht aber schon AXHAUSEN, der die Ansicht ausspricht, daß die Punktion von Hirnabscessen eine nennenswerte Gefahr für die Meningen nicht in sich schließt unter der einzigen, aber unerläßlichen Voraussetzung, daß der Hirnpunktion bei positivem Ausfall sofort die Trepanation und Eröffnung des Abscesses angeschlossen wird. Die Gefahr der sekundären Sticheiterung ist nicht völlig ausgeschlossen (vgl. aber hierzu S. 131 oben). Es ist auch die Gefahr der Verschleppung von Geschwulstteilen erörtert worden. Trotz der vielen Hunderte von Hirnpunktionen, die wir bei Geschwülsten ausgeführt haben, haben wir nie irgend etwas erlebt, was für eine solche Keimverschleppung sprechen konnte. HAMPERL berichtet aber über solche Beobachtungen.

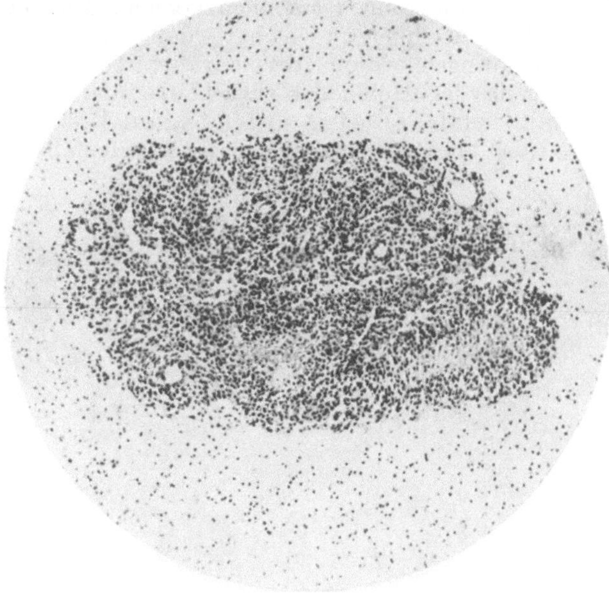

Abb. 11. Schnittpräparat (Gliom).

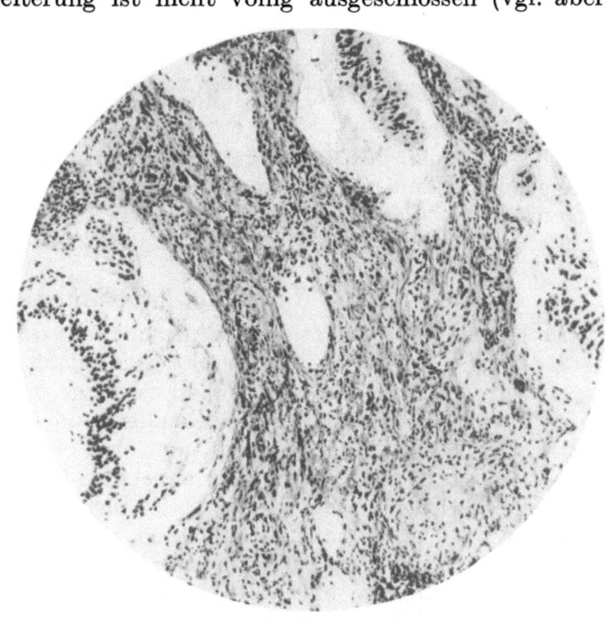

Abb. 12. Gliom.

Es ist noch die Frage zu erörtern, wie der negative Ausfall bei Tumorverdacht zu bewerten ist. Ich habe es noch nie erlebt, daß ein pathologischer Prozeß, der von der Punktionsnadel getroffen wurde, nicht im gewonnenen Zylinder als pathologischer Prozeß erkannt worden wäre. Wir haben ja die Möglichkeit, alle Färbemethoden anzuwenden, und wir erhalten das Gewebe so lebensfrisch, wie sonst niemals beim menschlichen Material, so daß wir ganz ausgezeichnete histologische Zellbilder erhalten und auch die Ganglienzellveränderungen, Gliawucherungen und Gefäßerkrankungen erkennen können. Theoretisch ist ja denkbar, worauf schon NEISSER hingewiesen hat, daß die Nadel in einen harten Tumor nicht eindringen würde, der darüber befindliche normale Hirnteil einen Zylinder in der Hohlnadel zurückließe und so bei der Untersuchung vorgetäuscht würde, es sei in dieser Gegend kein Tumor vorhanden. Praktisch kommt das aber nicht vor, ich habe es jedenfalls noch nie erlebt. Den festen

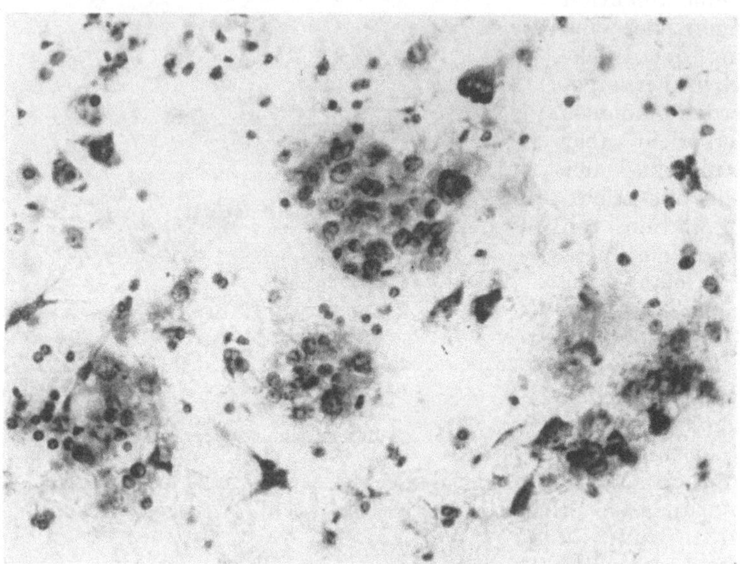

Abb. 13. Gliahaufen aus dem Stirnhirn bei Ventrikelpunktion von Fall 4, typisch für multiple Neurinome.

Tumor würde man mit der Nadel fühlen und dann erst recht ansaugend in die Tiefe gehen. Wenn man das so macht, wie ebenfalls NEISSER schon angegeben hat, erhält man auch das Tumorgewebe. Härtere Stellen fühlt man immer, man fühlt ja auch die Dura und auch die Kapsel eines Abscesses z. B. sehr deutlich.

Intrakranielle Blutungen.

Die Erkennung traumatischer Blutungen aus den Meningen und ihrer Folgezustände wird durch die Hirnpunktion vielfach außerordentlich erleichtert. Da, wo ein Trauma bekanntermaßen vorliegt, hemiplegische Symptome vorliegen, Hirndruckerscheinungen vorhanden und im Zunehmen sind, wird der chirurgische Eingriff der Trepanation ohne weiteres vorgenommen werden müssen. In häufigen Fällen aber, in denen der Patient benommen, von früheren Vorgängen nichts zu erfahren ist, oder solche verheimlicht werden, wo die Herdsymptome zweifelhaft, der Zustand mehr oder weniger stationär ist, in diesen Fällen ist die Hirnpunktion indiziert. Durch ihre Anwendung wird man die Gefahr verringern, eine notwendige Trepanation zu unterlassen oder sie an der falschen Seite vorzunehmen, oder auch sie hinauszuschieben; um durch weitere Beobachtungen zur Diagnose zu gelangen, wird man auch leichter vermeiden, daß bei Hirnerschütterung und Quetschung ohne entfernbaren Erguß operiert wird. Über die zur Punktion geeigneten bzw. zur Orientierung dienlichen

Stellen ist das Nötige unter Technik gesagt; es empfiehlt sich, bei Verdacht auf traumatische Blutung mit abgestumpfter Nadel zu punktieren, man erhält hierdurch meist Aufklärung durch den erwähnten Duraknacks, ob das Blut sich extra- oder intradural befindet. NEISSER und POLLACK und nach ihnen andere Autoren haben darauf hingewiesen, daß auch bei lange bestehenden Meningealblutungen flüssiges Blut oder blutige Flüssigkeit immer zu erhalten ist; deren Beschaffenheit ist charakteristisch, sie ist mißfarbig, schokoladenfarben, mit schwarzen Punkten und kleinen Gerinnseln durchsetzt, oder man erhält dunkler- oder hellerfarbiges bis ganz gelbliches Serum, das sich, wie bereits erwähnt, durch Farbe und Eiweißgehalt vom Liquor leicht unterscheidet.

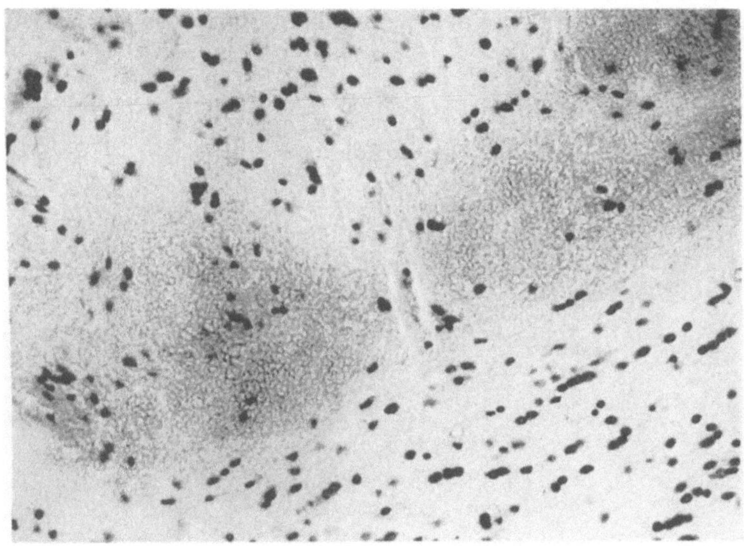

Abb. 14. Capilläre Blutungen bei Arteriosklerose, Verdacht auf Hirntumor.

Mikroskopisch findet man neben Blutkörperchen die bekannten Umwandlungsprodukte des Hämoglobins. Diese sind schwer oder auch gar nicht von metallischen Verunreinigungen aus der Spritze zu unterscheiden. Man tut also gewiß gut, hier eine Nadel anzuwenden, die innen vernickelt ist (oder auch Platiniridiumnadel). Indessen soll man beim Verdacht auf traumatische Blutung sich meiner Erfahrung nach nicht mit der mikroskopischen Diagnose eines solchen Partikelchens allzusehr aufhalten. Der Gewinn einiger Hämosiderinschollen und kleinster Gerinnsel spricht nämlich durchaus nicht genügend für das Bestehen eines entfernbaren Blutextravasats, im Gegenteil spricht ein solcher Befund von Blutspuren, besonders wenn diese mit Hirnsubstanz vermischt sind, vielmehr für Hirnzertrümmerung mit multiplen kleinen intraraduralen und intracerebralen Extravasaten.

Ob ein solcher Fall operiert werden soll oder nicht, soll man durchaus von den klinischen Erscheinungen abhängig machen. Wo man nicht mit leichter Mühe eine größere Menge Blut oder blutiges Serum durch Punktion gewinnt, kann ein extradurales Hämatom mit ziemlicher Sicherheit ausgeschlossen werden.

Auch die Blutungen bei Pachymeningitis haem. int. sind mit ausgezeichnetem Erfolge sowohl durch NEISSER und POLLACK wie später durch NONNE, APELT, MISCH und OPPENHEIM punktiert worden. Meist wird es sich um solche Fälle handeln, bei denen akute Schübe vorliegen und größere Blutungen vermutet werden können, während die lenteszierend verlaufenden Prozesse ohne Hirndruckerscheinungen mit flächenförmigen Extravasaten naturgemäß weniger geeignet sind, punktiert zu werden. Auch ist bei ihnen die absolute Sicherstellung der Diagnose nicht von solcher vitaler Bedeutung wie bei den bisher behandelten Hämatomen, und es hängt auch die Therapie keineswegs in gleichem Maße wie bei ihnen von der Diagnosenstellung ab. Bei den pachymeningitischen Blutungen wird man sich natürlich von unseren schematischen Punkten unabhängig machen bzw. sie nur zur Orientierung benutzen.

Bei den Hirnblutungen durch Apoplexie wird die Hirnpunktion in der Regel keine diagnostische Anwendung finden, deren Erkennung ist ja zumeist nicht schwierig, auch wird man die Möglichkeit im Auge behalten müssen, eine erneute Blutung aus dem kranken Gefäß durch Ansaugung zu veranlassen oder eventuell

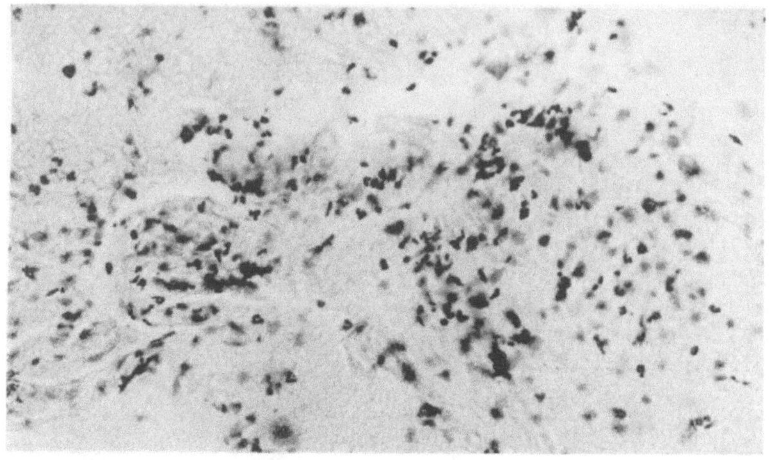

Abb. 15. Wand eines cystischen Glioms.

die Blutung nach dem vielleicht benachbarten Ventrikel oder an die Hirnoberfläche durchbrechen zu lassen. In jedem Falle würde ich eine frische apoplektische Blutung als ein Noli me tangere betrachten. Bei länger bestehenden Blutergüssen apoplektischer Art gibt es jedoch Fälle, in denen die Hirnpunktion sogar glänzende diagnostische (und therapeutische) Erfolge gehabt hat, wie der schöne Fall von Lewandowsky und Stadelmann beweist, von dem im Kapitel „Therapie“ noch weiter die Rede sein soll.

Die Anwendung der Hirnpunktion bei den *Hirnabscessen* stellt das am wenigsten durchgearbeitete und mit einzelnen Erfahrungen belegte Kapitel der Hirnpunktion dar. Daß Hirnabscesse, die überhaupt einem Eingriffe zugänglich sind, durch Hirnpunktion erkennbar sein müssen, ist ohne weiteres einleuchtend und tatsächlich sind von Neisser und Pollack, sodann von Friedrich, Küttner u. a. extra- und intradurale Abscesse der verschiedensten Hirnteile zum Teil mit lebensrettendem Erfolge erkannt worden. Zum Beispiel habe ich einen fast $^1/_2$ Liter Eiter enthaltenden Stirnhirnabsceß, dessen eigentümliches Symptombild keinen genügenden Anhaltspunkt zur Trepanation bot, durch Hirnpunktion festgestellt und ihn dadurch der lebensrettenden Operation zugeführt. Es sind indessen vielfach Einwände gegen die Anwendung der Hirnpunktion bei den Hirnabscessen erhoben worden; die Möglichkeit wird angegeben, beim Zurückziehen der Nadel die Meningen zu infizieren, ferner die Gefahr, den Eiter durch den Absceß hindurch in noch gesunde Teile des Gehirns zu impfen, durch extradurale Eiteransammlungen hindurch das intakte Gehirn zu infizieren. Die erstgenannte Möglichkeit betreffs der Infektion der Meningen halte ich für äußerst gering, sie stellt ein theoretisches Bedenken dar und ist meines Erachtens durch Erfahrungen noch durchaus nicht belegt. Ebenso wie KÜTTNER bin ich der Meinung, daß, wenn man die richtige feine Nadel anwendet, ein Austreten von Eiter in die Meningen nicht zu befürchten ist, weil die kleine Stichöffnung sofort verklebt, ferner auch, weil man der Auffindung des Eiters auch ohne Verzug die operative Eröffnung folgen lassen wird. Am ehesten können Abscesse, die unter hohem Druck stehen und nahe der Oberfläche liegen, einmal unter dem Einfluß der Punktion in die Meningen perforieren. Einer solchen Gefahr wird man meines Erachtens durch Ansaugung einiger Spritzen Eiter bei der Hirnpunktion wirksam begegnen.

Die Gefahr der sekundären Sticheiterung ist ohne Zweifel vorhanden. Ich habe selbst gesehen, daß bei Punktion eines großen eitrig gewordenen intraduralen Hämatoms kleine sekundäre Sticheiterungen am Boden des Abscesses entstanden sind — aber besteht diese Gefahr nicht ganz genau so bei der doch völlig unerläßlichen Punktion *nach* Trepanation? Wo ist hier der Unterschied zu finden? Es ist jedenfalls unvergleichlich schlimmer, einen Absceß nicht zu finden und nicht oder nicht rechtzeitig zu operieren, als ihn zu finden und eventuell eine sekundäre Sticheiterung zu veranlassen. Es gibt meines Erachtens nur eine Art von Abscessen, bei denen der Einwand einer möglichen sekundären Sticheiterung von Erheblichkeit ist, das sind die extraduralen otitischen Abscesse. Dies einmal aus dem Grunde, weil in solchen Fällen ein eigentlicher Hirnabsceß noch nicht besteht und es nicht gleichgültig wäre, einen solchen zu erregen, weil man auch durch operative Entleerung des extraduralen Abscesses der sekundären Sticheiterung keinen Ausweg eröffnen würde. Diese extraduralen otitischen Eiterungen mögen auch noch nach einer anderen Richtung hin ein ungünstiges Feld darstellen insofern, als es sich häufig um ganz flache Eiterungen handelt, durch die man hindurchpunktieren kann, ohne Eiter zu erhalten, wobei dann also die Frage einer sekundären Sticheiterung ganz besonders unangenehm wäre. Man muß diese Besonderheiten der extraduralen otitischen Abscesse kennen, wir stehen ihnen aber meines Erachtens nicht ohne jede Waffe gegenüber. Hier, also bei der Punktion in der Gegend des Schläfelappens, wird man in Zukunft gern die stumpfe Nadel anwenden, wie sie KÜTTNER empfiehlt und wie auch ich an dieser Stelle ausdrücklich betonen möchte, und mit ihr wird es auch gelingen, wie es ja bereits gelungen ist, mit genügender Sicherheit extradurale Eiterungen zu finden. Im Anschluß an diese Erörterungen mag hier das negative Ergebnis der Hirnpunktion beim Absceßverdacht noch einmal gesondert besprochen werden. Daß man in einen Absceß mit der Nadel eindringt, ohne Eiter zu entleeren, mag möglich sein, wie es schließlich auch nach Trepanation und überhaupt bei jeder Punktion eitriger Prozesse vorkommen mag. In der Regel wird ein solches Ereignis, wenn es überhaupt vorkommt, auf eine mangelhafte Technik zurückzuführen und dem Verfahren nicht zur Last zu legen sein. Nachdem die Erfahrungen gelehrt haben, daß alle Art von Tumorgewebe einer richtig geleiteten Punktionsspritze folgt, wird man selbst dem zähesten Eiter diese Fähigkeit nicht absprechen können. Man wird also bei regulär ausgeführter Punktion annehmen dürfen, daß, wenn Eiter nicht gefunden wird, der Absceß an der punktierten Stelle sich auch nicht befindet. Für die Verwertung dieses negativen Resultates wird es wesentlich darauf ankommen, inwiefern der Absceßverdacht dringend und die Lokalisation mehr oder weniger gegeben ist. Auch hier nehmen die otitischen Abscesse eine besondere Stellung ein. Beim Kleinhirn handelt es sich um einen Körper von beschränkter Ausdehnung. Die Chance, einen operablen

Kleinhirnabsceß durch Punktion an unseren Punkten zu treffen, erscheint mir deshalb ziemlich groß. Zwei Kleinhirnabscesse, die wir zu punktieren Gelegenheit hatten, haben wir unschwierig gefunden; bei einem dritten, den wir nicht fanden, hatte die notwendige Aufmeißelung des Proc. mastoid. die Orientierung erschwert; wir hatten an falscher Stelle punktiert, noch dazu die Richtung basal- und gesichtswärts nicht eingehalten. Eine zweite Punktion hätte mit großer Wahrscheinlichkeit den Herd getroffen, durch Auftreten lymphocytären Eiters und eines typischen Gerinnsels wurden wir auf falsche Fährte (Mening. tub.) geführt und unterließen weitere Punktionen.

Ich kann nur wiederholen, daß ich bei Abscessen durch zu große Zurückhaltung mehr Schaden gesehen habe als durch zu rücksichtsloses Punktieren.

Beim Schläfelappen liegen die Dinge schon etwas anders, und einigermaßen atypisch gelegene Abscesse können der Punktion an unserem Schläfenpunkt entgehen, wie ich mich selbst überzeugt habe. Ob man nun hier mehrmals punktieren soll oder sich bei dringendem Verdacht trotz des negativen Ausfalles der einmaligen Punktion zur Trepanation entschließen will, wird von der Lage des Falles und der Neigung des einzelnen in weitem Umfange abhängig sein. In ähnlicher Weise wird bei nichtotitischen Abscessen, da, wo die Lokalisation durch die Symptome gegeben und der Absceßverdacht dringend ist, der Ausfall der einmaligen negativen Punktion nicht ausschlaggebend sein. Auch hier mag man, je nach Lage des Falles, die verdächtige Gegend durch Punktionen absuchen oder bei dringendem Verdacht trotz negativen Resultats trepanieren. Am schwierigsten liegen die Verhältnisse naturgemäß bei den Abscessen, deren Lokalisation völlig unbekannt ist, wie es z. B. besonders bei Abscessen im Marklager einer Hemisphäre nach Bronchiektasien häufig ist. Selbstverständlich beweist hier der negative Ausfall einer Hirnpunktion wenig, andererseits wird gerade hier, wo Trepanationen überhaupt nicht in Betracht kommen, ein „Verlorensuchen“ mit der Hirnnadel die einzige Möglichkeit darstellen, einen Erfolg zu erreichen. Leider bleibt in solchen Fällen nicht immer soviel Zeit, um an verschiedenen Tagen mit mehrfachen Punktionen die Oberfläche abzusuchen. Wir haben z. B. in einem solchen Falle erst an der Leiche den Absceß durch Hirnpunktion gefunden, den wir während des Lebens vergeblich, aber vielleicht auch nicht energisch genug gesucht hatten.

Die otitischen Abscesse sind seit der ungemeinen Verbesserung der Kenntnisse und Techniken auf dem Gebiet der Ohrenkrankheiten selten geworden; auch sind hier die Gebiete, die absceßverdächtig sind, von vornherein zumeist soweit bekannt, daß die Seitendiagnose gestellt werden kann, nur zwischen Schläfelappen und Kleinhirn unterschieden werden muß, daß beim operativen Vorgehen auch ohne vorherige Probepunktion nach Aufmeißelung die fraglichen Gebiete punktiert werden können. Ob auch die Ventrikulographie eine erhebliche Hilfe leisten kann, wird anderenorts besprochen werden. Zur schnellen Orientierung über einen eventuellen extraduralen Absceß wird die Hirnpunktion gewiß herangezogen werden. Förster wendet sie mit Erfolg bei Abscessen an, bei denen eine Verklebung der Meningen angenommen werden kann. Bei otitischen und bei traumatischen Abscessen, bei metastatischen und bronchiektatischen Markabscessen „sei die Infektion der Meningen nicht zu vermeiden, gleichviel ob man Hirnpunktion anwendete oder Trepanation und nachfolgende Punktion“. Diese Abscesse sind auch ihrer Natur nach multiple, haben Nachschübe vom Primärherd aus und eine ganz schlechte Prognose.

Als Resultat der bisherigen Beobachtungen mag gesagt sein, daß eine Kontraindikation gegen die Hirnpunktion beim Absceßverdacht in keiner Weise vorhanden ist, daß die Hirnpunktion im Gegenteil auch hier vielfach ganz vorzügliche Dienste geleistet hat, daß bei den otitischen Abscessen besondere Vorsichtsmaßregeln insbesondere in Rücksicht auf etwaige extradurale Abscesse nötig sind, die im wesentlichen in der Anwendung der stumpfen Nadel und besonders vorsichtiger Punktion unter steter Ansaugung bestehen sollen. Unter starkem Druck stehende, durch Hirnpunktion gefundene Abscesse sollen bei der Punktion durch Entleerung einiger Spritzen Eiter entspannt werden, die Operation soll möglichst bald danach erfolgen. Beim Absceßverdacht mit Herdsymptomen soll der negative Ausfall der einmaligen Hirnpunktion nicht allein genügen, um den Absceßverdacht zu entkräften, es soll je nach Umständen mehrfach punktiert oder auch trepaniert werden. Dies gilt insbesondere auch für die otitischen Schläfelappenabscesse. Bei mangelnder Lokalisation und dringendem Absceßverdacht bietet ein planmäßiges Absuchen des Hirnmantels durch Hirnpunktion die einzige Chance, den Absceß zu finden. Man soll sich vor Augen halten, daß die Auffindung eines Hirntumors durch Punktion dem Patienten noch lange nicht die Heilung sichert, die Auffindung eines Hirnabscesses dagegen sehr häufig gleichbedeutend mit Heilung ist, daß das Nichtauffinden eines Hirnabscesses zu den niederschlagendsten ärztlichen Erfahrungen gehört. Wer dessen eingedenk ist, wird sich eines Hilfsmittels, wie es die Hirnpunktion darstellt, trotz mehr oder weniger berechtigter Bedenken nicht entäußern wollen. Ich gebe hier der Überzeugung Ausdruck, daß sie gerade auf diesem noch wenig ausgearbeiteten Gebiete in Zukunft besondere Erfolge aufzuweisen haben wird.

Für die Erkennung der serösen und hydrocephalischen Ergüsse in die Hirnventrikel ist die Hirnpunktion ein ausgezeichnetes Hilfsmittel. In Ergänzung zur Lumbalpunktion, die durch reichliches Ausfließen und hohen Druck wertvolle Anhaltspunkte auch hier bietet, zeigt die Hirnpunktion direkt an, ob und wie stark der Ventrikel erweitert ist. Wie schon mehrfach erwähnt, ist es sehr schwer, aus einem normalen Ventrikel Flüssigkeit zu entleeren. Beim Ventrikel-Hydrops gelingt dies leicht. Die Tiefe, in der man den Liquor trifft, ist ein guter Maßstab für den Grad der Erweiterung desselben, die Mengen, die überfließen, oder die man mit leichter Mühe absaugt, ein Maß für die Größe der Ansammlung. Nicht selten trifft man schon bei $3^1/_2$, 3 oder $2^1/_2$ cm Tiefe beim Erwachsenen, beim Kinde in noch geringerer Tiefe auf Liquor und umgekehrt wird man, wo in 3—4 cm Tiefe Liquor nicht erklärt wird, einen Ventrikel-Hydrops ausschließen dürfen. Ob unter einem solchen Ventrikel-Hydrops sich ein Hirntumor verbirgt, bedarf natürlich besonderer Untersuchung. Sucht man in einem solchen Falle nach einem Tumor in der hinteren Schädelgrube, so wird man nicht allzu selten auch hier Liquor treffen, dieser stammt dann aus dem erweiterten vierten Ventrikel. Nicht unerwähnt sollen die Fälle bleiben, in denen die Lumbalpunktion wegen Abschlusses am Foramen Magendie keinen Druck anzeigt, wo aber die Symptome einen Überdruck wahrscheinlich machen. Hier tritt die Hirnpunktion für die Lumbalpunktion mit gutem Erfolge ein.

Über Druckmessung im Ventrikel sei noch folgendes bemerkt: Wie hoch der normale und pathologische Liquordruck in den Hirnventrikeln ist, ist am geschlossenen Schädel beim Menschen noch nicht festgestellt. Die Hirnpunktion gibt ein Mittel an die Hand, um diese Lücke zu füllen; indessen wird man aus den erwähnten Gründen nur höchst selten in die Lage kommen, und es wird auch selten gelingen, in einen völlig normalen Ventrikel bei normalen Hirndruckverhältnissen einzudringen. Will man den Ventrikeldruck messen, so soll man — im Gegensatz zur Lumbalpunktion — kein Quecksilbermanometer anwenden wegen der eventuell zu erwartenden minimalen negativen oder positiven Druckwerte. Auch die nach dem Quinckeschen Original gebauten Apparate empfehlen sich hier nicht besonders, weil der zu Verlust gehende Teil des in das System eindringenden Liquor einen zu großen Fehler darstellt. Am besten eignet sich ein System, wie das von Kausch oder unser Stettiner Modell, das, mit steriler Kochsalzlösung gefüllt, den Wasserdruck direkt angibt. Die Nadel von Kausch ist übrigens für diese Zwecke etwas zu dick. Besonders erwünscht ist es, wo es möglich ist, daß eine gleichzeitige Messung des Lumbaldruckes und eine Vergleichung der beiden Werte im Sitzen und im Liegen stattfindet. Von Untersuchungen, die wir nach dieser Richtung gemacht haben, führe ich folgende an:

1. Fall von Lues cerebri, anscheinend normale Druckverhältnisse: Ventrikeldruck = — 160 mm? (Messung mit unzuverlässigem Apparat.)

2. Kind mit Hydrocephalus. Schädel geschlossen. Ventrikeldruck: 260 mm, nach Ablaufenlassen 150 mm. Wiederholung nach 4 Tagen: 260 mm, nach Ablaufenlassen 80 mm.

3. Meningitis epidemica, dreijähr. 742 mm, Lumbaldruck 405; im Sitzen kein nennenswerter Unterschied. 2 Tage später: 742 mm.

4. Lues cerebri: 100 mm.

5. Meningitis epidemica 230 mm im Liegen, 95 mm im Sitzen. 4 Tage später: 200 mm.

6 Lues cerebri: 250 mm im Liegen. 90—100 mm im Sitzen.

Während also über den normalerweise im Ventrikel herrschenden Druck bisher kein sicheres Resultat vorliegt, zeigen die Untersuchungen, daß bei erhöhtem Cerebrospinaldruck die Druckunterschiede von Lumbal- und Ventrikeldruck augenscheinlich sich verwischen. Auch werden absolute Druckhöhen im Ventrikel gemessen, die den höchsten Lumbaldruckwerten kaum nachstehen. Im Falle 3 scheint ein teilweiser Abschluß im Foramen Magendie bestanden zu haben. Wo es einmal etwa von Wichtigkeit sein sollte, die Drucke in beiden Ventrikeln zu vergleichen oder die freie Kommunikation durch das Foramen Monroi oder auch Magendie festzustellen, gelingt dies leicht durch Einspritzung einer geringen Menge steriler, mit etwas Methylenblau gefärbter Kochsalzlösung. Daß schließlich auch der Ausschluß eines Ventrikelergusses insbesondere bei akuten Hirnerscheinungen für die Vermutung eines jener Zustände Verwertung finden kann, die wir als Reichardtsche Hirnschwellung bezeichnen, sei erwähnt.

In der Mehrzahl der Fälle verläuft eine mit der nötigen Sorgfalt und nach den Regeln ausgeführte Hirnpunktion ohne unangenehme Neben- und Nachwirkungen. Der Nachschmerz des eventuell angewendeten Äthylchloridsprays ist häufig die einzige Unbequemlichkeit. Dies betrifft besonders solche Fälle, die sich noch eines guten Allgemeinbefindens erfreuen und bei denen schwere Hirnschädigung nicht vorliegt. Je schlechter sich ein Patient schon befindet, je schwerer sein Allgemeinzustand, die Trübung seines Bewußtseins, die Schädigung seines Gehirns durch das vorliegende Leiden ist, um so eher kann man auf geringere oder größere Nebenwirkungen der Hirnpunktion rechnen. Vorübergehende Verlangsamung oder Unregelmäßigkeit des Pulses, Parästhesien in einer Extremität, Steigerung vorhandener Kopfschmerzen oder motorischer Reizerscheinungen, auch einmal Erbrechen, vorübergehende Verschlechterung des Allgemeinbefindens sind hierbei nicht selten beobachtet worden. Das gleiche gilt auch für diejenige Gefahr der Hirnpunktion, die als einzig wirklich erhebliche betrachtet werden muß, die Blutungsgefahr. Blutungen und auch Todesfälle durch Blutung nach Hirnpunktion sind in einer kleinen Anzahl von Fällen vorgekommen. Pfeifer in einer neuen Arbeit gibt auf 3000 Hirnpunktionen 11 solcher Fälle an, das wären also etwa 0,3%.

Ich muß besonders darauf hinweisen, daß je schwerer hirnkrank jemand schon ist, um so größer die Gefahr der Blutung. Ein mehr oder weniger „gesundes“ Gehirn wird mit unserer Methodik kaum jemals zu einer ernsten Blutung gebracht werden können. Darum kommt es so sehr darauf an, die Patienten, früher als es gemeinhin geschieht, in diagnostische Hände zu bringen; zweifellos sind die soviel besseren Endresultate der Hirnoperationen in Amerika, in Schweden und auch in Frankreich auf diesen Umstand zurückzuführen; freilich ist hier auch die Neurochirurgie, was das Gehirn betrifft, unseren deutschen Verhältnissen weit überlegen.

Die Mehrzahl der deutschen Chirurgen und Neurologen fürchten die Blutung durch Hirnpunktion nicht sehr, lassen sich jedenfalls nicht abhalten sie anzuwenden, wo die neurologische Diagnostik nicht ausreicht. Die wissenschaftlichen Bemühungen zur Verhütung der Blutung durch Stich sind noch nicht sehr weit gediehen. Die Auflage von Eis auf den Kopf geschieht wohl allgemein, wie sie sich aber auswirkt ist keineswegs ergründet. Bei offenem Schädel habe ich von Auflegen von Eis auf den Kopf keine Wirkung gesehen. Recht bedeutend scheinen die französischen Erfolge mit dem Einlauf einer gesättigten Magnesiumsulfatlösung in den Darm zu sein. Bestimmt muß ich mich auf Grund der obigen Erfahrungen gegen die Behauptung aussprechen, als müsse man bei einer Hirnpunktion darauf gefaßt sein, sofort die Trepanation auszuführen, um eine durch Hirnpunktion veranlaßte Blutung zu stillen. Im Gegenteil warne ich davor, irgendeinen operativen Eingriff an dem Patienten zu machen, ehe Neben- und Folgeerscheinungen der Hirnpunktion abgelaufen sind. Die durch Hirnpunktion gesetzten Blutungen bieten nach meiner Erfahrung keine Chance oder Indikation zu operativer Entfernung. War doch selbst die von Pfeifer beschriebene, möglicherweise durch Verletzung der Arteria corp. callosi bewirkte Blutung von der geschilderten flächenhaften Beschaffenheit und so geringer Dicke, daß von einer operativen Entfernung gar nicht hätte die Rede sein können. Zum mindesten aber sollte ein derartiger Eingriff nicht gemacht werden, ehe man sich nicht überzeugt hat, ob nicht durch eben die Punktion, die die Blutung veranlaßt hat, frisches Blut in größeren Mengen entleert werden kann. Man wird sich überzeugen, daß dies nicht gelingt, und da wir doch nun wissen, daß selbst bei ganz alten Blutungen, wenn man die richtige Stelle trifft, flüssiges Blut angetroffen wird, so wird man aus dem negativen Ausfall eines solchen Versuchs eben zu schließen haben, daß hier Blut operativ nicht zu entfernen ist. Durch Trepanation würde man dem ersten nur einen zweiten schwereren Shock hinzufügen. Ich sah nach einer Kleinhirnpunktion bei einem Kinde mit inoperablem Kleinhirntumor eine kurz nachher eintretende Bewußtlosigkeit mit verlangsamtem Pulse, die mehrere Stunden anhielt. Ohne jeden Eingriff erholte sich dies Kind nach einigen Stunden vollständig. Hier lag die Versuchung zu trepanieren besonders nahe. Ich kann nur raten, ebenso wie in diesem Falle von jedem Eingriff abzustehen. Plötzliche Todesfälle nach Hirnpunktion sind anscheinend hier und da vorgekommen, und zwar anscheinend auch, ohne daß Blutung erfolgt wäre. Jeder, der mit Hirntumoren viel zu tun hat, weiß, daß solche plötzliche Todesfälle bei den allergeringsten Vornahmen sich nicht selten ereignen, die bloße Lagerung auf einer Seite genügte bei einem unserer Kleinhirntumoren, um unter halbseitigem Atemstillstand den Tod herbeizuführen. Eine operable Cyste des Kleinhirns starb bei Lichtheim, kurz bevor die Punktion ausgeführt werden sollte. Solche plötzlichen Todesfälle, soweit sie also nicht auf Rechnung einer Blutung kommen, dürfen nicht der Hirnpunktion als solcher zur Last gelegt werden.

Infektionsgefahr für die Meningen besteht bei der Hirnpunktion nicht. Selbst, wenn, wie z. B. bei bereits operierten otitischen Prozessen, eitrige Hautaffektionen in der Nähe der Punktionsstelle bestehen, habe ich niemals die geringste Infektion beobachtet. Die Beobachtung von Danielsen, daß bei einem unter starkem Druck stehenden Hydrocephalus eine Fistel bestehen blieb, die schließlich zur Infektion führte, dürfte zu den allerungewöhnlichsten Vorkommnissen gehören. Für den praktischen Arzt wird die Hirnpunktion aus naheliegenden Gründen wenig in Betracht kommen, am ehesten dürfte bei einer traumatischen Blutung ein entschlossener Arzt, z. B. auf dem Lande, ohne sich viel an die sonst durchaus notwendigen Regeln zu binden, mit einem Drillbohrer eine grobe Hirnpunktion auszuführen, um sichtlich zunehmenden Hirndruckerscheinungen zu begegnen.

In den letzten Jahren ist die Hirnpunktion durch die encephalographischen Methoden in den Hintergrund gedrängt worden; sie werden anderenorts besprochen werden und sollen hier außer Betracht bleiben; nur darauf sei hingewiesen, daß die Encephalographie vom Ventrikel her wirkt, während die Hirnpunktion von der Oberfläche her eindringt, wo bisher fast allein chirurgische Erfolge zu haben waren und daß sie den direkten Nachweis des krankhaften Prozesses erbringt; auch hier werden die Methoden nicht gegeneinander auszuspielen sein, sondern sich ergänzen.

Therapeutische Anwendung der Hirnpunktion.

Die gefüllten Ventrikel zu punktieren, zu entlasten, gehört zu den befriedigendsten und sehr leicht vorzunehmenden therapeutischen Maßnahmen.

Beim Hirntumor haben wir regelmäßig, wenn Hirndruck bestand, zunächst eine Ventrikelpunktion gemacht, und erst am nächsten Tage die Suche mit der Nadel nach dem Tumor begonnen; bei inoperablen Fällen ist die Entlastung des Ventrikels oft die einzige Maßregel, die große Erleichterung bringt. Zur Verhütung des postoperativen Hirnvorfalls kann die wiederholte Ventrikelpunktion wirksam beitragen. Beim Hirntumor ist nach Mitteilungen von Payr die Ventrikelpunktion oft das beste und schnellste Mittel, um die Gefahr des Hirntodes, der Atemlähmung, zu beseitigen. Die traumatischen Blutungen sind ein weiteres Gebiet für therapeutische Hirnpunktionen.

An erster Stelle stehen hier die extraduralen, großen Blutergüsse und ihre Residuen, die bei nicht erkannten oder nicht behandelten Fällen als schwärzlich wässerige Flüssigkeit mit feinen Gerinnselchen sofort als solche zu erkennen sind; deren Ansaugung mitunter einer geringen Menge von 15—20 ccm hat oft genug augenblickliche Besserung herbeigeführt hat.

Pachymeningeale Blutungen, bei denen das Blut ebenfalls meist lange Zeit flüssig bleibt, werden gleichfalls vorzüglich beeinflußt. Da, wo mehr oder weniger plötzlich unter heftigen Kopfschmerzen ein schweres cerebrales Bild sich entwickelt, mit Pulsverlangsamung, Bewußtseinstrübung, aber ohne Lähmungen, wenn ferner die Lumbalpunktion einen klaren Liquor ergibt, soll man an solche Prozesse denken und mit der Nadel die Konvexität absuchen. Ich führe ausnahmsweise einen Fall an, der 1 Jahr nach einem Kopftrauma dieses Bild bot, 40 Pulse hatte und verloren schien; bei der 10. Punktion fand ich altes Blut an der Hirnoberfläche, entleerte 50 ccm, nach 2 Tagen nochmals 30 ccm mit dem Erfolg augenblicklicher Erholung. Die Heilung hält im 16. Jahre an. Ob bei einer frischen Blutung der Meningea media die therapeutische Entleerung durch Hirnpunktion angewendet und eventuell wiederholt werden soll, oder ob sogleich operiert werden soll, ist ausschließlich Sache des Chirurgen zu entscheiden, in dessen Klinik allein solche Fälle gehören.

Apoplektische Blutungen ins Marklager sind zwar mehrfach mit einigem Nutzen punktiert worden, doch wird man meines Erachtens hiervon lieber Abstand nehmen, da das Blut selten länger flüssig bleibt, der Erfolg zweifelhaft, die Gefahr einer Blutung nicht gering ist.

Eitrige Prozesse, Abscesse des Gehirns, auch wenn sie extradural sitzen, sind kein Gegenstand therapeutischer Beeinflussung durch Hirnpunktion.

Schließlich mag noch die Möglichkeit besprochen werden, *Hirncysten* durch Hirnpunktion nicht bloß zu diagnostizieren, sondern auch zu heilen. Der erste, von NEISSER-POLLACK beschriebene Fall, bei dem ein fast sterbender Patient durch eine Reihe von Hirnpunktionen dauernd geheilt wurde, beweist die Möglichkeit eines solchen Vorgangs. Auch ist hier und da ein Fall beschrieben, bei dem nach meiner Überzeugung durch ein- oder mehrmalige Trepanation geleistet wurde, was ebensogut mit dem geringeren Eingriff der Hirnpunktion hätte geleistet werden können.

Gewiß besteht ein erheblicher Einwand gegen solches Vorgehen in der Möglichkeit einen neben der Cyste bestehenden Tumor unbehandelt zu lassen, der bei der Trepanation gefunden würde. Leider sind aber cystische Tumoren, besonders des Großhirns, so gut wie sämtlich einer radikalen Operation nicht zugänglich. Reine Cysten wird man immer wieder nur in der hinteren Schädelgrube bzw. im Kleinhirn finden.

Wenn nach der Punktion einer Cyste das Befinden sich nur vorübergehend bessert, bei einer nächsten Punktion nur noch ganz wenig Flüssigkeit gefunden wird, kann man ziemlich sicher sein, es mit einem cystischen Tumor zu tun zu haben. Es mag für die Hirncysten die Trepanation das normale Verfahren sein, ich halte es aber für gerechtfertigt, bei Gewinnung von Cystenflüssigkeit aus der hinteren Schädelgrube, besonders wenn daneben normales Kleinhirngewebe gewonnen wird, zunächst mit Punktionen zu behandeln und erst zu trepanieren, wenn der Rückgang der Hirnsymptome in der geschilderten Weise ungenügend ist oder nach wiederholter Punktion sich verschlechtert statt sich zu verbessern, ganz besonders, wenn dies der Fall ist, ohne daß erneute reichliche Flüssigkeit gewonnen wird. Augenhintergrund und Sehschärfe sind bei solchem Vorgehen ständig unter Kontrolle zu halten.

Literatur.

I. Arbeiten NEISSERS.

NEISSER u. POLLACK: Die Hirnpunktion. Mitt. Grenzgeb. Med. u. Chir. **13** (1904). — NEISSER: Über Probepunktion und Punktion des Schädels. Vortr. Kongr. inn. Med. **1904**. Ther. Gegenw. **1904**, 193. — Die Hirnpunktion. Ref. Ges. dtsch. Nervenärzte Dresden 1907. Dtsch. Z. Nervenheilk. **34**, 6 (1908). — Handbuch der Neurologie, herausgeg. von LEWANDOWSKY, Allgemeine Neurologie, 2. Teil, S. 1190. 1910. — Die Hirnpunktion. Med. Klin. **1926**. — Eingriffe am Zentralnervensystem zu diagnostischen Zwecken. Z. ärztl. Fortbildg **24**, Nr 18, 581—584 (1927).

II. Zusammenfassende Arbeiten.

AXHAUSEN: Die Hirnpunktion. Erg. Chir. **7**, 330 (1913). (Lit.)

PFEIFER: Über explorative Hirnpunktionen nach Schädelbohrung zur Diagnose von Hirntumoren. Arch. f. Psychiatr. **42**, H. 2 (1907). — PINCUS: Diagnostische und therapeutische Ergebnisse der Hirnpunktion. Berlin 1916. (Lit.)

III. Neuere Arbeiten, bei PINCUS *und* AXHAUSEN *nicht erwähnte.*

CREUTZFELDT, H. G.: Erfahrungen mit der Hirnpunktion. Mschr. Psychiatr. **68**, 140 (1928).

ESKUCHEN: Kopfhautfixierbesteck für Gehirn- und Ventrikelpunktion. Zbl. Chir. **54**, Nr 8, 454—456 (1927).

FORSTER: Hirngeschwülste. Handbuch der speziellen Pathologie und Therapie innerer Krankheiten, herausgeg. von KRAUS u. BRUGSCH. — Die Bedeutung des Liquorzellbildes für die Diagnostik der Tumoren des Zentralnervensystems und die vom Plexus und den Meningen ausgehenden Tumoren. Z. Neur. **126**, 683 (1930). — La valeur des méthodes biopsiques pour le diagnostic des tumeurs du système nerveux central. Revue neur. **1931 I**,

No 1. — Die Bedeutung der bioptischen Methoden für die Diagnose der Tumoren des Zentralnervensystems. Internat. neur. Kongr. Bern 1931. Zbl. Neur. **61**, 493 (1932).

HÄSSLER u. SCHOLZ: Zur Kasuistik der amaurotischen Idiotie vom juvenilen Typ (anatomische Diagnose am Lebenden mittels Hirnpunktion). Mschr. Kinderheilk. **50** (1931). — HAMPERL: Über die verimpfende Wirkung von Gehirnpunktionen. Wien. klin. Wschr. **1929 I**, 432.

KRAUSE: Chirurgie des Gehirns und Rückenmarks, 1908. S. 149f.

LÖFFLER, W.: Erfahrungen über Encephalographie und Hirnpunktion. Schweiz. med. Wschr. **1931 II**, 816. — LÖHR, W. u. W. JACOBI: Die kombinierte Encephalo-Arteriographie. Arch. klin. Chir. **173**, 399 (1932).

MICHAEL, MAX: Kritische Zusammenstellung der Ergebnisse der NEISSERschen Hirnpunktion für die Diagnose und die Behandlung der Hirnkrankheiten. Z. Neur. Ref. **11**, 1 (1915).

PFEIFER: Über die traumatische Degeneration und Regeneration des Gehirns erwachsener Menschen. J. Psychol. u. Neur. **12**, 96—123 (1909). — Zur histologischen Diagnose der progressiven Paralyse mittels Hirnpunktion. Münch. med. Wschr. **1912 I**. — Die Bedeutung der Hirnpunktion für die Diagnose der Hirntumoren. Internat. neur. Kongr. Bern 1931. Zbl. Neur. **61**, 439 (1932).

RÖPER, E.: Die NEISSER-POLLACKsche Hirnpunktion. Zbl. Grenzgeb. Med. u. Chir. 18, 1 (1914).

STERTZ: Zur diagnostischen Bedeutung der Hirnpunktion. Z. Neur. **21**, 319 (1914).

Röntgendiagnostik.

Von H. W. Stenvers-Utrecht.

Mit 33 Abbildungen.

Einleitung.

Die größte Schwierigkeit bei der Erledigung meines Auftrages, die Röntgendiagnostik für das Handbuch der Neurologie zu bearbeiten, liegt wohl in der Frage, wie das fast unbegrenzte Gebiet umgrenzt werden muß. Nach allen Seiten hin hat die Neurologie Anschluß an verwandte Fächer, die jede für sich wieder ihre eigene Röntgenologie haben. Ich nenne hier z. B. die Nebenhöhlenerkrankungen und die Komplikationen der Otitis media. Jede für sich könnte einen ganzen Band in Anspruch nehmen.

Wie müssen wir uns verhalten zu den verschiedenen Schädelabweichungen?

Der Lückenschädel, die Osteoporosis circumscripta (Schüller), die luischen Schädelveränderungen, die Carcinosis der Schädelkapsel sind z. B. nur Veränderungen der Knochen, die eigentlich nicht zum Gebiete der Neurologie gehören, auch wenn der Neurologe ihnen öfters begegnen wird.

Es kann nicht Zweck dieser Arbeit sein, etwa eine Röntgenologie des Schädels zu geben, auch wenn dem Schädel selbstverständlich viel Zeit gewidmet werden muß. Hat es einen Sinn, alle schon vom Anfang der röntgenologischen Untersuchungen an beschriebenen Veränderungen bei Syringomyelie, Tabes usw. wiederzugeben?

Die Antwort auf all diese Fragen habe ich nicht geben können. Ich werde aber versuchen, das Interesse der Neurologen für die Röntgenographie zu erhöhen und klar zu machen, in welcher Weise ein Röntgenbild ins Gesamtgefüge des klinischen Denkens aufgenommen werden kann. Ich bin mir dabei klar bewußt, daß neben der Ventrikulographie, Encephalographie und arteriellen Encephalographie jetzt leider nur noch wenig Interesse für das technisch richtige und gut aufgenommene Röntgenbild vorhanden ist.

Die sog. Ventrikeldiagnostik, wobei nur das Ventrikulogramm eine Rolle spielt, braucht kein gewöhnliches Schädelbild mehr. Eben darum betrachte ich es als eine Notwendigkeit, die Wichtigkeit des Röntgenbildes wieder hervorzuheben und dazu anzuregen, es diagnostisch auszunützen, damit in erster Linie festgestellt wird, was wir ohne die verschiedenen für die Ventrikeldiagnostik notwendigen Maßnahmen erreichen können.

Wie schon öfters betont worden ist, muß man zur richtigen Beurteilung einer Photographie wissen, wie das Bild gemacht worden ist, und imstande sein, die technischen Fehler des Bildes (Position, Beleuchtung, Entwicklung, Fixierung usw.) zu beurteilen.

Ich will hier betonen, daß es für den Neurologen eine Notwendigkeit ist, selber Platten lesen zu können. Meinen früheren Hinweis (4), hat Mayer aus Wien (4) offenbar mißverstanden, indem er sagt: „Ob nur der Kliniker oder nur der Röntgenologe Röntgenbefunde erheben darf“ usw. Diese Antithese hat mit meiner Auffassung nichts gemein. Ich habe gerade betonen wollen, daß nicht nur der Röntgenologe sich die Platte ansehen muß, sondern daß auch der Neurologe imstande sein soll, die Platte zu beurteilen, da er doch das ganze klinische Bild des Kranken übersieht. Es wäre unsinnig anzunehmen, daß der Röntgenologe die von ihm angefertigte Platte nicht beurteilen können sollte! Es wird aber wenige Röntgenologen geben, die imstande sind, nicht nur von internen und chirurgischen Kranken die Krankengeschichten zu kennen, sondern auch noch über die oft sehr verwickelten neurologischen Symptome eines Falles genau unterrichtet zu sein. Je berühmter ein Röntgenologe ist, desto größeren Einfluß hat sein Urteil für das Endergebnis einer klinischen Diagnose. Jeder Neurologe mit viel praktischer Erfahrung weiß, wie schwierig unter Umständen die richtige Lokaldiagnose eines Hirntumors sein kann. Jede objektive oder scheinbar objektive Stütze wird dankbar angenommen, um zu einem befriedigenden Endergebnis zu gelangen. Um so größer ist dann aber die Enttäuschung, wenn es sich herausstellt, daß auch das Röntgenbild uns auf einen Irrweg führen kann. Wie der Neurologe selber seine Lumbalpunktion macht und die Lumbalflüssigkeit untersucht, ebenso soll er imstande sein, das Röntgenbild wenigstens zu beurteilen. Selbstverständlich braucht er dafür röntgenologische Kenntnisse, wie MAYER fordert und wie auch ich es fordere. MAYER sagt aber:

„Der Röntgenologe, dem die klinischen Grundlagen fehlen, wird ebensowenig Ersprießliches zu leisten vermögen wie der Kliniker, dem die Möglichkeit der Erhebung eines Röntgenbefundes ohne entsprechend fundierte röntgenologische Kenntnisse selbstverständlich zu sein scheint.“

Zweifellos hat MAYER mit diesem Satze völlig recht. Nun kommt es darauf an, was man unter „entsprechend fundiert“ versteht. Man soll mit der Röntgenologie nicht zu geheimnisvoll vorgehen. Bei den jetzigen, technisch fast idealen Apparaten ist das, was vom Mediziner für die Anfertigung richtiger Bilder verlangt wird, wohl sehr wenig. Die Freude, die wir vor dem Kriege erlebten, wenn ein Schädelbild uns wirklich gelang, kennen wir jetzt nicht mehr. Auch mit dem sehr einfachen Philips-Apparat, den man in der Sprechstunde einfach an die Lichtleitung anschließen kann, gelingt es, gute Schädelaufnahmen zu machen. Es kommt praktisch nur darauf an, den Schädel in der richtigen Position zu photographieren. Und um dies zu erreichen, ist es in erster Linie notwendig, daß man über die Anatomie des zu photographierenden Objektes gut Bescheid weiß, und daß man über die Projektion in einer Fläche orientiert ist. Von jedem Neurologen kann verlangt werden, daß er über die Anatomie des Schädels und seinen Inhalt unterrichtet ist. Die Schwierigkeiten, die sich bei der Deutung der Bilder geltend machen, können nur durch Erfahrung überwunden werden. Da wird der Erfahrene jeden Tag wieder Neues lernen.

Ich will gerne gestehen, daß ich mich röntgenologisch absolut nicht als sachverständig betrachte. Wenn der Internist mit dem Röntgenologen einen Einlauf betrachtet oder eine Magenaufnahme untersucht, so sind diese grotesken, eindrucksvollen Bilder mir völlig rätselhaft und eigentlich gar nicht in Übereinstimmung mit der Vorstellung, die mir von den Bauchorganen geläufig ist.

Die röntgenologische Diagnostik der Internisten ist mir nicht geläufig. Wenn Herr MAYER also meint, daß der Neurologe z. B. zur Beurteilung eines Schädelbildes allgemeine röntgenologische Kenntnisse braucht, so kann ich ihm hierin nicht beistimmen.

Die röntgenologischen Kenntnisse für jedes Spezialfach sind so verschieden wie eben die Spezialfächer selbst. Daß ein richtig orientierter Neurologe nicht imstande sein sollte, sich über die sein Fach betreffenden röntgenologischen Fragen genügend zu unterrichten, betrachte ich als unrichtig.

Jede neurologische Klinik, ja ich möchte sagen, jeder Neurologe, sollte seinen eigenen Röntgenbetrieb haben. Nur in dieser Weise kann den neurologischen Fragen im Gebiete der Röntgenologie genügend Zeit gewidmet werden.

Es ist kein Zufall, daß SCHÜLLER als Bahnbrecher der Schädelröntgenologie ein Neurologe war.

Bedeutung der Röntgendiagnostik für die verschiedenen neurologischen Abweichungen.

Wie schon in der Einleitung angedeutet, will ich mich möglichst auf die Abweichungen beschränken, die irgendwie zu einer Erkrankung des Nervensystems in direkter oder indirekter Beziehung stehen.

Ich werde mich in der Einteilung daher nach dem Nervensystem richten.

Zentralnervensystem.

I. Gehirn und seine Häute.

A. Tumor cerebri.

1. Allgemeine Besprechungen. a) Mechanische Veränderungen. b) Endokrine Veränderungen. c) Proliferative Veränderungen. d) Resorptive Veränderungen. e) Projektion des Tumors an sich oder seines Inhalts.

2. Hypophysentumor bzw. Krankheiten der Hypophysengegend. a) Akromegalie. b) Dystrophia adiposogenitalis. c) Hypophysentumor ohne klinische Symptome. d) SIMMONDSsche Krankheit. e) Kleine Sella.

3. Kleinhirnbrückenwinkeltumoren. Tumoren der Felsenbeinpyramide.

4. Sonstige extracerebrale Tumoren.

5. Intracerebrale Tumoren.

B. Traumatische Veränderungen.

C. Kongenitale Veränderungen.

D. Entzündliche Veränderungen.

II. Wirbel, Rückenmark und Rückenmarkshäute.

A. Abweichungen der Meninge und des Rückenmarks. 1. Tumoren. 2. Entzündungen.

B. Abweichungen der Knochen und Gelenke als Folge von Erkrankungen des Rückenmarks. 1. Tabes. 2. Syringomyelie.

C. Abweichungen der Wirbel. 1. Basiläre Impression. 2. Tumoren, Echinococcus usw. 3. Spondylitis. 4. Traumatische Veränderungen.

D. Kongenitale Anomalie.

III. Peripheres Nervensystem.

A. Knochenveränderungen, die als Folge von Erkrankungen der peripheren Nerven auftreten. 1. Tumoren. 2. Lepra neuritis usw.

B. Nervenläsionen als Folge von Erkrankungen der Knochen.

Zentralnervensystem.

I. Gehirn und Häute.

A. Tumor cerebri.

1. Allgemeine Besprechungen.

Die Veränderungen, denen wir als Folge eines Hirntumors im Röntgenbilde begegnen, sind verschiedener Art. Wir können unterscheiden: a) Mechanische Veränderungen. — b) Endokrine. — c) Proliferative. — d) Resorptive. — e) Projektion eines Tumors oder des Inhalts eines Tumors.

a) Veränderungen als Folge der mechanischen Verhältnisse bei Hirntumoren.

Die Veränderungen, um die es sich hier handelt, sind: 1. Die Impressiones digitatae. — 2. Die erweiterten Venen im Schädeldach. —3. Die erweiterte Sella turcica. — 4. Die gesprengten Nähte. — 5. Die Verschiebung des Corpus pineale.

Wie alles, ist auch der Wert dieser Veränderungen mehr oder weniger umstritten.

1. Vor allem SCHÜLLER hatte das Vorhandensein vieler **Impressiones digitatae** als Äußerung einer Druckerhöhung im Schädelinneren propagiert. Im Jahre 1924 hat LEWALD dann behauptet, daß diese Impressiones nicht beweisend für eine Drucksteigerung seien. E. G. MAYER (2) beantwortete diesen Angriff auf die Wiener Schule folgendermaßen:

„Es ist allgemein erkannt, daß die endokranielle Drucksteigerung an der Konvexität an der für die Vermehrung und Vertiefung der Impressiones digitatae charakteristischen Aufhellungen zu erkennen ist. Ich erwähne es trotzdem, weil LEWALD vor kurzem behauptete, daß diese Aufhellungen nicht für Drucksteigerung beweisend seien, da er sie in einer Reihe von Fällen fand, bei welchen klinisch nichts auf das Vorhandensein einer solchen hinwies. Er übersieht dabei jedoch die den Neurologen geläufige Tatsache, daß die Drucksteigerung keine klinischen Symptome zu machen braucht und sich nur gelegentlich in einer erhöhten Disposition zu gewissen Krankheitserscheinungen, wie z. B. Kopfschmerzen, äußern kann."

MAYER führt weiter an, daß die Drucksteigerung die Innenfläche der Schädelkapsel in wenigen Wochen ummodelliert. Meines Wissens stehen hier keine experimentellen Tatsachen zur Verfügung, und es ist verwunderlich, wie MAYER einerseits feststellen kann, daß eine Druckerhöhung nur einige Wochen besteht, und andererseits behauptet, daß eine Drucksteigerung bestehen kann, ohne daß sie klinisch bemerkbar ist.

Ich kann nur die Tatsachen, die LEWALD festgestellt hat, bestätigen, daß wir öfters das Bild der vertieften Impressiones digitatae sehen, ohne weder während des Lebens noch bei der Autopsie einen erhöhten Hirndruck zu finden. Vermutlich aber handelt es sich, wenn das Röntgenbild auch viel Übereinstimmendes zeigt, doch nicht um gleichwertige Zustände, und gibt es Unregelmäßigkeiten in der Calcifikation des Schädeldaches, wobei noch andere, z. B. endokrine Faktoren mit im Spiel sind.

Nach meiner Erfahrung genügen einige Wochen von Druckerhöhung nicht, die Schädelkapsel umzumodellieren.

In einem meiner Fälle, einem Mädchen von 14 Jahren, dauerte es wenigstens $1^1/_2$ Jahre bevor die Impressiones digitatae zu sehen waren. Dies betraf einen Fall von Tumor im IV. Ventrikel, wo wir zufällig imstande waren, in verschiedenen Phasen der Krankheit Röntgenbilder zu machen.

Ich möchte also — wie LEWALD es für die Deutung der Gefäßerweiterungen verlangt — nur dann annehmen, daß die Impressiones digitatae als Äußerung der Hirndrucksteigerung anzusehen sind, wenn man feststellt, daß die *Entstehung* der Impressiones mit anderen klinischen Zeichen der Druckerhöhung zusammenfällt. In der Klinik aber werden wir meistens die Frage lösen müssen, ohne weitere Symptome abwarten zu können. Meine Auffassung hat sich im Laufe der Jahre dahin entwickelt, daß ich die Anwesenheit von Impressiones digitatae bzw. Veränderungen, die ihnen gleichen, nicht ohne weiteres als Beweis für das Bestehen einer Druckerhöhung betrachte [siehe auch ERDÉLYI (1), FENYES, NOBÉCOURT usw.]. Großen Wert können sie aber bekommen, wenn gleichzeitig die klinischen Symptome der Druckerhöhung festzustellen sind.

Ebensowenig wie ein langsamer Puls an sich einen erhöhten Hirndruck beweist, ebensowenig sind die Impressiones digitatae pathognomonisch für einen solchen. Aber niemand wird den großen Wert eines immer langsamer schlagenden Pulses für die Erkennung einer Druckerhöhung unterschätzen, und niemand wird auch die Entstehung von richtigen Impressiones digitatae als ein verhängnisvolles Zeichen übersehen.

2. Ebenso wie mit dem Impressiones digitatae steht es mit der **Gefäßerweiterung im Schädeldach**[1].

Schon 1908 hat A. SCHÜLLER sich mit der röntgenographischen Darstellung der diploetischen Venenkanäle des Schädels beschäftigt und er hat mit den damaligen Instrumentarien Hervorragendes geleistet.

Das von BRECHET 1826 beschriebene Venensystem hat SCHÜLLER nicht nur photographiert, sondern er wies auch darauf hin, wie sich in einem Fall von gliomatösem Tumor zeigte, daß es zu einer Erweiterung dieser Venen gekommen war, seiner Meinung nach als Folge der Kompression des Sinus durch den Tumor.

Ganz anderer Meinung sind einige amerikanische Sachverständige. ELSBERG, CHAS und SCHWARZ sagen 1924 wörtlich folgendes: (Ich gebe es wörtlich wieder, weil auch ELSBERGs sonstige Auffassungen hier von Nutzen sein können.)

"Roentgenograms of the skull present many variations in the size and number of the vascular markings. The venous sinuses, the meningeal vessels and the veins of the diploë may all be visible as more or less distinct dark lines and needless to say the better the roentgenogram, the clearer the vascular marking are visible."

"In the attempt to arrive at a conclusion as to what is normal and what is pathologic, the personal equation of the examiner must play an important part. The roentgenologist, so frequently without a knowledge of the neurologic problems in the individual case, cannot be expected to correlate finer Roentgen-ray changes with clinical symptoms.

It is a weakness in Roentgen-ray diagnosis and one will surely be overcome in the future, that Roentgen-ray interpretation in a general hospital is so often left to the roentgenologist, who is too busy with roentgenograms of bones, of the gastro-intestinal tract, of the chest etc. to devote the necessary time and study to the neurologic significance of the changes he observes on the films or plates."

Sie kommen in ihren Arbeiten zu den folgenden Schlüssen:

"We have not found unilateral enlarged diploic veins in any other of the many gliosis that have been verified by operation or necropsy. Nor have we found unilateral enlargement of venous channels in metastatic tumors of the skull or brain."

"We have therefore arrived at the conclusion that if the diagnosis of brain tumor has been made, and unilateral enlarged diploic channels are found in the general area in which the tumor is expected, there is considerable probability that the new growth is an endothelioma."

LEWALD kann sich auch hiermit nicht einverstanden erklären und sagt:

"We wish to call attention however to the presence of unilaterally dilated diploic veins not associated with brain tumor or other demonstrable intracranial lesion."

"We believe therefore that great care must be exercised in estimating the value of the roentgenfindings in any given case, and unless roentgenograms after an interval distinctly show an increase of the diploic channels, no importance should be attached to the presence of either unilateral or bilateral dilatation of diploic channels."

Ich möchte mich der Meinung von ELSBERG, CHAS und SCHWARZ anschließen: d. h., daß nur in den Fällen, wo auch klinisch die Lokalisation mit den erweiterten Gefäßen übereinstimmt, diesen Gefäßen eine Bedeutung zukommt. Völlig einverstanden mit LEWALD kann ich mich darin erklären, daß öfters diffuse und unter Umständen gewaltige Gefäßerweiterungen vorkommen, ohne daß irgendetwas von einer intrakraniellen Komplikation in Form eines Tumors sich zeigt. Nur fällt es auf, daß diese diffusen Erweiterungen sich öfters bei Psychopathen oder sonstig nervös belasteten Personen vorfinden.

Es fragt sich, ob vielleicht doch ein Zusammenhang zwischen diesen Zirkulationsverhältnissen und der psychopathischen Konstitution in diesen Fällen vorliegen könnte.

3. Über die **Erweiterung der Sella turcica** ist schon viel geschrieben worden. (SCHNITZLER, HAAS (2), MAYER (2), A. SCHÜLLER (1), GERARD WOLFF, CAMP, OPPENHEIM usw.) Wieder hat sich vor allem SCHÜLLER als erster mit den

[1] Nach Drucklegung dieser Arbeit erschien die Abhandlung von KNUT LINDBLOM: A Roentgenographic study of the vascular channels of the skull. Acta radiol. (Stockh.) Suppl. **31** (1936), die ich sehr empfehlen kann.

verschiedenen Sellatypen und Sellaveränderungen beschäftigt. Von ihm sind die Veränderungen der Proc. clin. ant. und post., der Sellarücken und des Sellabodens beschrieben worden.

Was uns hier beschäftigt sind die Sellaveränderungen als Folge der Druckerhöhung im Schädelinnern.

Die bis jetzt vorherrschende Meinung in der Literatur ist, daß Sellaveränderungen infolge allgemeiner Druckerhöhung nicht unterschieden werden können von Sellaveränderungen, die durch Hypophysentumoren entstehen.

Mit SCHÜLLER bin ich der Meinung, daß nur dann bei erhöhtem intrakraniellem Druck eine Sellavergrößerung auftritt, wenn ein Hydrocephalus internus entsteht, mit einer Vergrößerung des III. Ventrikels. Dagegen kann ich der Wiener Schule *nicht* beistimmen, daß diese Vergrößerungen nicht von denjenigen eines Hypophysentumors zu unterscheiden sind. SCHÜLLER sagt in seiner „Röntgendiagnostik der Erkrankungen des Kopfes", wo er über die Veränderungen beim Hirntumor spricht:

„Wie man sieht, finden sich alle bei der Besprechung der lokalen Destruktionen aufgezählten Sellausuren hier wieder."

„Nur wird letztere stets kombiniert mit Usuren des übrigen Schädels, insbesondere des Stirnbeins. Bloß in vereinzelten Fällen findet sich eine Usur der Sella. In solchen Fällen sind Fehldiagnosen nicht zu vermeiden."

SCHNITZLER warnt schon vor diesem Ausspruch SCHÜLLERs. Er betont, daß wir mit dem differentialdiagnostischen Hilfsmittel der Usuren des übrigen Schädels sehr vorsichtig sein müssen. Er (und ich kann dies auch bestätigen) hat Röntgenphotographien von Fällen von Hypophysentumoren gesehen, wo die Ossa frontalia stärker angefressen waren als in Fällen von Kleinhirntumoren die durch die Sektion bestätigt wurden.

SCHNITZLER ist aber mit SCHÜLLER völlig einverstanden in bezug auf die Erweiterung der Sella turcica. Seiner Meinung nach muß zweifellos ein sekundärer Hydrocephalus in bezug auf die Zerstörung der Sella turcica dieselben Folgen herbeiführen wie ein Tumor, der sich in oder gleich über der Sella turcica befindet.

Meines Erachtens ist es, wie auch SCHÜLLER betont hat, unrichtig, die Bedeutung einer Sellaveränderung nur von der Sella ablesen zu wollen. Nicht nur das Schädeldach, sondern auch die Schädelbasis und die ganze Architektur des Schädels sind von größter Wichtigkeit, und nicht nur dies, sondern auch das ganze klinische Bild soll bei der Beurteilung eine sehr wesentliche Rolle spielen. Man soll sich in jedem Falle möglichst genau über die mechanischen Verhältnisse im Schädel orientieren. Druckverhältnisse im Schädelinnern werden beim Tumor cerebri im großen und ganzen durch zwei Faktoren bedingt. *Erstens* durch die Größe des Tumors an sich, der eine beträchtliche Volumzunahme des Schädelinhaltes verursachen kann, und *zweitens* durch die Erschwerung des Abflusses der Ventrikelflüssigkeit durch Kompression der Abflußwege. Der Tumor an sich kann dabei sehr klein sein.

Man ist öfters erstaunt, wenn man die gewaltige Größe eines Hirntumors bei der Obduktion sieht, ohne daß das Röntgenbild dementsprechende Veränderungen gezeigt hat und auch ohne irgendeine Veränderung der Sella turcica. Vor allem die diffusen Hirngliome verursachen verhältnismäßig selten Sellaveränderungen, auch wenn sie noch so groß werden. Nur wenn sie sich nach der Basis hin entwickeln, kommt es zu bestimmten Usuren bzw. Verbiegungen des Sellarückens.

Dies ist in den meisten Fällen so zu erklären, daß diese Gliome diffus um das Ventrikelsystem herumwachsen ohne zu einem Verschluß zu führen. Und falls sie zu einem solchen Verschluß führen, sind sie meistens soweit fortgeschritten, daß der Tod eintritt bevor sich im Röntgenbild Veränderungen etabliert haben.

Die Verhinderung des Abflusses der Ventrikelflüssigkeit ist eine der wesentlichen Ursachen der sog. Druckveränderungen im Röntgenbild.

Notwendig ist aber, daß die Ventrikelstauung genügend lange gedauert hat, um zu Veränderungen Anlaß geben zu können. Daß nach MAYER schon einige Wochen dazu genügen sollten, stimmt, wie gesagt, nicht mit meiner Erfahrung überein. Es lohnt sich der Mühe, mit dem Mechanismus dieser Ventrikelstauung näher vertraut zu werden.

Die Stauung kann an verschiedenen Stellen des Ventrikelsystems entstehen. Prädilektionsstellen sind aber die Foramina MONROI, der Aquädukt und der IV. Ventrikel mit den For. LUSCHKA und For. MAGENDI. (Bekanntlich wird das Bestehen des For. MAGENDI öfters bestritten [KAPPERS, SCHALTENBRAND].)

Ich will mich hier auf den Aquädukt und den IV. Ventrikel beschränken, um nicht zuviel Raum in Anspruch zu nehmen. Wenn es sich um einen Verschluß des Aquaeductus bzw. des IV. Ventrikels handelt, wird es zur Stauung im ganzen Ventrikelsystem kommen. Sowohl der III. wie die beiden Seitenventrikel werden sich daran beteiligen. Auf die Art und Weise, wie diese Veränderungen zustande kommen, üben aber viele Faktoren einen Einfluß aus, die man zur richtigen Beurteilung berücksichtigen muß.

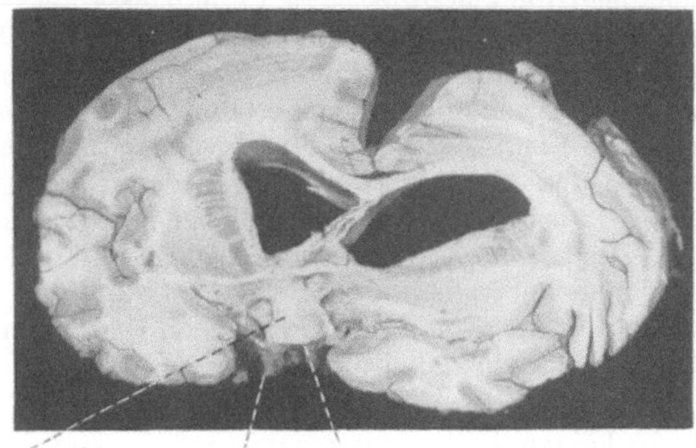

Abb. 1. Tumor im Boden des III. Ventrikels durchwachsend. Erweiterte Seitenventrikel.

Haben wir mit einem Tumor im Aquädukt oder im oberen Teil des IV. Ventrikels zu tun, so wird die entstehende Liquorstauung in erster Linie davon abhängen, ob der Tumor allseitig mit dem Aquädukt bzw. dem IV. Ventrikel verwachsen ist oder nicht. Ist der Tumor verwachsen und der Aquädukt also völlig undurchlässig, so wird es zu einem schnell sich entwickelnden Hydrocephalus kommen. Dann entstehen neben den Impressiones digitatae am Schädeldach auch die typischen sekundären Veränderungen an der Sella turcica. Wächst der Tumor im Boden des III. Ventrikels weiter, wie ich es in einem Falle gesehen habe, so bleibt die Erweiterung des III. Ventrikels aus, und dabei zeigt die Sella auch bei stark erhöhtem Druck normale Verhältnisse (Abb. 1).

Ist der Tumor im IV. Ventrikel nicht allseitig verwachsen, sondern bleibt noch ein freier Raum übrig, so können infolge Erweiterung des IV. Ventrikels während längerer Zeit ernsthafte Druckerhöhungen ausbleiben und auch die Veränderungen im Röntgenbild länger auf sich warten lassen.

Wie verhält es sich nun aber, wenn der Verschluß nicht im Aquädukt oder im IV. Ventrikel selber entsteht, sondern durch Druck von außen her verursacht wird?

Ein einziges Beispiel möge hier genügen. Von den Kleinhirnbrückenwinkeltumoren wissen wir, daß die Stauungserscheinungen im Ventrikelsystem nicht Hand in Hand gehen mit der Größe des Tumors und daß auch keine Parallelität vorhanden ist zwischen der Vergrößerung der Sella turcica und der Entwicklung der Impressiones digitatae.

Neben der *Größe* des Tumors ist dessen *Wachstumsschnelligkeit* von nicht geringer Bedeutung. Je schneller der Tumor sich vergrößert, um so schwieriger werden die mechanischen Verhältnisse sich anpassen können.

Aber nicht nur vom Tumor, sondern auch vom ganzen Aufbau, ich möchte sagen von der ganzen Architektonik des Schädels hängt es ab, wie schnell der raumbeengende Prozeß sich geltend machen wird. *Die Größe der hinteren Schädelgrube*, die bekanntlich sehr wechselt, und vor allem die *Größe des Schädelbasiswinkels* (Winkel zwischen Clivus und vorderer Schädelgrube) sind von wesentlicher Bedeutung.

Wenn der Schädelbasiswinkel, der in den verschiedenen Fällen außerordentlich wechseln kann, klein ist, wird auch der Winkel zwischen III. und IV. Ventrikel kleiner sein, d. h. der Verlauf des Aquaeductus muß mehr gebogen sein als bei einem großen Schädelbasiswinkel. Wenn man sich dabei vorstellt, daß das Tentorium gerade über dem Cerebellum einen Abschluß der hinteren Schädelgrube bildet, dort angeheftet ist und die Gegend des Aquäduktes umschließt, ist es klar, daß ein fließender Übergang von der mittleren nach der hinteren Schädelgrube viel günstigere Verhältnisse hervorruft als eine fast rechtwinkelige Verbindung. Die Erfahrung lehrt, daß es in Fällen mit kleinen Schädelbasiswinkeln viel eher zu Sellaveränderungen kommt als in Fällen mit großen Basiswinkeln. Auch die Tatsache, daß im allgemeinen die Impressiones digitatae bei den *Kleinhirnbrückenwinkeltumoren* so wenig ausgesprochen sind, müssen wir aus den mechanischen Verhältnissen heraus zu erklären suchen. Wie schon gesagt, wissen wir, daß bei gleicher Dicke des Schädels, bei Ventrikeltumoren mit allseitigem Verschluß im Gegensatz zu den Kleinhirnbrückenwinkeltumoren sich meistens neben den Sellaveränderungen die Impressiones digitatae entwickeln. Nur wenn die Nähte sich erweitern können oder der Schädel sehr dick ist, entwickeln die Impressiones sich nicht oder sehr spät.

Der Mechanismus des Verschlusses der Ableitung der Ventrikelflüssigkeit ist in beiden Fällen ganz verschieden. Bei den Ventrikeltumoren wird in den weiter fortgeschrittenen Fällen der Durchfluß der Ventrikelflüssigkeit einfach verhindert.

Bei den Kleinhirnbrückenwinkeltumoren bleibt der Aquädukt bzw. IV. Ventrikel längere Zeit frei. Wenn nur der Druck im III. Ventrikel die Druckerhöhung in der hinteren Schädelgrube etwas übersteigt, kann die Ventrikelflüssigkeit wieder passieren. Es versteht sich, daß wenigstens in der großen Mehrzahl der Fälle dieser Druck nie eine solche Höhe erreichen wird wie bei den Ventrikeltumoren. Vergleichen wir die Stärke des Bodens des III. Ventrikels mit der Stärke des Hirnmantels, so wird es einleuchtend, daß nicht jeder Druck der zu einer Erweiterung des III. Ventrikels Anlaß gibt, notwendigerweise zu einer dementsprechenden Erweiterung der übrigen Ventrikel führen muß. Wenn man sich recht in den Mechanismus hineindenkt, wird einem ohne weiteres klar, daß die Seitenventrikelerweiterung in den meisten nicht zu alten Fällen nicht groß sein kann. Die Wände der Gehirnseitenventrikel sind durchaus nicht weniger dick als die Wände des Aquaeductus oder des IV. Ventrikels.

Wenn es gelungen ist, den Aquädukt bzw. den IV. Ventrikel in irgendeiner Weise zu erweitern, d. h. also, daß die Wände in irgendeiner Weise nachgeben, so wächst der Druck nicht weiter.

Die Seitenventrikelwände im Gehirn leisten diesem Druck offenbar ziemlich lange Widerstand, jedenfalls länger als der Boden des III. Ventrikels zusammen mit dem Boden der Sella turcica. Dieses Beispiel möge genügen, um zu zeigen, daß zu der Beurteilung eines Röntgenbildes einer Sella mehr gehört als die Beschreibung der Sella und ihrer Konturen.

Es braucht hier nicht betont zu werden, daß die Sella turcica nicht nur von oben her, sondern auch durch Prozesse von der Keilbeinhöhle aus oder vom Nasenrachenraum her pathologisch geschädigt werden kann.

4. Die gesprengten Nähte finden wir meist nur bei jüngeren Individuen. Bei sehr hochgradigen Druckerhöhungen können sie auch bei älteren Leuten vorkommen.

5. Die Verschiebung des Corpus pineale (SCHÜLLER) kann uns einen wichtigen Hinweis liefern für die Seitenlokalisation eines Tumors.

ERDELYI (2) findet in 50% der Fälle einen Schatten des Corpus pineale. Ich möchte mich der Meinung von MACKO anschließen, nach der das Corpus pineale nur selten in der frontooccipitalen Schädelaufnahme sichtbar ist.

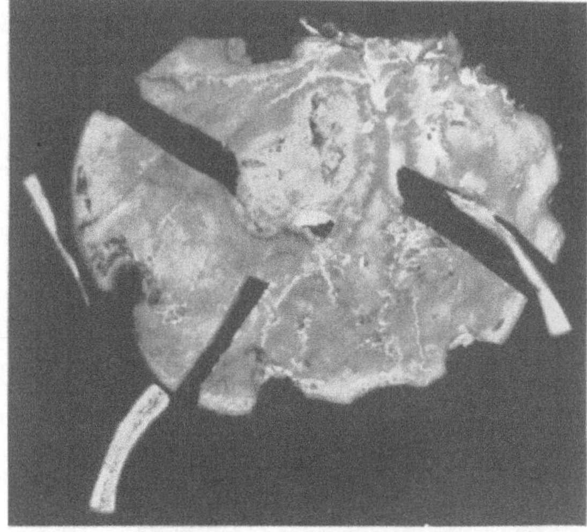

Abb. 2. Operativ entfernter Schädelknochen. Dünne lederartige Stelle in der Mitte.

b) Endokrine Veränderungen.

Endokrine Ursachen können dem Röntgenbild des Schädels bei dem Tumor cerebri ihr eigenes Gepräge geben.

Typische Beispiele sind immer wieder die Akromegalie und der Zwergwuchs die schon so oft in der Literatur und allen Lehrbüchern besprochen worden sind, daß ich sie hier nur erwähnen möchte. Unter dem Kapitel „Hypophysentumoren“ werden sie weiter besprochen werden.

SCHÜLLER (3) hat eine von ihm beschriebene Abweichung am Schädeldach, die mit großer Aufhellungen einhergeht, als Dyspituitarismus gedeutet.

c) Proliferative Veränderungen

finden wir fast nur in den Fällen, wo der Tumor hart an der Oberfläche liegt, meistens von der Dura ausgeht und zur Knochenproliferation führt (SCHÜLLER, PUTNAM, CUSHING usw.). Bei der Besprechung der extracerebralen Tumoren werden wir hierauf zurückkommen.

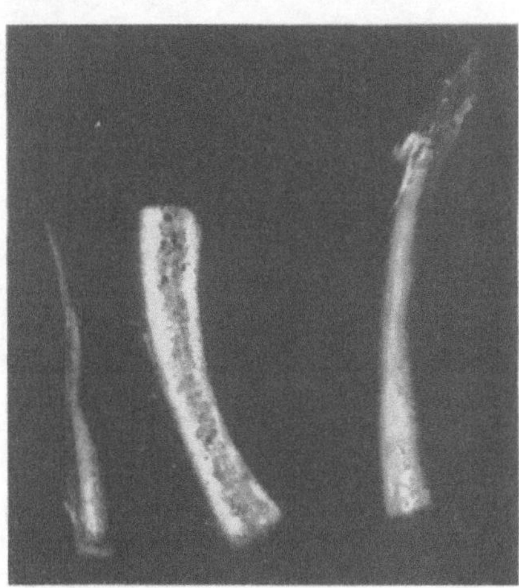

Abb. 3. Drei Knochenscheiben (s. Abb. 2). Der Knochen verschwindet da, wo die Diploë zerdrückt worden ist.

d) Resorptive Veränderungen

können sich bei den extracerebralen Meningiomen neben den proliferativen Reaktionen des Knochens zeigen. Besonders möchte ich aber davor warnen, aus dem Vorhandensein deutlicher Knochenresorption, auch wenn sie umschrieben ist, auf einen extracerebralen Tumor zu schließen.

Bei dem schönsten Fall dieser Art, dessen ich mich erinnere, war der Schädel an der betreffenden Stelle so dünn geworden (Abb. 2 und 3), daß er sich vorwölbte und wie ein Pingpong-Ball einzudrücken war. Wenn man dann wieder den Druck plötzlich aufhob, entstand dabei ein typischer Pingpong-Laut, der sogar in einem großen Hörsaal demonstriert werden konnte. In diesem Falle handelte es sich um einen großen autoptisch kontrollierten intracerebralen Hirntumor (Abb. 4).

Es waren aber neben der resorptiven keine proliferativen Veränderungen anwesend.

Die resorptiven Veränderungen durch Tumoren an der Schädelbasis werden an den entsprechenden Stellen besprochen.

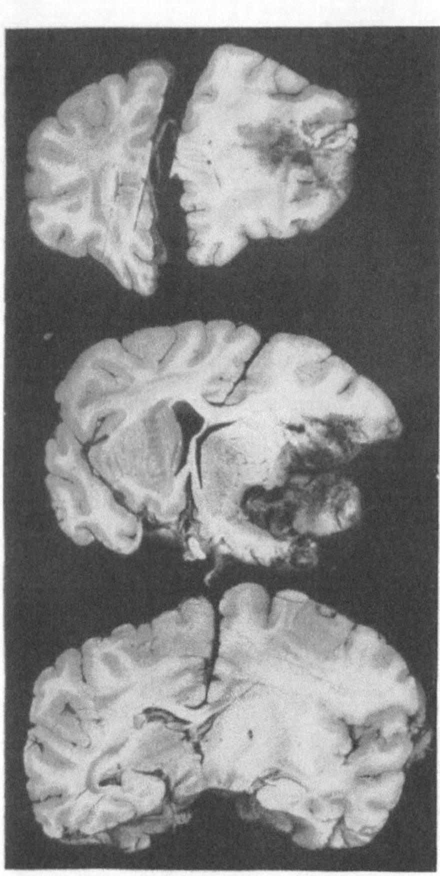

Abb. 4. Glioma cerebri, das zu lokalen Verdünnungen des Schädelknochens Anlaß gegeben hat.

e) Projektion des Tumors an sich oder seines Inhaltes.

Schon vom Anfang der Röntgenära an sind Fälle beschrieben worden, in denen es gelang, Tumoren unmittelbar sichtbar zu machen. Fast immer handelt es sich um Tumoren, die in irgendeiner Weise calcifiziert oder strahlenundurchlässig sind, z. B. Psammome, Tuberkel, Endotheliome, Cholesteatome, Dermoidcysten, Gefäßtumoren, Hämatome usw. Sie sind vielfach beschrieben worden. Nur ist es nicht immer leicht, aus dem Röntgenbilde zu schließen, welcher Art der Tumor ist. Nur eine ausgedehnte Erfahrung kann uns hier den Weg zeigen. Unter Umständen können perivasculäre Calcifikationen, wie sie z. B. von GEGELIN und W. PENFIELD beschrieben worden sind, Tumoren vertauschen.

In letzter Zeit hat LIST cerebrale Verkalkungen in Fällen von cerebraler Kinderlähmung (WEBER, BENEDIKT) beschrieben.

HERMANN und AUERBACH warnen vor Überschätzung des röntgenologischen Befundes bei Kalkablagerungen. AUERBACH beschreibt einen Fall, in dem ein verkalkter Kleinhirntuberkel diagnostiziert wurde und sich bei der Sektion herausstellte, daß es sich um ein Ependymgliom des IV. Ventrikels handelte mit Hydrocephalus internus. Die weißen Flecken im Bilde waren von Kalkablagerungen in der Dura verursacht. Auch BOENING rät, bei Stellung der Artdiagnose eines Kalkherdes im Röntgenbild größte Vorsicht zu wahren. Auch für die Ausbreitung eines eventuellen Herdes gibt es keinen richtigen Maßstab.

2. Hypophysentumor bzw. Krankheiten der Hypophysengegend.

Sellaveränderungen bei Hypophysentumoren sind seit der ersten Mitteilung von OPPENHEIM immer das klassische Beispiel der meisten neurologischen Lehrbücher geblieben zur Demonstration dessen, was die Röntgenographie für die Neurologie leisten kann.

Selbstverständlich ist hierüber eine ganz große kasuistische Literatur entstanden. Am meisten mit den Röntgenveränderungen bei Hypophysentumoren hat sich zweifellos SCHÜLLER (2) aus Wien beschäftigt. Ich brauche hier nur auf seine bekannten Arbeiten hinzuweisen und nur das Wesentliche hervorzuheben. Es sei wörtlich angeführt, was SCHÜLLER darüber sagt.

„Auf Grund der vorangeschickten Ausführungen können wir die folgenden Leitsätze bezüglich der röntgenologischen Darstellung der durch Hypophysentumoren erzeugten Schädelveränderungen aufstellen:

A. Intrasellar entstandene Hypophysentumoren erweitern und vertiefen die Sella derart, daß ihr Boden verdünnt und dem Boden der mittleren Schädelgrube genähert wird, daß ferner die Sattellehne verdünnt, reponiert, rekliniert und verlängert erscheint. Der Übergang des Konturs der Sattellehne in das Planum sphenoidale bildet einen spitzwinkeligen Vorsprung.

Der Processus clinoideus anterior erscheint normal oder emporgedrückt und an seiner Unterfläche gehöhlt oder auffallend plump. Am übrigen Schädel finden sich häufig akromegale Veränderungen (Verdickung der Wand des Schädels, Knochenleisten, Vergrößerung der pneumatischen Räume).

B. Extrasellar entstandene Hypophysentumoren bewirken eine flachschüsselförmige Erweiterung der Sella, wobei der Sattel verdünnt und verkürzt, der Processus clinoideus anterior zugespitzt und verkürzt, das Tuberculum sellae usuriert wird, so daß der Sellaboden, der zwar verdünnt, aber dem Boden der mittleren Schädelgrube nur wenig genähert erscheint, mit stumpfen Winkel in das Planum sphenoidale übergeht. Am übrigen Schädel findet man keine akromegalen Veränderungen, eher Verdünnung der Wand infolge von Hirndrucksteigerung.

C. Sehr große Hypophysentumoren bewirken eine totale Destruktion des Keilbeinkörpers, in diesem Stadium läßt sich die Unterscheidung des extra- oder intrasellaren Ursprungs nicht mehr durchführen, höchstens weist die Beschaffenheit des Processus clinoideus anterior nebst den Details der sonstigen Schädelveränderung auf den richtigen Weg.

„Die Destruktionen der Sella, welche durch Hypophysentumoren erzeugt werden, haben große Ähnlichkeit mit jenen, die durch andere Erkrankungsprozesse an der Basis des Gehirns erzeugt werden, sowie auch mit jenen, welche Teilerscheinung der durch allgemeine Hirndrucksteigerung bewirkten Usur der Schädelinnenfläche sind."

Bis jetzt gelten diese Leitsätze fast für jeden Neurologen als unangreifbar. Soweit es für die Hypophysentumoren gilt, werden sie auch immer wieder durch die Erfahrung bestätigt. Nur möchte ich die Wörter intrasellar und extrasellar vermeiden und lieber vom Hypophysentumor bei Akromegalie, bei Dystrophia adiposogenitalis oder ohne klinischen Befund sprechen.

Wichtig aber für den Neurologen ist es, die Sellaveränderungen bei Hypophysentumoren unterscheiden zu können von Sellaerweiterungen infolge von Ventrikelhydrops.

Der von SCHÜLLER angegebene Unterschied, daß die Entwicklung von Impressiones digitatae ein Differentialdiagnostikum sein sollte, ist wie, schon betont wurde (S. 144), nicht pathognomonisch. Bei Kleinhirnbrückenwinkeltumoren und andere sehen wir öfters große Veränderungen an der Sella turcica, ohne dementsprechende Impressiones digitatae am Schädeldach. Es fragt sich, nun, ob es möglich wäre, andere Kriterien heranzuziehen, die uns hier wesentlich weiter bringen können.

Bei der Beurteilung der Sella turcica hat man sich bis jetzt fast nur auf die Veränderungen am Sellarücken, Sellaboden und Proc. clinoidei anteriores beschränkt. Es wäre aber wichtig, die Frage zu studieren, wie der Sellaboden sich verhält zum Sinus sphenoidalis.

Meine Erfahrung am Röntgenbilde hat mich immer wieder darauf hingewiesen, daß in normalen Fällen der Boden des Sinus sphenoidalis im großen und ganzen parallel dem Boden der Sella verläuft. Wir wissen ohne Zweifel, wie wechselnd der Sinus sphenoidalis sein kann, und man ist von vornherein geneigt, diese Parallelität nicht für wahrscheinlich zu halten. Jeder aber, der darauf achtet, wird erstaunt sein zu sehen, wie oft diese sich tatsächlich vorfindet. Nur ist es öfters schwierig, die richtige Umgrenzung des Sinus sphenoidalis zu finden.

Wenn wir die Abb. 5, 6, 7 vergleichen, so ist der Unterschied ohne weiteres deutlich.

Auf Abb. 5 ist der ganze Sinus sphenoidalis unterhalb des Sellabodens zu sehen und überall von derselben Breite.

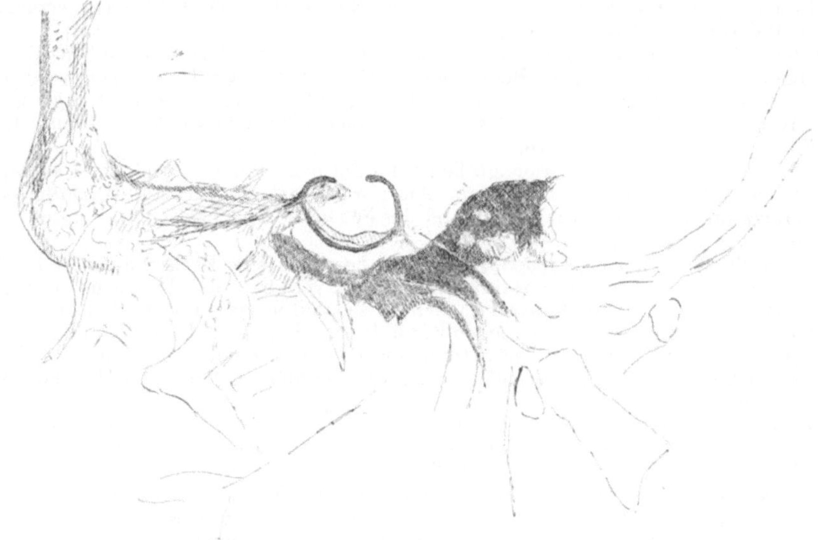

Abb. 5. Akromegalie. Hypophysentumor.

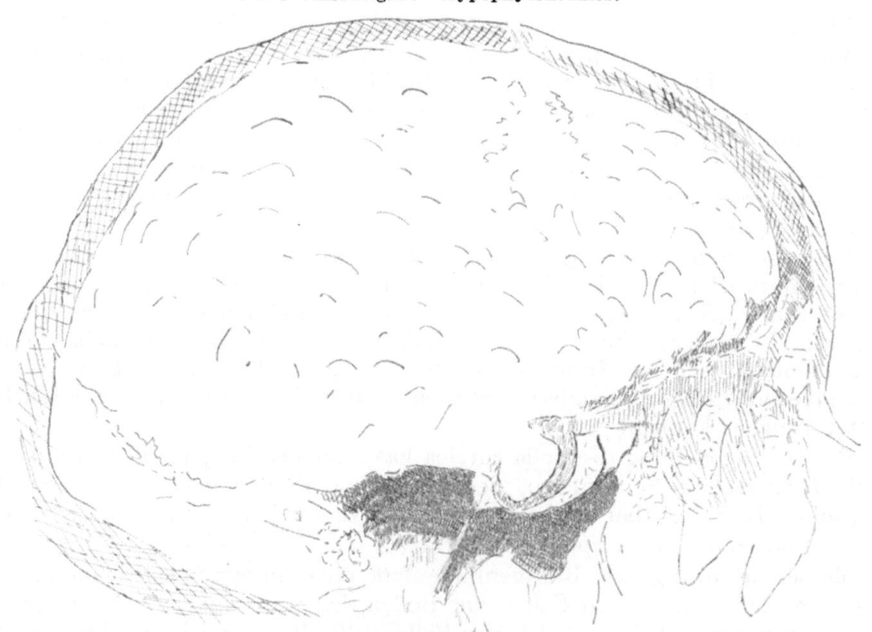

Abb. 6. Epiphysentumor. Viele Impressiones und typisch sekundär erweiterte Sella.

Auf den Abb. 6 und 7 ist der Sinus sphenoidalis an einer Stelle viel tiefer eingesunken als an der anderen Stelle.

Eine mir sehr willkommene Bestätigung fand ich in dem schönen Sektionspräparat eines Hypophysentumors, das SCHINZ aus Zürich in seiner großen Arbeit abbildet. Hier sehen wir, an dem sagittal durchgesägten Schädel, wie wirklich die obengenannte und von mir nur im Röntgenbilde beobachtete Parallelität besteht.

Wenn sich dies bestätigt, und meine persönliche Erfahrung weist immer wieder darauf hin, so würden wir in vielen sonst klinisch sehr schwierigen Fällen einen wichtigen Hinweis in der einen oder anderen Richtung haben.

Diese Auffassung ist von MAYER (3) aus Wien, der sich sehr viel mit der Sella turcica beschäftigt hat, bestritten worden. Es ist hier nicht der Ort seine Kritik[1] zu widerlegen. Zweck meiner diesbezüglichen Arbeit ist nur gewesen, dazu anzuregen, daß man bei der Beurteilung der Sella turcica im bitemporalen Röntgenbilde auch die Verhältnisse zum Sinus sphenoidalis kritisch prüft. Mir ist es, wie schon gesagt, von großem Nutzen gewesen.

Mit SCHÜLLER können wir 3 Arten von Hypophysentumoren, die fast immer nur durch das Röntgenbild sicher erkannt werden können, unterscheiden,

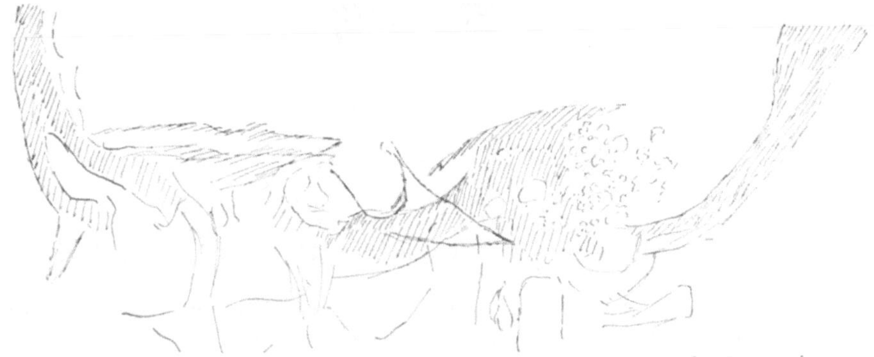

Abb. 7. Kleinhirnbrückenwinkeltumor. Sekundär erweiterte Sella; keine Impressiones.

nämlich: a) Hypophysentumoren bei Akromegalie. b) Hypophysentumoren bei der FRÖHLICHschen Krankheit. c) Hypophysentumoren ohne klinische Merkmale.

a) Bei der **Akromegalie** finden wir die typische Erweiterung des Sellabodens, während der Sellaeingang verschmälert wird, wie SCHÜLLER es beschrieben hat. Nicht immer ist dabei der Sellaboden verdünnt. Öfters scheint er dicker als gewöhnlich zu sein. Es dauert bei den Akromegalen sehr lange, ehe eine Veränderung im Sellaboden sich vollzieht, wie beigehende Abbildungen (Abb. 8 und 9) beweisen können.

Die Aufnahmen sind zwar nicht ganz symmetrisch, lassen aber erkennen, daß der Unterschied nur sehr gering ist, und vor allem sich darin äußert, daß der Sellarücken im oberen Teil etwas dünn geworden ist. Wir wissen, daß in sehr lange dauernden Fällen der Rücken wie eine spitze Nadel hoch in das Schädelinnere hervorspringen kann.

b) Für die durch einen Hypophysentumor verursachten Fälle von **Dystrophia adiposogenitalis** kann ich wieder auf die Schilderung SCHÜLLERS (extrasellar entstandene Hypophysentumoren) verweisen (S. 149).

Nur will auch ich bemerken, daß es ohne Zweifel Fälle gibt, wo eine flachschüsselförmige Erweiterung besteht, aber daneben auch Fälle, wo die Erweiterung der Sella unregelmäßig ist in dem Sinne, daß öfters zwei Vertiefungen zu sehen sind.

Besonders schwierig wird die röntgenologische wie die weitere klinische Diagnostik in den Fällen, wo es sich um eine Dystrophia adiposo-genitalis handelt und außerdem eine bedeutende Sellaerweiterung besteht, ohne daß ein Hypophysentumor vorliegt. Abb. 6, S. 150 rührt von einem derartigen Fall her.

[1] Siehe Fortschr. Röntgenstr. 52, H. 4, 341 (1935).

Ich habe diese Sella von verschiedenen sehr erfahrenen Röntgenologen beurteilen lassen und alle hielten es für einen Hypophysentumor. Es war mir aber seit den letzten 10 Jahren absolut klar, daß wir es hier mit einer sekundär erweiterten Sella turcica zu tun haben, wobei der Sinus sphenoidalis ganz typisch

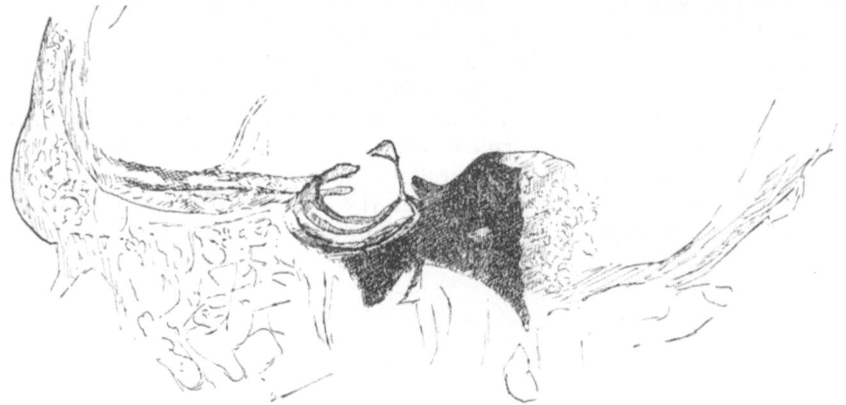

Abb. 8. Akromegalie 23. 6. 21.

asymmetrisch eingebuchtet worden ist. Bei der Sektion fand sich ein Epiphysentumor, der zu einer hochgradigen Erweiterung des III. Ventrikels Anlaß gegeben hatte.

Gerade dieser Fall hat mich angeregt nach einem Mittel zur Unterscheidung der primären und sekundären Sellaerweiterung zu suchen.

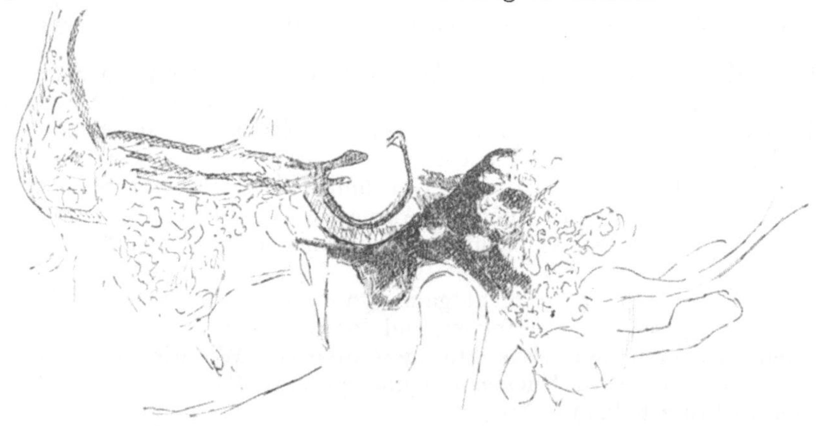

Abb. 9. Derselbe Fall 2 Jahre später, 22. 4. 23.

c) **Hypophysentumoren ohne klinische Merkmale** finden sich *selten*. Es wäre wohl an sich ein sehr seltener Fall, und noch seltsamer wäre es, wenn von einem derartigen Fall ohne irgendwelchen Anlaß ein Röntgenbild des Schädels gemacht würde.

Wenn man sich daran gewöhnt in allen Fällen von *nicht* genügend geklärten Kopfschmerzen ein Röntgenbild anzufertigen, so wird man dann und wann unerwartete Erweiterungen der Sella begegnen, die auf einen Hypophysentumor hinweisen.

Schon CASSIRER und LEWY haben darauf hingedeutet, daß es Hypophysentumoren ohne entsprechende klinische Veränderungen geben müsse.

SCHÜLLER (1912) beschreibt auf S. 132 seines Buches „Röntgendiagnostik der Erkrankungen des Kopfes" als III. Gruppe Hypophysentumoren ohne Symptome trophischer Störung.

Jeder Erfahrene kennt diese Fälle. Es ist hier nicht meine Sache auf die klinischen Einzelheiten einzugehen, wohl aber muß ich darauf hinweisen, wie schwierig unter Umständen die Frage sein kann, ob man eine Sella an sich als pathologisch betrachten darf oder nicht.

Von verschiedenen Seiten sind Zahlen über die Größe der Sella angegeben worden und sind Versuche gemacht, die Form der verschiedenen Sellae in Typen einzuteilen. A. SCHÜLLER (1) unterscheidet 3 Typen: 1. *The semicircular,* 2. *the oval,* 3. *the circular type.* Nach ihm sind sie abhängig von der Form des Sinus sphenoidalis.

CAMP bestimmt die mittleren Maße der verschiedenen Sellae. JEWETT unterscheidet nach CAMP 8 Typen und GORDON und BELL bei Kindern 3 Typen.

HAAS unterscheidet 5 Typen: 1. Halbkreisform, 2. Ellipsoid, 3. Viereck, 4. Oval, 5. Ovaloid.

Die Dicke des Dorsum Sellae variiert nach ihm von 1 mm bis 1 cm. Er mißt die Größe der Sella mit Millimeterpapier usw.

Nach meiner Überzeugung kommen wir mit derartigen Maßnahmen zur Entscheidung, ob eine Sella für normal oder pathologisch zu halten ist, nicht weiter.

Der Erfahrene weiß, daß jedes Individuum seinen eigenen Sellatyp hat, und es ist leicht an der Sella das Bild eines bestimmten Kranken zu erkennen. In zweifelhaften Fällen wird *ein* Bild zur Beurteilung der Sella nie genügen. Man wird vielmehr gezwungen sein, in großen Intervallen wiederholt Photographien zu machen, um beurteilen zu können, ob wirklich pathologische Vorgänge sich abspielen.

Noch eine Krankheit muß in diesem Abschnitt kurz besprochen werden, da auch der röntgenologische Anteil dabei sehr wesentlich sein kann, d. h.

d) Die SIMMONDSsche Krankheit, die nach SIMMONDS als eine Folge des totalen Schwundes des Hypophysenvorderlappens auftritt. Das klinische Bild findet sich unter Umständen ganz typisch bei Hypophysentumoren (s. auch REDLICH) mit charakteristischem Röntgenbefund.

SIMMONDS weist darauf hin, daß bei verschiedenen Fällen dieser Art sich innerhalb der Sella turcica Schatten nachweisen lassen, die von pathologischen Prozessen im Hypophysenvorderlappen herrühren müssen.

Wie auch von anderer Seite schon betont worden ist, möchte ich aber zu besonderer Vorsicht bei der Deutung dieser Schatten raten, da sich öfters Schatten verschiedener Art auf die Sella projizieren können.

Man sollte wenigstens ein stereoskopisches Bild verlangen und dann noch mit viel Reserve sich aussprechen. Ein jeder, der sich mit stereoskopischen Röntgenbildern beschäftigt, weiß, wie weit die Suggestion in der einen oder anderen Richtung dabei führen kann. Mit der von ZIEDSES DES PLANTES beschriebenen Methode der Planigraphie wäre hier gutes zu erreichen[1].

e) Kleine Sella. Nur ganz kurz will ich hier die Fälle von Adipositas mit kleiner Sella turcica anführen.

Nach v. DEHN hat GOLDSTEIN einen Fall von Riesenwuchs mit Imbezillität, infantilen Genitalien und unbehaartem Körper bei verkleinerter Sella gesehen, neben Fällen von Adipositas, während v. DEHN selber Zwergwuchs bei kleiner Sella turcica beschreibt, wie ich das auch aus eigener Beobachtung kenne.

[1] Nach Drucklegung dieser Arbeit hat sich die Methode von ZIEDSES DES PLANTES auch in dieser Richtung schon öfters bewährt.

Eine befriedigende Erklärung der Genese dieser ganz verschiedenen Gesamtbilder ist wohl zur Zeit noch nicht zu geben. Die verschiedene Funktion der Hypophysenlappen mag hierbei eine Rolle spielen, wie v. DEHN vermutet, vielleicht auch der Boden des III. Ventrikels, aber man wird auch die sonstige inkretorische Konstellation des Individuums hier nicht außer acht lassen dürfen.

3. Kleinhirnbrückenwinkeltumoren.

Seit HENSCHEN (1910) durch echte Acusticustumoren verursachte Veränderungen am Felsenbein im Röntgenbild dargestellt hatte, waren die Neurologen immer wieder bestrebt, die Veränderungen näher zu studieren.

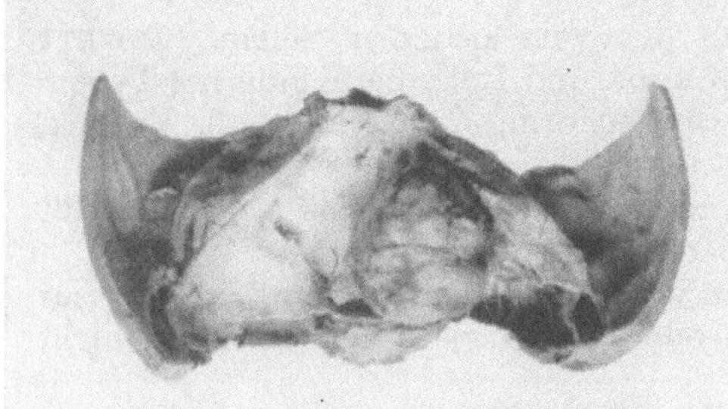
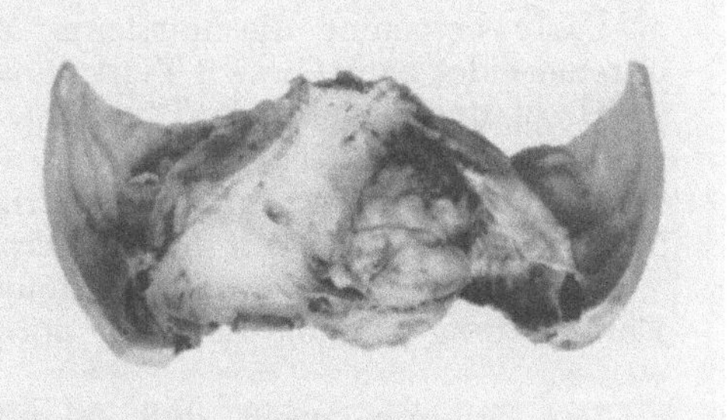

Abb. 10. Stereoskopisch. Tumor haftet am Felsenbein.

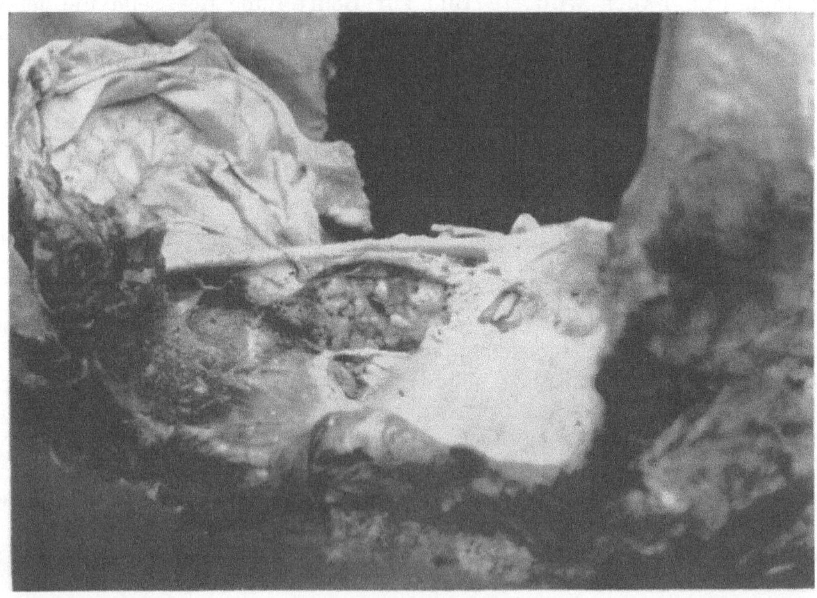

Abb. 11. Seite des Tumors. Der ganze mediale Teil ist arrodiert. Die laterale Partie ist operativ entfernt worden.

HENSCHEN erreichte sein Ziel, indem er den Porus acusticus internus auf den Porus acusticus externus derselben Seite projizierte, und es gelang ihm in dieser Weise deutliche Erweiterungen des Porus acusticus internus zu zeigen.

Wenn man die Veränderungen am Felsenbein infolge von Kleinhirnbrückenwinkeltumoren auf dem Sektionstisch sieht, ist es ohne weiteres klar, daß hier röntgenographisch etwas zu erreichen sein muß (Abb. 10, 11, 12, 13, 14, 15).

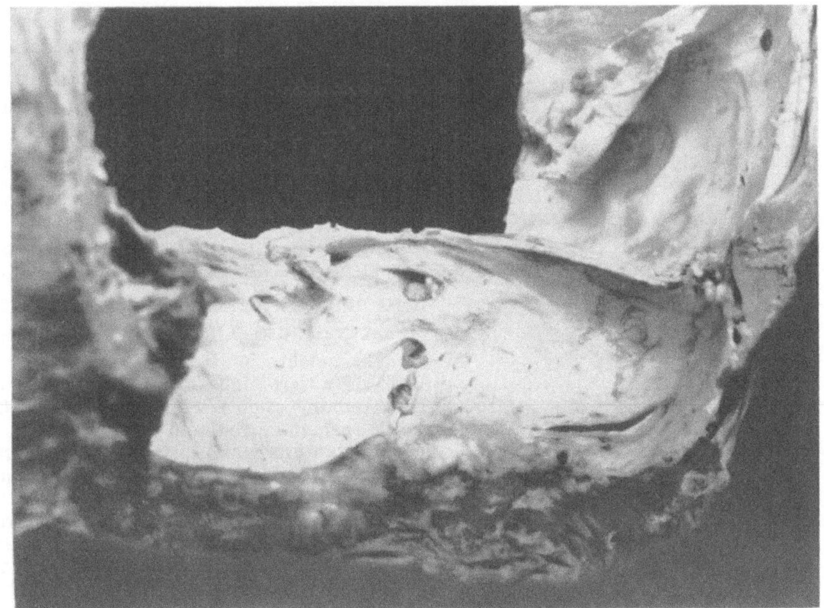

Abb. 12. Normales rechtes Felsenbein, gehört zu Abb. 11.

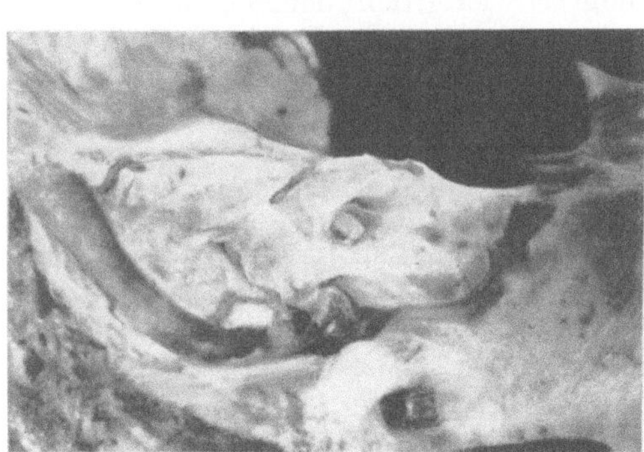

Abb. 13. Normales Felsenbein, gehört zu Abb. 14.

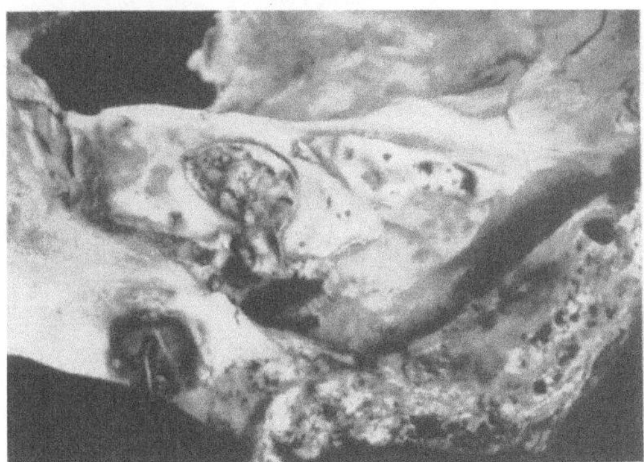

Abb. 14. Tumorgewebe im Porus geblieben.

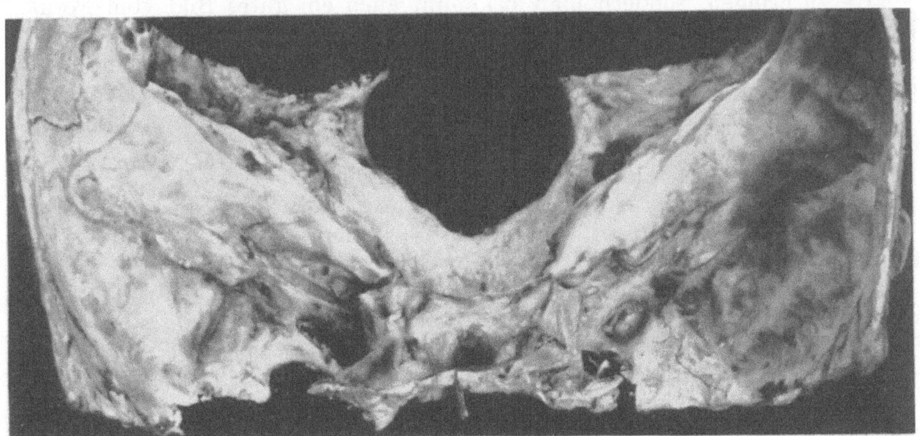

Abb. 15. Felsenbein von oben gesehen, Spitze des rechten Felsenbeins viel schmäler als die des linken.

Von verschiedener Seite sind Methoden zur Untersuchung des Felsenbeins angegeben [Busch, S. Lange, E. Lysholm, Sonnenkalb, Kühne und Plagermann, E. G. Mayer (1, 3, 4)], die aber fast immer darauf gerichtet sind Mittelohr und Proc. mastoideus zu untersuchen. Eine übersichtliche Darstellung gibt Thienpont.

Für die neurologische Röntgendiagnostik bei Kleinhirnbrückenwinkeltumoren beschränke ich mich hier auf die Methode, die sich mit dem medialen Teil des Felsenbeins beschäftigt.

Die Beschreibung der Technik dieser Methode, die seit 1917 an verschiedenen Stellen publiziert worden ist, will ich hier unterlassen. Wer sich dafür interessiert, wird ebenso wie für die obengenannten Methoden, die Originalien nachlesen.

Nur möchte ich betonen, daß, wenn die Methode zitiert und beschrieben wird, die Beschreibung doch wenigstens einigermaßen der Wahrheit getreu sein sollte!

E. Lysholm (1928) spricht von Stenvers-Jensens Projektion und sagt darüber buchstäblich folgendes:

"The patient is placed in Rheses position" usw. Derjenige, der die Rhesesche Methode beherrscht und auch die Methode nach Stenvers studiert hat, wird wissen, daß die Rhesesche Haltung gerade nicht eingenommen werden darf.

R. 17. 9. 19

R. 17. 2. 21

R. 30. 10. 24

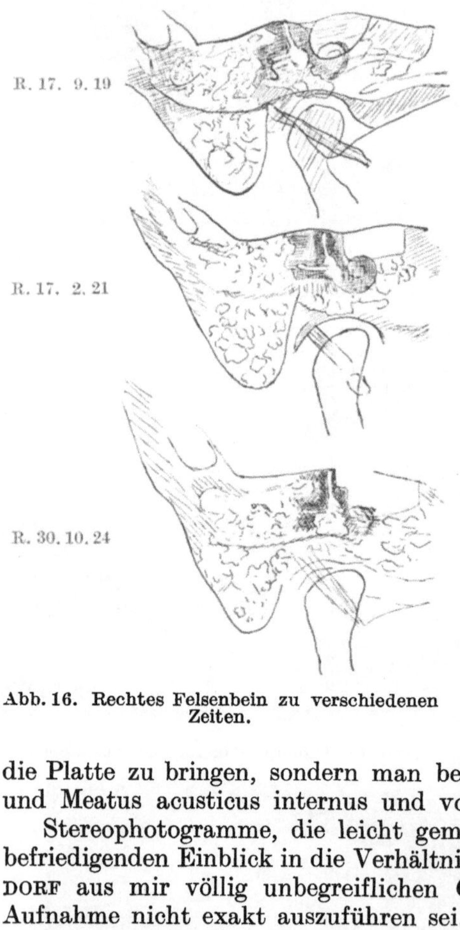

Abb. 16. Rechtes Felsenbein zu verschiedenen Zeiten.

Nach eigener Erfahrung ist es ungemein schwierig, den allgemeinen Röntgenologen genügende Erfahrung und Interesse für die feinere neurologische Schädeldiagnostik beizubringen. Es ist daher notwendig, wie schon so oft gesagt worden ist, daß der Neurologe selber weiß, was er mit dem Röntgenbilde erreichen kann und wie die verschiedenen Aufnahmen gemacht werden müssen, daß er auch selber imstande ist, die technischen Fehler beurteilen zu können.

Mittels der Methode Stenvers (4) gelingt es nicht nur den Proc. mastoideus, Mittelohr, Bogengänge und Cochlea auf die Platte zu bringen, sondern man bekommt auch ein gutes Bild vom Porus und Meatus acusticus internus und von der Felsenbeinspitze.

Stereophotogramme, die leicht gemacht werden können, geben einen sehr befriedigenden Einblick in die Verhältnisse am Felsenbein, wenn auch Teschendorf aus mir völlig unbegreiflichen Gründen sagt, daß die stereoskopische Aufnahme nicht exakt auszuführen sei.

Wenn wir uns die Abbildungen (S. 154—158) ansehen, so ist es klar, daß nicht nur Veränderungen am Porus und Meatus acusticus internus im Spiel sind. Für die von Henschen studierten „echten Acusticustumoren" sind wenigstens im Anfang die Veränderungen am Porus die wichtigsten.

Es gibt aber Tumoren verschiedener Art im Kleinhirnbrückenwinkel, wie Meningiome, Sarkome, Gliome, Cholesteatome, Tuberkulome usw., abgesehen noch von den Tumoren der Felsenbeinpyramide, wie sie uns auch von Cohn, E. G. Mayer (2) beschrieben worden sind, die in den meisten Fällen den Porus und Meatus am allerwenigsten verändern, dagegen grobe Veränderungen an der Felsenbeinspitze verursachen.

Es sind dies Veränderungen, die für den Neurologen von größter Wichtigkeit sind und ihm unter Umständen Anhaltspunkte zur Beurteilung der Größe eines Tumors geben können.

Eine reiche Erfahrung, wie sie uns z. B. MAYER mitgeteilt hat, ist notwendig, zur richtigen Beurteilung der auf der Platte sichtbaren Abweichungen. Auch ich habe meine Erfahrungen schon an anderer Stelle wiedergegeben, möchte hier aber doch das Wichtigste kurz wiederholen.

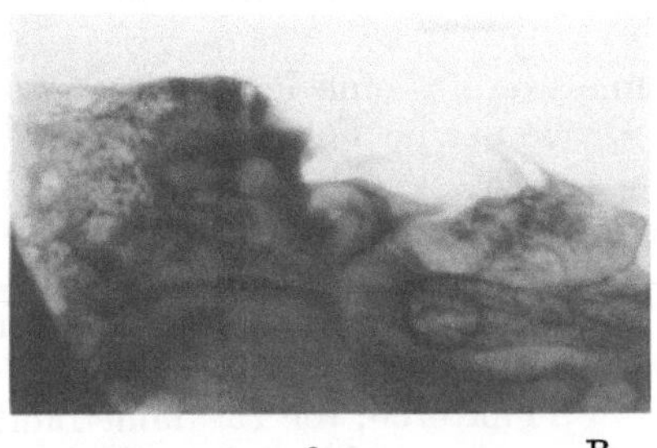

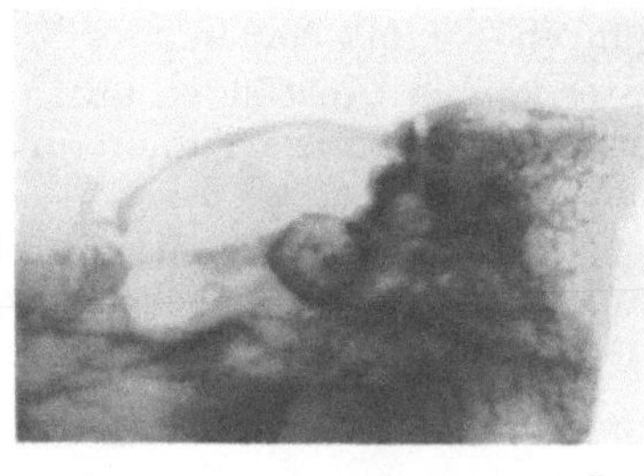

Abb. 17 a u. b. Skelet Röntgenbild rechts desselben Felsenbeins wie Abb. 16.

Mag eine schematische Einteilung auch nie befriedigen, so lassen sich doch verschiedene Typen der Arrosionen der Felsenbeinpyramide unterscheiden, wenn man nur nicht vergißt, daß Übergangsformen und Mischformen eigentlich jeder Einteilung trotzen.

Ich werde mich in diesem Kapitel zuerst auf die Kleinhirnbrückenwinkeltumoren beschränken und dann den Tumoren der Felsenbeinpyramide einige Zeilen widmen.

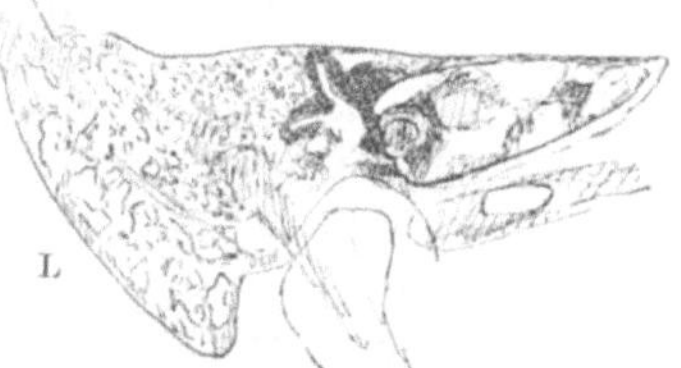

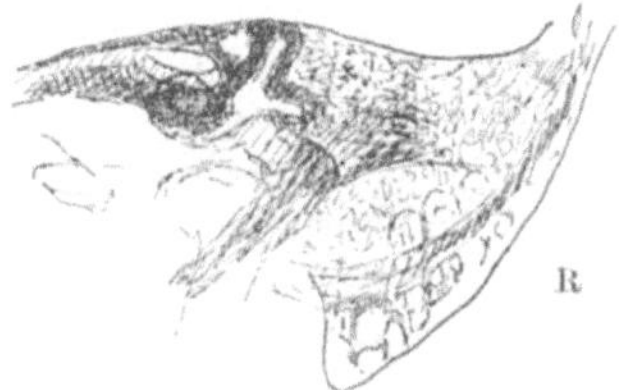

Abb. 18. Kleinhirnbrückenwinkeltumor links. Der mediale Teil des linken Felsenbeins ist unregelmäßig arrodiert mit Löcherbildung; gehört zu Abb. 11.

Erstens erkennt man bei den sog. echten *Acusticustumoren eine deutliche, scharf umschriebene Erweiterung des Porus und Meatus acusticus internus mit anfänglich nur geringer Arrosion der medialen Partie des Felsenbeins.* Ist man imstande, die Veränderungen Jahr für Jahr zu kontrollieren, wie ich das im Falle einer durch Autopsie bestätigten Neurofibromatosis konnte, so sieht man, daß auch von diesen Tumoren (in meinem Fall im Laufe von 5 Jahren) die ganze mediale Partie des Felsenbeins weggefressen wird (Abb. 16). Wir sehen wie auch die Compacta um den vertikalen Bogengang resorbiert wird.

Es ist mir gelungen, nach dem Tode des Kranken das Felsenbein beiderseits zu photographieren. Man sieht auf obenstehender Abbildung wie auf der linken Seite die Compacta der Cochlea wirklich durchbrochen ist, ebenso wie die Compacta des vertikalen Bogenganges (Abb. 17 a und b).

Zweitens gibt es Fälle, wo keine deutliche Veränderung der Porus und Meatus acusticus internus zu sehen ist, aber grobe Arrosionen der medialen Partie des Felsenbeins vorhanden sind (Abb. 18).

Drittens sehen wir Fälle mit Arrosionen der ganzen medialen Partie des Felsenbeins, wo also vom medialen Teil nichts mehr übrig ist und nur die Bogengänge und die Cochlea noch zu sehen sind und mitunter der obere vertikale Bogengang schon geöffnet worden ist (Abb. 19).

Viertens Fälle, wo die Veränderungen sich vorwiegend im medialen unteren Teil des Felsenbeins abspielen.

Ich bin überzeugt, daß jeder Erfahrene hier andere Typen hinzufügen kann, eben weil sehr viele und individuell sehr verschiedene Faktoren auf die Veränderungen Einfluß haben.

Unter keinen Umständen darf man ohne weiteres eine Parallelität erwarten zwischen der Größe des Tumors und der Größe der im Felsenbein verursachten Veränderungen.

Art des Tumors, Wachstumsschnelligkeit, Ausgangspunkt, Struktur und Aufbau des Pyramidenknochens, Größe der hinteren Schädelgrube, Größe der Schädelbasiswinkel, die Veränderungen an der Sella turcica, die eventuellen Impressiones digitatae usw. sind Faktoren, die zusammen mit den weiteren klinischen Bildern uns in den Stand setzen können, einen guten Einblick in die Verhältnisse im Kleinhirnbrückenwinkel zu bekommen.

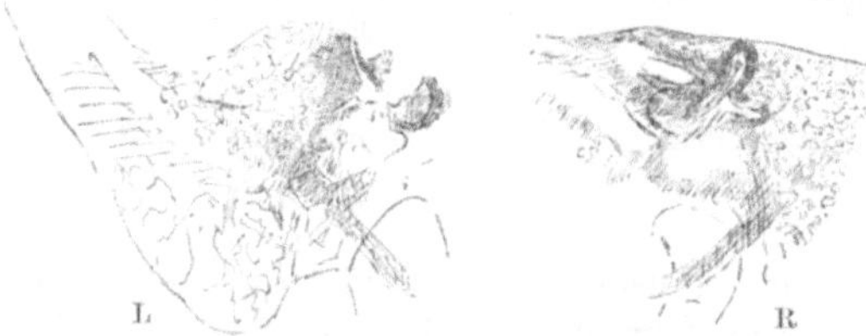

Abb. 19. Kleinhirnbrückenwinkeltumor links.

Wer lediglich nach dem Felsenbein den Fall beurteilen wollte, wird nur ausnahmsweise ein richtiges Urteil abgeben können. Es wäre wünschenswert, daß wir mit Sicherheit einen Kleinhirnbrückenwinkeltumor diagnostizieren könnten bevor wir Veränderungen am Felsenbein zu sehen bekämen. Der Sachverständige weiß aber, wie schwierig dies ist, und ich bin schon sehr froh, daß wir einen Kleinhirnbrückenwinkeltumor röntgenologisch einwandfrei nachweisen konnten bevor sich eine Stauungspapille entwickelt hatte.

Zweimal habe ich gesehen, wie sich ein Kleinhirnbrückenwinkeltumor bei einem Kranken nach gleichseitiger Otitis entwickelte. In beiden Fällen gab es immer wieder große diagnostische Schwierigkeiten, die erst gelöst wurden als mit einem Schlage das Felsenbeinbild das richtige Urteil ermöglichte.

In solchen Fällen erkennt man erst, wie unentbehrlich die Röntgenographie für den Neurologen ist.

Als Anhang will ich hier ganz kurz noch auf die Tumoren bzw. Veränderungen der Felsenbeinpyramide hinweisen. Sarkome, Carcinome, Cholesteatome Tuberkulome, Gummata können hier eine Rolle spielen.

COHN und MAYER beschreiben derartige Fälle mit charakteristischem Röntgenbefund. Sie ergeben Bilder, die von denen der Kleinhirnbrückenwinkeltumoren ganz verschieden sind. Ich selber sah ein Carcinom des Felsenbeins, wobei die Knochenstruktur ganz verschwommen war.

Einen besonders merkwürdigen Fall von Tumor des Felsenbeins habe ich bei einem Mädchen gesehen, dessen Vorgeschichte ich hier kurz mitteilen will.

Die Patientin kam unter meiner Beobachtung mit einer Lähmung des linken VII., VIII., IX., X., XI. und XII. Hirnnerven und heftigen Kopfschmerzen. Sie war völlig taub und aus dem linken Mittelohr kamen Granulationen zum Vorschein.

Außerdem hatte sie eine, wenn auch nicht sehr ausgesprochene Stauungspapille. Im bitemporalen Schädelbilde: Sella turcica etwas erweitert, oberhalb der Felsenbeinschatten ganz feine Schatten von Kalkablagerungen. Auf dem Felsenbeinbilde stellte sich heraus, daß das rechte Felsenbein völlig normal war, während das linke Felsenbein fast völlig verschwunden war, wie das für einen vom Felsenbein selber ausgehenden Tumor typisch ist.

Ich will mit dieser Krankengeschichte demonstrieren, daß nicht nur das röntgenographische, sondern auch das klinische Bild von dem der Kleinhirnbrückenwinkeltumoren völlig verschieden ist.

Doch muß es Fälle geben, wo klinisch ohne weiteres keine Entscheidung getroffen werden kann und nur das Röntgenbild dem Erfahrenen den richtigen Weg zeigt.

4. Sonstige extracerebrale Tumoren.

Wie bei den Kleinhirnbrückenwinkeltumoren können auch bei den extracerebralen Tumoren Knochenveränderungen vorkommen. In allererster Linie hängt dies von der Art und Stelle ab, wo die Tumoren entstehen. Im großen und ganzen können wir zwei große Gruppen von Tumoren nach ihrer Lokalisation unterscheiden.

a) In erster Linie die Gruppe, die besonders von MAYER (1) beschrieben worden ist und die er als basale Tumoren bezeichnet, zu denen auch die Kleinhirnbrückenwinkeltumoren gehören.

b) Die zweite Gruppe wird gebildet von den Tumoren, die an der Hirnoberfläche sich entwickeln und die in letzter Zeit besonders von PUTNAM röntgenographisch studiert worden sind.

a) Die basalen Tumoren (s. auch HERTZ).

Die Röntgenmethodik muß sich jedem Falle wieder anpassen. Am besten kann ich hier zum Teil wiederholen, was MAYER in seiner Arbeit darüber sagt:

„In allen Fällen, in welchen das Vorhandensein eines basalen Tumors vermutet wird, müssen wir in erster Linie zwei Übersichtsaufnahmen des Schädels, eine in frontaler und eine in sagittaler Richtung anfertigen. So selbstverständlich dies scheint, so zeigt die Erfahrung doch, daß es nötig ist, es besonders zu betonen. Für die Frontalaufnahme hat sich ganz allgemein jene Anordnung eingebürgert, durch welche wir die Sella in seitlicher Ansicht zur Darstellung bringen, wobei pathologische Veränderungen an ihr gut zu erkennen sind. In gewissen Fällen erweist es sich allerdings als zweckmäßig, die Sella in etwas schräger Richtung darzustellen, so daß die Proc. clinoidei nicht zur paarweisen Deckung kommen, sondern getrennt zu erkennen sind."

„Weniger Wert wird auf einen ganz bestimmten Strahleneingang bei der Sagittalaufnahme gelegt, obwohl sich auch hier in der Praxis eine bestimmte Richtung als die optimale erweist. Und zwar soll der Hauptstrahl in der Schnittlinie der Sagittalebene mit der Deutschen Horizontale verlaufen. Denn in dieser Aufnahmsrichtung sehen wir deutlich die Pyramiden, die kleinen Keilbeinflügel, die großen Keilbeinflügel, soweit sie die laterale Orbitalwand bilden, und oft auch die Foramina rotunda."

„Wir können mithin schon auf zwei richtig angeordnete Übersichtsaufnahmen die wesentlichen Details erkennen und es ist dann nur noch nötig, jene Skeletpartien, welche auf Grund der Übersichtsaufnahme besonders verdächtig erscheinen, oder wegen des klinischen Befundes erhöhtes Augenmerk verdienen, mit Spezialaufnahmen gesondert darzustellen. Von den zahlreich angegebenen Spezialaufnahmen sind für unsere Zwecke drei wichtig, mit denen wir im allgemeinen unser Auslagen finden. Es sind dies:

I. Die axiale Aufnahme der mittleren Schädelgrube, bei welcher der Zentralstrahl in der Schnittlinie der Sagittalebene mit senkrecht zur Deutschen Horizontale durch beide äußeren Gehörgänge gelegte Ebene verläuft.

Wenn möglich soll diese Aufnahme wegen des größeren Überblicks über die Schädelbasis bei überhängendem Kopfe in submento-bregmatikaler Richtung gemacht werden. Kann der Patient diese Lage nicht einnehmen, so ist sie in umgekehrter Richtung zu machen, wobei allerdings der Unterkiefer einen beträchtlichen Teil der mittleren Schädelhöhle verdeckt. Diese Aufnahme zeigt uns die Basis der großen Keilbeinflügel mit den Foramina spinosa und ovalia, den Keilbeinkörper mit den Keilbeinhöhlen des hinteren Siebbeins, die rückwärtige Kontur der Kieferhöhlen und die Wurzeln der Processus pterygoidei, ferner beide Pyramiden. Der Clivus ist hier, wie in allen Aufnahmsrichtungen, seiner hohen Strahlendurchlässigkeit wegen, nur selten gut zu erkennen. Die Basis der großen Keilbeinflügel ist es, worauf es bei dieser Aufnahme vor allem ankommt. Zum Nachweis von Veränderungen an den Pyramiden eignet sie sich nach meinen Erfahrungen im Gegensatz zu den Angaben BERTOLOTTIS nur wenig."

Ich möchte hinzufügen, daß ich die an die PFEIFFERsche Methode erinnernde axiale Aufnahme fast nie benütze, weil ich mit den beiden folgenden Methoden auskomme. MAYER geht wie folgt weiter:

„Jedenfalls ist dazu folgende Aufnahme wesentlich besser verwertbar."

II. Die Schläfenbeinaufnahme nach STENVERS. Bei ihr verläuft der Hauptstrahl senkrecht zur Längsachse der Pyramide, so daß wir auf der Platte gewissermaßen eine Ansicht des Felsenbeins von vorne haben. Dabei übersehen wir die ganze Pyramide, insbesondere ihre obere Kontur und die Spitze, und erkennen auch gut den oberen und seitlichen Bogengang, das Vestibulum, die Schnecke und den inneren Gehörgang.

III. Die Schrägaufnahme der Orbita nach RHESE in ihrer Modifikation nach GOALWIN, bei welcher der Hauptstrahl in der Achse des Canalis opticus verläuft. Sie dient zur Darstellung des letzteren und seiner unmittelbaren Umgebung. Diese 5 Aufnahmen reichen im allgemeinen zur Untersuchung der Schädelbasis bei Tumorverdacht aus. Nur in seltenen Fällen wird sich noch eine Ergänzung durch andere typische oder atypische Aufnahmen als nötig erweisen."

Ich kann dies völlig bestätigen mit dem schon gemachten Vorbehalt, daß ich auch die axialen Aufnahmen recht selten benütze. Bei der Orbitaaufnahme nach RHESE möchte ich das For. opticum höher in die Umrahmung der Orbita projiziert haben, wie bei der GOALWIN-Methode, da in dieser Weise die Schädelbasislinie und das Ethmoid besser beurteilt werden können [STENVERS (1)].

Schon HEILBRONNER hat 1914 darauf hingewiesen, wie die Anwesenheit von basalen Hirntumoren in der mittleren und vorderen Schädelgrube deutliche Veränderungen an der Alae parvae ergeben können. In seiner Arbeit sagt er folgendes:

„Die drei beschriebenen Fälle stellen einen Sonderfall der Tumoren der Schädelbasis dar: allen drei gemeinsam ist der Ausgang von einer Stelle, der Alae parvae des Keilbeins, die im frontalen (occipito-frontalen) Röntgenbilde eine ebenso typische Linie ergibt, wie die Umgebung der Sella turcica in der Queraufnahme und deren Veränderung, Usur durch einen Tumor (eventuell schon durch den Druck eines solchen), demnach leicht nachweisliche Veränderungen erwarten lassen muß."

In jüngster Zeit haben DAVID und STUHL eine Studie über die Ala parva bei Meningiomen veröffentlicht. Sie weisen einerseits darauf hin, wie verschieden die beiden kleinen Keilbeinflügel auch bei normalen Menschen sein können und andererseits daß es bei den Meningiomen, wie bekannt, nicht nur zu Resorptionen und Decalcifikationen, sondern auch zu osteomatösen Wucherungen kommen kann. Hierdurch kann unter Umständen die Seitendiagnose Schwierigkeiten machen, da es röntgenographisch unmöglich sein kann zu bestimmen, welcher von den beiden Keilbeinflügeln der pathologische ist. Nicht nur die Meningiome, sondern auch die Temporaltumoren oder nur die allgemeine Druckerhöhung im Schädelinneren können eine Usur der kleinen Keilbeinflügel verursachen. Auch hier muß, wie immer, das sonstige klinisch-neurologische Bild in Betracht gezogen werden.

Diejenigen Tumoren, die sich in der Nähe des Foramen opticum entwickeln und darin vordringen, können zu einer beträchtlichen Vergrößerung des Canalis opticus führen, wie von VAN DER HOEVEN angegeben worden ist bei Geschwülsten und Erkrankungen der Sehnerven. Auch DARIANN und HARTMANN haben derartiges beschrieben.

Wie am Felsenbein der Neurologe und der Otologe sich röntgenographisch auf ihrem Grenzgebiete begegnen, so auch begegnen der Neurologe und der Ophthalmologe sich in dieser Hinsicht am Foramen opticum. Röntgenographisch werden wir an diesen Stellen halt machen.

Seit Jahren bin ich gewohnt bei Hypophysentumoren und Tumoren in der Nähe der Sella immer mit der RHESEschen Methode nachzuprüfen, wieweit die Tumoren nach vorne durchgedrungen sind. Man ist oft erstaunt über die groben Veränderungen, die sich dann ergeben.

Bei den basalen Tumoren in der Medianlinie sind, abgesehen von den Hypophysentumoren, die Veränderungen im Röntgenbilde sehr gering[1].

In jüngster Zeit haben auch E. GUTTMANN und H. SPATZ wieder darauf hingewiesen. Sie schreiben[1]:

„Bei den Adenomen der Hypophyse kommt es regelmäßig zu einer Vergrößerung und Vertiefung der Sella (balloning out), wie GORDON HOLMES und SARGENT sagen. Dagegen haben wir bei den Meningiomen des vorderen Chiasmawinkels im Anfang überhaupt keine röntgenologische Veränderungen der Sella, später kommt es unter Umständen zu einer Abflachung und Deformierung, sowie gelegentlich zu einer Absorption der Processus clinoidei, sei es durch direkten Druck der Geschwulst, sei es durch allgemeinen Hirndruck."

Bei einem großen Meningiom der vorderen Schädelgrube in der Medianlinie habe ich Röntgenveränderungen beschrieben, bestehend in einer Unterbrechung der unteren Begrenzung der vorderen Schädelgrube im bitemporalen Röntgenbilde und einer Verbreiterung der Sella turcica mit Schwund des Dorsum sellae. Hier handelte es sich aber um einen sehr großen Tumor, der schon über 10 Jahre Erscheinungen gemacht hatte.

Ganz vereinzelt findet man Tumoren im Winkel zwischen der vorderen Fläche des Felsenbeins und der mittleren Schädelgrube in der Gegend und lateral vom Ganglion Gasseri.

Es ist mir einmal gelungen mittels der Felsenbeinmethode bei einem derartigen Tumor eine Usur festzustellen.

Ist es notwendig sich über das Foramen ovale zu orientieren, so wäre die HÄRTELsche Aufnahme zu empfehlen.

b) Extracerebrale Tumoren an der Hirnoberfläche.

Die röntgenographischen Veränderungen bei den extracerebralen Tumoren der Hirnoberfläche, zum größten Teile *Meningiomen*, sind selbstverständlich von außerordentlicher Wichtigkeit. Ohne Zweifel gibt es viele Fälle von extracerebralen Tumoren, wo man röntgenographisch nicht das geringste zeigen kann.

In den positiven Fällen können die Veränderungen folgendermaßen eingeteilt werden: 1. *Gefäßentwicklung*, die sich am Schädeldach abgezeichnet hat. 2. *Knochenverdickungen*, die an der betreffenden Stelle des Tumors entstanden sind. 3. *Knochenresorption*, die unter Einfluß des Geschwulstes stattgefunden hat. 4. *Schatten* des Tumors.

1. Mit der von SCHÜLLER öfter beschriebenen *Gefäßentwicklung* ist es immer wieder eine schwierige Sache, wie ich schon früher (S. 143) ausführlich besprochen habe. Ich will hier nur zum Schluß mitteilen, daß wir meiner Meinung nach auch sehr vorsichtig mit der diagnostischen Deutung der Vaskularisation des Schädeldaches sein müssen.

Wenn man auch sicherlich bei einem extracerebralen Tumor an der Konvexität erweiterte Gefäße finden kann, so kommt es doch vor, daß man bei einem extracerebralen Tumor überhaupt keine erweiterten Gefäße im Röntgenbild zeigen kann und andererseits daß unter Umständen massenhaft erweiterte Gefäße anwesend sind, ohne daß von einem Tumor die Rede ist.

Fast alle Untersucher sind sich darüber einig, daß bei den Endotheliomen lokale Gefäßerweiterungen vorkommen können. Die von LEWALD vorgeschlagene Kontrolle (S. 143) ist wohl sehr richtig, wenn auch nicht absolut notwendig. Ich denke mir aber, daß niemand bei einem ernstlichen Verdacht auf einen extracerebralen Tumor mit einer Operation, die sonst klinisch indiziert ist, zögern wird, andererseits wird niemand nur auf Grund einer, sei es einer progressiven und circumscripten Vaskularisation auf einen Tumor schließen.

[1] In der letzten Zeit sind bei Tumoren mit einseitiger partieller Selladestruktion mittels der Planigraphie nach ZIEDSES DES PLANTES besonders schöne Resultate erreicht.

Wie fast immer in diesen Fällen kann der Röntgenologe an sich nie die Indikation zu einer Operation geben. Nur der Neurologe soll das Ganze zusammenfassen, und ich glaube eine Warnung ist hier notwendig, daß er sich durch das Röntgenbild weder im negativen noch im positiven Sinne irreführen lassen soll.

2. Über *Knochenverdickungen,* die sich bei extracerebralen Tumoren vorfinden können, hat schon früher SCHÜLLER berichtet. Sie können diffus sein, aber auch zackig und geradezu wie Stalaktithen herunterhängen, vor allem in der Nähe der Medianlinie.

In letzterer Zeit haben Schüler von CUSHING, SOSMAN und PUTNAM in einer schönen Arbeit, neben einer guten Berücksichtigung der betreffenden Literatur ihre eigenen Erfahrungen mitgeteilt, gestützt auf 106 Meningiomata, die alle festgestellt sind.

Von diesen 106 Tumoren gehören 52 zu der Gruppe von extracerebralen Tumoren an der Hirnoberfläche, die ich hier zusammenfasse.

SOSMAN und PUTNAM unterscheiden: A. Gruppe 5: *Tumoren in der Regio temporo-frontalis.* Sie ergeben öfters eine Knochenverdickung in der Temporalgegend, 9 von 12 Fällen gaben einen röntgenographischen positiven Befund.

B. Gruppe 6: *Tumoren der Konvexität.* 10 von 20 Fällen konnten auf den Photogrammen lokalisiert werden.

C. Gruppe 7: *Die parasagittal lokalisierten Meningiome.* 12 von 20 Fällen konnten auf den Photogrammen erkannt werden.

Die lokalen Veränderungen sind nach ihnen folgende: 1. Erosion and vascularity, 2. Osteomatous changes, 3. Spicule formation, 4. Diffuse thickening, 5. Enlargement of the meningeal channel, 6. Calcification, wobei die Veränderungen nach ihrer Wichtigkeit klassifiziert sind.

In der lesenswerten Arbeit von INASAHURO NAITO „Die Hyperostosen des Schädels“, finden wir (S. 88) folgendes:

„Zu den neoplastisch bedingten Hyperostosen kann man z. B. die Osteome und Osteosarkome sowie die bei Meningiomen vorkommenden lokalen Schädelverdickungen rechnen.“

Er warnt sehr richtig davor, nicht zu schnell von einer Schädelverdickung auf ein Meningiom zu schließen, worin auch SOSMAN und PUTNAM ihm beistimmen.

3. Neben den Verdickungen, und nach den amerikanischen Autoren noch mehr wie diese, spielt die *Knochenresorption* eine große Rolle. Auch hier muß ich aber ausdrücklich betonen, daß eine Usur an sich nichts über den Sitz des Tumors besagt, nämlich ob extracerebral oder intracerebral, wie auch HEYMANN angibt.

Ich erinnere an den auf S. 147 genannten Fall, wo gerade diese lokalen Veränderungen zu einer Fehldiagnose führten. Es war der Fall eines großen weichen intracerebralen Tumors, eines Glioms, das sich vor allem in dem rechten Frontalpol entwickelt hatte, aber doch auch in L. cerebellum zu verfolgen war.

Auf der rechten Schädelhälfte befand sich im frontalen Gebiete einige Zentimeter oberhalb der Deutschen Horizontale und einer vor dem Ohre gelegten frontalen Fläche eine Wölbung. Durch Fingerdruck war diese Wölbung wie eine Celluloidkapsel leicht einzudrücken.

Das Röntgenbild zeigte in diesem Falle deutliche Veränderungen, d. h. eine vertiefte Sella (sekundär) und lokale Aufhellungen am Schädeldach, die dem Impressiones digitatae glichen, aber zu scharf abgegrenzt und zu eng umschrieben waren, um mit gewöhnlichen Impressiones digitatae verwechselt werden zu können. Auf die lokalen Schädelveränderungen hin wurde in erster Linie an einen extracerebralen Tumor gedacht und deswegen eine Operation vorgeschlagen. Bei der Obduktion wurde der obengenannte intracerebrale Befund erhoben (Abb. 4). Auch soll man der Möglichkeit kongenitaler Schädeldefekten Rechnung tragen.

Die gummösen, carcinomatösen, tuberkulösen und ähnlichen Veränderungen am Schädeldach werden wohl nie zu differentialdiagnostischen Schwierigkeiten Anlaß geben, ebensowenig wie die von A. SCHÜLLER (2) als Dysostosis hypophysaria beschriebene Affektion, wo es sich meistens um ausgedehnte Veränderungen handelt.

Ein sehr wichtiges, auch schon von PUTNAM genanntes Differentialdiagnosticum ist, daß bei den Meningiomen sehr selten nur *eine* der genannten Veränderungen gefunden wird, sondern *meistens zwei oder mehrere sich vereinigen.*

Nur die Verdickungen können auch bei den Meningiomen ganz isoliert vorkommen. Daß in dem von mir beschriebenen Fall nur eine Verdünnung ohne Gefäßentwicklung und ohne sonstige Knochenveränderungen anwesend war, hätte zu größerer Vorsicht mahnen können. Nur wenn sich nebst Usur auch Schädelverdickung und erhöhte Vaskularisation zeigen und dazu die klinische Symptomatologie auf einen Tumor an der betreffenden Stelle hinweist, kann man ziemlich sicher auf ein Meningioma schließen. Es werden viele, aber doch sicher nicht alle Fälle sein, wo dies alles zutrifft. Öfters wird man nicht soviel erwarten dürfen und muß man die sonstigen klinischen Ergebnisse allein für die Entscheidung verantwortlich machen.

4. *Schatten des Tumors.* Ob es je gelingen wird, einen extracerebralen Tumor sichtbar zu machen, ohne daß es sich um Calcifikationen oder derartiges handelt, muß der Zukunft überlassen werden.

Ich persönlich habe die Überzeugung, es in einem Falle gesehen zu haben. Es war noch in der Zeit, als wir mit Gasröhren, die jedesmal vor der Aufnahme aufs neue reguliert werden mußten und mit Glasplatten arbeiteten. Der sichtbare Schatten stimmte vollkommen mit der Lokalisation und der späteren Größe des wirklichen Tumors überein. Ich war so entzückt, daß ich nicht unterlassen konnte, jedesmal wieder die Platte zu besichtigen, mit dem Erfolge, daß sie mir zum Schlusse aus der Hand fiel und auf dem Boden zerbrach. Eine solche Platte habe ich auch bei derselben Kranken nicht wieder bekommen können.

Ohne Zweifel wird jeder erfahrene Röntgenologe Derartiges gesehen haben (MOREAU).

Also prinzipiell halte ich es nicht für unmöglich, das so verschiedene Gewebe eines extracerebralen meningiomatösen Tumors röntgenographisch vom Gehirn zu differenzieren.

Bis jetzt sind wir aber noch nicht so weit. Wenn calcifizierte oder knorpelige Partien im Tumor anwesend sind, ist es leicht. Die Literatur hierüber ist unübersehbar. Gute stereoskopische Bilder werden dann die Orientierung sehr erleichtern.

5. Intracerebrale Tumoren.

Die intracerebralen Tumoren können wir röntgenologisch in zwei große Gruppen einteilen. 1. Die größere Gruppe, die an sich keine lokalen Veränderungen im Röntgenbild ergibt. 2. Die kleinere Gruppe, die durch Calcification usw. einen direkten Schatten im Röntgenogramm verursacht.

Bei der ersten Gruppe wird es sich also röntgenographisch um diejenigen Veränderungen handeln, die schon auf S. 141—147 besprochen sind.

Über die zweite Gruppe sind bereits in der allerersten Röntgenzeit Mitteilungen gemacht worden. Wenn es auch röntgenographisch sehr leicht ist, diese Schatten sichtbar zu machen, so ist es doch nicht immer leicht, sie näher zu analysieren. Schon S. 148 ist einiges darüber gesagt worden.

Es würde sich gewiß der Mühe lohnen, die vielen Fälle der Literatur zu sammeln, soweit sie dargestellt und autoptisch oder operativ bestätigt und untersucht worden sind, damit eine richtige Beurteilung der Schatten möglich würde.

Die Fälle, wo sich Schatten ergeben, sind nicht so selten. Wenn man sich nur daran gewöhnt, jeden Fall von Epilepsie und jeden Fall von nichtgeklärten Kopfschmerzen röntgenographisch zu untersuchen. Nur muß davor gewarnt werden, eine verkalkte Epiphyse, Kalkablagerungen in den Meningen (AUERBACH) oder in der Falx cerebri, den Ohrenschatten usw. für wichtige Abweichungen gelten zu lassen (AUERBACH, HERMANN, BOENING u. a.). Durch die Planigraphie (ZIEDSES DE PLANTES) kann hier Hervorragendes geleistet werden.

In jüngster Zeit hat MASSON darauf hingewiesen, daß in vielen Fällen von Gliomen Calcifikationen auf der Platte sichtbar werden. Er glaubt, daß dies bei besserer Technik in 25% der Fälle der Fall sein wird.

KRABBE und WISSING beschreiben Kalkablagerungen in den Pia, die sich den Hirnwindungen auflagern und sich wie ein Abguß der Windungen im Röntgenbild zeigen.

B. Traumatische Veränderungen.

Röntgenographisch kommen hier nur diejenigen traumatischen Veränderungen des Gehirns oder seiner Hüllen in Betracht, die mit einer Läsion

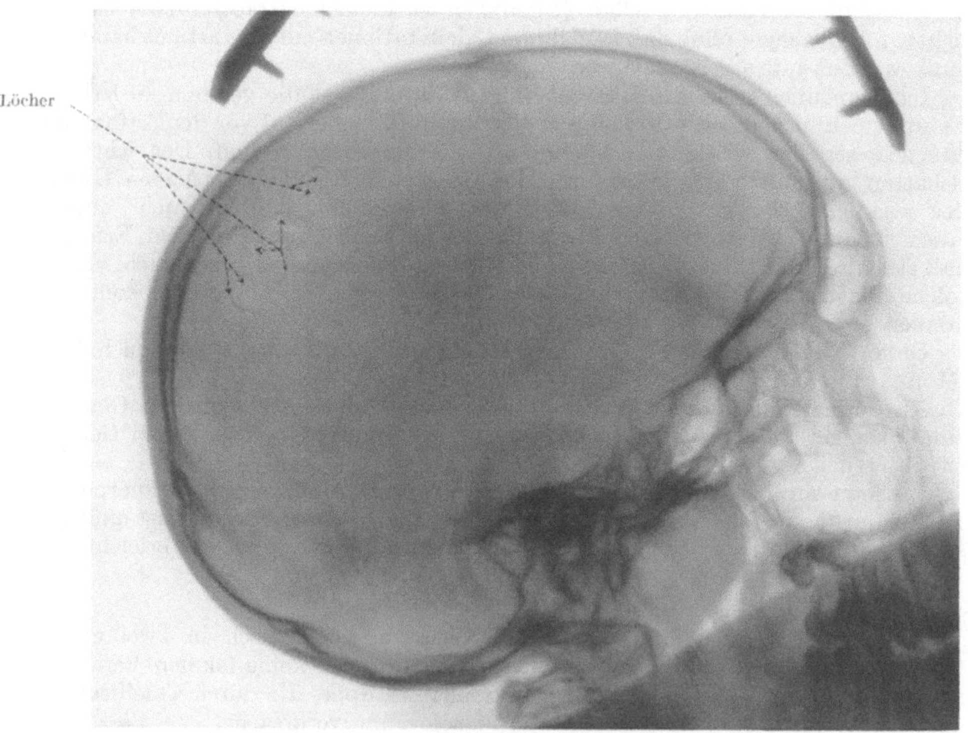

Abb. 20. Kleine runde Löcher im oberen parietalen Schädeldach. Cyste parietal.

irgendeines Knochen des Schädels einhergehen oder die von einem im Schädel noch anwesenden — die Röntgenstrahlen nicht oder weniger durchlassenden — Fremdkörper verursacht worden sind.

Bei Fällen dieser Art wird wohl heute kein Neurologe es unterlassen, sich röntgenographisch zu orientieren.

Von sehr großer Bedeutung kann es aber sein, auch in neurologisch verdächtigen Fällen, wo das Trauma schon vor längerer Zeit stattgefunden hat, Röntgenbilder machen zu lassen.

Ich meine nicht die gröberen, auch mit dem bloßen Auge sichtbaren traumatischen Schädelveränderungen, sondern diejenigen Strukturanomalien des Schädeldaches, die nur röntgenographisch sichtbar gemacht werden können, wie Fissuren, kleine Defekte, eventuell Verdünnungen und Verdickungen usw. Ein einzelnes Beispiel mag zeigen, wie unerwartete traumatische Veränderungen eine Sachlage klarlegen können.

Fall: Der Junge D., 15 Jahre alt, hatte vor 8 Jahren ein Trauma erlitten. Eine Kochpfanne war ihm auf den Kopf gefallen, ohne daß er davon bewußtlos wurde.

Nur eine Hautnarbe links parietal war übrig geblieben. Seit 5 Jahren hat er Anfälle, wobei der rechte Arm und die rechte Hand zu zucken anfangen. Augen und Kopf drehen sich nach rechts, dann wird das rechte Bein in die Höhe gezogen, und er fällt um.

Während eines Anfalles kann der Kranke nicht sprechen; er ist Linkshänder. Gleich nach dem Anfall ist die rechte Seite kurze Zeit gelähmt. Neurologisch waren fast keine Ausfallserscheinungen vorhanden. Nur nach einem Anfall war der optokinetische Nystagmus nach rechts vorübergehend verschwunden.

Der Fußsohlenreflex und der Reflex von Oppenheim verliefen rechts dorsal.

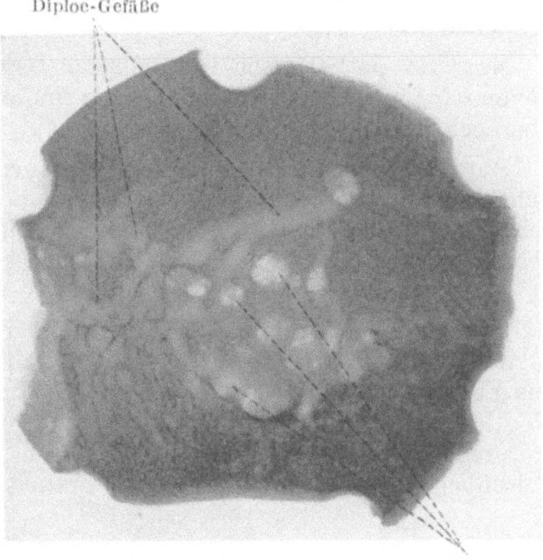

Abb. 21. Röntgenbild des operativ entfernten Schädelknochens.

Das bitemporale Schädelbild zeigte eine völlig normale Sella turcica und keine Impressiones digitatae. Im hinteren und oberen parietalen Schädeldach links befanden sich kleine, runde, scharf umschriebene Flecken, die hie und da (Abb. 20) von einer ganz feinen Knochenlinie begrenzt waren. Bei der an der betreffenden Stelle vorgenommenen Operation wurde ein merkwürdiger Befund erhoben. Es zeigten sich im herausgenommenen Schädelknochen die im Röntgenbild wiedergegebenen Löcher (Abb. 21). Die Dura war an dieser Stelle durchwuchert von Hirnmassen, die offenbar die Löcher im Schädeldach wie ausgegraben hatten.

Als die Dura eröffnet wurde, kam eine große Cyste zum Vorschein, die sich bis an das Ventrikeldach ausbreitete. Wie man sich die Entstehung dieser röntgenographisch aufzeigbaren Veränderungen im Schädeldach denken soll, ist mir völlig unklar. Sie gleichen denjenigen Veränderungen, die wir bei chronischer Hirndruckerhöhung, z. B. an der Schädelbasis, vorfinden können. Wir haben aber in unserem Falle nicht den geringsten Grund, einen erhöhten Hirndruck anzunehmen. Vielleicht sind durch das Trauma an dem jungen Kinderschädel Veränderungen hervorgerufen worden, die zu einem teilweisen Schwund der Spongiosa und infolgedessen zu einer Atrophie der Lamina interna geführt haben.

Nach der Kriegszeit mag es wohl überflüssig sein zu betonen, wie groß der Nutzen der Röntgenographie sein kann in Fällen, wo Projektile in das Schädelinnere eingedrungen sind, oder irgendwo sonst zu Nervenläsionen Anlaß gegeben haben.

Bei den Fissuren im Orbitaldach und im Bereiche des Foramen opticum möchte ich die Rhesesche Methode empfehlen, weil dabei auch sehr feine Frakturlinien, die sonst nicht gefunden werden und die hier doch von Wichtigkeit sind, ans Licht kommen können (De Kleyn, van der Hoeven und Stenvers).

Auch für die Frakturen im Felsenbein sind die früher schon genannten Felsenbeinaufnahmen notwendig. Nur einen Punkt will ich hier kurz erwähnen. Wie steht es mit der Heilung der Frakturen im Felsenbein? Mayer (3) bestreitet die von mir auf röntgenographische Erfahrung hin postulierte Möglichkeit der Heilung von Frakturen unter anderem im Felsenbein. Er sagt wörtlich: „Wir waren aber bisher auf Grund zahlreicher Beobachtungen der Meinung, daß Frakturen des Schädels, falls sie überhaupt verheilen, dazu lange Zeit brauchen."

Nur die pathologisch-anatomische Untersuchung kann hier entscheiden. Sehen wir uns in der Literatur um, so finden wir eine Mitteilung von E. Preuss über geheilte Bogengangsdefekte.

Preuss beschreibt 4 Fälle mit schönen Abbildungen und kommt zu dem Schluß: „Die 4 Fälle zeigen, wie der aus periostalen Knochen zunächst hervorgehende geflechtartige spongiöse Knochen im Laufe der Zeit allmählich so umgebaut werden kann, daß er dem alten periostalen Labyrinthkapselknochen in jeder Weise gleicht."

Wenn diese Mitteilung sich auch nicht ohne weiteres mit Frakturen befaßt, so macht sie es doch wahrscheinlich, daß die Heilungsprozesse im Knochen des Felsenbeins gerade so verlaufen wie überall im Körper. Man wird also der Möglichkeit der Heilung Rechnung tragen müssen, und auch mit der Möglichkeit rechnen, daß die röntgenographische Nachweisbarkeit von Frakturen im Felsenbein keine bleibende zu sein braucht.

C. Kongenitale Veränderungen.

Es würde zuviel Zeit und Raum in Anspruch nehmen, die verschiedenen Mißbildungen des Gehirns und seiner Häute (Anencephalus, Synotie, Arhinencephalus, Cyclopie, Encephalocele, Meningocele, Mongoloide Idiotie, Mikrocephalie, Hydrocephalus, Oxycephalie bzw. Turmschädel, Scaphocephalie usw.) ausführlich zu besprechen.

Wenn auch theoretisch ihre Wichtigkeit nicht hoch genug geschätzt werden kann, so ist ihre praktische Bedeutung vor allem in bezug auf die Röntgenographie ziemlich gering.

Nur will ich hier auf die Kleinheit der Ossa nasalia hinweisen, die von van der Scheer beim Turmschädel angegeben worden ist; auf die typischen Befunde am Turmschädel (Schüller 1907) der steil aufsteigenden vorderen Schädelgrube und der eigentümlichen Zeichnung, die einer Unmenge von Impressiones digitatae gleicht, aber deren Genese noch nicht klargelegt worden ist (Herschsteeg, Grunmach, Algyogyni), auf die Verengerungen des Foramen opticum, beim Turmschädel, die mit der Rheseschen Methode sichtbar gemacht werden können und zu operativen Maßnahmen Anlaß geben können (van der Hoeven), auf die kongenitalen Defekte im Schädeldach, die keine klinischen Erscheinungen ergeben, aber doch dann und wann in einem Gutachten eine Rolle spielen können.

Denjenigen, die sich mit den Mikrocephalen beschäftigen, möchte ich die Arbeit von Clift empfehlen.

D. Entzündliche Veränderungen.

Dieses Kapitel hätte ich vielleicht überschlagen können, wenn nicht die klinische Bedeutung meines Erachtens von allerhöchster Wichtigkeit wäre.

Es ist klar, daß für eine Entzündung im Zentralnervensystem an sich die Röntgenographie keine Bedeutung hat.

Wenn es sich aber darum handelt zu entscheiden, ob in einem gewissen Falle ein Tumor oder Absceß vorliegt, so kann die Röntgenographie unschätzbare Dienste erweisen. In den Fällen, wo der Entzündungsprozeß vom Felsenbein oder vom Sinus frontalis bzw. Os frontale ausgegangen ist, kann die röntgenographische Untersuchung uns den Entzündungsprozeß zeigen und unter Umständen einen wichtigen Hinweis über die Lokalisation erteilen.

Bei den Frontalabscessen liegt die Sache auch röntgenographisch schwierig. Meiner Erfahrung nach sind es nicht in erster Linie die Eiterungen im Sinus frontalis, die zu einem Gehirnabsceß führen, sondern vor allem sind es die Osteomyelitiden des Os frontale außerhalb des Sinus frontales, welche die größte Gefahr bieten. Diese Osteomyelitiden sind im Röntgenbild schwer erkennbar und nur bei tadelloser Technik zu eruieren. Wenn die äußere Begrenzung des Sinus frontalis Veränderungen zeigt, ist meistens die Osteomyelitis im Gang.

Bei den Temporal- oder Cerebellarabscessen spielt das Felsenbein bekanntlich eine große Rolle.

Weil es mir einmal passiert ist, daß bei intaktem Trommelfell doch eine ausgebreitete Mastoiditis mit Cerebellarabsceß, der als Gumma (Wa +) gedeutet worden war, bestand, unterlasse ich es nie, in verdächtigen Fällen Felsenbeinbilder zur Kontrolle des Mastoids machen zu lassen.

Welche Methode man dazu verwendet macht wenig aus, wenn man sich nur genügend über Mastoid und Umgebung orientieren kann.

Beim Symptomenkomplex von Gradenigo kann man wohl nicht mehr umhin, sich röntgenographisch die Verhältnisse an der Pyramidenspitze klarzulegen (s. auch Cohn, Schroeder).

II. Rückenmark, Rückenmarkshäute und Wirbel.

Übersichtshalber sollen die hier zu besprechenden röntgenographischen Abweichungen in 4 Gruppen eingeteilt werden.

A. Abweichungen der Meningen usw. 1. Tumoren, 2. Entzündungen.

B. Abweichungen der Knochen und Gelenke als Folge von Erkrankungen des Rückenmarks. 1. Tabes. 2. Syringomyelie.

C. Abweichungen der Wirbel, die hier in Betracht kommen. 1. Basilare Impression. 2. Tumoren, Echinococcus usw. 3. Spondylitis. 4. Traumatische Veränderungen.

D. Kongenitale Anomalien.

A. Abweichungen der Meningen.

1. Tumoren.

Carman und Davis fanden unter 119 Tumoren aus der Mayo-Klinik 3 Fälle mit positivem Röntgenbefund. Elsberg und Constable haben auf eine Verbreiterung des unteren Teiles des Wirbelkanals durch sog. Riesengeschwülste („Giant“ tumors) der Cauda equina hingewiesen. M. Roma, Amyot und André Thomas beschreiben eine knöcherne Veränderung im Bereich der letzten Lendenwirbel und des Sacrums bei Caudatumoren. Während der Operation stellte sich heraus, daß der Knochen an der betreffenden Stelle verdünnt und brüchig war.

Auch bei einem Kranken mit Caudatumor von SICARD, HAGUENEAU und WALLICH war eine Entkalkung des IV. und V. Lendenwirbels und des I. Sacralwirbels sichtbar. Man findet diese Veränderungen offenbar vor allem bei Tumoren, die sehr lange Zeit zur Entwicklung brauchen.

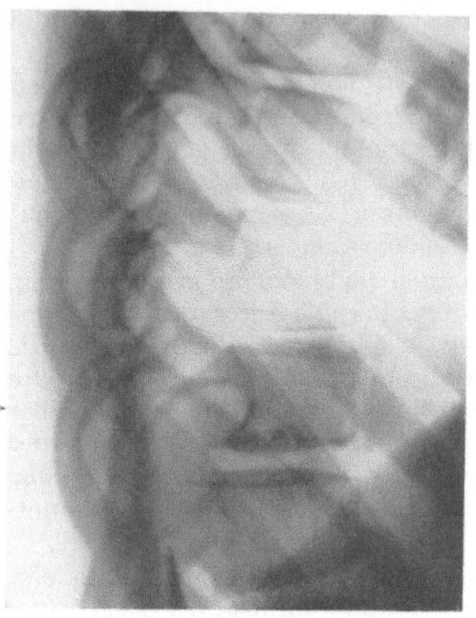

Abb. 22.

DITTRICH publiziert den ganz seltenen Fall, daß ein Caudatumor an sich auf dem Film zu sehen war. Er sah röntgenographisch einen als intraspinal erkennbaren Schatten in der Höhe des III. Lendenwirbels. Bei der Operation wurde ein cystöses, zum Teil verknöchertes Fibrom der Cauda gefunden.

RAEDER beschreibt Osteome der Arachnoidea spinalis, die mit größter Wahrscheinlichkeit auch röntgenographisch darstellbar sind. Leider sagt er darüber nichts weiter aus. Alle diese Fälle gehören zu den Seltenheiten, so daß man öfters in der Literatur, so bei SCHÜLLER (1) (1911) und bei BERIEL (1929) findet, daß die Tumoren im Wirbelkanal keine röntgenographisch darstellbaren Veränderungen geben.

Einen Fall, bei dem sich eine in seitlicher Aufnahme deutlich erkennbare Usur am 10. Brustwirbel ergab, will ich hier kurz erwähnen.

Ein junger Mann war wegen Verstauchung des Fußes monatelang von einem Orthopäden behandelt worden, bis er endlich zur nervenärztlichen Untersuchung in die Sprechstunde kam. Es stellte sich heraus, daß sich ein Brown-Séquard in Höhe des XII. Thorakalsegmentes entwickelt hatte.

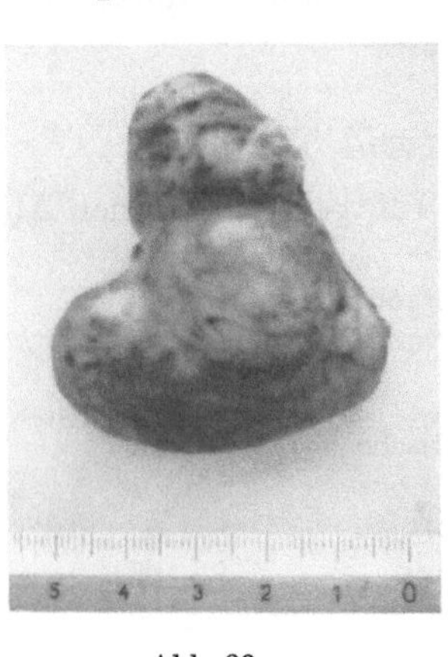

Abb. 23.

Das Röntgenbild zeigte nur in der seitlichen Aufnahme, aber da auch sehr deutlich an der Hinterseite des X. Brustwirbelkörpers eine sehr beträchtliche Exkavation (Abb. 22). Bei der Operation kam ein Riesentumor (Abb. 23) zutage. Der Wirbelkörper war ganz in Übereinstimmung mit dem Röntgenbilde an der Hinterseite schüsselförmig eingedellt.

Wenn auch die wenigsten Fälle in dieser Weise röntgenographisch nachweisbar sind, empfiehlt es sich doch, in jedem verdächtigen Fall in erster Linie ventrodorsale und seitliche Wirbelaufnahmen zu machen oder machen zu lassen. Hier ist aber fast noch mehr wie beim Schädel eine Zusammenarbeit von Neurologen und Röntgenologen notwendig, damit es nicht vorkommt, daß glänzend darstellbare Veränderungen einfach nicht gefunden werden, weil der betreffende Röntgenologe nicht die richtige Stelle zur Untersuchung gewählt hat.

Die Höhendiagnostik muß zuerst vom Neurologen gemacht werden und erst dann kann der Röntgenologe zu Hilfe kommen.

GULEKE empfiehlt besonders stereoskopische Bilder anfertigen zu lassen, vor allem auch um die eventuellen Veränderungen an den Foramina vertebralia in Fällen von Sanduhrgeschwulst zeigen zu können.

2. Entzündungen.

Bei Meningitis sind Knochenveränderungen nur ganz selten beschrieben worden. BILLINGTON sah bei epidemischer Cerebrospinalmeningitis Veränderungen am III.—V. Lumbalwirbel. Es fanden sich lippenförmige Wucherungen am Wirbelkörper und Einschmelzung der Zwischenwirbelscheiben. Als Ursache dieser Veränderungen vermutet er Verwundungen der Wirbel und der Zwischenwirbelscheiben bei den häufigen Lumbalpunktionen.

B. Abweichungen der Knochen und Gelenke als Folge von Erkrankungen des Nervensystems.

1. Tabes.

Im Jahre 1868 wurde von CHARCOT zuerst ein Fall tabischer Arthropathie beschrieben. 1884 publizierte G. KROENING ein Spondylolisthesis bei einem Tabiker. Ein Jahr später demonstrierte PETIT in der anatomischen Gesellschaft in Bordeaux die Wirbelsäule eines Tabikers.

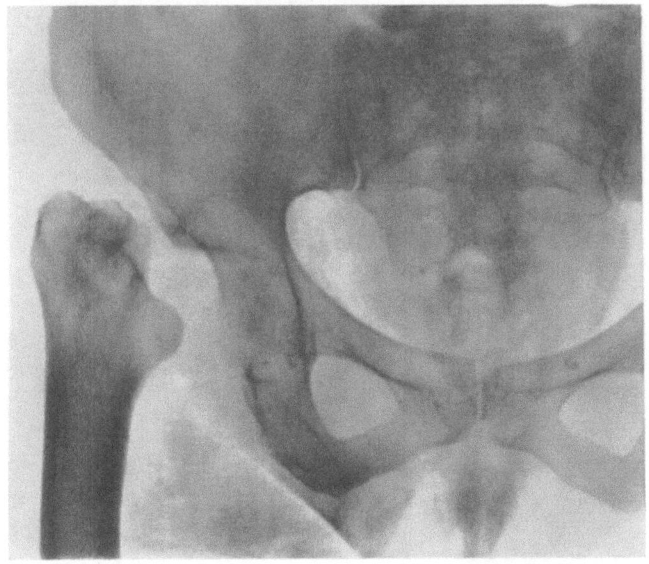

Abb. 24. 9. Oktober 1930. (Erklärung im Text.)

Sobald die Röntgenstrahlen zu Hilfe genommen werden konnten, wurden die Arthropathien im Röntgenbilde von verschiedenen Seiten untersucht. [GILBERT (1900), ABADIE (1900), GRAETZER (1903), KIENBÖCK (1901), BENEDIKT (1901), DONATH (1902), BLENCKE (1904) usw.].

Die meisten tabischen Arthropathien fanden sich an den unteren Extremitäten und an der Wirbelsäule, aber auch die oberen Extremitäten und sogar das Kiefergelenk (JELLIFE) kann betroffen sein. Auch Beckenfrakturen sind beschrieben worden (HARNIER und R. WORMS).

Neben Schwund bzw. sehr grober Formveränderung der Artikulationsflächen kommt es auch öfters zu einer starken Hyperplasie der benachbarten Partien. Die Formveränderung der Artikulationsflächen besteht einmal in einer Vertiefung einer Gelenkfläche, ein anderes Mal in einer Abflachung eines Gelenkkopfes.

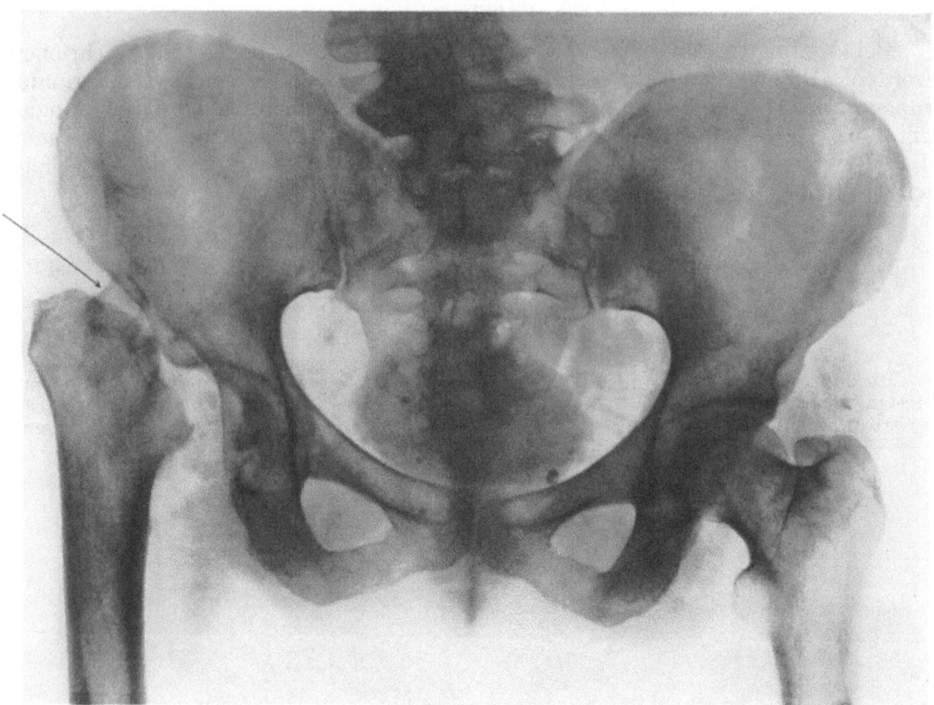

Abb. 25. 24. April 1931. (Erklärung im Text.)

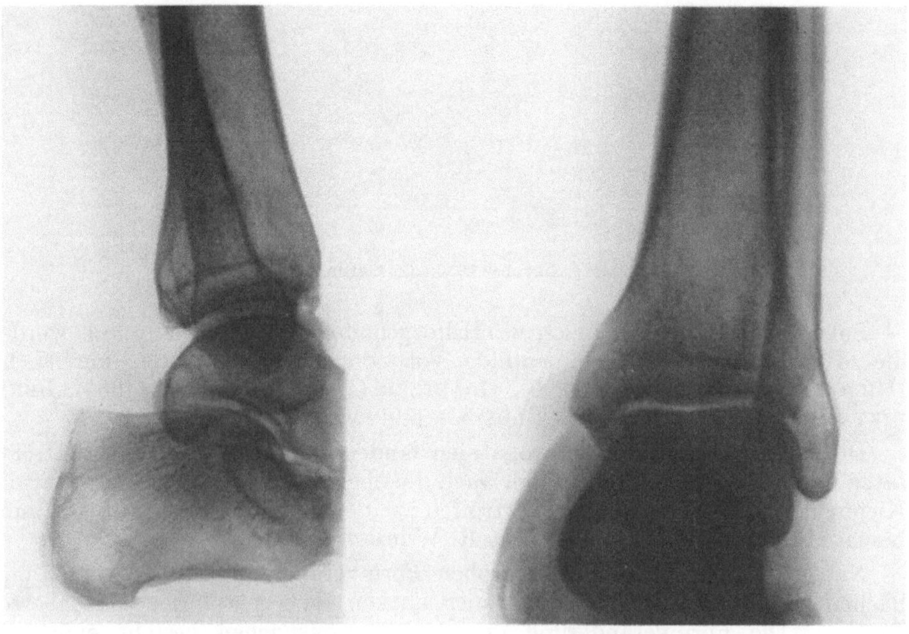

b a

Abb. 26 a und b. März 1933. (Erklärung im Text.)

Dann und wann verschwindet das Gelenk in den Knochenproliferationen, ein andermal bleibt die Gelenkspalte bestehen, indem rund um das Gelenk sich neuer Knochen in öfters sehr eigenartigen Wucherungen gebildet hat. Die Wucherungen sind derart wechselnd in Form und Größe, daß sie sich jeder Beschreibung entziehen. Sie können sich auch weit entfernt von den Gelenkflächen entwickeln (GILBERT). LÉRI unterscheidet eine Arthropathie und eine Periarthropathie, welche sich mehr in den fibrösen Geweben um die Gelenke herum abspielen soll.

Die Knochenveränderungen können zu einem völligen Schwund, z. B. des Femurkopfes, führen, und man wundert sich immer wieder, wie Tabiker mit derartig verunstalteten Gelenkflächen doch noch ziemlich gut gehen können.

Abb. 24 zeigt uns das Bild des Hüftgelenkes einer tabischen Frau, die ich jetzt 20 Jahre habe beobachten können. Sie hatte eine Spontanfraktur des R. Collums durchgemacht.

Auf dem ersten Bilde (9. 10. 1930), Abb. 24, ist von Kopf und Collum des rechten Femurs gar nichts zu sehen. In der alten Gelenkpfanne sind grobe Veränderungen entstanden. Abb. 25 ist am 24. 4. 1931, also ungefähr ein halbes Jahr später gemacht worden. Die Kranke lief viel besser und konnte ohne wesentliche Beschwerden große Autofahrten mitmachen. Man sieht, wie die alte Gelenkpfanne sich wieder ziemlich gut hergestellt hat und daß am oberen Ende des Femurs ein neues Knochenstück gewachsen ist, das das Os Ileum berührt. Auf dem letzten Bilde zeigen auch die unteren Lendenwirbel typische tabische Veränderungen. Die tabischen Knochenveränderungen spielen sich nicht nur in oder um die Gelenke ab. Spontanfraktur eines langen Knochens kann das erste Symptom einer Tabes sein. Die französische Schule meint, in diesen Fällen wäre auch die Knochenstruktur verändert, indem der Knochenschatten weniger dicht ist. Auch die Callusbildung wäre weniger dicht, aber sehr unregelmäßig und *überflüssig*. KIENBÖCK findet in den Spontanfrakturen bei Tabes und auch bei Syringomyelie dagegen eine normale Struktur. BURCHARDT, der die tabischen und syringomyelitischen Veränderungen zusammen bespricht, sagt über die Knochenveränderungen folgendes:

„Die Veränderungen an den Knochen zeigen sich in Atrophie und Hypertrophie jedoch nicht so, daß das eine das andere ausschließt. Beide Formen kommen vielmehr nebeneinander vor, wenn auch gewöhnlich die hypertrophische Form überwiegt. Neben einer Zunahme der Spongiosa findet man auch eine Rarefikation der Compacta. Andererseits kann die letztere an Mächtigkeit zunehmen und es kommt zu einer Sklerosierung des Knochens. Am häufigsten allerdings ist es, daß es zu einer Vermehrung der Spongiosa, Abnahme des Fettgehaltes und Zunahme des ganzen Knochens kommt.

Der Knochen ist viel weicher, läßt sich bequem mit dem Messer schneiden. Infolge dieser Veränderungen am Knochen kommt es zu Spontanfrakturen.“

Wie man sieht, sind auch hier, wie überall die Ansichten verschieden. LAFORA verteidigt die trophische Theorie CHARCOTs gegenüber der Meinung von KIENBÖCK.

Wichtig ist, daß man bei verschiedenen Knochenveränderungen unklarer Genese immer an Tabes denken muß.

GANGOLPHI und STEFANI haben einen Fall beschrieben, wo sich eine Schwellung des dritten Zehes nach Art einer Spina ventosa als erstes Symptom einer Tabes herausstellte, während erst zwei Jahre später Pupillenstarre und Ataxie sich zeigten.

Wie schnell die tabischen Veränderungen entstehen können, zeigen uns die Abb. 26 a und b und 27 a und b, die ich Dr. KOK in Utrecht verdanke. Abb. 26

ist im März 1933 und Abb. 27 im Oktober 1933 beim selben Kranken aufgenommen.

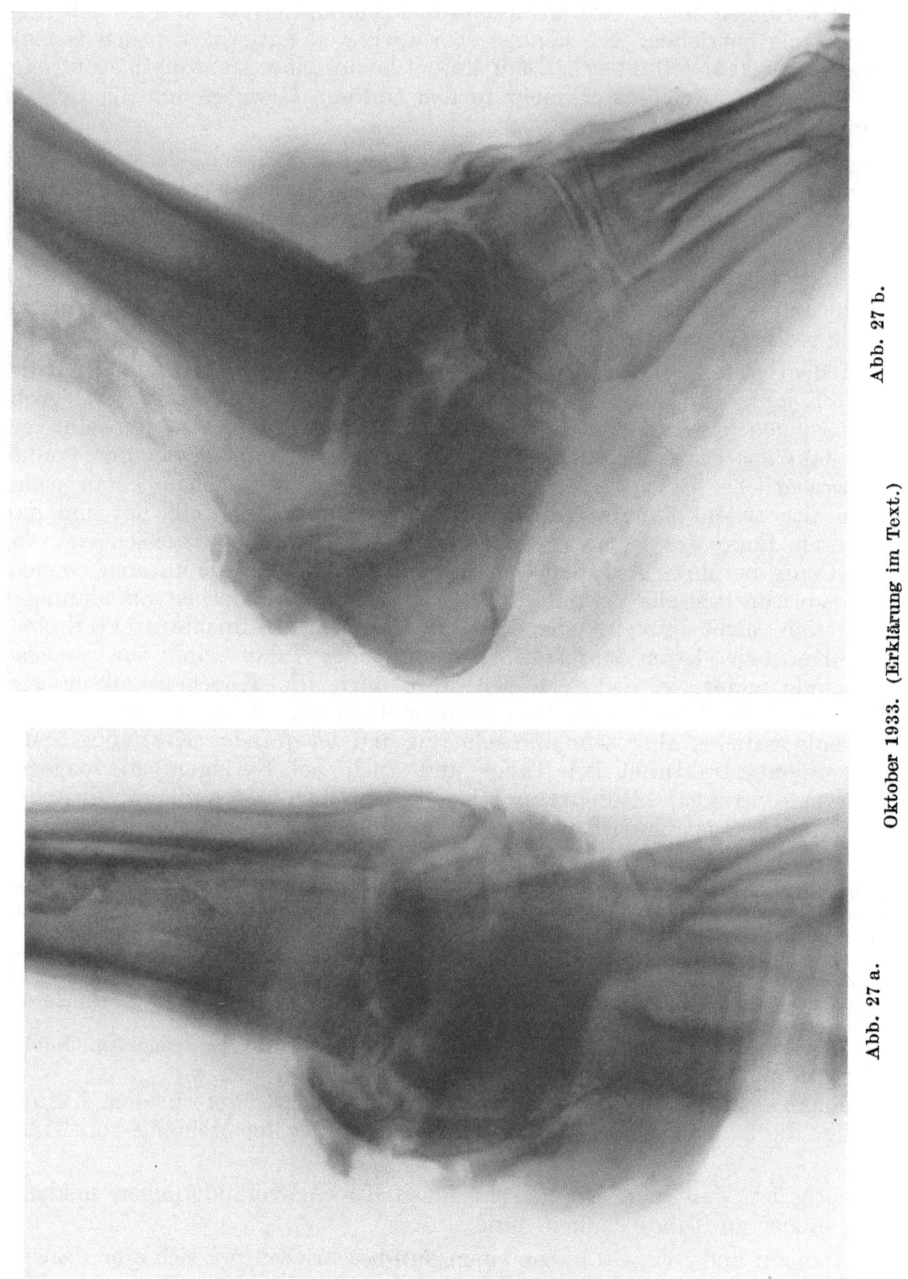

Abb. 27 a. Oktober 1933. (Erklärung im Text.) Abb. 27 b.

STEKOLNIKOW und FREIDOWITSCH fanden bei 34 Tabikern in 75% palpable Veränderungen der Wirbelsäule und in 100% feinere Veränderungen an der Wirbelsäule. Die Abweichungen finden sich vor allem am IV. Lendenwirbel, am oberen oder unteren Rande. Nach den Autoren gleichen sie den Veränderungen bei Spondylitis deformans, sie sind aber periostaler Genese, während bei der Spondylitis deformans die Veränderungen vom Wirbelkörper ausgehen.

Diese Veränderungen hätten nach den Autoren diagnostisch dieselbe Bedeutung wie die reflektorische Pupillenstarre. Nach meiner eigenen Erfahrung gibt es aber recht vorgeschrittene Fälle von Tabes dorsalis, ohne daß die Wirbelsäule irgendeinen Hinweis gibt. Doch wäre es wichtig, mehr auf diese Veränderungen acht zu geben. Nur wird die Unterscheidung gegenüber Spondylitis deformans nicht leicht, ja öfters unmöglich sein. GARVEY und GLASS haben ebenfalls diese Veränderungen beschrieben.

Nach DIEZ und MICHON verursachen die Osteopathien der Wirbelsäule öfters heftige Schmerzen.

Über die ätiologische Erklärung der tabischen Knochenveränderungen ist sehr viel geschrieben und gestritten worden. Mechanische, toxische, endokrine (GRASSHEIM), rheumatoide, hormonale, trophoneurotische Faktoren sind herangezogen worden. In letzter Zeit auch direkt luische Prozesse [H. ISELIN (3)].

Die weitere Besprechung dieser interessanten Probleme muß ich anderen überlassen.

2. Syringomyelie.

Neben der Tabes ist die Syringomyelie das klassische Beispiel einer Krankheit des Zentralnervensystems, die mit typischen Knochenveränderungen einhergehen kann. DESTOT unterscheidet bei der Tabes medulläre und neuritische Veränderungen. Die medullären Prozesse ergeben nach ihm atrophierende und die neuritischen proliferierende Prozesse. Daher kämen bei der Tabes atrophierende und proliferierende Veränderungen vor, während bei der Syringomyelie nur, oder fast nur, resorbierende im Spiel sein sollten.

Leider läßt sich diese Einteilung klinisch nicht aufrecht erhalten. Einerseits finden wir bei der Syringomyelie ohne Zweifel proliferative Prozesse, z. B. Callus luxurians nach Spontanfrakturen, während andererseits KAWAGUCHI nachgewiesen hat, daß bei der Syringomyelie eine Degeneration und Verminderung der kleinmarkhaltigen Fasern in den hinteren Spinalnervenwurzeln auftritt. Die trophischen Störungen werden hiermit ätiologisch in Zusammenhang gebracht.

Es sind, wie gesagt, bei der Entstehung der Arthropathien zu viele Faktoren im Spiel, als daß man sie nur von einem Gesichtspunkte aus einteilen könnte. Unrichtig ist es, wie das öfters geschieht, die syringomyelitischen und tabischen Arthropathien in einen Topf zu werfen.

Bei der Tabes findet man 80% der Abweichungen in den unteren und 20% in den oberen Extremitäten. Bei Syringomyelie gerade das Umgekehrte.

Nach TURNEY kommen CHARCOT-Gelenke bei Tabes dorsalis in 2—4% aller Fälle, bei Syringomyelie in 10—40% vor. Bei der Syringomyelie findet man vor allem Cysten, Aufhellungen im Röntgenbild, freie Gelenkkörper, arthritische Veränderungen, Spontanfrakturen und Luxationen. Bei der Tabes ist von Cystenbildung nur selten die Rede und kein Sachkenner wird sich irren und eine typisch cystöse Entartung an den Fingerknochen bei Syringomyelie für eine tabische Erkrankung halten. Bei Syringomyelie kann man Lues wohl ausschließen, abgesehen von einer zufälligen Kombination beider Krankheiten.

Vor der Arthropathia tabica sagt ISELIN (2): „Viele Formen der Arthropathia tabica sind nicht rein tabisch bedingt, sondern ein Mixtum compositum von richtiger Lues, Infektion, Ernährungsstörungen und tabischer Innervationsschädigung.“

Bei der Syringomyelie spielen Innervationsschädigungen und eventuell sekundäre Infektionen eine Rolle, ebenso wie mechanische Momente, so daß immer die Krankheitsbilder der tabischen und syringomyelitischen Knochenveränderungen sich irgendwie überdecken werden. Wenn man dies berücksichtigt, gibt es doch stets Unterschiede, die eine wesentliche Trennung der betreffenden Knochenveränderungen notwendig macht.

C. Abweichungen der Wirbel.

Viel mehr als bei den Schädelknochen spielen die Krankheiten der Wirbel an sich eine Rolle für die neurologische Diagnostik. Nicht nur das Rückenmark, sondern auch die Meningen und die austretenden Wurzeln können vereinzelt oder gemeinsam durch die Wirbelkrankheit geschädigt werden und zu neurologischen Symptomen Anlaß geben.

1. Basale Impression.

Am oberen Teil der Wirbelsäule kennen wir die basale Impression, die sich als Folge z. B. einer tuberkulösen Entzündung

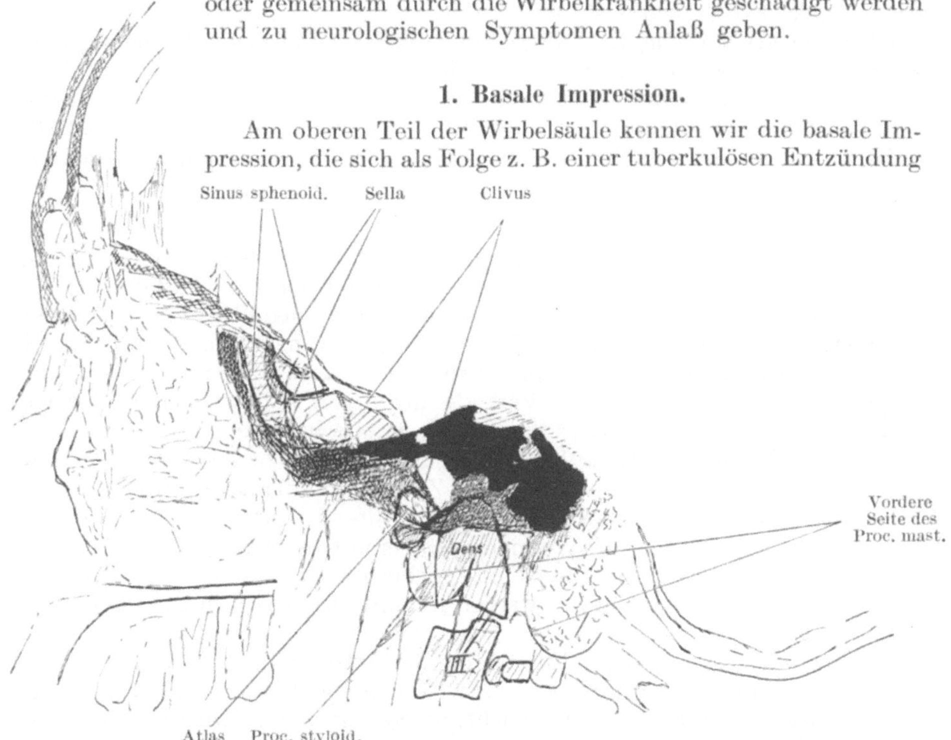

Abb. 28. Basale Impression.

einstellen kann, aber auch ganz anderer zum Teil noch unbekannter Genese sein kann. Weil diese Krankheit sich leicht röntgenographisch feststellen läßt, aber fast nie ohne weiteres erkannt wird, will ich einen von mir selber beobachteten Fall kurz wiedergeben.

Patientin X, 17 Jahre alt, wurde uns am 20. 4. 15 aus der Augenklinik zugeschickt, weil sie eine regressive Stauungspapille hatte. Seit Ende Juli 1914 bekam sie öfters Kopfschmerzen und im August 1914 fing sie an schlechter zu sehen. Dann und wann Erbrechen, Schwindel und Bewußtseinsstörungen. Im Oktober 1914 Doppeltsehen und Strabismus. Sie hat nie menstruiert. Die letzte Zeit hat sie stark an Gewicht zugenommen. Die klinische Untersuchung ergab:

Exophthalmus, sehr ausgesprochener Panniculus adiposus, fast totale homonyme linksseitige Hemianopsie. Mit dem rechten Auge sieht sie in der rechten Hälfte des Gesichtsfeldes noch etwas, mit dem linken Auge etwas mehr.

Ophthalmoskopisch beiderseits alte Neuroretinitis. Visus links $^1/_{30}$, rechts $^1/_{60}$. Pupillenreaktion auf Licht ist links stark, rechts schwach. Konvergenzreaktion vorhanden. Beim Blicken nach links starker Nystagmus nach links. Corneareflex rechts < links.

Flüstern wird rechts auf $^3/_4$, links auf 5 m gehört. Kopfbewegungen ausreichend. Nur das Neigen des Kopfes nach der Schulter geschieht nach links weniger gut als nach rechts. Zunge wird nach rechts gezeigt. Mammae gut entwickelt, Pubes und Achselhaare noch nicht entwickelt. Fußsohlenreflexe normal. Oppenheim rechts dorsal, links plantar. Die Tiefensensibilität der rechten großen Zehe wird nicht so gut angegeben wie die der linken. Die Bauchdeckenreflexe sind vorhanden.

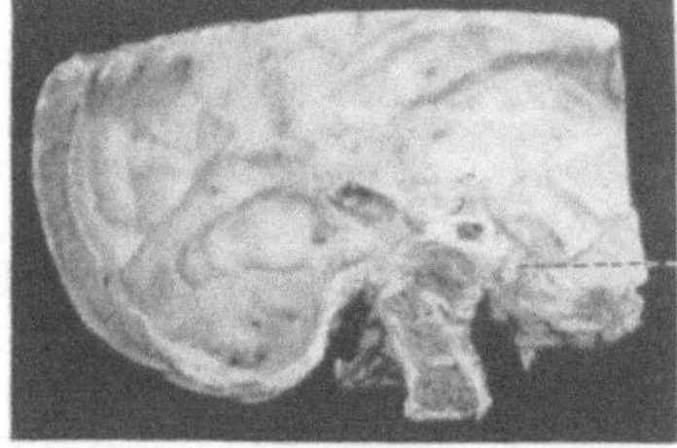

Abb. 29. Basale Impression.

Nach dreiwöchiger Beobachtung war ein deutliches Fortschreiten der Erkrankung festzustellen. Die Gesichtsfelder wurden kleiner. Oppenheim verlief rechts und links dorsal. In den Segmenten L_5, S_1, S_2, S_3 traten Sensibilitätsstörungen für Berührung auf.

Das Röntgenbild des Schädels zeigte eine eigentümliche Veränderung im Gebiete der Sella turcica (Abb. 28).

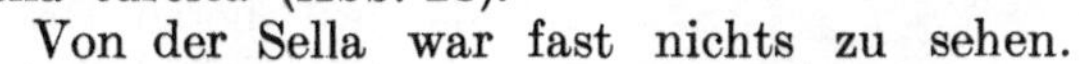

Von der Sella war fast nichts zu sehen. Nur ein kleiner Rest des Sinus sphenoidales war zu finden. Auf Grund der trophischen und anderer Störungen der inneren Sekretion, des schlechten Visus, der alten Neuroretinitis, der Gesichtsfelddefekte und des Röntgenbildes wurde ein Tumor der Hypophyse oder in der Nähe derselben diagnostiziert. Da der Prozeß sehr progressiv war, wurde ein operativer Eingriff beschlossen. Am 7. 6. 15 wurde transnasal operiert, wobei der III. Ventrikel eröffnet wurde. Die Kranke starb nach einigen Stunden.

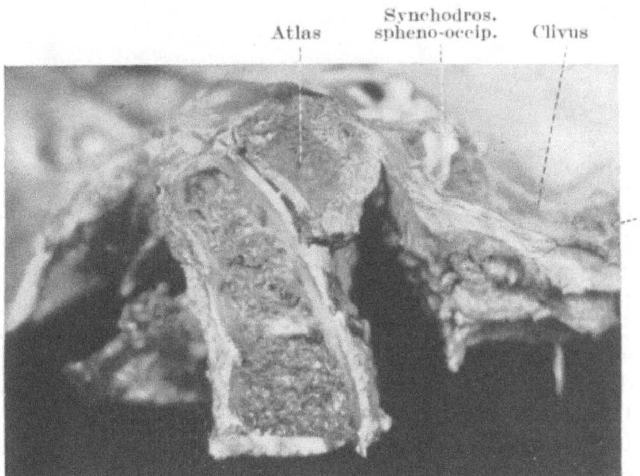

Abb. 30. Basale Impression.

Die Sektion zeigte etwas ganz Unerwartetes. Nach Entfernung des Gehirns stellte sich heraus, daß im Gebiete zwischen Foramen occipitale magnum und mittlerer Schädelgrube ein großer wurstförmiger Wulst auf beiden Seiten und in der Medianlinie gebildet worden war. Nach dem Durchsägen in der Medianlinie sah man einen sehr dünnen Clivus Blumenbachi (Abb. 29), der sich völlig dem aufdringenden Atlas gefügt hatte (Abb. 30). Auch der basale Teil des Os occipitale und die Felsenbeine sind emporgehoben. Das Ganze machte den Eindruck, als ob die Schädelbasis über die Halswirbel geschoben worden sei. Nirgends war etwas von einem Tumor zu finden. Die Wirbel und die Bänder waren vollkommen intakt. Auch die Artikulationsflächen sahen vollkommen normal aus (Abb. 28).

Im Gewebe zwischen Clivus und Dens epistrophei war auch mikroskopisch nichts Pathologisches vorzufinden. Am Gehirn war eine breite Grube in der Gegend des Kleinhirns und der Brücke sichtbar, die vollkommen der abnormalen Wölbung der Schädelbasis und der dadurch entstandenen Einengung des Foramen occipitale magnum entsprach. Besonders die rechte Brückenhälfte und der rechte Nervus octavus sind gedrückt worden. Das Infundibulum des

III. Ventrikels ist so erweitert worden, daß es sich nach allen Seiten vorgewölbt und die Commissura media zusammengedrückt hat (Abb. 29).

Auch die Seitenventrikel sind erweitert, aber nicht so stark wie der III. Die Hypophyse war makroskopisch und mikroskopisch völlig normal. Die Thyreoidea war kolloid entartet. Die übrigen Organe der inneren Sekretion waren normal.

Wir haben hier also das typische Bild der basalen Impression vor uns, wie es von VIRCHOW 1876 beschrieben worden ist.

Für uns ist jetzt das Röntgenbild von größter Bedeutung. Hätten wir uns damals nicht vom klinischen Bilde irreführen lassen und uns mit der Betrachtung der Sella turcica und Umgebung begnügt, sondern auch die Verhältnisse zwischen Wirbelsäule und Schädelbasis studiert, so wäre die Sachlage vollkommen klar geworden. Seitdem ich mir dies von da an zur Gewohnheit gemacht habe, habe ich verschiedene Anomalien im Verhältnis des oberen Halswirbels zur Schädelbasis feststellen können.

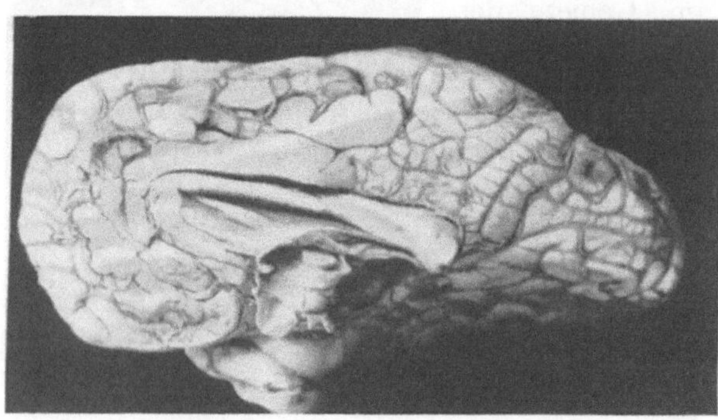

Abb. 31. Erweiterter III. Ventrikel bei basaler Impression.

Zu unserer Verteidigung muß ich hinzufügen, daß das Röntgenbild, das an sich sehr gut war, auch nach der Obduktion schwer zu deuten war, und die schematische Zeichnung erst mit Hilfe des durchgesägten Schädels gemacht werden konnte. Bevor wir überhaupt wußten, worum es sich handelte, war die Analyse der Basis der mittleren Schädelgrube unmöglich. Wir hätten aber sehen können, daß man von der Schädelbasis nach unten gehend sogleich auf eine Bandscheibe kommt (Abb. 28), d. h. also, daß der Dens epistrophei fast ganz im Schädelinneren verschwunden war, während vom Atlas gar nichts zu sehen war. Der erste und zweite Wirbel befanden sich also zum größten Teil innerhalb des Schädels. Dies vor allem hätte uns auf die richtige Spur bringen können. Dieser Fall ist für mich einer der lehrreichsten gewesen, nicht nur der basalen Impression wegen, die in dieser Form äußerst selten ist, sondern auch weil er so schön demonstriert, wie leicht man sich durch das Festhalten einer bestimmten Auffassung irreführen lassen kann.

In der Literatur sind derartige Fälle selten beschrieben worden.

SCHÜLLER (1) beschreibt auch die „basale Impression“ und weist schon darauf hin, daß sie sich unter den verschiedensten klinischen Bildern (einzelne Hirnnervenlähmungen; cervicale Syringomyelie, Kleinhirntumor, Epilepsie) zeigen kann.

In allerletzter Zeit haben BODECHTEL und GUIZETTI einen völlig analogen Fall publiziert. Auch sie weisen auf die ausgesprochene Seltenheit dieses Krankheitsbildes hin. Auch hier gab die Sektion erst die richtige Deutung des Röntgenbildes[1].

Man verwechsle diese Fälle nicht mit den Fällen von Atlasassimilation, die später besprochen werden sollen und wobei sich öfters pathologische Prozesse in der Nackengegend lokalisieren, auch nicht mit den basalen Veränderungen bei der PAGETschen Krankheit.

[1] Nach Drucklegung dieser Arbeit erschien von E. SCHIR eine Dissertation aus der Amsterdamer Klinik: Over de basilaire Impressie.

2. Tumoren der Wirbel.

Für die Erkennung der Tumoren der Wirbel ist die Röntgenologie unentbehrlich. Querschnittsläsionen, Neuralgien, rheumatoide Schmerzen finden öfters ihre Lösung in röntgenographisch sichtbaren Veränderungen der Wirbelsäule. Öfters findet man Carcinome oder Myelome mit destruktivem Charakter. Diese sind fast immer Teilerscheinung einer allgemeinen Carcinomatose bzw. Myelomatose. Vor allem bei der Carcinomatose soll man sich klar machen, daß bei latenten Primärherden eine frühzeitige Röntgenuntersuchung geboten ist und daß diese sich nicht auf den klinisch allein betroffenen Teil beschränken darf (SCHOLZ).

Wie metastatische cerebrale Herde können auch metastatische Wirbelherde fast nur hämatogen entstehen. Es muß also, wenn kein offenes Foramen ovale vorliegt, die Lunge passiert werden. Wenn man es sich zur Gewohnheit macht, in diesen Fällen immer ein Lungenphoto machen zu lassen, wird man dort oft Tumoren bzw. metastatische Prozesse vorfinden. Die gewöhnliche klinische Lungenuntersuchung deckt diese Prozesse nicht auf. Bei der Carcinose der Wirbel kommt es häufig zu einer gleichmäßigen Kompression der Wirbelkörper. Die oberen und unteren Corticalplatten der Wirbelkörper besitzen meistens eine gewisse Widerstandsfähigkeit gegenüber dem pathologischen Prozeß. Es kommen auch diffuse Carcinomatosen der Wirbelsäule vor, wobei an vielen Wirbeln röntgenographisch nur eine starke Knochenatrophie zu sehen ist, so daß die Knochenstruktur sich nur ganz leicht und öfters unscharf abzeichnet. Bei der Sektion können dann die Wirbel öfters wie Weichteile geschnitten werden.

In Übereinstimmung mit der gleichmäßigen Kompression der Wirbel ist die Gibbusbildung oft verhältnismäßig gering. Dies ist wohl auch die Ursache, daß so oft carcinomatöse Wirbel übersehen und die dadurch verursachten Wurzelschmerzen als rheumatisch gedeutet werden.

Wer derartige Kranke, die meist ihre Herde in der Lumbalwirbelsäule bekommen, öfters gesehen hat, wie sie sich mit den Ellbogen stützend aufrecht halten, wird nie verfehlen, so bald wie möglich ein Röntgenbild der Wirbelsäule machen zu lassen.

Die Myelome der Wirbel, die, wie gesagt, fast immer eine Teilerscheinung einer allgemeinen Myelomatosis sind, können sich klinisch gerade so wie die Carcinome zeigen. Das Krankheitsbild beginnt auch mit intermittierenden Schmerzen, die rheumatischen und neurologischen Charakter zeigen und bei Bewegung und Druck zunehmen. GESCHIKTER und CAPELAND haben selber 13 Fälle beobachtet und seit 1848 425 Fälle aus der Literatur gesammelt. Die Myelome entwickeln sich meist zwischen den 40. und 70. Lebensjahr.

JACOBY beschreibt aber in 1930 einen sehr seltenen, durch Autopsie bestätigten Fall von Myelomatosis bei einem Kinde von 8 Jahren. Er gibt eine Abbildung des betreffenden Röntgenbildes, wobei alle Wirbelkörper mitbeteiligt sind. Alle Wirbel waren abgeplattet, fast sanduhrförmig oder keilförmig, sehr kalkarm und fast ohne Struktur. Die Bandscheiben waren öfters breiter als die Wirbel. Bei der Autopsie stellte sich heraus, daß alle Wirbel aus einer weichen roten Masse bestanden, umgeben von einer sehr dünnen corticalen Membran. COLEY berichtet einen Fall bei einem Kinde von $1^1/_2$ Jahren. Bei älteren Individuen ergeben die Myelomata charakteristische, begrenzte, runde oder ovale Aufhellungsherde im Knochenmark, ohne Tendenz zu Konfluenz der einzelnen Herde und das Fehlen von reaktiver Knochenbildung am Rande der Aufhellung (LEVISON, PALUGYAY). Die Wirbel stürzen einfach zusammen, wenn keine Knochensubstanz mehr da ist. Ich erinnere mich an einen sehr instruktiven

Fall, wo der Kranke, der von seiner Pflegerin ganz vorsichtig im Bett umgedreht wurde, plötzlich eine völlige Querschnittsläsion bekam. Röntgenographisch stellte sich ein Myelom des VI. Thorakalwirbels heraus, der völlig abgeplattet war und außerdem Myelomherde in Schulter, Becken usw.

Die Beckentumoren ergeben durch ihre Lokalisation öfters Abweichungen im N. femoralis. Bei einer klinisch nachweisbaren Läsion des N. femoralis oder auch bei Neuralgien im Gebiete des N. femoralis soll man, soweit es sich nicht um einen Diabetes oder eine Intoxikation handelt, und kein Psoastumor vorliegt, immer mit der Möglichkeit einer Myelomatose des Beckens rechnen. Ich habe mittels dieser Symptome mehrere Fälle diagnostizieren können, indem ich ein Röntgenogramm des Beckens und vor allem der Schambeine machen ließ.

Die sonstigen Tumoren der Wirbelsäule sind Fibrome, Hypernephrome, Fibrosarkome, Osteome, Chondrome, Chordome, Angiome, Chondromyxosarkome, Sarkome, Riesenzellensarkome und die tumorähnlichen Prozesse, die hier in Betracht kommen, Hodgkin, Echinococcus, Gummata und Aneurysmata.

Die meisten dieser Prozesse gehören zu den Seltenheiten. Sie können fast alle zu Querschnittsläsionen und Wurzelsymptomen Anlaß geben.

Die *Chondrome* gehen von den Zwischenwirbelscheiben aus. Die *Chordome* entwickeln sich aus den Resten der Chorda dorsalis und sind meist am Clivus oder der Kreuzsteißbeingegend lokalisiert.

Cappel beschreibt drei Fälle, die sich von Halswirbelkörper und von einem Brustwirbelkörper aus entwickelt haben.

Auch Chiari beschreibt einen Fall vom V. Cervicalwirbel ausgehend.

Die Angiome der Wirbel die nach Schmorl in 10% des gesamten Sektionsmaterials vorkommen, geben fast nie klinische Symptome.

Nach Makrycostos und auch nach Schmorl wächst das Angiomgewebe selbständig und kann dabei Knochenbälkchen zerstören. Es bildet sich also wenigstens in großen Angiomen stets eine Abnahme der Knochenbälkchenzahl aus. Die stehenbleibenden Knochenbälkchen können sich manchmal recht erheblich verdicken. Im allgemeinen erscheinen dann im Röntgenbilde inmitten eines Aufhellungsherdes einige dicke, meist senkrecht in kleinen Abständen nebeneinander stehenden Knochenbälkchen. Schwinz und Uehlinger erwähnen neben der groben vertikalen Streifung noch die „grobwabige Struktur“ als charakteristisch für Wirbelangiome. Die sonst konkave Begrenzungslinie des Wirbelkörpers wird gradlinig (Makrycostos) und läßt sich deutlich von den benachbarten Wirbeln unterscheiden.

Die Aufblähung des befallenen Wirbelkörpers ist ein wichtiges Merkmal, daß ein Hämangiom den ganzen Wirbelkörper ergriffen hat und so Kompressionsgefahr des Rückenmarks droht. Barley und Bucy beschreiben einen Fall mit Kompressionssymptomen und typischem Röntgenbefund.

Nach Putschar kann das Röntgenbild zur Verwechslung mit einer tuberkulösen Spondylitis oder einer Geschwulstmetastase Anlaß geben.

Auch Guillain, Decourt und Bertrand heben hervor, daß das Wirbelangiom nicht nur den Knochen zerstört, sondern auch zu Knochenneubildung Anlaß geben kann. Die Angiome sind nicht die einzigen Gefäßanomalien, die hier in Betracht kommen. Klinisch wichtiger sind die Aortenaneurysmen. Wenn sie auch nicht zu den Tumoren im engeren Sinne zu rechnen sind, so ist ihr Verhalten gegenüber den Wirbeln oft gerade so wie das eines destruierenden Tumors. Am meisten werden der V.—XI. Thorakalwirbel von einem Aneurysma in Mitleidenschaft gezogen.

Die Wirbel können vollkommen zersetzt werden, so daß das Aneurysma unmittelbar der Dura angelagert ist (PINES). STERNBERG hat in jüngster Zeit 2 Fälle mit schönen Abbildungen beschrieben.

Die *Echinokokkenkrankheit* der Wirbel ist viel beschrieben worden (DENK, CLAESSEN, GERLACH, v. WOERDEN, DE GENISSEL und GOINARD, DÉVÉ usw.). Nach der geläufigen Anschauung handelt es sich meistens um die Entwicklung einer Echinococcuscyste im retroperitonealen bzw. paravertebralen Bindegewebe, und erst sekundär durch Druckusur entstehen die Destruktionen der Wirbel, gerade so wie beim Aortenaneurysma (DENK, v. WOERDEN, GERLACH). Der Duralsack bietet dem Fortschreiten des Prozesses einen größeren Widerstand als der Knochen (BENHAMOAU und GOINARD).

DÉVÉ kommt zu einer ganz anderen Auffassung. Nach ihm kommt es zu einer multi- und mikrovesiculären diffusen Infiltration des Knochengewebes. Man hat es also stets mit einer multilokulären miliären Aussaat im Knochen zu tun, die an der Wirbelsäule auf die benachbarten Rippen oder — unter Umgehung der Bandscheiben — auf benachbarten Wirbel übergreifen kann. Der Parasit als solcher führt am Knochen nicht zu einer Osteomyelitis, sondern nur zu Erosion und Osteophagie. Dagegen kann von dem entblößten Knochen eine trübe, seroleukocytäre Exsudation ihren Ausgang nehmen, die sich in der Peripherie durch Bindegewebe abkapselt, wodurch eine Art Senkungsabsceß zustande kommt, der oft fälschlich für die Muttercyste gehalten wird. Hier also eine gerade entgegengesetzte Auffassung. Im Röntgenbilde findet man rundliche Aufhellungsherde im Wirbelkörper und Fehlen von Entkalkung und Hyperostose. Weiter Zusammensinken einzelner Wirbelkörper bei Erhaltensein der Bandscheiben. Cystische Schattenbildungen in den paravertebralen Weichteilen, kenntlich durch den Kontrast gegenüber den lufthaltigen Weichteilen oder durch Kalkablagerungen in der Cystenwand.

Noch eine letzte Gruppe von Tumoren, die *Sarkome*, muß hier gestreift werden. Diese Tumoren, die nach SCHMORL selten sind, können nach Operation (GULEKE), eventuell kombiniert mit Bestrahlung, öfters ausheilen. Ich erinnere mich eines Falles von Sarkom des VII. Halswirbels, das sich in den Wirbelbogen ausbreitete mit beginnender Querschnittsläsion. Nach Entfernung des Bogens und kräftiger Röntgenbestrahlung hat der Kranke sich wieder völlig erholt.

3. Spondylitis.

Nicht nur die Spondylitis tuberculosa, auch die Spondylitis typhosa, die Spondylitis syphilitica, sonstige Infektionen und ganz selten Aktinomykose können zu neurologischen Symptomen Anlaß geben. Röntgenographisch sind die Spondylitiden fast nur durch destruktive oder proliferative Knochenveränderungen oder durch beide zusammen, erkennbar.

Bei der tuberkulösen *Spondylitiden* können uns die Senkungsabscesse dann und wann auf die richtige Spur bringen. Nur soll davor gewarnt werden, alle langen, leichtgewölbten Schatten neben der Wirbelsäule in der Thorakalregion für Senkungsabscesse zu erklären.

Eine Parallelität zwischen den Röntgenabweichungen und den sonstigen klinischen Erscheinungen besteht nicht. Abb. 32 zeigt uns einen Fall mit grober Zerstörung und Formveränderung der VI. und VIII. Halswirbel ohne auch nur die geringste neurologische Abweichung. Ein Tuberkulom der Wirbelbogen kann zu einer völligen Querschnittsläsion Anlaß geben, während röntgenographisch nur ein Schwund des betreffenden Proc. spinosus zu sehen ist. Das Corpus vertebrae kann dabei völlig normal sein. Oft führen nicht die Wirbelveränderungen an sich zu einer Schädigung des Rückenmarks, sondern die Entzündung der Rückenmarkshäute mit oder ohne Absceßbildungen kann durch Druck eine Kompressionslähmung hervorrufen.

Auch kann man es erleben, daß eine Operation wegen Querschnittsläsion bei Spondylitis tuberculosa überhaupt keine Kompression aufdeckt, so daß nur die Annahme von toxischen oder vasculären Prozessen den Befund erklären kann. Es wäre wichtig, die tuberkulöse Spondylitis sehr früh erkennen zu können. Sgalitzer glaubt kleine zentrale Aufhellungsherde im Wirbelkörper und gleichmäßige Höhenverminderung eines oder mehrerer Wirbelkörper als ein Frühsymptom betrachten zu können. Charakteristisch für die Spondylitiden und auch für die tuberkulöse Spondylitis ist, daß in den meisten Fällen die Bandscheiben mitbeteiligt sind.

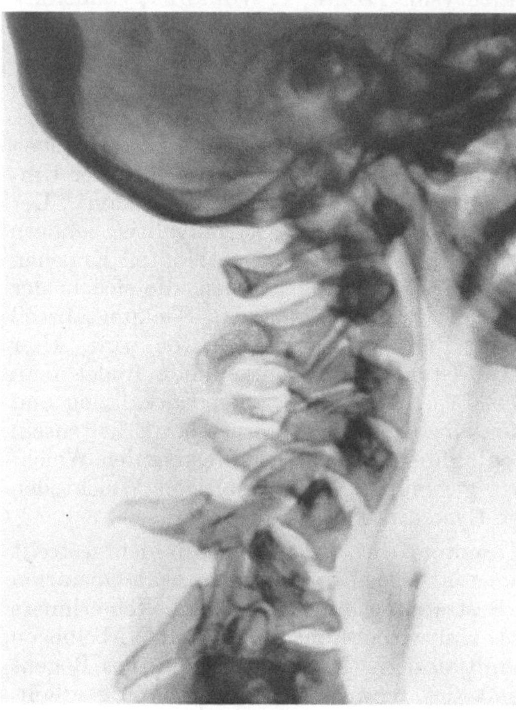

Abb. 32.

Die typhösen Spondylitiden lokalisieren sich meist in der Lendenwirbelsäule (Arendt, Troill). Arendt findet, daß in 1 auf 800 Typhusfälle es zu einer Entzündung in der Wirbelsäule kommt. Er beschreibt umschriebene Herde in einer Wirbelecke, die den Wirbelkörper sonst kaum verändert, während Lyon bei Typhus ausgedehnte Entzündungs- und Wucherungsprozesse beschreibt, allerdings mit weitgehender Neigung zur Rückbildung. Alle Autoren sind sich darüber einig, daß eine häufige Beteiligung der Bandscheiben stattfindet.

Die Aktinomykose und die primäre eitrige Osteomyelitis der Wirbel sind wohl so selten, daß sie hier außer Betracht bleiben können. Auch die Spondylitis nach Cerebrospinalmeningitis kann wohl als sehr selten betrachtet werden.

4. Traumatische Veränderungen.

Für die traumatischen Veränderungen der Wirbelsäule ist die Röntgenuntersuchung unentbehrlich. In der Vor-Röntgenzeit wurden die meisten traumatischen Wirbelveränderungen nicht erkannt. Quetsch in seiner schönen Arbeit über die Verletzungen der Wirbelsäule gibt darüber viele Beispiele. Jedem Neurologen werden sie aus eigener Erfahrung bekannt sein. Nicht nur in der Lendenwirbelsäule, auch in der Halswirbelsäule können grobe Veränderungen übersehen werden.

Luxationen, Frakturen, darunter auch Wirbelkörperlängsfrakturen (Gurdjean) des Körpers, der Bogen und der Quer- und Dornfortsätze, sind fast alle röntgenographisch bei guter Technik leicht erkennbar. Schwieriger wird das

Thema, wenn wir uns jetzt mit den posttraumatischen Krankheiten der Wirbelsäule (der KÜMMELLschen Krankheit) beschäftigen, die von KÜMMELL 1894 beschrieben worden ist.

KÜMMELL selbst sagt darüber folgendes:

„Bei der KÜMMELLschen Krankheit handelt es sich um ein Trauma oft geringfügiger Art, welches die Wirbelsäule direkt oder indirekt trifft, in seiner sofortigen Wirkung nach wenigen Tagen abklingt, um nach Monaten scheinbarer Gesundheit oder mit nur relativ geringen Beschwerden einen rarefizierenden Prozeß der Wirbelkörper einzuleiten und mit einem Substanzverlust derselben, mit Gibbusbildung zu enden."

Bei diesem Krankheitsprozeß kommt es niemals zu einer Eiterung wie bei einer tuberkulösen Spondylitis, oder zu Verdickungen der ganzen Knochenmasse wie bei luischen Prozessen, auch nicht zu Knochenauflagerungen und Veränderungen wie bei der Arthritis deformans.

SCHMORL (1, 2) schreibt (1927) aus pathologisch-anatomischen Gründen dem Verhalten der Bandscheiben einen wesentlichen Anteil bei der Entstehung der KÜMMELLschen Krankheit zu. Wenn auch das Vorkommen der KÜMMELLschen Krankheit nicht ohne weiteres bestritten werden kann, muß sie doch als selten betrachtet werden [ISELIN (1)]. Ohne jeden Zweifel werden auch hier Fehldiagnosen gemacht werden. So teilt HEILIGTAG einen Fall mit von autoptisch bestätigter Spondylitis tuberculosa, welche als KÜMMELLsche Krankheit diagnostiziert und auf einen leichten Unfall zurückgeführt wurde.

Nach ihm ist zur Entstehung der KÜMMELLschen Krankheit ein Trauma von sehr erheblicher Intensität Vorbedingung. In der letzten Arbeit von SCHMORL (2) (1932) finden wir, daß die typischen Fälle KÜMMELLscher Krankheit, die anatomisch kontrolliert sind, sich dadurch auszeichnen, daß gerade die Zwischenwirbelscheiben nur wenig an dem Krankheitsvorgang beteiligt sind. Die knorpeligen Schlußplatten sind unversehrt, und es hat deshalb kein Vorfall von Zwischenwirbelscheibengewebe in die Wirbelkörperspongiosa hinein stattgefunden.

Es werden wohl über die KÜMMELLsche Krankheit die Akten noch nicht geschlossen sein.

MIDDLETON und TEACHER berichten nach SCHMORL über eine traumatische Luxation des Gallertkernes der Zwischenwirbelscheibe nach hinten mit anschließender Lähmung und Tod. Dies wird sich röntgenographisch wohl sehr schwer nachweisen lassen.

D. Kongenitale Anomalien.

Die kongenitalen Abweichungen des Rückenmarks und der Meningen, die Myelocele, die Myelo-Meningocystocele, Meningocele usw. finden ihre röntgenographischen Merkmale in einer deutlich nachweisbaren Spina bifida einer oder mehrerer Wirbel. Sie sind meistens im unteren oder oberen Teil der Wirbelsäule lokalisiert.

Kongenitale Wirbelanomalien sind vor allem in letzter Zeit öfters beschrieben worden. Der Prototyp ist wohl die 1912 beschriebene KLIPPEL-FEILsche (1) Krankheit (Les hommes sans cou) mit folgender Symptomentrias: *1. Fehlen oder Verkürzung des Halses. 2. Sehr niedrige Haargrenze im Nacken. 3. Eingeschränkte Beweglichkeit des Kopfes.*

Nach VERBEEK entsteht sie im ersten Monat des fetalen Lebens. Man findet neben numerischen Veränderungen (z. B. nur 4 Halswirbel statt 7, einerseits durch wirkliches Fehlen einzelner Wirbel, andererseits durch Verwachsungen benachbarter Wirbel) allerhand sonstige Anomalien. So kann statt eines fehlenden Zahnes des Epistropheus ein regelrechter Wirbelkörper des Atlas bestehen (CROUZON und LIÈGE). Öfters findet man Spina bifida am unteren Hals- oder oberen Brustwirbel oder ungleiche Entwicklung der beiden Seiten eines Wirbels (Hemispondylus), wodurch Skoliose entsteht usw. Im Körper zeigen sich weitere kongenitale Veränderungen in Schulterhochstand (SPRENGEL), beschränkter Beweglichkeit der Arme, Asymmetrie im Gesicht, abnormer Gestalt und Ankylose der Fingerknochen, Rippenanomalien usw. Das Röntgenbild der Wirbelsäule kann bei der KLIPPEL-FEILschen Krankheit phantastische

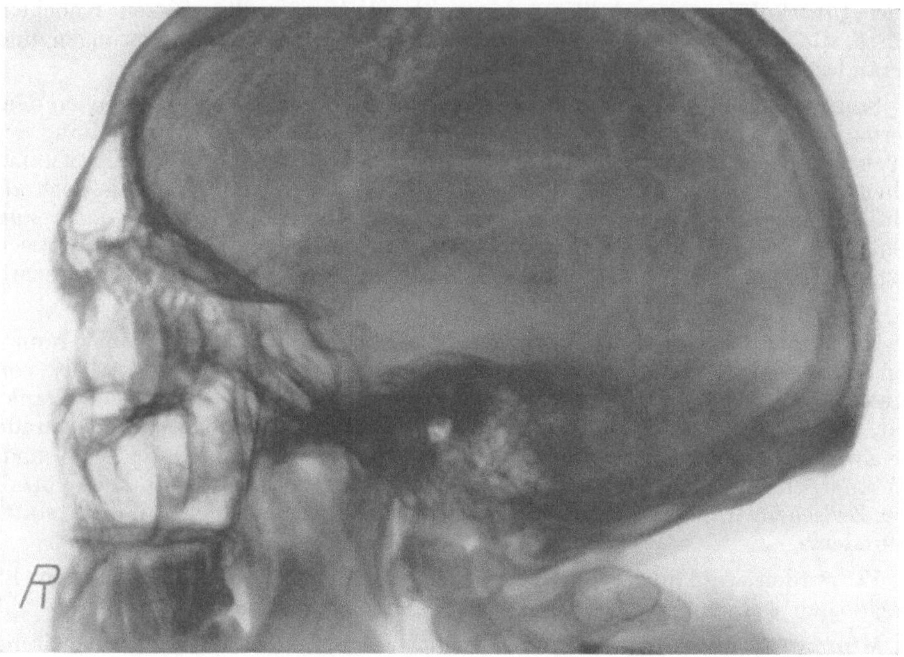

Abb. 33 (Erklärung im Text).

Abweichungen hervorbringen, wie aus der Beschreibung deutlich ist. Das Bild ist nur einigermaßen begreiflich, wenn man mit der Entwicklungsmechanik der Wirbelkörper sich vertraut macht. Es würde zu weit führen, hier näher darauf einzugehen.

Die Bedeutung der Spina bifida occulta, die meist nur röntgenographisch mit Sicherheit festgestellt werden kann und in allerhand Modifikationen von leichter Spaltbildung bis zum fast völligen Fehlen der Bogen vorkommt, ist wohlbekannt.

Die Spina bifida anterior (HANSON) ist ein seltener Befund und gibt noch seltener zu besonderen Erscheinungen Anlaß.

Die meisten kongenitalen Anomalien findet man im unteren Abschnitt der Wirbelsäule. Hier kennen wir neben der genannten Spina bifida die mehr oder weniger ausgesprochene Sacralisation des unteren Lendenwirbels, die ein- oder doppelseitig sein kann, oder auch eine Lumbalisation eines Sacralwirbels, wodurch es zu einem überzähligen Lendenwirbel kommt. Auch am oberen Ende der Wirbelsäule findet man derartige Abweichungen.

Nach meiner eigenen Erfahrung sind diese klinisch ebenso wichtig wie die am unteren Ende der Wirbelsäule. Auch sie prädisponieren zu Schmerzen in der betreffenden Gegend. Mehrere Fälle von sonst unerklärbaren und heftigen Nackenschmerzen finden ihre Erklärung in einer ganzen oder teilweisen Assimilation des Atlas (Occipitalisation), wie Abb. 33 zeigt.

III. Peripheres Nervensystem.

A. Knochenveränderungen als Folge von Erkrankungen der Nerven.

Tumoren. Knochenveränderungen als Folge von Erkrankungen der Nerven gehören zu den Seltenheiten. Sie sind destruktiver oder trophischer Natur. Die destruktiven Veränderungen finden wir bei den Tumoren des Nervensystems. Ein schönes Beispiel hierfür sind die schon früher beschriebenen Arrosionen des Felsenbeins durch Acusticustumoren. Tumoren des N. opticus können eine typische Vergrößerung des Foramen opticum verursachen, wie VAN DER HOEVEN beschrieben hat.

Neurinome der Rückenmarkswurzeln, die zu Sanduhrgeschwülsten Anlaß geben, können eine Vergrößerung eines Foramen intervertebrale verursachen. Trophische Störungen finden wir bei den verschiedenen Neuritiden, bei Poliomyelitis und vor allem bei Lepra. Bei den Neuritiden, bei Poliomyelitis und eventuell auch bei Dystrophia musculorum findet man eine Knochenatrophie, welche sich im Röntgenbild zeigt als eine Aufhellung des Knochenschattens und fragiler und undeutlicher werdender Strukturzeichnung. Auch die Compacta der Knochen wird sehr dünn.

Die Knochenveränderungen bei der **Lepra nervosum** sind zuerst 1897 von ARNING röntgenographisch gezeigt worden. PASCHA gibt eine schöne Kasuistik mit guten Abbildungen. Hier sind nur rein resorptive Vorgänge im Spiel und ein so gut wie vollständiges Fehlen jeder produktiven Bildung und jeder reaktiven Entzündung oder Sklerose des Knochengewebes. Es ist ein durchaus passives Schwinden von Knochensubstanz. Die leprösen Spontanfrakturen zeigen niemals die geringsten Spuren von Callusbildung. Sekundäre Infektion kann Periostitis verursachen.

Bei der von ROMBERG 1846 zuerst beschriebenen Hemiatrophia facialis progressiva finden wir im Röntgenbild im knöchernen Teil des Schädels eine deutliche Atrophie des ganzen Gesichtsschädels (Mandibula, Os zygomaticum, Os maxillare, Os frontale und parietale). Solange wir uns bei der Ätiologie der Hemiatrophia facialis mit rein spekulativen Betrachtungen begnügen müssen, werden wir auf einen Versuch zur Erklärung dieser Knochenveränderungen verzichten. Man kann nur sagen, daß es sich hier wahrscheinlich um sympathisch-trophoneurotische Erscheinungen handeln wird [1].

B. Nervenläsionen als Folge von Knochenveränderungen.

Diese Nervenläsionen treten vielfach auf als Folge von Frakturen, nicht nur direkt in Anschluß an den Fraktur, öfters erst Jahre später.

Zwischen der Entstehung einer Fraktur des Condylus lateralis humeri und dem Auftreten einer Ulnarislähmung können nach BRENKER und KUTTNER 5—44 Jahre vergehen.

[1] Eine ausführliche Besprechung findet man bei ARCHAMBAULT und TROMM in Arch. of Neur., 27. März 1932, 529.

Auch Radialislähmungen können längere Zeit nach Entstehen einer Fraktur des Oberarms auftreten. Um in diesen Fällen röntgenographisch die Verhältnisse klar zu übersehen, sind stereoskopische Aufnahmen unentbehrlich.

Felsenbeinfrakturen können vorübergehende, aber auch bleibende Facialislähmungen zur Folge haben. Luxationen der Schulter gefährden öfters den ganzen Plexus brachialis. Auch Luxationen des Ellbogens sind gefürchtet wegen ihrer Nervenläsionen.

Tumoren der Knochen, z. B. die Myelome, können Neuritiden der peripheren Nerven verursachen, sei es toxisch, sei es durch direkte Schädigung der Nerven.

Die Erklärung einer schon 30 Jahre lang bestehenden Facialisparalyse fanden wir in einem großen Cholesteatom, das die ganze mediale Partie des Felsenbeins, auch die Cochlea, destruiert hatte. Die Läsionen der basalen Hirnnerven, vor allem des VIII., wie sie bei der PAGETschen Krankheit beschrieben sind, werden öfters einer Verengerung der verschiedenen Foramina zugeschrieben. Mag das auch möglich sein, so muß man doch in diesen Fällen auch mit strukturellen Knochenveränderungen der Labyrinthkapsel usw. rechnen, Veränderungen, die nur röntgenographisch gezeigt werden können. Man ist erstaunt, wenn man sieht, wie in ausgesprochenen Fällen die ganze Struktur des Labyrinthes fast verschwunden sein kann. Einmal habe ich eine durch Sektion bestätigte aufsteigende Neuritis von einem osteomyelitischen Herd am Fuß ausgehen sehen.

Die durch Halsrippen verursachten Störungen des Plexus brachialis finden wir am meisten bei den kleineren oder mittelgroßen, unvollständig ausgewachsenen Rippen. Die vollkommen entwickelte Halsrippe ist öfters ein zufälliger Nebenbefund, wenn auch nicht immer. Es ist überflüssig zu sagen, daß röntgenographische Orientierung hierbei eine Notwendigkeit ist.

Literatur.

ABADIE: Nouv. iconogr. Salpêtrière **13**, 116, 260, 425, 502 (1900). — ALGYOGYNI: Ges. Ärzte Wien, 26. Jan. 1908. — ARENDT: Röntgenprax. **2**, 1080 (1930). — AUERBACH: Klin. Wschr. **1929 I**, 937.

BARLEY, P. and P. C. BUCY: J. amer. med. Assoc. **92**, 1748 (1929). — BENEDIKT: Wien. klin. Wschr. **1901 I**. — BENHAMOAU et GOINARD: Revue neur. **36 II**, 657 (1929). — BERIEL, L. et A. MESTRALLET: Les compressions medullaires, p. 76. 1929. — BERTOTOLLI: Arch. ital. Chir. **1925**. — BILLINGTON, R. M.: J. amer. med. Assoc. **83**, 683 (1924). — BLENCKE: Z. orthop. Chir. **12** (1904). — BODECHTEL, G. u. H. M. GUIZETTI: Z. Neur. **143**, 470 (1933). — BOENING, H.: J. Psychol. u. Neur. **40**, 190 (1930). — BRECHET, G.: Anatomisch physiologische Untersuchungen über einige neuentdeckte Teile des Venensystems, 1826. — BRENKER: Arch. orthop. Chir. **28**, 182 (1930). — BURCHARDT: Dtsch. Z. Chir. **72**, 513 (1904). — BUSCH: Berl. otol. Ges., 17. Juni 1910. —

CAMP, J. D.: The normal and pathologic anatomy of the sella turcica as revealed by Roentgenograms. Amer. J. Roentgenol. **12**, 143 (1924). — CAPPEL, D. T.: J. of Path. **31**, 797, 814 (1928). — CARMAN and DAVIS: Radiology **3**, 185 (3. Sept. 1924). Ref. Fortschr. Röntgenstr. **33**, H. 1, 136. — CASSIRER, R. u. F. H. LEWY: Zur Differentialdiagnose der hypophysären Geschwülste. Mschr. Psychiatr. **54**, 272. — CHARCOT: Arch. de Physiol. **1** (1868). — CHIARI, H.: Zbl. Path. **42**, 481 (1928). — CLAESSEN: Acta Radiol. (Stockh.), **6** Suppl. (1928). — CLIFT, M. WILLIAM: Roentgen Ray studies of the feeble minded. Amer. J. Roentgenol. **12**, 23 (1924). — COHN, H.: Über Tumoren der Felsenbeinpyramide. Nervenarzt **3**, 77—83 (1930). — COLEY: Ann. Surg. **93**, 77 (1931). — CROUZON et LIÈGE: Bull. Soc. méd. Hôp. Paris **44**, 917 (1928). — CUSHING, H.: Cranial hyperostosis produced by meningial endotheliomes. Arch. of Neur. **8**, 169 (1922, Aug.). — Brain **45**, 282 (1922).

DARIANN et E. HARTMANN: Bull. Soc. Radiol. méd. France **17**, 227 (1929). — DAVID and STUHL: J. Radiol. et Électrol. **17**, Nr 4, 193 (1933). — DEHN, O. v.: Zur Kasuistik des hypophysären Zwergwuchses. Fortschr. Röntgenstr. **29**, 604 (1922). — DENK: Wien. med. Wschr. **1929 I**, 513. — DESTOT: Soc. méd. Hôp. Lyon, 17. Mai 1900. — DÉVÉ: Ann. d'Anat. path. **5**, 841 (1928). — DIEZ, J. u. J. MICHON: Ref. Neur. Zbl. **57**, 804. — DITTRICH, R. L.: Amer. J. Surg. **1929**, 840. — DONATH: Wien. klin. Rdsch. **1902**, Nr 43.

ELSBERG, CH. A. K. and CONSTABLE: Arch. of Neur. **23**, Nr 1, 93. (1930, Jan.). — ELSBERG, CHAS and SCHWARZ: Increased cranial vascularity in its relation to intracranial disease. Arch. of Neur. **11**, 292—306 (1924, März). — ERDÉLYI: (1) Ref. Zbl. Neur. **54**, 226. (2) Fortschr. Röntgenstr. **41**, 1, 8 (1929).

FENYES: Ref. Zbl. Neur. **57**, 852.

GARVEY, J. L. and R. L. GLASS: Radiology **8**, 33 (1927). — GEGELIN, H. R. and W. PENFIELD: Cerebral calcification epilepsy. Arch. of Neur. **21**, Nr 5, 1020 (1929). — GENISSEL, DE and GOINARD: J. Belge Radiol. **19**, 278 (1930). — GERLACH: Zbl. Path. **47**, 113 (1929). — GESCHIKTER and CAPELAND: Arch. Surg. **16**, Nr 4, 807 (1928). — GILBERT: Nouv. iconogr. Salpêtrière **13**, 145 (1900). — GOALWIN: Fortschr. Röntgenstr. **32**, 3—4. — GRAETZER: Dtsch. med. Wschr. **1903 II**, 992. — GRASSHEIM: Z. Neur. **72**, 119. — GUILLAIN, G., J. DECOURT et J. BERTRAND: Ann. Méd. **23**, 521 (1928). — GULEKE: Arch. f. Psychiatr. **65**, 167 (1922). — GULEKE, N.: Arch. klin. Chir. **161**, 710 (1930). — GURDJEAN, E. S.: Amer. J. Roentgenol. **25**, 65 (1931). — GUTTMANN, E. u. H. SPATZ: Die Meningiome des vorderen Chiasmawinkels, eine gut charakterisierte Gruppe von Meningiome. Nervenarzt **2**, 581.

HAAS, L.: Erfahrungen auf dem Gebiete der radiologischen Selladiagnostik. Fortschr. Röntgenstr. **33**, H. 3, 419—469. — HÄRTEL, FR.: Röntgenographische Darstellung des Foramen ovale des Schädels. Fortschr. Röntgenstr. **27**, 493. — HANSON: Röntgenprax. **1**, 233 (1929). — HARNIER, P. et R. WORMS: Paris méd. **1930 I**, 384. — HEILBRONNER, K.: Ein typischer Hirntumor mit positivem Röntgenbefund. Arch. f. Psychiatr. **1914**. — HEILIGTAG: Mschr. Unfallheilk. **34**, 162, 170 (1927). — HENSCHEN, F.: Die Acusticustumoren, eine neue Gruppe radiographisch darstellbarer Hirntumoren. Fortschr. Röntgenstr. **18**, 207 (1911/12). — HERMANN, E.: Ref. Zbl. Neur. **54**, 455. — HERSCHSTEEG u. GRUNMACH: Über doppelseitige Sehnervenleiden bei Turmschädel. Fortschr. Röntgenstr. **14**, 141 (1909). — HERTZ, E. J.: La Radiographie de la base du crâne. J. Radiol. et Électrol. **6**, No 6 (1922, Juni). — HEYMANN, E.: Hirntumor und Röntgenbild. Bruns' Beitr. **146**, 401 (1929). — HOEVEN, J. VAN DER: Röntgenographie des Foramen opticum bei Geschwülsten und Erkrankungen der Sehnerven. Graefes Arch. **115**, H. 2, 355 (1925).

INASAHURA, NAITO: Die Hyperostosen des Schädels, 1924. — ISELIN, H.: (1) Schweiz. med. Wschr. **1928 I**, 645. (2) Dtsch. Z. Chir. **227**, 414 (1930). (3) Dtsch. Z. Chir. **227**, 419 (1930).

JACOBY, P.: Acta radiol. (Stockh.) **11**, 224 (1930).

KAWAGUCHI, K.: Mitt. med. Ges. Tokyo **44**, 996 (1930). Ref. Zbl. Neur. **58**, 220. — KIENBÖCK, R.: Neur. Zbl. **1901**, Nr 2. — KLIPPEL u. FEIL: Nouv. iconogr. Salpêtrière **25**, No 3. — KRABBE, H. u. O. WISSING: Acta radiol. (Stockh.) **10**, 523—532 (1929). — KROENING, G.: Z. klin. Med. **7** (1884). — KÜHNE u. H. PLAGERMANN: Fortschr. Röntgenstr. **12**, 308 (1908). — KÜMMELL, H.: Arch. orthop. Chir. **26**, 471 (1928).

LAFORA, G. R.: Ref. Z. Neur. **56**, 634 (1928). — LANGE, S.: Die Röntgenuntersuchung des Proc. mast. Fortschr. Röntgenstr. **15**, 208 (1910). — LÉRI, A.: Prat. neur. **1911**, 1163. — LEVISON, TH. u. P. FLEMMING MOLLER: Ugeskr. Laeg. (dän.) **86**, 67 (1924). Ref. J. Psychol. u. Neur. **36**, 459. — LEWALD, L. F.: Amer. J. Roentgenol. **12**, 536 (1924). — LIST, C. F.: Über eine seltene Form von cerebraler Kinderlähmung usw. Z. Neur. **132**, 1 (1931). — LYON, E.: Fortschr. Röntgenstr. **40**, 635 (1929). — LYSHOLM, E.: Contribution to the technics a. s. o. Acta radiol. (Stockh.) **9**, Nr 47, 54.

MAKRYCOSTOS, H.: Arch. klin. Chir. **155**, 663 (1929). — MASSON, C. B.: Bull. Neur. Inst. New York **1**, Nr 2, 314 (1931, Juni). — MAYER: (1) Fortschr. Röntgenstr. **35**, H. 2, 187 (1926). (2) Fortschr. Röntgenstr. **35**, H. 2, 189. (3) Röntgenprax. **1**, H. 1 (1929, März). (4) Röntgenprax. **1**, 18 (1929). — MAYER, E. G.: Fortschr. Röntgenstr. **33**, 52 (1925). (2) Zur Röntgenuntersuchung der Schädelbasis bei basalen Tumoren. Fortschr. Röntgenstr. **35**, H. 2, 188 (1926). (3) Acta radiol. **5**, Nr 24, 135 (1926). (4) Acta radiol. (Stockh.) **5**, 24 Nr 135 (1926) — MOREAU: J. Chir. et Ann. Soc. belge Chir. **1927**, No 9, 185.

PALUGYAY, J.: Röntgenprax. **1**, 447 (1929). — PASCHA, DEYKE: Fortschr. Röntgenstr. **9** (1905). — PETIT: Nach J. ABADIE: Nouv. iconogr. Salpêtrière **13**, 116 (1910). — PFEIFFER: W.: Arch. f. Laryng. **30**, H. 1 (1916). — PINES, J. L.: Dtsch. Z. Nervenheilk. **82**, H. 3/4, 177 (1924). — PREUSS, E.: Geheilte Bogengangsdefekte. Z. Hals- usw. Heilk. **4**, 352 (1923). — PUTSCHAR, W.: Kreislaufforsch. **21**, 495 (1929).

QUETSCH, F. O.: Die Verletzungen der Wirbelsäule durch Unfall, 1914.

RAEDER: Arch. of Neur. **21**, Nr 5, 1079. — REDLICH, E.: Zur Symptomatologie der Hypophysentumoren. Jb. Psychiatr. **45**, 276 (1927). — ROMA, M., A. AMYOT et ANDRÉ THOMAS: Revue neur. **1933 I**, No 3, 368.

SCHMORL, G.: (1) Z. orthop. Chir. **48**, Beih., 3 (1927). (2) Fortschr. Röntgenstr. **43**, Erg.-Bd., 117 (1932). — SCHNITZLER, D. J. G.: Nederl. Tijdschr. Geneesk. **1912 II**, 1968. — SCHOLZ, TH.: Münch. med. Wschr. **1924 II**, 1052. — SCHROEDER, A. H.: An. Fac. Med.

Montevideo **20** (1935). — SCHÜLLER: (1) LEWANDOWSKYS Handbuch, Bd. 1, Teil II, S. 1234. (2) Röntgendiagnostik der Erkrankungen des Kopfes, S. 118. 1912. (3) Wien. med. Wschr. **1921 I**. — SCHÜLLER, A.: (1) Amer. J. Roentgenol. **16**, Nr 4, 336 (1926). (2) Dysostosis Hypophysaria. Brit. J. Radiol. **1926**. — SCHÜLLER, A.: Die röntgenographische Darstellung der diploetischen Venenkanäle des Schädels. Fortschr. Röntgenstr. **12**, 232 (1908). — SGALITZER, M.: Fortschr. Röntgenstr. **40**, 761 (1929). — SIMMONDS: Über Hypophysenschwund mit tödlichem Ausgang. Dtsch. med. Wschr. **1924 I**, 322. — SOSMAN, U. C. and F. J. PUTNAM: Roentgenological aspect of brain tumors (meningiomas). Amer. J. Roentgenol. **13**, 1—12 (1925). — STEKOLNIKOW, A. S. u. G. M. FREIDOWITSCH: Mschr. Psychiatr. **72**, 61 (1929). — STENVERS, H. W.: (1) The clinical significance of radiography of the orbital region. Arch. of Radiol. **1916**. (2) De Röntgenologie van het rotsbeen. Nederl. Tijdschr. Geneesk. **1917**. (3) Fortschr. Röntgenstr. **35**, H. 3, 461 (1926). (4) Röntgenologie des Felsenbeins und des bitemporalen Schädelbildes, S. 1. Berlin: Julius Springer 1928. (5) Acta radiol. (Stockh.) **10**, 5 (1929). (6) Dtsch. Z. Nervenheilk. **117—119**, 331 (1931). — STERNBERG: Nervenarzt **1931**, 335.

TESCHENDORF, W.: Über Stereo-Projektionen des Schädels. Fortschr. Röntgenstr. **41**, 1, 17. — THIENPONT, R.: Bull. Soc. belge Otol. etc. **1933**. — TROILL: Acta radiol. (Stockh.) **2**, 509 (1923).

VERBEEK: Nederl. Tijdschr. Geneesk. **1931 I**, 392.

WOERDEN, v.: Dtsch. Z. Chir. **206**, 394 (1927). — WOLFF, GERARD: Fortschr. Röntgenstr. **28**, 396 (1921).

ZIEDSES DES PLANTES, B. G.: Eine neue Methode zur Differenzierung in der Röntgenographie (Planigraphie). Acta radiol. (Stockh.) **13**, 182.

Röntgendiagnostik des Gehirns und Rückenmarks durch Kontrastverfahren.

Von L. Guttmann-Breslau.

Mit 284 Abbildungen.

Einleitung. Geschichtliches.

Krankheitsprozesse des Schädelinnern lassen sich röntgenologisch auf mehrfache Weise zur Darstellung bringen. Die älteste, einfachste und *schonendste* Methode ist der direkte und unmittelbare Nachweis pathologischer Veränderungen des Schädelinnern, insbesondere des Gehirns und seiner Hüllen durch die gewöhnliche Röntgenaufnahme des Schädels. Die Voraussetzung für diesen Nachweis ist allerdings, daß der betreffende pathologische Prozeß sich durch eine andere schattengebende Dichte auszeichnet wie die Weichteile des Kopfes und vor allem wie der Schädelknochen selbst. Das ist in der Tat bei verschiedenen Erkrankungen des Zentralnervensystems der Fall. So lassen sich z. B. zumeist infolge eines Traumas spontan entstandene, intrakranielle Luftansammlungen ohne weiteres im gewöhnlichen Röntgenbild darstellen. Auf dieses Krankheitsbild der sog. Pneumocephalia intracranialis spontanea wird in diesem Abschnitt anhangsweise noch ausführlich eingegangen werden. Weitaus die Mehrzahl der auf der Leeraufnahme des Röntgenbildes des Schädels direkt darstellbaren Krankheitsprozesse sind aber diejenigen, die zu Verkalkungen geführt haben. Schon beim Gesunden finden sich zuweilen Verkalkungen in der Falx, in den Plexus chorioidei und solche der Pacchionischen Granulationen. Hinlänglich bekannt ist ferner die Verkalkung der Epiphyse, die nach Sossmann, Naffziger, Steffen in 50—70% bei normalen Erwachsenen gefunden wird. Kruse konnte diesen Befund bereits bei einem 10jährigen Jungen erheben. Besonderes Interesse erheischen aber diejenigen Verkalkungsherde des Gehirns, deren Sitz den klinischen Ausfalls- oder Reizerscheinungen des betreffenden Falls parallel geht. Es kann sich bei solchen Verkalkungen z. B. um Hirnnarben traumatischen Ursprungs, Tuberkulome oder Cysticerken handeln. Auch Verkalkungen von Hirngefäßen lassen sich röntgenologisch nachweisen, was besonders für den Nachweis von Aneurysmen und Angiomen von Wert sein kann. Von größter Bedeutung ist der direkte röntgenologische Nachweis von Hirntumoren durch das gewöhnliche Röntgenbild, sei es, daß sie sich durch Verkalkungen oder durch eine andere schattengebende Dichte von dem sie umgebenden Hirngewebe abheben. Hierbei bedeutet der Ausbau der stereoskopischen Aufnahmetechnik und Betrachtungsweise bei derartigen Prozessen eine wertvolle Verfeinerung dieser physikalischen Hirndiagnostik. Der direkte Nachweis gerade einer Hirngeschwulst durch das gewöhnliche Röntgenbild, und zwar nicht nur hinsichtlich ihrer Lokalisation, sondern auf Grund der Erfahrungen der letzten Jahre mitunter sogar hinsichtlich ihrer Art, ist deshalb von so großer Bedeutung, weil dieses Verfahren für den Tumorkranken am schonendsten ist. Das muß immer wieder gegenüber allen bisherigen Kontrastverfahren der Hirndiagnostik hervorgehoben werden.

Abgesehen von dem direkten Nachweis eines Hirntumors auf der Leeraufnahme des Röntgenbildes gibt es aber noch zahlreiche indirekte röntgenologische Symptome, die durch Alteration besonders der knöchernen Umgebung des Tumors zustande kommen und seine Lokaldiagnose ermöglichen. So kann ein Hemisphärentumor eine im Röntgenbild sichtbare Verdichtung oder Rarifikation der ihm benachbarten Knochenpartie, ferner eine Vorwölbung des Knochens in der Richtung seines Wachstums zur Folge haben, ja er kann ihn schließlich arrodieren und durchwachsen. Es sei ferner auf die Erweiterung der Diploevenen im Druckbereich eines Hirntumors hingewiesen. Ferner sei die Erweiterung eines Porus acusticus internus bzw. die Veränderung des Felsenbeins bei Kleinhirn-Brückenwinkeltumoren (STENVERS) sowie die Erweiterung des Foramen opticum beim Opticusgliom erwähnt. Auch die Verlagerung der normalerweise in der Medianlinie sowie 4,5—5 cm hinter der Frontalebene des Ohrpunktes gelegenen verkalkten Epiphyse kann für die Röntgendiagnose eines Hirntumors herangezogen werden.

Es gibt demnach eine Reihe von Faktoren, die eine mehr oder minder exakte Diagnose verschiedener Krankheitsprozesse des Gehirns schon aus dem gewöhnlichen Röntgenbild, insbesondere bei stereoskopischer Betrachtungsweise zulassen. Immerhin muß aber die Zahl der durch das gewöhnliche Röntgenbild des Schädels diagnostizierbaren Krankheitsprozesse im Verhältnis zu deren Gesamtzahl doch als recht gering bezeichnet werden. Für die Hirntumoren nahmen ADSON, OTT und CRAWFORD auf Grund des Hirntumormaterials der MAYO-*Klinik* bei 532 Fällen eine röntgenologische Nachweisbarkeit auf der Leeraufnahme in 8% an, DANDY schätzt diese bei seinem Material sogar auf 15 bis 20%. Mögen die statistischen Ergebnisse anderer Autoren vielleicht auch etwas höher liegen, an der Tatsache, daß die weitaus größere Mehrzahl intrakranieller Erkrankungen durch das gewöhnliche Röntgenbild des Schädels selbst bei stereoskopischer Betrachtung nicht diagnostizierbar sind, besteht kein Zweifel. Ja, gelegentlich kann z. B. bei einem Hirntumor eine auf der Leeraufnahme des Schädels sichtbare Verkalkung insoweit irreführend sein, als sie der Ausdruck eines kleinen harmlosen Psammoms der Dura ist, während der für die Hirndruckerscheinungen verantwortliche raumbeengende Prozeß an einer ganz anderen Stelle sitzt (eigene Beobachtung).

Eine neue und geradezu umwälzende Epoche für die Röntgendiagnostik nicht nur raumbeengender Prozesse des Gehirns, sondern der verschiedensten organischen Hirnerkrankungen überhaupt wurde eingeleitet durch den genialen Versuch des amerikanischen Neurochirurgen DANDY im Jahre 1918, die Ventrikel des Gehirns durch Zuführung von Luft röntgenologisch zur Darstellung zu bringen, um aus ihrer Formveränderung diagnostische Schlüsse auf pathologische Prozesse des Gehirns zu ziehen. Diese große Entdeckung hat den Anstoß gegeben zur Entwicklung eines neuen mächtigen und wichtigen Zweiges der röntgenologischen Wissenschaft, nämlich der physikalischen Hirn- und Rückenmarksdiagnostik durch *Kontrastverfahren.*

Es soll im folgenden zunächst nur die Encephalographie, d.h. die Röntgendiagnostik des Gehirns, soweit sie durch die Kontrastfüllung des Liquorsystems mit *Luft* ermöglicht wird, eingehende Erörterung finden, weil sie das älteste, bis heute das wichtigste und am meisten angewandte Kontrastverfahren darstellt. Die Encephalographie ist 1918 von DANDY in Baltimore als diagnostische Methode in die Hirndiagnostik eingeführt worden. Nach DENK hat zwar beim Hund bereits 20 Jahre vorher SCHÜLLER Luft in die Ventrikel zum Zwecke der röntgenologischen Darstellbarkeit einzubringen versucht, jedoch wurden diese Versuche, da sie nicht befriedigten, wieder aufgegeben und nicht veröffentlicht. Auch sonst wurde vorher bereits verschiedentlich aus bestimmten

Gründen Luft in die liquorführenden Räume injiziert. So versuchte man 1908 an der Greifswalder chirurgischen Klinik unter PAYR mittels gasförmiger Stoffe zu narkotisieren und ließ Hunden unter mäßigem Druck Luft endolumbal injizieren (ESAU). SHARP wandte 1916/17 bei einer Epidemie von Meningokokkenmeningitis zur Lösung von Adhäsionen endolumbale Sauerstoffinjektionen an und lobt den therapeutischen Effekt dieser „artefiziellen Pneumorachis". In systematischer Weise hat DANDY auf Grund seiner experimentellen Untersuchungen über die Entstehung des Hydrocephalus versucht, die Ventrikel durch schattengebende Substanzen röntgenologisch zur Darstellung zu bringen. Während sich im Tierversuch Injektionen von Jodkalium, Kollargol, Bismutum subnitricum trotz geringer Konzentration wegen der sehr starken Reizerscheinungen als Kontrastmittel für die Injektion in die Hirnhöhlen als unzweckmäßig erwiesen, ergab die Injektion von Luft brauchbare Resultate. Im Jahre 1918 erschien DANDYs erste Veröffentlichung: „Ventriculography following the injections of air into the cerebral ventricles", in der er bereits über 20 Luftfüllungen bei Kindern von 6 Monaten bis 12 Jahren durch direkte Punktion des Vorderhorns eines Seitenventrikels berichtete, wobei Luftmengen von 40 bis 300 ccm injiziert worden waren. In dieser Arbeit betont DANDY bereits den Wert der „Pneumoventrikulographie" oder „Ventrikulographie" für die Frühdiagnose von Hirntumoren und Hydrocephalus. Schon im Oktober 1919 berichtete DANDY über die Darstellung der Liquorräume nach *lumbaler* Füllung und betonte, daß es auf diese Weise möglich sei, außer den Ventrikeln auch die Subarachnoidalräume und die Zisternen darzustellen. Jedoch hat DANDY die direkte Ventriculographie der lumbalen Methode wegen der größeren Gefährlichkeit der letzteren bei Hirntumoren vorgezogen und die lumbale Methode nur wenig angewandt. Erst seit ihrer Wiederentdeckung durch BINGEL Ende 1920, der dem Verfahren den Namen „Pneumencephalographie" gab, setzte sich die lumbale Methode allgemein durch. BINGEL kommt das Verdienst zu, den Wert der lumbalen Encephalographie als erster in Deutschland richtig erkannt und ihre allgemeine Anwendung und Verbreitung in Europa propagiert zu haben. Im September 1921 konnte er auf der Tagung der deutschen Nervenärzte bereits über ein Material von 100 encephalographierten Fällen berichten. Unabhängig von BINGEL und fast gleichzeitig mit ihm (Januar 1921) wandte der Norweger WIDEROE, angeregt durch DANDYs Untersuchungen, die intraspinale Luftinjektion zur Diagnostik obturierender Rückenmarkstumoren an. Seit dieser Zeit hat nun in fast allen Ländern der Welt eine intensive encephalographische Forschung und besonders in Amerika und Deutschland ein großes Schrifttum über diese Forschungsrichtung eingesetzt, so daß die Zahl der Arbeiten der Weltliteratur schon jetzt kaum mehr übersehbar ist. Ursprünglich als ein Hilfsmittel der Tumordiagnostik des Gehirns gedacht, hat sich die Encephalographie allmählich zu einer sehr wesentlichen diagnostischen Hilfsmethode für die Erkennung und Lokalisation der verschiedensten Hirnerkrankungen entwickelt. Sie vermag dem Kliniker bereits bei Lebzeiten des Kranken vielfach einen ungeahnten, klaren und tiefen Einblick in das pathologisch-anatomische Geschehen im Gehirn zu verschaffen. Durch sie ist auch die Erkenntnis wichtiger Probleme der Physiologie des Liquor cerebrospinalis gefördert worden, und schließlich hat sich der für die Encephalographie notwendige Luft-Liquoraustausch in mancher Beziehung sogar als therapeutischer Eingriff erwiesen. Mehrfach ist, abgesehen von DANDY selbst, versucht worden, bei der Sichtung eines großen Materials bestimmte Typen encephalographischer Befunde in zusammenfassenden Arbeiten herauszugreifen. Unter den deutschen Autoren seien die Arbeiten von ALBRECHT, BINGEL, ECKSTEIN, FLÜGEL, FÖRSTER, HEIDRICH, JÜNGLING, KRUSE und WARTENBERG hervorgehoben. Nicht gefehlt hat es an skeptischen und sogar ablehnenden Stimmen gegenüber dem Wert dieser Untersuchungsmethode für die Hirndiagnostik. Diese Skepsis und Ablehnung wurde, sofern sie nicht aus rein theoretischen Erwägungen vom „grünen Tisch" entsprang, vielfach durch die Überwertung der Methode und ihre indikationslose und kritiklose Anwendung in der ersten Zeit nach ihrer Einführung durch einzelne Autoren verursacht. Seitdem aber im Laufe der Jahre durch die wachsenden Erfahrungen die Grenzen der Anwendung der Encephalographie zweifellos enger gezogen worden sind, insbesondere die Indikationen der verschiedenen Füllungswege des Liquorsystems schärfer abgegrenzt werden konnten und die Gegenindikationen mehr und mehr bedacht werden, hat sich die Zahl der Gegner immer mehr verringert. Wer indessen heute glaubt, daß die encephalographischen Probleme bereits erschöpft sind, ist durchaus irriger Ansicht. Noch sind zahlreiche Einzelfragen zu klären, noch gilt es, wichtige Befunde bei verschiedenen Erkrankungen zu erheben, noch ist vor allem das ideale Kontrastmittel für die Darstellung des Liquorsystems nicht entdeckt, das, in geringer Menge in den Liquorraum eingeführt, sich in diesem gleichmäßig verteilt und alle Teile des Liquorsystems gleich gut zur Darstellung bringen läßt, und das andererseits aber so indifferent ist, daß es von den Meningen und dem Nervenparenchym ohne jede Reizerscheinungen vertragen wird.

A. Encephalographie durch Darstellung des Liquorsystems mit gasförmigen Kontrastmitteln.

I. Allgemeiner Teil.

1. Die Technik der Luftfüllung des Liquorsystems.

Der Liquor-Luftaustausch kann auf verschiedenen Wegen erfolgen: a) durch Lumbalpunktion; b) durch Suboccipitalpunktion; c) durch Punktion intrakranieller Räume oberhalb der Oblongata: α) Ventrikelpunktion (Ventrikulographie), β) Punktion cerebraler Subarachnoidalräume, γ) direkte Punktion intracerebraler, extraventrikulärer Hohlräume (Cystographie). d) Durch Kombination verschiedener Wege: α) Lumbal- und Suboccipitalpunktion, β) Lumbal- und Ventrikelpunktion.

a) Luftfüllung durch Lumbalpunktion.

Der bei allen nicht raumbeengenden Prozessen des Gehirns a priori gegebene Weg der Luftfüllung für die Encephalographie ist derjenige durch Lumbalpunktion. Da die Encephalographie heute nicht allein eine Methode der Hirn*tumor*diagnostik ist, sondern zur Klärung der verschiedenartigsten Krankheitsprozesse des Gehirns herangezogen wird, ist die Encephalographie durch Lumbalpunktion heute wohl der am meisten eingeschlagene Weg.

Die Encephalographie wird bei dem völlig nüchternen Patienten ausgeführt. Ich nehme sie möglichst im Röntgenzimmer selbst vor, um dem Kranken einen unnötigen Transport nach dem Eingriff zu ersparen. Die Lumbalpunktion, deren Technik im einzelnen in dem von mir im Handbuch bearbeiteten Abschnitt: „Liquormechanik" erörtert worden ist, wird im allgemeinen ohne lokale oder allgemeine Betäubung ausgeführt. Insbesondere halte ich die von verschiedenen Autoren empfohlene vorherige Anästhesie der Haut und Muskulatur in der Umgebung der Einstichstelle mit 5—10 ccm einer $^1/_2$% igen Novocain-Suprareninlösung für durchaus entbehrlich. In den allermeisten Fällen gelingt es, sofern der Operateur über eine sichere und gute Punktionstechnik verfügt, durch psychische Beeinflussung den Kranken zu einer ruhigen Haltung bei der Punktion zu veranlassen. Ebenso halte ich auch die vorherige Injektion stärkerer Narkotica, wie Morphium, Scopolamin usw., zur Linderung der bei der Luftinjektion auftretenden Beschwerden im allgemeinen nicht für notwendig und sogar auch nicht für ratsam. Da ein größerer Luft-Liquoraustausch selbst narkotisch wirkt, worauf später noch einzugehen sein wird, besteht durch die vorherige Injektion stärkerer Narkotica die Möglichkeit einer Gefährdung des Atemzentrums. Epileptikern und ängstlichen Kranken gebe ich 1 Stunde vor dem Eingriff allerdings gern 0,1—0,2 Luminal. Bei Kindern wird sich sogar eine Narkose oft nicht umgehen lassen. Im allgemeinen kommt man aber auch hier mit einem leichten Chloräthylrausch zu Beginn des Eingriffs aus.

Nach erfolgter Lumbalpunktion wird zunächst der Liquordruck im Liegen gemessen, wobei vor Ablesen des Druckes einige Zeit gewartet werden muß, bis der Liquorspiegel konstant auf einem Niveau stehen bleibt. Nach Beendigung der Liquordruckmessung wird der Patient wieder aufgesetzt oder in eine stark erhöhte Schräglage gebracht, und der eigentliche Luft-Liquoraustausch geht vor sich. Der Patient wird hierbei von einer oder von zwei Hilfspersonen gehalten, die gleichzeitig Puls und Atmung genau beobachten. Der Kopf des Patienten ist leicht nach vorn gebeugt. Die Verwendung einer besonderen Sitzgelegenheit, wie sie von TRÖMNER u. a. konstruiert worden ist, halte ich für überflüssig, wie ich überhaupt *für möglichste Vereinfachung des ganzen Verfahrens* eintrete. Daher benutze ich auch zum Luft-Liquoraustausch keine der zahlreich angegebenen Apparaturen, sondern bediene mich, wie das an der FOERSTERschen Klinik immer üblich war, hierzu der gewöhnlichen 10 ccm-Rekordspritze. Auch andere Autoren DANDY, DENK, HERRMANN, KOSCHEWNIKOW, SCHUSTER, WEIGELDT u. a. bedienen sich dieses einfachen Verfahrens. Ich gehe technisch so vor, daß nach erfolgter Lumbalpunktion zunächst 20 ccm Liquor im Sitzen in nicht zu rascher Tropfenfolge abgelassen werden, was leicht gelingt, wenn man den Mandrin der Nadel nicht ganz aus derselben herauszieht oder bei Verwendung eines Mehrwegehahns durch entsprechende Regulierung desselben. Sodann werden langsam und gleichmäßig 10 ccm Luft mit der gewöhnlichen Rekordspritze injiziert. Hiernach erfolgt der Luft-Liquoraustausch so, daß immer etwas weniger Luft injiziert wird, als Liquor entnommen worden ist, so daß gegen Ende der Untersuchung 30—40 ccm Liquor mehr entfernt worden, als Luft zugeführt worden ist. Diese Maßnahme hat den Zweck, die infolge der erheblichen Ausdehnung der Luft im Liquorsystem eintretenden Druck- und Reizerscheinungen zu verringern. Es ist streng darauf zu achten, daß der Luft-Liquoraustausch gleichmäßig und nicht zu rasch erfolgt, da sonst größere Druckschwankungen entstehen, die Beschwerden dadurch wesentlich verstärkt werden können und Kollapse eintreten können. Das früher von DANDY u. a. geübte Verfahren, den Liquor in fraktionierten Portionen mit der Rekordspritze zu extrahieren, anstatt spontan ablaufen zu lassen, hat sich wegen der damit verbundenen stärkeren Beschwerden und Druckschwankungen als nicht zweckmäßig erwiesen. Die Frage der Größe des Luft-Liquoraustausches sowie die Maßnahmen gegen die während und nach der Encephalographie auftretenden Folgeerscheinungen sollen in besonderen Abschnitten später noch erörtert werden. Hier sei nur so viel bemerkt, daß ich bei allen nicht raumbeengenden Prozessen des Gehirns bei jüngeren Menschen bis zum 40—45. Lebensjahr im allgemeinen für einen möglichst ausgiebigen Luft-Liquoraustausch eintrete, da nur hierdurch die klare Darstellung aller Einzelheiten im Liquorsystem, sei es in den Ventrikeln, sei es in den Subarachnoidalräumen, gewährleistet wird.

Während der Luftinjektion kann es nicht selten zu einem plötzlichen Versiegen des Liquorabflusses kommen. Die Ursache hierfür kann

1. eine Verlegung der Kanülenöffnung durch Gewebsteile, z. B. eine Caudawurzel, sein. Durch Drehen oder Vor- oder Zurückschieben der Kanüle oder durch eine Luftinjektion von 2—3 ccm gelingt es in den meisten Fällen, dieses Hindernis zu beseitigen.

2. kann aber das Abflußhindernis höher liegen. Es kann durch Unruhe und brüske Bewegungen des Kopfes zu einer passageren Verlegung an irgendeiner Stelle des Ventrikelsystems kommen. Aber auch diese Verlegung kann sich nach einiger Zeit von selbst beheben, oder durch vorsichtige Bewegungen des Kopfes, eventuell durch eine weitere Luftinjektion kann ein Weiterfließen des Liquors wieder in Gang kommen. Mitunter genügt auch die Jugulariskompression.

3. kann die Ursache des Sistierens des Liquorflusses daran liegen, daß ein großer Teil des Liquors bereits entleert ist und sich der vorhandene Liquor nur noch im vorderen Teil des Liquorsystems befindet, jedoch nicht abfließen kann, weil der Patient den Kopf zu stark nach vorn flektiert. In diesem Fall gelingt es, ein weiteres Abfließen des Liquors dadurch zu bewerkstelligen, daß der Kopf des Kranken vorsichtig und langsam nach hinten geneigt wird. Ich möchte damit jedoch nicht der Methode des „Liquorpumpens", wie sie von HALLER zuerst beschrieben und von STRECKER für die Encephalographie empfohlen worden ist, prinzipiell das Wort reden, weil diese Methode den Patienten viel zu starke Beschwerden bereitet. Außerdem erhält man keine genaue Kontrolle über die eingestrichene Luftmenge. Diese ist gegenüber der ausgeflossenen Liquormenge meist zu gering. Dadurch werden zu große Druckschwankungen im Gehirn erzeugt, abgesehen davon ist aber die Luftfüllung des Liquorsystems nur ungenügend. Das Prinzip des STRECKERschen Verfahrens ist folgendes:

„Im Sitzen wird eine Lumbalpunktion vorgenommen. Den Liquor läßt man aus der Kanüle spontan abtropfen. Kommt keine Flüssigkeit mehr, so fordert man den Kranken auf, den Kopf abwechselnd maximal vorwärts und rückwärts zu beugen. Hierbei hört man beim Vorwärtsbeugen des Kopfes deutlich, wie die Außenluft in die Kanüle eindringt, während beim darauffolgenden Wiederzurückbeugen des Kopfes ein anhaltender Liquorstrahl aus der Kanüle herauskommt. Wahrscheinlich wird beim Vorwärtsbeugen des Kopfes infolge des dadurch entstandenen negativen Druckes in der Cisterna magna Außenluft durch die Kanüle angesaugt und in die Binnenräume des Gehirns gedrückt."

STRECKER berichtete über einen Fall, bei dem 40 ccm Liquor spontan abflossen. Durch Pumpen konnten noch weitere 130 ccm herausgebracht werden.

Es sind in der Literatur mehrfach Apparaturen beschrieben worden, die den Luft-Liquoraustausch unter möglichster Vermeidung der Druckschwankungen im Liquorsystem bewerkstelligen sollen. Keine einzige dieser beschriebenen Apparaturen hat sich bisher *allgemein* durchsetzen können. Abgesehen davon, daß die Bedeutung der beim Luft-Liquoraustausch auftretenden Druckschwankungen bei den nicht raumbeengenden Prozessen anfangs doch wohl zu sehr überschätzt worden ist, haben die angegebenen Apparate die Druckschwankungen insbesondere bei unruhigen Patienten trotzdem nicht verhindern können. Vor allem haben diese Apparate das ganze Verfahren mehr oder minder stark kompliziert, so daß ihre möglicherweise vorhandenen Vorteile in keinem angemessenen Verhältnis zu ihrer Kompliziertheit stehen. So haben alle diese Apparate nicht vermocht, die einfache Methode des fraktionierten Luft-Liquoraustausches mit der gewöhnlichen Rekordspritze, die heute wohl von der Mehrzahl der Untersucher ausgeübt wird, aus ihrer Vorrangstellung zu verdrängen.

Von den bisher beschriebenen Verfahren sei zunächst die Methode von BINGEL erwähnt.

Das Instrumentarium setzt sich aus zwei Systemen zusammen, wie aus Abb. 1 ersichtlich ist. Das eine dient zur Entfernung und Aufnahme des Liquors sowie zur Liquordruckmessung. Es besteht aus einer Lumbalpunktionsnadel mit Hahn, der durch einen Schlauch und ein umgebogenes Glasröhrchen mit einer Reihe von graduierten Reagensgläschen verbunden ist, die in einem trommelartigen Reagensglasgestell aufgestellt sind. Dieses Gestell ist an einem Mittelstab als Achse verschieblich. Das zweite System dient zur Einblasung des Gases und besteht ebenfalls aus einer Lumbalnadel, einer Druckflasche und dem dazu gehörigen Schlauch und Trichter. Die Druckflasche ist ein Meßzylinder, der am Fuße einen kleinen Rohransatz zum Einlaufen der aus dem Trichter kommenden gefärbten Flüssigkeit trägt, und der oben in ein umgebogenes Röhrchen zum Entweichen der Druckluft ausläuft, das durch einen Schlauch mit der Lumbalnadel in Verbindung steht. Die beiden Lumbalkanülen werden nun in zwei verschiedene, übereinander liegende Intervertebralräume eingeführt. Durch die obere Kanüle strömt unter Vermittlung der Druckflasche in kontinuierlichem Strom Luft ein, während entsprechend durch die untere Kanüle der Liquor ablaufen soll. Der Luft-Liquoraustausch soll, wie BINGEL ausdrücklich betont, in gleichen Mengen erfolgen. BINGEL bemerkt aber bei seiner eigenen Beschreibung der Apparatur folgendes:

„Wenn am Schluß der Prozedur die manchmal abgeflossene Liquormenge nicht ganz so groß ist wie die eingeblasene Gasmenge, so mag das daran liegen, daß vielleicht die Resorption des Gases, namentlich der Kohlensäure, schon eingesetzt hat, vielleicht auch daran, daß die Gase kompressibel sind."

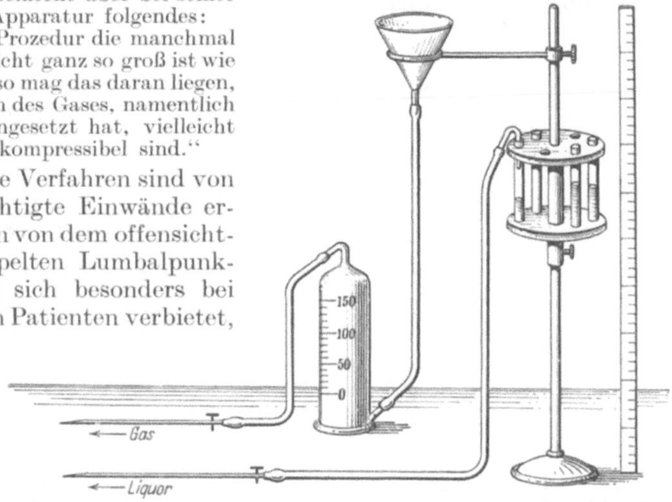

Abb. 1. Vorrichtung zur lumbalen Gaseinblasung nach BINGEL.

Gegen das BINGELsche Verfahren sind von mehreren Autoren berechtigte Einwände erhoben worden. Abgesehen von dem offensichtlichen Nachteil der doppelten Lumbalpunktion, deren Anwendung sich besonders bei auch nur etwas unruhigen Patienten verbietet, ermöglicht es aber gerade das nicht, was die Voraussetzung seiner Einführung war, nämlich die konstante Erhaltung des Druckes. Wie ALWENS und HERRMANN, WEIGELDT und WARTENBERG betont haben, ist mit dem BINGELschen Verfahren ein streng gleichzeitiger Zu- und Abfluß von Luft und Liquor nur schwer zu erzielen. Es kommt vor, besonders bei niedrigem Lumbaldruck, daß die Luft zur einen Kanüle hinein, zur anderen sofort wieder zum Teil herausstreicht. Ferner kann Luft in das mit Liquor gefüllte System geraten. Auf diese Weise ist die Beurteilung eines genauen Luft-Liquoraustausches erschwert, wenn nicht gar unmöglich. Den Hauptnachteil möchte ich aber darin sehen, daß, wie BINGEL selbst schreibt, die Zufuhr einer Luftmenge möglich ist, die das Maß der entfernten Liquormenge sogar übersteigt. Hierdurch wird gerade das erreicht, was man bei jeder Encephalographie vermeiden soll, nämlich die Schaffung eines starken Überdruckes durch ein Mißverhältnis im Luft-Liquoraustausch zugunsten einer vermehrten Luftzufuhr. Es sei in diesem Zusammenhang auf die Untersuchungen von W. HOFMANN sowie von v. EBBENHORST-TENGBERGEN über die hydrostatischen Verhältnisse im Liquorsystem bei der Encephalographie hingewiesen. Bekanntlich beträgt der Druck im lumbalen Teil beim sitzenden Erwachsenen entsprechend der Höhe der Liquorsäule 250—300 mm Wasser, dagegen in der Cisterna cerebello-medullaris 0, wenn nicht gar unter 0, in den Ventrikeln sogar — 100 mm Wasser. Wenn der Spinalsack mit Liquor gefüllt ist, so ist beim sitzenden Patienten der lumbale Teil stärker ausgedehnt und der obere Teil etwas kollabiert. Wird nun beim sitzenden Patienten unter Ablassen des Liquors unter Einhaltung des lumbalen Liquordruckes Luft zugeführt, so muß in den oberen Partien des Spinalsackes eine beträchtliche Drucksteigerung die Folge sein. Man erhält durch die Ausdehnung der oberen Partien des Spinalsackes bzw. des übrigen Liquorsystems einen allseitig gleichmäßig geblähten Sack, dessen Fassungsvermögen größer sein muß als vorher. Diese Aufblähung der oberen Teile des Liquorsystems ist naturgemäß um so größer und für den Patienten um so beschwerlicher, wenn noch eine größere Luftmenge injiziert wird als man Liquor entnimmt. HOFMANN weist darauf hin, daß der Druck in der Cisterna cerebello-medullaris unter diesen Umständen 300 mm Wasser betragen kann, im extremsten Fall also der Druck an der Schädelbasis so hoch ist wie bei einem Menschen, den man auf den Kopf gestellt hat.

Man hat verschiedentlich versucht, die BINGELsche Apparatur zu modifizieren, bzw. sie durch geeignetere zu ersetzen. So hat z. B. BENEDEK eine Kanüle mit doppelter Bohrung angegeben, wodurch die doppelte Lumbalpunktion, wie sie bei der Methode von BINGEL notwendig ist, an sich vermieden wird. Abgesehen davon, daß auch durch diese Methode das Zurückströmen der durch die eine Öffnung eingeführten Luft aus der anderen nicht vermieden werden kann, hat diese Kanüle den Nachteil, daß sie viel zu dick ist, wodurch die Möglichkeit einer lang dauernden Liquordränage besteht.

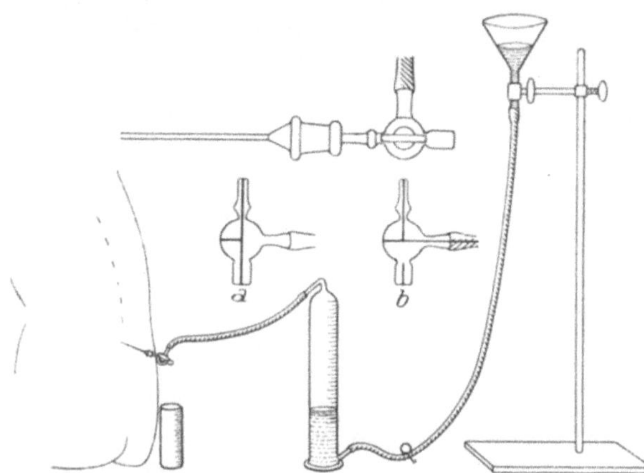

Abb. 2. Technik der intraspinalen Lufteinblasung mittels einer Druckflasche und eines Dreiwegehahnes nach WARTENBERG. a Stellung des Hahnes beim Ablassen des Liquors, b Stellung des Hahnes bei Einführung von Luft.

ALWENS und HIRSCH verwenden ein Verfahren, das an sich auf dem BINGELschen basiert. Sie bedienen sich aber wie BENEDEK ebenfalls nur einer Kanüle. Der Zu- und Abfluß wird entweder durch einfaches Auswechseln der Ansatzstücke oder durch einen Zweiwegehahn und fraktioniertes Ab- und Zufließenlassen kleiner Mengen geregelt.

Eine weitere Modifikation stellt das WARTENBERGsche Verfahren dar, das mir von den bisher beschriebenen Methoden praktisch noch am geeignetsten zu sein scheint.

Es besteht ebenfalls aus einer Druckflasche, die durch einen Schlauch mit einem Dreiwegehahn in Verbindung steht, dessen Conus in jede Punktionsnadel paßt. Nach der Lumbalpunktion wird der Dreiwegehahn angesetzt, Liquor in das darunter stehende Meßglas abgelassen, der Hahn gedreht und Luft aus der Druckflasche in den Lumbalsack eingeführt. Die langsame Einführung der Luft wird durch ständige Regulation an der Schlauchklemme bewerkstelligt.

Abb. 2 demonstriert diese Methode. Auch BOGIN, MAXWELL, HOLZSAGER und CRAMER beschreiben in einer neueren amerikanischen Arbeit eine Dreiwegehahnapparatur.

Es sei ferner auf den Liliput-Pneumothoraxapparat von SCHINZ und auf einen großen Pneumothoraxapparat von STAHL hingewiesen, der für encephalographische Zwecke benutzt worden ist.

Wie bereits betont, haben die Erfahrungen gelehrt, daß alle die hier beschriebenen Apparaturen den encephalographischen Eingriff mehr oder minder komplizieren, so daß ihr Vorteil die Unbequemlichkeit ihrer Handhabung nicht aufwiegt.

Ist der Luft-Liquoraustausch beendet, so wird der Patient vorsichtig und langsam in Rückenlage gebracht und auf den Röntgentisch gelegt. Die Röntgenaufnahmen, über deren Technik in einem besonderen Kapitel gesprochen werden soll, werden möglichst sofort gemacht. Das Vorgehen Ecksteins, der bei Kindern zur Vermeidung eines Kollapses nach der Luftinjektion vor den Röntgenaufnahmen eine mehrstündige Bettruhe empfiehlt, halte ich aus mehreren Gründen für unzweckmäßig.

1. kann bei rascher Resorption der Luft in einigen Stunden ein großer Teil der Luft wieder resorbiert sein, besonders wenn der Luft-Liquoraustausch gering war.

2. kann es bei Unruhe des Kranken, besonders wenn der Kopf nach einer Seite gedreht wird, zur Asymmetrie der Ventrikel kommen, wodurch Fehldiagnosen entstehen können.

3. tritt in vielen Fällen nach mehreren Stunden infolge stärkerer Kompression der Ventrikelwände durch die eingedrungene Luft eine Veränderung der Größe und Form der Ventrikel ein, so daß man ein falsches Bild über Form und Größe des Ventrikelsystems bekommen kann.

b) Luftfüllung durch Suboccipitalpunktion.

Die Indikation für das Beschreiten dieses Weges der Luftfüllung erscheint mir dann gegeben, wenn eine lumbale Encephalographie durch lokale Veränderungen der Lumbalgegend wie Wirbelsäulenverkrümmung, Arthritis deformans, Spina bifida, Ekzem oder aus anderen Gründen nicht möglich ist. In dem bald folgenden Abschnitt, der die Indikationen der drei Punktionswege ausführlich behandelt, wird auch noch über die Vor- und Nachteile der zisternalen Encephalographie im einzelnen zu sprechen sein. Hier sei nur so viel bemerkt, daß ich mich nicht den Autoren anzuschließen vermag, welche die Encephalographie durch Zisternenpunktion als Methode der Wahl ansehen, weil sie für den Kranken weniger subjektive Beschwerden zur Folge hat als die lumbale Encephalographie. Es kann nach den anatomischen Verhältnissen und auf Grund der bisherigen Veröffentlichungen über die unglücklichen Zwischenfälle bei der Zisternenpunktion heute gar kein Zweifel darüber bestehen, daß sie als Eingriff erhebliche Gefahren für das Leben eines Menschen in sich birgt. Dieser Gesichtspunkt sollte genügen, um diesen Weg der Luftfüllung als *Methode der Wahl* für die Encephalographie abzulehnen.

Hinsichtlich der Einzelheiten der Technik der Zisternenpunktion verweise ich auf den Abschnitt „Liquormechanik“ des Handbuchs. Bekanntlich ist der Ort des Einstichs bei der Zisternenpunktion je nach der Anwendung der direkten oder indirekten Methode zu wählen. Ayer sticht ein wenig oberhalb des Epistropheusdornes ein, um die Berührung von Knochenteilen zu vermeiden. Eskuchen dagegen palpiert von der Protuberantia an hart am Knochen abwärts bis zu der Stelle, wo der Finger durch das Lig. nuchae abgedrängt wird, und sticht dort ein. Wartenberg empfahl, unmittelbar oberhalb des Epistropeusdorns einzugehen, was allerdings Memmesheimer für unzweckmäßig hält, weil hierbei die Gefahr des Abirrens der Nadel zwischen Atlas und Epistropheus außerordentlich groß sein soll. Diese Gefahr läßt sich aber meines Erachtens gut dadurch vermeiden, daß man nach Einstich der Nadel diese sofort ziemlich steil nach oben richtet.

Die von Heidrich u. a. ausgeführte zisternale Encephalographie in Seitenlage halte ich nicht für sehr zweckmäßig, weil es hierbei a priori zu einer asymmetrischen Verteilung der Luft im Schädelinnern kommt. Man sollte daher nach Möglichkeit zisternale Füllungen beim sitzenden Patienten ausführen. Goette, der sich besonders für die Encephalographie durch Suboccipitalpunktion einsetzt, hat für den im Sitzen ausgeführten Eingriff folgende Technik beschrieben:

„Wir lassen den Kranken aufrecht auf einem Stuhl sitzen, dessen hintere Beine um etwa 8 cm verkürzt sind, um ein bequemeres Lehnen und Abrutschen nach vorn zu ermöglichen. Durch einen Helfer wird der Kopf gerade gehalten, daß die ‚Deutsche Horizontale' auch horizontal verläuft. Durch Kippen auf den vorderen Stuhlbeinen kann bei völlig unbeweglicher Halswirbelsäule und Nadel der Liquor aus den hinteren Ventrikelteilen entleert werden. Die Zisternenpunktion zur Lufteinblasung findet also in stark rückwärts geneigter Lage des Oberkörpers statt, derart daß der Nacken den am weitesten nach hinten ausladenden Körperteil des Kranken bildet. Die Lage ist eine andere, als von PEIPER zur Myelographie vorgeschlagen wird.

Liquor und Luft werden abwechselnd mit einer leicht gleitenden 10-ccm-Rekordspritze ausgetauscht."

Zur Erzielung diagnostisch brauchbarer Bilder bedarf es bei der zisternalen Encephalographie, soweit es auf die Ventrikel *allein* ankommt, eines erheblich geringeren Luft-Liquoraustausches als bei der lumbalen Füllung (WARTENBERG, NONNE, GOETTE u. a.). So kann man schon mit geringen Luftmengen (20 ccm) Bilder von der gleichen Klarheit erhalten, wie sie bei den lumbal gefüllten Kontrollbildern erst nach 60—80 ccm erreicht werden. Will man aber, abgesehen vom Ventrikelsystem, auch eine in allen Einzelheiten verwertbare Darstellung der Cisternen und der Subarachnoidalräume der Konvexität erzielen, so sind auch bei der cisternalen Encephalographie wesentlich größere Luftmengen notwendig. Auch ein so starker Befürworter der suboccipitalen Encephalographie wie GOETTE gibt zu, daß die Zeichnung der Subarachnoidalräume bei der zisternalen Encephalographie nicht so gelingt wie bei der lumbalen.

c) Punktion intrakranieller Räume oberhalb der Oblongata.

α) *Ventrikelpunktion (Ventrikulographie).*

Dieser Weg der Encephalographie — BINGEL bezeichnet ihn als kraniale Encephalographie — ist indiziert:

1. a priori bei allen mit stärkeren allgemeinen Zeichen intrakranieller Druckerhöhung, insbesondere Stauungspapille, einhergehenden raumbeengenden Prozessen des Gehirns. Vornehmlich ist er anzuwenden bei Prozessen, deren klinische Symptomatologie auf die hintere Schädelgrube hinweist, auch wenn noch keine oder nur sehr geringe Zeichen allgemeiner Hirndrucksteigerung vorhanden sind.
2. Bei bestimmten Formen des Pseudotumor atheroscleroticus.
3. Zur weiteren Klärung derjenigen nicht raumbeengenden Prozesse des Gehirns, bei welchen die vorherige lumbale oder zisternale Encephalographie auch nach Kontrollaufnahmen einen Ventrikelabschluß ergeben hatte.

Die verschiedensten Stellen des Gehirns sind als Punktionsorte für die ventrikuläre Encephalographie gewählt worden. Als Punktionsorte, die für die ventrikuläre Encephalographie die meiste Verbreitung gefunden haben, seien folgende Verfahren erwähnt:

JÜNGLING, HEIDRICH und andere Chirurgen wählen zur ventrikulären Encephalographie die Punktion des Vorderhorns, und zwar an einer Stelle, die 5—6 Querfinger breit oberhalb der Augenbraue, also etwa vor der Stirn-Scheitelbeingrenze (Coronarnaht) und $1^1/_2$—2 cm seitlich von der Mittellinie gelegen ist. Nach NEISSER und POLLAK sowie JÜNGLING muß die Nadel in einer der Medianebene parallelen Ebene vorgestoßen werden, „und zwar mit einer gewissen Neigung nach hinten, so daß die Nadel von der Seite gesehen etwa nach dem äußeren Gehörgang zeigt". Das Vorderhorn wird normalerweise in einer Tiefe von 4—6 cm angetroffen.

Vor Jahren schlugen BÉRIEL und LYON vor, die Fissura orbitalis als Zugang zum Liquorsystem zu benutzen. Diese Methode ist allerdings wegen der Möglichkeit, Gefäß- und Nervenverletzungen zu setzen, ziemlich rasch in

Vergessenheit geraten. In jüngster Zeit hat DOGLIOTTI einen neuen Weg durch die Orbita zur Ventriculographie angegeben.

Er bedient sich einer feinen Punktionsnadel mit seitlichen Löchern an der Spitze sowie einer kürzeren und dickeren Führungsnadel. Nach einem 2—3 mm langen Hautschnitt im Bereiche des Oberlides, $^1/_2$ cm unterhalb des oberen Orbitalbogens, $1^1/_2$ cm lateral von der Medianlinie, wird mit der Führungsnadel, die durch einen Mandrin verschlossen ist, in der Richtung von 45° nach oben, um etwa 15—20° nach der Mitte zu die obere Orbitalwand durchstoßen. Bei stärkerem knöchernen Widerstand genügt ein leichter Hammerschlag. In seltenen Fällen trifft man auf einen zweiten knöchernen Widerstand. Das ist ein Zeichen dafür, daß man die Stirnhöhle passiert hat, was gelegentlich bei weit nach hinten reichenden Stirnhöhlen unvermeidlich ist. Man muß dann den Mandrin herausziehen und mit Jod desinfizieren. Die eigentliche Punktion erfolgt dann mit der feineren und längeren Nadel. Nach etwa 3 cm wird die Spitze des Vorderhorns des Seitenventrikels erreicht.

Wenn auch die Blutungsgefahr bei dieser Methode nach den Angaben von DOGLIOTTI sehr gering ist und die Punktion auch in einem „stummen" Hirngebiet erfolgt, so muß man meines Erachtens gegen diese Methode wegen der nicht seltenen Möglichkeit einer Eröffnung der Stirnhöhle und der damit verbundenen Infektionsgefahr *größte* Bedenken haben. Abgesehen von der Gefahr einer direkten Keimverschleppung ins Gehirn birgt diese Methode aber weiterhin durch die Herstellung der Kommunikation zwischen Stirnhöhle und Schädelinnerem die Gefahr der Entstehung einer Pneumocephalie in sich. Dieses Krankheitsbild, das seine Entstehung in der häufigsten Zahl der Fälle einer traumatischen Kommunikationsherstellung zwischen pneumatischen Höhlen, insbesondere der Stirnhöhle und dem Schädelinnern, verdankt, soll hier in einem besonderen Abschnitt ausführliche Besprechung finden.

DANDY sowie die meisten amerikanischen Autoren nehmen die Punktion der Hinterhörner vor. DANDY wählt eine Stelle, die etwa 3 Querfinger breit oberhalb der Linea nuchae superior und 2 cm seitlich von der Mittellinie entfernt ist. Die Nadel zielt auf das Ventrikeldreieck, also auf den Übergang der Pars centralis in Hinter- und Unterhorn; diese Stelle liegt ziemlich nahe an der Oberfläche, ferner ist der Ventrikel hier sehr geräumig. ADSON, OTT, CRAWFORD punktieren das Hinterhorn von einer Stelle aus, die 3—4 cm seitlich der Mittellinie und 3 cm oberhalb des Sinus lateralis legt. Die frühere Ansicht DANDYs, die Ventrikelpunktion zur Encephalographie immer doppelseitig vorzunehmen, wird heute nicht mehr allgemein durchgeführt. Die meisten Untersucher führen die ventrikuläre Encephalographie in der Regel einseitig aus, und zwar auf der dem supponierten krankhaften Prozeß gegenüberliegenden Seite. Nur bei negativem Ergebnis bzw. bei nur einseitiger Ventrikelfüllung, auch bei Kontrollaufnahmen nach Lagewechsel wird auch noch mitunter der Ventrikel der anderen Seite punktiert, vorausgesetzt, daß die einseitige Ventrikelfüllung diagnostische Schlüsse nicht zuläßt. Fehlt von vornherein jeglicher Anhaltspunkt für eine bestimmte Seitenlokalisation des Prozesses, so wird man bei Rechtshändern die Punktion auf der rechten Seite vornehmen, um die wichtigere linke Hemisphäre nicht unnötig zu gefährden.

Die Lagerung des Patienten soll so erfolgen, daß man von der Punktionsstelle aus die beste Möglichkeit der Liquorentleerung hat. JÜNGLING und HEIDRICH empfehlen bei ihrer Methode die Lagerung in Stirnlage. Die amerikanischen Autoren, die in der Mehrzahl die Hinterhörner punktieren, ziehen die Rückenlage vor. Da eine absolute Liquorentleerung durchaus nicht immer möglich ist, meist auch gar nicht nötig, mitunter sogar kontraindiziert ist, haben diese Lagerungen nur einen bedingten Wert.

Es sei hier die Technik der Encephalographie durch Ventrikelpunktion eingehender geschildert, wie sie seit vielen Jahren an der FOERSTERschen Klinik geübt wird und sich bewährt hat.

Der Eingriff wird am nüchternen Patienten, fast ausschließlich in Lokalanästhesie ausgeführt. Nur bei sehr unruhigen Kranken, insbesondere bei Kindern wird man gelegentlich gezwungen sein, den Eingriff in Vollnarkose auszuführen. Ein Rasieren des ganzen Kopfes vor dem Eingriff halte ich in der Regel deswegen für ratsam, weil man bei der Mehrzahl der Encephalographien nach Ventrikelpunktion gewärtig sein muß, entweder im unmittelbaren Anschluß an den Eingriff oder in kürzester Zeit nach ihm die Operation auszuführen. Als Punktionsort wird eine Stelle gewählt, die 1 cm hinter der Coronarnaht und etwa 4 cm neben der Mittellinie gelegen ist. Man konstruiert sich die Stelle vor Anlegung des Hautschnittes, indem man sich eine senkrechte Linie vom vorderen Ohransatz nach oben bis zur Mittellinie zieht. 3—4 cm vom Schnittpunkt dieser beiden Linien legt man den Hautschnitt in etwa 3—4 cm Länge parallel zur Medianlinie an, der sofort bis auf den Knochen geht. Nach Zurückschieben des Periosts vom Knochen und Einsetzen eines Wundsperrers sieht man die Coronarnaht im rechten Winkel zur Schnittrichtung liegen. Unmittelbar hinter der Coronarnaht legt man ein Trepanloch an. Nach Entfernung des Knochens sieht man, abgesehen von den epiduralen Gefäßen, vielfach auch die an der Punktionsstelle liegenden größeren corticalen Gefäße mehr oder minder durch die Dura hindurchschimmern. Es ist daher nicht notwendig, wie das verschiedentlich empfohlen wird, vor der Punktion die Dura zu schlitzen, um ein Anstechen eines größeren Gefäßes zu vermeiden. Bei stark erhöhtem Hirndruck kann das Schlitzen der Dura ein Herauspressen von Hirnsubstanz durch den Schlitz in die Trepanöffnung zur Folge haben, wodurch unnötig Hirnsubstanz beschädigt wird. Zur Punktion wird eine etwa 10 cm lange, sehr dünne, stumpf abgeschliffene Nadel verwandt. Man kann auch eine nach der Art einer Pneumothoraxkanüle am unteren Ende geschlossene Kanüle mit seitlichen Öffnungen verwenden, die nach den Erfahrungen verschiedener Autoren ein Anstechen von Gefäßen besser vermeiden sollen. Die Verwendung der von BENEDEK empfohlenen Kanülen mit doppelter Bohrung halte ich wegen ihrer Weite (3 mm) nicht für zweckmäßig. Die Punktion wird mit der an die Kanüle armierten 10 ccm-Rekordspritze ausgeführt. Die Punktionsrichtung ist leicht medial und etwas frontalwärts. Die Kanüle wird unter leichtem Ansaugen der Spritze langsam vorgeschoben, wobei man normalerweise in etwa 5—6 cm Tiefe den Seitenventrikel erreicht und Liquor erhält. Man extrahiert zunächst langsam 10 ccm Liquor, entfernt dann die Spritze und läßt nach Möglichkeit den weiteren Liquor spontan abtropfen. Nach Entfernung von 20 ccm Liquor werden 5—8 ccm Luft injiziert. Der weitere Luft-Liquoraustausch erfolgt in der Weise, daß zum Schluß 20—30 ccm Liquor mehr entfernt worden sind, als Luftmengen injiziert wurden. Tropft der Liquor zu langsam ab, so kann eine Beschleunigung des Liquorabflusses durch Kompression der Jugularisvenen erzielt werden. Hinsichtlich der Beschleunigung des Liquorabflusses kann bei einseitiger Jugulariskompression oft ein ganz verschiedenes Verhalten konstatiert werden. In der Mehrzahl der Fälle konnte ich beobachten, daß der Liquorabfluß bei isolierter Kompression der dem punktierten Seitenventrikel entsprechenden Vena jugularis bedeutend stärker war — mitunter um die doppelte Tropfenzahl — als bei der isolierten Kompression der Vena jugularis der kontralateralen Seite. Ein allgemeines Gesetz stellt das aber nach den bisherigen Beobachtungen nicht dar.

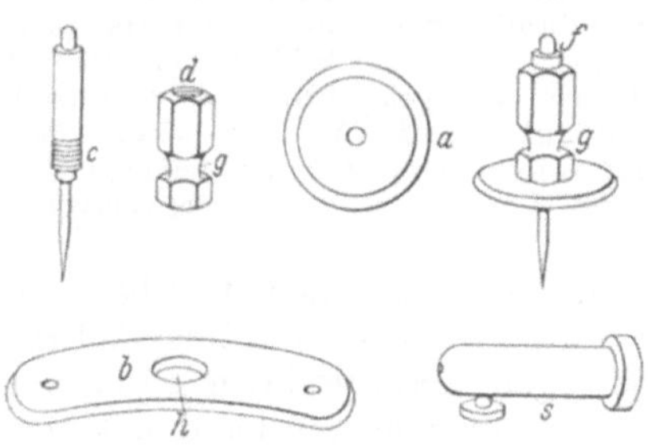

Abb. 3. Kopfhautfixierbesteck. (Nach ESKUCHEN.)

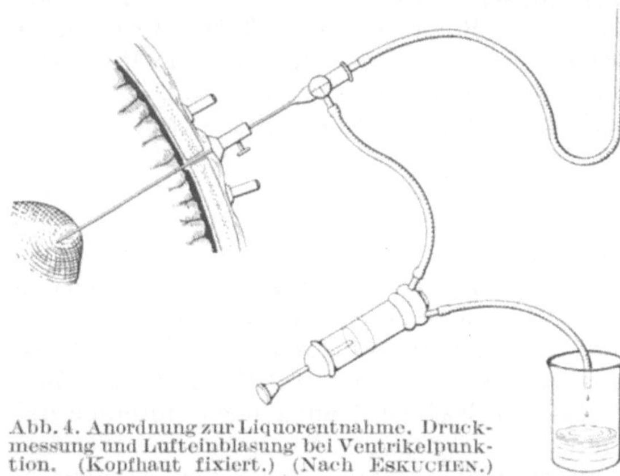
Abb. 4. Anordnung zur Liquorentnahme. Druckmessung und Lufteinblasung bei Ventrikelpunktion. (Kopfhaut fixiert.) (Nach ESKUCHEN.)

Bei einigen Fällen war der Liquorfluß stärker bei Kompression der Vena jugularis der kontralateralen Seite. Es handelte sich um Fälle, bei denen die spätere Röntgenaufnahme den nicht punktierten kontralateralen Seitenventrikel als stärker vergrößert zeigte.

Sistiert der Liquorfluß, nachdem eine gewisse Menge von Liquor abgetropft war, ganz, so kann man den Liquorfluß durch vorsichtigen Lagewechsel des Kopfes wieder in Gang bringen. Der Kopf wird zunächst nach der Seite des punktierten Ventrikels gedreht, um ein Nachfließen von Liquor aus dem höher gelegenen Ventrikel der anderen Seite zu ermöglichen. Eventuell kann man auch durch neues Ansaugen mit der Spritze weitere Liquormengen erhalten.

Es ist notwendig, eine Verschiebung bzw. ein Herausgleiten der Nadel aus dem Ventrikel zu vermeiden, sobald der Ventrikel gefunden worden ist. Man vermeidet das am einfachsten, indem man den Conus der Nadel mit Daumen und Zeigefinger festhält und sich im übrigen mit derselben Hand auf den Kopf des Patienten fest aufstützt. HEIDRICH läßt einen Assistenten mit zwei Fingern die Nadel an ihrer Austrittsstelle aus dem Schädel fassen und die beiden Finger auf die knöcherne Unterlage aufpressen. CONNELL und JEFFERSON

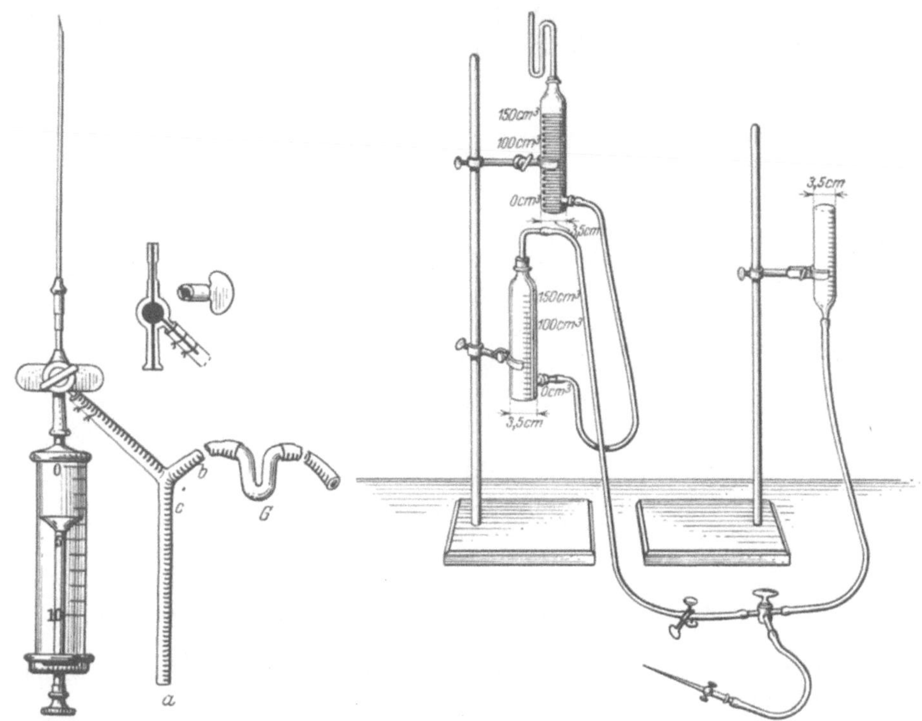

Abb. 5. Apparat zur Ventrikulographie nach DENK. *G* Glaswollfilter.

Abb. 6. Vorrichtung zur Gaseinblasung nach SCHINZ.

benutzen einen Metallbügel, welcher durch eine kleine Incision durch den Scalp und durch oberflächliche Anbohrung des Schädels an der der Punktion entgegengesetzten Seite fixiert wird. In diesem Bügel wird die in den Ventrikel eingedrungene Nadel festgeschraubt. Durch diese Vorrichtung wird eine Unverschieblichkeit der Kanüle und eine Abdichtung derselben gewährleistet. Eine ebenso umständliche Methode verwandte früher JÜNGLING. Er benutzte zum Festlegen der Nadel sterilisierte, im Wasserbad von 50° erwärmte Stentsmasse, die um die aus dem Cranium austretende Nadel herum bis an ihren Conus anmodelliert wird. Es sei hier weiterhin das von ESKUCHEN angegebene Instrumentarium zur Fixierung der Nadel für die Encephalographie durch Ventrikelpunktion erwähnt (Abb. 4 und 3).

Bei der Encephalographie durch Ventrikelpunktion sind für den Luft-Liquoraustausch auch noch verschiedene andere Apparaturen angegeben worden. Das jedesmalige Absetzen der Spritze vermeidet eine von DENK angegebene Apparatur. Er schraubt zwischen Spritze und Kanüle einen Dreiwegehahn (Abb. 5).

„Der aspirierte Liquor wird bei *a* nach entsprechender Drehung des Hahnes und Kompression des Schlauches bei *b* entleert. Jede einzelne Füllungsphase besteht aus vier Akten:

1. Aspiration des Liquors.
2. Drehung des Hahns und Entfernung des Liquors aus der Spritze, während der Schlauch bei *b* komprimiert wird.
3. Dieselbe Hahnstellung, digitaler Abschluß des Gummischlauches bei *c* und Füllung der Spritze mit Gas.
4. Hahndrehung und langsame Injektion des Gases.

Eine ähnliche Apparatur ist von JÜNGLING empfohlen worden. Die Luftinjektion erfolgt mittels einer dreiläufigen Spritze, die durch Drehen des Zylinders gegen das Kopfstück eine Veränderung der Ausflußrichtung bewirken kann. Abb. 7 zeigt die Konstruktion des Apparates sowie die vorher erwähnte Befestigung der Punktionsnadel durch die Stentsmasse am Schädel. Die Apparatur von JÜNGLING gestattet durch die Einfügung eines Steigrohrs in den dritten

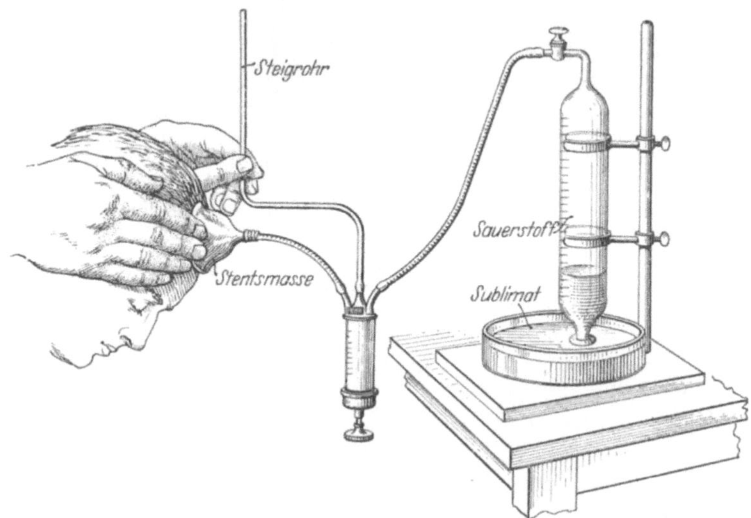

Abb. 7. Vorrichtung zur Vornahme der Ventrikulographie nach JÜNGLING.

Lauf der Spritze nach Drehen des Spritzenzylinders eine Messung des Drucks im Ventrikelinnern.

Ein Registrieren des Drucks im Ventrikelinnern läßt sich in jeder Phase mit dem von SCHINZ konstruierten Liliput-Pneumothoraxapparat ermöglichen. Durch Änderung des Flaschenabstandes kann man die Luft unter demselben Druck einströmen lassen, unter dem der Liquor gestanden hat. Abb. 6 demonstriert diese Apparatur.

Ebenso wie bei der lumbalen Encephalographie haben sich auch bei der Encephalographie durch Ventrikelpunktion diese mehr oder minder komplizierten Apparaturen für den allgemeinen Gebrauch nicht durchsetzen können. Auch hierbei ist wohl bis heute die einfache Methode des Luft-Liquoraustausches mit der gewöhnlichen Rekordspritze am meisten verbreitet.

β) Luftfüllung durch Punktion cerebraler Subarachnoidalräume.

Gelegentlich kommt es vor, daß man beim Versuch einer Encephalographie durch Ventrikelpunktion, besonders dann, wenn der betreffende Seitenventrikel klein und disloziert ist, an diesem vorbeipunktiert und in den Subarachnoidalraum z. B. der Falx gerät. Man erhält hierbei beim Ansaugen ebenfalls Liquor, mitunter bis zu Mengen von 5—10 ccm. Durch Ersatz dieser Liquormengen durch Luft gelingt es natürlich, wenn auch zumeist ungewollt, sich den Subarachnoidalraum isoliert im Röntgenbild darzustellen. Auch bei der Punktion des Subarachnoidalraums der Falx kann man nach Entfernung einiger Kubikzentimeter Liquor mit der Spritze den übrigen Liquor spontan abtropfen lassen. Führt man aber, um eine Beschleunigung des Liquorflusses zu bewerkstelligen, die vorher bereits erwähnte doppelseitige Jugulariskompression aus, so erfolgt eine paradoxe Reaktion, d. h. eine Verminderung bzw. ein völliges Sistieren des Liquorflusses. Dieses Phänomen findet seine Erklärung darin, daß der an sich schon enge Liquorraum der Falx infolge der durch die Jugulariskompression bedingten Volumenzunahme des Gehirns vollends verlegt wird. Aus diesem Phänomen wird man vielfach schließen können, daß man sich nicht im Ventrikel, sondern im Subarachnoidalraum der Falx befindet.

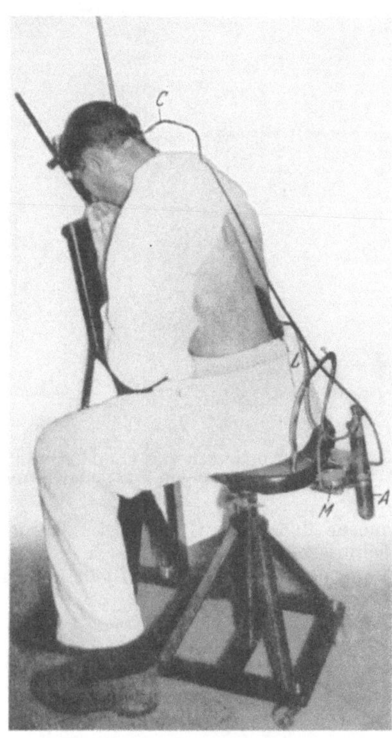

Abb. 8. Kombinierte lumbale und zisternale Encephalographie nach CASTEX und ONTANEDA.

γ) Luftfüllung durch direkte Punktion intracerebraler, extraventrikulärer Hohlräume (Cystographie).

Es gibt noch eine zweite Möglichkeit, bei dem Versuch einer Ventrikelpunktion Flüssigkeit zu erhalten, die nicht aus dem Ventrikelsystem stammt. Bei cystischen Tumoren, die in der Punktionsrichtung der Kanüle liegen, erhält man gelegentlich statt des Ventrikelliquors Cysteninhalt, der dann durch Luft ersetzt wird. Durch diese cerebrale Cystographie kann man sich mitunter den Tumor in seiner ganzen Ausdehnung direkt zur Darstellung bringen, wie das Beobachtungen von FOERSTER u. a. lehren.

Andererseits gelingt aber in manchen Fällen, abgesehen von der direkten Cystographie, entweder noch vor oder nach der Cystenfüllung durch veränderte Punktionsrichtung die gleichzeitige Darstellung des Ventrikelsystems.

d) Luftfüllung durch Kombination verschiedener Wege.

α) Kombinierte Suboccipital- und Lumbalpunktion.

In jüngster Zeit sind Verfahren ausgearbeitet worden, die das Ziel haben, den Luft-Liquoraustausch durch Kombination verschiedener Wege zu bewerkstelligen, um die unangenehmen subjektiven und objektiven Neben- und Folgeerscheinungen der Encephalographie herabzumindern. So haben die argentinischen Autoren, M. R. CASTEX und L. E. ONTANEDA, ein Verfahren ausgearbeitet, das auf einer Kombination der Lumbalpunktion mit der Zisternenpunktion beruht. Dieser Methode liegt folgendes Prinzip zugrunde:

Wenn ein mit Luft gefüllter Gasbehälter mit zwei Kanülen verbunden ist, von denen die eine in die Zisterne, die andere in den Duralsack eingeführt wird, dann strömt die lumbale Flüssigkeit, ihrem höheren Druck entsprechend, in den Glasbehälter und verdrängt die in ihm befindliche Luft. Diese strömt aus dem Glasbehälter heraus, wird durch einen mit der in der Zisterne liegenden Kanüle verbundenen Schlauch in die Zisterne geleitet und gelangt von da in das Gehirn, ohne angeblich praktisch den Hirndruck zu verändern. Die Apparatur und die Technik ergibt sich aus den beiden nächstfolgenden Abbildungen. Abb. 8 und 9.

Nach Vorbereitung des Patienten durch Sedativa wird er so auf einen Stuhl gesetzt, daß die Brust sich an die Stuhllehne anlehnt. Die Gummischläuche, an deren einem Ende sich die Punktionskanülen befinden, sind mit dem Glasbehälter verbunden. Zunächst wird die Lumbalpunktion ausgeführt. Die lumbale Kanüle wird mit dem Hahn L verbunden, der geschlossen ist. Dann folgt die Zisternenpunktion. Man verbindet die Punktionsnadel mit dem offenen Hahn C, während die Passage zu dem Glasbehälter mittels der Klemme A unterbrochen ist. Auf diese Weise registriert das Manometer den Zisternendruck. Um innerhalb des Glasbehälters einen dem Zisternendruck ähnlichen Druck zu erhalten, muß folgendermaßen vorgegangen werden: Man hebt die Verbindung der Zisterne mit der Apparatur auf, indem man den Hahn C schließt. Der Glasbehälter ist dann direkt mit dem Manometer und der Spritze verbunden, wenn man die Klemmen A und B öffnet. Mit der Spritze wird entweder Luft aus der Flasche aspiriert oder Luft in die Flasche injiziert — je nach der Lage des Falles — so lange, bis der Druck in der Flasche dem in der Zisterne gleicht. Durch Öffnung des Hahnes C wird sodann eine direkte Verbindung zwischen der Zisterne, dem Manometer und dem Glasbehälter hergestellt. Durch Öffnung des Hahnes L wird ein geschlossener Kreislauf zwischen dem Niveau des Lumbalkanals und dem der Zisterne hergestellt. Der Liquor fließt durch L hindurch in den Glasbehälter, wo er die darin

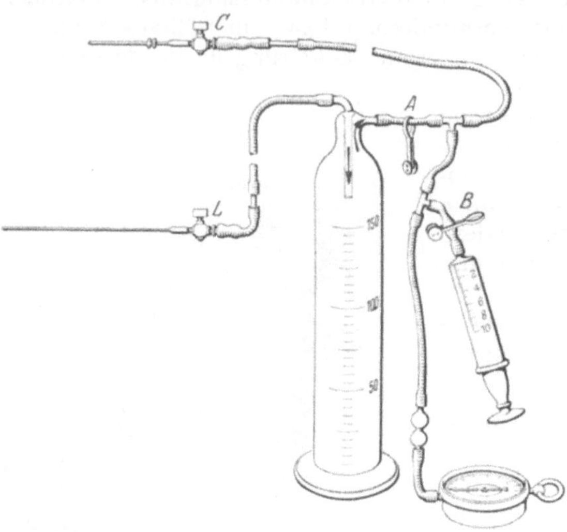

Abb. 9. Apparatur zur kombinierten lumbalen und zisternalen Encephalographie.

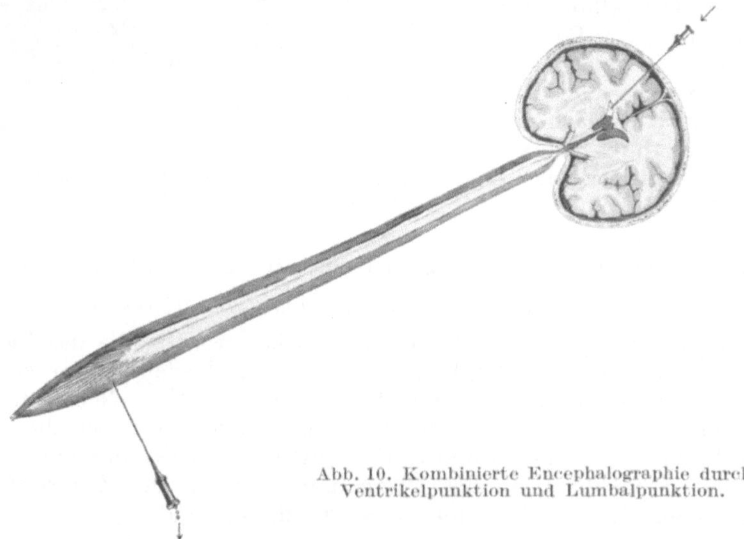
Abb. 10. Kombinierte Encephalographie durch Ventrikelpunktion und Lumbalpunktion.

befindliche Luft ersetzt und sie zur Zisterne hin verdrängt, von wo sie in das Gehirn aufsteigt, ohne den Zisternendruck zu ändern, wovon man sich am Manometer überzeugen kann. Nach Ansicht der Autoren genügt im allgemeinen die Entfernung von 50 ccm Liquor, eine gleich große Luftmenge läßt man in die Zisterne aufsteigen. Die Erfahrung hat gezeigt, daß es sich empfiehlt, den Hahn L jedesmal zu schließen, wenn 15 oder 20 ccm Luft durchpassiert sind, damit die Luft langsam in die Ventrikel aufsteigt. Nach Beendigung der Luftzufuhr wird der Hahn L geschlossen, die Kanülen werden herausgezogen. Die Autoren empfehlen, die Röntgenaufnahmen erst etwa eine Stunde nach Beendigung des Eingriffs vorzunehmen, da man dann die maximale Luftfüllung der Ventrikel erreicht hat. Diese Methode ist von den Autoren bei etwa 100 Patienten, darunter 25 Hirntumorkranke, mit befriedigendem Resultat ausgeführt worden. Die Verfasser betonen, daß bei ihrer Methode „keine bedauerliche Überraschung zu verzeichnen gewesen ist, die direkt auf die Operation zurückgeführt werden könnte".

β) Kombinierte Ventrikelpunktion und Lumbalpunktion.

Ausgehend von den technischen Schwierigkeiten bei der Encephalographie durch Ventrikelpunktion, die in der leichten Verschiebbarkeit der Ventrikelnadel beim Ansetzen der Apparatur zur Luftinsufflation und in dem oft ungenügenden Luft-Liquoraustausch erblickt werden, hat PEIPER zur Behebung dieser Schwierigkeiten folgendes Verfahren bei Hirntumoren ausgearbeitet:

Er schlägt vor, zunächst den höchstliegenden Punkt des Ventrikelsystems zu punktieren und dann bei liegenbleibender Nadel nach Lumbalpunktion den lumbalen Liquor tropfenweise abzulassen. Jeder unten abfließende Tropfen Liquor wird durch oben spontan eintretende Luft ersetzt. Das Prinzip dieses Verfahrens ergibt sich aus der Abb. 10. PEIPER hat diese Methode an ausgewählten Fällen ausgeführt, ohne Zwischenfälle zu erleben. Der Luft-Liquoraustausch war befriedigend. PEIPER hält das Verfahren selbst für kontraindiziert bei infratentoriellen Tumoren, ferner ist es auch für Tumoren des dritten Ventrikels und seiner Umgebung nicht geeignet.

2. Vorteile und Nachteile der einzelnen Füllungswege, ihre Indikation.

Über die Wahl der verschiedenen Füllungswege für die Encephalographie ist seit der Einführung dieser Methode für die Hirndiagnostik eine lebhafte Diskussion entstanden. Erst in den letzten Jahren beginnt sich allmählich die Erkenntnis Bahn zu brechen, daß für die Wahl der einzelnen Füllungswege nicht die Beherrschung der Technik eines bestimmten Weges für den Luft-Liquor-Austausch, sondern in allererster Linie die klinische Symptomatologie bzw. die Art des Krankheitsprozesses maßgebend ist. Ganz besonders entscheidend für die Indikation der einzelnen Füllungswege ist die Tatsache, ob allgemeine Hirndruckerscheinungen bestehen oder nicht.

Der a priori gegebene Weg für den Luft-Liquoraustausch bei nicht raumbeengenden Prozessen des Gehirns ist die Encephalographie durch Lumbalpunktion. Die lumbale Gasfüllung hat vor der suboccipitalen und vor der ventrikulären, abgesehen von dem Vorzug der Einfachheit und leichten Technik, hierbei vor allem den großen Vorteil der wesentlich geringeren Gefährlichkeit. Bei genügendem Luft-Liquoraustausch bei freier Kommunikation werden durch diesen Füllungsweg sämtliche Teile des Liquorsystems in ausgezeichneter Weise dargestellt. Gerade die Tatsache der besonders guten Darstellung der Subarachnoidalräume bedeutet einen außerordentlichen Vorteil dieser Methode, da ja bekanntlich bei manchen Erkrankungen, insbesondere bei den verschiedenen Formen der Meningopathien, der Epilepsie und der traumatischen Läsionen, die pathologischen Veränderungen sich mitunter ausschließlich durch die Veränderungen dieser Räume zu erkennen geben. Hervorgehoben sei besonders der Gesichtspunkt der geringen Gefährlichkeit dieser Methode gegenüber der ventrikulären und, was nicht scharf genug betont werden kann, gegenüber dem suboccipitalen Weg. Gewiß kann es auch bei der lumbalen Methode durch Anstechen von Gefäßen zu einer Blutung kommen, jedoch bildet diese keine Gefahr *für das Leben* des Kranken, wie das bei der Mehrzahl der Blutungen bei der ventrikulären sowie bei der suboccipitalen Methode der Fall ist. Daher kann man die lumbale Encephalographie auch unbedenklich bei unruhigen Patienten anwenden, was ich besonders bei meinen Untersuchungen an Geisteskranken immer wieder angenehm empfunden habe. Als Nachteil der lumbalen Luftfüllung ist unumwunden bei größerem Luft-Liquoraustausch die größere

Schmerzhaftigkeit gegenüber den beiden anderen Füllungswegen zuzugeben. Immerhin lassen sich aber die Beschwerden durch eine sorgfältige Technik und durch bestimmte Maßnahmen, auf die in einem besonderen Abschnitt noch hingewiesen werden soll, auf ein Mindestmaß herabsetzen. Als nicht indiziert muß heute die lumbale Methode bei allen raumbeengenden Prozessen des Gehirns angesehen werden, die mit stärkeren allgemeinen Hirndruckerscheinungen einhergehen. Zwei Gründe sind für die Ablehnung dieses Füllungsweges bei derartigen Prozessen maßgebend:

1. Verursacht ein raumbeengender Prozeß des Gehirns jedweden Sitzes, also nicht nur bei der Lokalisation in der hinteren Schädelgrube, durch den allgemeinen Hirndruck nicht selten einen Abschluß des Ventrikelsystems vom Subarachnoidalraum. Man erhält also bei der lumbalen Fällung höchstens eine Zeichnung des Subarachnoidalraums und ist späterhin doch gezwungen, die Encephalographie durch Ventrikelpunktion auszuführen. Das bedeutet, abgesehen von einem kostbaren Zeitverlust, eine erneute Belästigung des Kranken.

2. Der zweite, weit wichtigere Gesichtspunkt für die Ablehnung der lumbalen Methode liegt aber darin, daß bei derartigen Prozessen dieser Füllungsweg zweifellos eine große Gefahr für das Leben des Patienten bedeutet. Durch die Entleerung des spinalen Liquorraums fällt der Gegendruck des Rückenmarkliquors gegenüber dem erhöhten Hirndruck weg. Kleinhirn und Medulla oblongata werden in das Foramen occipitale magnum eingepreßt, bzw. die schon vorher bestehende Blockierung der Oblongata durch die herabgedrückten Kleinhirnflocken wird noch verstärkt. Die Folge hiervon ist die sofortige oder einige Zeit nach dem Eingriff eintretende zentrale Atemlähmung, die in den allermeisten Fällen irreparabel ist. Es erhebt sich die Frage, ob diese strikte Ablehnung der lumbalen Füllung auch bei denjenigen raumbeengenden Prozessen gerechtfertigt ist, bei denen noch gar keine oder gerade eben nur beginnende allgemeine Hirndruckerscheinungen (Neuritis optica, beginnende Stauungspapille bis 2 Dioptrien) bestehen. Nach den Erfahrungen zahlreicher Autoren sowie auf Grund eigener Erfahrungen glaube ich, daß man in derartigen Fällen eine lumbale Encephalographie ausführen kann, die, sofern noch kein Ventrikelabschluß besteht, in ausgezeichneter Weise den Sitz der komprimierenden Noxe aus den Ventrikelveränderungen zu erkennen gibt. Auch hierbei möchte ich den Wert der Darstellung der corticalen Subarachnoidalräume durch die lumbale Encephalographie betonen, die auf der Seite der Kompression fehlt oder wesentlich vermindert ist und in manchen Fällen, bei denen die Ventrikelveränderungen gering und nicht ganz eindeutig sind, für die Herddiagnose von wesentlicher Bedeutung sein kann. Ausdrücklich ausnehmen möchte ich Fälle auch mit geringen allgemeinen Hirndruckerscheinungen vom lumbalen Füllungsweg, bei denen von vornherein der Verdacht eines Prozesses der hinteren Schädelgrube besteht.

Als Methode der Wahl für die Encephalographie bei raumbeengenden Prozessen des Gehirns ist die Encephalographie durch Ventrikelpunktion anzusehen. Sie ist für den Tumorkranken vor allem das schonendste Verfahren, zumal in zahlreichen Fällen schon eine geringe Luftzufuhr genügt, um zu einer ausreichenden Herddiagnose zu gelangen. Außerdem besitzt die craniale Encephalographie z. B. für die Artdiagnose eines komprimierenden Prozesses insoweit eine große Bedeutung, als durch sie cystische Tumoren direkt darstellbar sind. Es erhebt sich die Frage, ob unter Umständen auch bei Prozessen, die ohne stärkere allgemeine Hirndruckerscheinungen, insbesondere ohne Veränderungen am Augenhintergrund, einhergehen, die Encephalographie durch Ventrikelpunktion der lumbalen Methode vorzuziehen ist. Ich möchte diese Frage für bestimmte Formen des Pseudotumors atheroscleroticus bejahen, da ich in diesem Füllungswege hierbei das schonendere Verfahren sehe. Abgesehen davon gebe ich dieser Methode den Vorzug zur Klassifizierung der verschiedenen Formen des Hydrocephalus, wobei ich allerdings nicht die Luft, sondern ein flüssiges Kontrastmittel, das von FOERSTER für die Resorptionsprüfung angegebene 10%ige Jodnatrium verwende. Hierauf wird ausführlich in dem Abschnitt „Encephalographie mit flüssigen Kontrastmitteln" eingegangen werden.

Der Nachteil der Encephalographie durch Ventrikelpunktion liegt darin, daß die für die Luftfüllung nötige Hirn- bzw. Ventrikelpunktion mitunter die Gefahr einer Hirnblutung, die dann mitunter sogar den Tod des Patienten bedeutet, in sich birgt. Dagegen kann ich nicht als Nachteil dieser Methode die Notwendigkeit eines größeren Instrumentariums bzw. eines operativen Vorgehens ansehen, wie das von verschiedenen Autoren immer wieder betont wird. Da ich auf dem Standpunkt stehe, daß für die Indikation der einzelnen Füllungswege, wie das vorhin auseinandergesetzt worden ist, die Art des Krankheitsprozesses maßgebend ist, so halte ich es für erforderlich, daß jeder Arzt, der heute encephalographische Untersuchungen vornimmt, sich mit der Technik mindestens der drei wichtigsten Füllungswege absolut vertraut macht, und dazu gehört zweifellos ebenfalls eine einwandfreie Technik der Ventrikelpunktion.

Es sei nunmehr die Frage der Indikation der Encephalographie durch Suboccipitalpunktion erörtert. Es kann heute kein Zweifel darüber bestehen, daß die Zisternenpunktion von vielen Ärzten — interessanterweise meist von nicht operierenden Ärzten wie Dermatologen, Internisten und Neurologen — als *Methode der Wahl* für *die Entnahme von Liquor* angesehen wird. Der Hauptgrund hierfür ist der, daß nach der Zisternenpunktion postpunktionelle Beschwerden so gut wie ganz fehlen oder so gering sind, daß gegen eine ambulante Ausführung der Liquorentnahme nichts einzuwenden ist. Dieser Gesichtspunkt war wohl auch für verschiedene Autoren entscheidend, die Zisternenpunktion schlechthin als Methode der Wahl auch für die Encephalographie anzusehen. Besonders GOETTE ist für ihre Anwendung eingetreten und FLÜGEL u. a. wandten sie sogar bei Hirntumoren einschließlich der Tumoren der hinteren Schädelgrube an. Nach GOETTE sind die Nachwirkungen nach der zisternalen Encephalographie für die Patienten so gering, daß sie häufig in den folgenden Tagen zur röntgenologischen Nachkontrolle zu Fuß in die Röntgenabteilung kommen konnten. Allerdings hat dieser Standpunkt nicht allgemein Zustimmung gefunden. So betont z. B. F. H. LEVY, der ebenfalls suboccipital encephalographiert, „ausdrücklich, daß die Schmerzen der zisternalen Encephalographie nicht zu unterschätzen sind". Nach ihm pflegen 2—3 Tage Narkotica unentbehrlich zu sein. Nicht selten bekamen die Kranken nach der Füllung Erbrechen. Diesem Vorteil der geringeren Schmerzhaftigkeit stehen recht gewichtige Nachteile gegenüber, die meines Erachtens die allgemeine Anwendung der Encephalographie durch Zisternenpunktion als Methode der Wahl nicht gerechtfertigt erscheinen läßt. Zunächst einmal werden auch die eifrigsten Anhänger dieser Methode nicht bezweifeln können, daß die Suboccipitalpunktion als solche, da sie sich im Bereich lebenswichtigster Zentren abspielt, einen weit gefährlicheren Eingriff darstellt als die Lumbalpunktion. Sie ist nicht nur gefährlich in der Hand des ungeschickten und unvorsichtigen Untersuchers, wie das ESKUCHEN betont, sondern auch dem gewissenhaftesten und vorsichtigsten Untersucher können mit ihr unglückliche Zwischenfälle passieren, die das Leben des betreffenden Menschen auf das Höchste gefährden, ja sogar den Tod des Kranken unmittelbar herbeiführen können. Die Hauptgefahr bei der Encephalographie durch Suboccipitalpunktion ist die Verletzung arterieller Gefäße. Diese kann bei an sich normalen Gefäßverhältnissen vorkommen, wenn der Einstich der Nadel nicht genau in der Mittellinie erfolgt, beruht also in diesem Fall auf falscher Technik. Sie kann aber weiterhin erfolgen, wenn der Patient während des encephalographischen Eingriffs, wie das nicht selten ist, unruhig wird und den Kopf nach einer Seite dreht. Einen derartigen Fall hat GOETTE selbst beschrieben, der glaubt, daß die Gefährlichkeit der Zisternenpunktion „im allgemeinen zu hoch eingeschätzt wird“. Ein Paralytiker, der suboccipital encephalographiert werden sollte, hielt den Kopf stark zur Seite gedreht und machte während der Zisternenpunktion unvermittelt eine grobe Drehung und Hebung des Kopfes, die von der haltenden Assistentin nicht ausgeglichen werden konnte. Nach der Encephalographie trat eine tachypnoische große Atmung auf, der Patient wurde bewußtlos und starb nach 6 Stunden. Bei der Sektion fand sich eine Blutung aus einer lädierten Art. vertebralis in den Subarachnoidalraum der hinteren Schädelgrube und gleichzeitig eine Blutung aus einem zerfallenen Gumma eines Hinterhorns in die Seitenventrikel. Auch JACOBI hat über einen ähnlichen Fall berichtet, der allerdings noch gut ausging. Die Möglichkeit einer Gefährdung bei der zisternalen Encephalographie ist auch dann besonders gegeben, wenn es während der Encephalographie zu epileptischen Zuständen kommt, wie EMDIN und GARKAWI beobachtet haben. Weiterhin besteht die Möglichkeit einer Gefäßverletzung trotz richtiger Technik, guter Lagerung sowie Ruhe des Kranken bei atypischem Verlauf und Verlagerung der Gefäße, wie das durch verschiedene pathologische Zustände erfolgen kann. Es sei in diesem Zusammenhang an die Beobachtungen von NONNE, RAUSCHKE, ESKUCHEN, STEINDL, PINÉAS, JANNOSSY, REUTER, CURSCHMANN u. a. erinnert.

Abgesehen von dem Auftreten arterieller Blutungen kann es aber auch durch Anstechen der venösen Leiter zu unangenehmen Zwischenfällen kommen, sei es durch Arrosion der zwischen Membrana atlanto-occipitalis und Dura liegenden und mitunter varikös erweiterten Venengeflechte, worauf MEMMESHEIMER besonders hingewiesen hat, sei es durch Anstechen des Sinus marginalis, der, wie wir uns mehrfach bei Operationen im Bereich der hinteren Schädelgrube überzeugen konnten, eine enorme Breite haben und ziemlich tief herunterreichen kann.

Außer zu Verletzungen der Gefäße kann es aber bei der zisternalen Encephalographie, insbesondere bei unruhigen Kranken, zu einer direkten Läsion des obersten Cervicalmarkes, der Oblongata und des Kleinhirns kommen. Daß derartige Läsionen bei der gewöhnlichen Zisternenpunktion gesetzt worden sind, geht aus den Beobachtungen von AYER, DIELMANN, PFISTER, SCHWAB, STAHL u. a. hervor. Die Schädigungsmöglichkeit dieser Zentren ist natürlich bei komprimierenden Prozessen des Gehirns, die zu Kompressionserscheinungen und Verkleinerung der Cisterna cerebello-medullaris führen, um so eher gegeben. Damit soll selbstverständlich nicht geleugnet werden, daß auch bei derartigen Prozessen in dem einen oder anderen Fall die Luftfüllung durch Zisternenpunktion gelingen mag, wie ich mich selbst vor mehreren Jahren bei einem Tumor der Rautengrube überzeugen konnte. Trotzdem ist und bleibt dieser Weg der Encephalographie ein großes Wagnis.

Bei der Encephalographie nicht raumbeengender Prozesse ist die zisternale Methode gegenüber der lumbalen insoweit im Nachteil, als man bei einem während des Eingriffs auftretenden, auch leichten Gefäßkollaps, wie er gelegentlich bei labilen Menschen eintritt, die Encephalographie unbedingt abbrechen und die Nadel sofort herausziehen muß, insbesondere wenn sie beim sitzenden Patienten ausgeführt wird. Das ist bei der lumbalen Encephalographie, wie bereits ausgeführt, nicht notwendig. Vielmehr kann hier, ohne daß die Nadel aus dem Lumbalkanal herausgezogen wird, der sitzende Patient in die Seitenlage gebracht werden, und der Eingriff kann nach Behebung des Kollapses nach Wiederaufrichten des Kranken in den meisten Fällen wieder fortgesetzt werden.

Ergibt sich schon aus den bisherigen Erörterungen, daß die Encephalographie durch Suboccipitalpunktion als Methode der Wahl für die Encephalographie abzulehnen ist, so wäre es immerhin denkbar, daß man ihr vor den beiden anderen Wegen den Vorzug wegen der durch sie erzielbaren besseren encephalographischen Resultate geben könnte. GOETTE u. a. sehen in der Tat den Vorzug der suboccipitalen Encephalographie darin, daß die Ventrikelfüllung eine bessere ist. Dem kann aber nur dann zugestimmt werden, wenn genügend große Luftmengen injiziert worden waren. Es ist aber bisher durch niemanden einwandfrei erwiesen worden, daß z. B. bei raumbeengenden Prozessen des Gehirns mit der zisternalen Methode in der Regel eher eine Ventrikelfüllung gelingt als bei der lumbalen Encephalographie. Im Gegenteil fand FLÜGEL, der ebenfalls ein Befürworter der zisternalen Methode ist, bei 47 Großhirntumoren in 17 Fällen eine Nichtfüllung der Ventrikel, bei 16 Tumoren der hinteren Schädelgrube fehlte die Ventrikelzeichnung sogar bei der enormen Zahl von 15 Fällen. Bei den nicht raumbeengenden Prozessen des Gehirns befindet sich die zisternale Encephalographie gegenüber der lumbalen auch noch dadurch im Nachteil, daß die Darstellung der Subarachnoidalräume der Konvexität keine so guten Resultate zeitigt wie bei der lumbalen Encephalographie. Das wird auch von den Befürwortern der zisternalen Encephalographie zugegeben. Damit eignet sich aber die zisternale Encephalographie für den encephalographischen Nachweis verschiedener Erkrankungen, insbesondere meningopathischer Prozesse, weniger gut.

Überblicken wir alle die hier vorgetragenen Gesichtspunkte, so läßt sich zusammenfassend sagen, daß die zisternale Encephalographie als Methode der Wahl für die Encephalographie abzulehnen ist. Die Tatsache, daß sie im allgemeinen mit geringeren subjektiven Beschwerden für den Patienten verbunden ist, kann meines Erachtens ihre eben dargelegten Mängel nicht aufwiegen. Wie die lumbale und die ventrikuläre Encephalographie hat auch die zisternale Encephalographie ein bestimmtes Indikationsgebiet. Bei nicht raumbeengenden Prozessen halte ich sie mit anderen Autoren dann für angezeigt, wenn die lumbale Encephalographie infolge Erkrankungen der Wirbelsäule (Kyphosen, Skoliosen, Spondylitis deformans) sowie Hautaffektionen der Lumbalgegend usw. nicht möglich ist. Bei raumbeengenden Prozessen des Gehirns bietet sie gegenüber der lumbalen Encephalographie in der Regel keinen Vorteil und steht ebenso wie die lumbale der ventrikulären Methode an Wert nach. Damit wird selbstverständlich das wichtige Indikationsgebiet für die Anwendung der gewöhnlichen Zisternenpunktion bei den verschiedenen diagnostischen und therapeutischen Maßnahmen (Myelographie, Seruminjektion usw.) keineswegs berührt.

Welchen Vorteil die neuerdings von CASTEX und ONTANEDA sowie von PEIPER empfohlenen kombinierten Füllungswege gegenüber den eben besprochenen Füllungswegen bieten, müssen erst weitere Erfahrungen lehren. So viel läßt sich jetzt wohl schon sagen, daß diese Methoden kaum eine allgemeine Anwendung finden dürften und nur bei ruhigen Patienten in Frage kommen. Die von CASTEX und ONTANEDA bei ihrer kombinierten zisternalen und lumbalen Methode betonte Geringfügigkeit der subjektiven Beschwerden dürften meines Erachtens weniger auf die Technik als auf den von ihnen angewandten geringen Luft-Liquoraustausch zurückzuführen sein.

3. Die verschiedenen Arten der gasförmigen Kontrastmittel.

Für die Encephalographie sind besonders in den ersten Jahren, abgesehen von der atmosphärischen Luft, die verschiedensten Gase empfohlen und angewandt worden. So wurde von mehreren Autoren wegen seiner schnelleren Resorbierbarkiet der Sauerstoff angewandt (BINGEL, DENK, JÜNGLING, SCHOTT und Eitel, Schinz u. a.). Nach Schinz soll die Resorption des Sauerstoffs etwa der Zeit des Liquorersatzes entsprechen. Gabriel verwandte Ozon, Bingel und Liebermeister Kohlensäure und Crouse wegen der angeblich besten Kontrastmöglichkeit den Wasserstoff. Die wachsenden Erfahrungen haben aber gelehrt, daß die Verwendung dieser Gase gegenüber der gewöhnlichen atmosphärischen Luft keinen wesentlichen Vorteil bietet, und daß vor allem die Kompliziertheit ihrer Anwendung durch bestimmte Apparaturen in keinem Verhältnis zu dem eventuellen Vorteil steht. Ja, es hat sich gezeigt, daß z. B. die als Vorteil angesehene, besonders rasche Resorptionsfähigkeit der Kohlensäure durchaus nicht erwünscht ist, da sie zu großen und schnellen Druckschwankungen innerhalb des Craniums Anlaß geben kann. Abgesehen davon hat Bingel beobachtet, daß die Resorption der Kohlensäure so schnell erfolgen kann, daß kaum genügend Zeit vorhanden ist, um die Röntgenaufnahmen zu machen. Da die erwähnten Gase, insbesondere der Sauerstoff und die Kohlensäure, bekanntlich in Metallbomben geliefert werden und wegen des sehr hohen Drucks, unter dem sie stehen, erst nach Umfüllen in ein anderes Gefäß in den Liquorraum eingeführt werden können, was ihre Anwendung erheblich kompliziert, ist es kein Wunder, daß die weitaus meiste Verbreitung für die Encephalographie die atmosphärische Luft gefunden hat. Immerhin ist auch ihre Anwendung in den ersten Jahren durch verschiedene Apparaturen mehr oder minder kompliziert worden. So empfahlen Denk ein Filtrieren, Jüngling, Schönborn, Wartenberg ein Sterilisieren, von Brehme und Klein wurde ein Vorwärmen der Luft auf Körpertemperatur empfohlen. Es hat sich herausgestellt, daß alle diese Methoden eine unnötige Komplikation des Verfahrens bedeuten, da sich die gewöhnliche atmosphärische Luft für das Nervensystem keineswegs differenter erwiesen hat als die filtrierte bzw. sterilisierte oder vorgewärmte Luft.

Systematische Untersuchungen an Hunden mit verschiedenen anästhesierenden Gasen hat in jüngster Zeit Aird ausgeführt. Von den angewandten Gasen scheint nach diesem Autor für die Encephalographie Sauerstoff, Cylopropan, Stickoxydul und Äthylen gut verwendbar zu sein, da sie sich in klinischer und pathologischer Hinsicht bei Hunden als ungefährlich erwiesen haben. Diese Gase zeigen eine gut anästhesierende Wirkung und werden schnell resorbiert.

4. Das Mengenverhältnis beim Luft-Liquoraustausch.

Keineswegs entschieden ist auch heute noch die Frage, welche Luftmenge zur Erzielung eines brauchbaren Encephalogramms notwendig ist, wie groß also der Luft-Liquoraustausch sein muß. Die Angaben über die injizierten Luftmengen schwanken in der Literatur zwischen 15 und 1500 ccm. Die Diskrepanz der Ansichten über die Größe des Luft-Liquoraustausches beruht meines Erachtens auf der verschiedenen Auffassung des Begriffes: „Brauchbares Encephalogramm.“ Während z. B. amerikanische Autoren (Grant u. a.) auch heute noch sogar für die craniale ventrikuläre Encephalographie bei Hirntumoren einen möglichst vollkommenen Ersatz des Liquors durch Luft fordern, halten z. B. Laruelle u. a. sogar bei der lumbalen Encephalographie die sehr geringe Luftmenge von 15—25 ccm für ein brauchbares Encephalogramm für ausreichend. Diese beiden extremen Anschauungen vermögen freilich diese Frage nicht zu lösen. Es lassen sich meines Erachtens bei dem heutigen Stand unserer Kenntnisse über den Wert der Encephalographie für die Hirndiagnostik, wenn auch absolut strenge Geenzen nicht gezogen werden dürften, gewisse Richtlinien für die Größe des Luft-Liquoraustausches aufstellen. Maßgebend ist zunächst einmal ganz allgemein für die Menge der Luftzufuhr der Weg, den man für die Encephalographie wählt. Auf Grund der anatomischen Verhältnisse ist es selbstverständlich, daß der Luft-Liquoraustausch bei der lumbalen

Encephalographie zur Gewinnung eines diagnostisch in allen Einzelheiten verwertbaren Encephalogramms am größten sein wird. Geringer ist er bei der suboccipitalen Encephalographie, weil hier ja bereits der spinale Liquorraum wegfällt, am geringsten ist er bei der Encephalographie durch Ventrikelpunktion. Vor allem aber ist für die Größe des Luft-Liquoraustausches die Art des Krankheitsprozesses maßgebend. Hiervon hängt es sehr ab, welche Einzelheiten im Encephalogramm zur Darstellung gebracht werden müssen, um für die später einzuschlagende Therapie zu einer möglichst exakten Diagnose zu kommen. Handelt es sich z. B. um einen mit allgemeinen Hirndruckerscheinungen einhergehenden Prozeß der Großhirnhemisphäre, bei dem wegen der Unklarheit der klinischen Symptomatologie lediglich die Seitendiagnose bzw. die exakte Lokaldiagnose im Encephalogramm darzustellen ist, so werden vielfach, zumal hierbei die ventrikuläre Encephalographie in der Regel zur Anwendung kommt, geringe Luftmengen für die genaue Lokaldiagnose ausreichend sein. Ich werde im speziellen Teil das Bild eines von mir operierten linkseitigen Parietaltumors beschreiben, bei dem die geringe Menge von 5 ccm Luft via Ventrikelpunktion eine absolut klare Lokaldiagnose ermöglicht hat. Sogar für die Diagnose eines Tumors der hinteren Schädelgrube, die erfahrungsgemäß einen maximalen Luft-Liquoraustausch besonders schlecht vertragen, auch wenn nach GRANT und DANDY die eingeführte Luft nach beendeter Encephalographie durch erneute Ventrikelpunktion abgelassen wird, genügt in den meisten Fällen eine geringe Luftmenge (20 bis höchstens 30 ccm) zur Klärung der Diagnose. Zwar wird man bei derartigen Fällen nicht selten, wenn der Tumor der hinteren Schädelgrube einen großen Hydrocephalus occlusus zur Folge gehabt hat, durch die geringe Luftmenge nur einen Ventrikel zur Darstellung bringen können. In diesen Fällen gelingt es aber, durch die entsprechende Kontrollaufnahme nach Lagewechsel auch die übrigen Teile des Liquorsystems zur Darstellung zu bringen, worauf im speziellen Teil noch eingehender hingewiesen werden soll. Ganz anders gestaltet sich aber der Luft-Liquoraustausch bei Krankheitsprozessen des Gehirns, die ohne allgemeine Hirndruckerscheinungen einhergehen. Hier kommt es ja, wie z. B. bei den verschiedenen Formen der Epilepsie, der cerebralen Kinderlähmung, den verschiedenen Schwachsinnsformen und besonders auch bei den posttraumatischen Veränderungen, nicht nur auf die Veränderungen der Ventrikel an, sondern auch die gute Darstellung der Subarachnoidalräume ist hierbei von mindestens ebenso großer Wichtigkeit, da sich der pathologische Befund mitunter vornehmlich durch die Veränderungen der Subarachnoidalräume zu erkennen gibt. Bei all diesen Erkrankungen dürfte prinzipiell nur dasjenige Encephalogramm als „brauchbar", d. h. diagnostisch mit Sicherheit verwertbar angesehen werden, bei dem die Gewähr besteht, daß ein maximaler Luft-Liquoraustausch stattgefunden hat, d. h. daß der größte Teil des Liquors durch Luft ersetzt worden ist. Wie launisch die Luftverteilung bei ungenügendem Luft-Liquoraustausch sein kann, habe ich in meiner bereits erwähnten Arbeit „Diagnostische Irrtümer infolge technischer Mängel bei Encephalographien" auseinandergesetzt. Ferner zeigen das auch die von KRUSE u. a. veröffentlichten Fälle. Man hat dann die Gewähr eines ausreichenden Luft-Liquoraustausches, wenn nach mehr oder minder reichlicher Liquorentfernung der Liquorfluß aufhört oder nur in spärlichen Tropfen erfolgt und auch durch Drehen der Nadel sowie vorsichtige Kopfbewegungen keine Beschleunigung des Liquorflusses mehr zu erreichen ist. Freilich kommt es in praxi immer wieder vor, daß man unter bestimmten Umständen auf einen maximalen Luft-Liquoraustausch verzichten muß oder bei bestimmten Fragestellungen a priori von einer Forcierung des Luft-Liquoraustausches absieht. Es ist aber dann zu fordern, daß man bei dem aus den Rahmen des Normalen fallenden Befunden mit seinen diagnostischen Schlüssen doppelt vorsichtig ist. Insbesondere gilt das für die Wertung von Ventrikelasymmetrien, Fehlen der Füllung eines oder beider Seitenventrikel. Vor allem bei Traumatikern wird man versuchen, bei ungenügendem Luft-Liquoraustausch durch entsprechende Kontrollaufnahmen nach Lagewechsel zu einer Klärung des pathologischen Befundes zu kommen. In der Regel halte ich die Injektion von 80—120 ccm Luft zur Darstellung eines in allen seinen Teilen verwertbaren Encephalogramms bei nicht raumbeengenden Prozessen des Gehirns via Lumbalpunktion für ausreichend. Für unnötig halte ich im allgemeinen, wenn nicht besondere Fragestellungen vorliegen, auch beim Hydrocephalus communicans die Überschreitung einer Luftmenge von 200 ccm.

Zu untersuchen ist weiterhin die Frage, in welchem Mengenverhältnis die eingeführte Luft zum abgelassenen Liquor stehen soll. In früheren Jahren wurden Luft und Liquor in gleichem Mengenverhältnis ausgetauscht, ja BINGEL hat sogar mehr Luft injiziert als Liquor entfernt. Da sich aber gezeigt hat, daß bei dieser Technik infolge der stärkeren Ausdehnung der Luft bei ihrer Erwärmung im Liquorraum besonders starke intrakranielle Drucksteigerungen die Folge sind, ist man dazu übergegangen, mehr Liquor abzulassen als Luft zu injizieren. KLEIN hat besonders auf die Drucksteigerung, die durch die Temperaturerhöhung des Gases bedingt wird, hingewiesen: „Wenn wir Luft von 14° C insuffliert haben, muß — da ja nach dem GAY-LUSSACschen Gesetz der Druck eines Gases steigt, wenn es bei unverändertem Volumen erwärmt wird — sobald sie Körpertemperatur angenommen hat, ihr Druck sich erhöht haben (bis zu 900 mm). Dazu kommt, daß bereits der ursprüngliche Druck der insufflierten Luft dem Seitendruck des Liquors in der Höhe der Punktion gleicht, d. h. höher ist als der intrakranielle, dem sich hier noch der hydrostatische Faktor zuaddiert.“ KLEIN wählte auf Grund seiner Überlegungen das Verhältnis Luft : Liquor = 10 : 11,2 ccm. Wir sind an der FOERSTERschen Klinik, nachdem wir in den ersten Jahren im allgemeinen 10 ccm Luft weniger eingeführt als Liquor entnommen haben, dazu übergegangen, eine größere Differenz zwischen eingeführter Luft und abgelassener Liquormenge eintreten zu lassen. In der Regel haben wir 30 ccm Liquor mehr abgelassen als Luft eingeführt und dabei eine Verringerung der Reizerscheinungen bei der Encephalographie gefunden. Insbesondere ist dieses Mengenverhältnis beim Luft-Liquoraustausch, 3—4 Teile Liquor und ein Teil Luft, für die Encephalographie durch Ventrikelpunktion bei raumbeengenden Prozessen des Gehirns zu empfehlen, weil auf diese Weise der nach der Encephalographie eintretenden Vermehrung des intrakraniellen Druckes am besten vorgebeugt wird.

5. Verteilungs- und Resorptionsmodus der Luft im Schädelinneren.

Die Frage der Verteilung der in den Liquorraum eingeführten Luft ist bis heute noch nicht bis in alle Einzelheiten vollständig geklärt. Maßgebend ist auch hier der Weg, der für die Luftinjektion gewählt wird. Bei der lumbalen Encephalographie füllen sich, wie das besonders KOSCHEWNIKOW auf Grund seines heroischen Selbstversuches mit fraktionierten Luftinjektionen durch Serienaufnahmen feststellen konnte, abgesehen von dem *spinalen* Subarachnoidalraum, die Seitenventrikel bei freier Kommunikation. Erst bei größeren Luftmengen kommt es zu einer Füllung der Subarachnoidalräume der Konvexität. JACOBI und WINKLER fanden, daß sich gleichzeitig Ventrikel und Basiszisternen füllen, und erst bei größeren Luftmengen in den Zisternen erfolgt ein Aufsteigen der Luft in die einzelnen Sulci der Konvexität. Der Aufstieg der Luft erfolgt strahlenförmig, und zwar nicht allein, wie man nach dem bekannten DANDYschen Schema anzunehmen geneigt sein könnte, von der Cisterna chiasmatis aus, sondern gleichfalls von der weiter rückwärts liegenden Cisterna pontis und interpeduncularis aus. Abgesehen von den Subarachnoidalräumen kommt es sowohl bei der lumbalen wie bei der suboccipitalen Encephalographie in zahlreichen Fällen zur Darstellung des subduralen Raumes. Ob unter normalen Verhältnissen der Subduralraum Liquor enthält, der ihm durch Öffnungen der Arachnoidea zufließt, ist noch nicht absolut sichergestellt und wird z. B. von WEIGELDT für nicht wahrscheinlich gehalten. Daß aber der Subduralraum unter pathologischen Verhältnissen sogar erhebliche Liquormengen enthält, davon konnte ich mich wiederholt bei Hirnoperationen, besonders bei Epileptikern überzeugen. Die Liquoransammlung im Subduralraum kann mitunter sogar Cystenform annehmen, wie das z. B. ein von FOERSTER operierter Fall im Bereich der hinteren Schädelgrube zeigte. Encephalographisch stellt sich der Subduralraum als mehr oder minder große, flache, zusammenhängende Luftfläche zwischen Schädeldach und Gehirnoberfläche dar. Nicht selten dringt die Luft in den zu beiden Seiten der Falx gelegenen Subduralraum ein und bringt diesen dadurch zur Darstellung. Ein anderer, nicht selten darstellbarer Teil des Subduralraumes ist der subtentorielle Raum, der sich oberhalb des Kleinhirns bis zur Vena magna Galeni erstreckt. Mit dem Füllungsmechanismus des Subduralraumes haben sich besonders GARTNER, GOETTE und in jüngster Zeit PENDERGRASS beschäftigt. Nach dem letzten Autor bestehen folgende Möglichkeiten: 1. kann die Arachnoidea durch die Manipulationen am Kopf des Patienten bei der Luftinjektion an der Schädelbasis verletzt und dadurch ein Eintreten von Luft in den Subduralraum ermöglicht werden; 2. kann die Nadel an sich im Subduralraum liegen, andererseits kann aber auch die Arachnoidea beim Einstich verletzt sein, so daß der Liquor zwar aus dem Subarachnoidalraum abfließt, die Luft jedoch direkt — wenn auch nicht ganz, so doch zum großen Teil — im Subduralraum aufsteigt. Die Füllung des Subduralraumes wird um so eher möglich, wenn größere Liquormengen abgeflossen sind und der Subduralraum durch Kollabieren der die Wand des Subarachnoidalraumes bildenden Arachnoidea erweitert ist.

Die Art, wie die Luft durch den engen Aquädukt strömt, ist durch die Untersuchungen von SCHOTT und EITEL, STRECKER und JÜNGLING erörtert worden: Druckschwankungen, die durch Herzpulsationen und Respiration oder künstlich durch Bewegungen erzeugt sind, treiben etwas Liquor aus den Ventrikeln und ihrem Entwässerungskanal, dem höchsten Punkt des 4. Ventrikels, heraus, und eine entsprechende Luftblase wird beim nächsten Druckminimum nach oben in den Ventrikel gesaugt. Alle Ventrikelluft muß wohl hierbei diesen Weg genommen haben. Ein Weg über das BICHATsche Foramen besteht nicht. GOETTE berichtet bei seinen Untersuchungen über ein Eindringen von Injektionsmasse von der Fissura chorioidea in einen Seitenventrikel in einem Fall. Da aber eine artefizielle Durchdringung der Piafalte nicht auszuschließen war, kann, wie GOETTE bemerkt, dieser Weg nicht als ein normaler aufgefaßt werden. Von großer Wichtigkeit für die Luftverteilung ist die bei der Encephalographie eingenommene Körper- und besonders Kopfhaltung. Von ihr ist das Gelingen eines brauchbaren Encephalogramms ebenfalls sehr abhängig, da durch sachgemäße Kopfbewegungen bereits während des Eingriffs, aber auch nachher bei Kontrollaufnahmen Gleichmäßigkeit und Vollständigkeit der Füllung garantiert wird. Die Füllung des Ventrikelsystems begünstigt die Neigung des Kopfes nach vorn sowie nicht sehr ausgiebige Nickbewegungen, dagegen fördern leicht rotierende Bewegungen den Luft-Liquoraustausch im Subarachnoidalraum (JACOBI und WINKLER, KRUSE u. a.). Für sehr empfehlenswert halte ich, wenn der Liquorfluß nachläßt, ein langsames Aufrichten bzw. allmähliches Rückwärtsführen des bis dahin nach vorn geneigten Kopfes. Man wird auf diese Weise häufig den Liquorfluß wieder in Gang bringen können. Mit den ausgleichenden Kopfbewegungen nach Beendigung der Luftzufuhr bzw. unmittelbar vor der Röntgenuntersuchung (ALWENS und HIRSCH, ELEKTOROWICZ und TYCZKA), ebenso mit der Jugulariskompression (GRANT) und mit dem Druck auf die offene Fontanelle bei Säuglingen (JANGISAWA) rate ich zur Vorsicht, da man hierdurch leicht Erbrechen auslösen kann, was die Luftverteilung insofern ungünstig beeinflußt, als hierdurch mehr oder minder große Luftmengen aus dem Liquorraum ausgepreßt werden können. Ich möchte das gelegentlich schlechte Bildresultat trotz eines ausgiebigen Luft-Liquoraustausches auf diesen Umstand beziehen. Ich habe bei mehreren Fällen, bei denen zwischen zwei Aufnahmen starkes Erbrechen erfolgte, auf der nach dem Erbrechen angefertigten Röntgenaufnahme eine erheblich schlechtere Füllung sowohl der Ventrikel als auch der Subarachnoidalräume beobachten können.

Die Frage der Resorption der eingeführten Luft ist wiederholt Gegenstand von Untersuchungen geworden. Der Zeitpunkt der Resorption ist abhängig einerseits von der Menge der eingeführten Luft, andererseits aber von dem Zustand der Resorptionsorgane des Gehirns. Auf diese Weise verschafft uns mitunter die Encephalograpie auch einen guten Einblick in die Zirkulations- und Resorptionsverhältnisse des Liquors. Normalerweise ist, wie BINGEL, DANDY u. a. feststellten, röntgenologisch ein Verschwinden der Luft aus den Ventrikeln und Subarachnoidalräumen innerhalb von 2—3 Tagen festzustellen. WEIGELDT nimmt bei normalen Fällen kürzere Resorptionszeiten an. Er fand nach 3—5 Stunden die Subarachnoidalräume und nach 6—10 Stunden auch die Ventrikel luftleer. Nach meinen Erfahrungen und den Erfahrungen anderer Autoren verschwindet nach der Encephalographie die Luft zunächst aus den Ventrikeln und sammelt sich im Subarachnoidalraum der Konvexität an, und zwar bei Rückenlage vornehmlich in den frontalen Abschnitten. Von da aus wird sie normalerweise in 2—3 Tagen resorbiert. Daß unter pathologischen Verhältnissen die Resorption der Luft aus den Ventrikeln bzw. aus den Subarachnoidalräumen mehrere Tage, bei bestimmten Formen des Hydrocephalus sogar mehrere Wochen in Anspruch nehmen kann, ist wiederholt beobachtet worden. Abgesehen von Kontrollaufnahmen ist das Vorhandensein von Luft bzw. die verzögerte Liquorproduktion durch das bei Bewegungen des Kopfes hörbare Plätschergeräusch (Succussio Hippocratis) festzustellen. Daß auch eine pathologisch beschleunigte Luftresorption vorkommen kann, konnte ich bei einem Fall von Schizophrenie feststellen. Hier war aus den an sich normal großen Seitenventrikeln bereits 10 Minuten nach der Encephalographie der größte Teil der Luft entwichen und hatte sich im Subarachnoidalraum der Konvexität, und zwar vornehmlich in der Präzentralregion angesammelt, wodurch der Subarachnoidalraum bei der Kontrollaufnahme entschieden breiter dargestellt war als bei der ersten Aufnahme. Zwischen der ersten und der zweiten Aufnahme war kein Erbrechen erfolgt. Bei der nach 3 Stunden angefertigten Kontrollaufnahme war röntgenologisch nicht der geringste Luftrest mehr festzustellen. Daß es sich hier um keinen Zufallsbefund gehandelt hat, geht daraus hervor, daß die bei derselben Patientin später mit der FOERSTERschen Jodnatriumprobe ausgeführte Resorptionsprüfung ebenfalls einen pathologisch beschleunigten Ausscheidungsbeginn ergab (10 Minuten).

Hinsichtlich der Resorptionsgeschwindigkeit anderer in den Liquorraum eingeführter Gase liegen sichere Befunde auf Grund systematischer Untersuchungen nicht vor. Für Sauerstoff geben SCHOTT und EITEL ein Verschwinden aus dem Liquorraum innerhalb von 12 Stunden an. Von BINGEL u. a. ist, wie bereits erwähnt wurde, berichtet worden, daß die Kohlensäure sehr rasch resorbiert wird, manchmal so schnell, daß kaum genügend Zeit vorhanden ist, um die Röntgenaufnahme zu machen. Diese Beobachtung von BINGEL hat allerdings keine allgemeine Bestätigung gefunden. EITEL konnte eine raschere Resorption der Kohlensäure als der Luft nicht sicher feststellen. Immerhin erscheint mir die Kenntnis der mitunter sehr raschen Resorption auch der gewöhnlichen Luft wichtig für die Entscheidung der Frage über den Zeitpunkt der Röntgenaufnahmen nach der Encephalographie. Es soll hierauf später noch eingegangen werden. Hier sei nur so viel bemerkt, daß ECKSTEIN aus Furcht vor der Kollapsgefahr des Patienten bei Kindern dafür eingetreten ist, die Röntgenaufnahme erst nach mehrstündiger Bettruhe des Patienten vorzunehmen. Dieser Standpunkt ist angesichts der eben gemachten Ausführungen über den Resorptionsmodus der injizierten Luft und die dadurch bedingten Veränderungsmöglichkeiten der Luftansammlungen im allgemeinen nicht haltbar und wird auch von anderen Autoren, die sich besonders mit der Encephalographie bei Kindern beschäftigt haben, abgelehnt (KRUSE, MAXWELL, HOLZSAGER, CRAMER).

In diesem Zusammenhang sei noch kurz auf die Einwirkung des äußeren Atmosphärendrucks auf die mit Luft gefüllten Liquorräume eingegangen. SCHALTENBRAND konnte nachweisen, daß die Luftfüllung der Liquorräume denselben Gesetzmäßigkeiten gehorcht wie z. B. ein Pneumothorax. Er konnte feststellen, daß bei hinreichend langsamer Verschiebung des Druckes ganz erhebliche Volumenschwankungen der Luftblasen in den Liquorhöhlen des Gehirns auftreten. Die Kenntnis dieser Gesetzmäßigkeiten hat SCHALTENBRAND dazu geführt, eine Encephalographie mit einem minimalen Liquorverlust auszuführen. Es genügt, bei höherem Atmosphärendruck eine Zisternenpunktion auszuführen und nach Entfernung der Nadel durch Verminderung des äußeren Luftdrucks die eingedrungene Luft so weit auszudehnen, daß eine gute Ventrikelfüllung erreicht wird. Eine weitere Nachprüfung und Verbreitung hat dieses Verfahren bisher nicht gefunden, da zur Ausführung dieses Verfahrens pneumatische Kammern notwendig sind, die nur selten zur Verfügung stehen.

6. Die Neben- und Folgeerscheinungen der Luftinjektion.

a) Subjektive Beschwerden.

Schon in der Einleitung habe ich darauf hingewiesen, daß kein einziges der uns heute für die Encephalographie zur Verfügung stehenden Kontrastmittel für das Zentralnervensystem als indifferent anzusehen ist. Von den Neben- und Folgeerscheinungen der Luftinjektion seien zunächst diejenigen subjektiver Natur besprochen. Die Intensität der subjektiven Beschwerden ist von mehreren Faktoren abhängig:

1. Von der Wahl des Weges der Luftinjektion. Es kann kein Zweifel darüber bestehen, daß die Beschwerden bei der lumbalen Encephalographie weit stärker sind als die bei der cranialen sowie auch bei der suboccipitalen. Immerhin vermag ich die schon erwähnte Angabe von GOETTE, daß die Beschwerden nach der suboccipitalen Encephalographie so gering seien, daß die Kranken an dem Tage nach der Luftinjektion zur röntgenologischen Nachkontrolle zu Fuß in die Röntgenabteilung kommen können, nicht zu bestätigen. Führt man nämlich bei der zisternalen Encephalographie einen ausgiebigen Luft-Liquoraustausch aus, so stehen oft die Kopfschmerzen denen bei der lumbalen Encephalographie keineswegs nach. Ich halte den GOETTEschen Standpunkt, die Patienten an dem folgenden Tage nach der Encephalographie zur Nachkontrolle aufstehen und zu Fuß ins Röntgenzimmer gehen zu lassen, wegen der großen Möglichkeit einer Gefährdung der Kranken keineswegs für nachahmenswert. Unbestritten sind die subjektiven Beschwerden, insbesondere die Anfangsbeschwerden, bei der ventrikulären Encephalographie am geringsten. Im Gegensatz zur lumbalen und zisternalen Encephalographie merken hier die Kranken den Lufteintritt ins Schädelinnere erheblich weniger.

2. ist aber die Intensität der subjektiven Beschwerden abhängig von der Art des Krankheitsprozesses. Es ist von verschiedenen Autoren immer wieder betont worden, daß z. B. Paralytiker, Luiker und bestimmte Formen der cerebralen Kinderlähmung auch bei der lumbalen Encephalographie nicht selten nur geringe Schmerzen äußern. HERRMANN führt bei Paralytikern und Luikern den geringen Grad der Reizerscheinungen auf die geringere Empfindlichkeit der verdickten Narben der Meningen zurück. Daß dieser Gesichtspunkt aber nicht für alle Fälle von Paralyse zutrifft, sondern daß es auch hierbei sogar bei ganz vorgeschrittenen und schwer dementen Fällen zu Reizerscheinungen kommen kann, habe ich bei meinen gemeinsam mit KIRSCHBAUM ausgeführten encephalographischen Untersuchungen bei Paralytikern feststellen können.

3. Als dritten Faktor für die Intensität der subjektiven Beschwerden möchte ich die Menge der Luftzufuhr und die Schnelligkeit des Luft-Liquoraustausches ansehen. Für besonders wichtig halte ich den letzten Gesichtspunkt für die Auslösung besonders intensiver Reizerscheinungen, da ein zu rascher Luft-Liquoraustausch unvermeidlich zu schnelle Druckschwankungen zur Folge hat.

4. spielen meines Erachtens auch konstitutionelle Momente sowie das Alter der Patienten eine nicht unwesentliche Rolle für die Intensität der subjektiven Beschwerden. Gerade die konstitutionell verschiedene Einstellung des Individuums zum Schmerzerlebnis zeigt sich bei der Encephalographie immer wieder in recht markanter Weise.

Wenn wir nunmehr in die spezielle Besprechung der subjektiven Beschwerden eintreten, so seien in erster Linie diejenigen erörtert, die bei und nach der lumbalen Encephalographie auftreten. Schon nach der Injektion der ersten Luftportion verspüren die Kranken einen im Rücken aufsteigenden Schmerz, der an manchen Stellen des Thorax bzw. nach den Armen zu ausgesprochen radikulären Charakter zeigt. Schon nach wenigen Sekunden folgt ein unangenehmes, schmerzhaftes Druckgefühl in der Nackengegend, das sich bald nach dem Kopf zu fortpflanzt und besonders heftig in der Stirn-Schläfengegend lokalisiert wird. Bestehen einseitige circumscripte Verwachsungen zwischen Hirnoberfläche und Meningen, so wird der Hauptschmerz mitunter in diese Gegend lokalisiert. Die Intensität der Kopfschmerzen nimmt nach der Injektion von 40—70 ccm sukzessive zu, wobei aber das Einstreichen jeder einzelnen Luftportion mehr oder minder lebhaft empfunden wird. Die Kranken werden im allgemeinen unruhiger, sie geben ihre Schmerzäußerungen in mehr oder minder lauter und impulsiver Form zum Ausdruck. Man kann dieses Stadium der Luftinsufflation bei 40—70 ccm geradezu als ein Stadium excitationis bezeichnen. Gelegentlich kann es in diesem Stadium zu heftigen Erregungszuständen kommen, wo jeglicher Zuspruch unnütz und vergeblich ist, so daß der Eingriff — allerdings in den *seltensten* Fällen — abgebrochen werden muß. Das habe ich bei Epileptikern, Schizophrenen und Paralytikern erlebt. Besonders heftig tritt auch mitunter dieses Stadium excitationis bei Kindern auf, es kommt zu großer Unruhe und lautem Schreien. Man soll daher bei Kindern die Encephalographie tunlichst nach Einleitung eines Chloräthylrausches vornehmen.

Nach der Injektion größerer Luftmengen klagen die Kranken über Hitzegefühl, Übelkeit und Schwindelgefühl, mitunter auch über Parästhesien in den Gliedmaßen. An dieses Stadium excitationis schließt sich bei weiterer Luftzufuhr ein Stadium lethargicum an. Die Kranken werden schlaffer, es tritt ein mehr oder minder starkes Schlafbedürfnis ein. Mitunter klagen die Kranken über Stuhl- und Urindrang. Nach Beendigung der Encephalographie verfallen Erwachsene wie Kinder in tiefen Schlaf, der mehrere Stunden anhält. Nach dem Erwachen ist in der Regel der Hauptteil der Beschwerden bereits geschwunden. Eine auffallend gute Toleranz zeigen mitunter jüngere Kinder, die gelegentlich schon einige Stunden nach dem Eingriff am liebsten spielend im Bett sitzen möchten. Bei der Mehrzahl der Erwachsenen halten die Kopfschmerzen, wenn auch in vermindertem Maß, noch einige Tage, besonders bei Lagewechsel, an, um dann allmählich völlig abzuklingen. Das nach dem ersten Aufsetzen sich nicht selten einstellende Schwindelgefühl sowie eine gewisse Vermehrung oder Wiederkehr der Kopfschmerzen klingt bald ab.

b) Objektive Folgezustände.

1. Einfluß der Luftinjektion auf Puls, Blutdruck, Atmung, Temperatur und Schweißsekretion. Während des Eingriffs machen sich in mehr oder minder ausgeprägter Form immer Veränderungen des Pulses bemerkbar. Der Puls wird meist langsamer, klein, weich und mitunter arhythmisch. Kruse konnte beobachten, daß die Bradykardie beim Ablassen des Liquors auftrat und bei der Luftinjektion wieder verschwand. Gelegentlich kann es zu einem echten Kollaps kommen, der sich aber in den allermeisten Fällen nach Umlegen des Kranken auf eine Seite in kürzester Zeit beheben läßt, ohne daß zunächst die mit einem Mandrin schnell verschlossene Nadel aus dem Lumbalkanal herausgezogen zu werden braucht. Elektrokardiographische Untersuchungen haben an 20 Encephalographierten Abeles und Schneider ausgeführt. In einer Reihe von Fällen fanden sie Störungen, die als Ausdruck einer Vagusreizung aufzufassen sind.

Blutdruckveränderungen sind systematisch von Bruskin, Fränkel, Ossinskaja u. a. studiert worden. Es ist beobachtet worden, daß der Blutdruck zunächst steigt, um dann langsam und stetig zu fallen.

Die Atmung wird während des Eingriffs beschleunigt und angestrengt, in seltenen Fällen kann es, wie Becker u. a. beobachtet haben, zu bedrohlichen Atmungszuständen bis zu ausgesprochener Asphyxie kommen, was selbstverständlich eine absolute Indikation zum Abbrechen des Eingriffs ist. Ein sehr häufiges, fast konstantes Symptom während der Encephalographie und im unmittelbaren Anschluß an dieselbe ist der Brechreiz, der sich mitunter bereits nach Luftmengen von 30—40 ccm einstellt. Bei größeren Luftmengen kommt es fast regelmäßig zum Erbrechen.

Ein ebenso regelmäßiges Begleitsymptom der Encephalographie ist die Vermehrung der Schweißsekretion, die bereits bei mittleren Luftmengen (20—40 ccm) einsetzt und bei größeren Luftmengen nicht selten enorme Grade annimmt. Bei Halbseitenläsionen konnte ich mehrfach einen frühzeitigeren und stärkeren Schweißausbruch auf der paretischen bzw. gelähmten Körperseite beobachten. Auf diese Tatsache habe ich bereits in früheren Arbeiten, welche die Pathophysiologie der Schweißsekretion behandeln, aufmerksam gemacht.

Eine ganz regelmäßige Folgeerscheinung der Encephalographie ist die Temperaturerhöhung. Der Grad der Temperaturerhöhung ist außerordentlich verschieden, so daß sich eine allgemeine Regel nicht aufstellen läßt. Man kann höchstens sagen, daß Kinder im allgemeinen mit höheren Temperaturen auf den Eingriff reagieren als Erwachsene. In der Mehrzahl der Fälle übersteigt beim Erwachsenen die Temperatur kaum 38—38,5^0 C, um innerhalb von 2 bis 4 Tagen zur Norm zurückzukehren. Die Ansicht Streckers, daß der Grad der Temperaturerhöhung von der Menge des entnommenen Liquors abhängig sei, ist von den meisten Autoren nicht bestätigt worden. Ich verfüge über zahlreiche Beobachtungen, bei denen trotz einer Liquorentnahme von 200 ccm die höchste Temperatur 37,9^0 betrug. Andererseits fanden sich Fälle, bei denen die Höchsttemperatur trotz Injektion nur geringer Luftmengen (30 ccm) 38,6^0

betrug. Auch die Ansicht von HEIDRICH, der Temperatursteigerung meist nur dann beobachten konnte, wenn eine freie Kommunikation zwischen Ventrikel und Subarachnoidalraum bestand, kann nicht als allgemeine Regel angesehen werden. Als Ursache der Temperatursteigerung dürften wohl zwei Faktoren in Betracht kommen: Abgesehen von der direkten Reizung der im Hypothalamus gelegenen, den Wärmehaushalt regulierenden Zentren durch die einströmende Luft dürfte wohl auch der starke entzündliche Reiz der Meningen hierfür verantwortlich zu machen sein. In jüngster Zeit hat sich, abgesehen von HOFF, v. LINHARDT, KUTTNER, BARCIA, GOYANES, besonders F. W. KROLL mit der Frage der Temperatursteigerung nach Encephalographien beschäftigt. KROLL hat bei 20 Fällen Hauttemperaturmessungen nach der Encephalographie angestellt und konnte feststellen, daß die Hauttemperaturen keinerlei Tendenz zeigten, sich dem Anstieg der Innentemperatur anzupassen, sondern wie bei normaler Innentemperatur auf der Norm stehen blieben, was KROLL als pathognostisch für das zentrale Fieber ansieht.

2. Einfluß der Luftinjektion auf Blut und Liquor. Das Blutbild erfährt durch den encephalographischen Eingriff, wie eigene Reihenuntersuchungen lehren, ganz charakteristische Veränderungen. Bereits im unmittelbaren Anschluß bzw. etwa eine Stunde nach dem Eingriff kommt es zu einer Leukocytenvermehrung, die im Laufe desselben Tages noch zunimmt, mitunter Werte bis zu 21 000 aufweist. In den meisten Fällen kehren die Leukocytenwerte innerhalb von 1—2 Tagen wieder zur Norm zurück. Das qualitative Blutbild zeigt im Stadium der Leukocytose eine Vermehrung der Neutrophilen, geringere Zunahme der Stabkernigen und deutliche Abnahme der Lymphocyten. Mit Rückgang der Leukocytose steigen die Lymphocyten wieder an und können sogar in den folgenden Tagen eine Steigerung über den Ausgangswert erfahren. Die folgende Tabelle zeigt die Veränderungen des Blutbildes bei einem Fall kryptogenetischer Epilepsie.

	Leukocyten Gesamtzahl	Leukocyten	Lymphocyten
		Verhältnis der Neutrophilen : Lymphocyten	
Ausgangswert	6 500	73	22
1 Stunde nach der Encephalographie	15 100	78	17
5 Stunden nach der Encephalographie	19 800	83	11
22 Stunden nach der Encephalographie	9 200	80	17
48 Stunden nach der Encephalographie	7 600	68	23,5

Den Zuckergehalt im Blut hat BOETERS bei 45 Fällen systematisch nach der Encephalographie untersucht. Er fand im Anschluß und unabhängig von der eingeführten Luftmenge einen steilen Anstieg bis auf Werte von 130—160, gelegentlich sogar bis auf 200 mg-%, nach 1—2 Stunden war der Zuckergehalt wieder zur Norm abgesunken. Die größten Vermehrungen wurden bei Kindern gefunden. Diese Veränderung des Blutzuckerspiegels wird auf eine Beeinflussung hypothalamischer Zentren bezogen, im Einklang mit anderen vegetativen Störungen, z. B. der Hyperthermie.

Die Veränderungen des Liquor cerebrospinalis während und nach der Encephalographie sind mehrfach Gegenstand von Untersuchungen geworden (HERRMANN, MADER, KAFKA, KNÖPFELMACHER, SAMSON, THURZO, WEIGELDT u. a.). Die durch die Luftinjektion hervorgerufenen qualitativen Veränderungen des Liquors erstrecken sich auf alle seine Bestandteile, insbesondere auf die Zellen, den Eiweißgehalt und die Kolloidreaktionen. Sie setzen bereits während der Encephalographie ein, erreichen ihren Höhepunkt aber erst nach dem Eingriff, um in den folgenden Tagen mehr oder minder rasch wieder abzuklingen. In den meisten Fällen nehmen die Zellzahlen, wie sich aus Untersuchungen des während der Luftinjektion fraktioniert entnommenen Liquors ergibt, sukzessive zu, wobei sich in den letzten Portionen, abgesehen von Lymphocyten, auch Leukocyten finden. Was die Höhe der Zellzahl in den Endportionen betrifft, so lassen sich hier allgemeine Regeln nicht aufstellen. Die Zellzunahme während des Eingriffs kann trotz eines sehr ausgiebigen Luft-Liquoraustausches (z. B. 170 Liquor : 150 Luft) gering sein, er kann andererseits bei wesentlich geringerem Luft-Liquoraustausch (z. B. 50 Liquor : 35 Luft) mehrere hundert Zellen betragen. In den der Encephalographie folgenden Stunden bzw. Tagen konnte von verschiedenen Untersuchern bei Nachpunktion eine Zellvermehrung bis zu 5000 Zellen gefunden werden (HERRMANN, KNÖPFELMACHER). Andere Untersucher fanden eine stärkere Steigerung des Zellgehaltes allerdings nur in ganz vereinzelten Fällen (HEIDRICH, WEIGELDT). Wir sehen hier also eine Analogie zu den verschiedenen Zellbefunden auch nach gewöhnlichen Lumbalpunktionen.

Hinsichtlich der Veränderungen des Eiweißgehaltes während der Encephalographie sahen wir entweder gleichbleibende Werte oder eine geringe Zunahme. Mitunter nahm der Eiweißgehalt in den mittleren und oberen Portionen sogar etwas ab. Unsere Befunde beziehen sich lediglich auf die Gesamteiweißbestimmung im NISSL-Röhrchen. Feinere Untersuchungen über die Eiweißveränderungen während der Encephalographie sind von KAFFKA und SAMSON mit Hilfe der von KAFKA inaugurierten Bestimmung der Eiweißrelation ausgeführt worden. KAFKA konnte recht verschiedenartige Veränderungen feststellen. So fand er z. B. in einzelnen Fällen eine sehr deutliche Zunahme des Gesamteiweißes in den späteren Portionen, die hauptsächlich die Globuline, aber auch zum Teil die Albumine betraf. Andererseits fanden sich Fälle, bei denen, wie vorhin bei unserem Fall erwähnt wurde, das Gesamteiweiß nach oben etwas abnahm, wobei die Globuline etwas zunahmen, während die Alumine entsprechend der Verminderung des Gesamteiweißes eine Abnahme zeigten. SAMSON fand bei Kindern meist recht deutliche und im Durchschnitt stärkere Verschiebungen der Eiweißwerte als beim Erwachsenen und führt das auf die hohe Vulnerabilität (besser gesagt Reaktionsfähigkeit) der kindlichen Meningen zurück.

Schließlich zeigen auch die Kolloidreaktionen während der Encephalographie bereits Veränderungen im Sinne einer meningealen Reizung. Die folgende, einer Arbeit von SAMSON entnommene Tabelle zeigt die Mastixkurven dreier bei der Encephalographie entnommenen Liquorportionen im Vergleich zu den eben besprochenen Liquorveränderungen. Daß sich auch Veränderungen anderer Kolloidreaktionen (Goldsol, bikolorierte Benzoeharzreaktion) im Sinne von Meningitiskurven feststellen lassen, ist von THURZO und NAGY betont worden. HERRMANN konnte nach der Encephalographie im Liquor eine positive WEIL-KAFKAsche Reaktion nachweisen, was für einen Übertritt von Serumbestandteilen in den Liquor spricht.

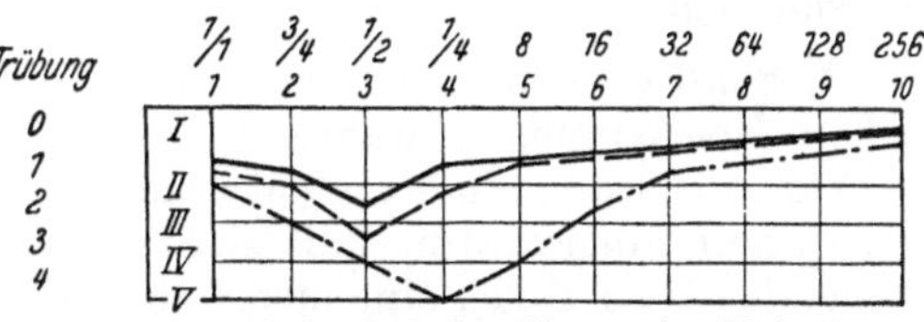

Abb. 11. Liquorbefunde bei portionsweiser Entnahme mit Lufteinblasung.

	Menge ccm	Kurven	Phase I	WEICHBRODT-Reaktion	PANDY-Reaktion	Gesamteiweiß mg-%	2. Zahl	Globulin mg-%	Albumin mg-%	Zellen	Zucker mg-%
1. Portion . ohne Luft	5	——	0	0	0	18	(1,0)	3	15	3/3	70
2. Portion .	60	– – –	opal	0	opal	24	(1,9)	6	18	57/3	66
3. Portion .	10	– – –	(+)	0	+	36	(2,5)	10	26	105/3	66

Systematische Untersuchungen über die Veränderungen des Wasserstoffionengehaltes im Liquor während der Encephalographie habe ich zusammen mit meinen Mitarbeitern HAUPTMANN und SCHAAL bei über 70 encephalographierten Fällen ausgeführt. Wir bedienten uns bei unseren Untersuchungen einer von der Firma Dr. Gerber, Leipzig herausgebrachten Apparatur, die nach dem RÖDERschen Verfahren aufgebaut ist, und die eine recht genaue p_H-Bestimmung auf elektrometrischem Wege ermöglicht. Unsere Ausgangswerte stimmten mit denen anderer Autoren (ESKUCHEN und LICKINT, LEVINSON u. a.) absolut überein und schwankten zwischen 7,2 und 7,6. Als konstante Veränderung des Wasserstoffionengehaltes im Liquor während der Encephalographie fanden wir in einer Reihe von Fällen nach den ersten beiden fraktionierten Luftinjektionen eine Senkung der p_H-Werte, mit anderen Worten eine Veränderung des Liquors nach der sauren Seite, wie sie von anderen Autoren bei Meningitiden festgestellt werden konnte. Dagegen kam es bei weiterer Luftzufuhr in den höheren Portionen zu einer sukzessiven Steigerung des p_H, also zu einer Veränderung des Liquors nach der alkalischen Seite. Diese alkalische Reaktion des Liquors entsteht bekanntlich beim Stehen an der Luft und kommt durch das schnelle Entweichen des CO_2 zustande. Die nebenstehende Tabelle gibt die p_H-Werte eines Falles von Epilepsie mit Hydrocephalus communicans hypersecretorius im Vergleich zu Zell- und Eiweißwerten während der Encephalographie wieder.

	Zellen	Eiweiß (NISSL)	p_H
I.	2 : 3	$1^3/_4$	7,31
II.	16 : 3	2	7,08
III.	16 : 3	$1^1/_2$	7,20
IV.	20 : 3	$1^3/_4$	7,38
V.	19 : 3	1	7,42
VI.	26 : 3	1	7,51

Bemerkt sei, daß eine Reihe von Fällen die p_H-Erniedrigung nach den ersten Luftinjektionen allerdings nicht nachwies, vielmehr stiegen hier die p_H-Werte sukzessive im Sinne einer zunehmenden Alkalescenz an.

Die hier geschilderten Veränderungen des Liquors durch die Luftinjektion, insbesondere die Veränderungen der Zellzahlen und der Kolloidreaktionen, sind der Ausdruck einer mehr oder minder starken meningealen Reizung durch den Eingriff. Auf die klinische Symptomatologie dieser Reizung der Meningen ist bereits hingewiesen worden, es sei nur noch erwähnt, daß in den ersten Tagen nach dem Eingriff auch eine mehr oder minder starke Nackensteifigkeit besteht. Dieser Reizzustand klingt aber in wenigen Tagen restlos ab und zeitigt sogar bei zahlreichen Fällen eindrucksvolle und sogar lang anhaltende therapeutische Effekte, worauf in einem besonderen Abschnitt noch näher eingegangen werden soll.

3. Sonstige klinische Neben- und Folgeerscheinungen. Von sonstigen klinischen Erscheinungen während der Encephalographie sei die allerdings *sehr* seltene Auslösung eines epileptischen oder tetanischen Anfalls erwähnt. Ferner sei darauf hingewiesen, daß sich nach der Encephalographie in den nächstfolgenden 2—3 Tagen eine mehr oder minder starke Stase am Augenhintergrund feststellen läßt.

Nur unter gewissen Umständen birgt der Eingriff der Encephalographie Gefahren in sich, die, wie Fälle der Literatur beweisen, gelegentlich den Tod des Patienten zur Folge haben können. Der Eingriff hat nämlich in manchen Fällen in den ersten Tagen einen ungünstigen Einfluß auf die Abwehrkräfte des Organismus gegen akute Infekte, sei es, daß er insbesondere bei nicht sachgemäßer Pflege des Kranken, z. B. bei ungenügendem Schutz vor Zugluft, eine leichtere Anfälligkeit für Infekte schafft, sei es, daß er das Wiederaufflackern abgeklungener Infekte zu begünstigen scheint. HEIDRICH konnte in einem Fall von Grippeencephalitis 4 Jahre nach Abklingen der akuten Symptome unmittelbar nach der Luftzufuhr einen ganz akuten Schub, in einem zweiten Fall eine rapide Verschlechterung der PARKINSONschen Symptome beobachten. KRUSE verlor ein Kind im Anschluß an die Encephalographie an Pneumonie, die sich aus einem leichten grippalen Infekt entwickelte. TRÖMNER berichtete über einen Todesfall nach Encephalographie, ebenfalls an Penumonie, bei einem decrepiden Paralytiker. Auch KIRSCHBAUM und *ich* haben über zwei fortgeschrittene Paralysefälle berichtet, die 3—4 Tage nach der Encephalographie unter den Zeichen einer Pneumonie bzw. Pleuropneumonie erkrankten und unter auffallend schnell eintretender Herzinsuffizienz ad exitum kamen. Die Autopsie des einen Falls ergab neben einer Bronchopneumonie beider Lungen schwere luische Veränderungen der Aorta ascendens und ein schlaffes Herz. Erst post mortem wurde in diesem Fall in Erfahrung gebracht, daß, abgesehen von der Paralyse, ein schwerer chronischer Alkoholismus vorlag.

Bei dem andern Fall fand sich neben einer Pneumonie rechts und einer Pleuritis adhaesiva links ein alter, völlig erweichter, faustgroßer Milzinfarkt und ebenfalls schwere Aortenveränderungen. Beide Fälle zeigten nun, abgesehen von ihren besonders schweren paralytischen Hirnschädigungen mit Endarteriitis bzw. miliaren Gummen auch gewisse frische Veränderungen, die wir mit der einige Tage vor dem Tode ausgeführten Luftinjektion in Zusammenhang gebracht haben. Es fanden sich nämlich bei beiden Fällen unter dem Ependym der hochgradig dilatierten Ventrikel zahlreiche punktförmige Blutungen, die sich fast ausschließlich an dem lateralen und besonders am vorderen Pol der Vorderhörner der Seitenventrikel lokalisierten. Histologisch konnten diese Blutungen als typische Kugel- bzw. Ringblutungen erkannt werden, wie sie aus den Beschreibungen von M. B. SCHMIDT, RICKER und besonders A. DIETRICH allgemein bekannt sind.

Diese Ringblutungen veranlassen mich, auf die als Folge der Encephalographie auftretenden Veränderungen des Gefäßapparates des Gehirns und seiner Häute etwas näher einzugehen. Schon der klinische Nachweis der mehr oder minder starken venösen Stase am Augenhintergrund nach der Encephalographie deutet darauf hin, daß der Eingriff eine mehr oder minder starke Alteration der Hirngefäße für einige Tage hervorzurufen vermag. Es handelt sich meines Erachtens im Prinzip um ähnliche akute Veränderungen der Hirngefäße im Sinne der Prästase und Stase, wie sie besonders von RICKER im Anschluß an Traumen beschrieben worden sind. Diese Stase bildet sich allerdings, wie das ja auch der Augenhintergrund zeigt, in den allermeisten encephalographierten Fällen wieder bald zurück. Es kann aber in seltenen Fällen als Folge der starken Blutfüllung der Venulae und Arteriolen, insbesondere, wenn bereits gewisse Gefäßwandschädigungen bestehen und Störungen im großen Körperkreislauf hinzukommen (Bronchitis), zum Blutaustritt in das umgebende Gewebe per diapedesin oder auch per rhexin kommen. So entstehen, wie auch in den oben zitierten Fällen, die Ringblutungen. Was die Lokalisation dieser Ringblutungen nach Encephalographie betrifft, so liegt der Gedanke nahe, anzunehmen, daß besonders diejenigen Hirnregionen betroffen werden, die dem Druck bzw. Reiz der eingeführten Luft vornehmlich ausgesetzt sind. Das sind bei Rückenlage, wie das die absolut gleiche Lokalisation der Blutungen in unseren beiden Fällen zeigte, besonders die vorderen Abschnitte der Ventrikelwand und die in ihrer Nachbarschaft liegenden Zentren. So zeigten sich bei einem Fall BREHMES punktförmige Blutungen im linken Claustrum. Auch WEIGELDT fand Reizerscheinungen an der Ventrikelwand, die sich mikroskopisch als Hyperämie mit einer geringen Zellanhäufung zwischen den Gefäßschlingen kundtat. Diese Gefäßreaktion kann aber nicht nur für die kleinen und kleinsten Hirngefäße angenommen werden, sondern vermag sich auch auf die größeren Gefäße zu übertragen. Hieraus resultiert bei vorgeschrittener Arteriosklerose dieser Gefäße die Gefahr ihrer Ruptur mit ihren deletären Wirkungen. Daher sind gerade bei Atherosklerotikern und Senilen Todesfälle im Anschluß an die Encephalographie wiederholt beobachtet worden (BINGEL, ALWENS, HIRSCH, LIEBERMEISTER).

Von verschiedenen Autoren sind Statistiken über die bei der Encephalographie aufgetretenen Todesfälle aufgestellt worden (GRANT, JÜNGLING, HEIDRICH). HEIDRICH berechnete 1927 für die *lumbale* Encephalographie bei 895 Luftfüllungen bei Fällen von BUDINOW, ROSANOW und TSCHUGINOW, BREHME, HEIDRICH, KOSCHEWNIKOW und FRÄNKEL, MADER, SCHOTT und EITEL, TRÖMNER, WEIGELDT, WARTENBERG eine Mortalität von 0,7%. Dagegen beträgt die Mortalität bei der *ventrikulären* Encephalographie nach der Zusammenstellung von HEIDRICH, die ein Material von 519 Fällen von GRANT, DENK und JÜNGLING umfaßt, 12,3%. Bei oberflächlicher Betrachtung dieser Statistik könnte es scheinen, daß die ventrikuläre Encephalographie die weitaus gefährlichere Methode ist. In der Tat schreibt HEIDRICH: „Diese beiden Zusammenfassungen zeigen einwandfrei, daß die Ventrikulographie bei weitem gefährlicher ist als die Lufteinblasung auf lumbalem Wege. Der Hauptgrund hierfür ist wohl in der Technik der Ventrikulographie zu suchen." Nun, so einfach liegen die Dinge nicht. Ich halte die Schlußfolgerung HEIDRICHs in dieser Form für irreführend. Es darf nicht übersehen werden, daß diese beiden Methoden in der weitaus großen Mehrzahl der Fälle bei ganz verschiedenen Prozessen des Gehirns angewandt werden, die lumbale Encephalographie im wesentlichen bei nicht raumbeengenden Prozessen des Gehirns, die ventrikuläre Encephalographie in der Hauptsache bei Hirngeschwülsten. Ferner muß hervorgehoben werden, daß das von HEIDRICH zusammengestellte ventrikulographierte Material immerhin aus der Frühära der Encephalographie herstammt, also aus einer Zeit, wo noch eine sehr weite Indikation für die Ventrikulographie von Hirngeschwülsten gezogen worden ist. Es wurden bekanntlich Hirntumorfälle mit höchsten Graden von allgemeinen Hirndruckerscheinungen, ja sogar moribunde Kranke dem Eingriff viel weitherziger ausgesetzt, als das heute in der Regel der Fall ist. Es handelte sich vielfach um Kranke mit inoperablen, diffusen Hirntumoren, die bei Verlängerung des Lebens von schwerem Siechtum bedroht waren und doch nicht zu retten gewesen wären. Einen weiteren Faktor für die früher erhöhte Mortalität bei der Ventrikulographie von Hirntumoren erblicke ich ferner in der Art des Luft-Liquoraustausches, der im allgemeinen ein weitaus ausgiebigerer war, als es heute der Fall ist. Nachdem heute die Indikation für die Ventrikulographie bei Hirntumoren eine viel engere ist, der Luft-Liquoraustausch nicht mehr so forciert wird und im allgemeinen die Operation nach der Ventrikulographie möglichst bald angeschlossen wird, hat die ventrikuläre Encephalographie zweifellos an Gefährlichkeit verloren. Andererseits ist von mir bereits ausführlich erörtert worden, daß die lumbale Encephalographie nicht schlechthin als harmlosere Methode bezeichnet werden kann, sondern daß sie bei *raumbeengenden* Prozessen des Gehirns, insbesondere bei denen mit *stärkeren allgemeinen Hirndruckerscheinungen und vor allem bei Tumoren der hinteren Schädelgrube als wesentlich gefährlicher zu bezeichnen* ist als die Encephalographie durch Ventrikelpunktion. War es ja doch schon längst vor der encephalographischen Ära bekannt, daß bereits im Anschluß an die gewöhnliche Lumbalpunktion bei derartigen Tumoren der Exitus erfolgte, während die gewöhnliche Ventrikelpunktion bei derartigen Tumoren sogar mitunter lebensrettend wirkte. Es sei in diesem Zusammenhang im übrigen der einzige von HEIDRICH bei der lumbalen Encephalographie selbst beobachtete Todesfall erwähnt. Es handelte sich um einen Kleinhirntumor, der 4 Stunden nach einer lumbalen Encephalographie ad exitum kam. Die Obduktion zeigte das Kleinhirn zapfenförmig in das Hinterhauptsloch fest hineingetrieben, wodurch die Oblongata zusammengedrückt worden war.

Es werden sich auch in Zukunft bei der ventrikulären Encephalographie unglückliche Zwischenfälle, z. B. durch Anstechen eines Gefäßes im ödematisierten Gehirn bzw. im Tumor selbst nicht ganz vermeiden lassen, jedoch dürften derartige Fälle bei dem Stand der heutigen Kenntnisse und der Technik Seltenheiten sein.

7. Maßnahmen gegen die Neben- und Folgeerscheinungen.

Die Gegenindikationen. Die wichtigste vorbeugende Maßnahme gegen die Neben- und besonders gegen die schweren Folgeerscheinungen der Encephalographie erblicke ich in der sorgfältigen Auswahl der Fälle und in der scharfen Indikation der einzelnen Füllungswege für die Luftzufuhr. Den letzten Gesichtspunkt habe ich bei der Besprechung der einzelnen Füllungswege bereits so eingehend erörtert, daß es hier genügt, auf diesen Abschnitt nur hinzuweisen. Was nun die sorgfältige Auswahl der Fälle für die Encephalographie betrifft, so seien hier die wichtigsten Gegenindikationen zusammengestellt.

Von vornherein ausgeschlossen sind von jedweder Form der Encephalographie Patienten mit einem schlechten Allgemeinzustand und Zeichen einer stärkeren Kreislaufschädigung, mag es sich um eine solche auf der Basis von Herzfehlern, Marasmus, Nierenerkrankungen oder fortgeschrittener Arteriosklerose handeln. Auch Paralytiker und Luiker sollten vor dem Eingriff einer genaueren Röntgenuntersuchung ihrer Herz- und Aortenveränderungen unterzogen werden. Den Standpunkt mancher Autoren, daß Atherosklerotiker, Senile sowie Paralytiker den Eingriff besonders gut vertragen, kann ich in dieser Fassung nicht teilen und werde in den betreffenden Abschnitten noch näher darauf eingehen. Der Gesichtspunkt, daß diese Kranken allerdings häufig bei dem Eingriff selbst relativ geringe Beschwerden äußern, besitzt gegenüber der Tatsache, daß auf Grund der Gefäßveränderungen das Leben dieser Kranken durch den Eingriff mitunter gefährdet werden kann, nur eine untergeordnete Bedeutung. Ist aus irgendwelchen Gründen bei einem Atherosklerotiker die Encephalographie doch unbedingt notwendig, dann halte ich im allgemeinen, sofern man sich a priori nicht mit einem geringen Luft-Liquoraustausch im Sinne von LARUELLE begnügen will, die kraniale ventrikuläre Encephalographie für den harmloseren Eingriff. Daß Senile und Säuglinge dem Eingriff nicht ausgesetzt werden sollen, halte ich unter Berücksichtigung der Erfahrungen von BINGEL, MADER u. a. für unbedingt notwendig. Weiterhin sind auszuschließen Patienten, die an Tuberkulose, sei es an offener oder an geschlossener, leiden. Da die Encephalographie in den ersten Tagen, wie mir scheint, eine Resistenzverminderung des Organismus gegen Infekte zur Folge hat, bilden auch leichte akute Infekte (Schnupfen, Bronchitis, Furunkel) eine absolute Gegenindikation. Auch gewisse Fälle von Hirntumoren sollte man möglichst von der Encephalographie, und zwar auch von der Ventrikulographie ausschließen, nämlich diejenigen, bei denen höchste Grade von Hirndruckerscheinungen, insbesondere stärkere Benommenheit, bestehen. Ich habe ja bereits darauf hingewiesen, daß die ungünstigen Erfahrungen mit der Ventrikulographie bei Hirntumoren in den ersten Jahren der encephalographischen Ära zum großen Teil darauf zurückzuführen waren, daß man derart vorgeschrittene Fälle, insbesondere auch bereits moribunde Kranke dem Eingriff ausgesetzt hat. Will man bei derartigen Fällen, sofern die gewöhnliche Röntgenuntersuchung des Schädels und die klinische Symptomatologie versagen, zu einer diagnostischen Klärung kommen, so halte ich die Arteriographie mittels Thorotrast nach MONIZ für das wesentlich schonendere Verfahren. Eventuell genügt zur Klärung dieser Fälle mitunter auch die „ventricular estimation" nach DANDY, d. h. es wird durch die bloße Ventrikelpunktion entschieden, ob der Tumor mit einem Hydrocephalus einhergeht oder nicht. Durch dieses Verfahren gelingt es sogar mitunter, einen Rückgang der starken Hirndruckerscheinungen zu erzielen.

Zur Vorbereitung des Patienten für den encephalographischen Eingriff ist es notwendig, daß er wegen des auftretenden Brechreizes bzw. Erbrechens vollkommen nüchtern ist. Zur Vorbeugung des Liquornachsickerns nach beendeter lumbaler Encephalographie verwende man dünne Nadeln.

Strittig ist heute noch die Frage der Anwendung der Narkose für die Encephalographie. Ich selbst habe bei den vielen Hunderten von Encephalographien, die ich selbst ausgeführt habe, lediglich in ganz wenigen Fällen bei der lumbalen Encephalographie unruhiger Kinder einen kurzen Chloräthylrausch verwandt, dagegen weder bei ventrikulärer noch gar bei zisternaler Encephalographie jemals eine Narkose anzuwenden brauchen. Da die Luftinjektion in den höheren Portionen zweifellos selbst narkotisch wirkt, birgt jede Narkose die Gefahr einer schwereren Atemstörung in sich. Nur bei sehr ängstlichen und unruhigen Patienten empfiehlt es sich, am Abend vor dem Eingriff ein stärkeres Schlafmittel zu verabreichen. Ferner kann man in solchen Fällen, ebenso bei Epileptikern auch eine Stunde vor dem Eingriff Luminal verabreichen (0,1—0,2), um die Schmerzempfindung für das erste Stadium der Encephalographie zu dämpfen. Bei jüngeren Kindern wird man in vielen Fällen bei der lumbalen Encephalographie der Anwendung von Narkoticis wegen der großen Unruhe nicht entraten können. Mir hat sich am besten ein kurzer Chloräthylrausch bewährt. KRUSE, KUTTNER u. a. benutzen bei jungen Kindern mit Erfolg Pernocton (0,5—2 ccm intramuskulär), nach dem 4. Lebensjahr Narkophin. Seit 1928 verwendet KRUSE mit gutem Erfolg die Avertinnarkose, wobei er 0,15 g pro Kilogramm Körpergewicht verabfolgt. SAMSON gibt bei Kindern zur Vorbehandlung 0,1—0,15 Luminal als Injektion und braucht dafür in der Regel 0,08—0,1 g Avertin pro Kilogramm Körpergewicht. Die Encephalographie beginnt er 15—20 Minuten nach Zufuhr des Avertins, so daß die volle Avertinwirkung erst unter dem Eingriff eintritt. Von anderen Autoren (BOEHME) wird bei Kindern Chloralhydrat vor dem Eingriff empfohlen.

Die während der Luftfüllung entstehenden Pulsveränderungen bedürfen im allgemeinen keiner besonderen Behandlung. Auch die mitunter auftretenden leichten Kollapse gleichen sich bei horizontaler Lagerung des Kranken von selber rasch wieder aus, so daß nach einigem Zuwarten der Patient wieder aufgesetzt werden kann und die Luftfüllung natürlich unter genauester Pulskontrolle zu Ende geführt werden kann. Eventuell empfiehlt sich die Injektion von Kardiazol oder Coffein. Erholt sich der Puls jedoch nach der seitlichen Horizontallagerung nicht sofort wieder, dann ist es empfehlenswert, den Eingriff abzubrechen. Ebenso halte ich ein Abbrechen des Eingriffs beim Auftreten von Atemstörungen für geboten. Es muß sofort Sauerstoff zugeführt und künstliche Atmung vorgenommen werden. Eventuell ist eine vorsichtige intravenöse Lobelininjektion empfehlenswert.

Sehr schwer zu beeinflussen ist der gewöhnlich während der zweiten Hälfte des Eingriffs eintretende Brechreiz bzw. das Erbrechen. Am besten kann man diese Störungen mitunter durch energische, psychische Beeinflussung abschwächen, insbesondere wenn es gelingt, den Kranken zu tiefen In- und Exspirationen zu veranlassen. Tritt bei stärkerem Erbrechen eine sanguinolente Verfärbung des Liquors ein, so halte ich ein Abbrechen des Eingriffs für ratsam.

Nach Beendigung des Eingriffs soll sofort die Umlagerung des Kranken in die horizontale Lage vorgenommen werden. Jedes Wiederaufrichten — auf diesen Gesichtspunkt soll später noch bei der Besprechung der von mancher Seite empfohlenen Röntgendurchleuchtung näher eingegangen werden — soll peinlichst vermieden werden. Daß das Umlegen des Kranken auf den Röntgentisch sehr behutsam vorgenommen werden soll und unter allen Umständen brüske und schnelle Bewegungen bei der Lagerung des Kranken zu den einzelnen Aufnahmen unbedingt vermieden werden müssen, ist bereits betont worden. Ebenso muß der Rücktransport des Kranken nach seiner Station mit größter Behutsamkeit ausgeführt werden. Ich lege unbedingten Wert darauf, daß immer einer meiner Mitarbeiter den Transport des Kranken überwacht. In seinem Zimmer ist der Kranke, insbesondere auch an heißen Sommertagen vor jeglicher Zugluft zu schützen. Bei der Nachbehandlung ist darauf zu achten, daß der Patient in den ersten 2—3 Tagen nach dem Eingriff flach im Bett liegt und das Bett auch zum Stuhl- und Urinlassen nicht verläßt. Mit der Erlaubnis, sich aufzusetzen oder gar aufzustehen, sei man nicht zu voreilig und gebe diese im allgemeinen nur dann, wenn der Patient sich absolut beschwerdefrei und wohl fühlt. Das ist im allgemeinen nach 5—8 Tagen der Fall, bei Kindern allerdings schon wesentlich früher (2—4 Tage).

Für die medikamentöse Nachbehandlung, insbesondere der Kopfschmerzen, empfiehlt sich die Darreichung von Phenacetin, Pyramidon oder Veramon in Zäpfchenform. Recht gut bewährt haben sich mir Injektionen von Cibalgin oder Tachalgan. Zur Herabsetzung der postencephalographischen intrakraniellen Druckerhöhung ist geeigneter als die intravenöse Injektion hochprozentiger Kochsalz- oder Traubenzuckerlösungen die Darreichung von Magnesium sulfuricum (am Tage nach der Encephalographie 10—15 g in 100 g Wasser als Rectaleinlauf, in den folgenden Tagen entweder morgens nüchtern 10 g oder 2—3mal täglich 5 g in einem halben Glas lauwarmen Wassers aufgelöst). Die richtige Wirkung dieses Mittels ist dann erreicht, wenn täglich 2—3mal Stuhlentleerungen erfolgen; in der größeren Zahl der Fälle komme ich auch ohne dieses Mittel aus. Die ausgezeichnete Wirkung des Magnesium sulfuricum läßt sich besonders nach der kraniellen Encephalographie bei raumbeengenden Prozessen des Gehirns feststellen. DANDY und GRANT haben empfohlen, die bei der Ventrikulographie eingeführte Luft zur Vermeidung der Zunahme von Hirndruckerscheinungen nach erfolgter Röntgenaufnahme durch erneute Punktion wieder zu entfernen und entweder durch den aufgehobenen Liquor oder durch physiologische Kochsalzlösung zu ersetzen. Eine allgemeine Verbreitung hat diese Methode allerdings nicht gefunden. Ferner ist noch die von FRAZIER empfohlene Anwendung von Thyreoideaextrakten zu erwähnen, welche die Liquorproduktion und damit auch den intrakraniellen Druck für längere Zeit herabsetzen sollen. Von CESTAN und RISER sind entlastende Lumbal- bzw. Ventrikelpunktionen empfohlen worden. Die beste Vorbeugung gegen die Zunahme von Hirndruckerscheinungen bei Hirntumoren nach erfolgter Encephalographie ist meines Erachtens die möglichst sofortige Operation.

8. Die therapeutischen Wirkungen der Luftinjektion.

Gegenüber den vorhin beschriebenen unangenehmen Neben- und Nachwirkungen der Encephalographie hat die Hirnluftfüllung in zahlreichen Fällen auffallend günstige Nachwirkungen zur Folge. Auf diese Tatsache ist in vielen Veröffentlichungen über encephalographische Ergebnisse immer wieder hingewiesen worden (BINGEL, FOERSTER, L. GUTTMANN, HERRMANN, KLEIN, KOSCHEWNIKOW, NONNE, SHARP, SCHUSTER, TRÖMNER, WARTENBERG, WEIGELDT u. a.). Bei Meningokokkenmeningitis berichtete SHARP über günstige

Resultate durch lumbale Sauerstoffinjektion, DAVID empfahl Injektionen von Ozon unter gleichzeitiger Darreichung von Jod per os bei dieser Erkrankung. Ebenso berichtete BINGEL über günstige Erfolge nach Luftinjektionen bei Meningitiden unklarer Ätiologie. Ja sogar bei tuberkulöser Meningitis konnte er nicht selten Abfallen des Fiebers, Aufhellung des Sensoriums und Nachlassen der Kopfschmerzen feststellen, was auch von WARTENBERG sowie von REICHEL und KLINKE bestätigt werden konnte. Ich selbst habe bisher in keinem Fall von eitriger oder tuberkulöser Meningitis irgendwelche nachhaltigen Besserungen nach Luftinjektionen beobachten können. Die meisten therapeutischen Erfolge durch die Luftinjektionen konnte, wie von zahlreichen Autoren beobachtet worden ist, bei den verschiedenen Epilepsieformen erzielt werden. Augenblickliche Coupierung eines Status epilepticus konnten BINGEL, HERRMANN, TRÖMNER, *ich selbst* in 4 Fällen u. a. beobachten. Auch bei Pyknolepsie sowie bei Abscessen im Kindesalter konnte ein Ausbleiben der Anfälle für mehr oder minder lange Zeit festgestellt werden. Bei einem Jungen von 11 Jahren mit tuberöser Sklerose eigner Beobachtung, der täglich trotz Luminal 3—4 Krampfanfälle hatte, zessierten die Anfälle nach der Encephalographie über 1 Jahr. Die günstige Wirkung der Luftinjektionen auf die Krampfanfälle äußert sich nach meinen Erfahrungen in verschiedener Weise. In einigen Fällen verschwinden die Anfälle nach der Encephalographie ohne weitere nachfolgende medikamentöse Nachbehandlung für mehr oder minder lange Zeit ganz. Mit den Anfällen verschwinden auch die Kopfschmerzen bzw. der unangenehme Kopfdruck, über den diese Fälle vorher klagten. Es sind das nicht selten Fälle, bei denen das Encephalogramm stärkere Grade von Luftansammlungen an der Oberfläche des Gehirns als Ausdruck eines Hydrocephalus externus bzw. einer Meningitis serosa chronica zeigt. Bemerkenswert ist auch, daß derartige Epileptiker sich mitunter in psychischer Beziehung auffallend bessern, insbesondere verlieren sie ihre gesteigerte Erregbarkeit und ihr querulatorisches Wesen für mehr oder minder lange Zeit. Besonders bei Kindern ist, wie auch andere Autoren (WINKLER u. a.) bestätigen, nach der Encephalographie eine auffallende Wesensveränderung festgestellt worden. Die Kinder, die vorher teils schwerfällig, interesselos und sehr reizbar waren, wurden lebhafter, leichter erziehbar und weniger streitsüchtig. In einer anderen Gruppe von Epileptikern kehren die Anfälle nach verschieden langer Zeit wieder, lassen sich aber schon durch kleine Luminaldosen günstig beeinflussen. In einer dritten Gruppe bleiben die Anfälle nach der Encephalographie zwar weiter bestehen, jedoch sind die Intervalle zwischen den einzelnen Anfällen mehr oder minder verlängert. Ferner treten die Anfälle nicht mehr mit der gleichen Schwere wie vor der Encephalographie auf und lassen sich vor allem durch geringe Luminaldosen auf ein Mindestmaß herabdrücken, während vor der Encephalographie selbst hohe Luminaldosen unwirksam blieben. Besonders läßt sich in denjenigen Fällen eine nachhaltige günstige Wirkung der Luftinjektion beobachten, in denen sofort im Anschluß an die Luftinjektion eine medikamentöse Behandlung einsetzt. Es sei aber schließlich auch eine vierte Gruppe hervorgehoben, bei der auch durch die Luftinjektion keinerlei therapeutischer Effekt erzielt werden kann, z. B. bei Tumoren, primären Entwicklungsstörungen usw. Die Frage, wie man sich den günstigen Einfluß der Luftinjektionen auf die epileptischen Anfälle physiologisch erklären soll, ist mehrfach diskutiert worden (BINGEL, L. GUTTMANN, HERRMANN, KLEIN, MADER), ohne daß man bisher zu absolut sicheren Ergebnissen gekommen ist. Immerhin läßt sich doch so viel sagen, daß mehrere Faktoren hierbei eine Rolle spielen müssen, von denen jeder einzelne im gegebenen Fall eine mehr oder minder bevorzugte Stellung einnimmt. Auf diese Tatsache habe ich eingehend in meiner Arbeit: „Patho-physiologische, patho-histologische und chirurgische Erfahrungen bei Epileptikern“ hingewiesen. Zunächst einmal dürften, insbesondere bei Fällen mit stärkerem Hydrocephalus internus und externus die erhebliche Liquorentfernung eine wesentliche Druckherabsetzung zur Folge haben. Als weiteren Faktor möchte ich die Lösung circumscripter oder flächenhafter Verwachsungen zwischen Dura und Pia bzw. Cortex durch die einströmende Luft anführen. Daß derartige Verklebungen als Folgezustand mannigfachster Erkrankungen des Zentralnervensystems (Trauma, Infektion) eine Irritation der Rindenzentren hervorrufen können, darüber besteht heute kein Zweifel mehr. Einen weiteren wesentlichen Gesichtspunkt für den therapeutischen Effekt der Luftinjektion, wenn nicht gar den wesentlichsten, erblicke ich in dem starken Reiz, der durch die Luftinjektion auf das Nervenparenchym, den Gefäßapparat und die Meningen ausgeübt wird. Die Folge dieses Reizes dürfte ins Physiologische übertragen eine erhebliche Steigerung und Umwandlung des Stoffaustausches zwischen Blut und Liquor bzw. Blut und Gehirn sein. Hierdurch werden offenbar einerseits Substanzen, welche die Krampfbereitschaft des Gehirns erhöhen, aus dem Nervensystem besser eliminiert, andererseits wird die Durchlässigkeit der Blut-Liquorschranke bzw. der Blut-Gehirnschranke für Substanzen des Organismus, welche die Krampfbereitschaft des Gehirns herabsetzen, erhöht und erleichtert. So würde die Besserung der Anfälle bei denjenigen Kranken eine Erklärung finden, bei denen die Anfälle nach der Encephalographie ohne jedes Medikament verschwinden bzw. seltener werden. In diesem Sinne spricht besonders auch der Rückgang eklamptischer Anfälle nach Luftinjektionen, wie das von WEIGELDT beschrieben worden ist. Diese erhöhte Durchlässigkeit von Substanzen nach dem Gehirn, welche die Krampfbereitschaft herabsetzen, besteht aber nicht nur für körpereigene Stoffe, sondern auch für ebenso wirkende Pharmaka, die dem Organismus per os oder parenteral zugeführt werden. Nur so ist die gute Wirksamkeit von Luminal und anderer die Krampfbereitschaft herabsetzender Mittel nach der Encephalographie bereits in kleinsten Dosen gegenüber ihrer Unwirksamkeit oder ungenügenden Wirksamkeit vor der Encephalographie trotz hoher Dosierung zu verstehen.

In zahlreichen Fällen hat sich die Luftinjektion auch zur Behandlung bzw. Linderung von Kopfschmerzen, Kopfdruck, Reifengefühl, Migräne und MENIÈREschen Symptomen, soweit sie auf der Basis meningopathischer Prozesse verschiedener Ätiologie beruhen, bewährt. Hervorgehoben seien hier besonders die auf traumatischer Grundlage entstandenen Meningopathien. Das sei gegenüber denjenigen Autoren betont, die der Encephalographie gerade bei den Traumatikern aus Besorgnis, durch das neue Trauma verstärkte psychogene Reaktionen auszulösen, skeptisch oder gar ablehnend gegenüberstehen. Im speziellen Teil soll im Abschnitt „Traumatische Läsionen“ auf die Frage der therapeutischen Beeinflussung posttraumatischer Beschwerden durch die Encephalographie noch näher eingegangen werden. FOERSTER und WARTENBERG sind wohl die ersten gewesen, die auf den therapeutischen Erfolg der Luftinjektionen bei Traumatikern hingewiesen haben. Seither ist von verschiedenen Autoren die günstige Wirkung der Luftinjektionen bei Meningopathien traumatischer Ätiologie mit und ohne epileptische Anfälle berichtet worden (BIELSCHOWSKY, BURGER, CARPENTER, FRIEDMANN, L. GUTTMANN, HEIDRICH, KOSCHEWNIKOW, MONRAD-KROHN, PENFIELD, SCHWAB u. a.). Selbstverständlich soll nicht unerwähnt bleiben, daß auch andererseits zahlreiche dieser Fälle unbeeinflußt bleiben bzw. nur einen vorübergehenden Erfolg zeigen. Der Erfolg ist aber auch bei der posttraumatischen Meningopathie dann besonders nachhaltig, wenn im Anschluß an die Encephalographie eine systematische medikamentöse bzw. diätetische Behandlung einsetzt.

Von den Meningopathien anderer Ätiologie, bei denen die Encephalographie mitunter therapeutische Effekte zeitigt, seien erwähnt:

1. die als Folge lang dauernder Nasen-Nebenhöhlenerkrankungen bzw. chronischer Mittelohraffektionen auftretende Meningopathie;

2. die Meningopathie als Folge gewisser allgemeiner Infektionen (Typhus, Gelbfieber, Malaria, Keuchhusten, Scharlach, Pneumonie).

Für die Dauerheilung der auf dem Boden von Nebenhöhlen- und Mittelohrerkrankungen entstehenden Meningopathie ist selbstverständlich die vorhergehende Beseitigung dieser Affektionen notwendig.

Wenig nachhaltig ist der Erfolg der Luftinjektion bei postencephalitischen Störungen, insbesondere bei pallidärer Starre, wenn auch THURZO, BUDINOFF und HEIDRICH über vollkommenen Rückgang der Muskelstarre berichtet haben. Leider ist in diesen Fällen über die Dauer des Erfolges nichts erwähnt. Nach Abklingen des Reizes der Luftinjektion auf die noch nicht ganz degenerierten Ganglienzellen der subcorticalen Ganglien dürfte ebenso bald der alte Zustand wieder eintreten, wie wir das ja von der endolumbalen Applikation anderer reizender Pharmaca (Jodnatrium, Eigenserum) bei postencephalitischen Störungen her kennen.

Der Vollständigkeit halber sei noch erwähnt, daß einige Autoren (THURZO, WARTENBERG) sogar bei Paralyse Besserung nach Luftinjektion sahen, eine Beobachtung, die ich auf Grund eigener ausgedehnter Erfahrungen auf diesem Gebiet nicht bestätigen kann. Dagegen sah ich bei Psychosen des schizophrenen Formenkreises vorübergehende Besserungen.

9. Technik der Röntgenaufnahmen. Röntgendurchleuchtung.

Ebenso wie die sorgfältige Technik der Luftinjektion sowie die Wahl des Punktionsortes ist auch eine einwandfreie Aufnahmetechnik zur Erzielung brauchbarer Encephalogramme von größter Bedeutung. Was zunächst den Zeitpunkt der Röntgenaufnahmen nach Beendigung der Luftinjektion betrifft, so herrscht heute wohl unter der Mehrzahl der Autoren darüber Einigkeit, daß wegen der sehr bald nach der Luftinjektion einsetzenden Resorptionsvorgänge die Röntgenaufnahmen im unmittelbaren Anschluß an die Luftinjektion vorzunehmen sind. Die Ansicht von ECKSTEIN und F. H. LEVY, die eine sofortige Aufnahme nach Beendigung der Luftinjektion nicht für erforderlich halten — ECKSTEIN befürchtet bei Kindern die Kollapsgefahr — kann höchstens nur für Ausnahmefälle akzeptiert werden. Für die Mehrzahl der Fälle ist dieser Standpunkt abzulehnen, worauf bereits hingewiesen worden ist.

Manche Autoren (BINGEL, JÜNGLING u. a.) legten früher Wert darauf, die nach oben gestiegene Luft in möglichste Plattennähe zu bringen. Man benutzte daher die Untertischröhre und befestigte die Platte mittels eines Gestells dicht über dem Kopf des Patienten. Die Erfahrungen haben aber gelehrt, daß bei dieser Technik die genaue Zentrierung des Zentralstrahls Schwierigkeiten bereitet. Vor allem kommt es aber für die Güte der Aufnahmen gar nicht so sehr darauf an, ob der gasgefüllte Ventrikel einige Zentimeter näher oder ferner von der Platte gelegen ist. Es wird daher heute im allgemeinen die Obertischröhre verwandt. Die meisten Autoren benutzen die POTTER-BUCKY-Blende mit dem feststehenden Röhrenabstand von 70 cm. Ein gewisser Nachteil dieser Blende besonders für unruhige Patienten ist die Notwendigkeit einer längeren Belichtungsdauer. Ich habe daher bei der Encephalographie Geisteskranker, die ich an der Hamburger Psychiatrischen Universitätsklinik vielfach ausgeführt habe, das Fehlen der BUCKY-Blende nicht vermißt. Auch ohne diese Blende erhält man genügend kontrastreiche Bilder. Für die Encephalographie von Tumorkranken bietet der von dem schwedischen Röntgenologen LYSHOLM konstruierte

Aufnahmetisch insoweit einen großen Vorteil, als er gleichzeitig als Operationstisch benutzt werden kann und die Encephalographie im Operationssaal ausführbar ist. Auf diese Weise können Röntgenaufnahmen bereits während der Luftinjektion vorgenommen werden, so daß mitunter bereits geringe Luftmengen für eine Lokaldiagnose ausreichen und die Operation ohne weiteren Lagewechsel bzw. Transport des Kranken sofort angeschlossen werden kann (Abb. 12).

Für die Darstellung der einzelnen Abschnitte des Liquorsystems werden die Röntgenaufnahmen des Schädels in bestimmter Reihenfolge ausgeführt, und zwar in folgender Strahlenrichtung:

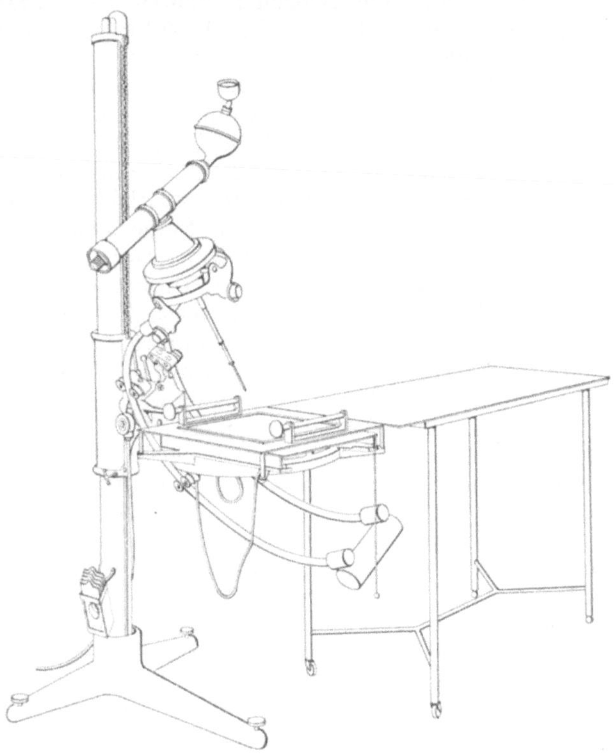

Abb. 12. LYSHOLM-Tisch.

1. Fronto-occipitale Strahlenrichtung (a-p-Aufnahme). Diese Aufnahme dient der Darstellung der Vorderhörner, des dritten Ventrikels, der Subarachnoidalräume der Konvexität, insbesondere der Cisterna fossae Sylvii, der Falx und des Tentorium cerebelli. Der Patient befindet sich in Rückenlage, das Hinterhaupt liegt der Platte auf. Das Kinn ist leicht brustwärts flektiert, um eine Verprojektion der Orbita und der Stirnhöhlen sowie Überschneidung derselben mit dem Ventrikelschatten auszuschalten. Der Mund ist geschlossen, das Kinn wird am besten durch ein Halteband in flektierter Stellung fixiert. Manche Autoren fixieren auch den ganzen Schädel durch zwei seitlich am Schädel angreifende, halbmondförmige und strahlenundurchlässige Stützen. Die Röhre wird so eingestellt, daß der Zentrierstab genau auf die Mitte und etwas oberhalb der Nasenwurzel gerichtet ist. Schon die leichteste Neigung nach der Seite ruft eine Verprojektion und dadurch mitunter eine Asymmetrie der Ventrikel hervor.

2. Occipito-frontale Strahlenrichtung (p-a-Aufnahme). Diese Aufnahme dient vornehmlich der Darstellung der Hinterhörner, Unterhörner, des 3. Ventrikels, der seitlichen Subarachnoidalräume, der Falx und ebenfalls des Tentoriums und erfolgt in Bauchlage des Patienten. Es ist am zweckmäßigsten und schonendsten, den Kranken, sofern es sich nicht um einen Gelähmten handelt, sich selbst langsam auf den Bauch drehen zu lassen, wobei der Kopf des Kranken während der Drehung vom Arzt gestützt wird. Ist die Bauchlage erreicht, so werden die Arme unter der Brust gekreuzt oder zu beiden Seiten des Körpers ausgestreckt gelegt. Der Kopf wird nun so gelagert, daß Stirn und Nasenrücken fest aufliegen. Auch hierbei ist zur Vermeidung einer Verprojektion der Bilder streng darauf zu achten, daß der Kopf von der Vertikalen nicht abweicht. Der Zentrierstab wird auf die Protuberantia occipitalis externa eingestellt.

3. Bitemporale Strahlenrichtung (seitliche Aufnahme). Diese Aufnahme ermöglicht bei genügendem Luft-Liquoraustausch die Darstellung des ganzen Ventrikelsystems. Ferner gestattet sie die beste Übersicht über die Subarachnoidalräume der Konvexität sowie über die Zisternen. Da man sich gewöhnlich den Ventrikel der kranken Seite möglichst ganz zur Darstellung bringen will, ist es notwendig, die gesunde Seite in Plattennähe zu bringen, um ein Aufsteigen der Luft in den höhergelegenen Ventrikel der kranken Seite zu ermöglichen. Man kann diese Aufnahme in absoluter Seitenlage des Kranken ausführen. In vielen Fällen gelingt die Aufnahme in Rückenlage bei Drehung des Kopfes um 90°. Manche Autoren (JÜNGLING u. a.) empfehlen diese Aufnahme in Bauchlage unter Drehung des Kopfes um 90°. Es ist darauf zu achten, daß der Kopf sich in absolut horizontaler Lage befindet. Die Nase muß parallel zur Platte liegen. Der Zentrierstab wird 2 cm oberhalb und vor dem Tragus eingestellt.

4. Sonstige Einstellungen. Für Spezialzwecke können auch Aufnahmen in anderen Projektionsrichtungen in Frage kommen. So hat z. B. ROSENSTEIN aus der FOERSTERschen Klinik zur Darstellung der Foramina Monroi empfohlen, den Patienten zunächst in Hinterhauptslage zu lagern, dann aber wird der Kopf bis etwa zur geraden Streckstellung deflektiert und dabei eine geringe Seitwärtsdrehung des Kopfes ausgeführt. Auf diese Weise wird das in Frage kommende, median gelegene Gebiet aus der Überdeckung mit der häufig dichten Falx und der Crista galli herausgebracht.

Zur Darstellung des 3. Ventrikels ist besonders von argentinischen Autoren (BALADO, MOREA, DONOVAN) die seitliche Aufnahme bei hängendem Kopf empfohlen worden, nachdem über diese Aufnahmetechnik mehrere Jahre vorher bereits FORSTER berichtet hat. Dieselbe Aufnahmetechnik benutzten ADSON, OTT und CRAWFORD zur Darstellung des Aquaeductus Sylvii, ferner WARTENBERG und HEIDRICH zur Darstellung der basalen Zisternen und des Subarachnoidalraumes des Cervicalmarks.

Verschiedentlich sind auch Aufnahmen in kranio-caudaler Strahlenrichtung versucht worden (SCHOTT und EITEL, CRAMER, KRAUSE, OHNSORGE). Jedoch kommt dieser Aufnahme ebenso wie der von LYSHOLM neuerdings angegebenen sagittalen halbaxialen Aufnahme in Stirnlage mit ventroflektiertem Kopf, dem sagittalen halbaxialen Bild in Stirnlage, sowie dem sagittalen halbaxialen Bild in Hinterhauptslage praktisch keine große Bedeutung bei. Diese Aufnahmen werden nur in Ausnahmefällen angewandt.

Von zahlreichen Autoren sind Aufnahmen bei verschiedener Strahlenrichtung in sitzender Körperhaltung vorgenommen worden. Diese Aufnahmen haben sich besonders bei nicht vollkommenem Luft-Liquoraustausch beim Hydrocephalus internus bewährt, da man durch die Darstellung des Liquorspiegels wichtige Schlüsse auf die Größe und das Fassungsvermögen der Seitenventrikel erhält. Nach meinen Erfahrungen eignen sich mitunter Aufnahmen in fronto-occipitaler Strahlenrichtung bei sitzender Körperhaltung besonders gut zur Darstellung des Tentorium cerebelli. Ich bin seit einiger Zeit bei manchen Fällen dazu übergegangen, während der lumbalen Encephalographie schon nach der Injektion von 25—30 ccm Luft eine fronto-occipitale Aufnahme im Sitzen allerdings mit einem Apparat ohne BUCKY-Blende zur ersten Orientierung zu machen. Auf diese Weise kann man mitunter schon frühzeitig genügende diagnostische Anhaltspunkte bekommen und kann daher den immerhin nicht angenehmen Eingriff erheblich abkürzen. Dieses Verfahren wird auch von anderen Autoren (DAVIDOFF) sogar unter Anfertigung von Serienaufnahmen angewandt.

5. Stereoskopische Aufnahmen. Im Gegensatz zu der Bedeutung, welche die stereoskopische Betrachtungsweise gewöhnlicher Röntgenaufnahmen des Schädels für die Lokaldiagnose schattengebender Hirntumoren erlangt hat, stellen stereoskopische Aufnahmen von Encephalogrammen einen maßgebenden Fortschritt für die Diagnose pathologischer Prozesse nicht dar. LIEBERMEISTER, der diese Aufnahmen wohl als erster versucht hat, u. a. haben keine brauchbaren Resultate erhalten, dagegen hat HEIDRICH über gute Resultate mit stereoskopischen Aufnahmen in occipito-frontaler Strahlenrichtung berichtet, die durch eine von HAHN konstruierte Zusatzapparatur zur POTTER-Blende ermöglicht worden sind. Die Apparatur besteht im Prinzip darin, daß sie eine seitliche Verschiebung des Patienten um den mittleren Augenabstand auf der POTTER-Blende ermöglicht.

6. Kontrollaufnahmen. Unter besonderen Umständen ist es notwendig, Kontrollaufnahmen vorzunehmen. Dieselben sind dann indiziert, wenn die ersten Aufnahmen eine Nichterfüllung beider oder eines Ventrikels, ferner eine Ventrikelasymmetrie ergeben haben. Es ist mehrfach beobachtet worden, daß trotz eines stärkeren Luft-Liquoraustausches das Ventrikelsystem zunächst nicht darstellbar war, dagegen ergeben Kontrollaufnahmen nach mehreren Stunden — mitunter sogar erst nach 10—24 Stunden — eine gute Füllung des Ventrikelsystems. *Es ist daher nicht angängig, von einem Ventrikelabschluß zu reden, wenn keine Kontrollaufnahmen ausgeführt worden sind.* Ebenso halte ich Kontrollaufnahmen bei einseitiger Ventrikelfüllung sowie bei Ventrikelasymmetrie für unumgänglich notwendig, insbesondere dann, wenn der Luft-Liquoraustausch ein ungenügender war. Wie launisch die Verteilung der Luft bei ungenügendem Luft-Liquoraustausch sein kann, habe ich in meiner Arbeit: „Diagnostische Irrtümer infolge technischer Mängel bei Encephalographien" ausführlich dargelegt. Es sei in dem Zusammenhang auch an den Selbstversuch von KOSCHEWNIKOW erinnert.

7. Röntgendurchleuchtung. Von einigen Autoren (JÜNGLING, ECKSTEIN, GOLDBECK-LOEWE, LYSHOLM u. a.) ist empfohlen worden, nach Beendigung der Encephalographie vor den Aufnahmen eine Röntgendurchleuchtung vorzunehmen. Insbesondere hält JÜNGLING beim Hydrocephalus die Durchleuchtung im Sitzen für „unumgänglich notwendig". Zweck der Durchleuchtung soll sein, das Ventrikelsystem, auch wenn die Ventrikelfüllung nur eine ungenügende ist, abzuleuchten und bestehende Ventrikelasymmetrien durch Neigung und Drehung des Kopfes auszugleichen. GOLDBECK-LOEWE ist sogar für Kontrolldurchleuchtungen im Sitzen mehrere Stunden nach beendeter Encephalographie eingetreten. Ich halte Durchleuchtungen, besonders im Sitzen, im allgemeinen für eine durchaus entbehrliche Maßnahme. Lediglich bei der kombinierten Encephalographie mit Luft und Jodöl ist sie besonders zur Passageprüfung nach dem 3. und 4. Ventrikel von Wert, wie instruktive Bilder von LYSHOLM lehren. Vor allem erscheint mir das Vorgehen von GOLDBECK-LOEWE, „in jedem Fall den Grad der Luftfüllung und den Liquorstand in den Ventrikeln durch eine Durchleuchtung im Sitzen vor den Aufnahmen festzulegen und eventuell später zu kontrollieren" für unzweckmäßig, worauf ich bereits vor mehreren Jahren hingewiesen habe. Zunächst einmal stößt man bei der Durchleuchtung im Sitzen bei nicht vergrößertem Ventrikelsystem und unzureichender Adaptation für die Ausbalancierung von Asymmetrien, wie ich mich selbst überzeugen konnte, auf recht erhebliche Schwierigkeiten. Das gilt insbesondere auch für die Darstellung des Subarachnoidalraums. Bei hydrocephal vergrößerten Ventrikeln gelingt zwar bei der Durchleuchtung die Ausbalancierung von Ventrikelasymmetrien, jedoch kann es nach Umlegen des Patienten zum Zwecke der Aufnahmen trotz vorheriger Ausbalancierung infolge der Launenhaftigkeit der Luftverteilung doch zu abweichenden und asymmetrischen Ventrikelbildern kommen. Unbedingt abraten möchte ich von Kontrolldurchleuchtungen im Sitzen mehrere Stunden oder in den ersten Tagen nach der Encephalographie. Bildet schon die erste Durchleuchtung nach der Encephalographie eine unnötige Zeitverlängerung der für die Luftinjektion notwendigen sitzenden Körperstellung, so bedeutet ein Wiederaufrichten des Kranken zu der späteren Kontrolldurchleuchtung, wie sie GOLDBECK-LOEWE empfiehlt, eine recht erhebliche Belästigung und sogar Gefährdung. Ich habe bereits im früheren Abschnitt darauf hingewiesen, wie unbedingt notwendig zur raschen Beseitigung der Reizerscheinungen nach der Encephalographie die Vermeidung jeder stärkeren Lageveränderung des Kranken in den ersten Tagen nach der Encephalographie ist. Für absolut kontraindiziert halte ich Kontrolldurchleuchtungen im Sitzen besonders bei Hirntumoren.

10. Das normale Encephalogramm und seine Abgrenzung vom pathologischen.

Darstellung besonderer Liquorräume. Die Zahl der encephalographischen Befunde bei hirngesunden, lebenden Menschen ist noch relativ gering. Der Grund hierfür liegt darin, daß ja jede Encephalographie mit gewissen Nebenerscheinungen und Beschwerden verbunden ist, denen man Gesunde nicht ohne weiteres aussetzt. Immerhin liegt eine Reihe von Befunden vor, die wir besonders BREHME, KRUSE u. a. verdanken, die sich mit den von BINGEL, SCHOTT und EITEL, PODESTA u. a. auf Grund der Luftfüllung der Liquorräume von hirngesunden, frischen Leichen gegebenen Darstellungen des normalen Luftbildes im wesentlichen decken. Weiterhin haben für die Vertiefung unserer Kenntnisse über das normale Encephalogramm, abgesehen von dem Studium anatomischer Präparate, die Füllungen der Hirnkammern an Leichen mit anderen schattengebenden Substanzen, z. B. Bariumsulfat (WINKLER), sowie die vielen Einzelbeobachtungen an Encephalogrammen von Traumatikern, Psychopathen, gewissen angeborenen Schwachsinnsformen und Psychosen beigetragen.

Was zunächst die *Größe* des normalen Ventrikelsystems betrifft, so sind hierbei, abgesehen von dem Alter des Individuums auch individuelle und konstitutionelle Unterschiede zu berücksichtigen. So besitzt für die Größe und Form der Seitenventrikel in gewissem Grad auch die Schädelform (Kurz- oder Langschädel) eine gewisse Bedeutung. Indessen besteht eine gesetzmäßige Kongruenz zwischen Schädelgröße und Ventrikelgröße nicht. Wenn also auch eine verschiedene Größe normaler Ventrikel zugegeben wird, so erscheint mir andererseits der immer wieder zitierte Ausspruch DANDYS: „Ein großer normaler Ventrikel kann größer sein als ein kleiner hydrocephaler", zu weitgehend und in dieser Fassung irreführend. Die Größe und Form des Ventrikelsystems sind auch abhängig von der Größe des Luft-Liquoraustausches, insbesondere von der Menge der eingeführten Luft, ferner aber auch von der Plastizität, d. h. Kompressibilität der Hirnsubstanz, denn hierauf beruht ja die Entfaltungs- bzw. Erweiterungsfähigkeit der Ventrikel. Ich habe ja bereits auf Grund ausgedehnter eigener Erfahrungen sowie von Erfahrungen anderer Autoren (GOETTE, KRUSE u. a.) darauf hingewiesen, daß die Größenzunahme und Formveränderungen der Seitenventrikel bereits in den ersten Stunden nach der Encephalographie wie in den folgenden Tagen recht beträchtlich sein können und aus diesem Grunde auch die Notwendigkeit der Röntgenaufnahme im unmittelbaren Anschluß an den Luft-Liquoraustausch betont. Auf diese Weise lassen sich vielfach Fehldeutungen vermeiden.

Von großer Wichtigkeit erscheint mir die Besprechung der Frage der *Symmetrie* der Seitenventrikel im normalen Encephalogramm. Ich habe bereits bei der Besprechung der Anatomie des Ventrikelsystems auf die anatomischen Untersuchungen an Normalgehirnen von FÖRTIG hingewiesen, welche die Annahme zulassen, daß Ventrikelasymmetrien auch beim normalen Menschen vorkommen können. Bei Rechtshändern ist im allgemienen der linke Seitenventrikel etwas größer als der rechte entsprechend der stärkeren Ausbildung der linken Hemisphäre (ASSMANN, BREHME, L. GUTTMANN, JACOBI und WINKLER, HEIDRICH, KRUSE u. a.). Auf diese interessante Frage werde ich im Kapitel Paralyse nochmals zurückkommen. Immerhin sind die Ventrikelasymmetrien normalerweise recht gering. Aber gerade die Beurteilung, ob eine Ventrikelasymmetrie noch als normal oder bereits als pathologisch anzusehen ist, bereitet mitunter erhebliche Schwierigkeiten, und gerade bei der Entscheidung dieser Frage bedarf es größter Erfahrung in der Deutung von Encephalogrammen. Sogar der Erfahrene kann hierbei, wenn auch wohl selten, Täuschungen unterliegen, insbesondere, wenn der Luft-Liquoraustausch ungenügend war. Es ist bei einer Reihe von pathologischen Befunden nicht die Größe und Asymmetrie der Seitenventrikel so ausschlaggebend für den pathologischen Befund, sondern die Formveränderung und Dislokation der Ventrikel. Gerade die wachsenden Erfahrungen mit der Encephalographie haben uns einen tiefen Einblick in die recht verschiedene Reaktionsweise des Gehirns auf eine Noxe verschafft. Diese verschiedene Reaktionsweise des Gehirns wirkt sich auch auf das ganze Liquorsystem sich aus.

Auch hinsichtlich der *normalen Weite des Subarachnoidalraums* dürften entsprechend der Verschiedenheit des Spielraums zwischen Schädelkapazität und Gehirn gewisse individuelle Unterschiede bestehen. Auch hierbei spielt das Alter eine Rolle. So gibt RUDOLPH an, daß der Inhalt der Liquorräume beim Säugling post mortem nur 2,5% des Schädelinhalts, beim Erwachsenen 7% beträgt. Auch HERTA BÖNING fand, daß der Spielraum zwischen Schädelkapazität und Gehirn bis zum 16.—19. Lebensjahr zunimmt. Diesem Befund gegenüber betont SAUER die auffallende Größe der normalen liquorführenden Konvexitätsräume beim Säugling und in den ersten Lebensjahren. Vom 6. Jahr an aufwärts sollen keine Unterschiede in der Menge der Oberflächenluft gegenüber den Encephalogrammen Erwachsener mehr bestehen. SCHWAB hat darauf hingewiesen, daß Menschen über 50 Jahre schon normalerweise eine leichte Vergrößerung der Ventrikel und der Subarachnoidalräume im Encephalogramm aufweisen. Ich möchte glauben, daß sich bereits unter physiologischen Verhältnissen an der Grenze zwischen Frontal- und Parietalregion oft etwas stärkere Luftansammlungen an der Konvexität als Ausdruck etwas weiterer Subarachnoidalräume an dieser Stelle finden. GOETTE weist auf die Möglichkeit hin, daß, ebenso wie die Ventrikel artefiziell durch Luft dilatiert werden, auch eine künstliche Erweiterung der Subarachnoidalräume der Konvexität hervorgerufen werden kann, und zwar besonders dann, wenn die Luft nicht in die Seitenventrikel eindringt. Eine Erweiterungsfähigkeit des Subarachnoidalraums besonders in den präzentralen bzw. frontalen Abschnitten konnte ich wiederholt auf Kontrollaufnahmen einige Stunden nach der Encephalographie beobachten, während die Luft aus den vorher deutlich dargestellten Ventrikeln mehr oder minder völlig entwichen war.

Ebenso wie an den Ventrikeln sind auch an den Subarachnoidalräumen Einzelheiten zu erkennen. Immerhin stößt die Differenzierung einzelner Sulci deswegen oft auf Schwierigkeiten, weil sowohl auf der a-p-Aufnahme bzw. p-a-Aufnahme wie auf den bitemporalen Aufnahmen die zahlreichen Spalten in hintereinander und aufeinander gelagerten Schichten projiziert werden. Immerhin lassen sich doch gewisse Einzelheiten, wie das auch von WINKLER an Leichenhirnen festgestellt werden konnte, erkennen. Nicht selten dargestellt ist der Subarachnoidalraum der Falx, ferner der Sulcus corporis callosi, während der Sulcus centralis bzw. prae- oder postcentralis sowie die Fissura interparietalis und die Fissura calcarina nur unregelmäßig und ungenau auf dem normalen Encephalogramm feststellbar sind. Von den Zisternen werden am regelmäßigsten die Cisterna pontis, die Cisterna cerebello-medullaris, weniger häufig die Cisterna chiasmatis und interpeduncularis dargestellt. Auf der a-p- und der p-a-Aufnahme des normalen Encephalogramms kann man gar nicht selten auch die Cisterna fossae Sylvii feststellen. Daß gerade dieser Teil des Subarachnoidalraums unter pathologischen Prozessen erheblich erweitert sein kann und mitunter sogar diagnostische Bedeutung hat, soll im speziellen Teil im Kapitel „Cerebrale Kinderlähmung" näher ausgeführt werden. GOETTE betont, daß bei Aufnahmen im Sitzen mit frontalem Strahlengang außer der Cisterna ambiens die Fissura hypocampi und die Fissura chorioidea sichtbar werden. Auch das Tentorium cerebelli läßt sich normalerweise besonders auf der p-a-Aufnahme mitunter darstellen, in letzter Zeit gelang mir wiederholt seine Darstellung auf der a-p-Aufnahme im Sitzen.

a) Das Normalbild bei fronto-occipitaler Strahlenrichtung.

Die Aufnahme in fronto-occipitaler Strahlenrichtung dient vornehmlich der Darstellung der vorderen Abschnitte des Ventrikelsystems bzw. des Subarachnoidalraums. Die beiden Abb. 13 und 14 demonstrieren die Einzelheiten eines normalen Encephalogramms bei lumbaler Füllung von Erwachsenen. Schon auf den ersten Blick ist der Unterschied der Ventrikelgröße sowie der Form der Ventrikel sinnfällig. Insbesondere sind diese beiden Bilder ein Beweis,

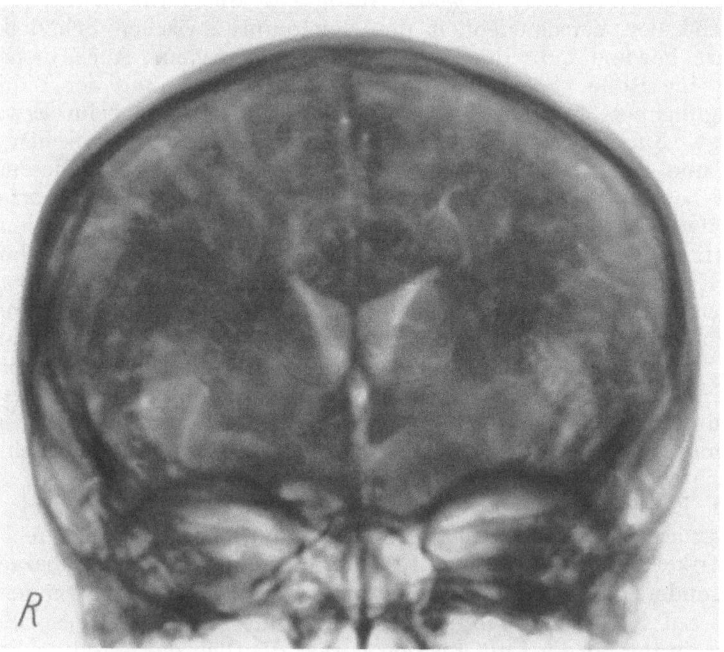

Abb. 13. Normalbild (a-p-Aufnahme). 20jähriger Mann.

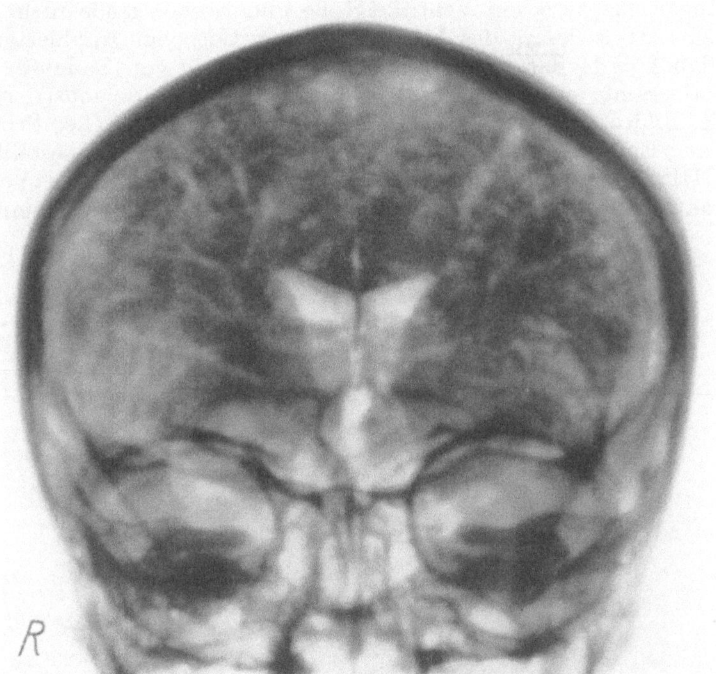

Abb. 14. Normalbild (a-p-Aufnahme). 40jährige Frau.

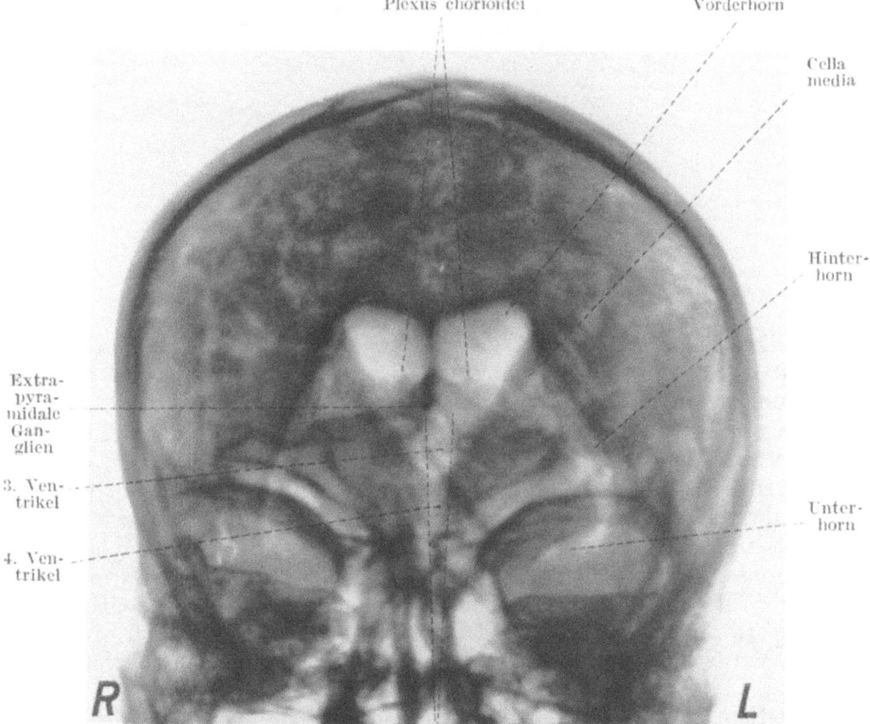

Abb. 15. Darstellung des gesamten Ventrikelsystems sowie der Subarachnoidalräume bei vergrößertem Liquorsystem und maximalstem Luft-Liquoraustausch.

daß eine Kongruenz zwischen Ventrikelgröße und Schädelgröße nicht gesetzmäßig besteht. Hinsichtlich des Alters der beiden Encephalographierten ist zu bemerken, daß Abb. 14 das Encephalogramm einer Frau von Ende 40, Abb. 13 das Encephalogramm eines Mannes von Mitte 20 Jahren demonstrieren. Im Mittelfeld des Bildes stellen sich die Vorderhörner in ihrer klassischen Schmetterlingsfigur dar. Eine absolute Symmetrie beider Seitenventrikel besteht nicht. Die obere Hälfte der Vorderhörner ist entsprechend der größeren Ventrikeltiefe stark aufgehellt, was besonders auf Abb. 14 zum Ausdruck kommt. Ihr

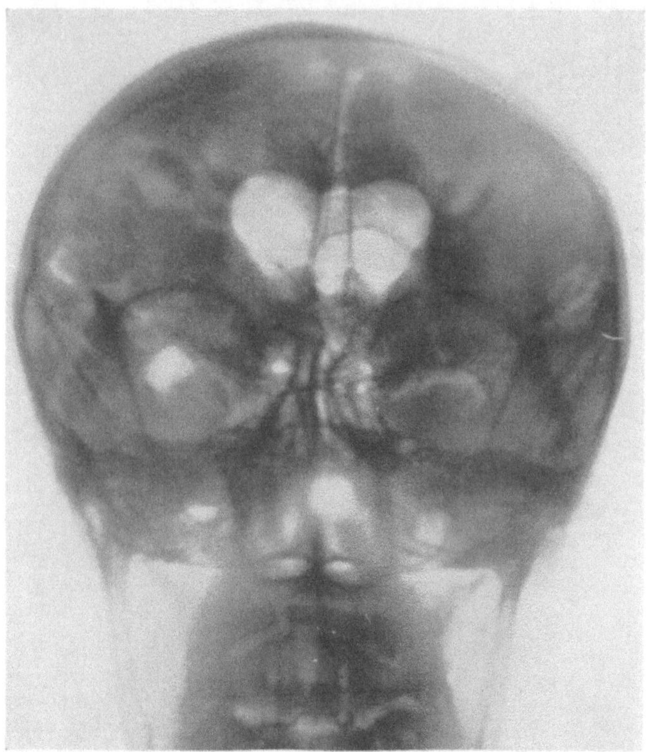

Abb. 16. Ventriculus septi pellucidi (Fall v. MEYER).

unterer Teil erscheint weniger hell, da hier der Thalamus opticus und der Corpus striatum in die Seitenwand hineinragen. Die Grenzlinie zwischen der hellen und der weniger hellen Zone der Schmetterlingsfigur stellt also die Oberfläche der Stammganglien dar. Die mediane Hälfte dieser Linie bildet die obere Begrenzung des Thalamus, die laterale die des Corpus striatum. In der Mitte dieser Begrenzungslinie sieht man eine kleine Erhebung nach oben ragen, die besonders deutlich auf der linken Seite von Abb. 14, sowie beiderseits auf Abb. 15 ist und den Plexus chorioideus darstellt. Bei hydrocephalen Ventrikeln kommt mitunter die Darstellung der Plexus, wie das in besonders anschaulicher Weise ein Fall von HEIDRICH zeigt, noch viel deutlicher zur Darstellung (S. 351, Abb. 151). Die nach oben und seitlich ausladende Spitze der Vorderhörner stellt normalerweise einen nahezu scharfen spitzen Winkel dar.

In der Mitte zwischen den beiden Schmetterlingsflügeln markiert sich als dunkle, scharfe Linie das Septum pellucidum. Entsprechend der Form der

Columnae fornicis weicht diese Linie nach unten zu auseinander, wie das deutlich auf Abb. 13 zu sehen ist. Wie bereits vorhin erwähnt, besteht das Septum pellucidum normalerweise aus zwei dünnen Platten, die das Cavum pellucidum umschließen. Dieser Spalt kommt normalerweise im Encephalogramm nicht zur Darstellung. Das Cavum kann aber gelegentlich als Anomalie sogar ziemlich groß sein und bildet dann den sog. Ventriculus septi pellucidi, der mit dem 3. Ventrikel kommuniziert und encephalographisch darstellbar ist, wie das in charakteristischer Weise ein Fall von MEYER (Abb. 16 und 17) demonstriert.

In der Mitte, dicht oberhalb der beiden Seitenventrikel kommt die ovale, längsgestellte Aufhellung des 3. Ventrikels zur Darstellung. Im oberen, etwas

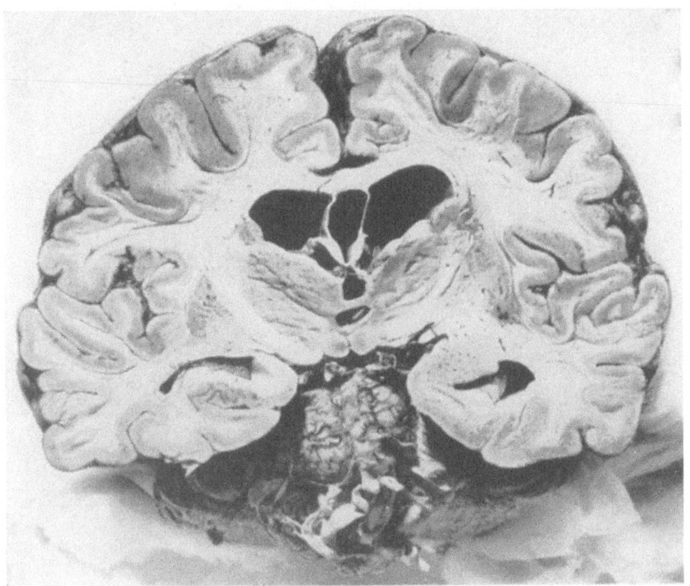

Abb. 17. Ventriculus septi pellucidi.

stärker ausgebauchten Teil dieses Ventrikels kann man mitunter, allerdings meist nur bei einer Dilatation des 3. Ventrikels, die diesen Ventrikel quer durchziehende Massa intermedia sehen. An den 3. Ventrikel schließt sich nach abwärts der Aquaeductus Sylvii an sowie der 4. Ventrikel, der als schmales, spaltförmiges Gebilde unterhalb des 3. Ventrikels gelegen ist und auf der a-p-Aufnahme nicht regelmäßig zur Darstellung kommt. An die Außenseite der Schmetterlingsflügel lehnt sich ein weniger aufgehellter Teil des Ventrikelsystems an, der dem absteigenden Teil der Pars centralis der Seitenventrikel entspricht. Die Pars centralis gibt sich auf der a-p-Aufnahme besonders gut im Sitzen zu erkennen, da sie hierbei nach außen projiziert wird. Nur bei maximalstem Luft-Liquoraustausch bzw. vergrößertem Ventrikelsystem kommt es auf der a-p-Aufnahme auch zur Darstellung der Hinterhörner sowie der in die Orbita projizierten Unterhörner, wie das Abb. 15 zeigt. Auf diesem Bild sieht man auch die Plexus der Seitenventrikel aus dem Niveau der Begrenzungslinie der Stammganglien herausragen, ferner den vergrößerten 3. Ventrikel und den darunter liegenden 4. Ventrikel. Die in die Orbita hineinprojizierten Unterhörner besonders rechts kommen auch auf der Abb. 16 zur Darstellung. Auf den beiden Normalaufnahmen kommt auch die streifige, baumartig verästelte Zeichnung der Subarachnoidalräume an der Konvexität gut zur Darstellung.

Auf beiden Bildern, insbesondere auf Abb. 13, markieren sich auch die Cisternae fossae Sylvii. Abb. 13 zeigt auch den Subarachnoidalraum der Falx beiderseits angedeutet, so daß die Falx selbst sichtbar wird. Unterhalb und zu

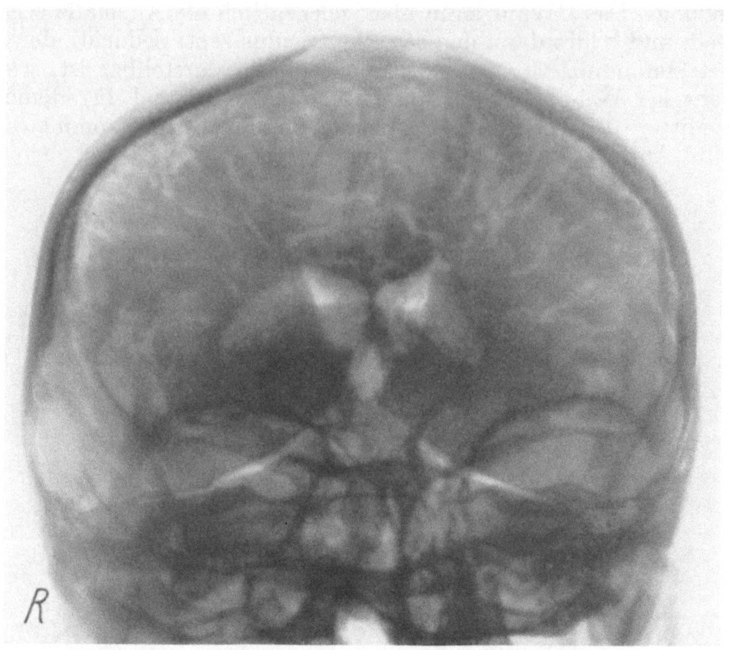

Abb. 18. Liquorraum des Tentorium cerebelli. a-p-Aufnahme im Sitzen (Normalbild).

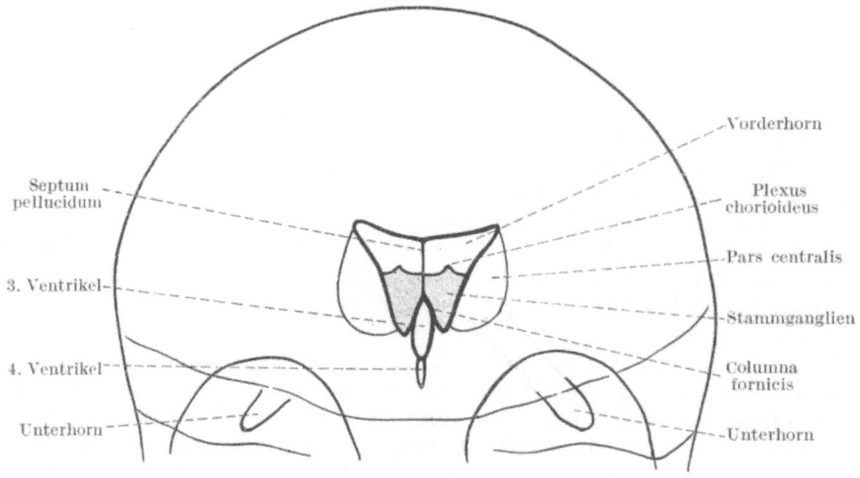

Abb. 19. Skizze der einzelnen Abschnitte des Ventrikelsystems auf der a-p-Aufnahme.

beiden Seiten des 3. bzw. des 4. Ventrikels auf Abb. 14 sind circumscripte Luftansammlungen zu bemerken, die den seitlichen Ausläufern der Cisterna pontis entsprechen.

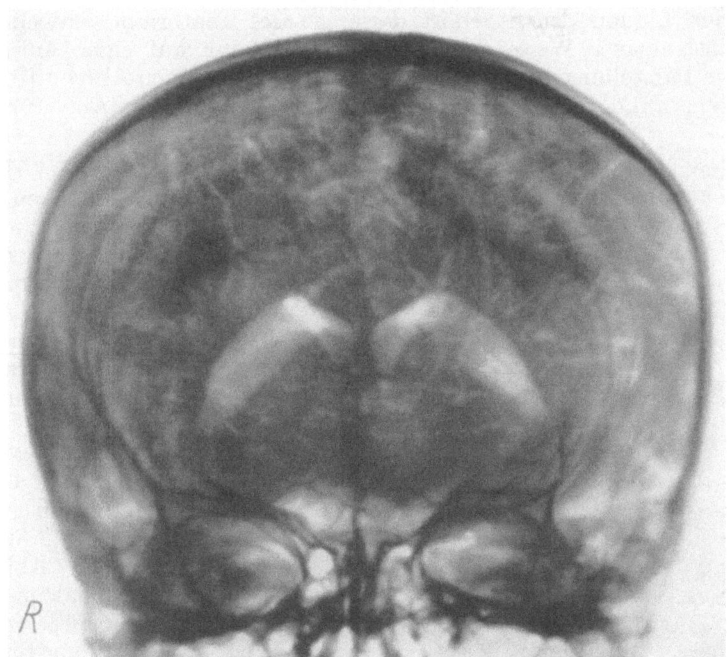

Abb. 20. Normalbild. (p-a-Aufnahme).

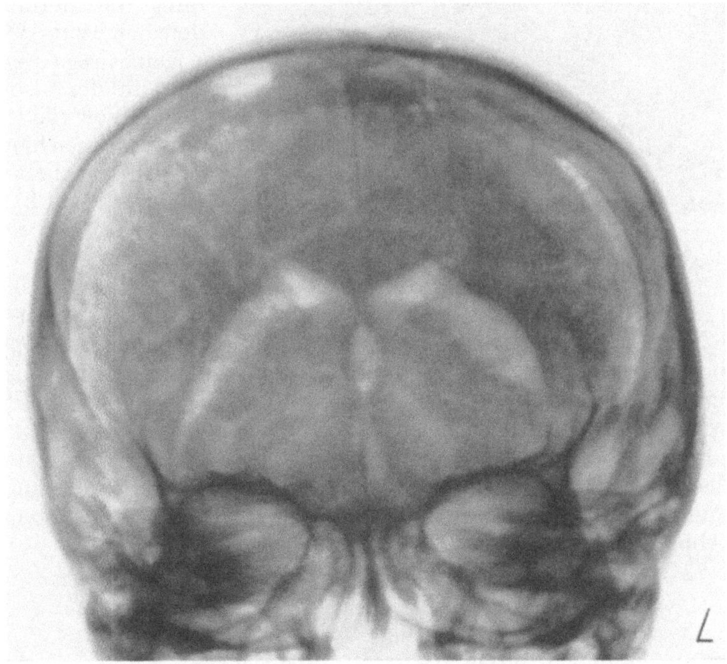

Abb. 21. Normalbild (p-a-Aufnahme).

Zu den auf der a-p-Aufnahme normalerweise nur selten zur Darstellung kommenden Liquorräumen gehört derjenige des Tentorium cerebelli. In besonders instruktiver Weise gelang es, diesen Raum auf einer Aufnahme im Sitzen zur Darstellung zu bringen (Abb. 18). Die einzelnen Abschnitte des Ventrikelsystems auf der a-p-Aufnahme werden durch die Skizze (Abb. 19) erläutert.

b) Das Normalbild bei occipito-frontaler Strahlenrichtung.

Die p-a-Aufnahme dient besonders der Darstellung der mittleren und hinteren Abschnitte des Ventrikelsystems. Der absteigende Teil der Pars centralis, die Hinterhörner und die Unterhörner, markieren sich auf dieser Aufnahme in der klassischen umgekehrten Stierhornform. Die Vorderhörner kommen nur dann auch auf normalen Bildern zur Darstellung, wenn der Luft-Liquoraustausch sehr ausgiebig war, wie das die Abb. 20 und 21 zeigen. Abb. 20 ist ein Encephalogramm nach lumbaler Füllung, Abb. 21 nach Füllung durch Ventrikelpunktion. Auch auf der p-a-Aufnahme kommt in beiden Fällen die Zeichnung der Stammganglien deutlich zum Ausdruck.

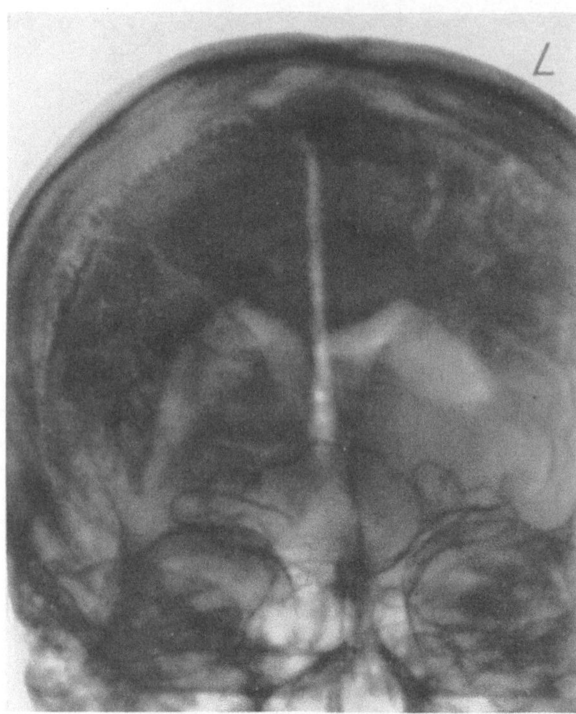

Abb. 22. a-p-Aufnahme mit besonders starker Zeichnung des Subarachnoidalraumes der Falx.

Keineswegs regelmäßig wird auf der p-a-Aufnahme der 3. Ventrikel sichtbar, der dann auch hier als längsgestelltes, mehr oder minder plumpes Oval in der Mitte unterhalb der Schmetterlingsfigur zu sehen ist (Abb. 21). Auf beiden Aufnahmen kommt ebenfalls das feine Netzwerk der Zeichnung der Subarachnoidalräume zur Darstellung, was im übrigen bei ventrikulärer Füllung zu den Seltenheiten gehört. In meinem Fall ist der Subarachnoidalraum der Konvexität auf der Seite der Punktion deutlicher dargestellt als auf der anderen Seite. Nicht gar zu selten zeigt auch die p-a-Aufnahme die Zeichnung des Tentorium cerebelli. Als ein seltenes Vorkommen bei normalen Fällen wird auf der p-a-Aufnahme der Subarachnoidalraum und Subduralraum der Falx so intensiv zur Darstellung gebracht werden wie auf Abb. 22.

Skizze 23 erläutert die Ventrikelräume der p-a-Aufnahme.

c) Das Normalbild der Seitenaufnahmen.

Bei der Aufnahme in bitemporaler Strahlenrichtung kommen beide Seitenventrikel in ihrer ganzen Ausdehnung zur Darstellung, wie das Abb. 24 demonstriert. Entsprechend ihrer symmetrischen Anordnung überdecken sich die

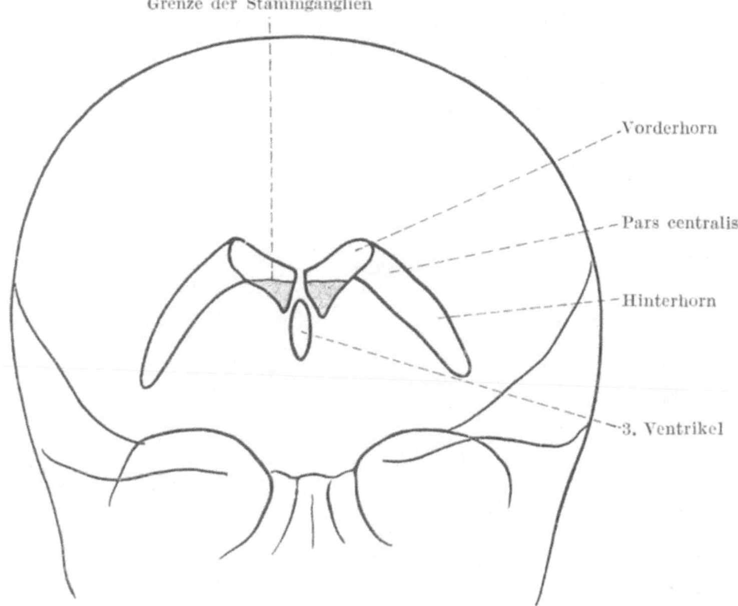

Abb. 23. Skizze der Ventrikelräume der p-a-Aufnahme.

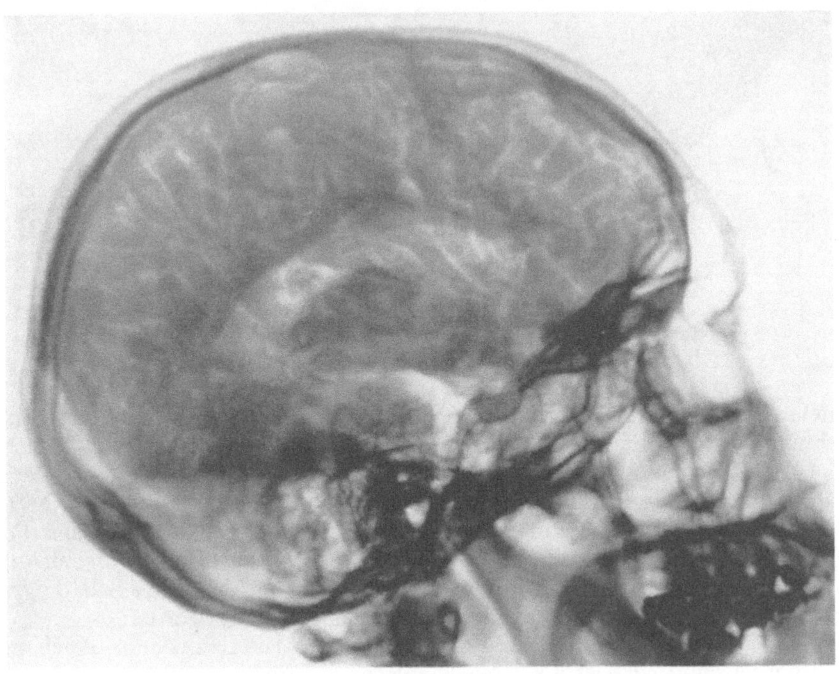

Abb. 24. Normalbild (Seitenaufnahme).

beiden Ventrikelfiguren teilweise, wobei der plattennahe Ventrikel kleiner, der oben liegende Ventrikel infolge des starken Luftgehalts deutlich konturierter erscheint. Wir sehen das kolbenförmig aufgetriebene Vorderhorn, die meist schmälere Cella media, das in seiner Form recht variable Hinterhorn zumeist deutlich markiert, während das Unterhorn, insbesondere in seinen vorderen Teilen häufig vom Schatten der Cisterna pontis überlagert wird. Der 3. Ventrikel ist auf der Seitenaufnahme bei normalen Fällen sowohl bei lumbaler,

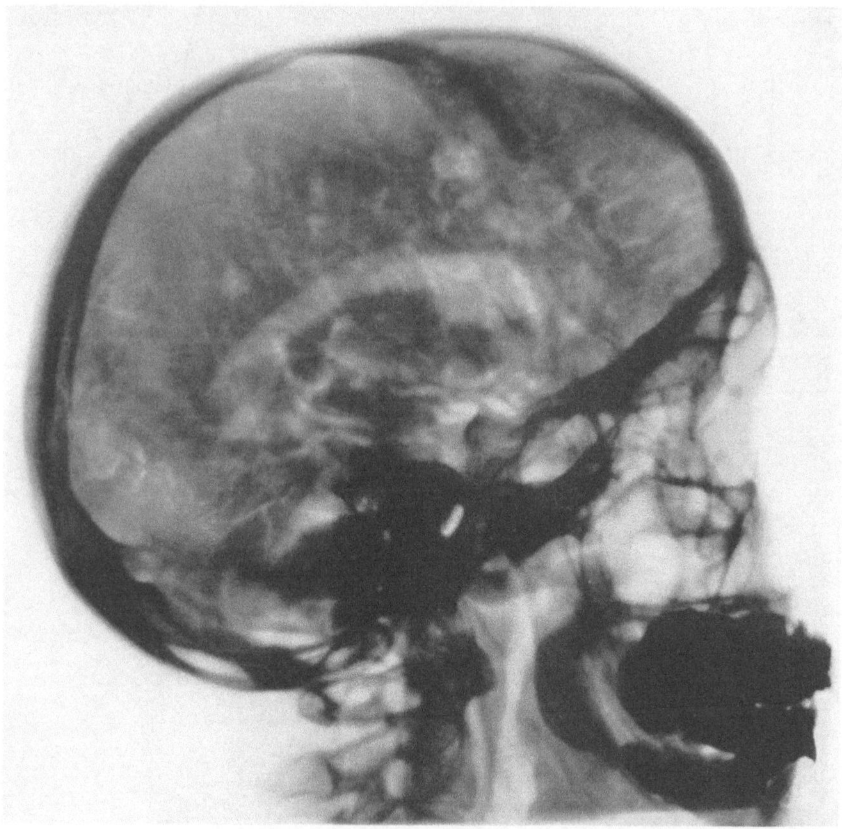

Abb. 25. Normalbild (Seitenaufnahme).

zisternaler als auch bei ventrikulärer Füllung ziemlich selten in seiner ganzen Ausdehnung dargestellt; wenn überhaupt sind nur Teile desselben sichtbar, wie das Abb. 25 zeigt. Dagegen sieht man ihn bei hydrocephaler Vergrößerung unter der Voraussetzung eines genügenden Luft-Liquoraustausches häufig. So zeigt ihn z. B. Abb. 123 mit seinen verschiedenen Recessus und den Foramina Monroi sehr instruktiv. So ist er insbesondere von verschiedenen Autoren auch auf Ventrikulogrammen von Tumoren der hinteren Schädelgrube mitunter in allen seinen Teilen zur Darstellung gebracht worden.

Häufiger ist bei der lumbalen Füllung der 4. Ventrikel zu sehen. Auch seine Größe ist wechselnd. Er ist als Dreieck mit nach hinten gerichteter Spitze zumeist dicht hinter und etwas oberhalb des Felsenbeinschattens zu erkennen. Besonders gut markiert er sich auf Abb. 25 und zeigt hier eine auffallend lange Spitze nach hinten. Auch Abb. 123 zeigt ihn sowie den Aquädukt.

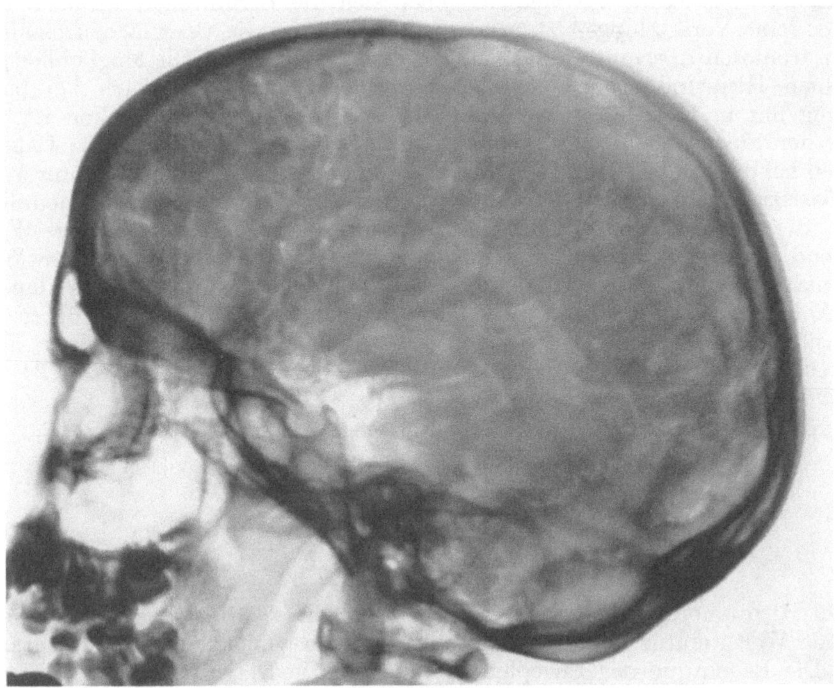

Abb. 26. Normalbild (Seitenaufnahme). Verstärkte Füllung der Cisterna pontis, interpeduncularis und chiasmatis.

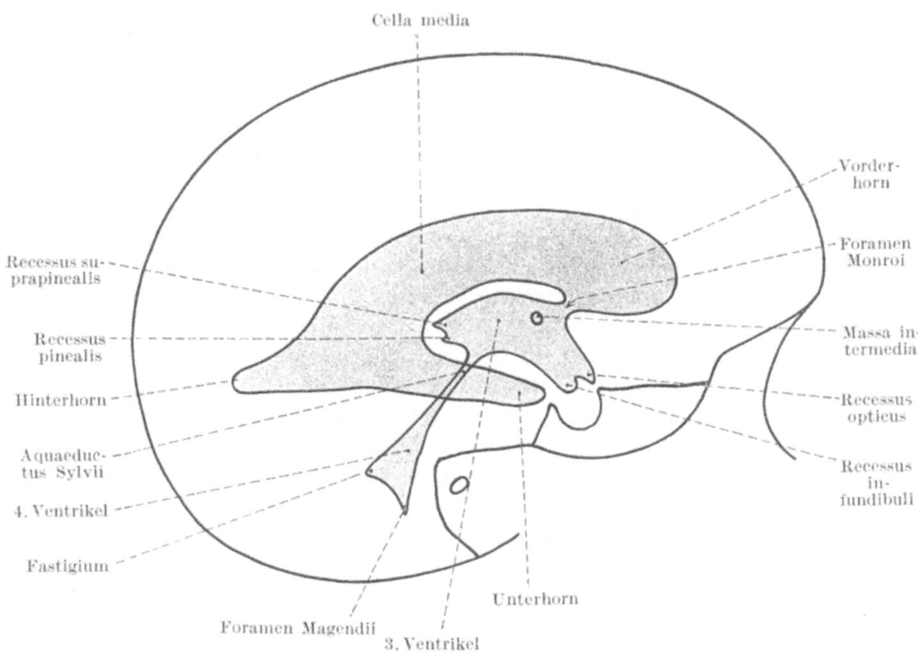

Abb. 27. Skizze der Ventrikelverhältnisse der Seitenaufnahme.

An der Konvexität des Gehirns geben sich die Hirnfurchen als mehr oder minder feine Verästelungen zu erkennen. Häufig ist die Oberflächenzeichnung in den frontalen Abschnitten des Gehirns etwas deutlicher. Die Möglichkeit, die einzelnen Hirnwindungen voneinander abzugrenzen, gelingt auch bei bester Füllung nur in beschränktem Maße. Von den größeren Hirnfurchen ist mitunter der Sulcus cinguli sowie die Fissura Sylvii zu identifizieren. Dagegen werden bei der lumbalen Füllung zumeist in mehr oder minder markanter Weise die Basiszisternen dargestellt. Abb. 24 zeigt die Cisterna cerebello-medullaris sowie die Cisterna pontis und interpeduncularis in sehr markanter Weise, während die Cisterna chiasmatis nicht so gut dargestellt ist. Diese sowie die Cisterna interpeduncularis sind im Verein mit der Cisterna pontis dagegen auf Abb. 25 besser sichtbar. Die Cisterna pontis zeichnet sich unter den Zisternen ganz besonders durch eine erhebliche Mannigfaltigkeit ihrer Form und Größe aus, wie das Abb. 26 im Vergleich zu den beiden Abb. 24 und 25 demonstriert.

Skizze 27 erläutert die Ventrikelverhältnisse der Seitenaufnahme.

II. Spezieller Teil.

1. Hirntumoren.

a) Allgemeines.

Die Hirntumoren stellen wohl auch heute noch, wie die kaum mehr zu übersehende Weltliteratur zeigt, das Hauptanwendungsgebiet der Encephalographie dar. Die Bedeutung der Encephalographie für die Diagnose und Lokalisation der Hirntumoren läßt sich, wie ich das in meinem Referat auf dem Internationalen Neurologenkongreß in Bern ausgeführt habe, in fünf Sätzen umreißen:

1. Die Encephalographie ermöglicht zuweilen die Tumordiagnose bereits zu einem Zeitpunkt, wo allgemeine Hirndruckerscheinungen noch fehlen können.

2. Bei Bestehen allgemeiner Hirndruckerscheinungen, jedoch Fehlen oder Unklarheit von Lokalsymptomen sowie Ergebnislosigkeit der gewöhnlichen Röntgenuntersuchung des Schädels vermag die Encephalographie die Seiten- und Herddiagnose eines Tumors zu klären.

3. Bei Vorhandensein eindeutiger klinischer Lokalsymptome läßt sich aus dem Encephalogramm der eigentliche und genauere Sitz des Tumors erkennen, da die bei Hirntumoren bestehenden klinischen Lokalsymptome nicht selten Fernsymptome sein und Anlaß zur operativen Intervention an falscher Stelle geben können. Ferner läßt sich auch durch den Vergleich der in verschiedener Strahlenrichtung aufgenommenen Röntgenbilder vielfach die genaue Ausdehnung eines Tumors bestimmen.

4. Für die Artdiagnose besitzt die Encephalographie insoweit Bedeutung, als durch sie cystische Tumoren direkt darstellbar sind. Darüber hinaus ist die Artdiagnose eines Hirntumors aus der *Art der Ventrikelveränderungen* in der Mehrzahl der Fälle nur mit großer Vorsicht zu stellen. Es kommt hierbei sehr auf das *Prozeßstadium* an, in welchem die Encephalographie ausgeführt wird. So kann z. B. auch ein Glioblastom, wie bald gezeigt werden wird, nur geringe Veränderungen am Ventrikelsystem hervorrufen, was den Unerfahrenen zur irrtümlichen Annahme eines gutartigen Meningeoms verleiten kann. Auch Tuberkulome, große Angiome usw. haben gar nicht selten nur geringe Druckerscheinungen am Ventrikelsystem zur Folge. Immerhin muß aber betont werden, daß Glioblastome im vorgeschrittenen Prozeßstadium sich in der Regel durch erheblichere Deformierungen am Ventrikelsystem auszeichnen als gutartige Meningeome trotz beträchtlicher Größe.

5. Bei nicht radikaler Entfernung eines Hirntumors ist die Encephalographie späterhin imstande, aus den Ventrikelveränderungen wichtige Anhaltspunkte für die Wachstumsrichtung des rezidivierenden Tumors zu liefern.

Diese Sätze bedeuten nichts mehr und nichts weniger, als daß es heute nicht eine einzige klinische Methode gibt, die für die Diagnose von Hirntumoren auch nur eine annähernd gleiche Bedeutung besitzt wie die Encephalographie. Und doch hat — das muß offen betont werden — die Anwendung der Encephalographie gerade bei raumbeengenden Prozessen des Gehirns die Gegner dieses Verfahrens besonders auf den Plan gerufen, da hierbei die meisten Komplikationen und Todesfälle zu verzeichnen gewesen sind. Erst nachdem die wachsende Erfahrung auf dem Gebiet der Röntgendiagnostik des Gehirns gelehrt hat, daß die meisten Komplikationen weniger der Methode als ihrer kritiklosen Anwendung in den ersten Jahren nach ihrer Entdeckung zur Last gelegt werden dürfen, konnte sich die Encephalographie gegenüber den meisten Gegnern und Skeptikern nicht nur behaupten, sondern hat sogar einen Teil derselben zu ihren überzeugtesten Anhängern gemacht. In den Kapiteln über die Technik der Encephalographie habe ich bereits die Maßnahmen erörtert, durch welche die Komplikationen bei der Encephalographie von Hirntumoren vermieden oder auf ein Mindestmaß herabgedrückt werden können. Bei der Bedeutung dieser Frage seien sie nochmals hier zusammengestellt:

1. Sorgsame Auswahl der Fälle. Möglichste Zurückhaltung bei benommenen oder gar bereits moribunden Patienten.

2. Ausführung der Encephalographie *in der Regel* nur durch Ventrikelpunktion, sofern bereits allgemeine Hirndruckerscheinungen, insbesondere Stauungspapille von 2 Dioptrien und mehr, bestehen. Der ventrikuläre Weg der Encephalographie muß beim Hirntumor als das schonendste Verfahren bezeichnet werden. Während der lumbale Weg beim Hirntumor, wenn bereits stärkere Hirndruckerscheinungen, insbesondere Stauungspapille, bestehen, infolge der Druckverminderung im lumbalen Liquorabschnitt zu einer weiteren kraniellen Druckerhöhung und damit oft zu einer akut lebensbedrohenden und meist irreparablen Kompression der Oblongata führt, wird durch die ventrikuläre Encephalographie, insbesondere wenn der Liquorentnahme nur eine relativ geringe Luftinjektion folgt, gar nicht selten sogar eine Entlastung der Oblongata und damit ein Rückgang der allgemeinen Hirndruckerscheinungen erzielt. Ein weiterer wesentlicher Nachteil der lumbalen sowie natürlich auch der zisternalen Anwendung der Encephalographie beim Hirntumor liegt aber darin, daß man in einem hohen Prozentsatz der Fälle von Hirntumoren mit diesen Methoden gar keine Darstellung des Ventrikelsystems erhält, insbesondere nicht bei den Fällen mit bereits bestehenden allgemeinen Hirndruckerscheinungen. Das gilt keineswegs nur für die Tumoren des Kleinhirns bzw. der hinteren Schädelgrube — hier ist der Ventrikelabschluß ganz besonders häufig — sondern bei Hirntumoren jedweden Sitzes. Das hat seinen Grund darin, daß es infolge des allgemeinen Hirndrucks bzw. durch die infolge des wachsenden Tumors bedingte Verschiebung der einzelnen Hirnteile zueinander zu einer Kommunikationsunterbrechung zwischen Ventrikelsystem und Subarachnoidalraum kommt, und zwar zumeist durch Kompression des Aquädukts sowie des 4. Ventrikels und des Foramen Magendi. Man hat daher unter Umständen für die Klärung des Falles kostbare Zeit verloren, da nunmehr doch die ventrikuläre Encephalographie notwendig wird, die vielfach nicht sofort, sondern erst nach einigen Tagen vorgenommen werden kann.

5. Eine weitere Maßnahme zur Vermeidung der Komplikationen bei der Encephalographie der Hirntumoren ist die Anwendung eines geringen Luft-Liquoraustausches. So sehr ich mich in den früheren Abschnitten bei allen

ohne Hirndruckerscheinungen einhergehenden Prozessen des Zentralnervensystems, insbesondere bei Epilepsie, cerebraler Kinderlähmung und den traumatischen Prozessen, wegen der hohen diagnostischen Bedeutung der subarachnoidalen Veränderungen für einen möglichst ausgiebigen Luft-Liquoraustausch eingesetzt habe, so sehr halte ich andererseits für die encephalographische Diagnose eines Hirntumors, besonders bei ventrikulärer Füllung, einen geringen Luft-Liquoraustausch in den meisten Fällen für absolut ausreichend und zur Vermeidung stärkerer Druckschwankungen sowie einer sekundären weiteren Druckzunahme und damit einer Gefährdung des Kranken für möglichst erstrebenswert. Denn beim Hirntumor kommt es ja im wesentlichen auf die Veränderungen des Ventrikelsystems an, während die Veränderungen der Subarachnoidalräume encephalographisch beim Hirntumor eine untergeordnete Bedeutung besitzen. Mit welch geringen Luftmengen man zu einer klaren Diagnose kommen kann, werde ich späterhin an Hand eines Falles von Parietaltumor näher erörtern (Abb. 48). Seit Jahren hat sich mir im allgemeinen das Austauschverhältnis 3 (Liquor): 1 (Luft) am besten bewährt. Bei Asymmetrie der Ventrikel bzw. nur einseitiger Ventrikelfüllung lassen sich durch Kontrollaufnahmen in den verschiedenen Strahlenrichtungen nach Lagewechsel des Patienten ausreichende Hinweise für Sitz und Ausbreitung des Tumors auch bei einem geringen Luft-Liquoraustausch erzielen, sofern die einseitige Ventrikelfüllung nicht auf einem absoluten Ventrikelabschluß beruht. Ich halte diese Methode für den Tumorkranken in der Regel für wesentlich harmloser als das Vorgehen von DANDY, GRANT u. a., die auch beim Hirntumor mit stärkeren allgemeinen Hirndruckerscheinungen einen maximalen Luft-Liquoraustausch vornehmen, um nach Beendigung der Röntgenaufnahmen durch erneute Ventrikelpunktion die eingeführte Luft wieder abzulassen.

Tumoren der Großhirnhemisphären.

Die Ventrikelveränderungen bei den Tumoren der Großhirnhemisphären zeichnen sich auch bei gleichem Sitz durch eine große Mannigfaltigkeit aus, die bedingt ist durch die Größe des Tumors, Art seiner Wachstumsrichtung, Schwellungszustand der den Tumor umgebenden Hirnpartien sowie auch von der prämorbiden Größe der Ventrikel. Gerade der Gesichtspunkt der Ödematisierung der dem Tumor benachbarten Hirnabschnitte erscheint mir für die Art und den Grad der Ventrikelveränderung außerordentlich wesentlich. So kann z. B. ein kleiner, rasch wachsender Tumor, der zu einer starken Reaktion des umgebenden Hirngewebes führt, eine viel stärkere Kompression des gesamten Ventrikels zur Folge haben als ein großer, ohne diese Gewebsreaktion langsam wachsender Tumor. Immerhin lassen sich aber bei aller Mannigfaltigkeit trotzdem gewisse charakteristische Veränderungen am Ventrikelsystem von Tumorkranken herausschälen. Das erste encephalographische Kardinalsymptom bei den Hemisphärentumoren ist die Kompression des Seitenventrikels der Tumorseite. Solange der Tumordruck lokal bleibt, wirkt er sich zunächst nur auf die dem Tumor benachbarten Abschnitte des Seitenventrikels der Tumorseite aus und führt zu deren Kompression und Deformierung, während die entfernter liegenden Ventrikelabschnitte noch ihre normale Form und Größe wahren können. Gelegentlich können diese sogar eine Vergrößerung erfahren. So kann z. B. bei einem Stirnhirntumor, der zu Kompression seines Vorderhorns führt, die Cella media und das Hinterhorn desselben Seitenventrikels vergrößert sein. Nimmt die Druckwirkung des Tumors zu, dann werden aber auch die weiter entfernt liegenden Abschnitte des Ventrikels der Tumorseite komprimiert, wobei oft ganz besonders die allgemeine Ödematisierung der betroffenen Hirnhemisphäre eine wesentliche Rolle spielt. Ja, die hierdurch bedingte Ventrikelveränderung kann so im Vordergrund stehen, daß sie encephalographisch eine Lokaldiagnose erschwert und sogar zu Fehldeutungen Anlaß geben kann. Insbesondere spielt das bei den Temporal- und Parietallappentumoren eine Rolle. Der Entstehungsmechanismus dieser Ventrikelveränderungen beruht, worauf WINKELBAUER als erster hingewiesen hat, auf der mechanischen Verschiebung, welche die Hirnteile des Gyrus fornicatus der kranken Hirnhemisphäre infolge des gesteigerten Druckes erleiden. Sie werden nämlich unter den unteren freien Rand der Falx cerebri, die ja oberhalb des Balkens als Scheidewand zwischen die beiden Hemisphären gespannt ist, gegen die gesunde Seite hinübergeschoben. Dadurch komprimieren sie den Balken und verursachen so eine Kompression des Seitenventrikels von oben her. Diese Kompression des Ventrikeldachs kann so erheblich sein, daß z. B. bei einem mittleren Parietaltumor die seitliche Kompression des Ventrikels übersehen werden kann. Mit Recht hat WINKELBAUER diese Ventrikelveränderung als „paradoxe Impression" bezeichnet. Diese paradoxe Impression ist nun auch, worauf ich in meinem Berner Referat eingehend hingewiesen habe, die Ursache eines weiteren Kardinalsymptoms der Ventrikelveränderungen bei den Großhirnhemisphärentumoren, nämlich der Kommunikationsunterbrechung der Foramina Monroi. Hieraus resultiert der encephalo-

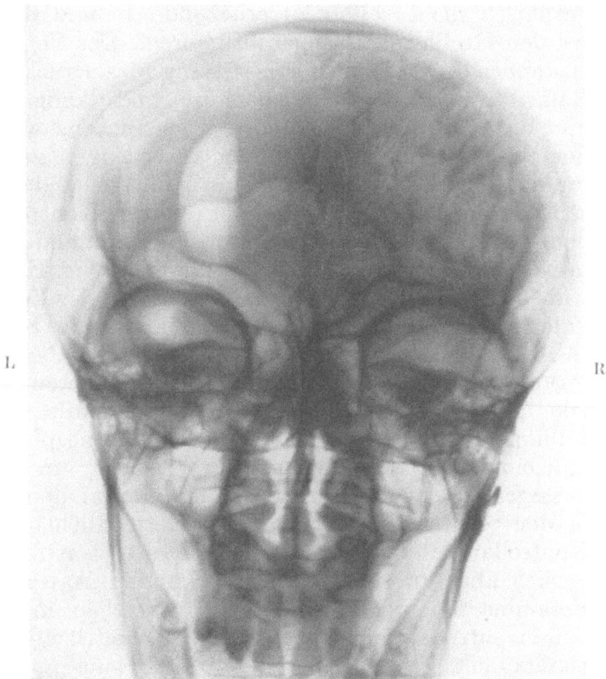

Abb. 28. Meningoblastom des rechten Stirnhirns. Relativer Ventrikelabschluß.

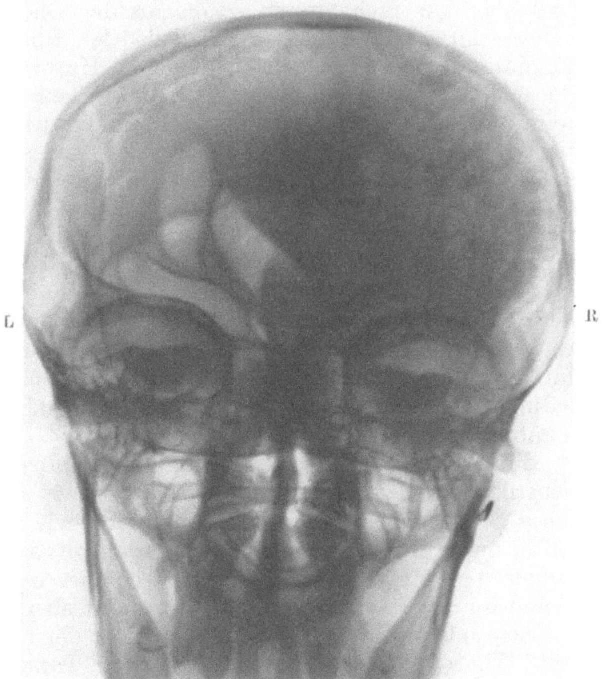

Abb. 29. Kontrollaufnahme desselben Falls nach Lagewechsel. Füllung beider Ventrikel.

graphisch nicht selten zu erhebende Befund der einseitigen Ventrikelfüllung bei den Großhirnhemisphärentumoren. Der Ventrikelabschluß kommt dadurch zustande, daß es zur Fortpflanzung des Druckes von Gyrus fornicatus bzw. Balken auf das Septum pellucidum und damit auf die Fornixschenkel kommt und diese ein Foramen Monroi verschließen, was sich encephalographisch in der einseitigen Ventrikelfüllung zu erkennen gibt. Die Aufhebung der Kommunikation der Foramina Monroi untereinander kann mitunter nur passager sein. In derartigen Fällen gelingt es durch Kontrollaufnahmen nach entsprechendem Lagewechsel des Patienten, die Kommunikationsunterbrechung der Foramina Monroi zu beheben und beide Seitenventrikel zur Darstellung zu bringen, wie das die Abbildungen eines von mir an der FOERSTERschen Abteilung ventrikulographierten Falles von Meningoblastom des rechten Stirnhirns demonstrieren (Abb. 28 und 29). Hier bestand klinisch, abgesehen von einem Stupor, ein PARKINSON-Syndrom mit vorwiegender Beteiligung der linken Körperseite. Die daher linksseitig ausgeführte Ventrikulographie ergab zunächst nur die Füllung des linken Seitenventrikels im Encephalogramm. Der Patient wurde nun einige Zeit auf die linke Seite gelegt, um bei einem möglicherweise nur passageren Verschluß der Foramina Monroi doch noch ein Aufsteigen der Luft in den rechten Seitenventrikel zu ermöglichen. In der Tat konnte bei der Kontrollaufnahme auch der rechte Seitenventrikel dargestellt werden. Handelt es sich aber um eine definitive Kommunikationsunterbrechung zwischen den Foramina Monroi, so wird man versuchen müssen, den nicht dargestellten Seitenventrikel, sofern die einseitige Ventrikelfüllung zur Lokaldiagnose nicht bereits ausreicht, durch direkte ventrikuläre Luftfüllung zur Darstellung zu bringen. Diese Maßnahme erscheint mir, abgesehen von der Wichtigkeit für die Lokaldiagnose eines Hemisphärentumors, vor allem auch für die Differentialdiagnose zwischen Hemisphärentumor und Hirnstammtumor notwendig. Daß aber gar nicht selten schon aus der Dislokation und Deformierung des isoliert dargestellten Seitenventrikels der tumorfreien Seite für die Lokaldiagnose des Tumors sich genügende Hinweise ergeben können, zeigt das Encephalogramm nach Ventrikelpunktion einer eigenen Beobachtung. Hier konnte die Diagnose eines im oberen und mittleren Drittel des rechten Stirnhirns gelegenen Tumors gestellt werden, was sich bei der Operation auch als richtig erwies (Abb. 30). Auf diesen interessanten Mechanismus der Kommunikationsunterbrechung der Foramina Monroi bei den Tumoren der Großhirnhemisphären komme ich noch speziell bei den Tumoren der Regio temporalis zu sprechen. Daß diese Nichtfüllung des Tumors der Ventrikelseite außer durch den eben beschriebenen Mechanismus der Kommunikationsunterbrechung der Foramina Monroi auch durch die Ausfüllung des Ventrikels durch den einwachsenden Tumor selbst bzw. durch eine komplette Ventrikelkompression durch die den Tumor begleitende Hirnschwellung der betroffenen Hemisphäre bedingt sein kann, ist selbstverständlich und sei der Vollständigkeit halber erwähnt.

Ein weiteres Kardinalsymptom der im Encephalogramm darstellbaren Ventrikelveränderungen ist die *Dislokation* des Seitenventrikels der Tumorseite. Diese Dislokation braucht durchaus nicht, wie man das schlechthin annehmen sollte, nur nach der gesunden Seite erfolgen, sie kann z. B. bei parasagittalen Tumoren in rein vertikaler Richtung von oben nach unten erfolgen. In der Regel nimmt an der Verdrängung auch der meist ebenfalls deformierte, entweder vergrößerte oder verkleinerte Seitenventrikel der anderen Hemisphäre sowie auch der 3. Ventrikel teil. Cystisch degenerierte Tumoren können, sofern sie mit dem Ventrikel kommunizieren, eine Verziehung des Ventrikelsystems nach der Tumorseite hervorrufen, was zu Fehlschlüssen Anlaß geben kann. Daß aber auch bei derartigen Fällen eine Kompression des Seitenventrikels der anderen Seite erfolgen kann, zeigt eine Beobachtung von HILPERT.

Als letztes Kardinalsymptom ist die *Kompression des Subarachnoidalraums der Tumorseite* zu nennen. Derselbe kann entweder encephalographisch gar nicht oder nur in geringem Maße darstellbar sein. Dieses Symptom, das schon frühzeitig bei Hemisphärentumoren festzustellen ist, besitzt aber nur bei der durch Lumbalpunktion bzw. Zisternenpunktion ausgeführten Encephalographie Bedeutung, Methoden der Luftfüllung, die, wie bereits betont, nur bei Fällen mit

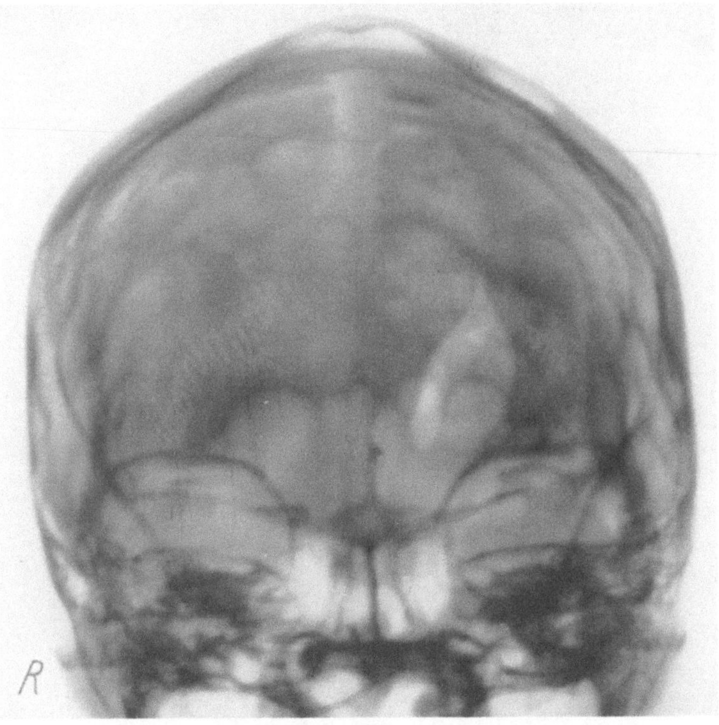

Abb. 30. Glioblastoma multiforme des vorderen Stirnhirns. Absoluter Ventrikelabschluß.

fehlenden oder sehr geringen allgemeinen Hirndruckerscheinungen indiziert sind. Daß es bei einem Hemisphärentumor jedweden Sitzes zu einem Abschluß des Subarachnoidalraumes beider Hirnhemisphären vom Ventrikelsystem kommen kann, ist bereits näher ausgeführt worden.

b) Tumoren der Regio frontalis.

Das führende encephalographische Symptom der Tumoren der Regio frontalis ist die Kompression des Vorderhorngebietes der Tumorseite sowie die Dislokation dieses Seitenventrikels nach hinten und nach der gesunden Seite. Bei stärkerem Tumordruck nimmt an dieser Dislokation auch der Seitenventrikel teil. Je nach dem Sitz bzw. der Wachstumsrichtung des Tumors erfolgt die Kompression des Vorderhorngebietes mehr von unten, seitlich oder von oben her. So zeichnen sich z. B. die Tumoren, die von der Basis des Stirnhirns bzw. von der vorderen Schädelgrube ihren Ausgang nehmen, bei langsamem Wachstum und, solange der Tumordruck lokal bleibt, durch eine Kompression der

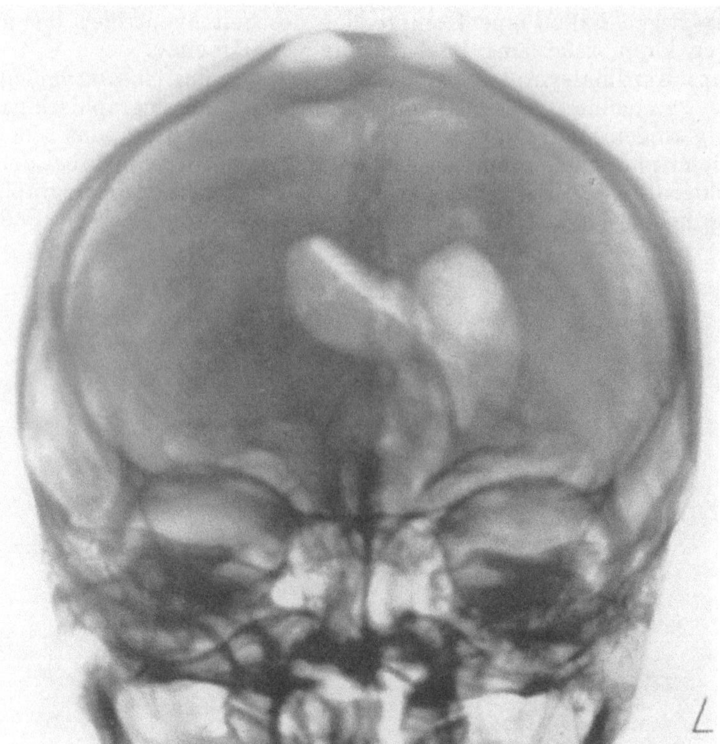

Abb. 31. Basaler Tumor des rechten Stirnhirns (a-p-Aufnahme).

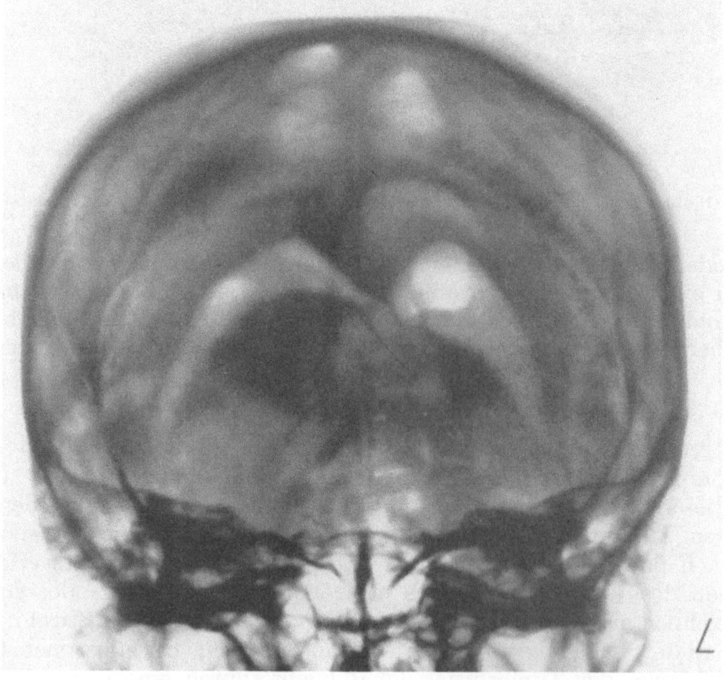

Abb. 32. Basaler und medialer Tumor des rechten Stirnhirns (p-a-Aufnahme).

untersten und seitlichen Partien des Vorderhorns der Tumorseite aus. Durch den Druck von unten her wird das ganze Vorderhorn, unter Umständen der ganze Seitenventrikel der Tumorseite nach oben hin verschoben, so daß der Ventrikel der Tumorseite auf der a-p-Aufnahme höher steht als der Seitenventrikel der gesunden Seite. Diese Verhältnisse der Ventrikelveränderungen bei basal gelegenen komprimierenden Prozessen der vorderen Schädelgrube wie auch vorderem Teil der mittleren Schädelgrube zeigt sehr anschaulich ein von Frazier und Gardener mitgeteilter Fall von Fibroblastom des rechten

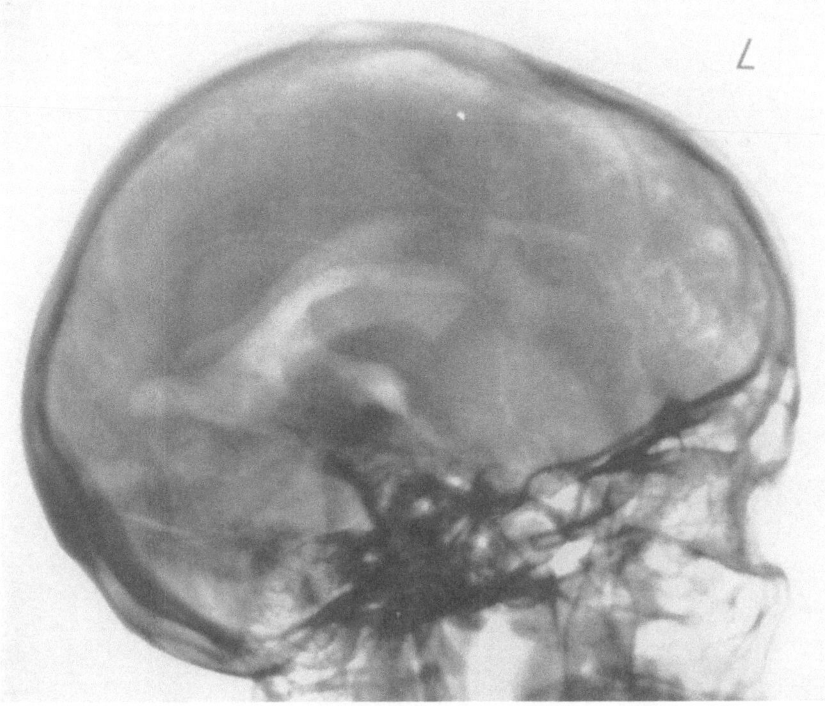

Abb. 33. Basaler Tumor des rechten Stirnhirns (Seitenaufnahme). Starke Verdrängung des Ventrikelsystems nach hinten. Gute Füllung des 4. Ventrikels.

Keilbeinflügels. Dieser Fall zeichnet sich encephalographisch durch Veränderungen *nur* der vorderen, unteren und seitlichen Abschnitte des Ventrikels der Tumorseite aus. Bei stärkeren Druckerscheinungen von Tumoren der basalen Stirnhirnabschnitte kommt es aber auch zu Deformierung und Kompression aller anderen Ventrikelabschnitte sowohl der Tumorseite wie der tumorfreien Seite. Das demonstrieren die folgenden Bilder eines von mir beobachteten und operierten, basal und subcortical gelegenen Stirnhirntumors bei einer 27jährigen Frau. Die a-p-Aufnahme (Abb. 31) zeigt das von unten nach oben sowie nach links verdrängte und spaltförmig komprimierte Vorderhorn sowie die ebenfalls nach links dislozierte Cella media des rechten Seitenventrikels. Auch der linke Seitenventrikel ist stark deformiert und hat seine normale Schmetterlingsflügelform völlig verloren. Auch er ist ebenso wie der 3. Ventrikel nach links verlagert. Auf der p-a-Aufnahme (Abb. 32) ist die Aufwärtsdrängung des rechten Seitenventrikels ebenfalls deutlich zu erkennen. Diese Aufnahme läßt ferner durch die Kompression und Lateralverschiebung des rechten Unterhorns den sicheren Schluß zu, daß der Tumor medial gelegen ist. Die seitliche Aufnahme (Abb. 33) zeigt eine Verschiebung des ganzen Ventrikelsystems nach hinten, wobei die vorderen Abschnitte des rechten Seitenventrikels fehlen. Dieser Fall ist noch dadurch bemerkenswert, daß es hier im weiteren Verlauf der Erkrankung mit Hilfe des Encephalogramms gelang, sich über die Fortentwicklung und die weitere Wachstumsrichtung des Tumors Klarheit zu verschaffen. 5 Monate nach der ersten Operation, bei der nur eine partielle

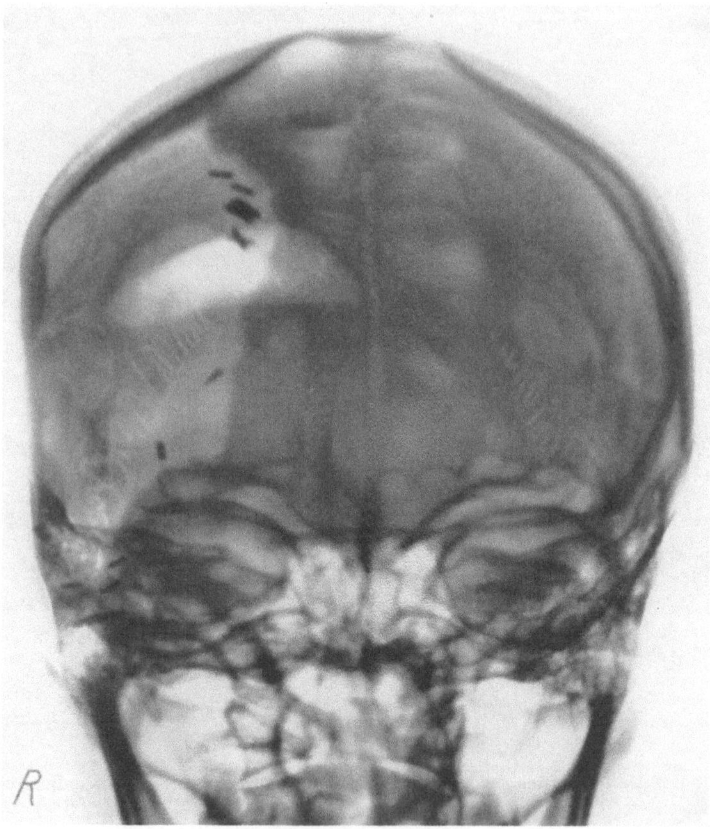

Abb. 34. Basaler Stirnhirntumor rechts (5 Monate nach der 1. Operation). Starke Aufwärtsverlagerung und Querstellung des rechten Seitenventrikels. Kommunikationsunterbrechung der Foramina Monroi mit resultierendem absoluten Ventrikelabschluß.

Exstirpation des Tumors möglich war, kam die Kranke wieder zur Aufnahme. Während vor der ersten Operation klinisch, abgesehen von Absencen und zwei epileptischen Anfällen vom JACKSON-Typ mit Zuckungen im linken Facialis und linken Arm, lediglich eine ganz leichte Parese vom pyramidalen Typ der linken Hand und einer Hyperhidrosis derselben bestand, bot die Kranke diesmal schwerste psychische Störungen mit völliger Desorientiertheit und läppischer Euphorie und schmierte mit Kot und Urin. Ferner fanden sich starke allgemeine Hirndruckerscheinungen und epileptische Anfälle mit olfactorischer und gustatorischer Aura. Lähmungserscheinungen der linken Körperseite fanden sich nicht bis auf die leichte Parese der linken Hand. Die durch die Knochenbresche hindurch ausgeführte Ventrikelpunktion mit Luftfüllung zeigte diesmal eine isolierte Füllung des rechten Seitenventrikels, der stark von unten nach oben disloziert ist. Er hat seine normale Form völlig verloren und ist quergelagert (Abb. 34). Trotz mehrfacher Kontrollaufnahmen nach Lagewechsel war eine Darstellung des linken Seitenventrikels nicht möglich. Der Tumor war also rapid von unten her scheitelwärts gewachsen und hatte, abgesehen von einer Hochdrängung des linken Seitenventrikels auch zu einer Unterbrechung der Kommunikation zwischen rechtem Ventrikel und 3. bzw. linkem Seitenventrikel geführt. Bei der Operation konnten große Tumormassen aus den medialen und basalen Partien des rechten Stirnhirns exstirpiert werden (Abb. 35). Pat. starb 8 Stunden nach der Operation an akuter Atemlähmung.

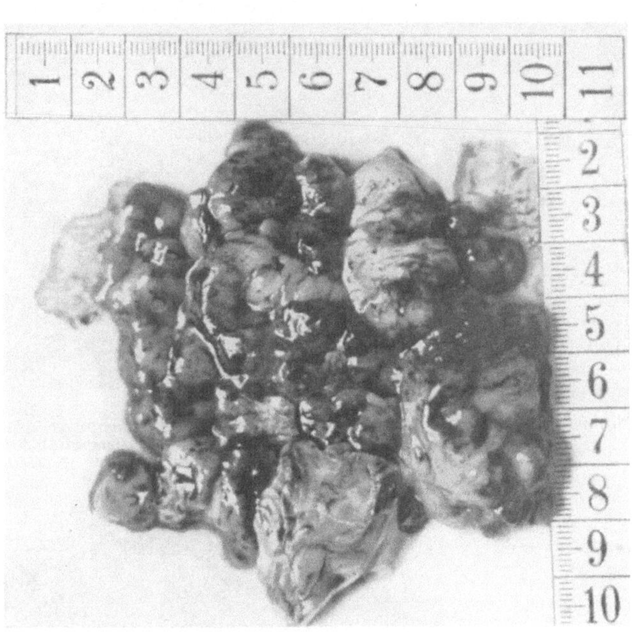

Abb. 35. Der exstirpierte Tumor.

Den gerade entgegengesetzten Verdrängungstyp, nämlich Kompression des Seitenventrikels der Tumorseite von oben her, weisen encephalographisch die im oberen Teil des Stirnhirns, insbesondere die *parasagittal* gelegenen Stirnhirntumoren auf. Ist der Tumordruck noch gering, und beschränkt er sich nur auf das Vorderhorn seines Seitenventrikels, dann sieht man auf der a-p-Aufnahme lediglich eine Abflachung des Ventrikeldachs der Tumorseite. Das Ventrikeldach steht tiefer als das Dach des Ventrikels der tumorfreien Seite. Durch den Druck von oben her kann der Ventrikel der Tumorseite zunächst sogar eine Verbreiterung erfahren. In diesem Stadium des Tumordrucks braucht weder die seitliche noch die p-a-Aufnahme Veränderungen der übrigen Ventrikelabschnitte zu zeigen. Lediglich die Zeichnung des Subarachnoidalraums der Tumorseite kann auch auf der p-a-Aufnahme fehlen oder vermindert sein. Man könnte geneigt sein, aus der Geringgradigkeit der Ventrikelveränderungen in einem derartigen Tumordruckstadium diagnostische Schlüsse auf die Gutartigkeit des Tumors zu ziehen. Das halte ich nicht für angängig, wie das folgender, von mir beobachteter und operierter Fall demonstriert.

23jährige Patientin, die am 30. 6. 34 erstmalig, ohne daß früher Kopfschmerzen bestanden, mit einem epileptischen Anfall erkrankte. Der Kopf drehte sich ruckartig nach links, es traten Zuckungen im linken Arm auf, dann folgte Bewußtlosigkeit. Am 5. 8. 34 erneuter Anfall mit demselben fokalen Gepräge, nur mit länger dauernder Bewußtlosigkeit. Seit diesem Anfall Kopfschmerzen, Druckgefühl über den Augen und im Nacken sowie Angstgefühl. Wegen beginnender Stauungserscheinungen am Augenhintergrund Einweisung in die Klinik.

Befund: Kopf nirgends klopfempfindlich, Einstellnystagmus beim Blick nach links, beiderseits beginnende Stauungspapille ($1^1/_2$—2 Dioptrien), Hirnnerven o. B. Auch sonst fand sich klinisch, abgesehen von einem spastischen Fingerbeugereflex links und einer Herabsetzung der Mitbewegungen des linken Arms beim Gang keinerlei Ausfallserscheinung

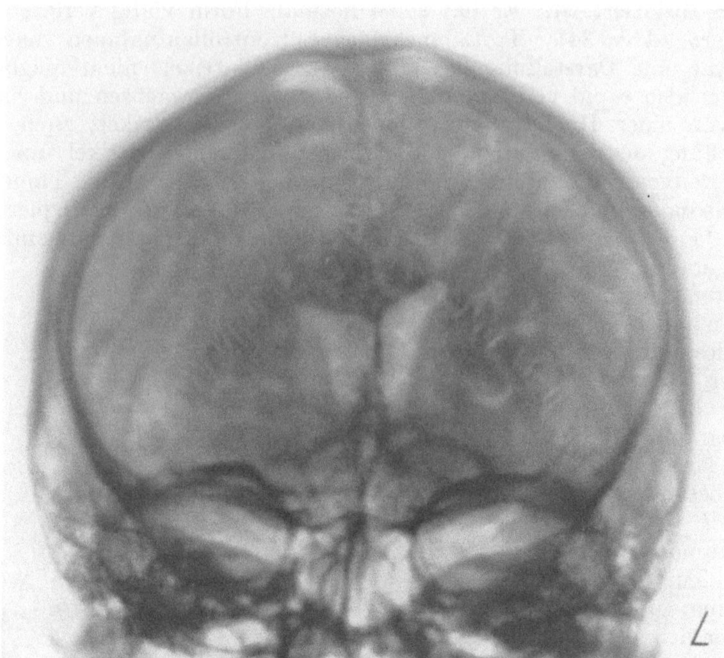

Abb. 36. Parasagittaler Tumor des rechten hinteren Stirnhirns (a-p-Aufnahme). Kompression der rechten Ventrikeldaches und des rechten Subarachnoidalraumes. Glioblastom.

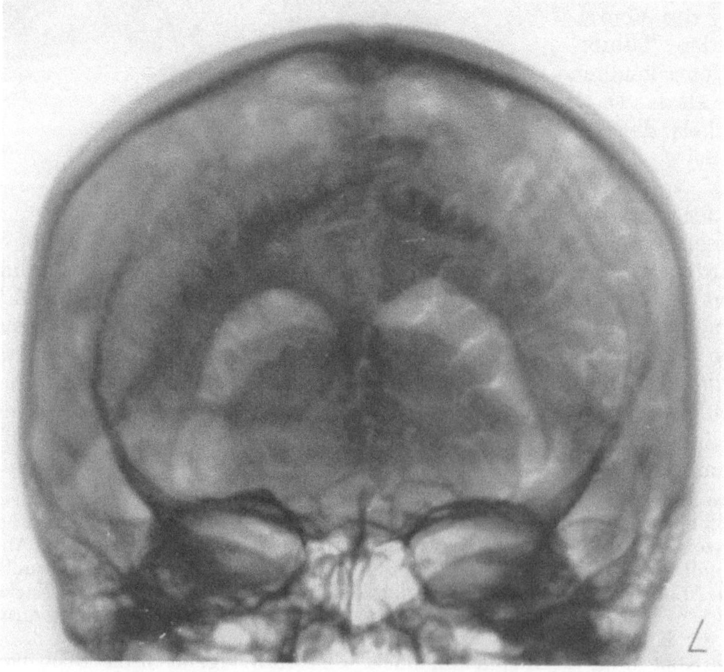

Abb. 37. Parasagittaler Tumor des rechten Stirnhirns (p-a-Aufnahme). Kompression des rechten Ventrikeldaches und der Konvexitätsräume rechts.

von seiten der rechten Hemisphäre. Psychisch keinerlei Abnormitäten. Leeraufnahme des Schädels o. B. Liquordruck im Liegen 290 mm nach Lumbalpunktion. Bei der Geringgradigkeit der Stauungspapille und dem Fehlen jeglicher allgemeiner Hirndruckerscheinungen wurde am 27. 9. 34 eine lumbale Encephalographie vorgenommen. Liquor-Luftaustausch 100 : 70.

A-p-Aufnahme: Deutliche Asymmetrie der Vorderhörner, das rechte Vorderhorn ist im ganzen breiter als das linke und steht etwas tiefer. Das Dach des rechten Seitenventrikels ist deutlich abgeflacht und steht tiefer als das des linken Seitenventrikels. Septum pellucidum etwas nach links verschoben. Auffallender Unterschied der Oberflächenzeichnung, die links stark herabgesetzt ist (Abb. 36). Dieser Unterschied der Oberflächenzeichnung ist auch deutlich auf der p-a-Aufnahme. Dagegen zeigt diese Aufnahme außer einer im ganzen geringeren Luftfüllung des rechten Seitenventrikels keine Asymmetrien der Hinterhörner, insbesondere keine sicher verwertbare Höhendifferenz (Abb. 37). Das seitliche Bild ergibt eine mäßige Abknickung des Vorderhorngebietes nach hinten.

Auf Grund des Encephalogramms wurde ein parasagittaler Tumor der rechten Frontalregion angenommen. Die Operation bestätigte diese Annahme vollauf. Die Präzentralregion, vornehmlich die erste und zweite Stirnwindung war eingenommen von einem grauen, sehr weichen und leicht blutenden Tumor, der sich nach der Gegend des mittleren Drittels der vorderen Zentralwindung abzugrenzen schien. Exstirpation des Tumors bis hart an die vordere Zentralwindung. Histologische Diagnose: Glioblastom.

Nach der Operation traten zunächst in den ersten Tagen gehäufte epileptische Krampfanfälle mit lebhaften Beugezuckungen des linken Armes auf, die sich aber wie die postoperative Hemiplegia sinistra innerhalb der nächsten 3 Wochen vollständig zurückbildeten. Nach Einleitung einer intensiven Röntgentiefenbestrahlung erfolgte am 14. 10. 34 Entlassung der Kranken bei bestem Wohlbefinden. Keine Stauungserscheinungen am Augenhintergrund mehr. Neurologisch, abgesehen von einer Herabsetzung der Mitbewegungen des linken Armes beim Gang, wie sie vor der Operation bestanden hat, kein krankhafter Befund. Ende Mai 1935 ist bei der Kranken eine erneute Röntgentiefenbestrahlung durchgeführt worden. Neurologischer Befund und Allgemeinbefinden unverändert gut. Die Kranke ist seit Anfang 1936 als *Buchhalterin* voll arbeitsfähig, sie fährt Rad und schwimmt.

Bei stärkerer Druckwirkung eines im oberen Teil des Stirnhirns gelegenen Tumors erleidet auch der Ventrikel der anderen Seite eine charakteristische Veränderung. Durch Kompression der medialen Partie seines Daches erfährt der laterale Abschnitt des Vorderhorndachs der gesunden Seite eine Steilstellung nach oben außen, wie das auf der a-p-Aufnahme des von mir bei Besprechung der Epilepsien beschriebenen parasagittalen Meningeoms der frontoparietalen Region zu ersehen ist (Abb. 119 und 120). Ich halte diese Form der Ventrikelveränderung der tumorfreien Seite für das Vorstadium der Deformierung im Sinne einer vertikalen Elongation dieses Ventrikels bei zunehmendem Druck, wie wir das bald an Hand anderer Fälle sehen werden. Im übrigen sei auch in diesem Fall auf die Verbreiterung des Vorderhorns der Tumorseite sowie auf das Fehlen der Zeichnung des Subarachnoidalraums auf der Tumorseite hingewiesen.

Nimmt die Druckwirkung des Tumors von oben her zu, so entwickelt sich aus der Verbreiterung des Vorderhorns der Tumorseite allmählich die Walzen- oder Querstrichform des Ventrikels der Tumorseite. Auch der andere Seitenventrikel verliert seine normale Schmetterlingsflügelform absolut, erscheint elongiert und nimmt vielfach Birnenform an. Sehr eindrucksvoll zeigt dieses Stadium ein Fall von E. MEYER (Abb. 38 und 39). Abgesehen von den eben geschilderten Veränderungen zeigt die a-p-Aufnahme die Dislokation der beiden Seitenventrikel nach unten deutlich. Während normalerweise die Seitenventrikel etwa in der Mitte des Hirnschädels gelegen sind, werden sie bei den im oberen Drittel lokalisierten Stirnhirntumoren gelegentlich bis in die Höhe der Orbitae und noch tiefer herabgedrückt. Trotz stärkerer Dislokation nach unten, verbunden mit stärkster Kompression, vermag sich diese bei Stirnhirntumoren gelegentlich nur auf das Vorderhorngebiet zu erstrecken. Das wird dann mitunter, wie z. B. im Falle MEYERs, ganz besonders anschaulich durch das Seitenbild dargestellt. Wird wie im Falle MEYERs die schwere Kompression des

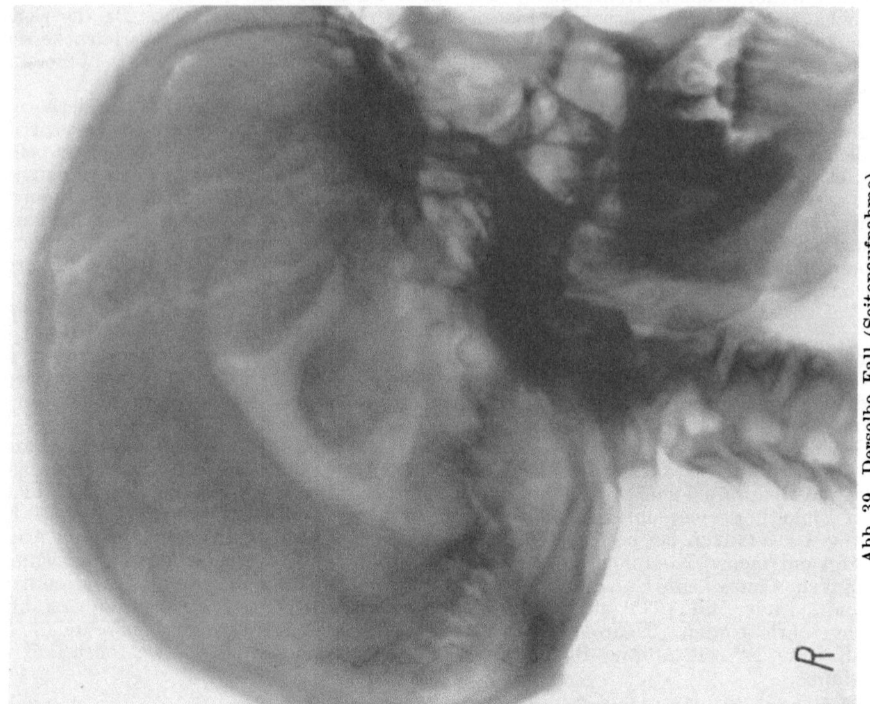

Abb. 39. Derselbe Fall (Seitenaufnahme).

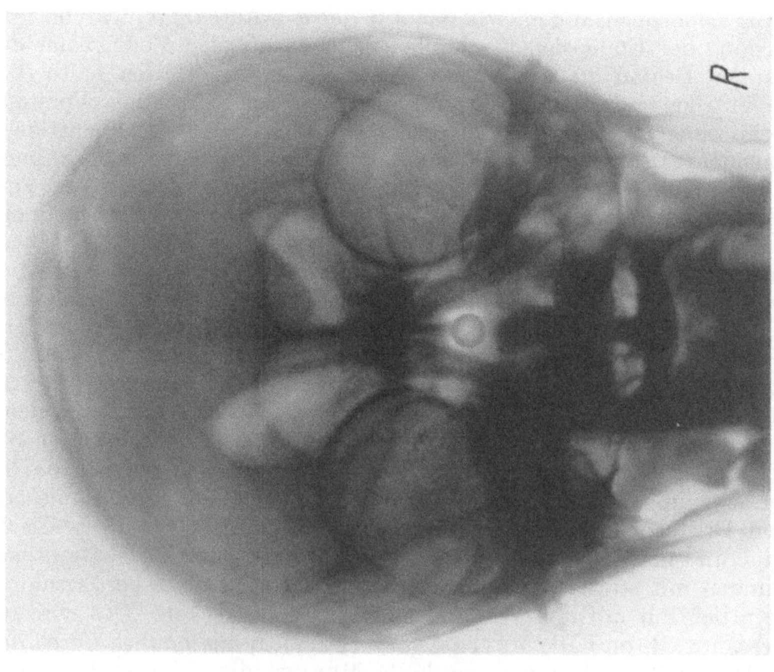

Abb. 38. Stirnhirntumor mit Druck von oben. Walzenform des Ventrikels der Tumorseite.

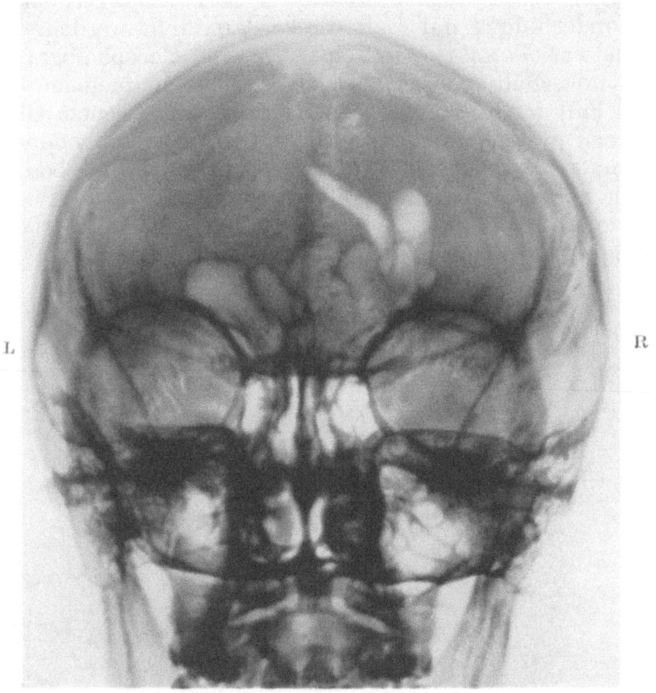

Abb. 40. Lateraler Stirnhirntumor (a-p-Aufnahme). Lateralverschiebung des Ventrikelsystems. (Fall von FLÜGEL.)

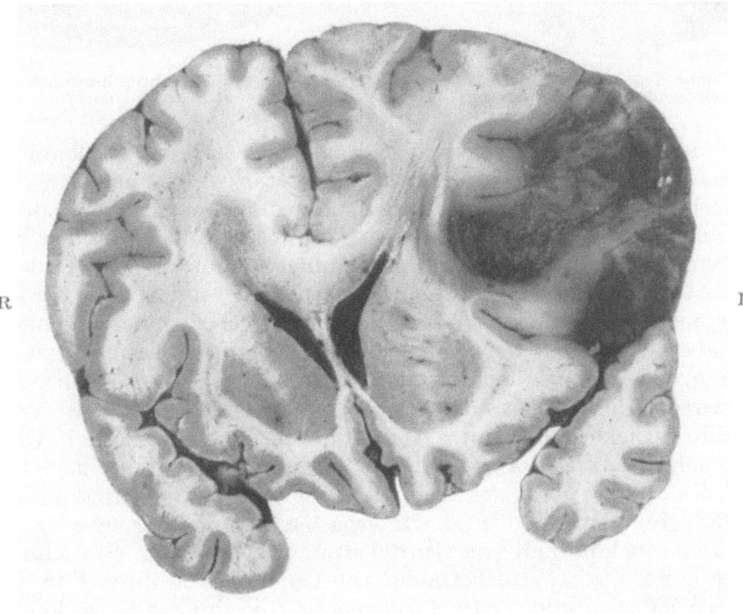

Abb. 41. Frontalschnitt bei Stirnhirntumor. Verdrängungstyp entspricht dem Encephalogramm.

Vorderhorngebiets durch einen cystischen Tumor hervorgerufen, so kann derselbe durch Sonderfüllung mit Luft direkt dargestellt werden. Ein derartiger Fall ist bereits von Foerster in seiner Arbeit „Encephalographische Erfahrungen" 1925 mitgeteilt worden. Ich selbst habe in meinem Berner Referat einen weiteren Fall der Foersterschen Klinik von cystischem Gliom des Stirnhirns sowie einen cystischen Parietaltumor demonstrieren können.

Stirnhirntumoren, die ihren Sitz in der mittleren und besonders unteren lateralen Partie haben, zeichnen sich durch eine starke Lateralverschiebung des Ventrikelsystems nach der gesunden Seite aus. Ist der Tumordruck noch gering, wie z. B. bei einem kleinen Meningeom der Operculargegend, so kann sich der

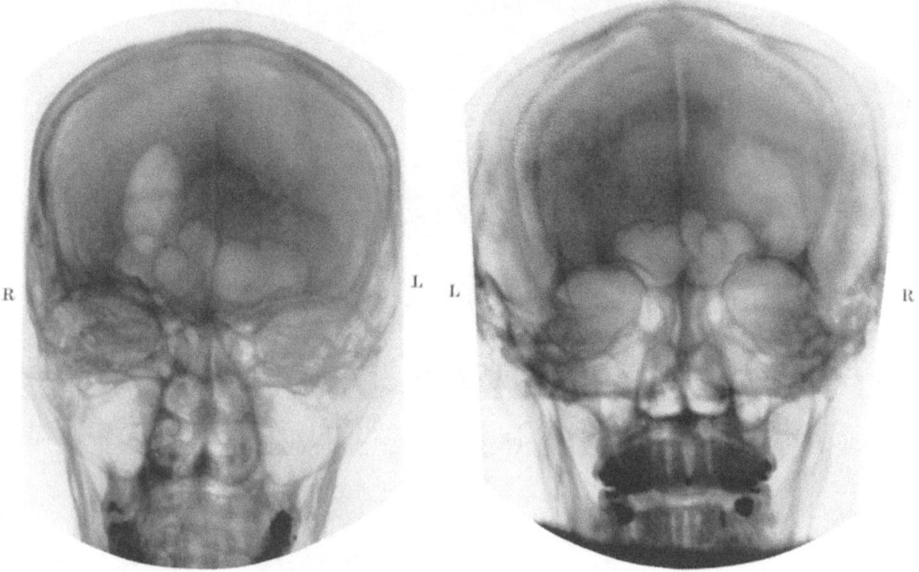

Abb. 42. Tumor des linken Schläfelappens (Ventrikelabschluß) (a-p-Aufnahme).

Abb. 43. p-a-Aufnahme desselben Falles.

Tumor auf der a-p-Aufnahme lediglich durch eine stärkere Taillenbildung des Vorderhorns der Tumorseite, d. h. durch eine stärkere Einbuchtung der lateralen Vorderhornregion zu erkennen geben, ohne daß eine merkliche oder wesentliche Verschiebung des Ventrikelsystems in toto nach der gesunden Seite einzutreten braucht. Bei stärkerer Druckwirkung kommt es jedoch zu einer erheblichen Lateralverschiebung des ganzen Ventrikelsystems nach der gesunden Seite unter mehr oder minder starker Deformierung beider Seitenventrikel, insbesondere aber desjenigen der Tumorseite. Erfolgt die Druck- bzw. Wachstumsrichtung des Tumors noch weiter schläfenwärts, dann resultiert hieraus eine Kompression des Seitenventrikels der Tumorseite in der Weise von lateral her, daß die seitliche Flügelspitze seines Vorderhorns durch den Druck von unten her nach oben abgedrängt und das Vorderhorn dadurch elongiert werden kann. Auf diese Weise steht der Seitenventrikel der Tumorseite dann höher als derjenige der gesunden Seite, und wir erhalten dann Bilder, wie das ein von Flügel veröffentlichter Fall von Stirnhirntumor zeigt (Abb. 40 und 41). Ähnliche Bilder können wir natürlich auch bei Tumoren, die ihren Sitz direkt im Schläfelappen haben, finden. Stirnhirntumoren, die ihren Sitz in den lateralen und mittleren Partien haben, können aber, abgesehen von einer lateralen Einbuchtung des Ventrikels der Tumorseite, auch eine Kompression desselben von oben her hervorrufen, woraus ein Tieferrücken dieses Ventrikels resultiert. Dieses Kompressionssyndrom tritt bald bei Tumoren der mittleren Stirnhirnregion dann ein, wenn ihre Wachstumsrichtung besonders scheitelwärts gerichtet ist. Durch die konkomittierende Ödematisierung der oberen und medialen Stirnhirnpartien kommt es zu der von mir vorhin bereits beschriebenen Verschiebung der Hirnteile des Gyrus fornicatus unter den freien unteren Rand der Falx. Die Folge hiervon ist eine Kompression des Balkens und dadurch des Daches des Vorderhorns des Seitenventrikels der Tumorseite. Als Beispiel eines derartigen Frontaltumors seien die Bilder eines Falles von JÜNGLING demonstriert (Abb. 50 und 51).

c) Tumoren der Regio temporalis.

Das führende encephalographische Symptom der Tumoren des Schläfelappens ist die Kompression der seitlichen Abschnitte des Ventrikels der Tumorseite. Die seitliche Kompression kann so stark sein, daß der Ventrikel der Tumorseite nur noch als ein mehr oder minder schmaler und schwach gefüllter vertikaler Spalt neben dem ebenfalls deformierten, oft vergrößerten und ebenfalls dislozierten Ventrikel der tumorfreien Seite zu sehen ist. Diese Veränderungen der seitlichen Kompression kommen besonders auf der a-p-Aufnahme zur Darstellung. Es muß betont werden, daß ganz ähnliche Ventrikelbilder der a-p-Aufnahmen, wie im vorigen Abschnitt erörtert worden ist, auch Tumoren der untersten Partien der Regio frontalis, des Marklagers sowie auch des Occipitallappens hervorrufen können. Es dürfte jedoch in den meisten Fällen möglich sein, abgesehen von der klinischen Symptomatologie, aus dem Vergleich der a-p-Aufnahme mit der p-a-Aufnahme bzw. der seitlichen Aufnahme diagnostische Irrtümer zu vermeiden. Außer der seitlichen Kompression erfährt der Ventrikel der Tumorseite gerade bei Schläfelappentumoren infolge der vorhin genauer beschriebenen „paradoxen Kompression" häufig eine Kompression von oben her. Auch die mediale Dachpartie des Ventrikels der tumorfreien Seite wird durch denselben Druckmechanismus komprimiert. Hierdurch erfährt dieser Seitenventrikel eine Steilstellung seiner äußeren Dachpartie und nimmt infolgedessen oft eine Deformation in Dattel-, Pflaumen- oder Wurstform an. Die nächste Abbildung zeigt das klassische Encephalogramm einer Kompression des rechten Schläfelappens, und zwar hier nicht durch einen echten Tumor, sondern durch einen Absceß, was aber hinsichtlich der Art der Ventrikelveränderungen keinen prinzipiellen Unterschied bedeutet. Diesen von

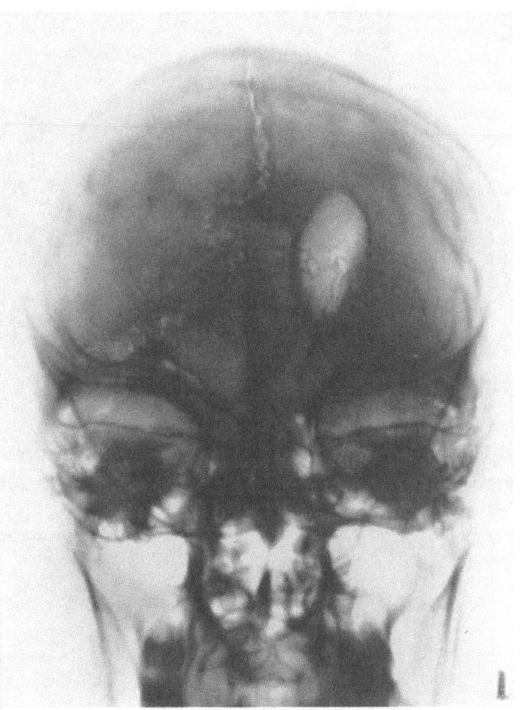

Abb. 44. Absceß des rechten Schläfelappens. Lateralverschiebung des Ventrikelsystems. Starke seitliche Kompression, aber auch Kompression von oben her des rechten Seitenventrikels.

mir an der FOERSTERschen Abteilung ventrikulierten und operierten Fall habe ich bereits auf dem Berner Kongreß demonstriert (Abb. 44). Der für die

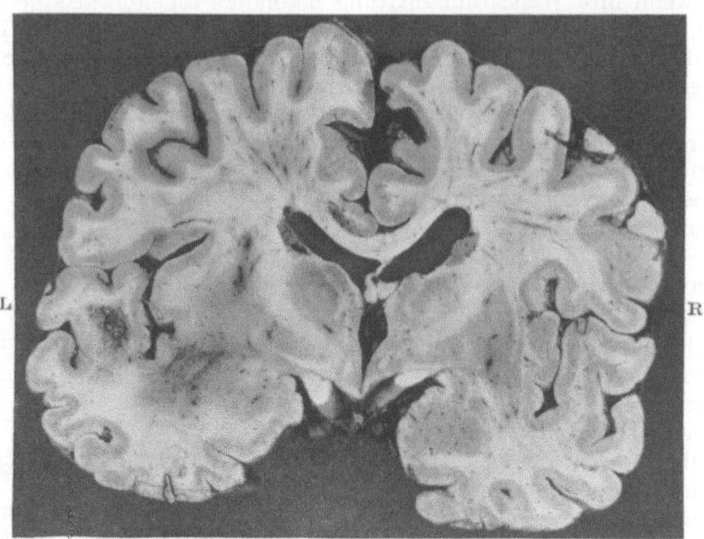

Abb. 45. Mechanismus der paradoxen Impression bei Tumor des linken Schläfelappens mit absolutem Ventrikelabschluß.

Entstehung der paradoxen Ventrikelkompression verantwortliche Mechanismus stellt aber auch noch die Ursache eines weiteren, gerade bei Schläfelappentumoren

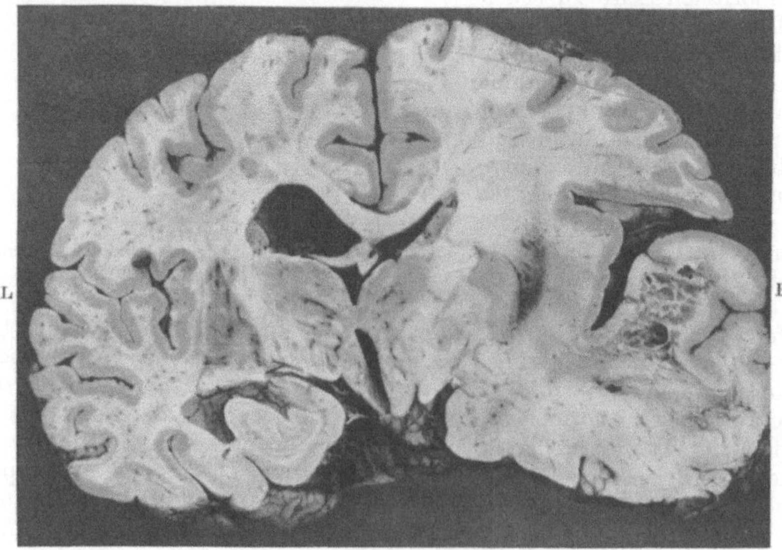

Abb. 46. Mechanismus der paradoxen Impression bei Tumor des rechten Schläfelappens mit absolutem Ventrikelabschluß.

nicht selten vorkommenden encephalographischen Symptoms dar, nämlich der Kommunikationsunterbrechung der Foramina Monroi. Hieraus resultiert der

Ventrikelabschluß, d. h. encephalographisch die isolierte Darstellung nur eines Seitenventrikels. Wie bereits erwähnt, kommt dieser Ventrikelabschluß dadurch zustande, daß durch den Druck der ödematisierten bzw. verdrängten Hemisphäre von oben nicht nur das Ventrikeldach der Tumorseite, sondern auch das Septum pellucidum bzw. die Fornixschenkel nach abwärts gedrückt werden, dabei werden die letzteren gegen die medialen Partien des Nucleus caudatus sowie des Thalamus opticus gepreßt, und auf diese Weise wird der Ventrikel der tumorfreien Seite abgesperrt. Diesen Mechanismus zeigt in anschaulicher Weise ein Fall, den ich in Hamburg beobachtet habe. Es handelt sich um einen diffusen Tumor des linken Schläfelappens, der sich ins Marklager hinein erstreckte.

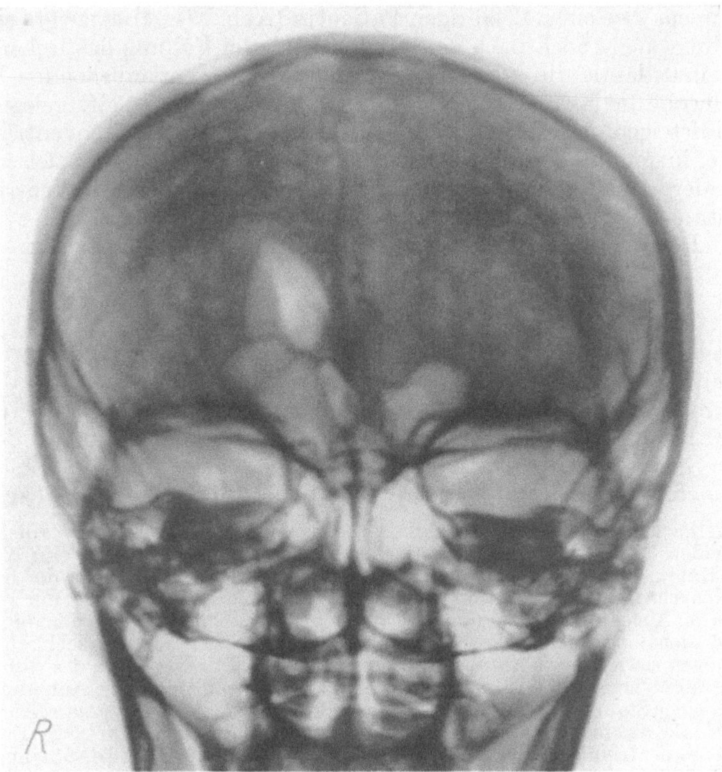

Abb. 47. Tumor des linken hinteren Schläfe- und unteren Scheitellappens. Ventrikelabschluß. Darstellung des rechten Seitenventrikels und 3. Ventrikels.

Hier bestand klinisch eine mehr extrapyramidale Parese der rechten Körperseite mit ausgesprochenen Stützreaktionen und schweren Sprachstörungen mehr sensorischer Art. Bei der Ventrikulographie gelang es trotz wiederholter Kontrollaufnahmen nach Lagewechsel, nur den in seiner Längsrichtung deformierten und seitwärts dislozierten rechten Seitenventrikel darzustellen, wie das die a-p- und die p-a-Aufnahme zeigt (Abb. 42 und 43). Der Kranke kam — eine Operation war abgelehnt worden — ad exitum, und die Autopsie erklärt den encephalographisch dargestellten Ventrikelabschluß vollkommen (Abb. 45). Wir sehen auf dem Bild die ödematisierte Tumorseite. Die Lobuli des Gyrus fornicatus reichen deutlich über die Mittellinie hinaus und komprimieren den Balken sowie das Ventrikeldach der Tumorseite. Wir sehen ferner das herabgedrückte und gefältelte Septum pellucidum mit den Fornixschenkeln, die den rechten, also tumorfreien Seitenventrikel vom 3. Ventrikel bzw. linken Seitenventrikel abschließen. Auch das nächste Bild eines anderen Falles von rechtsseitigem Schläfelappentumor, bei dem ebenfalls encephalographisch ein Ventrikelabschluß feststellbar war, zeigt die Ursache desselben in der Absperrung des Ventrikels der tumorfreien Seite durch die herabgedrückten Fornixschenkel (Abb. 46). Hier bestand klinisch ein Hemiparkinsonsyndrom links. Encephalographisch glichen sich beide Fälle wie ein Ei dem andern. In manchen Fällen von einseitiger Ventrikelfüllung bei Schläfelappentumoren kann encephalographisch, abgesehen vom Ventrikel der tumorfreien Seite, auch noch der 3. Ventrikel darstellbar sein. Das zeigt das Bild eines von mir erfolgreich operierten, subcortical gelegenen Tumors des linken oberen und hinteren Schläfelappens bzw. untersten Parietallappens bei einer 42jährigen Patientin (Abb. 47). Hier zeigte eine Kontrollaufnahme auch noch nach 24 Stunden keinerlei Füllung des linken Seitenventrikels und damit die komplette Blockierung des entsprechenden Foramen Monroi, obwohl die Kranke die ganze Zeit auf der rechten Seite gelegen hatte, um ein Aufsteigen der Luft aus dem gefüllten rechten Seitenventrikel bzw. 3. Ventrikel in den linken Ventrikel zu ermöglichen. Sehr gut läßt sich in diesem Fall besonders aus der Dislokation und Deformierung des 3. Ventrikels die Druckrichtung des Tumors — bei der Operation erwies er sich zum Teil cystisch — erkennen. Der operative Erfolg war auch in diesem Fall ein guter.

d) Tumoren der Regio parietalis.

Tumoren der Regio parietalis sind heute im allgemeinen weniger Gegenstand encephalographischer Untersuchung, da ihre Diagnose zumeist durch die klinische Symptomatologie allein (Hemiplegie, Störungen der Sensibilität, Ataxie usw.) klargestellt werden kann. Immerhin gibt es Fälle, bei denen die klinischen Symptome des Parietallappens erst relativ spät in Erscheinung treten können. Einen derartigen Fall konnte ich vor kurzem beobachten.

26jährige Patientin, die seit etwa 1 Jahr an schweren Kopfschmerzen von anfallsartigem Charakter leidet. In letzter Zeit stellte sich im Schmerzanfall Erbrechen ein. Wegen zunehmender Häufigkeit der Schmerzanfälle wurde Patientin zur Klärung in die Klinik eingewiesen. Neurologisch fand sich am Augenhintergrund beiderseits zunächst nur eine starke venöse Stase am Augenhintergrund mit Verwaschenheit der Papillengrenzen ohne Prominenz. Rechts fand sich eine leichte Ungeschicklichkeit beim Finger-Nasenversuch ohne Sensibilitätsstörungen sowie ein inkonstanter Oppenheim. Die Mitbewegungen des rechten Arms beim Gang waren herabgesetzt. Schon in den ersten Tagen nach der Aufnahme rapide Entwicklung einer Stauungspapille, am 5. Tage stellte sich nach einem epileptischen Krampfanfall eine totale rechtseitige Hemiplegie und Hemianästhesie ein. Die zwei Tage später vorgenommene Ventrikulographie rechts ergab folgenden Befund: A-p-Aufnahme: Beide Seitenventrikel sind klein, der linke im ganzen kleiner als der rechte und steht tiefer als dieser, es besteht eine Kompression und Dislokation von links oben her. Auch der rechte Seitenventrikel ist von medial oben her komprimiert, wodurch seine laterale Dachbegrenzung steil nach außen oben abgedrängt ist (Abb. 48). P-a-Aufnahme: Auch hier ist die Kompression des linken Seitenventrikels von lateral her deutlich. Die seitliche Aufnahme zeigt besonders instruktiv an der spaltförmig komprimierten Cella media, daß es sich um einen linksseitigen Parietaltumor handeln muß (Abb. 49).

Hervorgehoben sei, daß infolge der Kompression beider Seitenventrikel nur ein sehr geringer Liquor-Luftaustausch möglich war. Es wurden 5 ccm Liquor mit 3 ccm Luft ersetzt. Trotz der geringen Menge der eingeführten Luft konnte hier ein für die Diagnose durchaus brauchbares Encephalogramm erzielt werden. Der encephalographische Befund wurde durch die operative Intervention absolut bestätigt; ich konnte einen außerordentlich weichen und sehr leicht blutenden Tumor der linken oberen Parietalregion feststellen, der nach oben bis zum Sinus longitudinalis reichte. Mit Hilfe des elektrischen Schneideapparates nach GULEKE konnte ein Teil des Tumors, der sich ganz diffus nach vorn und hinten in die linke Hirnhemisphäre erstreckte, entfernt werden. Das akute Parietalsyndrom war hier infolge einer Blutung in den Tumor entstanden. Trotz intensivster Nachbestrahlung rapides Weiterwachstum des Tumors. Exitus $^1/_2$ Jahr nach der Operation.

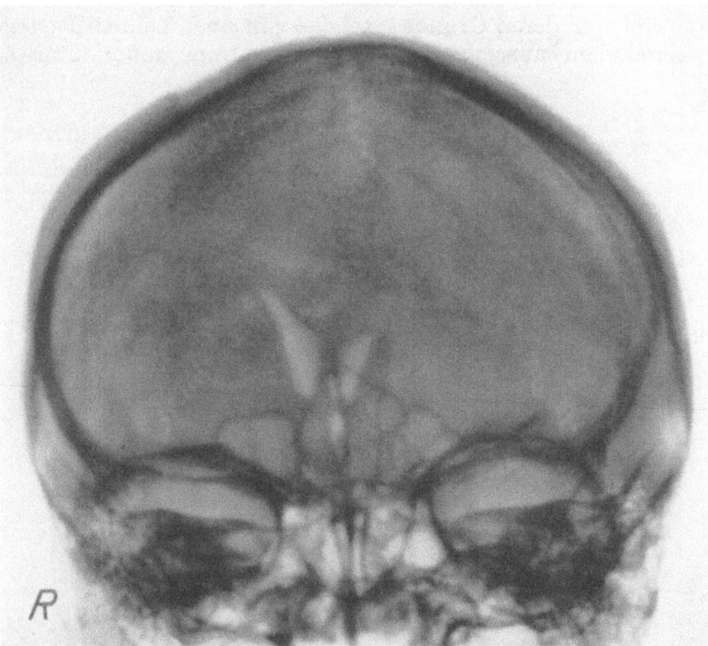

Abb. 48. Tumor des linken oberen Parietallappens (Glioblastom). Kompression und Dislokation von links oben her. *Sehr geringer* Luft-Liquoraustausch (3 : 5 ccm!).

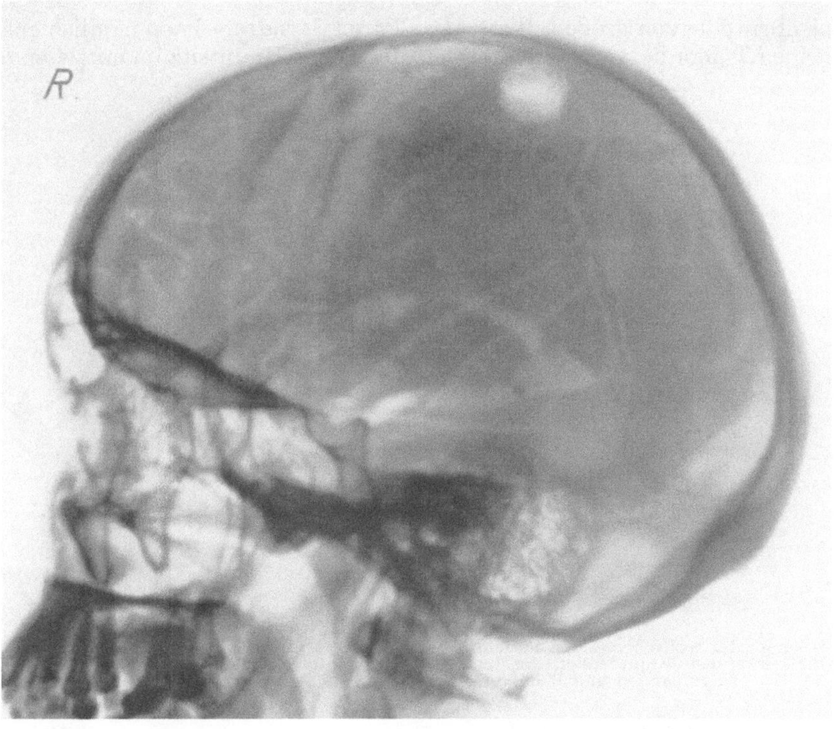

Abb. 49. Tumor des linken oberen Parietallappens. Kompression des Ventrikelsystems von oben her mit besonderer Verschmälerung der Cella media.

Noch aus einem anderen Grunde erscheint mir auch bei den Parietaltumoren mit dem klassischen ausgeprägten Parietalsyndrom unter Umständen die

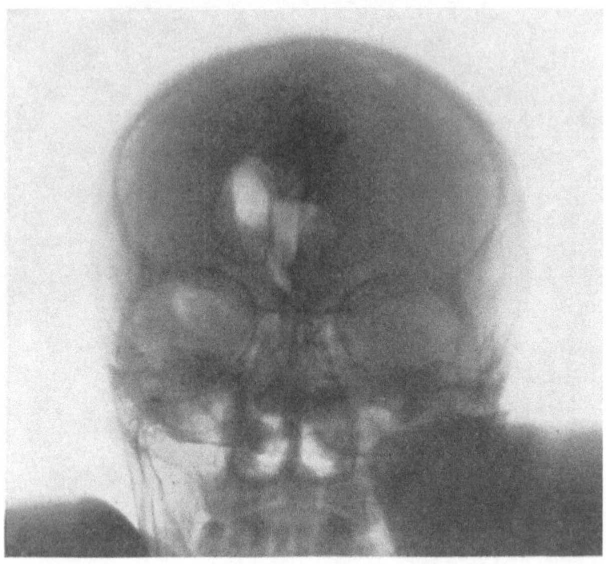

Abb. 50.

Encephalographie von großem Wert. Das Parietalsyndrom kann nämlich ebenso durch einen Tumor hervorgerufen werden, der seinen Hauptsitz im mittleren oder

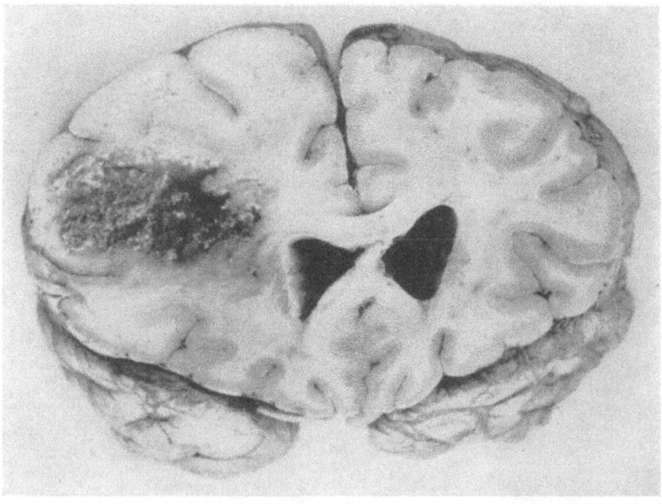

Abb. 51. Tumor der rechten *vorderen* Parietalregion (bis ins Stirnhirn ragend). Lateralverschiebung des Ventrikelsystems. Kompression des rechten Seitenventrikels durch Schwellung der oberen Hirnpartien und Kompression des Balkens auch von oben her.

gar hinteren Drittel des Parietallappens hat, wie durch einen ganz medial oben gelegenen, also einen parasagittalen Tumor. Hier gibt nun die Encephalographie, indem sie durch die in den beiden Fällen durchaus verschiedene Ventrikelveränderung den eigentlichen Sitz des Tumors aufdeckt, dem Operateur vielfach wichtige Hinweise für die Schnittführung bei der Operation. Ferner ergibt sich aus

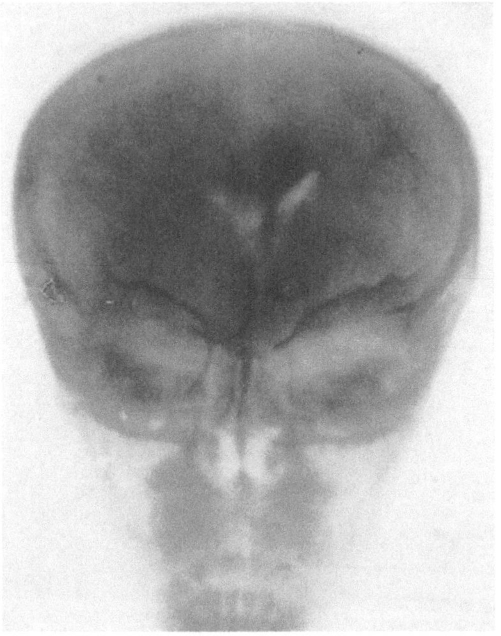

Abb. 52.

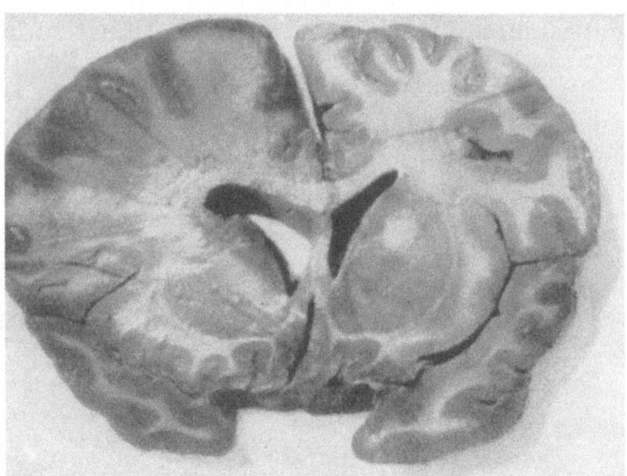

Abb. 53.

Abb. 52 und 53. Tumor der hinteren Parietalregion. Abb. 52. Aufnahme in Hinterhauptslage. Ventrikel etwas nach rechts verschoben. Rechtes Vorderhorn etwas zusammengedrückt, verschmälert, linkes leicht von oben her eingebeult. Abb. 53. Frontalschnitt durch die Vorderhörner; man beachte die Übereinstimmung mit dem Röntgenbild. (Nach O. JÜNGLING.)

dem Vergleich der a-p- und p-a-Aufnahme, ob der Tumor seine Druckerscheinungen mehr auf den vorderen oder hinteren Parietallappen ausübt. So zeigen z. B. Abb. 50 und 51 aus der Arbeit von JÜNGLING den encephalographischen Befund eines mehr lateral gelegenen Tumors der *vorderen* Parietalregion, während

Abb. 52, 53, 54, 55 derselben Arbeit einen seitlich gelegenen Tumor der *hinteren* Parietalregion zur Darstellung bringen. Wie die Abbildungen zeigen, ist es, wie

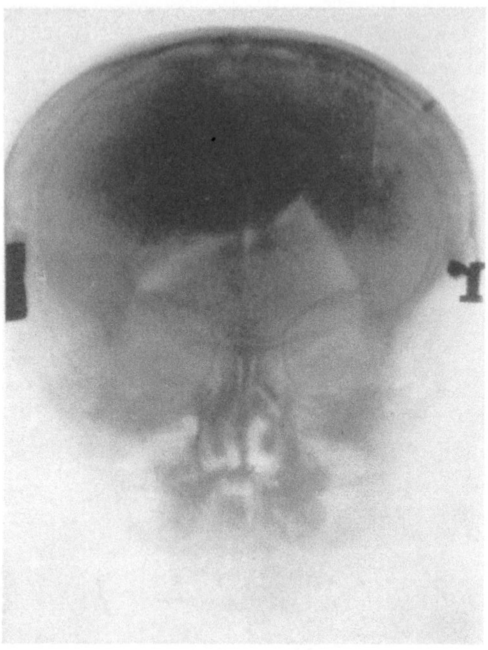

Abb. 54. Aufnahme in Gesichtslage. Völliger Defekt der Pars centralis bei vorhandener Aufhellung des Ventrikeldreiecks. (Nach O. JÜNGLING.)

auch mein vorhin beschriebener Fall lehrt, besonders die Pars centralis seu cella media der Seitenventrikel, die beim Parietaltumor Angriffspunkt der Kompression

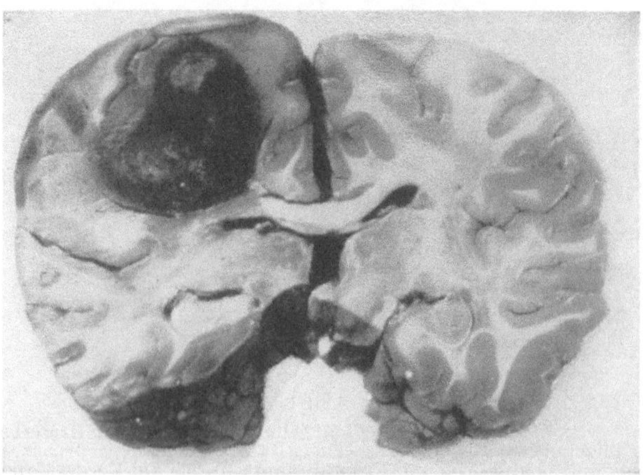

Abb. 55. Frontalschnitt durch die hintere Zentralregion. (Nach O. JÜNGLING.)

ist. Sehr eindrucksvoll vermag, wie auch Fälle von CLEMENT, B. MASSON und OLIVECRONA lehren, gerade das seitliche Bild die Kompression der Cella media des Ventrikels der Tumorseite zur Darstellung zu bringen. Einen prinzipiell

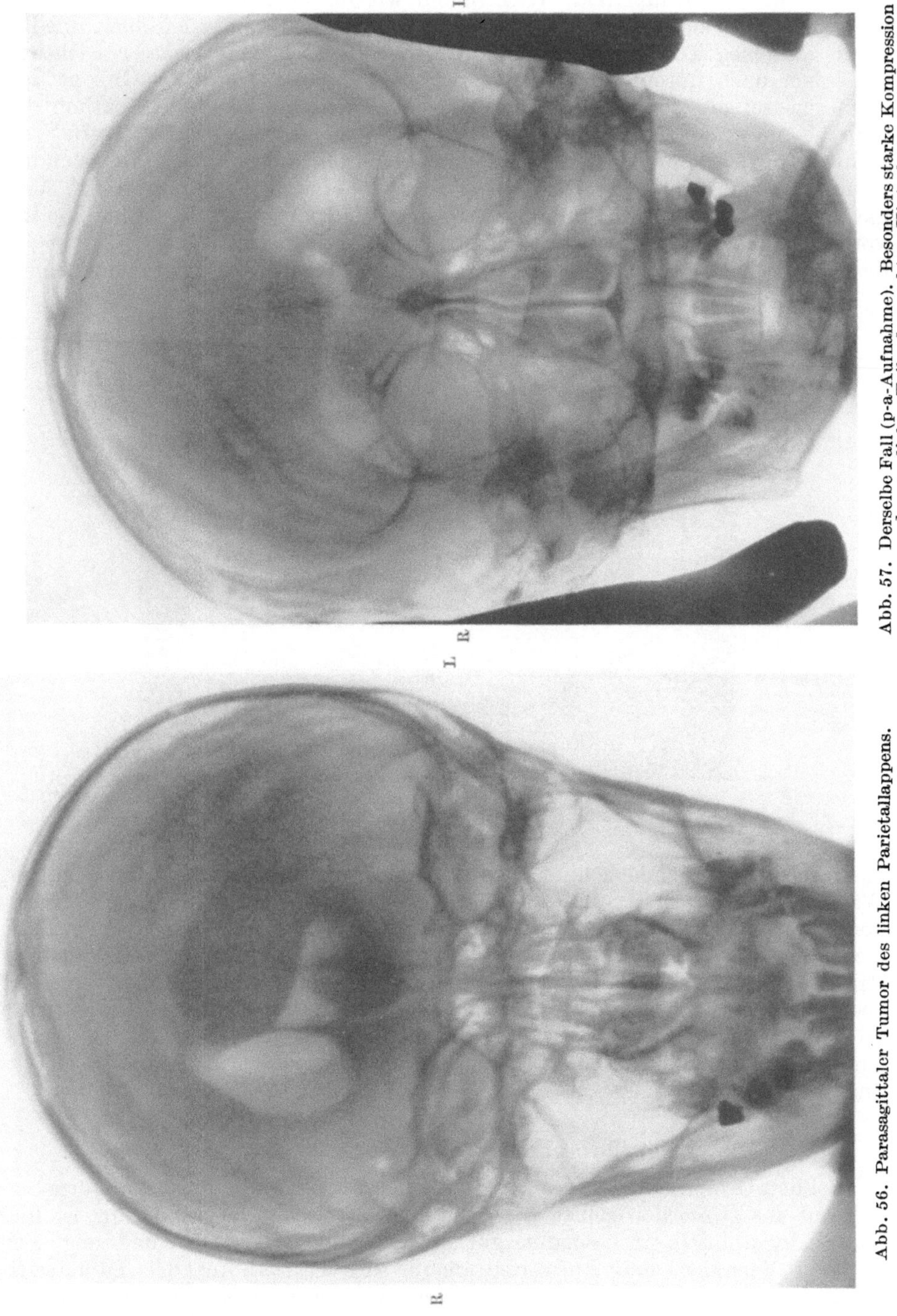

Abb. 57. Derselbe Fall (p-a-Aufnahme). Besonders starke Kompression der medialen Teile des rechten Hinterhorns.

Abb. 56. Parasagittaler Tumor des linken Parietallappens.

anderen Verdrängungstyp des Ventrikelsystems zeigen Parietaltumoren, deren Sitz in der Hauptsache medial gelegen ist. Hierbei spielen die vom Sinus longitudinalis bzw. der Falx cerebri ausgehenden Meningeome oder die Gliome der

Mantelkante die Hauptrolle. Hier finden wir im Prinzip denselben Verdrängungstyp im Ventrikelsystem wie auch bei den parasagittalen bzw. medial oben gelegenen Tumoren der Frontalregion, nämlich in vertikaler Richtung von oben nach unten. Als charakteristisches Beispiel für diese Gruppe von Tumoren sei ein Fall aus meiner Arbeit „Pathophysiologische, pathohistologische und chirurgisch-therapeutische Erfahrungen bei Epileptikern" erwähnt (Abb. 56, 57 und 58). Einen fast gleichen Fall hat vor kurzem OLIVECRONA in seiner Monographie über die parasagittalen Meningeome dargestellt. Vergleichen wir die p-a-Aufnahme meines letzten Falles mit der p-a-Aufnahme des vorhin demonstrierten Parietaltumors aus der Arbeit von JÜNGLING, so wird der Unterschied im Encephalogramm zwischen einem mehr lateral und einem

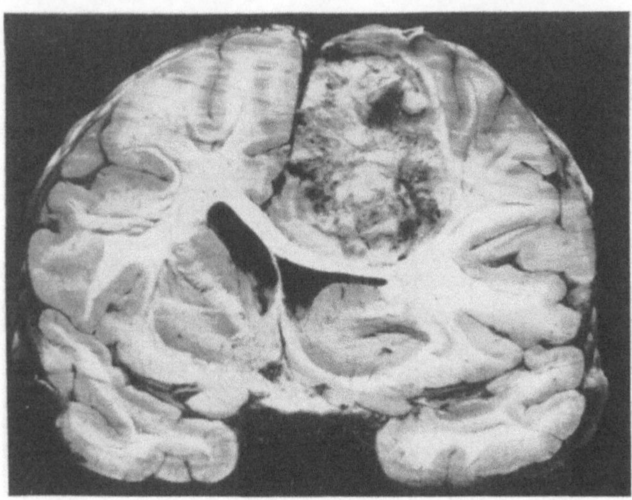

Abb. 58. Parasagittaler Tumor der Fronto-Parietalregion.

mehr medial gelegenen Tumor der hinteren Parietalregion recht anschaulich. Während im Fall von JÜNGLING insbesondere die lateralen Abschnitte des Hinterhorns bzw. der Cella media dem Druck ausgesetzt sind, sind es in meinem Falle mehr die medialen Abschnitte. Auch der von mir im Kapitel „Epilepsie" demonstrierte Fall von parasagittalem Meningeom gehört in diese Gruppe und zeigt besonders auf der p-a-Aufnahme die Druckrichtung des Tumors auf das rechte Hinterhorn von medial oben her sehr deutlich. Weitere sehr eindrucksvolle Encephalogramme von Tumoren der Parietalregion verdanken wir OLIVECRONA, CLEMENT B. MASSON u. a.

e) Tumoren der Occipitalregion.

Bei den Occipitallappentumoren wirkt sich die Tumorkompression vornehmlich auf das Hinterhorngebiet aus. Die charakteristische Veränderung ist hier encephalographisch oft besonders gut im Seitenbild erkenntlich und zeigt sich in einer Vorwärts- und Aufwärtsdrängung des Hinterhorns der Tumorseite. Nicht selten ist das Hinterhorn der Tumorseite, wie das ein Fall von DANDY zeigt (Abb. 59 und 60), infolge seiner Verlegung durch den Tumor überhaupt nicht dargestellt. Auch die p-a-Aufnahme ist für die Darstellung dieser Veränderungen des Ventrikelssystems, insbesondere der Kompression des Hinterhorns, von großem Wert. So zeigt Abb. 61 den encephalographischen Befund eines von mir mit Erfolg operierten Angioma racemosum arterio-venosum der rechten Occipitalregion auf der p-a-Aufnahme. Klinisch handelte es sich um einen 19jährigen Patienten mit Hirndruckerscheinungen, beginnender Stauungspapille, linksseitiger homonymer oberer Quadrantenhemianopsie und gelegentlichen epileptischen Krampfanfällen. Abb. 62 zeigt das während der Operation photographisch freigelegte Gehirn mit dem mächtigen Angioma racemosum. Vorderhorn und Pars centralis sind bei Occipitaltumoren meist ebenfalls dargestellt, jedoch kann das Vorderhorn, wie das ein Fall von FLÜGEL zeigt, durch das konkomitierende Ödem der Tumorhemisphäre eine mehr oder minder starke Kompression sowie eine Verdrängung nach der tumorfreien Seite erfahren, an der auch das Vorderhorn dieser Seite sowie der 3. Ventrikel teilnehmen kann. Bei Tumoren der Occipitalregion von sehr großer Ausdehnung bzw. starker Druckwirkung nach vorn kann, abgesehen

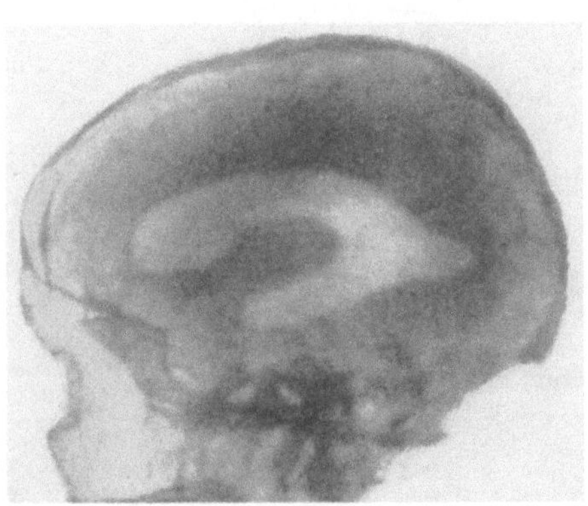

Abb. 59. Derselbe Fall. Normale Seite. (Nach DANDY.)

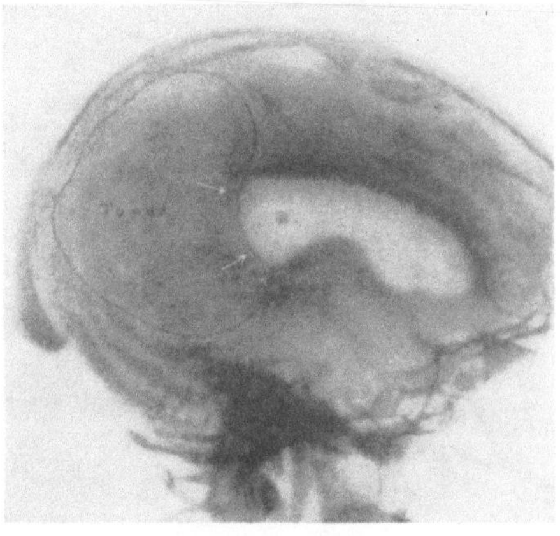

Abb. 60. Occipitallappentumor. Hinterhorn der Tumorseite fehlt. Vorwärtsdrängung des Ventrikelsystems. Vorderhorn nach abwärts gedrängt.

von dem totalen Verschluß des Hinterhorns der Tumorseite, die Kompression auf das Vorderhorngebiet beider Hemisphären so stark sein, daß beide Vorderhörner außer ihrer Dislokation nach der tumorfreien Seite auch durch einen Druck von oben her stark verkleinert sind und basalwärts disloziert werden. Einen derartigen, von FOERSTER erfolgreich operierten Fall — es handelte sich um ein riesiges Meningeom —, habe ich in meinem Berner Referat demonstriert (s. auch Abb. 60). Schließlich kann es auch bei Occipitallappentumoren zu einer Unterbrechung der Kommunikation der Foramina Monroi kommen, was die Nichtfüllung des ganzen Seitenventrikels der Tumorseite zur Folge hat. Immerhin kann dieser Befund im Verein mit einer gewissen Deformierung und Dislokation des dargestellten Ventrikels der gesunden Seite sowie in Kombination mit einer homonymen Hemianopsie auch bei Fehlen allgemeiner Hirndruckerscheinungen, insbesondere Stauungspapille, die Lokaldiagnose ermöglichen. Einen derartigen Fall konnte ich mit FOERSTER zusammen beobachten. Es handelte sich um ein Meningeom des rechten Occipitallappens vom rechten Sinus transversus ausgehend, das von FOERSTER erfolgreich exstirpiert werden konnte. In diesem Fall bestanden klinisch abgesehen von einer inkompletten linksseitigen homonymen Hemianopsie lediglich anfallsweise auftretende Kopfschmerzen. Auf Grund dieser Symptomatologie war der Fall lange Zeit vorher als Tumor unerkannt geblieben und als Gefäßprozeß aufgefaßt worden.

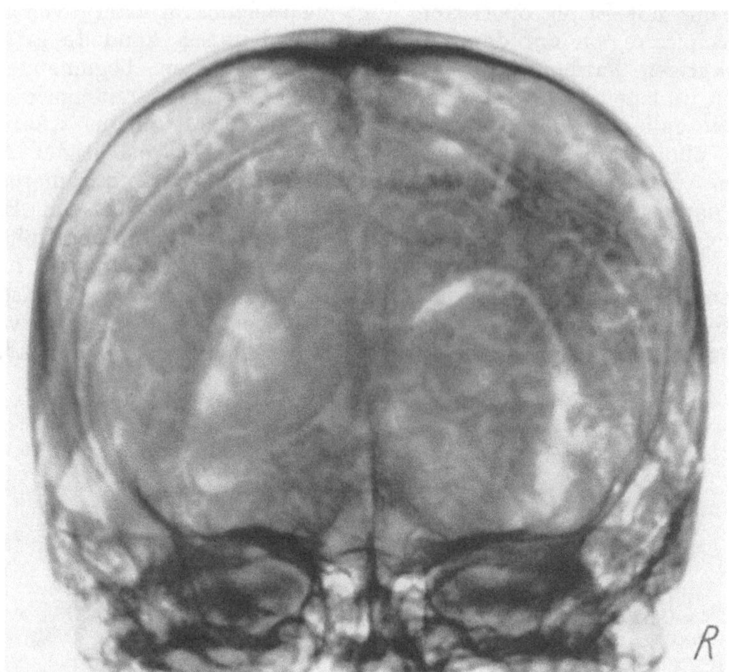

Abb. 61. Angioma racemosum arterio-venosum der rechten Occipitalregion.

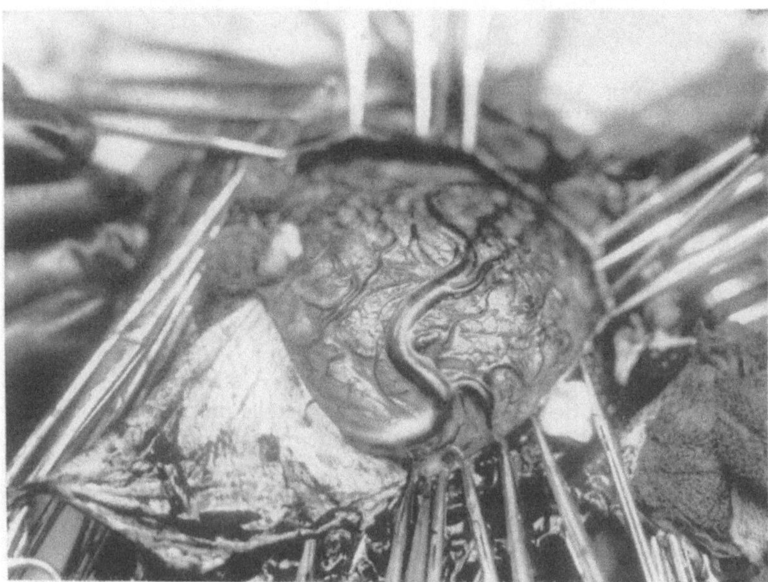

Abb. 62. Operationsbefund bei Angioma racemosum, arterio-venosum der rechten Occipitalregion.

Die Leeraufnahme des Schädels zeigte in diesem Fall eine bei Meningeomen bekanntlich oft eintretende Rarefikation des Knochens der Parieto-Occipitalregion.

f) Tumoren des Corpus callosum und der Seitenventrikel.

Im Vordergrund der encephalographischen Veränderungen der Balkentumoren steht die Kompression des Daches eines oder beider Seitenventrikel, besonders in seinem medialen Abschnitt. Da es sich bei den Balkentumoren um diffus wuchernde, mit starkem Hirnödem einhergehende Tumoren handelt, kommt es sehr bald zu einem Einwachsen und Ausfüllung eines oder beider Seitenventrikel durch die Geschwulst, wie das Fälle von MINGAZZINI, ARMITAGE und MEAGHER u. a. zeigen. Die Folge hiervon ist die Nichtfüllung eines oder beider Seitenventrikel. Gelingt die Darstellung eines oder beider Seitenventrikel

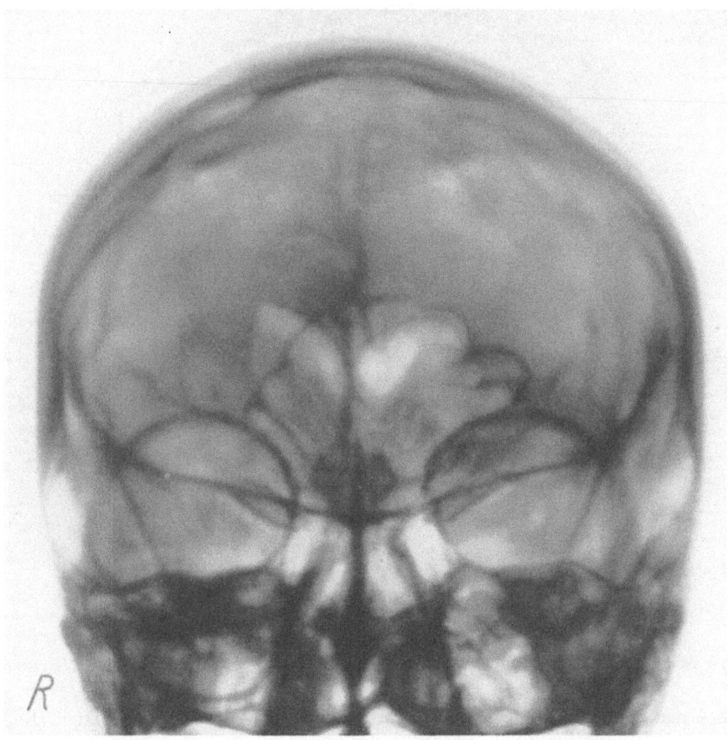

Abb. 63. Balkentumor in beide Großhirnhemisphären wuchernd. Einwärts- und Abwärtsbiegung der medialen Dachpartien beider Seitenventrikel.

überhaupt, dann sind diese stark verkleinert und nach unten verdrängt sowie auch nur einzelne Teile derselben gefüllt, wie das ein Fall von ARMITAGE und MEAGHER lehrt. Nur wenn ein Balkentumor eine Wachstumstendenz mehr nach oben, also nach den Hemisphären zu zeigt, vermag man das Ventrikelsystem leichter darzustellen. Einen in diese Gruppe gehörenden Fall konnte ich vor kurzem beobachten und operativ verifizieren.

39jährige Patientin, die im April 1934 erstmalig mit epileptischen Krampfanfällen erkrankte. Nach den Angaben der Angehörigen sollen die Anfälle mit Zittern im rechten Bein und rechten Arm beginnen. Seit Anfang Oktober 1934 stellten sich heftige Kopfschmerzen ein sowie ein dauerndes Druckgefühl im Kopf, außerdem trat häufiges Erbrechen ein, unabhängig vom Essen. Wegen beginnender Stauungserscheinungen am Augenhintergrund erfolgte die Einweisung der Kranken in meine Klinik. Neurologisch fand sich eine starke Klopfempfindlichkeit des Schädels besonders auf der Scheitelhöhe, Licht- und Konvergenzreaktion beiderseits träge. Deutlicher Nystagmus beim Blick nach rechts. Es besteht beiderseits eine Stauungspapille, von 3 Dioptrien rechts und 2 Dioptrien links.

Gesichtsfeld frei. Visus beiderseits 4/12. Etwas maskenartiger Gesichtsausdruck. Leichte mimische Facialisparese rechts. Sehnenreflexe an beiden Armen und beiden Beinen deutlich gesteigert. Oppenheim links positiv. Mendel-Bechterew und Rossolimo rechts positiv. Geringe Ataxie und Dysdiadochokinesis im rechten Arm. Die Mitbewegungen des rechten Armes beim Gang sind deutlich eingeschränkt. Bei Fuß-Augenschluß Fallen nach links hinten (keine Sensibilitätsstörungen). Psychisch fiel eine gewisse Schläfrigkeit, ferner eine Neigung zum Witzeln auf.

Die Leeraufnahme des Schädels zeigte beiderseits deutliche Impressiones digitatae als Zeichen eines vermehrten intrakraniellen Druckes.

29. 10. Encephalographie durch Ventrikelpunktion rechts. Luft-Liquoraustausch 5 : 10.

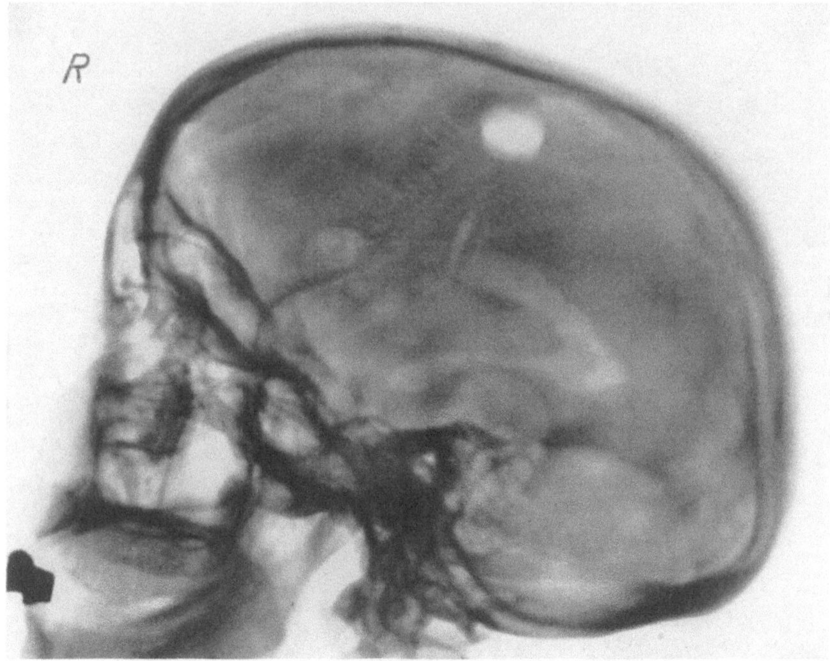

Abb. 64. Balkentumor (Seitenaufnahme). Mangelhafte Füllung der vorderen Ventrikelabschnitte.

Die a-p-Aufnahme zeigte eine deutliche Asymmetrie der Vorderhörner, die beide ihre normale Schmetterlingsflügelform verloren haben. Das rechte Vorderhorn ist stark verschmälert. Die medialen Dachpartien sind deutlich nach unten verlagert, so daß die Lateralbegrenzung des Daches schräg nach aufwärts weist. Lateral sieht man den Luftschatten der Cella media sich abgrenzen. Auch das linke Vorderhorn zeigt eine Abdrängung seiner medialen Dachpartien, während die lateralen Teile des Ventrikeldachs nach außen unten umgebogen sind. Beide Vorderhörner stehen im ganzen tiefer innerhalb des Schädels, als es der Norm entspricht. Man hat den Eindruck, daß beide Vorderhörner von einem median gelegenen Prozeß nach unten komprimiert werden (Abb. 63).

Im Seitenbild sieht man nur eine deutliche Darstellung der Cella media des Hinterhorns und des Unterhorns, während im Bereich der Vorderhörner nur vereinzelte Luftflecken wahrzunehmen sind (Abb. 64).

Unmittelbar nach derVentrikulographie konnte ein epileptischer Krampfanfall beobachtet werden, der mit exquisiter Kopf- und Augendrehung nach links begann, an die sich klonische Zuckungen im linken Arm anschlossen, also zweifellos ein von der rechten Hemisphäre ausgehender Krampfanfall.

Bei der am 22. 11. ausgeführten Operation (2. Akt) stieß ich auf einen vom Balken ausgehenden, in beide Hemisphären hineinwuchernden, weichen und außerordentlich blutreichen Tumor, der sich besonders nach der linken Präzentralregion zu erstreckte. Nachdem ich einige kleine Tumorstückchen aus der Balkenregion entfernt hatte, nahm ich eine keilförmige Excision der linken tumorös veränderten Präzentralregion vor. Die im Anschluß an die Operation eingetretene rechtseitige Hemipegie und motorische Aphasie haben sich ebenso wie die Krampfanfälle im Laufe der nächsten Wochen wesentlich zurückgebildet, so daß die Kranke nach einer sehr intensiven Röntgentiefenbestrahlung am 31. 1. 35 entlassen werden konnte. Aber auch nach der Entlassung sind, was bei der Ausdehnung des Tumors nicht verwunderlich ist, immer wieder Krampfanfälle aufgetreten. Indessen hat sich die rechtsseitige Hemiparese, die nach der Operation sich wesentlich verstärkt hatte, ganz wesentlich zurückgebildet, so daß die Kranke ohne jede Unterstützung gehen kann und leichtere Hausarbeiten verrichtet. Auch die Anfälle haben seit der 3. Bestrahlungsserie Anfang 1936 wesentlich nachgelassen und treten interessanterweise jetzt meist zur Zeit der Menses auf.

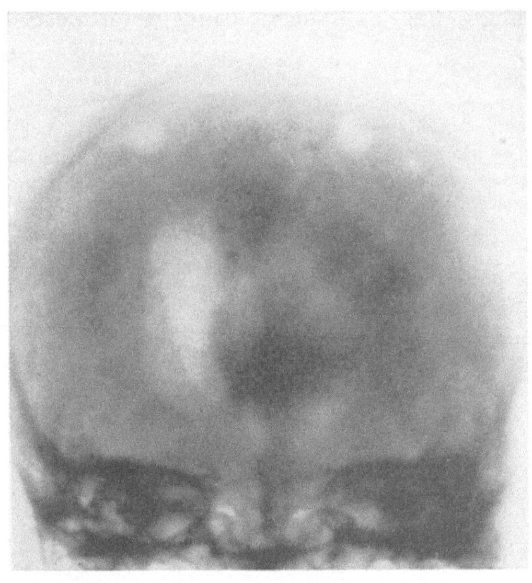

Abb. 65.

Intraventrikuläre Tumoren der Seitenventrikel zeichnen sich durch eine große Mannigfaltigkeit der encephalographischen Bilder aus. Besonders instruktive Beobachtungen verdanken wir hier JÜNGLING. Nicht selten haben diese Tumoren eine Abflußbehinderung des Liquors aus dem Seitenventrikel zur Folge bzw. üben einen starken Reiz auf die Plexus chorioidei aus und rufen daher eine hydrocephale Vergrößerung der Seitenventrikel hervor. Hat ein Tumor

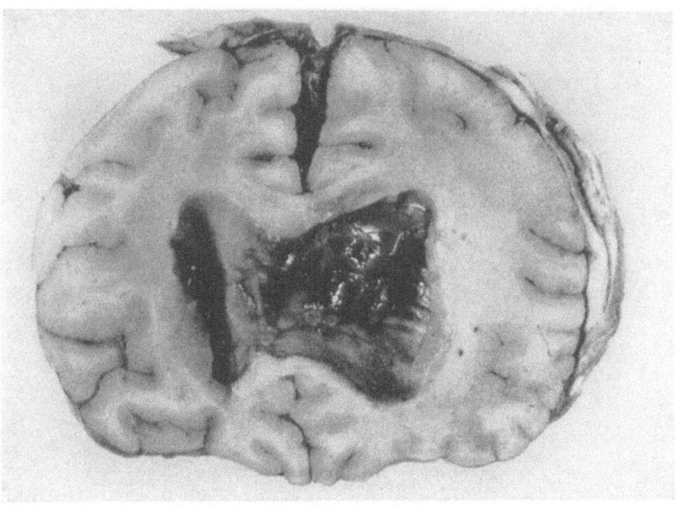

Abb. 66.

Abb. 65 und 66. Intraventrikulärer Tumor. Abb. 65. Aufnahme in Hinterhauptslage nach Punktion beider Vorderhörner. Abb. 66. Skizze dazu. Verdrängung des erweiterten Vorderhorns nach links (L.V.H.). Rechtes Vorderhorn (R.V.H.) bildet eine ringförmige Aufhellung um einen zentralen Schatten. T Tumor, der vom Dach des Ventrikels in diesen hineinhängt. (Nach O. JÜNGLING.)

nur einen Seitenventrikel ergriffen, füllt ihn aber nicht vollends aus, so vermag er sich encephalographisch innerhalb der Ventrikelaufhellung durch einen unregelmäßig begrenzten dichten Schatten direkt zu erkennen geben, wie das ein Fall von JÜNGLING in markanter Weise zeigt (Abb. 65 und 66). Ist dagegen der Ventrikel vom Tumor total ausgefüllt und nur der tumorfreie, seitlich verdrängte und in Längsrichtung deformierte Seitenventrikel encephalographisch

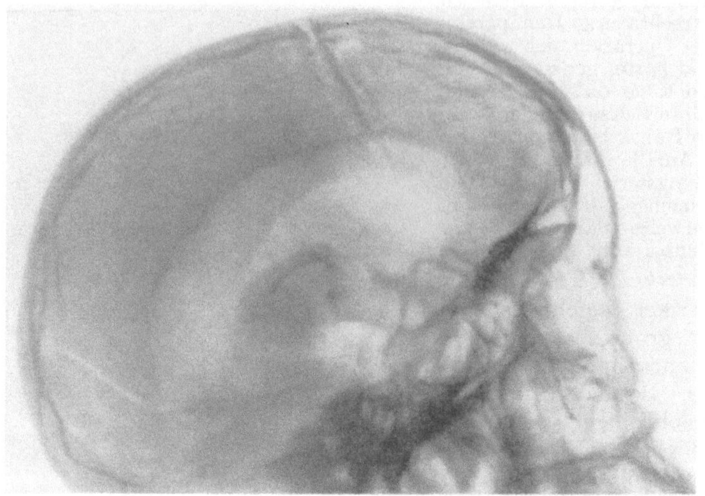

Abb. 67. Tumor im hinteren Teil des 3. Ventrikels. (Nach ALBRECHT.)

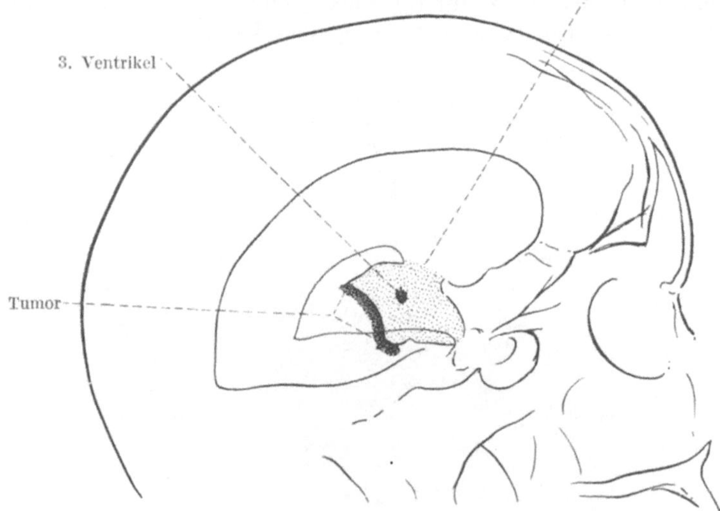

Abb. 68. Skizze zum obigen Fall.

darstellbar, so kann dieses Encephalogramm demjenigen eines durch einen lateral gelegenen Hemisphärentumor bedingten außerordentlich gleichen, so daß eine Lokaldiagnose aus dem Encephalogramm allein mitunter gar nicht möglich ist. Ein in dieser Beziehung lehrreicher Fall entstammt ebenfalls der Arbeit von JÜNGLING.

g) Tumoren des Hirnstamms und der Regio ventriculi tertii.

Bei der Besprechung der Veränderungen des Liquorsystems der Tumoren der Regio ventriculi tertii ist zu unterscheiden zwischen den intraventrikulär gelegenen etwa vom zentralen Höhlengrau oder Ependym des 3. Ventrikels ausgehenden Tumoren und den extraventrikulär, vom Thalamus opticus oder Hypophysengang ausgehenden. Während die ersteren bis zur Ausfüllung des 3. Ventrikels infolge der Abflußbehinderung des Liquors zu einer mehr oder minder starken Erweiterung desselben sowie beider Seitenventrikel führen, rufen die extraventrikulär gelegenen Tumoren, je nachdem sie von der Seite oder von unten her gegen den 3. Ventrikel wachsen, eine dementsprechende Deformierung und Verdrängung des 3. Ventrikels bis zum völligen Verschluß hervor, ohne daß es zu einer Vergrößerunng desselben zu kommen braucht. Eine Ausnahme hiervon bilden die retroventrikulär gelegenen, also von der Epiphyse bzw. dem Vierhügel ausgehenden Tumoren, die abgesehen von einer Dilatation der Seitenventrikel auch eine solche des 3. Ventrikels hervorrufen. Auch wenn der Tumor in den 3. Ventrikel hineinwächst, ruft er wenigstens eine Vergrößerung des vorderen Teils des 3. Ventrikels hervor, wie das, abgesehen von anderen Autoren, besonders eingehend von ALBRECHT in seiner Arbeit „Zur Röntgendiagnostik der Tumoren des 3. Ventrikels“ und in jüngster Zeit von LYSHOLM in seiner Arbeit „Das Ventrikulogramm, 3. und 4. Ventrikel“ beschrieben worden ist. Je nach dem Sitz des Tumors wird man unter der Voraussetzung eines genügend großen Luft-Liquoraustausches Füllungsdefekte im vorderen oder hinteren Teil des 3. Ventrikels feststellen können. So zeigen Abb. 69 u. 70 einen Tumor im *vorderen* Teil des 3. Ventrikels (LYSHOLM), dagegen Abb. 67 und 68 einen Tumor an der *Hinterwand* des 3. Ventrikels (ALBRECHT) mit den entsprechenden Füllungsdefekten.

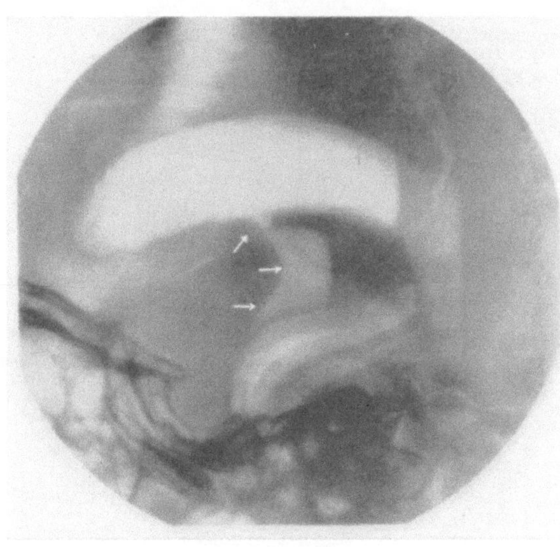

Abb. 69. Tumor im vorderen Teil des 3. Ventrikels. (Nach LYSHOLM.) → Füllungsdefekt.

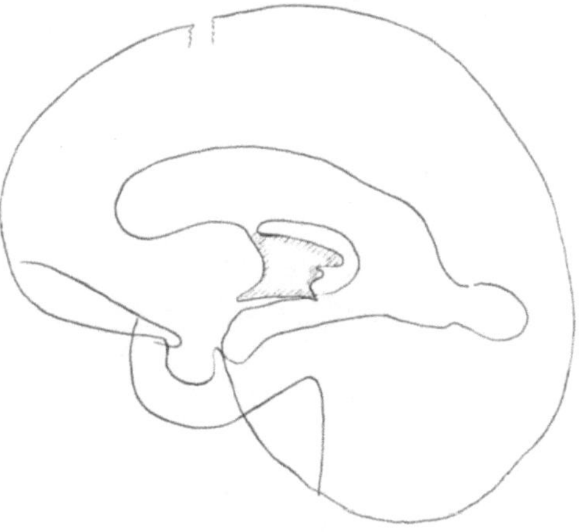

Abb. 70. Skizze zum obigen Fall.

BALADO und MOREA, LYSHOLM u. a. haben auch versucht, Tumoren des 3. sowie auch des 4. Ventrikels durch kombinierte ventrikuläre Encephalographie mit Luft und Jodöl zur Darstellung zu bringen. Abgesehen von den Veränderungen des 3. Ventrikels selbst führen die Tumoren der Regio ventriculi tertii, ganz gleich, ob sie intraventrikulär oder extraventrikulär ihren Sitz haben, durch die Behinderung des Liquorabflusses aus den Seitenventrikeln eine hydrocephale

Erweiterung derselben hervor. Dieser Hydrocephalus der Seitenventrikel ist zumeist ein symmetrischer, wenn der Tumor, z. B. eine Ependymcyste, auf den 3. Ventrikel allein beschränkt bleibt. Führt der Tumor zu keiner Kommunikationsunterbrechung zwischen den Foramina Monroi, so gelingt es bei der Ventrikulographie, beide hydrocephal vergrößerte Seitenventrikel gleichzeitig darzustellen. Der 3. Ventrikel bleibt ungefüllt, wie das Fälle von Fulton und Bailay, Foerster, Albrecht und Byron Stooky zeigen. Der gleiche Befund ist zu erheben, wenn nur eine Kommunikations*behinderung* der Foramina Monroi besteht. In solch einem Fall wird man bei der Ventrikulographie zunächst nur einen Seitenventrikel darstellen, jedoch sich den zweiten durch Lagewechsel ebenfalls darstellen können (Byron Stooky). Hinsichtlich der Nichtdarstellbarkeit des 3. Ventrikels im Ventrikulogramm muß hervorgehoben werden, daß diese nur dann für einen Tumor des 3. Ventrikels beweiskräftig ist, wenn der Luft-Liquoraustausch ein maximaler war, oder wenn auch eine Kontrollaufnahme bei hängendem Kopf eine Luftfüllung des 3. Ventrikels nicht ermöglicht hat. Daß die Lagerung bei hängendem Kopf die optimalste Lagerung für die Spezialdarstellung des 3. Ventrikels darstellt, ist außer von Forster besonders von Balado und Morea betont worden. Viel wichtiger für die encephalographische Diagnose eines Tumors des 3. Ventrikels als seine Nichtfüllung, die, wie wir sehen werden, unter besonderen Bedingungen auch bei Tumoren der hinteren Schädelgrube durchaus möglich ist, ist die encephalographisch darstellbare Kommunikationsunterbrechung zwischen den Foramina Monroi. Gelingt bei der

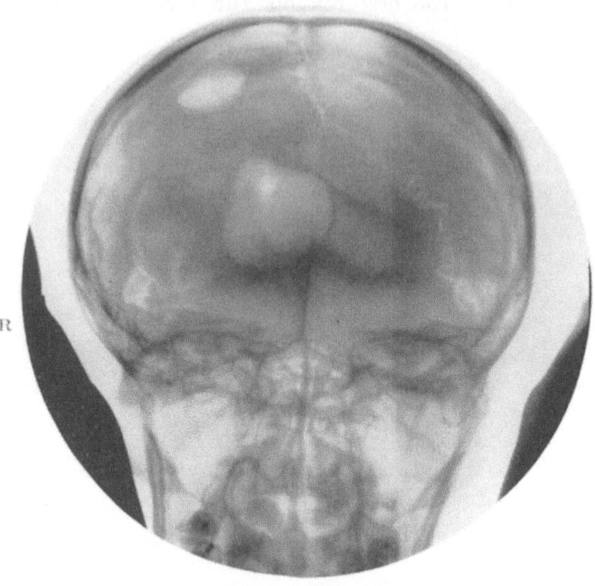

Abb. 71. Tumor der Regio ventriculi tertii. Isolierte Füllung des rechten Seitenventrikels durch absolute Blockade des Foramen Monroi. Verbreiterung des Ventrikels, Verlagerung seiner medialen Partien über die Mittellinie.

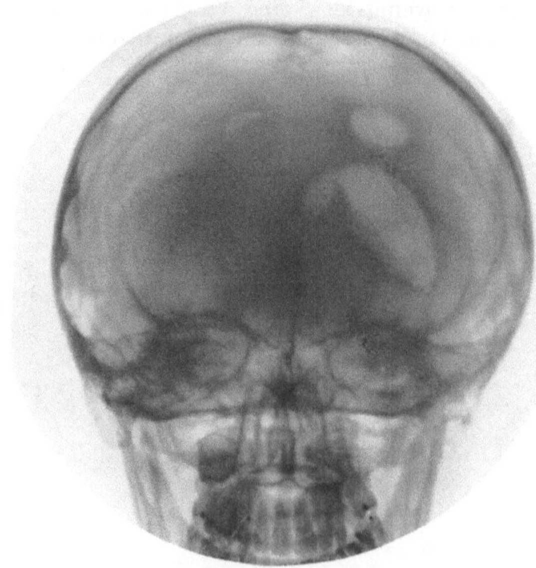

Abb. 72. Derselbe Fall. p-a-Aufnahme.

Ventrikulographie nur die isolierte Darstellung eines hydrocephal vergrößerten Seitenventrikels, ohne daß nach Lagewechsel Luft in den anderen Seitenventrikel übertritt, und weist der späterhin durch Sonderfüllung dargestellte Seitenventrikel ebenfalls eine hydrocephale Vergrößerung mit Monroiblockade gegenüber dem vorher dargestellten Seitenventrikel auf, ohne dazu eine Kompression von lateral her zu zeigen, dann ist die Diagnose eines Tumors der Regio ventriculi tertii absolut sichergestellt. Über einen derartigen Fall habe ich in der Sitzung des Hamburger Ärztlichen Vereins am 28. 5. 29 berichtet[1].

35jährige Frau, die 6 Wochen vor ihrer Aufnahme in Friedrichsberg mit Kopfschmerzen, Erbrechen und Doppeltsehen erkrankte. Mit Beginn der Erkrankung Umkehr der Gezeiten,

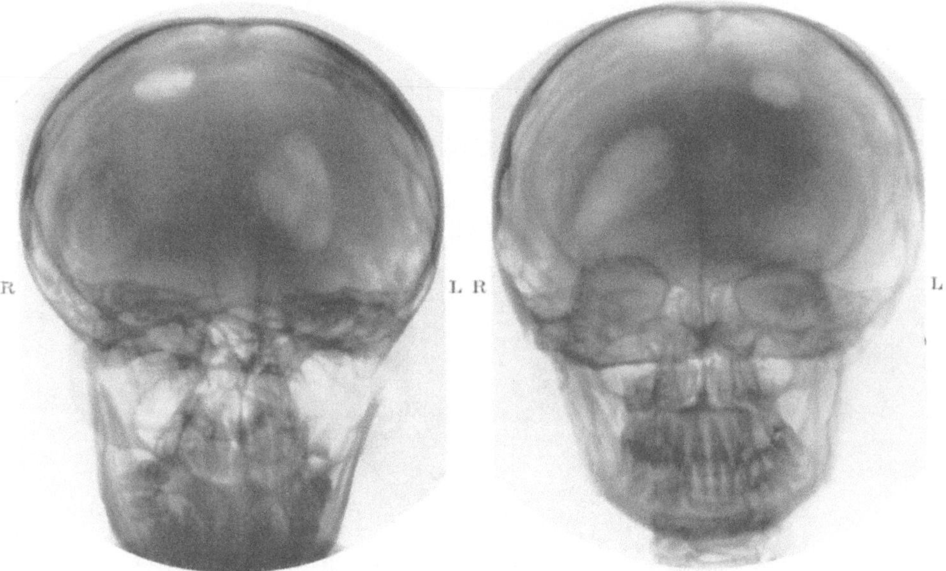

Abb. 73. Tumor der Regio ventriculi tertii. Isolierte Füllung des linken Seitenventrikels durch absolute Blockade der Foramina Monroi.

Abb. 74.

d. h. tagsüber bestand Schlafsucht, während sie nachts gar nicht schlief. Neurologisch fand sich eine zunehmende beiderseitige Stauungspapille, beide Augenlider werden abwechselnd fast dauernd krampfhaft geschlossen, lebhafte Sehnen- und Periostreflexe ohne Pyramidenzeichen, hochgradige Unsicherheit beim Stehen und Gehen. Die Ventrikulographie rechts ergab nur Füllung des rechten hydrocephal vergrößerten und deformierten Seitenventrikels ohne Füllung des linken Seitenventrikels sowie des 3. Ventrikels (Abb. 71 und 72). In einer 2. Sitzung wird der linke Seitenventrikel getroffen und ebenfalls vergrößert und deformiert dargestellt. Trotz Lagewechsel gelingt es auch diesmal nicht, den anderen Seitenventrikel und den 3. Ventrikel darzustellen (Abb. 73 und 74). Auf Grund dieses Befundes wird die Diagnose eines Tumor der Regio ventriculi tertii mit Blockade beider Foramina Monroi gestellt. Diese Diagnose wurde noch bestätigt durch einen in der Folge eintretenden Diabetes insipidus. Wegen Zunahme der Hirndruckerscheinungen wurde zunächst eine große Entlastungstrepanation über der rechten Frontotemporalregion ausgeführt, die eine sofortige Besserung der subjektiven Beschwerden brachte. Von einer Radikaloperation wird abgesehen und eine Röntgentiefenbestrahlung (Prof. Lorey) eingeleitet. Rückgang aller klinischen Erscheinungen, insbesondere auch der Stauungspapille. Patientin wird als arbeitsfähig entlassen. 3 Jahre später Wiederauftreten von Hirndruckerscheinungen. Nach brieflicher Mitteilung ist die Kranke kurz nach Einlieferung in die Klinik gestorben.

Ist der Tumor zum Teil von cystischer Beschaffenheit, so gelingt mitunter sogar seine direkte Darstellung durch den Austausch des Cysteninhalts mit

[1] Guttmann, L.: Dtsch. med. Wschr. **1929 II**, **1447**.

Luft. FOERSTER hat einen derartigen Fall in seinem Referat auf dem internationalen Neurologenkongreß in Bern demonstriert und ihn später gemeinsam mit MCLEAN und GAGEL publiziert.

Es handelt sich um ein 9jähriges Mädchen mit rechtseitiger Farbenhemianopsie und rechtseitiger Chorea. Das Ventrikulogramm ergab eine isolierte Füllung des beträchtlich erweiterten rechten Seitenventrikels (Abb. 75). Bei der Sonderfüllung des linken Seitenventrikels wurde zunächst auch nur klarer Liquor extrahiert und durch Luft ersetzt. Bei

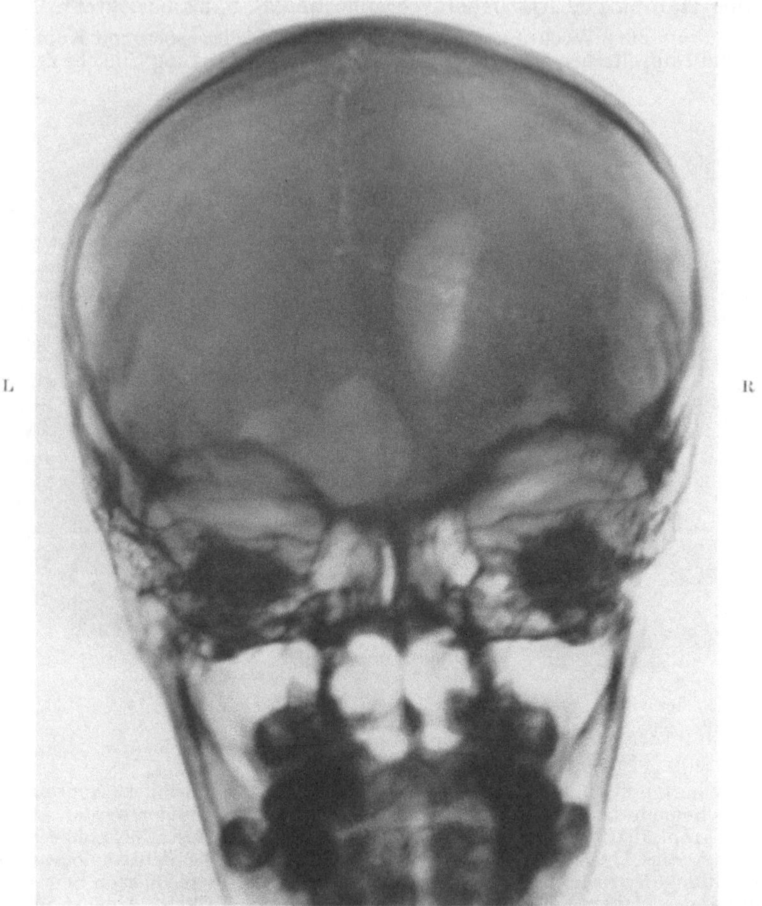

Abb. 75. Ventrikulogramm nach Punktion des rechten Seitenventrikels. Nur dieser ist gefüllt.

tieferem Vordringen der Nadel wurde eine Cyste mit stark eiweißhaltiger trüber Flüssigkeit punktiert und mit Luft gefüllt (Abb. 76 und 77). Dieser encephalographische Befund wies auf einen von der Basis cranii bzw. Hirnstamm ausgehenden und mit Blockade des 3. Ventrikels bzw. der Foramina Monroi einhergehenden cystischen Tumor hin. Die Autopsie hat diese Diagnose in vollem Umfang bestätigt, wie das ein Frontalschnitt durch das Gehirn zeigt (Abb. 78). Der Tumor nimmt den Boden des 3. Ventrikels ein und ist von hier nach oben bis in den Boden des linken Seitenventrikels emporgedrungen. Durch die Cyste ist der größte Teil des linken Globus pallidus zerstört. Der 3. Ventrikel bildet einen engen rechtskonvexen Spalt. Ferner zeigt die anatomische Untersuchung des Falles eine vollständige Blockade des linken Foramen Monroi, während das rechte durchgängig war.

Wie wichtig auch die ventrikulographische Darstellung des zunächst nicht dargestellten Ventrikels für die topische Diagnose sein kann, zeigt ein weiterer Fall aus dem FOERSTERschen Referat.

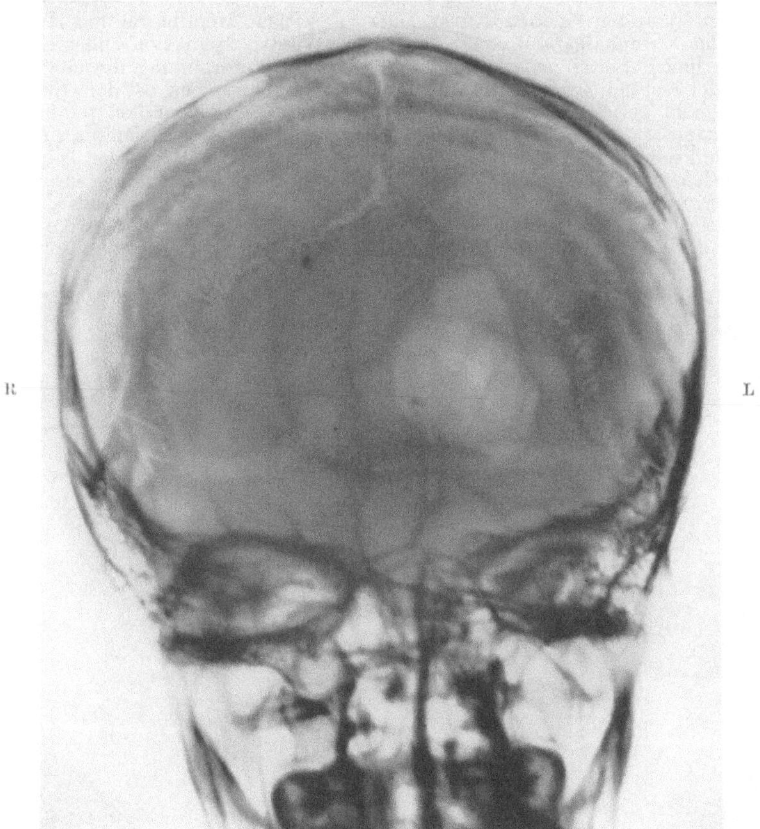

Abb. 76. Ventrikulogramm nach Punktion des linken Seitenventrikels. Neben der Füllung des letzteren erscheint gesondert die basalwärts gelegene Cyste.

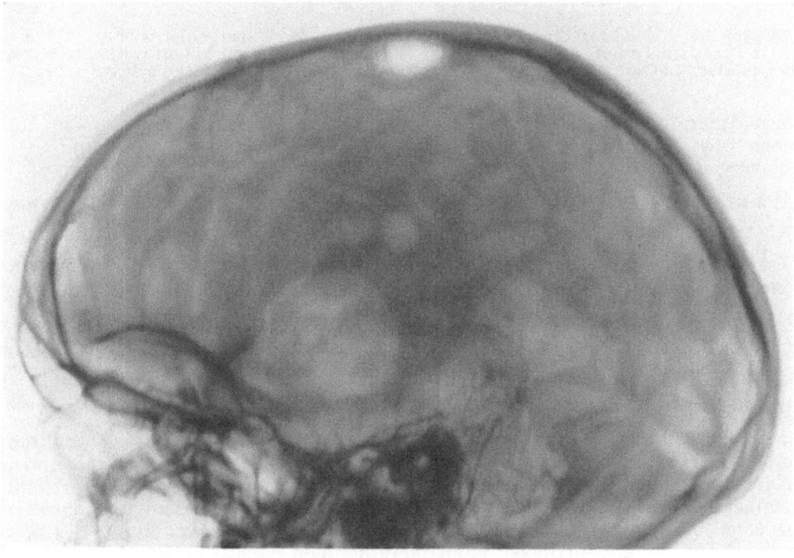

Abb. 77. Seitenansicht von Abb. 76.

Bei einem 4jährigen Knaben, der an einer linkseitigen Hemiplegie und Hemianästhesie litt, zeigte das Encephalogramm nach linkseitiger Ventrikelpunktion außer einer isolierten Füllung des linken Seitenventrikels eine gleichzeitige Verdrängung desselben. Es wurde ein Tumor der rechten Zentroparietalregion angenommen, jedoch bei der Operation wurde der Tumor nicht gefunden. Darauf wurde der rechte Seitenventrikel punktiert und, da viel Liquor aspiriert wurde, mit Luft gefüllt. Der Ventrikel erwies sich als enorm dilatiert. Wäre die Punktion und die Sonderfüllung des rechten Ventrikels vor der Trepanation ausgeführt worden, so wäre daraus zu ersehen gewesen, daß der Krankheitsprozeß nicht die rechte Großhirnhemisphäre betraf, sondern seinen Sitz im Hirnstamm hatte, wie es später die Autopsie zeigte. Es handelte sich um einen Fall von Spongioblastoma multiforme ganglioides, das in das Zwischenhirn und Mittelhirn vorgedrungen war und das rechte

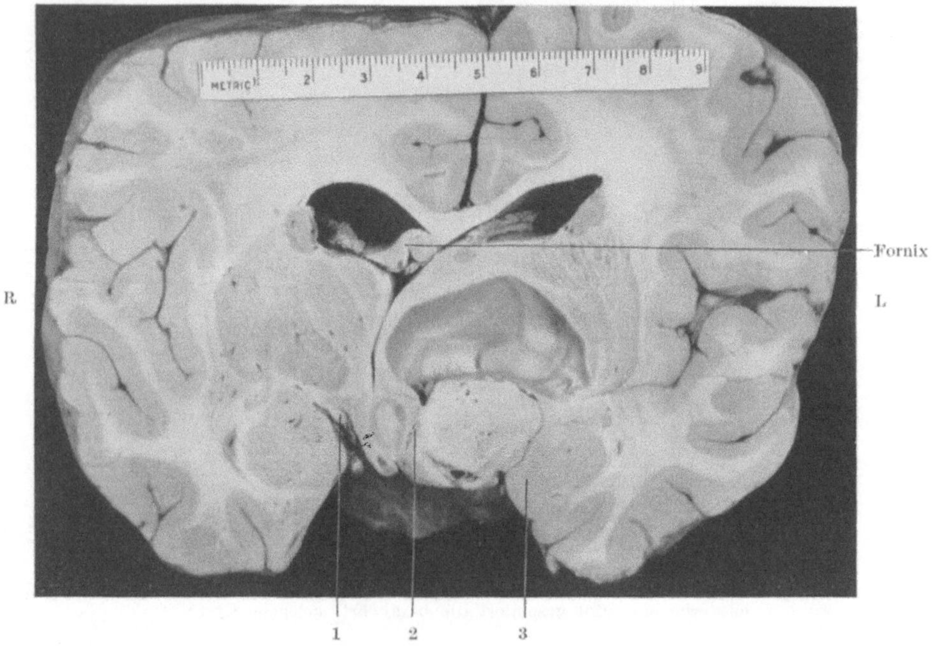

Abb. 78 gibt den Tumor auf einem Frontalschnitt durch das Tubergebiet wieder. 1 Tractus opticus dexter. 2 Spalt im Tumor, medial davon der stark infiltrierte und kolbig verdickte Fornixschenkel. 3 N. amygdalae, medial davon der dem Tumor eng anliegende, plattgedrückte 1 Tractus opticus.

Foramen Monroi vollkommen blockiert hatte, während das linke Foramen Monroi freigeblieben war. Der Tumor war bis in den rechten Thalamus opticus und in die innere Kapsel vorgedrungen.

Mitunter kann aber auch schon aus der isolierten Darstellung *eines* hydrocephal vergrößerten Seitenventrikel mit Blockade der Foramina Monroi auf einen Tumor des 3. Ventrikels oder seiner Umgebung geschlossen werden, wenn der dargestellte Seitenventrikel nicht von der Mittellinie nach lateral abgedrängt ist wie im vorangegangenen Fall, sondern wenn seine untere Begrenzung etwas nach oben disloziert ist (s. auch Abb. 71). In diesem Sinne spricht ein Fall von Ependymcyste des 3. Ventrikels der FOERSTER-Abteilung, bei dem ich folgenden encephalographischen Befund erheben konnte:

Luft-Liquoraustausch nach Ventrikelpunktion rechts 24:45. Die a-p-Aufnahme (Abb. 79) zeigt eine isolierte Darstellung des rechten Seitenventrikels, der stark erweitert und deformiert ist. Nach links über die Mittellinie hinaus zieht eine nagelgliedgroße Vorwölbung. Der 3. Ventrikel ist nicht dargestellt. Auch die p-a-Aufnahme zeigte lediglich das stark hydrocephal vergrößerte rechte Hinterhorn. Auch hierbei keine Darstellung des 3. Ventrikels sowie des linken Seitenventrikels. Kontrollaufnahmen nach längerem Lagewechsel ergaben keine Änderung des encephalographischen Befundes.

Klinisch bestanden in diesem Falle seit mehreren Jahren Kopfschmerzen, selten morgendliches Erbrechen. 14 Tage vor Aufnahme in die Klinik entwickelte sich ziemlich akut ein Verwirrtheitszustand, der zunächst als Alkoholdelir aufgefaßt wurde. Patient wurde deshalb zunächst in eine geschlossene Anstalt gebracht.

Es bestand ein ausgesprochenes KORSAKOFFsches Symptombild mit zeitlicher und persönlicher Desorientiertheit, Merkfähigkeitsschwäche und Ideenflucht. Stereotype Bewegungsmechanismen, mitunter Zwangsgreifen links. Am Augenhintergrund beiderseits venöse Stase, links schwere Neuritis optica mit Blutung. Keine Prominenz, keine Hemianopsie.

Auf Grund des encephalographischen Befundes wurde die Diagnose eines komprimierenden Prozesses der Regio ventriculi tertii gestellt. Der Fall wurde von FOERSTER operiert. Die Operation bestätigte den encephalographischen Befund vollauf, es wurde eine Cyste des 3. Ventrikels freigelegt und eröffnet, die durch ein Foramen Monroi in den rechten Seitenventrikel hineinragte. Die histologische Untersuchung der Cystenwand zeigte ihren ependymalen Charakter. Nach der Operation völliger Rückgang aller klinischen Erscheinungen, besonders auch der psychischen Störungen.

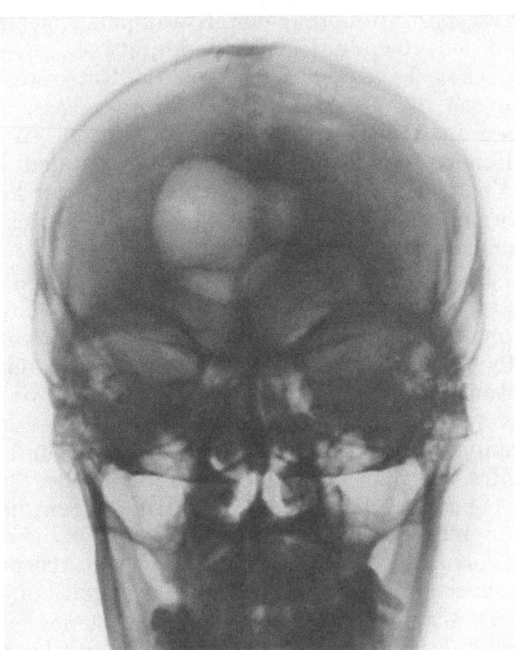

Abb. 79. Ependymcyste des 3. Ventrikels. (Fall aus der Arbeit von FOERSTER und GAGEL.)

Dieser Fall ist von FOERSTER in der Sitzung der Vereinigung Südostdeutscher Neurologen und Psychiater am 26. 11. 32 demonstriert worden.

Daß auch bei den Tumoren des Hirnstamms und der Regio ventriculi tertii als Methode der Wahl für die Röntgendarstellung des Ventrikelsystems der ventrikuläre Weg anzusehen ist, insbesondere dann, wenn allgemeine Hirndruckerscheinungen bestehen, sei an dieser Stelle nochmals hervorgehoben. Immerhin liegen auch bei dieser Gruppe von Tumoren Beobachtungen über die Darstellung des Ventrikelsystems durch Lumbalpunktion bzw. Zisternenpunktion vor (FOERSTER, FLÜGEL, ALBRECHT, DYKE, BYRON STOOKY). FOERSTER betont in seinem Referat, daß „das durch Luftzufuhr via Lumbalpunktion gewonnene Encephalogramm bei den den 3. Ventrikel ausfüllenden Tumoren den 4. Ventrikel und unter Umständen sogar den Aquaeductus Sylvii mit Luft gefüllt zeigen kann, 3. Ventrikel und Seitenventrikel bleiben aber ungefüllt. Voraussetzung ist aber auch hier wieder, daß kein erheblicher Druckconus das Foramen Magendi versperrt“. Einen interessanten encephalographischen Befund nach lumbaler Encephalographie hat BYRON STOOKY mitgeteilt. Er fand bei dem Tumor des 3. Ventrikels encephalographisch eine Nichtfüllung des ganzen Ventrikelsystems. Es waren lediglich die Subarachnoidalräume dargestellt, wobei der Sulcus callosus durch den Druck von unten her in seiner ganzen Ausdehnung stark scheitelwärts verlagert sichtbar war.

Immerhin kann auch bei Tumoren des 3. Ventrikels, wenn sie noch klein sind, die Kommunikation zwischen Subarachnoidalraum und allen Ventrikelabschnitten erhalten sein. So beschreibt FLÜGEL einen Fall, bei dem die Ventrikeldarstellung via Zisternenpunktion mit demselben guten Füllungsresultat gelang. Hier war es zu keinem Verschluß und zu keiner Passagebehinderung für den Liquor durch den kleinen Tumor gekommen. Auch die Erweiterung der Seitenventrikel erreichte in diesem Fall bei weitem nicht das Ausmaß wie in den Fällen mit totalem Verschluß des 3. Ventrikels. Es sei in diesem Zusammenhang noch auf 2 ähnliche Fälle von ALBRECHT hingewiesen.

h) Tumoren der Basis cranii (Hypophysen- und Hypophysengangstumoren).

An die Besprechung der Tumoren des 3. Ventrikels reiht sich die Erörterung der encephalographischen Befunde bei den suprasellar gelegenen Hypophysengangstumoren, den Kraniopharyngeomen, schon deswegen an, weil ein Teil derselben analoge Befunde aufweist, wie wir sie im vorigen Abschnitt besprochen haben. Es ist das die Kategorie der Kraniopharyngeome, welche klinisch nicht das Chiasmasyndrom zeigen, sondern hinter dem Chiasma nach oben in den Hirnstamm empordringen. Auch diese Tumoren können nicht selten zu einer mehr oder minder totalen Kompression oder Ausfüllung des 3. Ventrikels mit Blockade eines oder beider Foramina Monroi führen. FOERSTER hat in seinem Berner Referat drei interessante Beispiele dieser Gruppe demonstriert.

Die Dislokation des 3. Ventrikels durch den Tumordruck von unten her und die Kompression und Verdrängung seines Bodens nach oben kann im Encephalogramm bei den Hypophysengangstumoren — ceteris paribus gilt dasselbe für alle von der Basis cranii ausgehenden Tumoren, z. B. Cholesteatome — mitunter direkt zur Darstellung gebracht werden, worauf FOERSTER in seinem Referat besonders hingewiesen hat. Belegt hat er diese Auffassung durch die Demonstration des Encephalogramms und anatomischen Präparats seines Falles, bei dem der Tumor den Boden des 3. Ventrikels so emporgewölbt und verlagert hatte, daß der 3. Ventrikel einem liegenden Komma glich. Daß diese Tumoren je nach ihrer Ausdehnung ähnliche Füllungsdefekte am 3. Ventrikel hervorrufen können, wie das im vorigen Abschnitt beschrieben worden ist, lehren Beobachtungen von ALBRECHT, LYSHOLM u. a.

Daß auch ein Hypophysengangstumor nur ein unvollkommenes Passagehindernis für den Liquor bilden kann und der sich im Laufe der Zeit entwickelnde Hydrocephalus der Seitenventrikel durch die Encephalographie sich via Lumbalpunktion doch noch darstellen lassen kann, zeigt eine Beobachtung von ALBRECHT.

Gegenüber den ohne Chiasmasyndrom einhergehenden Hypophysengangstumoren bieten die unter dem Bilde dieses Syndroms verlaufenden Hypophysentumoren, insbesondere die Adenome, encephalographisch nur ein geringeres Interesse, weil sie sich ja durch die klinische Symptomatologie sowie durch die bei der gewöhnlichen Röntgenaufnahme nachweisbaren charakteristischen Veränderungen der Sella turcica hinreichend zu erkennen geben, so daß in den allermeisten Fällen die Ausführung einer Encephalographie völlig überflüssig ist. Da aber, wie wir wissen, auch diese Tumoren sich nicht nur intrasellär, sondern in ganz erheblichem Maße auch supraselIär ausbreiten können, vermag das Encephalogramm bei derartigen Fällen doch mitunter insoweit diagnostisch von Wert zu sein, als es die obere Begrenzung des Tumors nach dem Gehirn zu darzustellen vermag. Das wird, wie das HEIDRICH beschrieben hat, durch die Füllung der durch den Tumor nach oben verschobenen basalen Zisternen, insbesondere der Cisterna chiasmatis ermöglicht. Normalerweise liegt die Zisterne dem Clivus bzw. der Sella turcica dicht an und auf, so daß ihre Schatten im Encephalogramm sich über dem Clivus, dem Processus clinoideus posterior, Sellaeingang und Processus clinoideus anterior projizieren. Zeigt nun ein

Hypophysentumor suprasellare Wachstumsrichtung, so wird die Cisterna chiasmatis mit nach oben verschoben und zeigt dadurch die Ausbreitung der Hypophysengeschwulst im Encephalogramm hirnwärts an, wie das der von HEIDRICH veröffentlichte Fall in instruktiver Weise zeigt (Abb. 80). Dieser encephalographische Nachweis eines Hypophysenadenoms mit starker suprasellarer Ausdehnung kann meines Erachtens gelegentlich für das operative Vorgehen insoweit maßgebend sein, als man bei einem derartigen Fall die bekanntlich von HIRSCH für die Operation der Hypophysentumoren propagierte endonasale Methode zugunsten der transfrontalen Methode nach CUSHING ablehnen wird.

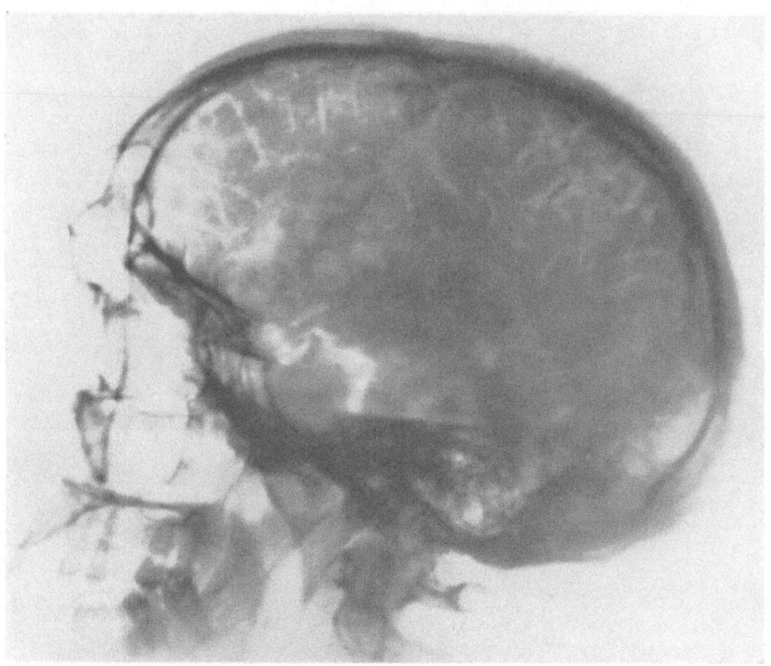

Abb. 80. Verdrängung der Cisterna chiasmatis nach oben bei Hypophysentumor. (Nach HEIDRICH.)

Einen ähnlichen encephalographischen Befund wie HEIDRICH hat FLÜGEL nach zisternaler Füllung bei einem Hypophysengangstumor erheben können.

i) Tumoren der hinteren Schädelgrube (Oblongata, Pons, Kleinhirn, Rautengrube, Vierhügel).

Die Tumoren all dieser verschiedenen Hirnabschnitte der hinteren Schädelgrube können, so different sie auch in ihrer klinischen Symptomatologie sind, hier ohne weiteres zusammen besprochen werden, weil sie encephalographisch eine Einheit bilden, d. h. sich durch annähernd dieselben encephalographischen Merkmale auszeichnen. Die Tumoren der hinteren Schädelgrube rufen in den meisten Fällen durch Kompression des 4. Ventrikels, der Foramina Magendi und Luschkae sowie des Aquädukts eine mehr oder minder starke Abflußbehinderung des Liquors aus den Ventrikeln hervor. Die Folge hiervon ist ein Hydrocephalus aller oral von der Kompressionsstelle liegenden Ventrikelabschnitte. Die Größe des Hydrocephalus occlusus bei den Tumoren der hinteren Schädelgrube ist außerordentlich verschieden. Das zeigen die

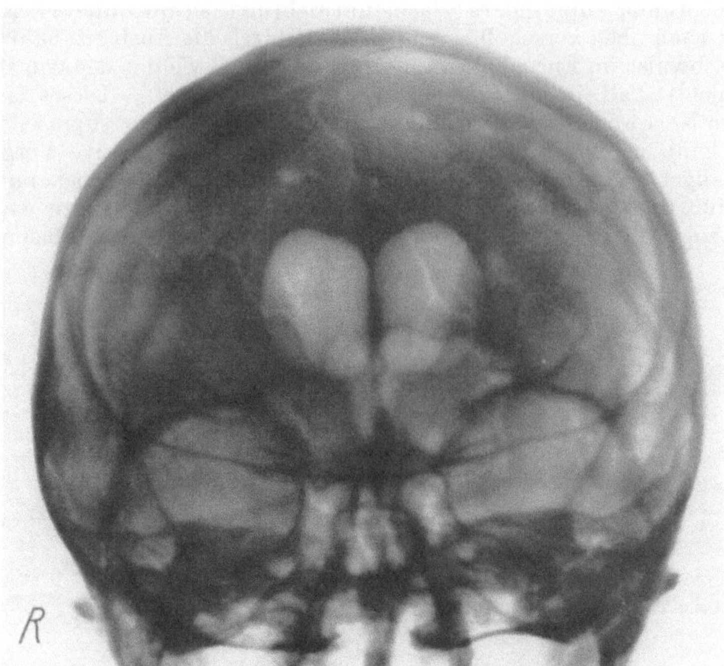

Abb. 81. Ca-Metastase des Kleinhirnwurms.

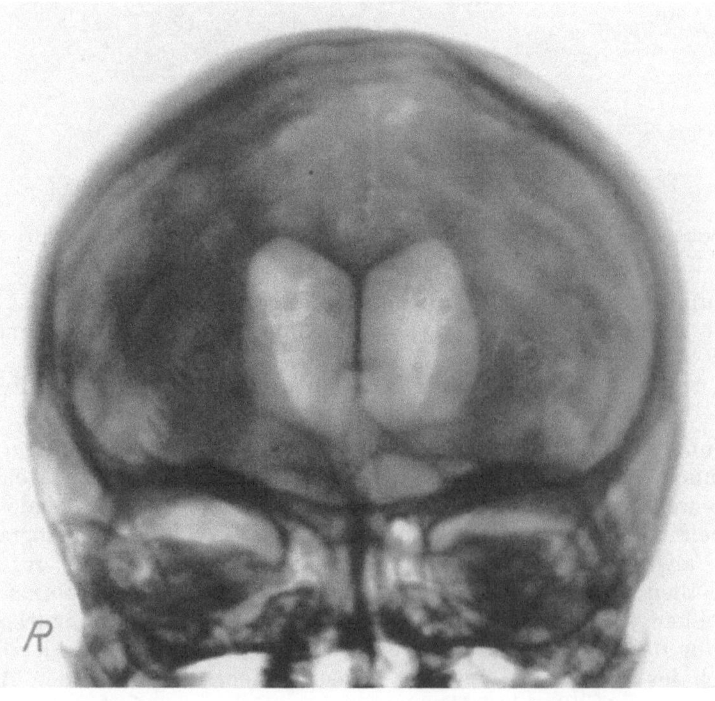

Abb. 82. Tumor der Rautengrube.

nächstfolgenden Bilder von vier Tumoren der hinteren Schädelgrube meiner Beobachtung. Abb. 81 zeigt das Encephalogramm einer Ca-Metastase des Kleinhirnwurms, Abb. 82 das Bild eines Rautengrubentumors, Abb. 83 das Bild eines Vierhügeltumors. Abb. 84 ist das Ventrikulogramm eines Basalzellencarcinoms der linken hinteren Schädelbasis mit Kompression der Oblongata und Lähmung des linken N. hypoglossus, accessorius, vagus, glossopharyngeus und schwerer cerebellarer Ataxie und leichten Pyramidenzeichen l $>$ r. Auffallend hohe Grade von Hydrocephalus internus der Seitenventrikel bei Tumoren der hinteren Schädelgrube findet man besonders im Kindesalter und bei jugendlichen Patienten, was wohl zum Teil mit der Nachgiebigkeit des kindlichen Schädels und der möglicherweise besonders intensiven Liquorsekretion in den Ventrikeln zusammenhängen dürfte (Abb. 85). Im übrigen sind für die Größe des Hydrocephalus noch andere Faktoren maßgebend. Abgesehen von der Art des Verschlusses, d. h. ob ein kompletter oder inkompletter Abschluß besteht, dürfte auch die Dauer des Abschlusses bzw. der Passagebehinderung des Liquors für die Größe des Hydrocephalus eine Rolle spielen. Daß der Ventrikelabschluß bei Tumoren der hinteren Schädelgrube ein kompletter sein kann, läßt sich durch die sog. Passageproben, wie sie Dandy mittels Phenolsulfonphthalein und Foerster mittels Jodnatrium ausführten, nachweisen. Als Beispiel hierfür sei ein Fall von Gangliom der Rautengrube bei einem 14jährigen Jungen angeführt, der von Foerster und Gagel publiziert worden ist (Abb. 85). In diesem Fall war durch ventrikuläre Encephalographie, wobei 230 ccm Liquor entnommen wurde, ein riesiger Hydrocephalus der Seitenventrikel sowie eine starke Dilatation des 3. Ventrikels festgestellt worden. Der 4. Ventrikel war auf keinem der in verschiedener Strahlenrichtung aufgenommenen Bilder erkennbar. In diesem Fall wurde nun eine Passageprobe mittels Injektion von 2 ccm einer 10%igen Jodnatriumlösung in den rechten Seitenventrikel ausgeführt. Selbst nach 1 Stunde — normalerweise geschieht das innerhalb von 10—15 Minuten — waren keine Spuren von Jod im Lumballiquor nachweisbar. Trotzdem erfolgte in diesem Fall eine Jodresorption vom Ventrikelinnern aus. Noch nach 12 Stunden war Jod im Urin nachweisbar. Diese Beobachtung, daß trotz bestehenden kompletten Ventrikelabschlusses eine Resorption des Jods direkt vom Ventrikel aus erfolgte, läßt die Vermutung zu, daß bei bestehendem Ventrikelabschluß der vom Plexus produzierte Liquor im Ventrikel auch selbst wieder resorbiert wird, sei es vom Ependym des Ventrikels oder von den Gefäßen des Ventrikelinnern.

Mit dieser Tatsache bekommen wir einen Hinweis auf einen weiteren Faktor, der für die verschiedene Größe des Hydrocephalus internus mit absolutem Ventrikelabschluß bei den Tumoren der hinteren Schädelgrube wesentlich ist, nämlich die verschiedene Reaktion des liquorproduzierenden bzw. liquorresorbierenden Systems in den Ventrikeln. Je weniger ein gewisser Ausgleich zwischen Produktion und Resorption des Liquors im Ventrikel stattfindet, desto größer wird der Hydrocephalus sein.

Abgesehen von dem Hydrocephalus occlusus findet sich bei den Tumoren der hinteren Schädelgrube mitunter aber auch ein Hydrocephalus communicans. In derartigen Fällen erscheint das in die Seitenventrikel injizierte Jodnatrium sehr bald im Lumballiquor, ferner gelingt, wie die Erfahrungen von Bingel, Flügel, Hilpert u. a. lehren, die Luftfüllung der Seitenventrikel via Zisternen oder- Lumbalpunktion. Dandy hat bereits früher darauf hingewiesen, daß pontine Tumoren gelegentlich auch Anlaß zu einem Hydrocephalus communicans geben können. Mir selbst gelang vor Jahren, als die strenge Indikation für die Wahl der einzelnen Wege bei der Encephalographie je nach der Art des Krankheitsprozesses noch nicht so gesichert war, ebenfalls die

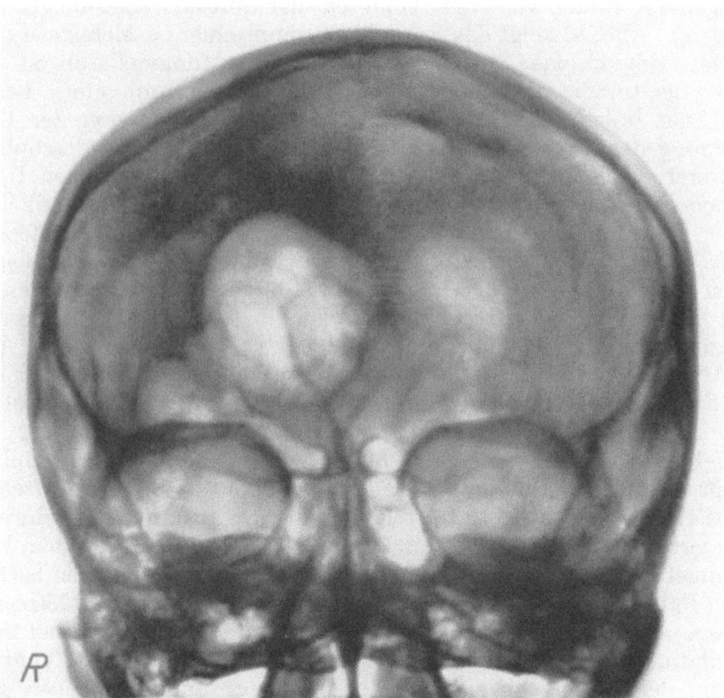

Abb. 83. Tumor der Corpora quadrigemina.

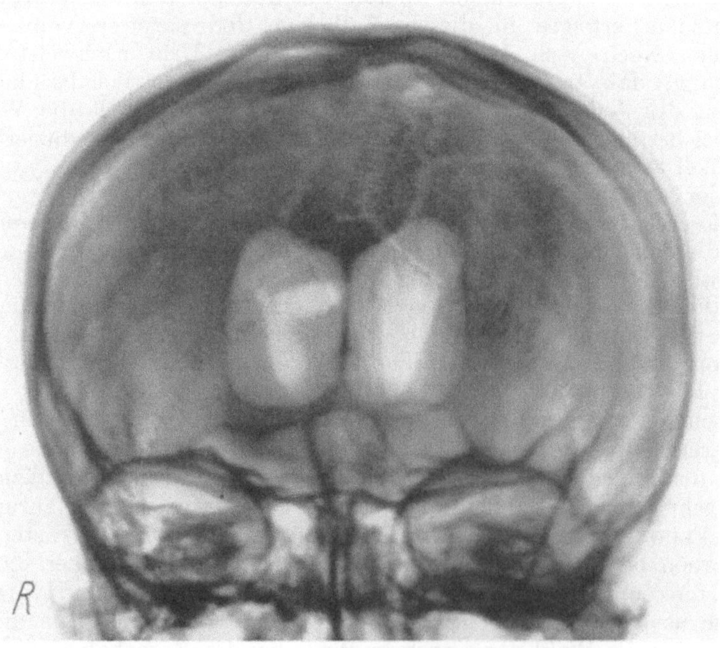

Abb. 84. Oblongatatumor.

Darstellung eines Hydrocephalus der Seitenventrikel bei einem Tumor der Rautengrube mittels Zisternenpunktion. Wenn auch heute als Methode der Wahl für die Luftfüllung ganz besonders bei den Tumoren der hinteren Schädelgrube nach den eigenen Erfahrungen und denen der meisten anderen Autoren die ventrikuläre Encephalographie anzusehen ist, so sind die mit der zisternalen

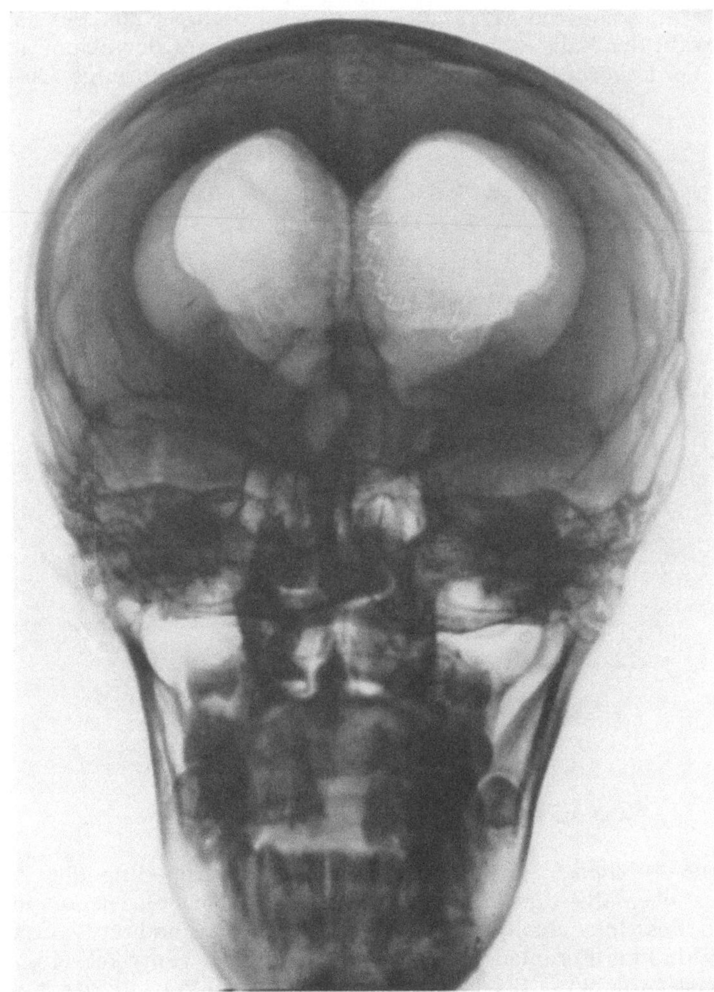

Abb. 85. Ventrikulogramm, zeigt die riesige Dilatation der Seitenventrikel und des 3. Ventrikels.

Füllung gemachten Beobachtungen doch pathophysiologisch recht bemerkenswert. Lehren sie doch, daß für die Entstehung des Hydrocephalus bei den Tumoren der hinteren Schädelgrube das Moment der Reaktion des die Liquorzirkulation regulierenden Systems in den Ventrikeln von sehr wesentlicher Bedeutung ist, und zwar sowohl im Sinne einer Reizung der Liquorproduktion wie Erschwerung der Liquorresorption.

Wie stellt sich nun im einzelnen der Hydrocephalus bei den Tumoren der hinteren Schädelgrube encephalographisch dar? Die *a-p-Aufnahme* zeigt unter der Voraussetzung eines genügenden Luft-Liquoraustausches eine symmetrische

Dilatation der Vorderhörner der Seitenventrikel sowie des 3. Ventrikels. Inwieweit in der Mehrzahl der Fälle doch geringe Größendifferenzen auch bei medianem Sitz des Tumors zugunsten des linken Ventrikels beim Rechtshänder entsprechend der Priorität der linken Hemisphäre bestehen, muß vorerst noch offen gelassen werden (HILPERT). Die normale Form der Schmetterlingsfigur der Vorderhörner kann, sofern der Hydrocephalus nicht zu groß ist, durchaus gewahrt sein, wenn die Figur auch im ganzen plumper aussieht (Abb. 81). In der Mehrzahl der Fälle verschwindet jedoch die Form der Schmetterlingsfigur, und die Vorderhörner nehmen eine birnen- oder kugelförmige Gestalt an.

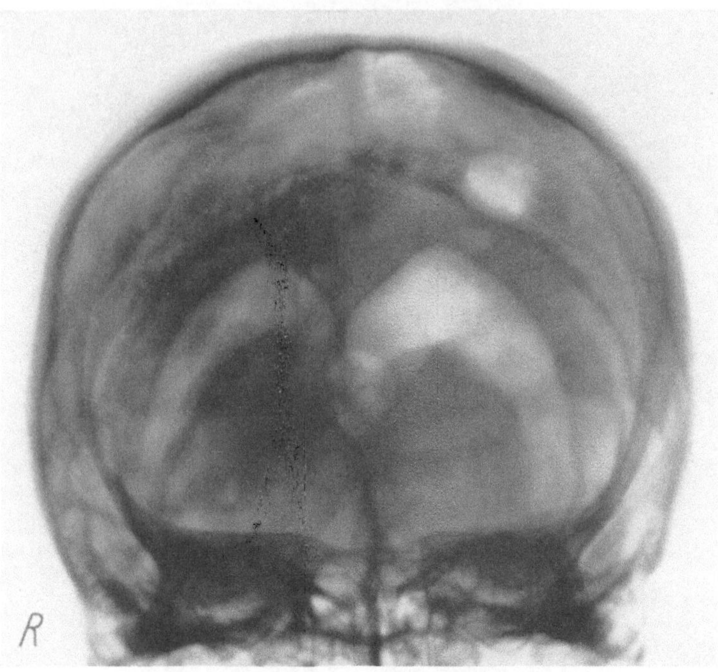

Abb. 86. Tumor der hinteren Schädelgrube (p-a-Aufnahme).

Die *p-a-Aufnahme* zeigt die hydrocephale Vergrößerung der Hinterhörner sowie des ebenfalls dilatierten 3. Ventrikels (Abb. 86), in manchen Fällen unterhalb desselben auch den 4. Ventrikel und Aquädukt, sofern der Ventrikelabschluß am Foramen Magendi sitzt und der 4. Ventrikel selbst nicht komprimiert ist (Abb. 90). Bei Darstellung des Aquädukts auf der p-a-Aufnahme kann sich ein seitlich gelegener Tumor, z. B. Kleinhirnbrückenwinkeltumor, durch Dislokation des Aquädukts nach der gegenüberliegenden Seite zu erkennen geben. Das zeigt recht instruktiv ein Fall von Kleinhirnbrückenwinkeltumor aus der Arbeit von FLÜGEL. Auch die Hinterhörner können ihre normale umgekehrte Stierhornform verlieren und nehmen dann ebenfalls eine mehr rundliche Form an. Bei einseitigem Sitz eines Tumors der hinteren Schädelgrube kann die p-a-Aufnahme unter Voraussetzung einer genügenden und gleichmäßigen Luftfüllung beider Hinterhörner in manchen Fällen eine besondere Deformierung des Hinterhorns der Tumorseite und Verdrängung desselben nach oben sowie eine schlechtere Luftfüllung dieses Hinterhorns aufweisen, worauf bereits JÜNGLING hingewiesen hat. Irgendeinen wesentlichen diagnostischen Wert besitzt dieser Befund aber nicht, da er keineswegs regelmäßig erhoben werden kann und mitunter trotz einseitigen Tumorsitzes gerade der Ventrikel der tumorfreien Seite besonders komprimiert erscheinen kann. So hat FLÜGEL einen Fall von linksseitigem Kleinhirntumor beschrieben, bei dem das Hinterhorn der rechten tumorfreien Seite komprimiert erschien, während das Hinterhorn der Tumorseite nur nach oben verbogen war. Der ventrikulographische Befund wurde post mortem durch Ventrikelausgüsse bzw. durch das anatomische Präparat bestätigt. FLÜGEL bringt diesen Befund mit der Lagerung der Patientin in Zusammenhang. Er weist darauf hin, daß die Kranke

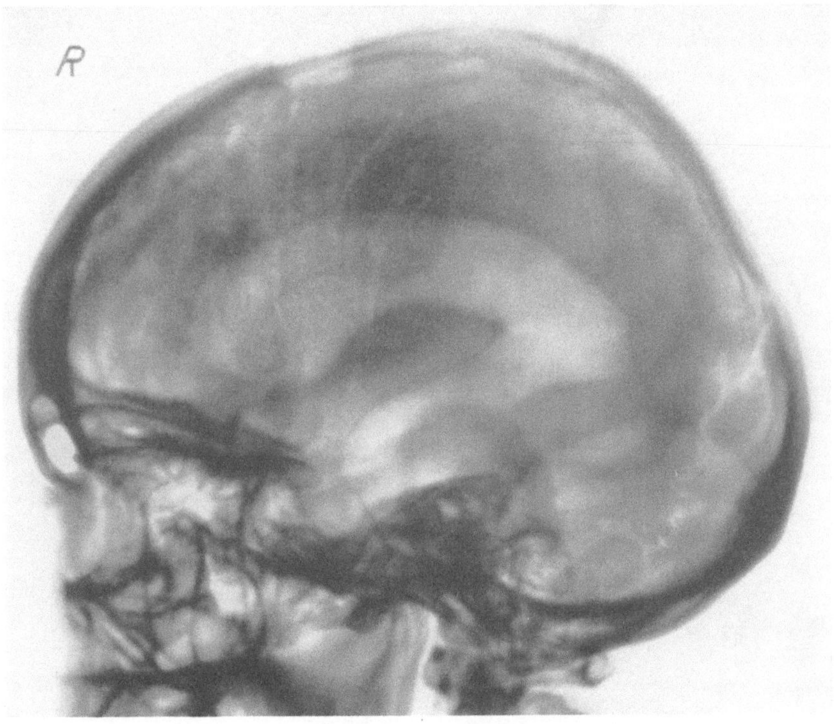

Abb. 87. Tumor der hinteren Schädelgrube. Hochdrängung und Eindellung des Unterhorns, Verkürzung des Hinterhorns.

die letzten 2 Monate — die ersten Krankheitserscheinungen lagen nur 3 Monate zurück — fast ununterbrochen auf der rechten, also tumorfreien Seite gelegen habe, den Kopf tief in die Kissen hineingebohrt. „Der Tumor, welcher in der linken Kleinhirnhemisphäre lag, hat also mit seiner Schwere fortgesetzt auf das rechte Occipitalhirn gedrückt. Daß dieser Druck schließlich zu einer Kompression des hinteren Hornteils führte, läßt sich ganz gut verstehen. Daneben hat sich die Raumverdrängung durch den relativ großen Tumor auf der nächstliegenden Partie auch ausgewirkt, und zwar durch eine Nachobenbiegung des gleichseitigen Hinterhorns."

Besonders eindrucksvoll kommt die Hochdrängung der Hinterhörner und auch der Unterhörner sowie auch die Einbuchtung der Unterhörner von unten her in manchen Fällen auf den *seitlichen* Aufnahmen zum Ausdruck (Abb. 87 u. 88), und zwar besonders bei den Tumoren der hinteren Schädelgrube, die noch keinen zu großen Hydrocephalus zur Folge gehabt haben. Diese auf dem seitlichen Bild sichtbare Hochdrängung des Hinter- und besonders des Unterhorns kann mitunter außerordentlich hochgradig sein und stellt ein sehr markantes encephalographisches Symptom bei Tumoren der hinteren Schädelgrube dar, worauf ich bereits in meinem Berner Referat hingewiesen habe. FLÜGEL hat schon 1928 einen Fall eines rechtseitigen Kleinhirntumors mitgeteilt, bei dem die Hochdrängung des Hinterhorns zugleich mit seiner Verkürzung desselben (s. auch Abb. 87) nur auf der Tumorseite im Seitenbild sichtbar ist. Andererseits findet man bei Tumoren der hinteren Schädelgrube mitunter gerade das Gegenteil der Hinterhornveränderung auf dem seitlichen Bild, nämlich eine starke Ausziehung der Hinterhörner nach hinten (Abb. 88).

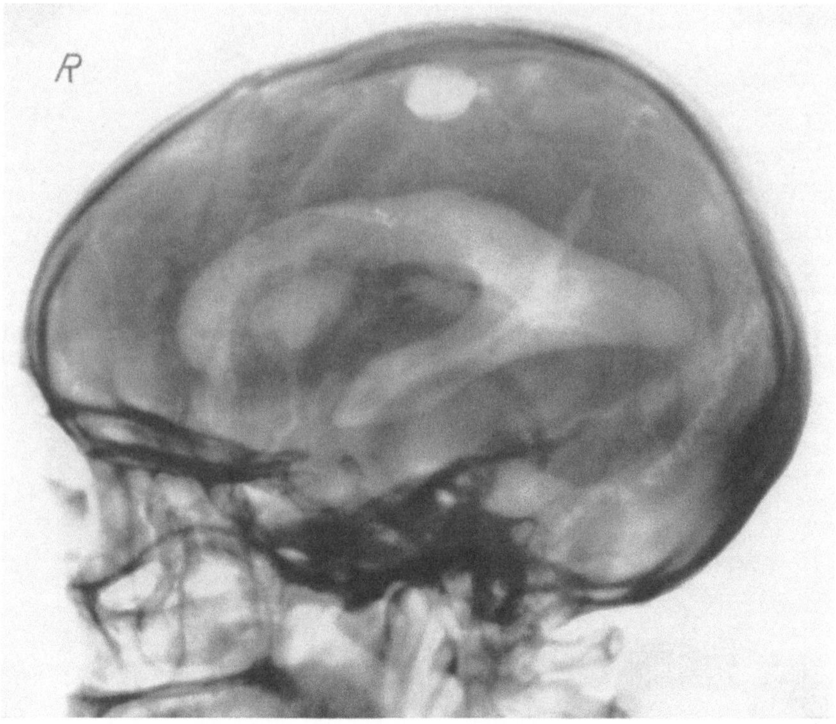

Abb. 88. Tumor der hinteren Schädelgrube. Hochdrängung und bogenförmige Eindellung des Unterhorns. Ausziehung des Hinterhorns.

Das Seitenbild läßt aber auch noch ein weiteres, für den Druck- und Verdrängungsmechanismus bei den Tumoren der hinteren Schädelgrube wichtiges encephalographisches Symptom erkennen, nämlich die besondere Vergrößerung der Vorderhörner. Besonders auffällig ist hierbei bei zahlreichen Fällen vor allem die enorme Ausbuchtung der basalen Teile der Vorderhörner und die Verlagerung dieses Ventrikelabschnitts nach der Basis zu, wie das aus den seitlichen Bildern derselben Fälle, deren a-p-Aufnahmen Abb. 82 und 84 darstellen, ersichtlich ist (Abb. 87 und 88). Diesen Befund konnte ich vor allem bei denjenigen Fällen von Tumoren der hinteren Schädelgrube feststellen, die mit besonders hohen Graden von Stauungspapille bzw. rapidem Verfall des Visus einhergingen, wie das z. B. bei meinen Patientinnen, deren Encephalogramm Abb. 82 und 84 wiedergibt, der Fall war. Hier bestand in dem einen Fall bei noch relativ frischer Stauungspapille, die beiderseits über 6 Dioptrien betrug, rechts eine totale Amaurose, links ein sehr stark herabgesetzter Visus mit hochgradig konzentrisch eingeschränktem Gesichtsfeld. Der andere Fall zeigte ebenfalls eine starke Gesichtsfeldeinschränkung mit erheblich herabgesetztem Visus bei einer Stauungspapille beiderseits von 3—4 Dioptrien. Auch für die Erklärung eines weiteren klinischen Symptoms bei den Tumoren der hinteren Schädelgrube scheint mir der encephalographische Befund der besonderen Dilatation der basalen Vorderhornpartien und ihre Verdrängung nach unten wichtig zu sein, nämlich für die bei diesen Tumoren nicht selten im Vordergrund des klinischen Bildes stehende psychische Stumpfheit einerseits und die zumeist gehobene Stimmungslage, die sich sogar bis zur ausgesprochenen Stirnhirnmoria steigern kann, andererseits. Auch in dem eben beschriebenen Fall bestand außer der hochgradigen Stauungspapille eine auffallende Stumpfheit, die mit

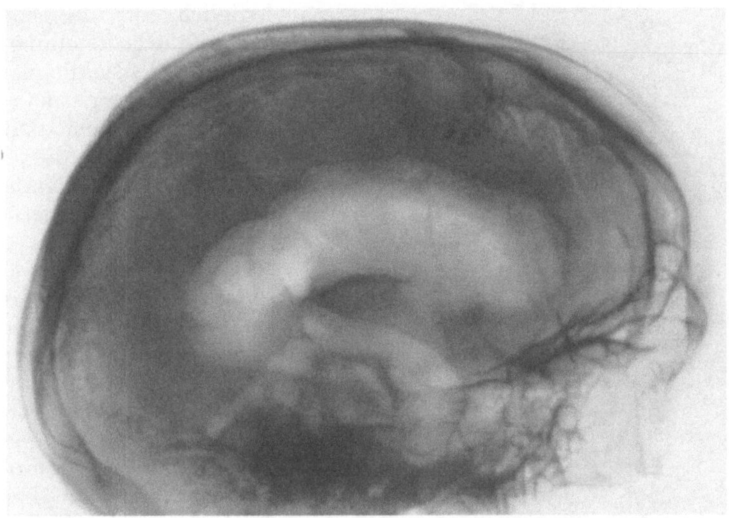

Abb. 89. Luftfüllung des gesamten Ventrikelsystems bei Tumor der hinteren Schädelgrube. Hochdrängung des erweiterten und nach hinten ausgezogenen 4. Ventrikels, Verbiegung der Aquaeductus Sylvii. Auffallend grosse Foramina Monroi.

einer läppischen Euphorie wechselte. Diese psychischen Störungen hatten mich bei der Kranken auch veranlaßt, wegen des außerordentlich naheliegenden Verdachts eines rechtseitigen Stirnhirntumors die Ventrikelpunktion zum Encephalogramm auf der linken Seite vorzunehmen. Der Verdacht eines rechtseitigen Stirnhirntumors war hier um so begründeter, als, abgesehen von der hochgradigen Stauungspapille, dem schlechten Visus mit der starken Gesichtsfeldeinschränkung und den psychischen Störungen keinerlei klinische Symptome vorhanden waren, die auf einen Tumor der Rautengrube hätten schließen lassen können. Insbesondere fehlten Symptome einer Schädigung des cerebellaren Systems vollkommen.

Die bisher beschriebenen Veränderungen des Ventrikelsystems bei den Tumoren der hinteren Schädelgrube sind in all ihren Einzelheiten encephalographisch zumeist nur dann feststellbar, wenn ein maximaler Luft-Liquoraustausch vorgenommen worden ist, wie ihn ja auch heute noch z. B. GRANT fordert und wie ihn die p-a-Aufnahme und Seitenaufnahme eines am unteren Teil des 4. Ventrikels gelegenen Tumors eigener Beobachtung zeigt (Abb. 89 u. 90). Besonders eindrucksvoll kommt auf dem Seitenbild die Hochdrängung des 4. Ventrikels mit der Einbiegung seiner unteren und hinteren Begrenzung sowie die Ausziehung des Fastigium, ferner die Kompression und Schlängelung des Aquaeductus Sylvii zum Ausdruck. Die Erfahrung hat aber gelehrt, daß gerade die Fälle mit Tumoren der hinteren Schädelgrube einen maximalen Luft-Liquoraustausch besonders schlecht vertragen. Die Mehrzahl der Untersucher begnügt sich daher vor allem bei Fällen mit höheren Graden einer Stauungspapille zur encephalographischen Klärung mit einem geringen Luft-Liquoraustausch und verzichtet dadurch a priori auf sog. Elitebilder. Man wird aber trotzdem durch Anwendung einer besonderen Aufnahmetechnik nach Lagewechsel des Patienten sich die für die Diagnose wichtigen Details zur Darstellung bringen können. Es kommt ja, sofern die klinischen Symptome, wie das der von mir eben geschilderte Fall von Tumor der Rautengrube gezeigt hat, von vornherein eine sichere Diagnose nicht zulassen, lediglich auf die encephalographische Feststellung der beiden differentialdiagnostischen Hauptcharakteristika an, nämlich 1. gegenüber den Hemisphärentumoren die Feststellung des Hydrocephalus internus bilateralis, 2. gegenüber den Tumoren der Regio ventriculi tertii der Nachweis des nicht komprimierten, sondern ebenfalls vergrößerten 3. Ventrikels. Schon bei Anwendung geringer Luftmengen gelingt es ohne weiteres, den Hydrocephalus der Seitenventrikel encephalographisch nachzuweisen. Allerdings erhält man bei dieser Methode in der Mehrzahl der Fälle sowohl auf der a-p- wie auf der p-a-Aufnahme einen asymmetrischen Hydrocephalus. Hierbei ist der Ventrikel der Punktionsseite, in dem sich ja die injizierte Luft zunächst ausbreitet, in seiner ganzen Größe und Ausdehnung dargestellt, während der Ventrikel der anderen Seite nicht selten nur angedeutet ist (Abb. 83 und 86). Bei stärkeren Graden eines Hydrocephalus kann bei geringerem Luft-Liquoraustausch der Ventrikel der Punktionsseite zunächst überhaupt ganz isoliert dargestellt sein. Gelegentlich kommt es vor, daß durch den Druck der eingeführten Luft infolge der Nachgiebigkeit des Septum pellucidum die mediale Wand des gefüllten Seitenventrikels ausgebuchtet wird und über die Mittellinie hinausreicht, wie das die Abbildung 83 ebenfalls zeigt. Neigt man nun kurze Zeit den Kopf des Patienten auf die Seite des zuerst dargestellten Ventrikels, so steigt die Luft in den vorher nur ungenügend dargestellten Seitenventrikel, und man bekommt nunmehr bei einer Kontrollaufnahme diesen Ventrikel in seiner ganzen Größe ebenfalls dargestellt, wie das durch Abb. 91 demonstriert wird. In diesem Fall — es handelt sich um einen Vierhügeltumor, der 8 Tage nach der Operation ad exitum kam — war der 3. Ventrikel sowohl auf der a-p- wie auf der p-a-Aufnahme nur andeutungsweise dargestellt.

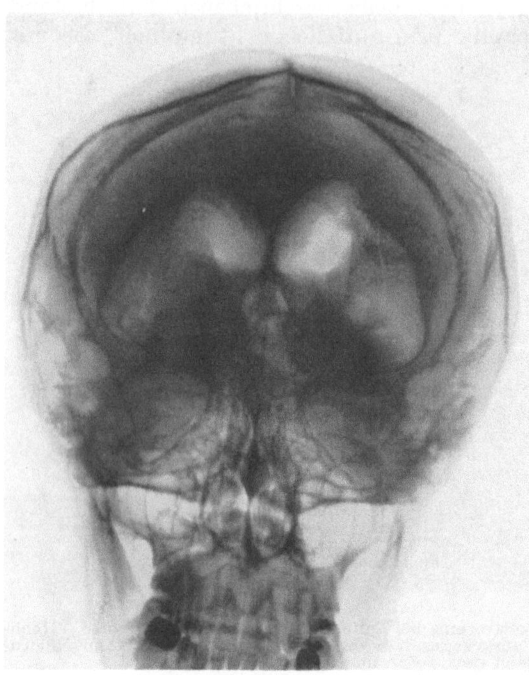

Abb. 90. Darstellung des gesamten Ventrikelsystems bei Tumor der hinteren Schädelgrube, p-a-Aufnahme.

Die encephalographische Darstellung des 3. Ventrikels bei den Tumoren der hinteren Schädelgrube ist ebenso wichtig wie die Darstellung des bilateralen Hydrocephalus der beiden Seitenventrikel. Wie bereits erörtert, ist der Nachweis dieses Ventrikels von ausschlaggebender Bedeutung für die Differentialdiagnose gegenüber den Tumoren der Regio ventriculi tertii, bei denen bekanntlich ebenfalls ein Hydrocephalus bilateralis der Seitenventrikel besteht, bei denen jedoch, wie das in dem betreffenden Kapitel beschrieben worden ist, der 3. Ventrikel verlegt und daher encephalographisch nicht oder nur teilweise

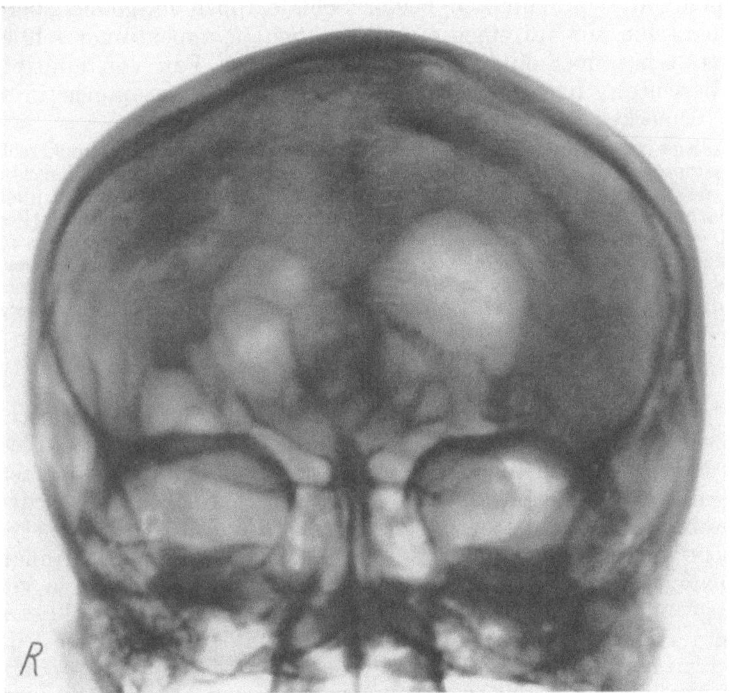

Abb. 91. Tumor der Regio quadrigemina. Kontrollaufnahme zu Abb. 83 nach Lagewechsel.

darstellbar ist. Nun kommt es bei geringem Luft-Liquoraustausch auch bei den Tumoren der hinteren Schädelgrube gar nicht selten vor, daß der 3. Ventrikel encephalographisch nicht dargestellt ist, besonders dann nicht, wenn der Hydrocephalus der Seitenventrikel groß ist. In derartigen Fällen gelingt es nun — ceteris paribus trifft das auch für den encephalographischen Nachweis des 3. Ventrikels beim Hydrocephalus anderer Genese zu — durch Aufnahmen bei hängendem Kopf den 3. Ventrikel darzustellen. Man hat ferner versucht, durch kombinierte Füllung von Luft und Jodöl zu einer diagnostischen Klärung zu kommen (Balado und Morea, Lysholm).

Es soll dieses Kapitel nicht abgeschlossen werden, ohne daß auf die Frage eingegangen wird, ob der Hydrocephalus bilateralis eine conditio sine qua non bei den Tumoren der hinteren Schädelgrube bildet. Diese Frage ist zu verneinen. Es gibt zweifellos Tumoren dieser Gegend, die mindestens für lange Zeit ohne Hydrocephalus einhergehen können, worauf ich in meinem Berner Referat hingewiesen habe. So zeigte ein gemeinsam von Foerster und mir beobachteter Fall eines vom Knochen ausgehenden weichen Sarkoms des rechten

Kleinhirnbrückenwinkels trotz bestehender klassischer klinischer Symptomatologie keine Vergrößerung des Ventrikelsystems. In diesem Fall bestand allerdings auch keine Stauungspapille.

k) Multiple Tumoren.

Beobachtungen über encephalographische Erfahrungen bei multiplen Tumoren liegen nur sehr spärlich vor. Man wird im allgemeinen sagen können, daß bei multiplen Hirntumoren die Ventrikelveränderungen sich nach dem Tumor richten, der die größeren Druckerscheinungen hervorruft. So hat z. B. MONIZ einen Fall von Tumoren beider Schläfelappen mitgeteilt, bei dem die Ventrikulographie nur auf einen einseitigen Schläfelappentumor schließen ließ. Auch ANTONI hat über einen encephalographierten Fall von multiplen Hirntumoren berichtet. Ich selbst konnte mit A. JACOB zusammen in Hamburg folgenden bemerkenswerten Fall beobachten:

Ein Kollege zeigte, abgesehen von schweren allgemeinen Hirndruckerscheinungen, hochgradige motorisch-aphasische Störungen. Die anderwärts ausgeführte Ventrikulographie ergab eine deutlich hydrocephale Vergrößerung der Seitenventrikel, wobei allerdings das linke Vorderhorn von lateral her eingedellt erschien. Bei der Operation (Prof. BRÜTT) wurde zwar ein subcortical gelegener Tumor der 2. und 3. Stirnwindung links festgestellt, die Autopsie zeigte aber zur allgemeinen Überraschung *vier* Ca-Metastasen in beiden Kleinhirnhemisphären. Der ventrikulographisch festgestellte Hydrocephalus war hier zweifellos die Folge der Kompression des 4. Ventrikels gewesen. Auch der bei der Operation festgestellte Tumor erwies sich als Metastase.

l) Pseudotumoren.

Unter den Begriff des Pseudotumor cerebri sollen in diesem Abschnitt Prozesse der verschiedensten Ätiologie zusammengefaßt werden, die außer mit allgemeinen Hirndruckerscheinungen wie Stauungspapille, Kopfschmerzen, Erbrechen auch mit oder ohne Lokalsymptome einhergehen, also klinisch dem echten Tumor cerebri durchaus gleichen. Gelingt es in diesen Fällen nicht schon durch die klinische Untersuchung (Blutbild, Blutdruck, Wa.R. usw.), Anhaltspunkte für die Diagnose und Ätiologie des Pseudotumors zu gewinnen, so vermag die Encephalographie in vielen Fällen Klarheit zu verschaffen. FOERSTER hat in seinem Berner Referat die Bedeutung der Encephalographie für die Differentialdiagnose zwischen Tumor cerebri und Pseudotumor cerebri besonders hervorgehoben. Aus der Reihe der von FOERSTER demonstrierten Fälle von Pseudotumor cerebri, bei denen neben allen klinischen Zeichen eines erhöhten Hirndrucks präzise Herdsymptome vorhanden waren, welche auf einen bestimmten Sitz des zugrunde liegenden Prozesses innerhalb einer Hirnhemisphäre hinweisen, sei folgender Fall erwähnt:

Bei einem 47jährigen Mann, der außer Kopfschmerzen, starkem Erbrechen und einer hochgradigen Stauungspapille Herdsymptome von seiten des linken Parietallappens bot (Störungen des Lagegefühls und Tastlähmung rechts, Alexie, Agraphie und Apraxie), zeigte das Ventrikulogramm, daß der linke Seitenventrikel beträchtlich erweitert war, und daß Verdrängungserscheinungen, wie sie ja in der Regel durch eine im linken Scheitellappen gelegenen Tumor hervorgerufen werden, völlig fehlten. Schon die Operation zeigte, daß hier eine atherosklerotische Erweichung im Bereiche des linken Scheitellappens vorlag, was auch die Autopsie später bestätigte.

Daß der Pseudotumor atheroscleroticus, wenn er anstatt zu einer Erweichung auf dem Boden eines thrombotischen Prozesses zu einer abgesackten Blutung infolge Gefäßruptur führt, sich auch encephalographisch von dem echten Tumor cerebri in keiner Weise zu unterscheiden braucht, lehrt ein von mir beobachteter und operierter Fall, der im Kapitel Atherosklerose ausführlich besprochen werden wird. Unter den dem Pseudotumor cerebri zugrunde liegenden Prozessen spielt auch die Cysticerkose keine unwesentliche Rolle. FOERSTER erwähnt hierfür in seinem Referat folgendes Beispiel:

Bei einer 44jährigen Frau, bei welcher außer starken allgemeinen Hirndruckerscheinungen eine Tastlähmung und Sensibilitätsstörungen linkerseits sowie ausgesprochene JACKSON-Rindenanfälle bestanden, ergab das Ventrikulogramm eine hochgradige Erweiterung des rechten Seitenventrikels ohne irgendwelche Verdrängungserscheinungen des linken Seitenventrikels. Bei der Operation fand FOERSTER eine ausgebreitete Cysticerkose und entfernte eine Anzahl von verkalkten Cysticerken. Die später erfolgte Autopise zeigte, daß eine ganz disseminierte Cysticerkose des Gehirns vorlag.

Es ist FOERSTER beizustimmen, wenn er sagt: „Das Fehlen von Verdrängungserscheinungen und die mehr oder minder ausgesprochene Dilatation des Seitenventrikels derjenigen Hemisphäre, auf welche die Herdsymptome hinweisen, dürfte beim echten Tumor cerebri äußerst selten vorkommen, höchstens wo es zu einem weitgehenden Zerfall gekommen ist.“

Hat es sich bisher um Fälle gehandelt, bei denen die klinischen Symptome auf eine Kompression einer Hemisphäre hindeuteten, so sei nunmehr ein von mir beobachteter Fall von Pseudotumor atheroscleroticus mit ausgesprochener Symptomatologie eines Hirnstammtumors geschildert.

Ein 43jähriger Pastor erkrankt April 1934, nachdem er auch schon in früheren Jahren an migräneartigen Kopfschmerzen gelitten hatte, an zunehmenden Hirndruckerscheinungen und Erbrechen, zu denen sich bald Sehstörungen hinzugesellten. Da bei ihm ein hoher Blutdruck festgestellt wurde, wurden die Beschwerden als Ausdruck einer Nierensklerose angesehen, zumal einmal Hämaturie bestanden haben soll. Im Juli 1934 wurde eine doppelseitige Stauungspapille festgestellt. Seit September 1934 setzten epileptische Krampfanfälle ein, der Visus verschlechterte sich zunehmend, es traten Gleichgewichtsstörungen hinzu, so daß Patient seit Dezember 1934 dauernd bettlägerig war. Ende Januar 1935 wurde Patient mir vom Chirurgen wegen Hirntumorverdachts überwiesen, zumal die urologische Untersuchung eine Nierensklerose nicht aufdeckte.

Neurologisch fand sich folgender Befund: Beiderseits weite Pupillen, beide fast lichtstarr. Grobschlägiger Nystagmus beim Blick nach allen Seiten, hochgradige konjugierte Blickparese nach oben. Beiderseits hochgradige Stauungspapille mit Atrophie. Amimie des Gesichtes, Sprache etwas verwaschen, lebhafte Sehnenreflexe an beiden Armen und Beinen. Babinski links plus, rechts inkonstant. Deutliche cerebellare Ataxie in beiden Armen und beiden Beinen. Dysdiadochokinesis beiderseits. Beim Sitzen und besonders beim Versuch zu stehen ausgesprochene Fallneigung nach hinten.

Sprach schon die klinische Symptomatologie für einen komprimierenden Prozeß des Hirnstamms, so erfuhr diese Annahme noch ihre Bestätigung durch die Art der epileptischen Anfälle, von denen ich zwei selbst beobachten konnte. Sie begannen mit tonischem Streckkrampf und Innenrotation beider Arme, an die sich sofort ein Streckkrampf der Beine anschloß. Der Kopf wurde stark nach hinten in die Kissen gebohrt. Der tonische Krampf ging bald über in Beugezuckungen beider Arme, während die Beine gestreckt blieben. Nach Aufhören der Zuckungen tiefe Bewußtlosigkeit von einer halben Stunde.

Die Encephalographie via Ventrikelpunktion — Luft-Liquoraustausch 30 : 65 — ergab eine deutliche hydrocephale Vergrößerung der Seitenventrikel mit Füllung des ebenfalls dilatierten 3. Ventrikels, der allerdings auf der seitlichen Aufnahme nur in seinem vorderen Teil dargestellt ist. Starke Erweiterung der Sella turcica (Abb. 92 und 93).

Wenn auch in diesem Fall der Blutdruck über 200 betrug, so konnte bei der Symptomatologie ein echter Hirnstammtumor keineswegs ausgeschlossen werden, da ja bekanntlich bei dieser Lokalisation starke Blutdruckerhöhungen beobachtet werden (ASKANAZY, CUSHING, FR. V. MÜLLER).

Die Autopsie dieses Falles — eine Trepanation konnte den rasch zunehmenden Verfall nicht mehr aufhalten — zeigte, daß es sich um keinen soliden Tumor des Hirnstamms, sondern um einen Pseudotumor atheroscleroticus handelt. Es bestand eine schwere Sklerose, ganz besonders der Arteria basilaris mit ihren Verzweigungen, wodurch die Hirnstammsymptomatologie ihre volle Erklärung fand. Die Hirnoberfläche zeigte eine enorme Schwellung mit starker Abplattung der Windungen. Die Ventrikel waren entsprechend dem encephalographischen Befund deutlich vergrößert.

Daß ein Pseudotumor cerebri, bei dem die klinischen Symptome auf eine elektive Schädigung des cerebellaren Systems hinweisen, so daß klinisch das Bild des Kleinhirn- oder Oblongatatumors vorgetäuscht wird, sich auch auf dem Boden eines Traumas entwickeln kann, zeigt ein Fall meiner Beobachtung, den ich in meiner Arbeit „Pathophysiologische, pathohistologische und chirurgisch-therapeutische Erfahrungen bei Epileptikern“ beschrieben habe.

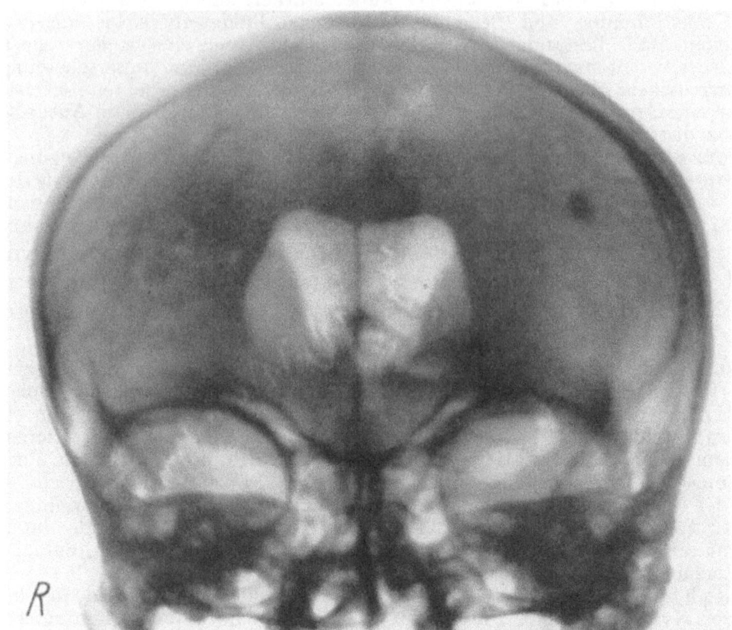

Abb. 92. Pseudotumor cerebri atheroscleroticus (Hirnstammsyndrom).

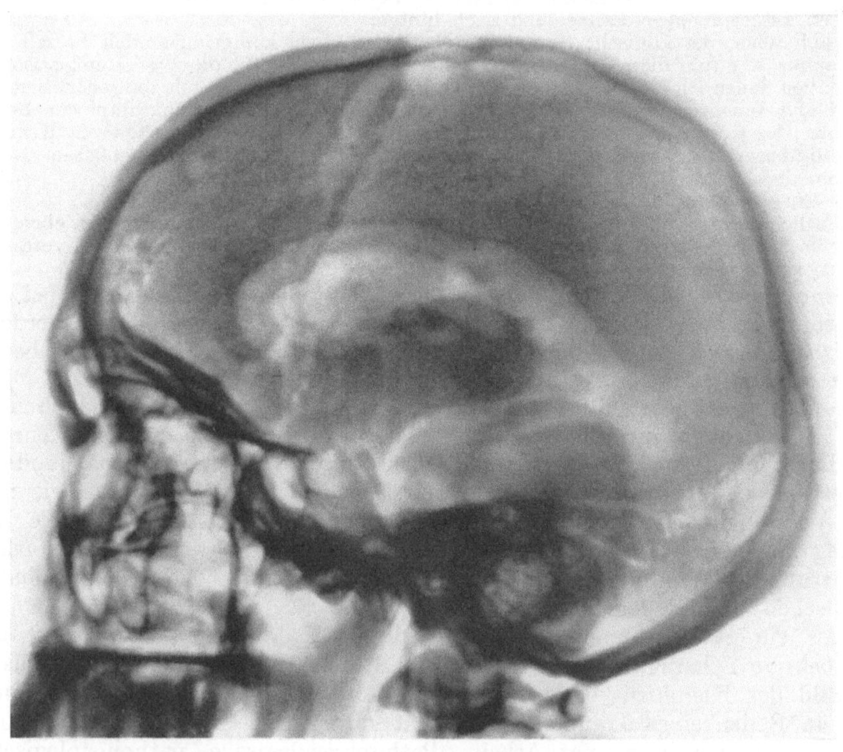

Abb. 93. Pseudotumor cerebri atheroscleroticus (Hirnstammsyndrom).

42jähriger Mann, der im Alter von 15 Jahren einen Sturz vom Reck auf den Hinterkopf erlitt, erkrankt im Anschluß daran mit zunehmenden cerebellaren Störungen und Hirndruckerscheinungen. Im Laufe der Jahre wurde er zweimal wegen eines Kleinhirntumors bzw. traumatischen Adhäsionen am 4. Ventrikel und Aquädukt operiert, ohne daß ein solcher gefunden werden konnte. Seit 1914 Auftreten von Krampfanfällen etwa alle 3 Wochen. Im Laufe der Jahre infolge Zunahme der Gleichgewichtsstörungen und Verschlechterung des Visus wurde der Patient immer hilfloser. Bei der Klinikaufnahme standen, abgesehen von einer beiderseitigen Atrophie nach Stauungspapille mit frischer venöser Stase am Augenhintergrund, hochgradigste Störungen der Koordination mit grober cerebellarer Ataxie, besonders im rechten Arm sowie in beiden Beinen, sowie feinschlägiger Nystagmus beim Blick in den horizontalen Endstellungen und leicht skandierende Sprache im Vordergrund des klinischen Bildes. Mehrfach konnten epileptische Anfälle beobachtet werden, die alle mit starker Cyanose. Opisthotonus und Streckstarre aller vier Extremitäten einhergingen.

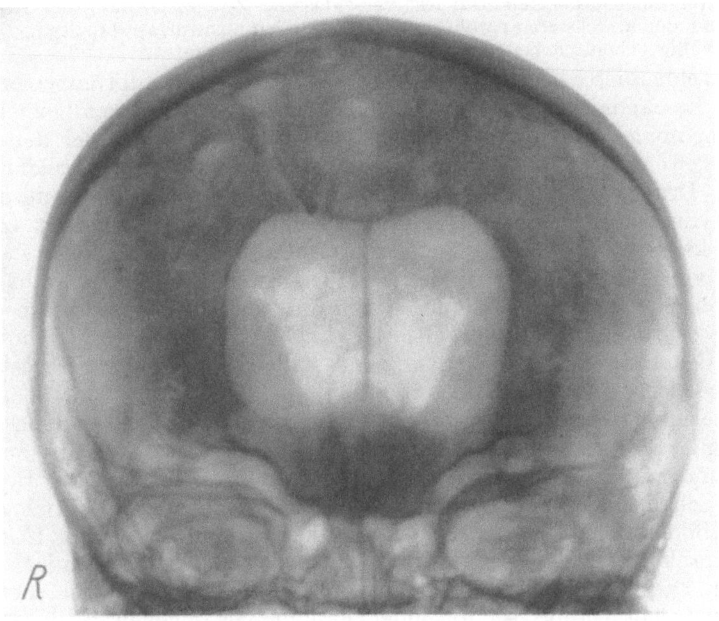

Abb. 94. Pseudotumor cerebri posttraumaticus (Cerebellares Syndrom.)

Das Encephalogramm via Ventrikelpunktion ergab einen symmetrischen Hydrocephalus der Seitenventrikel, die aber dabei ihre Schmetterlingsflügelform noch bewahrt haben. Auch der 3. Ventrikel ist deutlich dilatiert dargestellt (Abb. 94).

Daß dem Hydrocephalus in diesem Fall ein echter Tumor der hinteren Schädelgrube zugrunde lag, mußte, abgesehen von dem Ergebnis der beiden Operationen, schon bei der langen Dauer des Krankheitsprozesses mit großer Wahrscheinlichkeit abgelehnt werden. Für diese Annahme sprach aber noch ein weiterer Umstand. Nach der Ventrikulographie trat nämlich trotz des hierbei angewandten großen Luft-Liquoraustausches, der ja erfahrungsgemäß gerade bei Tumoren der hinteren Schädelgrube in der Regel schlecht vertragen wird, ein erheblicher Rückgang der cerebellaren Erscheinungen ein. Um diesen Erfolg nachhaltiger zu gestalten, führte ich bei dem Patienten, da eine 3. Operation über der Cerebellarregion wegen der durch die beiden vorangegangenen Operationen bedingten Narbenbildungen nicht angezeigt erschien, einen Balkenstich aus. Seit der Operation auffallender Rückgang der Ataxie, so daß Patient seinen rechten Arm wieder gebrauchen und sich ankleiden, selbst essen und sogar auch schreiben konnte. Ferner war er imstande, allein sogar ohne Unterstützung eines Stockes zu gehen, allerdings blieb der Gang noch ataktisch. Vor allem schwanden aber die Kopfschmerzen und epileptischen Krampfanfälle.

In seinem Berner Referat hat FOERSTER ebenfalls einen Fall von Pseudotumor dieser Gruppe mitgeteilt, der durch die Encephalographie ebenfalls seine genaue Klärung fand und durch die entsprechende operative Therapie von allen klinischen Symptomen befreit werden konnte.

Bei einer 22jährigen Patientin, bei der neben den allgemeinen Symptomen eines raumbeengenden Prozesses eine ausgesprochene cerebellare Ataxie bestand, zeigte das Encephalogramm via Ventrikelpunktion, daß alle Ventrikel gefüllt und dilatiert waren. Insbesondere war der 3. Ventrikel beträchtlich erweitert. Bei der Operation fand FOERSTER das Foramen Magendi durch eine derbe Membran fest verschlossen. Zwecks Öffnung der Rautengrube hat FOERSTER den an letztere anstoßenden Teil des Kleinhirnwurms gespalten. Die Kranke ist seither völlig geheilt, arbeitsfähig und inzwischen verheiratet.

Es sei schließlich noch auf eine weitere Form des Pseudotumor cerebri hingewiesen. Es handelt sich hierbei um Fälle, bei denen schwere allgemeine Hirndruckerscheinungen mit oder ohne Herdsymptome bestehen, bei denen ferner auch das gewöhnliche Röntgenbild des Schädels Zeichen eines erhöhten intrakraniellen Drucks aufweist, bei denen aber das Ventrikulogramm nicht nur keinen Hydrocephalus internus zur Darstellung bringt, sondern beiderseits sogar nur kleine symmetrische Seitenventrikel aufdeckt. Es dürfte sich hierbei um Fälle von akuter und chronischer Hirnschwellung zumeist wohl auf dem Boden von Störungen der Liquorzirkulation und Liquorresorption handeln, bei denen es zu einem Mißverhältnis zwischen Schädelkapazität und Gehirn kommt. Bekanntlich hat bei derartigen Fällen REICHARDT festgestellt, daß das Hirngewicht, das sonst um durchschnittlich 10% unter der Schädelkapazität zurücksteht, vermehrt ist. Weiterhin kommen hierfür aber auch Meningopathien mit Störungen der Liquorzirkulation in Betracht, die zu starken Liquorstauungen besonders an der Schädelbasis, vornehmlich im Bereich der vorderen Schädelgrube und Cisterna chiasmatis, führen. Die Ätiologie dieser Prozesse bilden infektiös-toxische Erkrankungen, nicht selten Nasennebenhöhlenerkrankungen, eitrige Tonsillitiden sowie auch die Urämie. In einer Reihe von Fällen bleibt die Ätiologie unbekannt. Als Beispiel dieser Form des Pseudotumor cerebri sei folgender Fall meiner eigenen Beobachtung angeführt:

20jährige Patientin, die vielfach an eitrigen Mandelentzündungen litt, deretwegen bei ihr im März 1933 die Tonsillektomie ausgeführt wurde, klagt seit etwa 1 Jahr über häufige Kopfschmerzen. Anfang Dezember 1933 bemerkte sie eine Abnahme des Sehvermögens links.

Neurologisch fand sich bei der Aufnahme in die Klinik am 18. 12. 33 eine starke diffuse Klopfempfindlichkeit des Kopfes sowie Druckschmerzhaftigkeit aller Trigeminusaustrittspunkte beiderseits. Am linken Opticus ältere Stauungspapille von etwa 4 Dioptrien mit beginnender Atrophie. Rechter Opticus gerötet, Venen gestaut. Die Gesichtsfeldprüfung zeigte links eine starke konzentrische Einengung ganz besonders für Farben. Gesichtsfeld rechts normal. Visus links 1/24, rechts 6/6. Licht- und Konvergenzreaktion normal, Augenbewegungen frei, geringer Einstellungsnystagmus beim Blick in den horizontalen Endstellungen. Der Geruch zeigt keine sicheren Störungen, dagegen findet sich eine Geschmacksstörung rechts für süß. Sonst fand sich weder an den Hirnnerven noch am übrigen Nervensystem ein krankhafter Befund. In psychischer Beziehung fiel eine etwas läppische Euphorie auf.

Das gewöhnliche Röntgenbild des Schädels ließ deutlich vermehrte Impressiones digitatae als Ausdruck erhöhten intrakraniellen Drucks erkennen, und zwar besonders in der vorderen Schädelregion. Die Schläfeschuppen waren stark nach außen gewölbt.

Die Encephalographie via Ventrikelpunktion ergab in diesem Fall im Verhältnis zur Schädelgröße kleine Seitenventrikel, die keinerlei Zeichen einer Seitenverdrängung zeigten (Abb. 91). Auch die Seitenaufnahme zeigte keine sicher verwertbaren Veränderungen am Ventrikelsystem. Wa.R. im Blut und Liquor negativ.

Da auf Grund des Ventrikulogramms die Lokaldiagnose nicht zu stellen war, führte ich bei der Kranken eine subtemporale Entlastungstrepanation aus. Bei Eröffnung der Dura spritzte der Liquor aus dem Stichkanal in hohem Strahl heraus. Nach breiter Eröffnung der Dura und Freilegung der basalen Partien des rechten Schläfelappens ergossen sich große Liquormengen von der Basis her. Das Gehirn, das vor der Duraeröffnung keine Pulsation zeigte, pulsierte nach dem Liquorerguß ausgezeichnet. Nach der Operation kam bald ein völliger Rückgang der Stauungspapille zustande, der Visus links besserte sich bis auf 3/18 (das Gesichtsfeld erweiterte sich erheblich). Die allgemeinen Hirndruckerscheinungen sind seither vollkommen verschwunden, die Kranke ist wieder arbeitsfähig.

Daß in diesem Fall die Ursache des Pseudotumors in der basalen Liquorstauung wohl auf dem Boden der chronischen Tonsilleneiterungen zu suchen

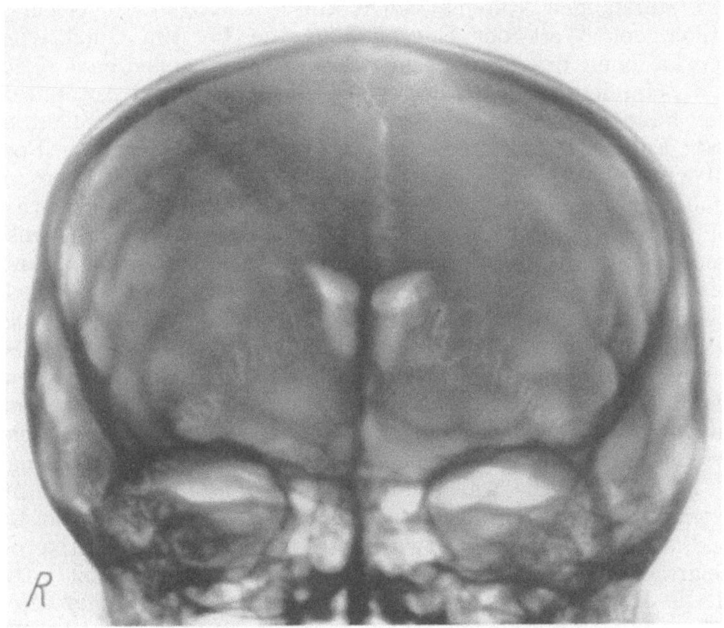

Abb. 95. Pseudotumor cerebri (Störungen der Liquorzirkulation mit Hirnschwellung bei chronisch-eitriger Tonsillitis). Verengtes Ventrikelsystem.

sein dürfte und man nicht annehmen kann, daß es sich möglicherweise doch um einen echten, nur klinisch eben nicht diagnostizierbaren Tumor gehandelt hat, geht, abgesehen von dem völligen Rückgang der Erscheinungen auch daraus hervor, daß sich seit der Operation kein Hirnprolaps aus der Knochenbresche ausgebildet hat, wie er bei echten nichtoperablen Hirntumoren die Regel ist.

Dieser Fall ist in die Gruppe jener außerordentlich interessanten und klinisch wichtigen Fälle von Meningopathien mit Liquorstauungen an der Basis cranii, insbesondere im Bereich der Cisterna chiasmatis und der vorderen Schädelgrube einzureihen, über die ich in den Sitzungen der Vereinigung Südostdeutscher Neurologen und Psychiater vom 23. 7. 30[1] und besonders vom 26. 11. 32[2] berichtet habe. Symptomatologisch sind diese Fälle deshalb so bemerkenswert, weil sie zum Teil sogar die klassische Symptomatologie eines Meningeoms der Olfactoriusrinne vortäuschen können. In einem von Foerster operierten Fall bestand links Anosmie, leichter Exophthalmus, Atrophia nervi optici links und passagere Halbseitenerscheinungen rechts. Bei der Operation, die in der für die Meningeome der Olfactoriusrinne typischen transfrontalen Trepanation

[1] Klin. Wschr. **1931 I**, 329. — [2] Klin. Wschr. **1933 I**, 923, 924.

bestand, fand sich kein Tumor, sondern eine Meningitis serosa chronica circumscripta im Bereich der linken vorderen Schädelgrube.

2. Die traumatischen Läsionen des Gehirns und seiner Häute.

Für die Objektivierung traumatischer Läsionen des Gehirns hat die Encephalographie große Bedeutung erlangt. Nachdem WARTENBERG wohl als erster in einem Vortrag auf der Baden-Badener Südwestdeutschen Neurologenversammlung im Mai 1924 die Aufmerksamkeit auf dieses Gebiet der encephalographischen Hirndiagnostik gelenkt hat, hat besonders FOERSTER und seine Schule in jahrelangen systematischen Untersuchungen an vielen Hunderten Traumatiker den Wert der Encephalographie für die Objektivierung traumatischer Läsionen des Gehirns in zahlreichen Einzelheiten aufgedeckt. Die erhobenen Befunde sind in der Folge von einer Reihe von Autoren des In- und Auslandes bestätigt worden (BINGEL, BENNET und HUNT, FISCHER, FLÜGEL, FRIEDMAN, FRIEDEMANN, HAUPTMANN, HEIDRICH, JÜNGLING, FOSTER KENNEDY, MEYER, MIURA, PENFIELD, RAWAK, SCHUSTER, SUBIRANA u. a.). Es ist zweifellos gelungen, bei einer großen Anzahl von Traumatikern, bei denen man vor der encephalographischen Ära mangels eindeutiger klinischer Symptome geneigt war, die Schwere der gesetzten Hirnschädigung zu unterschätzen und die subjektiven Beschwerden ganz oder größtenteils als Ausdruck einer traumatischen Neurose anzusehen, durch das Encephalogramm Veränderungen an den Ventrikeln und Subarachnoidalräumen aufzudecken, die als Ausdruck einer durch das Trauma bedingten Hirnschädigung anzusehen gewesen sind. Damit konnte so mancher Fall, sowohl bei der Unfallbegutachtung für die Versorgungs- bzw. Versicherungsbehörden sowie auch bei Begutachtungen im Strafprozeßverfahren einer sachgemäßen und gerechten Beurteilung zugeführt werden. Freilich hat die wachsende Erfahrung gelehrt, daß für die Objektivierung traumatischer Hirnläsionen auch der Encephalographie Grenzen gezogen sind, so daß man in der Bewertung mancher bei Traumatikern erhobenen encephalographischen Befunde zurückhaltender geworden ist. Insbesondere hat sich die Hoffnung SCHWABS, durch die Encephalographie die organische Fundierung der Kommotionsneurose nachweisen zu können, nicht erfüllt. BONHOEFFER, STIER, REICHARDT und BARTH haben sich gegen diese Ansicht vor allem mit der Begründung gewandt, daß es sich bei den von SCHWAB veröffentlichten Fällen um organische Hirnschädigungen gehandelt hat, die sich als solche schon aus der Anamnese ergäben. Diesem Einwand ist FOERSTER eigentlich schon, bevor er erhoben worden ist, entgegengetreten, nachdem er in seiner Diskussionsbemerkung zu SCHWABS Ausführungen auf der Neurologentagung in Kassel die Bedeutung der Encephalographie für die Darstellung organischer Veränderungen im Schädelinnern bei Fällen mit postkommotionellem Syndrom — er vermied damals bereits hierbei absichtlich den Ausdruck traumatische Neurose — hervorgehoben hatte. Seine Diskussionsbemerkung dürfte auch heute noch in dem Streit der Meinungen ihre volle Geltung haben: ,,Alle hier von Herrn SCHWAB angeführten Fälle liefen unter der Diagnose traumatische Neurose, ihren Beschwerden hatten die Vorgutachter geringen Wert — mangels cerebraler Herdsymptome — beigelegt, manche galten als Simulanten.... Man erhebe nicht den Einwand, daß unsere Fälle keine traumatischen Neurosen seien. Gewiß für uns nicht, auch für Herrn REDLICH nicht, der ja erst gestern der Kommotionsneurose eine Sonderstellung angewiesen hat. Aber für das Gros der Begutachter sind diese Fälle bis heute Neurotiker, und ich fürchte, sie werden es immer bleiben, weil die organische Natur des Leidens, der organische Kern im Gesamtbilde, versteckt liegt und schwer eruierbar ist, schwer jedenfalls für den, der ihn nicht besonders sucht.“ Die Zeit hat einerseits gelehrt, daß zwar auch mit der Encephalographie nicht jeder Fall von Kopftrauma seine Klärung finden kann, sie hat aber andererseits für viele Fälle mit und ohne cerebrale Herdsymptome eine Klärung gebracht, wie sie mit keiner anderen klinischen Methode jemals möglich gewesen ist, sei es durch die neurologische oder experimentalpsychologische Untersuchung, sei es durch die serologische und cytologische Liquoruntersuchung, sei es durch die gewöhnliche

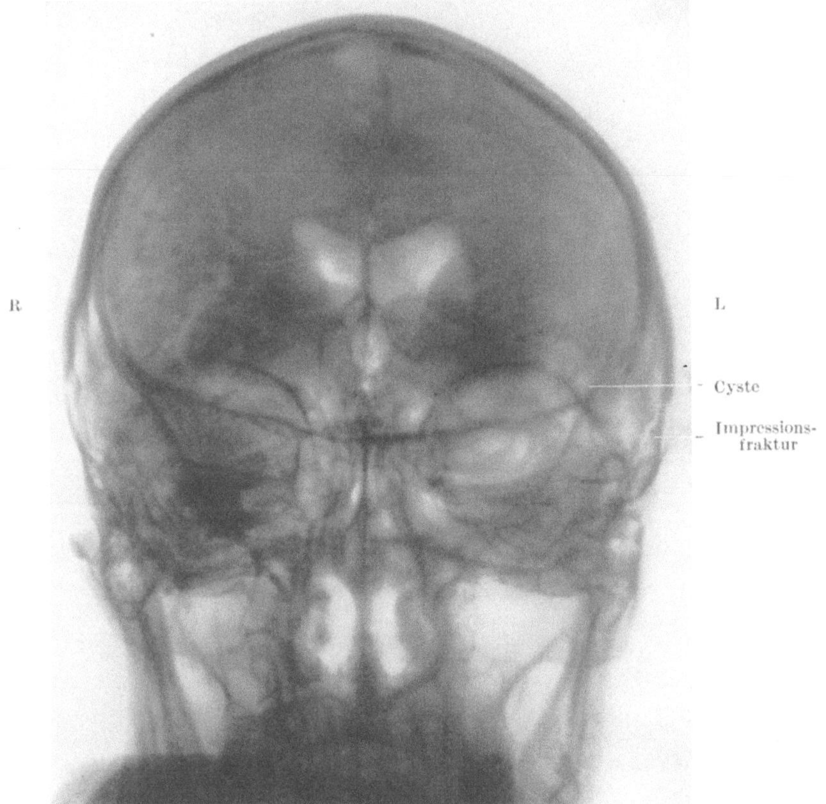

Abb. 96. (Erklärung im Text.)

Röntgenuntersuchung des Schädels. Die Encephalographie nimmt heute unter Anerkennung ihrer Grenzen, das kann ohne Übertreibung gesagt werden, auch für die Objektivierung traumatischer Läsionen des Gehirns als diagnostische Hilfsmethode ihren gesicherten Platz ein. Das gilt nicht nur für die Unfallbegutachtung im Versicherungswesen, sondern auch in forensischen Fällen. Gerade auch für diese praktisch wichtige Frage sei folgender Fall meiner Beobachtung erwähnt.

Ein 39jähriger Rechtsanwalt war nach gut bestandenem Referendarexamen bei Ausbruch des Krieges als Freiwilliger ins Feld gerückt und wegen vorzüglicher Leistungen bald zum Offizier befördert worden. 1915 erlitt er eine Gewehrschußverletzung, das Geschoß war in die linke Schläfe dicht über und vor dem Haaransatz eingedrungen und hatte den Schädel unter der rechten Seite der Nasenwurzel verlassen. Der linke Opticus und Abducens waren völlig, der linke Oculomotorius teilweise zerstört. Nach Entlassung aus dem Lazarett versagte der Verletzte in seinen Leistungen und wurde schließlich ganz aus dem Militärdienst entlassen. Ablegung des Assessorexamens gelang ihm erst nach dem zweiten Versuch und unter großen Schwierigkeiten. Da er sich als Hilfsrichter nicht bewährte, mußte er den Staatsdienst quittieren. Als Rechtsanwalt in einer Kleinstadt niedergelassen, gab er sich trotz ausgesprochener Intoleranz dem Alkoholgenuß hin, bekam pathologische Rauschzustände, in denen er erhebliche Exzesse beging. Im Beruf zeitweise versagend neben guten Leistungen, versäumt für ihn wichtige Termine, beantwortet Anfragen von Klienten nicht. Es wird ihm schließlich ein Ehrengerichtsverfahren von der Anwaltskammer anhängig gemacht. Aus seiner Studentenverbindung war er kurz vorher schon dimittiert worden. Da er die vom Ehrengericht mehrfach eingeforderte Rechtfertigung immer wieder verbummelte, wurde von diesem die nervenärztliche Untersuchung angeordnet zur Klärung

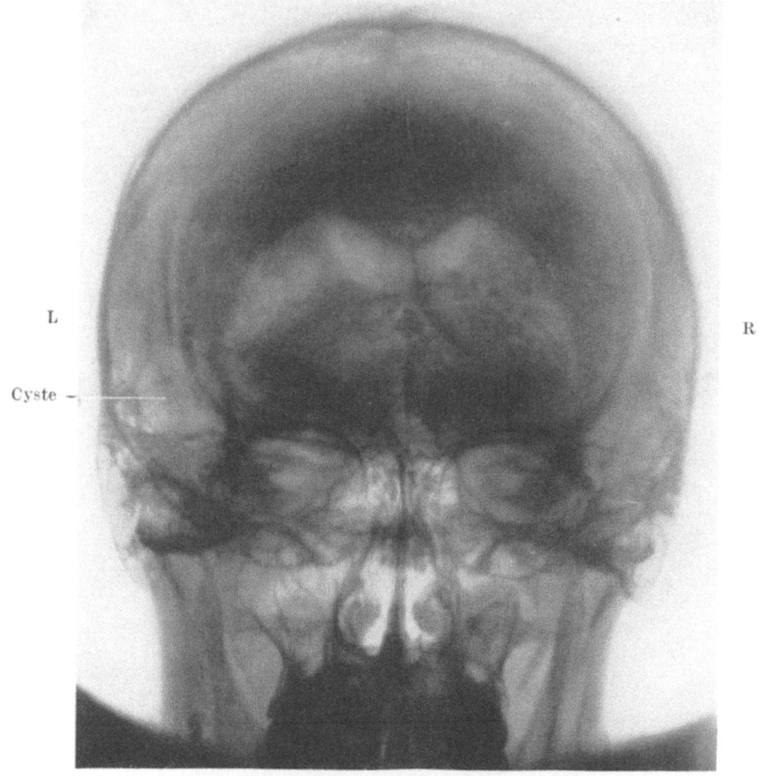

Abb. 97. (Erklärung im Text.)

der Frage, ob und inwieweit die Kriegsverletzung den Geisteszustand so beeinflußt habe, daß er für seine Taten nicht verantwortlich gemacht werden könne. Der erste Gutachter lehnte diese Möglichkeit nach zweimaliger poliklinischer Untersuchung wegen mangelnden organischen Befundes ab und suchte die Erklärung des Tatbestandes lediglich im übertriebenen Alkohol- und Nicotinabusus. In einem Privatsanatorium, wohin sich der Beklagte kurze Zeit darauf begab, werden nun erstmalig einwandsfrei epileptische Krampfanfälle beobachtet, daraufhin Exkulpation durch den leitenden Arzt des Sanatoriums. Trotzdem hält der erste Gutachter bei einer Nachbegutachtung im wesentlichen an seiner ersten Auffassung fest. Es wurde nunmehr von der Hamburger Universität ein Obergutachten durch Prof. RITTERSHAUS erstattet, wobei ich die neurologische Untersuchung ausführte. Es fanden sich bereits bei der neurologischen Untersuchung, abgesehen von den bereits erwähnten Augennervenlähmungen links, gewisse Symptome, die auf eine Schädigung der linken Hirnhemisphäre hindeuteten (leichte Dysdiadochokinesis des rechten Arms, Vorbeizeigen, Abweichreaktion und Fallneigung des Körpers nach rechts bei Fuß-Augenschluß, Abweichen nach rechts beim Gang mit geschlossenen Augen und leichte Wortfindungsschwierigkeiten).

Welcher Art die Hirnschädigung in diesem Falle war, zeigte eindeutig das Encephalogramm. A-p-Aufnahme: An der Stelle des Einschusses an der linken unteren Temporalregion ist eine ganz kleine Impressionsfraktur sichtbar. An diese schließt sich unmittelbar eine circumscripte, medial- und basalwärts sich ziemlich weit erstreckende Luftansammlung (Cyste) an. Das linke Vorderhorn ist im ganzen vergrößert und abgerundet. Das Dach des linken Vorderhorns steht etwas tiefer als das Dach des rechten, ebenso die obere Begrenzung der subcorticalen Ganglien links. Der untere Teil des linken Vorderhorns ist nach außen und unten verzogen (Abb. 96).

P-a-Aufnahme: Hier stellt sich die Höhendifferenz der Dachbegrenzung der Seitenventrikel ebenfalls sehr deutlich dar. Das linke Hinterhorn zeigt eine Verziehung nach der basal gelegenen Cyste, die sich hier wohl noch deutlicher markiert als auf der a-p-Aufnahme (Abb. 97).

Die seitliche Aufnahme zeigt nun die ganze Größe und Ausdehnung der Cyste sehr instruktiv. Diese liegt an der Basis des Schläfelappens, reicht aber bis in die hintere

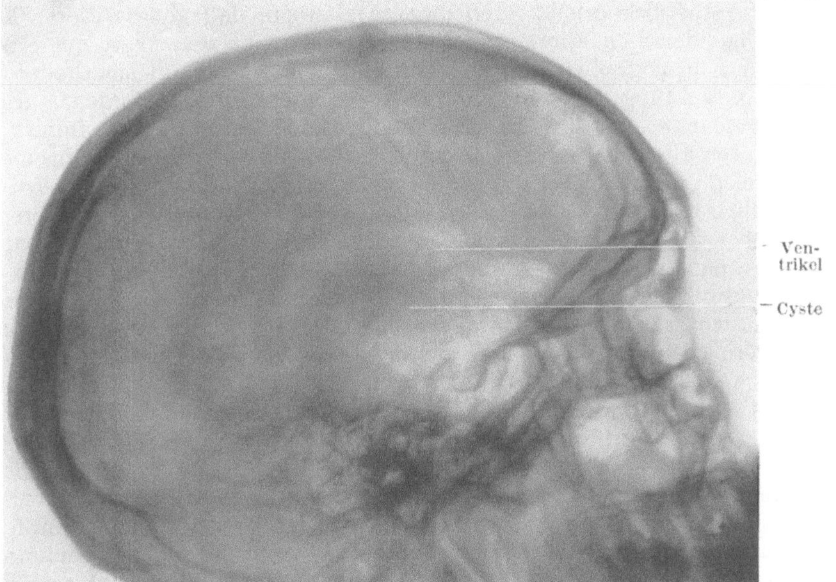

Abb. 98. (Erklärung im Text.)

Frontalregion hinein. Auch auf dieser Aufnahme ist die Verziehung des vorderen Ventrikelabschnitts nach der Cyste hin erkennbar (Abb. 98).

Dieser encephalographische Befund ist bei der später von mir bei dem Patienten ausgeführten Operation absolut bestätigt worden. Der mittlere und vordere Teil des linken Schläfelappens sowie der hintere Teil des Stirnlappens war in seinem basalen Abschnitt aufs schwerste verändert, nekrotisiert und der Defekt zum großen Teil durch eine kleinapfelgroße Liquorcyste ersetzt, die ihrerseits mit der Dura verwachsen war und bei der Eröffnung derselben sich zum Teil entleerte.

Der Patient war vorher bereits auf Grund des eindeutigen Nachweises der recht beträchtlichen Hirnschädigung exkulpiert worden.

Dieser Fall zeigt, glaube ich, die Bedeutung der Encephalographie für die Objektivierung traumatischer Hirnläsionen in grellem Licht und in ihrer ganzen Tragweite. Es bestanden zwar in diesem Fall schon bei der neurologischen Untersuchung Symptome, die auf eine Schädigung der linken Hirnhemisphäre hinwiesen, vielleicht hätte man sich sogar schon aus der Ein- und Ausschußstelle des Geschosses — die Narben waren allerdings ausgezeichnet verheilt und kaum sichtbar — die Verlaufsrichtung des Geschosses rekonstruieren und damit auf die Möglichkeit einer Hirnläsion schließen können. Aber die cerebralen Symptome waren, abgesehen von der peripheren Augennervenlähmung links, erstens doch so wenig ausgebildet, daß sie bei nicht *sehr* genauer neurologischer Untersuchung ebenso leicht übersehen werden konnten wie die winzig kleine Impressionsfraktur auf der Leeraufnahme des Schädels. Zweitens gaben sie zwar einen Anhaltspunkt für eine ungefähre Lokalisation, jedoch keineswegs für die Art des Krankheitsprozesses, seine Abhängigkeit von der Schußverletzung und vor allem nicht für den Grad und die Ausdehnung der Hirnläsion. All das lehrt uns einwandsfrei das Encephalogramm. Nehmen wir aber gar an, daß die von mir vor der Encephalographie als Ausdruck einer Schädigung der linken Hemisphäre festgestellten klinischen Symptome sich erst nach der 2. Untersuchung durch den ersten Gutachter entwickelt haben sollten (z. B. im Anschluß an einen epileptischen Anfall), so wird die Bedeutung der Encephalographie für die Objektivierung der schweren Hirnläsion in diesem Fall noch erheblich erhöht. Ich möchte glauben, daß gerade dieser Fall diejenigen nachdenklich stimmen sollte, die allzu sehr den Wert der Anamnese sowie der neurologischen und psychiatrischen Untersuchungsmethoden für die Unfallbegutachtung betonen. Ich halte es nicht für angebracht, gegenüber dem Fortschritt, den uns die Encephalographie gebracht hat, immer wieder unsere guten alten neurologischen und psychiatrischen Untersuchungsmethoden auszuspielen, die ja doch eigentlich genügten. An ihrem Wert wird selbstverständlich nie gerüttelt werden. Sie bilden die Grundlage jeder Untersuchung. Es ist aber falsch und rächt sich, darüber den Fortschritt, den wir der Encephalographie verdanken, geflissentlich zu übersehen. Wenn, wie in diesem Fall, die klinischen neurologischen und psychiatrischen Untersuchungsmethoden einen Gutachter im Stich gelassen haben, der keineswegs zu den „unbekannten Gutachtern" gehört, so wird man sich vielleicht eine Vorstellung davon machen können, welchen Irrtümern Gutachter unterliegen können, die nicht über ein so hohes Maß neurologisch-psychiatrischer Erfahrungen verfügen wie der erste Gutachter dieses Falles.

Der eben besprochene Fall gehört zu denjenigen Formen traumatischer Hirnläsionen, bei denen der Angriffspunkt des Traumas ein lokaler ist. Bei diesen Fällen — ganz gleich, ob es sich um penetrierende oder stumpfe Kopfverletzungen ohne ossale Läsion handelt — vermag das Encephalogramm charakteristische Veränderungen am Liquorsystem zur Darstellung zu bringen, die Ausdruck der Reaktion des Gehirns auf das erlittene Trauma sind. Zum Verständnis dieser encephalographischen Befunde bei Traumatikern erscheinen mir einige pathologisch-anatomische Vorbemerkungen notwendig. Unsere Kenntnisse über die Reaktion des Gehirns auf ein fokales Trauma stützen sich, abgesehen von den Erfahrungen der menschlichen Pathologie, insbesondere der Kriegs- und Nachkriegsjahre, auch auf die tierexperimentellen Untersuchungen insbesondere von Penfield, Hortega und Buckley, die den Mechanismus der Narbenschrumpfung und das Prinzip des Narbenzugs studiert haben. Wird durch ein Trauma die Gehirnoberfläche an einer bestimmten Fläche lädiert und die Pia mater verletzt, so kommt es zu einer bindegewebigen Reaktion und narbigen Verwachsung zwischen Dura, Arachnoidea und Pia mater. Weiterhin hat die Hirngewebszerstörung eine Neubildung von Gefäßen, eine Fibroblastenwucherung mit mehr oder minder starker Bindegewebsbildung sowie eine Schwellung und Vermehrung der Astrocyten mit ihren langen und verzweigten Fortsätzen zur Folge. Besteht eine meningeale Adhäsion, so entwickeln die subpialen Astrocyten dicke Fortsätze, welche einerseits nach der Stelle der Adhäsion zu, andererseits diametral entgegengesetzt sind; sie zeigen auf diese Weise die Richtung des Narbenzugs an. Nimmt die Schrumpfung der Hirnnarbe zu, so wird das die Narbe umgebende Hirngewebe in zunehmendem Maße nach der Läsionsstelle hingezogen. Zwischen den anatomischen Befunden bei experimentell erzeugten Hirnwunden und den Befunden beim

Menschen besteht nach FOERSTER und PENFIELD auf Grund ihrer Untersuchungen an excidierten Hirnstücken bei operierten Epileptikern insoweit ein deutlicher Unterschied, als bei dem vom Menschen gewonnenen Material ein starker Hirngewebsschwund bestand, wohl bedingt durch die im Laufe der Jahre im Narbengewebe entstehenden Vasopathien. Im menschlichen Material fanden sich viel mehr parallel gerichtete Gliafasern. Es fand sich ein Gliatypus, wie er besonders bei Strangdegenerationen im Rückenmark gefunden wird, und den JAKOB als isomorphe Glia bezeichnet. FOERSTER und PENFIELD führen diesen Unterschied auf das viel längere Alter der menschlichen Hirnnarben (7—18 Jahre)

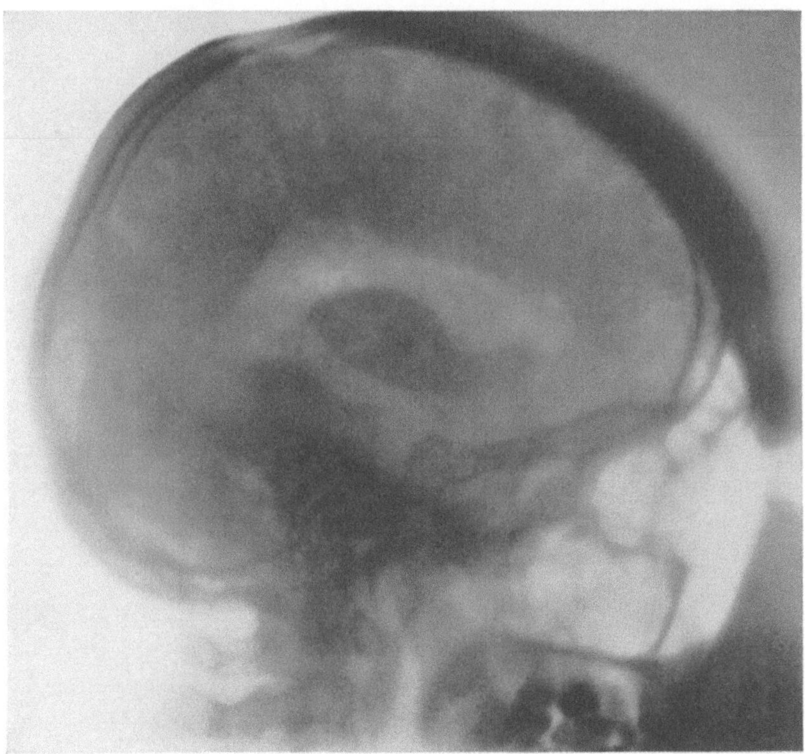

Abb. 99. Encephalogramm des Falles 6. Seitenansicht. Das Dach des rechten Seitenventrikels ist an der Übergangsstelle der Cella media in das Hinterhorn nach dem Knochendefekt zu ausgezogen. (Nach FOERSTER und PENFIELD.)

gegenüber tierexperimentellen Hirnnarben (höchstens 7 Monate) zurück. Bei kleinen experimentell erzeugten Gehirnwunden kann man, wie PENFIELD und BUCKLEY nachgewiesen haben, sehen, daß die Pia mater an der Narbenstelle eingezogen ist, oder daß die Grenzlinie zwischen grauer und weißer Substanz an der Narbenstelle ausbiegt. Außerdem wird die Wand des benachbarten Ventrikels nach der Läsionsstelle zu hingezogen.

Diese Ventrikelverziehung — FOERSTER hat hierfür den Ausdruck Ventrikelwanderung geprägt — ist es nun, die im Encephalogramm zur Darstellung gelangt. Die Verziehung der Ventrikelwand braucht sich in vielen Fällen nur auf den Teil des Ventrikels der Herdseite zu beziehen, welcher der Läsionsstelle am nächsten benachbart ist, wie das zwei Abbildungen aus der Arbeit von FOERSTER und PENFIELD, „Der Narbenzug am und im Gehirn bei traumatischer Epilepsie in seiner Bedeutung für das Zustandekommen der Anfälle und für die therapeutische Bekämpfung derselben" eindrucksvoll zeigen (Abb. 99 und 100). Weiterhin kann aber der ganze Ventrikel der Herdseite nach dem Defekt hin verzogen sein, wie das der von mir vorhin bereits ausführlich beschriebene Fall zeigt. Schließlich kann sich der Narbenzug auf das gesamte Ventrikelsystem erstrecken, so daß auch der Ventrikel der anderen Seite sowie der 3. Ventrikel nach dem Herd verzogen ist. Das zeigt in geradezu grotesker Weise ein weiterer Fall von FOERSTER und PENFIELD (Abb. 101 und 102).

Es fragt sich nun, worauf die Verschiedenheit in der Stärke der Verziehung des Ventrikelsystems zurückzuführen ist. Man könnte geneigt sein, das Alter

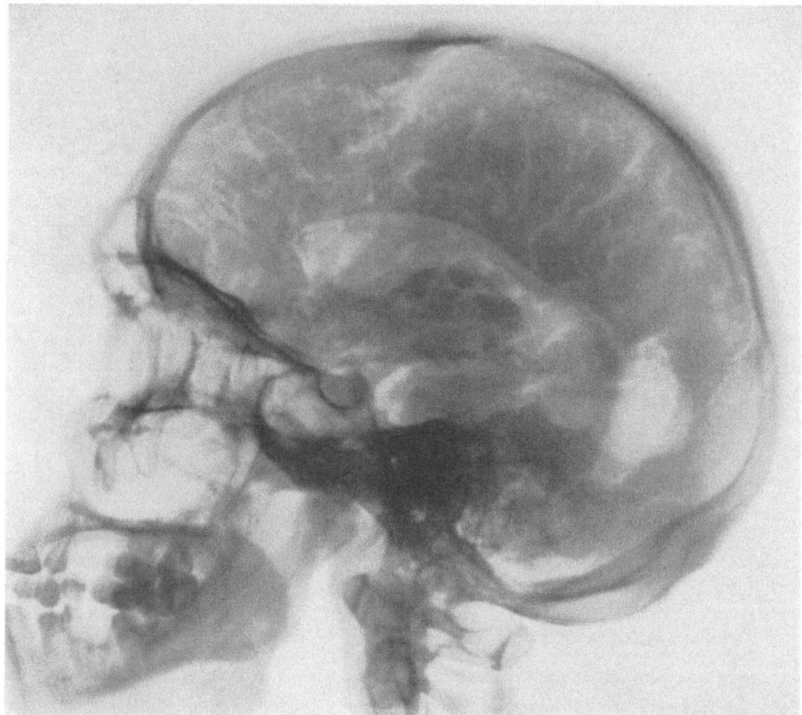

Abb. 100. Encephalogramm des Falles 9. Seitenansicht. An das rechte Hinterhorn ist nach hinten zu eine große gekammerte Ventrikelaussackung angeschlossen, die bis zum Knochendefekt hinreicht. (Nach FOERSTER und PENFIELD.)

der Verletzung, ihren Grad und die Art der Verletzung als alleinige Ursachen für dieses Phänomen anzusehen. Insbesondere könnte man glauben, daß diejenigen Fälle besonders starke Grade von Narbenzug und damit Ventrikelverziehung aufweisen, bei denen es zu einer ossalen Verletzung mit Dura-, Pia- und Hirnläsion gekommen ist, wobei die Hirn-Duranarbe durch die Knochenlücke hindurch mit der Kopfhaut verwachsen ist. Daß aber ein derartiger Fall sogar nur eine sehr minimale Ventrikelverziehung zur Folge haben kann, beweist ein Fall meiner Beobachtung. Hier war es infolge einer Schußverletzung der rechten Präzentralregion neben einer Verletzung des Knochens zu einer Dura-Pia-Hirnläsion gekommen. Bei der Operation dieses Falles fand ich, daß die Dura-Hirn-Pianarbe, in der sich übrigens ein kleiner Knochensplitter fand, durch die daumengliedgroße Knochenlücke hindurch mit der Kopfhaut ganz fest verwachsen war. Das Encephalogramm hatte in diesem Fall aber nur eine ganz geringe Verziehung des rechten Vorderhorns nach der Läsionsstelle zur

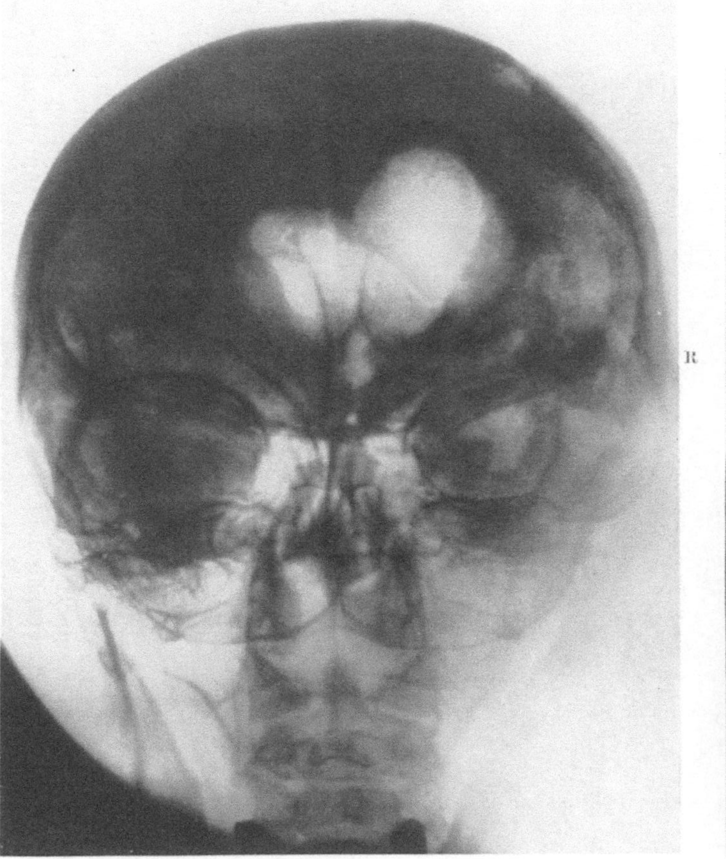

Abb. 101. Encephalogramm des Falles 12. Aufnahme in antero-posteriorer Richtung. Hinterhaupt auf Platte. Starke Dilatation beider Seitenventrikel und des III. Ventrikels, der rechte stärker dilatiert als der linke, deutlich zum Defekt hin ausgezogen; das ganze Ventrikelsystem nach rechts verzogen. (Nach FOERSTER und PENFIELD.)

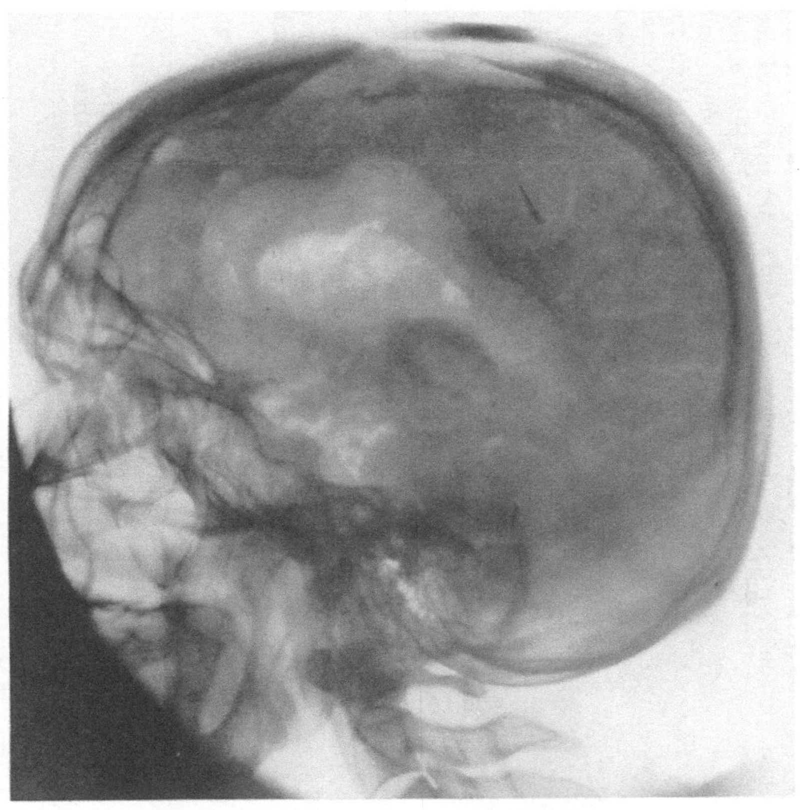

Abb. 102. Encephalogramm des Falles 12. Seitenaufnahme. Zeigt die starke Dilatation besonders des rechten Ventrikels, dessen Dach stark nach dem Knochendefekt zu ausgezogen ist. (Nach FOERSTER und PENFIELD.)

Folge gehabt (Abb. 103). Die nächste (Abb. 104) zeigt die schwere Hirnnarbe im Perdraubild. Es müssen daher, abgesehen vom Alter, Art und Grad der Verletzung, für die Stärke der Ventrikelverziehung auch noch andere Faktoren eine Rolle spielen. Als einen dieser Faktoren möchte ich die Art der Heilung der Hirnwunde ansehen und glaube, daß Hirnwunden, bei denen es zu länger dauernder Eiterung gekommen ist, besonders starke Grade von Narbenschrumpfung aufweisen. Ferner wäre daran zu denken, daß für eine besonders intensive bindegewebige Vernarbung von Hirnwunden ähnliche konstitutionelle Momente eine Rolle spielen wie bei der Vernarbung von Hautwunden (Keloid).

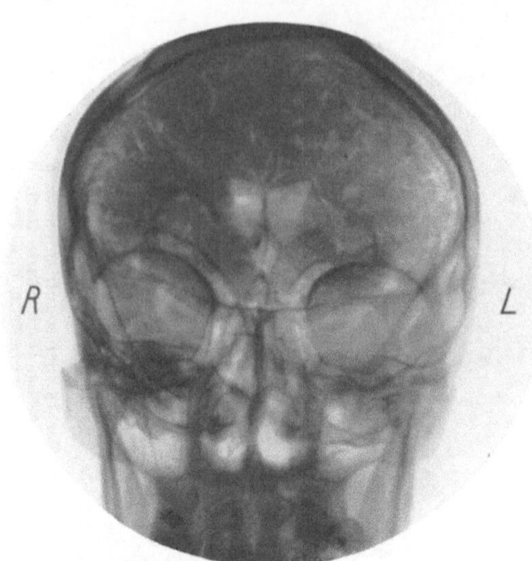

Abb. 103. Schwere penetrierende Schädel-Hirnverletzung mit nur geringer Ventrikelverziehung nach der Läsionsstelle.

Abgesehen von der Ventrikelverziehung läßt sich in vielen Fällen bei fokalem Angriffspunkt eines Traumas eine Dilatation des Ventrikels der Herdseite feststellen, wie das ja mein Fall deutlich gezeigt hat (Abb. 96). FOERSTER weist in seiner Arbeit mit PENFIELD darauf hin, daß die Tatsache der Erweiterung

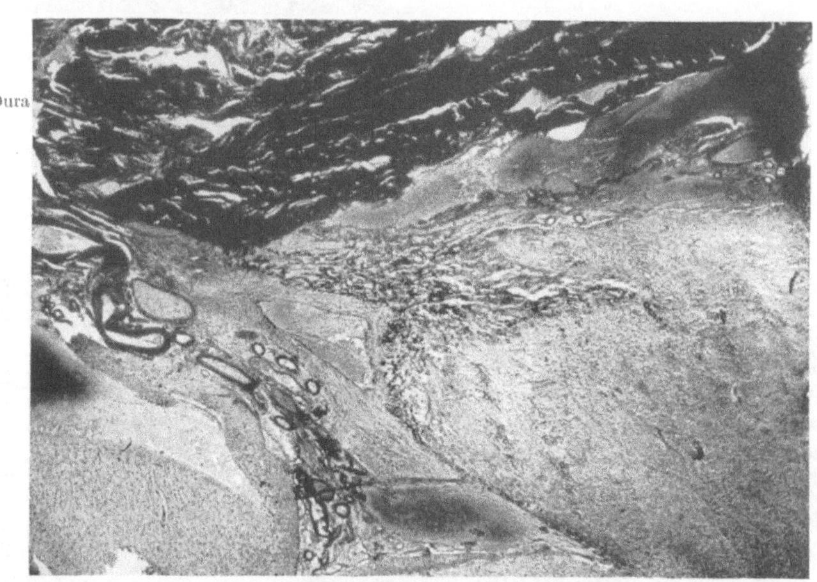

Abb. 104. Excidierte Hirnnarbe (Perdraubild).

des Seitenventrikels bis zum Hydrocephalus auf der Seite der Verletzung schon lange vor der encephalographischen Ära bekannt war und ihm besonders während des Weltkriegs bei Ventrikelpunktionen aufgefallen war. Darüber hinaus konnte aber schon damals festgestellt werden, daß diese Dilatation des Ventrikels *progressiven* Charakter zeigt und allmählich zunimmt. Welch enormen Grad die progressive, bis zur Porencephalie gehende Zunahme der Dilatation des Seitenventrikels der verletzten Hirnhemisphäre erreichen kann, zeigt besonders instruktiv ein Fall aus der Arbeit von FOERSTER und PENFIELD (Abb. 105 und 106).

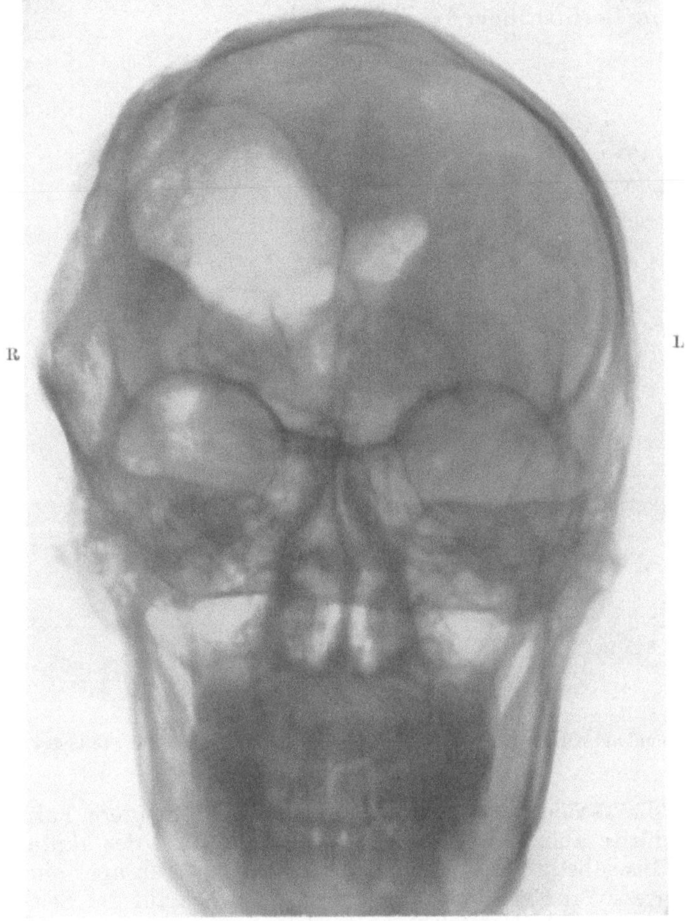

Abb. 105. Dilatation und Ausziehung des hinteren Seitenventrikels nach der Stelle des traumatischen Defektes. (Nach O. FOERSTER.)

Es handelt sich um einen Fall von schwerer traumatischer Geburtsschädigung der rechten Hemisphäre mit großem Knochendefekt. Ein dreimarkstückgroßes Knochenfragment war tief in das Gehirn hineingetrieben worden. Hemiparesis sinistra. Mit 9 Jahren Auftreten epileptischer Anfälle (Typus 6 a β). Im Alter von 10 Jahren operative Entfernung des eingesprengten Knochenstückes durch FOERSTER. Nach 7jähriger Anfallspause Wiederauftreten der Krampfanfälle. Das Encephalogramm zeigt eine hochgradige Dilatation des rechten Seitenventrikels bis dicht an den Knochendefekt sowie Verziehung des gesamten Ventrikelsystems nach rechts.

Auch bei der Ventrikeldilatation ist der erhebliche Unterschied in der Größe der Dilatation bei den einzelnen Fällen in die Augen springend. Der Größenunterschied der Ventrikel kann mitunter sehr gering sein. Man wird bei derartigen Fällen besonders dann, wenn auf der Seite des Angriffspunktes des Traumas neben der geringen Erweiterung des entsprechenden Seitenventrikels keine Deformierung oder Verziehung desselben vorhanden ist, mitunter ohne genaue Kenntnis des klinischen Befundes vorsichtig und zurückhaltend sein müssen. Das gilt vor allem bei leichten Vergrößerungen des linken Seitenventrikels beim Rechtshänder.

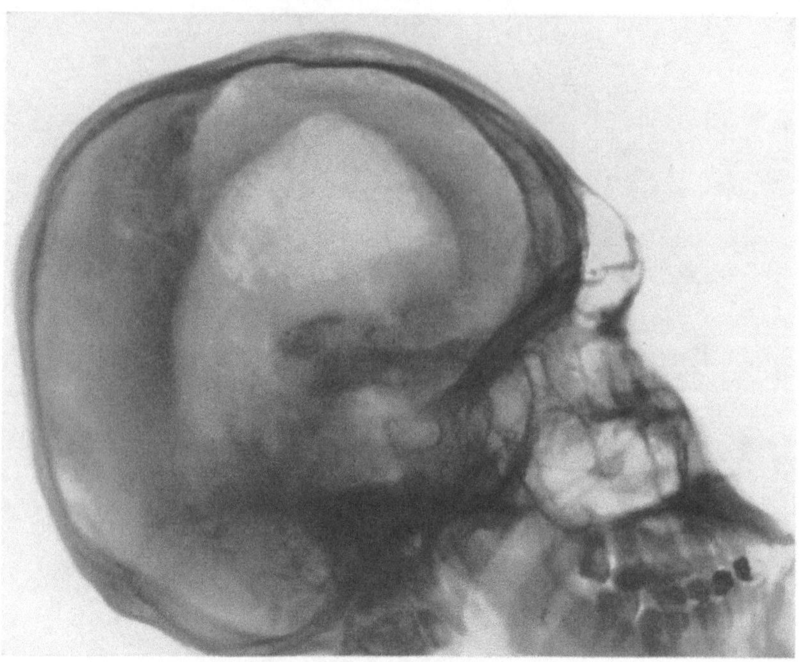

Abb. 106. Dilatation und Ausziehung des rechten Seitenventrikels nach der Stelle des traumatischen Defektes. (Nach O. FOERSTER.)

Auch für die Größe der Ventrikeldilatation sind mehrere Faktoren maßgebend. Sie dürfte abhängig sein einmal von dem Grad der akuten Zertrümmerung von Hirnsubstanz im Moment des Traumas, dann aber auch von dem Grad der progressiven Einschmelzung von Hirngewebe auf der Seite der Hirnläsion im Verlauf des Narbenstadiums als Folge von vasopathischen Prozessen, z. B. Obliteration von Gefäßen im Narbengebiet. Weiterhin wird man aber auch Störungen der Liquorzirkulation, insbesondere eine Steigerung der Liquorproduktion infolge Irritation des Plexus chorioideus der verletzten Hemisphäre durch das Trauma für die starke Dilatation des Ventrikels dieser Seite verantwortlich machen dürfen. Dieser Reiz des Traumas auf die Liquorproduktion beschränkt sich mitunter keineswegs nur auf die Seite der Verletzung. Vielmehr wirkt er sich auch auf den Plexus chorioideus des anderen Seitenventrikels aus. Denn in manchen Fällen weist auch der Seitenventrikel der vom Trauma nicht direkt betroffenen Hemisphäre eine mehr oder minder beträchtliche Erweiterung auf (Abb. 101 und 105).

Für die Unfallbegutachtung halte ich den encephalographischen Befund einer Ventrikeldeformierung für wichtiger als den einer bloßen Vergrößerung.

Bei manchen Fällen mit Ventrikelvergrößerung nach Kopftrauma wird man sich wohl die Frage vorlegen müssen, inwieweit diese Vergrößerung schon vor dem Trauma auf Grund einer anderen Ätiologie bestanden hat.

Der mit der Vernarbung einhergehende Schrumpfungsprozeß gibt sich encephalographisch aber nicht nur durch die Veränderungen am Ventrikelsystem im Sinne der Verziehung und Dilatation zu erkennen, sondern er zeigt auch recht markante und charakteristische Veränderungen der Subarachnoidalräume der Konvexität. Sowohl die experimentellen Erfahrungen beim Tier wie die Erfahrungen der menschlichen Pathologie lehren, daß bei Hirnwunden im Verlauf des Vernarbungsprozesses die an der Verletzungsstelle liegende Rindenpartie mehr oder minder stark einsinkt. Das hat eine Erweiterung des Subarachnoidalraums an dieser Stelle zur Folge, was sich encephalographisch in einer mehr oder minder verstärkten Luftansammlung an der Konvexität zu erkennen gibt. Hierdurch kommen, wie die Beobachtungen von BIELSCHOWSKY, FOERSTER, FISCHER, L. GUTTMANN, HEIDRICH, SCHWAB, WARTENBERG u. a. lehren, die mannigfaltigsten Bilder zustande. Vielfach stehen die Veränderungen der Subarachnoidalräume an der Konvexität gegenüber den Veränderungen des Ventrikelsystems sogar im Vordergrund des encephalographischen Bildes. In einer Reihe von Fällen, insbesondere bei den penetrierenden Traumen, kommt es bereits im Moment des Traumas zu einer mehr oder minder starken Zerstörung des Hirngewebes. Steht dieser Hirngewebsdefekt mit dem Subarachnoidalraum in Verbindung, so wird er bald mit Liquor ausgefüllt und stellt sich im Encephalogramm in Form einer mehr oder minder großen Cyste dar. In charakteristischer Weise bringen die Bilder meines vorhin bereits ausführlich geschilderten Falles den mit dem Subarachnoidalraum kommunizierenden Hirngewebsdefekt, die Porencephalia traumatica externa, zur Darstellung (Abb. 96 und 97). Es sei hier noch auf ebenfalls sehr instruktive Encephalogramme dieser Art in den Arbeiten von FOERSTER und HEIDRICH verwiesen.

Abgesehen von dieser ex vacuo entstandenen circumscripten encephalographisch nachweisbaren Liquorvermehrung an der Hirnkonvexität zeigt das Encephalogramm bei Traumatikern mit fokalem Angriffspunkt des Traumas aber Erweiterungen des Subarachnoidalraums, die als Ausdruck einer *Arachnitis serosa chronica progressiva adhaesiva cystica* aufzufassen sind. Insbesondere stumpfe Traumen können derartige meningeale Veränderungen zur Folge haben, die sich erst längere Zeit nach dem Trauma entwickeln können und auch mit Störungen der Liquorresorption einhergehen. FOERSTER hat einen eindrucksvollen Fall dieser Art bereits in seiner Arbeit „Encephalographische Erfahrungen" veröffentlicht.

38jährige Patientin, die sich 1922 durch Sturz gegen einen eisernen Ofen eine Hautverletzung an der rechten Scheitelregion zuzog. Es bestand 14 Tage lang ein kommotionelles Symptombild, in der Folgezeit eine kurzdauernde Parese der linken Körperseite. Es entwickelten sich bei der Kranken periodische Zustände von Kopfschmerzen, Schwindel, Erbrechen, Parästhesien der linken Körperseite mit nachfolgender Lähmung, starkem Hirndruck und Koma. In diesen Zuständen, welche die Frau in extremis erscheinen ließen, erfolgt plötzlich Entleerung großer Liquormengen aus Nase und Ohr mit rasch nachfolgender Genesung. In der anfallsfreien Zeit war kein pathologischer Befund zu erheben. Das Gehaben der Kranken war das einer typischen Hysterika. Die Prüfung der Jodausscheidung im Urin nach endolumbaler Jodnatriuminjektion ergab im Juni 1924 vollkommenes Fehlen der Jodresorption.

Das Encephalogramm zeigt eine leichte Erweiterung des rechten Seitenventrikels gegenüber dem linken mit Verziehung nach rechts. Vor allem finden wir an der rechten Konvexität eine deutlich verstärkte Oberflächenzeichnung als Ausdruck einer Erweiterung des Subarachnoidalraums dieser Seite (Abb. 107).

Diese auf dem Boden einer Meningitis serosa chronica posttraumatica sich entwickelnden Störungen der Liquorzirkulation können nach Traumen mit fokalem Angriffspunkt der einzige pathologische Befund sein und gelegentlich solche Grade annehmen, daß die betroffene Hemisphäre durch sie sogar komprimiert wird, was sich encephalographisch in einer dementsprechenden Formveränderung des Ventrikels der Läsionsseite zu erkennen gibt. Das zeigt ein von mir kürzlich beobachteter Fall.

36jähriger Patient, der im Felde 1916 durch Granatexplosion in die Luft geschleudert wurde und mit der rechten Kopfseite auf einen Holzpflock aufschlug. Es bestand für einige

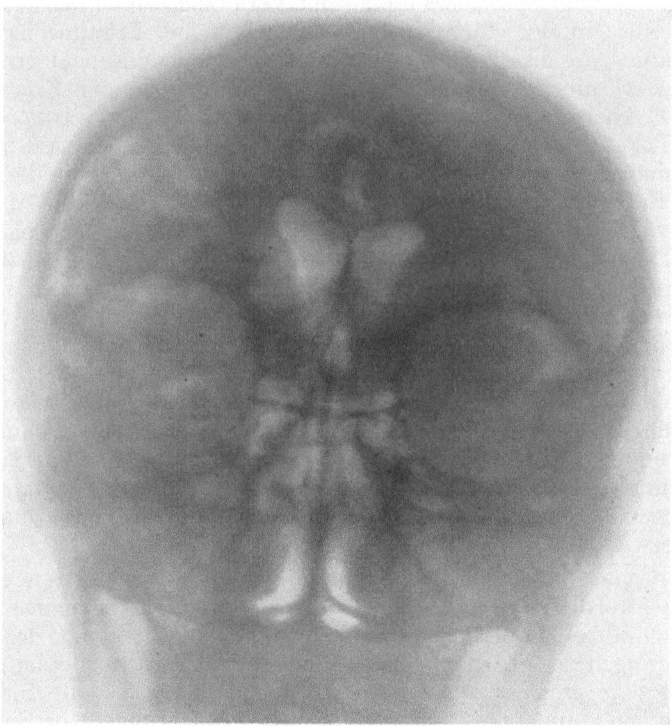

Abb. 107. Erweiterung des rechten Seitenventrikels und Abrundung seiner Spitze. Starke Luftansammlung an der Konvexität des Gehirns rechts. (Nach Foerster.)

Stunden Bewußtlosigkeit. Seit dieser Zeit Kopfschmerzen, besonders über der rechten Kopfseite. In den letzten Jahren Zunahme der Beschwerden, seit einigen Monaten anfallsweise auftretendes Krampfgefühl in der linken Brustseite mit lähmungsartigem Gefühl der linken Körperseite, besonders des linken Arms. Zeitweise treten auch Photome im linken oberen Gesichtsfeld auf (schwarzer Schatten).

Objektiv fand sich, abgesehen von einer Klopfempfindlichkeit der rechten Hinterkopfseite, lediglich eine 5 cm lange Hautnarbe an der rechten hinteren Scheitelregion. Der darunter liegende Knochen fühlt sich uneben an. Sonst neurologisch kein krankhafter Befund, insbesondere keine Pyramidenzeichen, keine Sensibilitätsstörung, keine Gesichtsfeldstörungen. Liquordruck im Liegen 230 mm. Luft-Liquoraustausch 140 : 170. A-p-Aufnahme: Deutliche Asymmetrie der Seitenventrikel, das rechte Vorderhorn ist deutlich verschmälert, das ganze Ventrikelsystem, auch die Falx, etwas nach links verschoben. An der Außenseite der rechten Konvexität sieht man eine große circumscripte Luftansammlung (Abb. 108).

Das Seitenbild zeigt, abgesehen von einer Eindellung des Hinterhorns, eine recht erhebliche Verstärkung der Oberflächenzeichnung, besonders der Parietalregion. Die Kompression des rechten Hinterhorngebietes von oben lateral her kommt besonders auf der p-a-Aufnahme durch das Tieferrücken der Dachbegrenzung des rechten Seitenventrikels sowie auch des Tentoriumspaltes zum Ausdruck (Abb. 109).

Seit der Encephalographie wesentlicher Rückgang der Beschwerden.

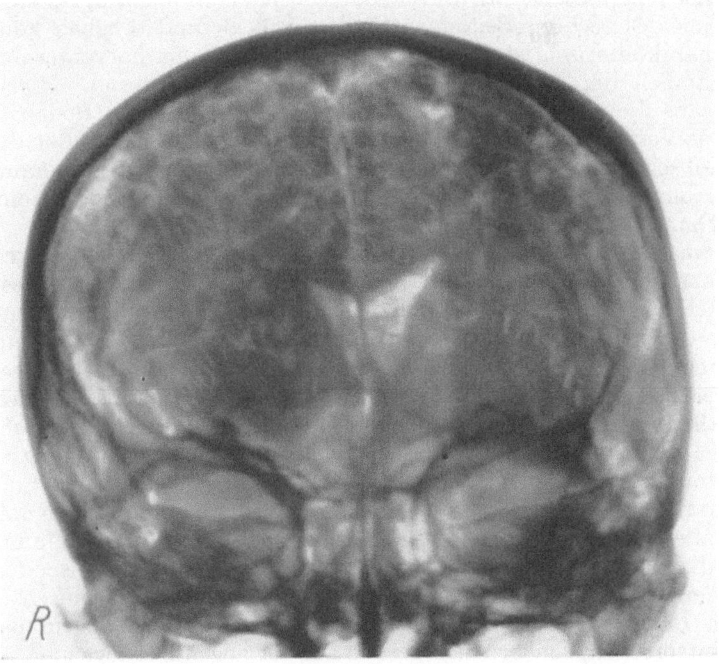

Abb. 108. Arachnitis sero-fibrosa chronica posttraumatica mit Kompression der rechten Hirnhemisphäre (Verschmälerung des rechten Ventrikels, Verschiebung des Ventrikelsystems einschl. Falx nach links).

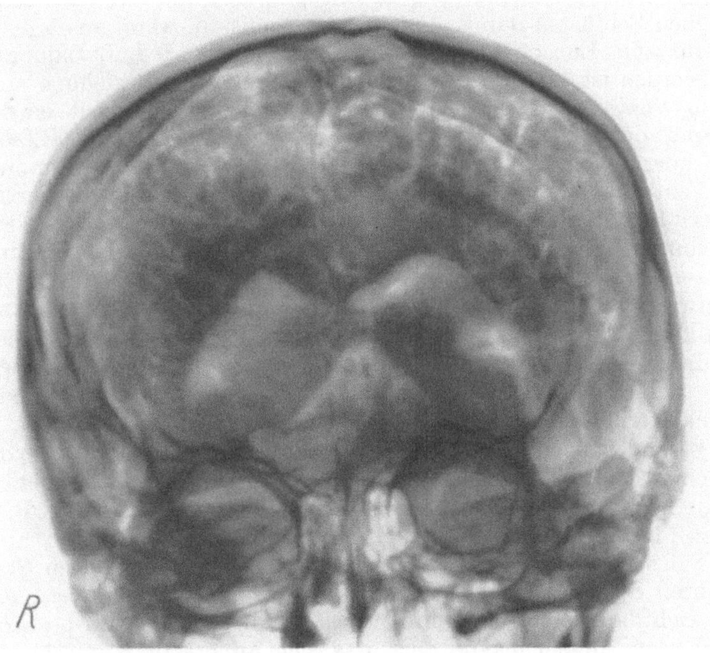

Abb. 109. a-p-Aufnahme desselben Falles.

Wir haben in diesem Fall durch die encephalographische Darstellung der Kompression des rechten Seitenventrikels einen Befund erheben können, wie er sonst charakteristisch ist für eine andere vom Trauma hervorgerufene Schädigung, nämlich der Pachymeningitis haemorrhagica interna. Hier war die causa peccans die circumscripte Liquoransammlung auf dem Boden chronisch meningealer Veränderungen, die durch das Encephalogramm direkt darstellbar waren. Daß sogar auch eine ex vacuo entstandene circumscripte Liquoransammlung der Konvexität Druckwirkungen auf den entsprechenden Seitenventrikel ausüben könne, werde ich bei der Paralyse erörtern.

Keineswegs besteht immer eine absolute Kongruenz zwischen Angriffspunkt des Traumas und encephalographisch nachweisbarer Veränderung des Liquorsystems. Ich habe vorhin bereits an Hand einer Beobachtung darauf hingewiesen, daß sogar trotz erwiesener Knochen-Dura-Hirnnarbe die Veränderungen am Liquorsystem gelegentlich sehr minutiös sein können, und habe auseinandergesetzt, welche Faktoren hierbei eine Rolle spielen können. Es mag sogar auch seltene Fälle geben, bei denen die reaktiven Veränderungen des Gehirns auf das Trauma so gering sind, daß das Encephalogramm trotz ausgiebigsten Luft-Liquoraustausches diese nicht zur Darstellung zu bringen vermag. So erwähnt z. B. FLÜGEL unter 10 Fällen mit normalem Encephalogramm bei Kopftraumatikern 2 Fälle mit Knochendefekten. Allerdings kann ich diese Fälle mit Rücksicht auf die von FLÜGEL angewandte Technik nicht als beweisend ansehen.

Es sei ferner auf Fälle hingewiesen, bei denen encephalographisch Veränderungen am Liquorsystem gefunden werden, die nicht dem Angriffspunkt des Traumas entsprechen, sondern sich gerade auf der gegenüberliegenden Kopfseite finden. Das ist mitunter besonders bei stumpfen Kopftraumen der Fall. Wenn auch in manchen dieser Fälle eine genaue Anamnese die Annahme einer Contrecoupwirkung des Traumas zulassen wird, so wird man in anderen Fällen mit der Wertung solcher Befunde als Folge des erlittenen Traumas sehr vorsichtig sein müssen. Insbesondere wird man bei der Encephalographie von Traumatikern mit diagnostischen Schlüssen dann vorsichtig sein müssen, wenn aus irgendwelchen Gründen für die Encephalographie ein ungenügender Luft-Liquoraustausch verwandt worden ist. Gerade für die Untersuchung der Beziehung eines Hirntraumas zu Veränderungen am Liquorsystem ist eine absolut einwandsfreie Technik, und dazu rechne ich *in erster Linie einen maximalen Luft-Liquoraustausch*, unerläßlich. Da wir wissen, daß bei erhaltener Kommunikation zwischen Ventrikelsystem und Subarachnoidalraum die Subarachnoidalräume der Konvexität in der Regel sich erst bei höheren Luftmengen darstellen lassen, die Darstellung der Subarachnoidalräume für die Objektivierung traumatischer Läsionen aber andererseits vielfach von größter Bedeutung ist, so darf man sich bei Anwendung eines ungenügenden Luft-Liquoraustausches nicht wundern, wenn die Encephalographie als diagnostische Hilfsmethode im Stiche läßt. Ich halte daher die Anwendung technischer Methoden der Luftfüllung, wie sie LARUELLE und SCHALTENBRAND empfohlen haben, für die Encephalographie von Traumatikern für unzweckmäßig.

Diese Veränderungen der Subarachnoidalräume der Gehirnoberfläche als Ausdruck einer Meningopathia traumatica spielen eine ganz besonders wichtige Rolle bei den Traumen mit ubiquitärem Angriffspunkt, wie das z. B. bei Verschüttungen, Explosionen, Auto- und Motorradunfällen, Stürzen aus großer Höhe der Fall ist. Klinisch wirken sich diese Traumen im akuten Stadium in den bekannten Symptomen der Commotio cerebri aus. Nach deren Abklingen entwickeln sich dann mehr oder minder schnell die Zeichen des postkommotionellen cerebralen Allgemeinsyndroms, das sich äußert in Kopfschmerzen mit nicht selten migräneartigem Charakter, Reifengefühl um den Schädel, Druck hinter den Augen, Übelkeit, Schwindel, Brechneigung, Ohrensausen, Neigung zu vasomotorischen Störungen und Schweißausbrüchen, allgemeiner Herabsetzung der körperlichen und geistigen Leistungsfähigkeit, Geräuschüberempfindlichkeit, Stimmungslabilität, Reizbarkeit und Intoleranz gegen Alkohol, Nicotin und Hitze. In einer Reihe von Fällen entwickelt sich dieses cerebrale Allgemeinsyndrom auch dann, wenn die Gehirnerschütterung nur leichter Natur ist, ja sogar nach leichteren Kopftraumen, wenn eine Commotio cerebri im eigentlichen Sinne gar nicht vorgelegen hat. Auch heute noch gehen derartige Fälle nicht selten unter der falschen Diagnose einer Kommotionsneurose. Schon die Messung des Liquordrucks, die Untersuchung der Zell- und Eiweißverhältnisse des Liquors, die Prüfung der Liquorpassage und Liquorresorption haben bei diesen Fällen Störungen aufgedeckt, die als Ausdruck einer Meningitis serosa chronica diffusa posttraumatica anzusehen sind. Auch die Encephalographie vermag in diesen Fällen häufig charakteristische Veränderungen zu zeigen, die sich in einer mehr oder minder hochgradigen Verstärkung der Oberflächenzeichnung als Ausdruck einer Liquorvermehrung im Subarachnoidalraum der Konvexität zu erkennen geben. Diese pathologische Liquorvermehrung kann man oft schon vor den Röntgenaufnahmen durch den sehr großen Luft-Liquoraustausch feststellen. Es werden mitunter Mengen von 170—200 ccm Liquor entfernt. Als Beispiel einer derartigen Meningopathia traumatica sei folgender Fall meiner Beobachtung demonstriert:

46jähriger Mann, der 1916 im Felde verschüttet worden ist. War damals 2 Stunden bewußtlos. 4 Wochen Lazarettbehandlung. Seit dieser Zeit klagt er über Kopfschmerzen, die sich in den letzten Jahren verstärkt haben. Die Schmerzen sitzen auf dem Scheitel, strahlen aber ins Genick und nach den Schulterblättern aus. Weiterhin klagt er über Schwindelgefühl, besonders bei Witterungswechsel, Flimmern vor den Augen, Druckgefühl in den Augenhöhlen, Müdigkeit, dabei aber Schlaflosigkeit, Nachlassen des Gedächtnisses und starkes Schwitzen.

Objektiv fand sich eine diffuse Klopfempfindlichkeit des Kopfes, Druckschmerzhaftigkeit der Nackengegend und aller Nervenaustrittspunkte am Kopf. Augenhintergrund normal, Gesichtsfeld beiderseits eingeschränkt, geringer Einstellungsnystagmus beim Blick in den horizontalen Endstellungen. Alle Sehnenreflexe beiderseits lebhaft, keine sicheren Pyramidenzeichen, bei Fuß-Augenschluß Schwanken mit Fallneigung nach hinten, Tremor der ausgestreckten und gespreizten Finger sowie der Lider. An der linken Rumpfseite eine Hyperalgesie wechselnder Intensität. Psychisch tadellos orientiert. Im ganzen zeigt Patient eine Verlangsamung aller psychischen Reaktionen mit leichter Ermüdbarkeit. Depressiv, hypochondrische Stimmungslage. Keine Pseudodemenz.

Innere Organe o. B., Blutdruck normal, Wa.R. in Blut und Liquor negativ.

Liquordruck im Liegen 210 mm, im Liquor 28—34/3 Zellen, $1^1/_2$ Teilstriche Eiweiß. Der Luft-Liquoraustausch 130 : 160.

Die a-p-Aufnahme zeigt ein nicht vergrößertes Ventrikelsystem, der linke Seitenventrikel ist eine Spur weiter als der rechte. Deutlich verstärkte Oberflächenzeichnung (Abb. 110). Auch die p-a-Aufnahme ergab denselben Befund. Das Tentorium cerebelli ist gut dargestellt.

Besonders deutlich kommt die diffus verstärkte Oberflächenzeichnung als Ausdruck einer vermehrten Liquoransammlung an der Konvexität auf der seitlichen Aufnahme zum Ausdruck (Abb. 111).

Zeigt dieser Fall alle typischen Zeichen der Meningitis serosa chronica diffusa posttraumatica, nämlich erhöhten Liquordruck, Zellvermehrung und Oberflächenzeichnung im Encephalogramm, als Ausdruck der Erweiterung des Subarachnoidalraumes der Konvexität, so gibt es Fälle, bei denen, abgesehen von erhöhtem Liquordruck, das Encephalogramm allein den typischen Befund dieser posttraumatischen Störungen zeigt. Die Erweiterung des Subarachnoidalraums kann bei diesen Fällen recht beträchtlich sein und, wie ich mehrfach beobachten konnte, die Form eines ausgesprochenen Hydrocephalus externus annehmen. Mit einer Vermehrung des Liquors an der Konvexität kann in manchen Fällen auch eine solche in den Ventrikeln bestehen, so daß wir das

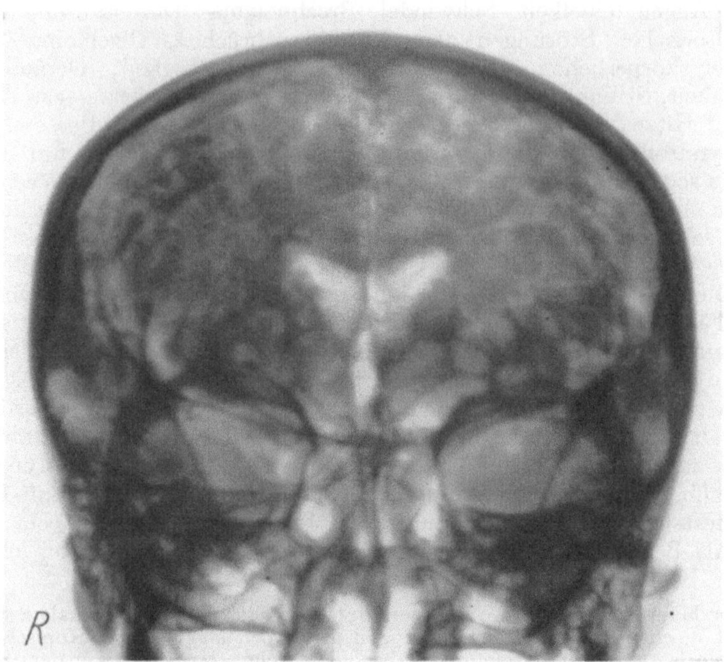

Abb. 110. Meningitis serosa chronica diffusa posttraumatica.

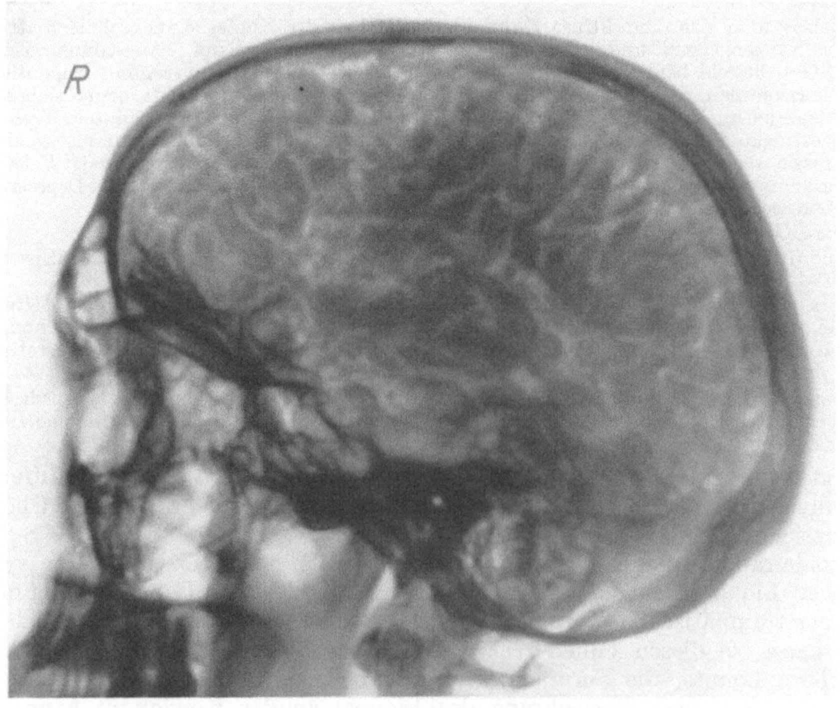

Abb. 111. Meningitis serosa chronica diffusa posttraumatica.

Bild eines Hydrocephalus internus und externus vor uns haben können. Hinsichtlich der hierbei auftretenden Störungen der Liquorresorption verweise ich auf meinen Beitrag „Liquormechanik usw.“ in diesem Handbuch.

In dem vorliegenden Fall war die Kommunikation zwischen Ventrikelsystem und Subarachnoidalraum erhalten. Es gibt aber Fälle, bei denen diese Kommunikation unterbrochen ist, worauf besonders FOERSTER, SCHWAB, BIELSCHOWSKY, HAUPTMANN u. a. hingewiesen haben. Das Encephalogramm zeigt dann trotz eines ausgiebigen Luft-Liquoraustausches lediglich eine Erweiterung der Subarachnoidalräume, ohne daß das Ventrikelsystem zur Darstellung kommt. In derartigen Fällen kann man durch Passageproben mittels chemischer Agentien nach Ventrikelpunktion feststellen, ob es sich um einen absoluten oder relativen Verschluß, d. h. eben nur für die aufsteigende Luft, handelt. Ferner zeigt aber die in einer zweiten Sitzung folgende Encephalographie nach Ventrikelpunktion, ob der Verschluß einen Hydrocephalus internus (Abb. 94) zur Folge gehabt hat oder nicht.

Die Anwendung der Encephalographie bei Traumatikern kann für die Begutachtung, abgesehen von der direkten Objektivierung traumatischer Läsionen, aber auch noch aus einem anderen Grunde von Wichtigkeit sein. Sie vermag nämlich Störungen aufzudecken, die mit dem Unfall nichts zu tun haben und kann zu einer diagnostischen Klärung des Falles auch hierdurch führen. Das gilt besonders für den Nachweis primärer Entwicklungsstörungen des Gehirns, bestimmter Formen des Hydrocephalus und Tumoren.

Dieser Abschnitt soll nicht abgeschlossen werden, ohne daß auf die Frage der Verträglichkeit der Encephalographie beim Traumatiker eingegangen wird. Die Besprechung dieser Frage ist deshalb von besonderer Wichtigkeit, weil als ein wesentlicher Gesichtspunkt für die Ablehnung der Encephalographie beim Traumatiker von verschiedenen Autoren die Größe und Gefährlichkeit des Eingriffs angegeben wird. Es wird ferner geltend gemacht, die Encephalographie könnte für den Traumatiker ein zweites Trauma bilden, das von ihm ebenso fixiert und psychisch verwertet werden könnte wie der erste Unfall. Auf Grund sehr ausgedehnter eigener Erfahrungen gerade auf diesem Gebiete encephalographischer Diagnostik sowie auf Grund reicher Erfahrungen anderer Autoren können heute derartige Gegenargumente als nicht mehr stichhaltig angesehen werden. Wie in so manchen Fragen der Medizin hat sich auch hier die praktische Erfahrung gegenüber den theoretischen Bedenken durchgesetzt. Die Encephalographie kann beim Traumatiker weder als besonders gefährlich noch überhaupt als gefährlich bezeichnet werden, sofern man die für diesen Eingriff bestehenden Gegenindikationen, wie sie von mir in dem entsprechenden Kapitel eingehend erörtert worden sind, beherzigt. Besondere Gegenindikationen bestehen für den Traumatiker nicht. Der bekannte Einwand von EMBDEN u. a. gegen die Encephalographie beim Traumatiker, der besonders wegen der vorübergehenden Reizung der Meningen mit nachfolgender Pleocytose die Encephalographie beim Traumatiker für bedenklich hielt, ist bereits vor Jahren von FOERSTER mit der Begründung widerlegt worden, daß ja auch die gewöhnliche Lumbalpunktion dieselben Folgen zeitigt und es niemandem einfallen würde, deshalb die Lumbalpunktion beim Traumatiker für besonders gefährlich anzusehen. Darüber hinaus muß aber ausdrücklich betont werden, daß sich der für die Encephalographie notwendige Luft-Liquoraustausch beim Traumatiker in vielen Fällen therapeutisch geradezu segensreich auswirkt. Ich möchte glauben, daß dieser therapeutische Effekt keineswegs allein durch die infolge der Liquorentnahme bedingte Druckentlastung hervorgerufen wird, sondern daß gerade der meningeale Reiz durch die Umwandlung bzw. Verbesserung des Stoffwechsels zwischen Nervensystem und Blut diesen therapeutischen Effekt hervorruft.

Es ist jedenfalls mitunter frappant und äußerst eindrucksvoll, wie in manchen Fällen mit postkommotionellem Allgemeinsyndrom die vorher lästigen Kopfschmerzen, Schwindelerscheinungen, das Druckgefühl und besonders auch die psychischen Störungen nach der Encephalographie verschwinden oder sich bessern. Wenn dieser Effekt mitunter leider auch kein dauernder bleibt oder durch Entschädigungsansprüche nicht selten verdeckt und verdrängt wird, so stellt er allein schon eine Indikation für die Anwendung der Encephalographie beim Traumatiker, abgesehen von ihrem hohen diagnostischen Wert, dar.

3. Epilepsie.

Gerade für die Erforschung und Klassifizierung vieler unter dem Bilde einer Epilepsie einhergehenden Erkrankungen des Nervensystems hat die Encephalographie allergrößte Bedeutung erlangt und sich vielfach als ein allen übrigen klinischen Untersuchungsmethoden weit überlegenes diagnostisches Hilfsmittel erwiesen. Mit Hilfe dieser Untersuchungsmethoden ist es gelungen, die Zahl der kryptogenetischen Epilepsien durch die unmittelbare und direkte Darstellung des vielen Fällen zugrunde liegenden pathologischen Prozesses erheblich zu verringern. Epilepsieformen, die man vor der encephalographischen Ära infolge der Unmöglichkeit, intra vitam sich einen Einblick in das pathologisch-anatomische Geschehen des Krankheitsprozesses zu verschaffen, oft genug als „genuine“ Epilepsie angesehen hat, lassen sich heute durch das Röntgenbild des Gehirns ohne weiteres als atrophisierende Hirnprozesse, Porencephalien, Hydrocephalus internus, Tumoren oder primäre Entwicklungsstörungen erkennen. Abgesehen von dem Hinweis auf den Krankheitsprozeß selbst erweist sich die Encephalographie auch in Fällen, in denen eine Klärung im anatomischen Sinne nicht erreicht werden kann, insoweit von größtem lokaldiagnostischen Wert, als sie durch die röntgenologische Darstellung der Veränderungen des Liquorsystems, sei es der Ventrikel, sei es des Subarachnoidalraums der Konvexität einen direkten Hinweis auf den Ausgangspunkt der Irritation gibt und damit vielfach dem Operateur wichtige Fingerzeige für sein operatives Handeln verschafft. Auf diese Dinge hat Foerster eingehend in seiner Arbeit „Encephalographische Erfahrungen“ hingewiesen. Es ist gar nicht selten der Fall, daß der Arzt auch durch genauestes Befragen der Umgebung des Epilepsiekranken keine oder keine sicheren Anhaltspunkte für ein fokales Gepräge der Anfälle eruieren kann. Weist in einem solchen Fall das Encephalogramm z. B. eine einseitige Formveränderung eines Ventrikels auf, so wird der Arzt aus dieser auf einen umschriebenen Ausgangspunkt der Anfälle schließen dürfen oder mindestens bei der weiteren Beobachtung des Kranken seine Aufmerksamkeit sowie die Aufmerksamkeit des Aufsichts- und Pflegepersonals des Kranken nach dieser Richtung besonders hinzulenken haben. In anderen Fällen, in denen zwar anamnestische Angaben über den fokalen Beginn der Anfälle bestehen, in denen aber der Verlauf des Anfalls von objektiver Seite nicht beobachtet werden konnte, und wo interparoxysmal mit den sonstigen klinischen Methoden Herderscheinungen nicht festgestellt werden können, kann der encephalographische Befund vielfach das einzige objektive Zeichen sein. Schließlich vermag das Encephalogramm bei klarem fokalen Beginn der Anfälle und Vorhandensein eindeutiger klinischer Symptome den wahren Sitz der irritativen Noxe zu erkennen geben, der in manchen Fällen mit dem auf Grund der klinischen Symptomatologie vermuteten Sitz nicht übereinstimmt. So kann z. B. ein Tumor, der unter dem Bilde einer fokalen Epilepsie verläuft, weit höher oder tiefer seinen eigentlichen Sitz haben, als man auf Grund der klinischen Symptome angenommen hatte. Daß dies gerade für das operative Vorgehen von ausschlaggebender Bedeutung sein kann, bedarf kaum einer Erwähnung.

Ich glaube daher, auf Grund eigener Erfahrungen und zahlreicher Beobachtungen von Autoren fast aller Länder der Welt nicht zu weit zu gehen, wenn ich die Forderung aufstelle, daß die Encephalographie, sofern keine der bekannten Gegenindikationen besteht, für die Untersuchung eines Epileptikers zur Klärung seiner Erkrankung ebenso notwendig ist wie z. B. die WASSERMANNsche Reaktion und das Blutbild. Daß in manchen Fällen von Epilepsie auch das Encephalogramm eine Klärung nicht zu bringen vermag, kann selbstverständlich kein Grund sein, den Wert dieser Untersuchungsmethode anzuzweifeln. Denn wenn auch nach allen Erfahrungen die Ventrikelveränderungen ein sehr feines Reagens auf den der Epilepsie zugrunde liegenden Prozeß darstellen, so vermag doch offenbar nicht jeder mit Irritation einhergehende Gehirnprozeß reaktive Formveränderungen am Liquorsystem hervorzurufen, die einem encephalographischen Nachweis zugänglich sind.

Wenn wir nunmehr in eine spezielle Besprechung der Veränderungen des Liquorsystems und ihre encephalographische Darstellung bei Epilepsiekranken eingehen, so seien zunächst die Epilepsieformen der verschiedensten Ätiologie mit rein fokalem Gepräge erörtert. Hierbei sei zunächst eine Gruppe von Fällen herausgegriffen, bei denen interparoxysmal überhaupt keine Herderscheinungen nachweisbar sind, und bei denen das Encephalogramm, abgesehen von dem Hinweis auf den fokalen Herd, auch einen Hinweis auf den der Irritation zugrunde liegenden anatomischen Prozeß gibt. Als Beispiel hierfür sei ein Fall aus der Arbeit von FOERSTER „Encephalographische Erfahrungen" gewählt.

Es handelt sich um einen 27 Jahre alten Mann, der seit seinem 13. Lebensjahr an epileptischen Anfällen litt, deren Beginn auf eine Irritation des linken frontalen Adversivfeldes 6 a β hinwies. Das Encephalogramm zeigt auf der a-p-Aufnahme eine deutliche Dilatation des linken Seitenventrikels, ferner eine Vergrößerung und Dislokation des 3. Ventrikels nach links. Weiterhin sieht man aber eine deutlich verstärkte Oberflächenzeichnung, besonders im oberen Drittel der linken Hemisphäre, also entsprechend der Lage des Feldes 6 a β.

Bei der von FOERSTER vorgenommenen Operation fand sich entsprechend dem encephalographischen Befund eine beträchtliche subarachnoidale Flüssigkeitsansammlung über dem linken Stirnlappen und ein starkes piales Ödem. Es wurde das linke frontale Adversivfeld excidiert.

Als nächste Gruppe seien Fälle fokaler Epilepsie zusammengefaßt, bei denen ebenfalls eine Kongruenz zwischen Ausgangspunkt der Anfälle und encephalographischem Befund besteht, bei denen zwar im Gegensatz zur vorigen Gruppe auch interparoxysmal klinische Symptome bestehen, die aber für eine Lokaldiagnose entweder gar nicht oder nicht sicher verwertbar sind. Abgesehen von dem Hinweis auf den Ausgangspunkt der Anfälle vermag das Encephalogramm auch bei dieser Gruppe vielfach die Art des der Irritation zugrunde liegenden Krankheitsprozesses klar zu erkennen zu geben. Als Beispiel hierfür sei ein Fall von traumatischer Epilepsie aus der Arbeit von FOERSTER und PENFIELD gewählt:

F. L., 31 Jahre alt. Januar 1914 Tangentialschuß an der rechten Kopfhälfte, nicht bewußtlos, keine Lähmungserscheinungen. Großer Knochendefekt am Stirnbein. Wunde eitert lange. 1915 Deckung des Knochendefektes durch Tibiaspan.

1926 *erster epileptischer Anfall*; in demselben Jahre zwei weitere Anfälle. Seit 1925 starke Häufung der Anfälle, in letzter Zeit fast täglich schwere Anfälle. Seit 1918 häufig heftige Kopfschmerzen und leichte Schwindelerscheinungen; zunehmend reizbar und vergeßlich.

11. 11. 1925 aufgenommen. Am Übergang des rechten Stirnbeins zum Scheitelbein Haut stark narbig verändert, mit dem darunter befindlichen Knochen fest verwachsen. Knochen in dieser Gegend stark uneben. Keine Lähmungserscheinungen, keine Sensibilitätsstörungen, keine Reflexstörungen. Stützreaktionen nicht untersucht. Beim exteroceptiven Zeigeversuch Tendenz nach links vorbeizuzeigen, mit dem rechten Arm mehr als mit dem linken. Beim Stehen mit gerade vorgestreckten Armen bei Augenschluß Drehung des Rumpfes und der Arme nach rechts; dabei auch wiederholt Fallneigung nach rechts hinten. Sinnesorgane o. B. Augenhintergrund normal.

Charakter der Anfälle: Typische frontale Adversivfeldanfälle (Feld 6 a β): Keine Aura, Drehung der Augen und des Kopfes nach links, Rumpfdrehung nach links, tonisch-klonischer Krampf des linken Armes und Beines; der linke Arm wird unter Außenrotation stark erhoben, der Vorderarm gebeugt, die Hand proniert, die Finger und der Daumen werden stark extendiert und gespreizt; das Bein wird stark extendiert und adduziert, der Fuß unter starker Supination plantarflektiert; auf der Höhe des Anfalls Beteiligung der rechten

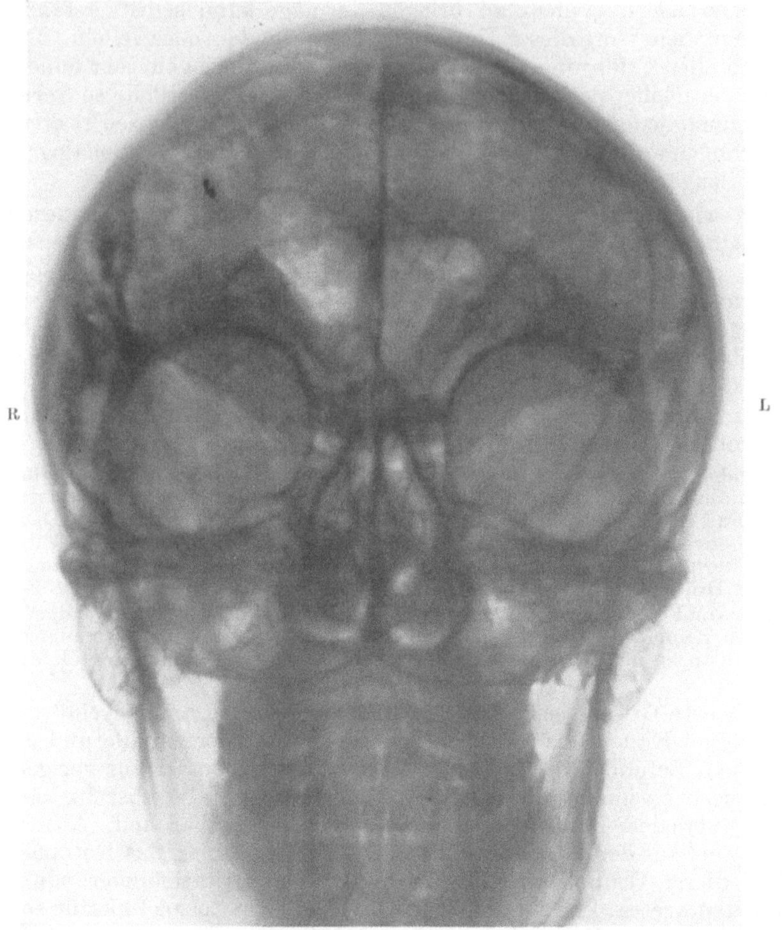

Abb. 112. Aufnahme in antero-posteriorer Richtung. Hinterhaupt auf Platte. Starke Dilatation beider Seitenventrikel und des 3. Ventrikels. Rechter Seitenventrikel stärker dilatiert als linker, deutlich zum Knochendefekt hin ausgezogen; an ihm angeschlossen eine bis zum Defekt hinreichende cystische Kammer. Das ganze Ventrikelsystem nach rechts verzogen, dicht unter dem Defekt ein Corpus alienum. (Nach FOERSTER und PENFIELD.)

Extremitäten. Gegen Ende des Anfalls kommt es zu alternierenden Beuge- und Streckstößen des linken Armes und Beines; die Beugebewegung des Armes verläuft wie oben geschildert, der Streckstoß besteht in energischer Adduktion des Oberarmes, Streckung des Vorderarmes, wobei die pronierte Hand meist zur Faust geballt wird. Am Bein verläuft die Beugung synchron im Hüft-, Knie- und Fußgelenk, der Oberschenkel wird dabei stark abduziert und außenrotiert, der Fuß stark supiniert, die Zehen dorsalflektiert; der Streckstoß des Beines verläuft wie oben zu Beginn des Anfalls geschildert. Nach dem Anfall lange Bewußtlosigkeit, danach sehr heftige Kopfschmerzen.

Encephalographie (Abb. 112 und 113). Die Aufnahme in antero-posteriorer Richtung zeigt eine Dilatation beider Seitenventrikel, der rechte ist erheblich mehr dilatiert und nach oben außen gegen den Knochendefekt zu ausgezogen. 3. Ventrikel nach rechts verzogen. Unterhalb des Knochendefektes Metallsplitter. Auf der Seitenaufnahme erscheint der knöcherne Defekt sehr deutlich, in dessen Bereich mehrere Splitter. Der rechte Ventrikel mehr dilatiert als der linke. Das Dach beider gegen den Knochendefekt zu ausgezogen.

26. 11. 25 *Operation.* Bildung eines Hautlappens mit temporaler Basis, die Sagittalnaht nach links überschreitend, Hautlappen schwer von der Unterlage abpräparierbar. Im Stirnbein ein fünfmarkstückgroßer Knochendefekt, in dessen Mitte das eingesetzte, den Defekt aber nicht ausfüllende Knochenstück mit der Dura fest verwachsen ist. Sorgfältiges Herauspräparieren des Knochenimplantats und Erweiterung der Knochenbresche. Im Zentrum derselben ist die Dura fest mit dem darunter liegenden Gehirn verwachsen. Zirkuläre Durchtrennung der Dura um die Stelle der Adhäsion herum; auch nach dieser Prozedur

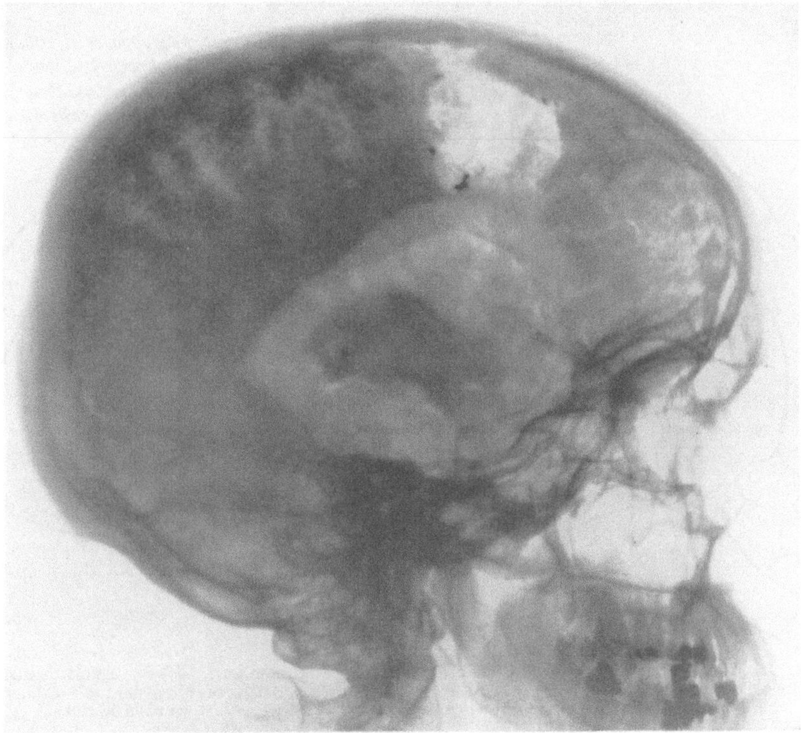

Abb. 113. Seitenbild. Beide Ventrikel dilatiert, der rechte mehr als der linke. Das Dach des Vorderhorns deutlich nach dem Knochendefekt zu ausgezogen. Im Bereich des Defektes mehrere Corpora aliena. (Nach FOERSTER und PENFIELD.)

blutet es noch erheblich aus der Verwachsungsstelle zwischen Dura und Hirnoberfläche nach außen heraus. An der Stelle der Verwachsung und in ihrer Umgebung Gehirnsubstanz teils sehr verhärtet, teils bräunlich verfärbt und erweicht. Beim Ablösen der Dura bis an die Stelle der unlösbaren Verwachsung heran entleert sich eine pflaumengroße oberflächliche Cyste. Lage und Ausdehnung des Hirnherdes ist in Abb. 114 dargestellt. Bestimmung der Foci der Hand, der Finger, des Daumens, des Platysmas und Sternocleidomastoideus, des oberen und unteren Facialis und der Zunge in der vorderen Zentralwindung (KSR. 2,0 mA). Bei Kathodenschlußdauerreizung mit 6 mA tritt von dem in der Abb. 114 markierten Punkte innerhalb des Feldes 6 $\alpha\,\beta$ ein typischer epileptischer Anfall auf, genau wie früher geschildert. Schon vorher war beim Ziehen mit der Pinzette an der circumcidierten Dura ein gleicher epileptischer Anfall aufgetreten. Umstechung der narbig veränderten Hirnpartie sowie des angrenzenden, intakt erscheinenden Teiles des Feldes 6 $\alpha\,\beta$ bis über die obere Hemisphärenkante heraus (vgl. Abb. 114). Excision des umstochenen Abschnittes. In dem excidierten Hirnstück finden sich mehrere Knochensplitter und ein Metallsplitter eingebettet. Durch die Excision, welche bis in den Ventrikel hereinreicht, wird dieser breit eröffnet, Schwanzkernkopf, Plexus chorioideus, Foramen Monroi ausgezeichnet sichtbar. Bei Berührung des Plexus mit der Pinzette heftiger rechtseitiger Kopfschmerz. Nach sorgfältiger Blutstillung Deckung des Duradefektes mittels Lappens aus der Fascia lata. Galeanaht. Hautnaht. Heilung per primam.

Vom 29. 11. bis 3. 12. Temperaturen bis 39° C und darüber (Ventrikel breit eröffnet). dabei subjektiv vollkommenes Wohlbefinden. Vorübergehend beginnende Neuritis optica, Vom 4.—5. 12. Temperatur 38° C, vom 6. 12. ab normal. Neuritis optica wieder ganz geschwunden. In der Folge ausgezeichnetes Wohlbefinden.

20. 3. 26 entlassen. *Keine Anfälle* seit der Operation. Auch das vorher festgestellte Abweichen der Arme nach links beim exterozeptiven Zeigeversuch und beim Stehen mit gerade vorgestreckten Armen ist verschwunden. 3 Jahre lang war Patient völlig anfallsfrei. Sommer 1929 sind vereinzelte, aber sehr leichte Anfälle von Bewußtlosigkeit ohne Krampfentladung aufgetreten. Patient übt seinen Beruf als Gärtner aus.

Anatomischer Befund: Das ausgeschnittene Dura-Hirnstück hat reichlich Fünfmarkstückgröße. Gehirn haftet der Dura an. Zwischen beiden stellenweise graue gelatinöse Massen, in diese Knochen- und Metallsplitter eingebettet.

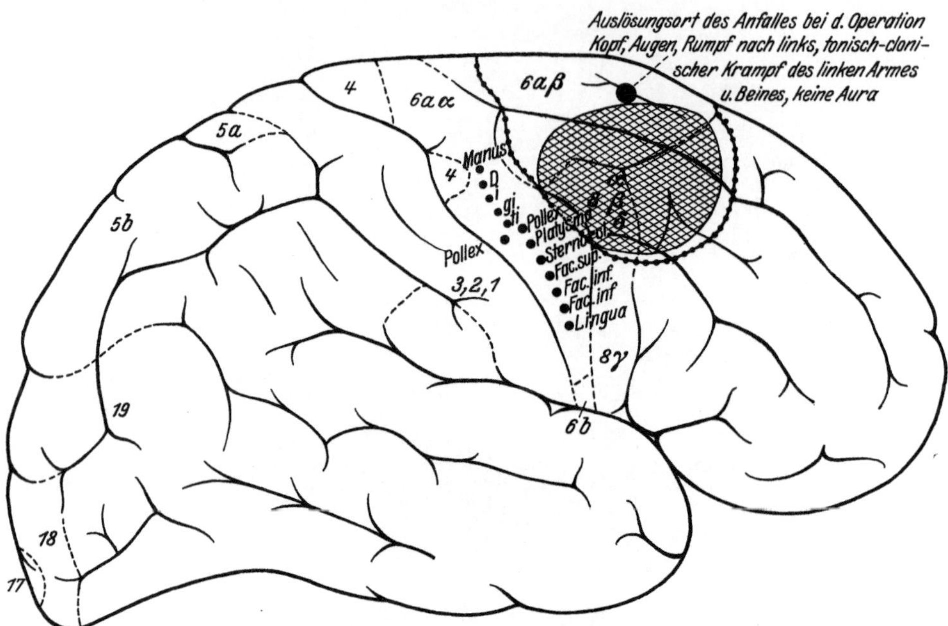

Abb. 114. Lage und Ausdehnung des Rindenherdes. ▩ Rindenherd, —·—·— Excisionslinie, ··· Foci im Bereiche der vorderen Zentralwindung, welche durch KSR. erregt wurden, ● Stelle, von der aus bei der Operation ein epileptischer Krampfanfall ausgelöst werden konnte.

Die mikroskopische Untersuchung zeigt zahlreiche, parallel angeordnete Bindegewebsfasern, von der Oberfläche in das Hirngewebe eindringend und an diese anschließend und teilweise mit ihnen alternierend parallele, in der gleichen Richtung angeordnete Gliafaserzüge. Zwischendurch reichlich Gefäße. Stellenweise bilden letztere einen regelrechten Plexus, besonders da, wo sie von der Oberfläche her eindringen (Abb. 115).

Zusammenfassung. Es handelt sich um einen Fall von traumatischer Schädigung der rechten Frontalregion. Keine erheblichen klinischen Ausfallsymptome. 4 Jahre nach dem Trauma Beginn der epileptischen Anfälle (Typus Feld 6 α β). Haut, Dura und Hirnoberfläche an der Stelle der Verletzung fest verwachsen. Rechter Seitenventrikel nach dieser hin stark ausgezogen. Gesamtes Ventrikelsystem etwas nach rechts verzogen. Eingesprengte Knochen- und Projektilteile. Bei der Operation epileptischer Anfall infolge leichten Zuges an der circumcidierten, dem Gehirn adhärierenden Dura. Excision der Durahirnnarbe bis in den Ventrikel. Im Excisum typische mesodermale Invasion von der Dura ins Gehirn (Gefäße und Bindegewebsfaserzüge, parallel angeordnet), an diese anschließend parallele, gleichgerichtete Gliafaserzüge.

Auch in der nächsten Gruppe fokaler Epilepsien besteht eine Kongruenz zwischen Encephalogramm und klinischem Befund. Im Gegensatz zur vorigen Gruppe besteht diese Kongruenz nicht nur zwischen Anfallsgepräge und Encephalogramm, sondern auch zwischen den interparoxysmal vorhandenen klinischen Symptomen und encephalographischem Befund. Auch in dieser Gruppe kann die Encephalographie, abgesehen von der Bestätigung der klinischen Symptomatologie, vielfach einen Hinweis auf die Art des Krankheitsprozesses geben. Als Beispiel sei ein Fall aus meiner Arbeit „Pathophysiologische, patho-histologische und chirurgisch-therapeutische Erfahrungen bei Epileptikern" geschildert.

(Gemeinsame Beobachtung mit Dr. KIRSCHBAUM): 23jähriger stud. iur. im 4. Semester, der am 13. 5. 29 wegen schwerer Erregungszustände auf die geschlossene Abteilung aufgenommen wurde. Seit frühester Jugend Linkshänder, ohne daß von einer besonderen Erkrankung im Kindesalter etwas bekannt ist. Guter Schüler. Seit dem 10. Lebensjahre leidet Patient an epileptischen Krampfanfällen. Die Anfälle treten meist nachts auf, in letzter Zeit durchschnittlich 5—6 Anfälle täglich. Außer den Anfällen bestehen Angstzustände, die zu hochgradigen Erregungen führen, bei denen Patient sinnlos um sich schlägt. Wiederholt Suicidideen mit Suicidversuchen. Neurologischer Befund: Deutlicher Chwostek beiderseits. Geringe Dysdiadochokinesis des rechten Armes, Einzelbewegungen der Finger rechts o. B. Mitbewegungen des rechten Armes beim Gang deutlich herabgesetzt. Keine pathologischen Reflexe, keine Sensibilitätsstörung. Schon auf Grund der neurologischen Untersuchung lag der Verdacht nahe, daß die Linkshändigkeit des Patienten Folge einer in frühester Kindheit überstandenen, offenbar abortiven Form cerebraler Kinderlähmung sei. Durch Hyperventilation konnten nun mehrfach Krampfanfälle ausgelöst werden, die folgendes Gepräge hatten: Bereits nach forcierter Atmung von 2 Min. extreme Pfötchenstellung beider Hände, ausgeprägter Chwostek beiderseits, Schnauzkrampf und Carpopedalspasmen. Patient gleitet vom Stuhl, wälzt sich unter starkem Schnaufen und Stöhnen auf der Erde umher, ist jedoch nicht bewußtlos (was nachher auch aus seiner eigenen Schilderung hervorgeht). Pupillen maximal weit, träge Lichtreaktion. Plötzlich geht dieser mehr tetanische Anfall in einen echten epileptischen Krampfanfall über mit kurzer Drehung der Bulbi nach rechts, klonischen Zuckungen des rechten Mundwinkels und rechten Armes. Während dieses Anfalls Cyanose, Speichelfluß, Bewußtlosigkeit, die jedoch von ganz kurzer Dauer ist. Nach dem Anfall Klagen über Kopfschmerzen.

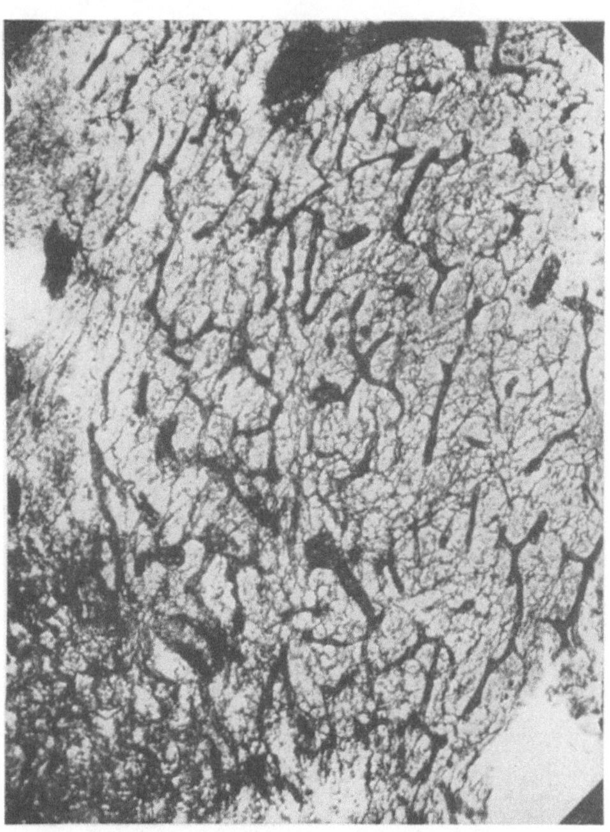

Abb. 115. Mikroskopisches Präparat des Gehirnexcisums bei 125facher Vergrößerung. Gefäßplexus in das Hirngewebe eindringend, untermischt mit zahlreichen kollagenen Bindegewebsfaserbündeln. (Nach FOERSTER und PENFIELD.)

Encephalographischer Befund: Liquor-Luftaustausch 185 : 175 ccm. Frontooccipitale Aufnahme (Abb. 116): Beide Seitenventrikel wenig erweitert und abgerundet, besonders links. Vor allem auffallend ist die Oberflächenzeichnung, die auf der linken Seite sehr erheblich verstärkt ist und in ihrem mittleren und unteren Drittel geradezu Cystenform angenommen hat. Seitliche Aufnahme zeigt den Sitz der pathologisch verstärkten Oberflächenzeichnung in der Zentral- bzw. Präzentralregion. Auf Grund des Röntgenbildes wurde die Diagnose eines meningopathischen Prozesses der linken Zentral- bzw. Präzentralregion gestellt. Mehrfach konnten hier beim Patienten schwerste Angst- und Erregungszustände

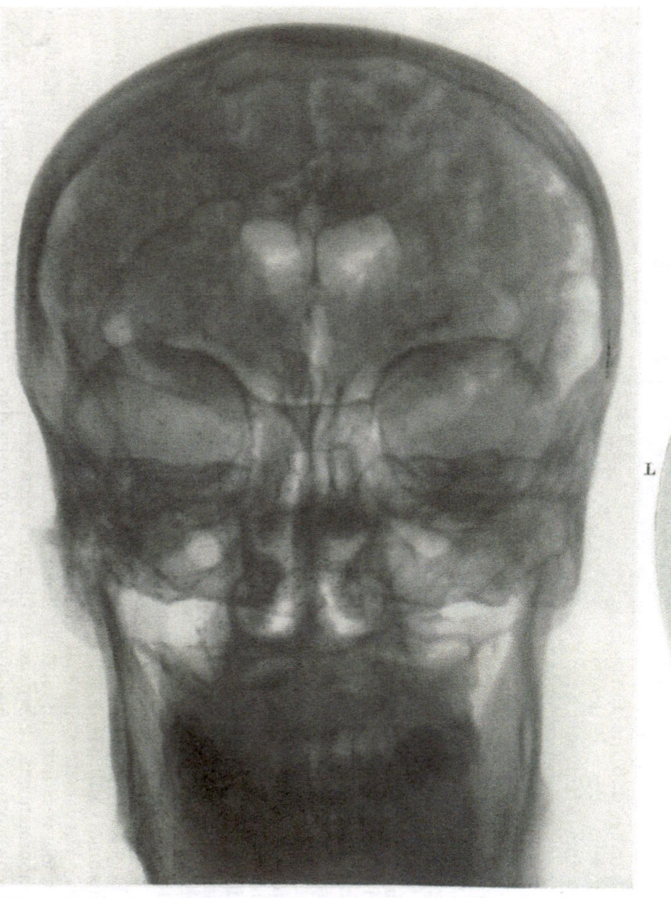

Abb. 116. Fokale Epilepsie als Folge einer Meningo-Encephalitis. Circumscripte Luftansammlung an der linken Konvexität.

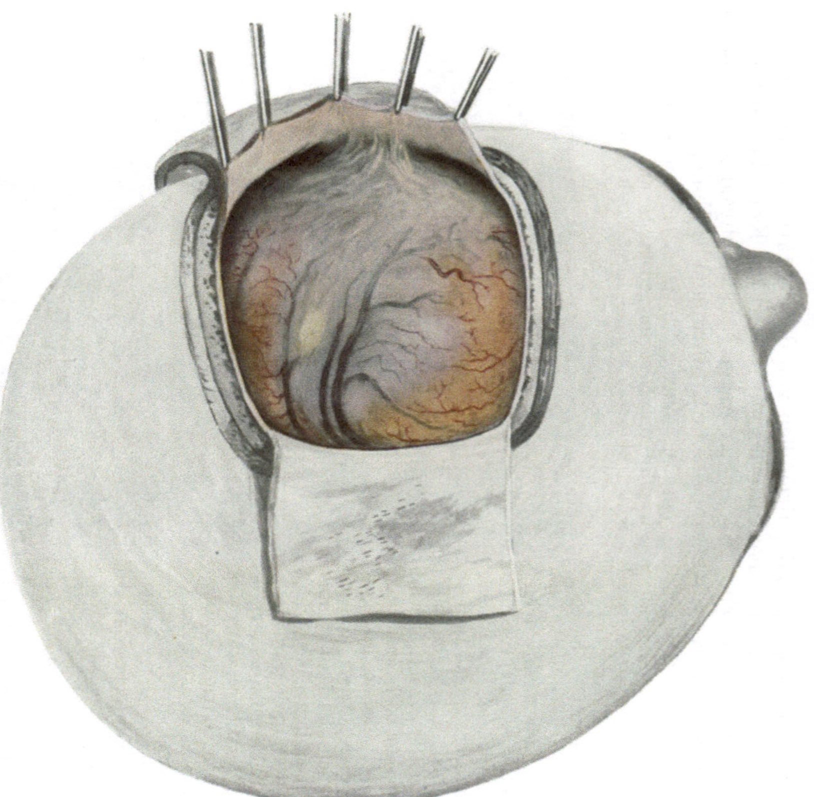

Abb. 117. Operationsbefund zu Abb. 116.

beobachtet werden, bei denen er mitunter gegen das Pflegepersonal aggressiv wurde und sinnlos um sich schlug. Einen derartigen Erregungszustand bekam Patient z. B. nach dem 1. Akt der Operation (Trepanation über der linken Fronto-Parietalregion), die ich Anfang Juli vornahm.

15. 7. 2. Akt. Eröffnung der Hautnarbe, Zurückklappen des Hautlappens. Eröffnung der Dura parallel zum Knochenrand. Die Dura ist in der Gegend der zweiten und dritten hinteren Stirnwindung bzw. im unteren Teil der vorderen Zentralwindung durch derbe Adhäsionen mit der in dieser ganzen Gegend stark hyperplastischen und graugrünlich verfärbten Pia bzw. Hirnoberfläche fest verwachsen und muß vorsichtig gelöst werden. Auch die Gegend etwa der Armregion der Centralis anterior ist mit einer etwa kleinkirschgroßen circumscripten stark hyperplastischen Pia bedeckt. Das Gebiet der Zentral- und Präzentralregion zeigt ein erhebliches Piaödem, das nach Stichelung der Pia abfließt. Abb. 117 stellt den Operationsbefund dar, wie er sich nach Eröffnung der Dura darbot. Nach Feststellung der Foci der Centralis anterior für Facialis und Finger mittels galvanischen Stromes, die bei Stärke von 1,5—1,8 mA gefunden wurden, erfolgt eine etwas über erbsengroße Rindenexcision des Armgebietes im Bereich der vorher beschriebenen Piahyperplasie nach zirkulärer Umstechung. Ferner wird ein über kirschgroßes Rindenstück aus der zweiten bzw. dritten Stirnregion ebenfalls im Bereich der starken Piahyperplasie nach zirkulärer Umstechung vorgenommen. Hierauf Duranaht, Hautnaht, Verband.

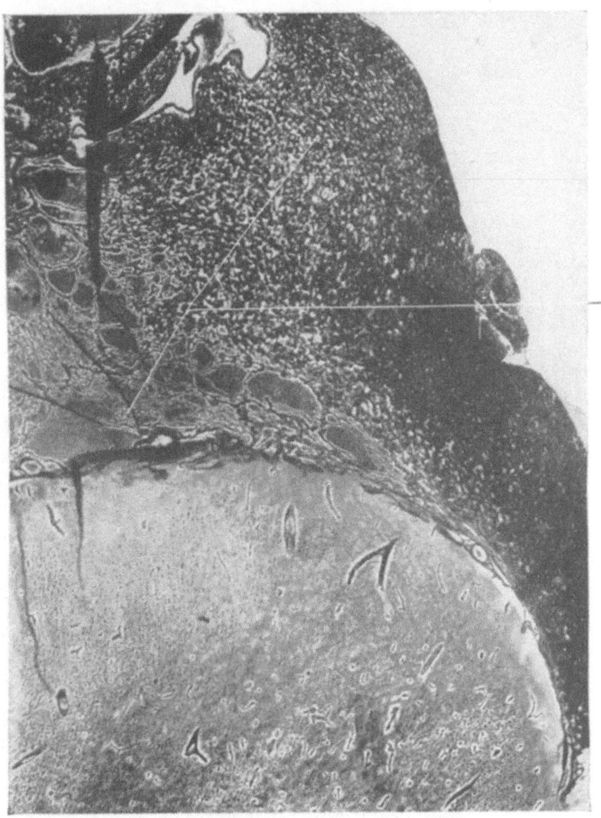

Abb. 118. Hochgradige Piahyperplasie des excidierten Rindenstückes.

Was zunächst die klinischen Folgeerscheinungen der Hirnexcisionen betrifft, so hat nach der Operation die schon vorher vorhandene Dysdiadochokinesis bzw. leichte Parese des rechten Armes nur in sehr geringem Maße und lediglich für etwa 6 Tage zugenommen. Augenbewegungen (die untere Excision befand sich zum Teil im Gebiet des frontalen Augenfeldes) nach beiden Seiten frei. Dagegen entwickelte sich innerhalb von 24 Stunden nach der Operation rasch zunehmend eine totale, rein motorische Aphasie, und zwar sowohl für die Spontansprache wie für das Nachsprechen. Jedoch schon wenige Tage später setzte die Restitution der Sprache wieder ein, und zwar zunächst für das Nachsprechen. Nach etwa 4 Wochen waren die letzten Spuren der Aphasie fast vollständig verschwunden. Patient konnte nicht nur seine Muttersprache wieder vollkommen, er hatte auch seinen fremden Sprachschatz (französisch, englisch, griechisch) wiedererlangt. Interessant ist, wie Patient selbst seine Aphasie und ihre Restitution erlebte, wie das aus einem Bericht 6 Wochen nach der Operation hervorgeht: „Die Sprache blieb am gleichen Tage (Operation) noch bestehen und verschwand erst während des Schlafes. ... Die Sprache trat allmählich wieder ein. Erst konnte ich nur Laute sprechen wie Pa, Ma, La und andere primitive Silben. Ich versuchte wohl die Lippen zu bilden, schwere Worte zu sprechen, konnte sie jedoch nicht hervorbringen. Erst im Laufe der Zeit gelang es mir, kompliziertere Laute zu sprechen. Jedoch mußte ich — anders wie bei der normalen Sprache — stets daran denken, die betreffenden Laute hervorzubringen, während ich in der vierten Woche beim Sprechen schon wieder an etwas anderes denken konnte als an die Worte, die ich sprechen wollte. Zuerst sprach ich wie bei einer neuen Sprache sehr langsam und konnte mich auf Worte nicht besinnen, machte Sprachfehler und stellte Silben um. Jetzt aber beherrsche ich die Sprache wieder völlig." Über den weiteren Verlauf ist zu berichten, daß Patient seit der Operation anfallsfrei ist und keine Erregungszustände mehr aufgetreten sind. Seit Mitte September 1929 aus der Anstalt entlassen, schreibt monatlich pünktlich einen Bericht, hat bei Witterungswechsel gelegentlich Kopfschmerzen. Hat im Sommersemester 1930 das Studium wieder aufgenommen und hat inzwischen sein Referendarexamen mit „gut" bestanden.

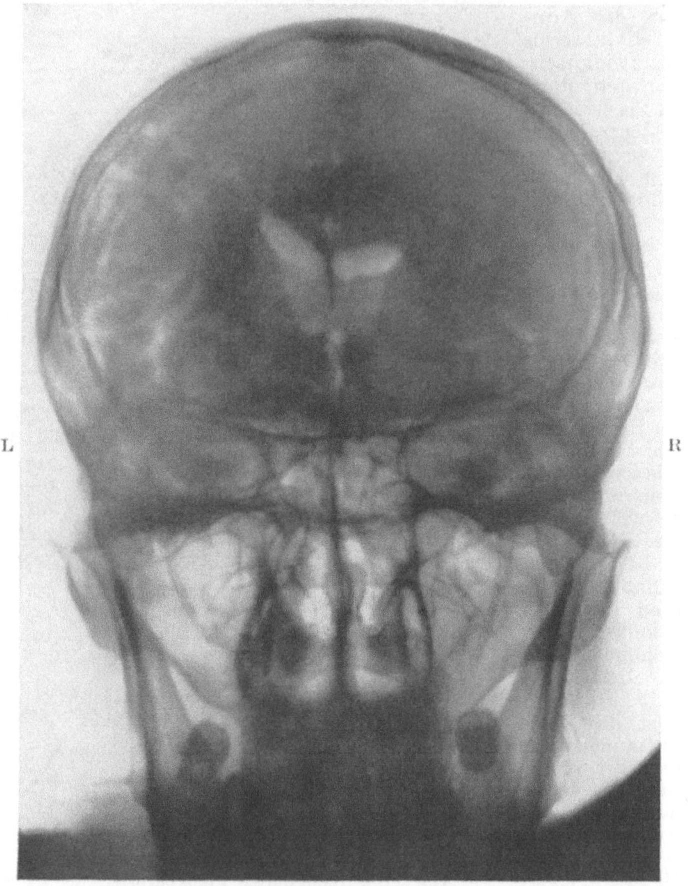

Abb. 119. Parasagittales Meningeom der Fronto-Parietalregion rechts. Fokale Epilepsie; Diskrepanz zwischen Tumorsitz und klinischer Symptomatologie.

Die histologische Untersuchung der excidierten Rindenstücke, die ich im anatomischen Laboratorium der Hamburger Universitäts-Nervenklinik (Vorstand: Prof. A. JAKOB) vornahm, ergab folgenden Befund: Im Nisslbild gewucherte Makroglia, in der ersten Schicht zahlreiche CAJAL-RETZIUSsche Ganglienzellen. In Lamina 2 und 3a kleine Verödungen und Ausfälle von Ganglienzellen mit Gliawucherungen. Im Cajalbild (Goldsublimatmethode) Makroglia in Lamina 1 stark gewuchert. Auch in Lamina 3 Riesengliazellen, und zwar sowohl perivasculär wie diffus. Im Hortegabild leichte Proliferation der Hortegazellen, die in den Einzelformen etwas groß erscheinen. Besonders eindrucksvoll ließ sich die schon makroskopisch sichtbare chronische Hyperplasie der Pia im Perdraubild darstellen, wie das Abb. 118 zeigt. Im übrigen zeigt das Perdraubild normale Gefäßzeichnung.

Ich komme nunmehr zur Beschreibung einer Gruppe von Fällen fokaler Epilepsie, bei denen insoweit eine erhebliche Inkongruenz zwischen Encephalogramm und klinischem Befund besteht, als sowohl das Gepräge der Anfälle wie die interparoxysmalen klinischen Erscheinungen eindeutig auf einen bestimmten Rindenherd hinweisen, während das Encephalogramm zeigt, daß der zugrunde liegende Krankheitsprozeß seinen eigentlichen Hauptsitz mehr oder minder weit entfernt von diesem Rindenbezirk hat. Gerade diese Gruppe erscheint mir klinisch von besonderer Wichtigkeit, weil das Encephalogramm im Gegensatz zu der Symptomatologie unter Umständen für die Art eines operativen

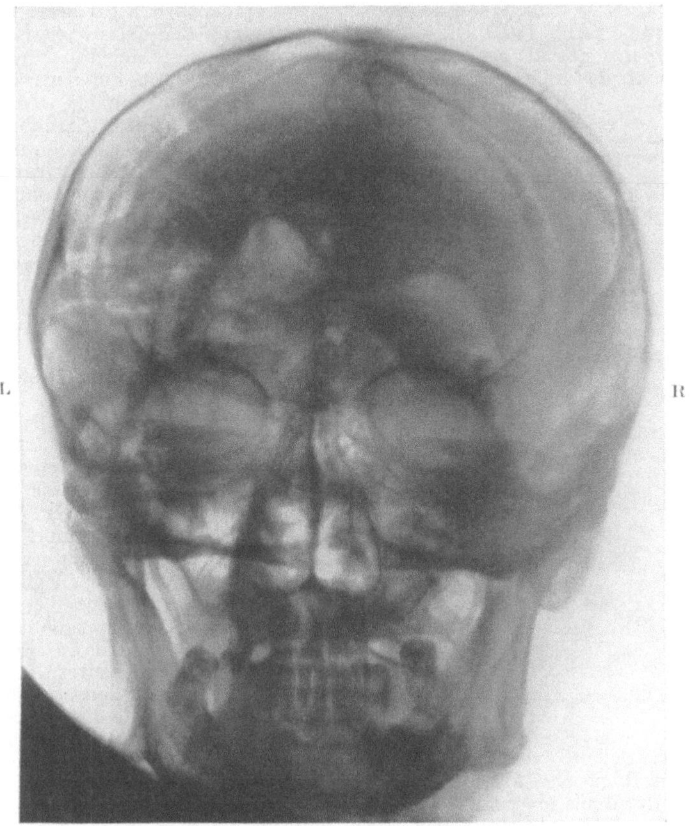

Abb. 120. P-a-Aufnahme desselben Falles.

Vorgehens absolut bestimmend ist. Das zeigt folgender, in Hamburg beobachteter und ebenfalls in meiner vorhin erwähnten Arbeit beschriebener Fall.

(Gemeinsam mit Dr. LANGELÜDDEKE beobachtet): 56 Jahre alter Mann. Vater des Patienten war Trinker. Ein Bruder wegen Dementia praecox in Langenhorn, eine Schwester ebenfalls in einer Anstalt. 1. Aufnahme des Patienten in die hiesige Klinik am 5. 8. 18. Damals ratlos, weint viel, meint, er müsse sterben, wird dann völlig gesperrt, muß später wegen starker Unruhe vorübergehend auf die unruhige Abteilung. Nach zwei Monaten allmählich freier, Januar 1919 Entlassung. 2. Aufnahme 7. 9. 24. Seit 5 Tagen vor der Aufnahme Angstideen. Auch hier stark erregt, ängstlich, halluzinierend. Entlassung 1. 1. 25. 3. Aufnahme am 9. 1. 29. Bis 6 Wochen vor der Aufnahme Wohlbefinden, arbeitete regelmäßig. Im November 1928 plötzlich auf der Straße epileptischer Krampfanfall, beginnend mit Zuckungen im linken Arm. Postparoxysmale Schwäche der linken Hand. Seither wieder psychisch verändert, ängstlich unruhig. *Deswegen* Aufnahme in die Klinik. Neurologischer Befund: Ganz leichte Facialisparese links, spastische Monoparese des linken Armes, besonders der linken Hand und Finger. Vor allem sind die Extensores carpi et digitorum gelähmt. Bauchdeckenreflex links cutan herabgesetzt, sonst kein pathologischer

Befund. Insbesondere keinerlei paretische Erscheinungen bzw. Reflexerhöhungen im linken Bein. Augenhintergrund normal, Augenbewegungen frei, kein Nystagmus, Visus und Gesichtsfeld normal, keine Hemianopsie, keinerlei Sensibilitätsstörungen, Wa.R. im Blut negativ, Blutbild o. B. Blutdruck normal. Encephalographischer Befund: 6. 2. 29. Liquor-Luftaustausch 160 : 150. Liquordruck im Liegen stark erhöht (310 mm). Frontooccipitales Bild (Abb. 119): Ausgesprochene Asymmetrie der Seitenventrikel. Das rechte Vorderhorn ist erheblich breiter als das linke. Das Dach des rechten Vorderhorns steht tiefer als das Dach des linken, das im übrigen schräg nach oben zeigt. An der Konvexität fehlt rechts die Oberflächenzeichnung vollkommen bis auf geringe Reste im untersten Drittel. Dagegen ist links die Oberflächenzeichnung sehr deutlich, sogar verstärkt. Occipitofrontale Aufnahme (Abb. 120): Die starke Höhendifferenz der Seitenventrikel prägt sich hier noch deutlicher aus als auf der Vorderaufnahme. Das rechte Hinterhorn steht ganz erheblich tiefer als das linke. Oberhalb des Daches des rechten Seitenventrikels sieht man einen dunklen Schatten. Auch auf dieser Aufnahme fehlt die Oberflächenzeichnung rechts vollkommen. Auf Grund des Encephalogramms konnte gar kein Zweifel darüber bestehen, daß es sich hier um einen raumbeengenden Prozeß des Gehirns, einen Tumor, handeln mußte, der den ganzen rechten Seitenventrikel von oben her komprimiert. Bemerkenswert war hier nun der Liquorbefund (Prof. KAFKA): Im Liquor 3/3 Zellen. Eiweißrelation 1. Zahl 1,5; 2. 0,9; Globulin 0,3; Albumin 1,2; Hydratationskoeffizient 3,0; Eiweißquotient 0,25. *Wa.R. im Liquor bei 0,5 +, bei 1,5 ++*. In der Anamnese gar kein Anhaltspunkt für Lues. Da der Augenhintergrund keinen sicheren pathologischen Befund zeigte, wurde bei Patient mit Rücksicht auf die positive Wa.R. zunächst eine spezifische Behandlung eingeleitet. Da diese jedoch keinen therapeutischen Effekt zeigte, die JACKSONschen Anfälle sich häuften, am Augenhintergrund sich eine leichte venöse Stase einstellte, entschloß ich mich am 22. 3. zur Operation. Mit Rücksicht auf den encephalographischen Befund wurde der Hautschnitt bis über die Mittellinie über der rechten Fronto-Parietalregion angelegt, da nach dem Röntgenbild der Tumor weit höher sitzen mußte, als man nach den klinischen Erscheinungen (Monoparese der rechten Hand) hätte annehmen müssen. Schon die sehr starke Blutung aus der Haut bzw. dem Knochen sprach dafür, daß es sich wahrscheinlich um ein Meningeom handeln würde. Das bestätigte der 2. Akt (3. 4. 29). Es konnte ein etwa apfelgroßes Meningiom aus der oberen hinteren Frontal- bzw. Parietalregion entfernt werden, das seinen Ausgangspunkt von der Falx cerebri aus nahm. Nur mit seinem unteren Rand reichte der Tumor gerade eben in das Armgebiet der vorderen Zentralwindung hinein. Duraplastik aus der Fascia lata, Hautnaht, Verband. Abb. 121 zeigt den exstirpierten Tumor, der einen recht polymorphen Chrakter hatte, zum Teil geradezu knorpelig, an anderen Stellen wieder recht fettreich war.

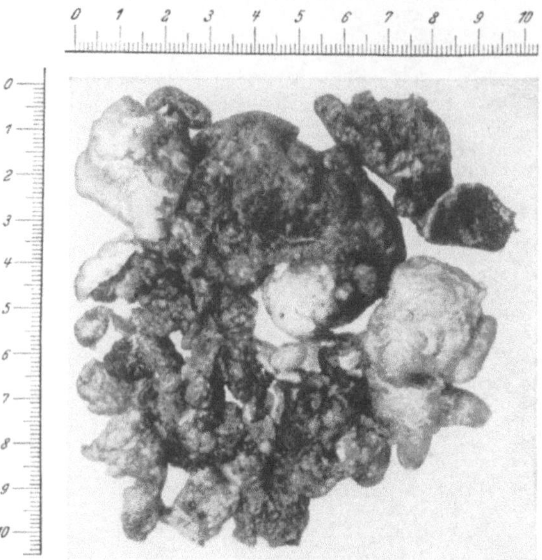

Abb. 121. Der exstirpierte Tumor.

Nach der Operation bestand zunächst eine totale Hemiplegia sinistra, die sich im Laufe der nächsten Wochen aber wieder zurückbildete. Am längsten hielt die Lähmung des linken Armes bzw. der linken Hand an. Jedoch besserte sich auch diese allmählich so weit, daß sogar Einzelbewegungen der Finger wieder möglich wurden. Weiterhin war nach der Operation ein ganz hochgradiger Schweißausbruch fast der ganzen linken Körperseite zu bemerken, der besonders im linken Unterarm ausgeprägt war. Dieser Schweißausbruch hielt mehrere Tage an. Mitunter konnte man große Schweißtropfen auf dem linken Unterarm sehen. Nach der Operation auffallende Besserung des psychischen Befindens. Der vorher ängstliche und gesperrte Mann wurde zusehends freier, mitunter recht witzig, beschäftigte sich viel mit Lesen, ging viel im Park spazieren und wurde Ende September bei bestem Wohlbefinden aus der Klinik entlassen. Bei der Entlassung noch leichte paretische

Erscheinungen des linken Armes. Da auch nach der Operation gelegentlich ganz leichte Zuckungen der Finger auftraten, bestand die Nachbehandlung in diesem Fall, wie im übrigen bei allen operierten Epileptikern, in der Darreichung von 0,1 Luminal täglich und 3mal 20—30 Tropfen Epileptol (Dr. ROSENBERG). Es ist das eine medikamentöse Kombination, die seit langem an der FOERSTERschen Klinik bei allen operierten Epileptikern mit gutem Erfolg angewandt wird.

Dieser Fall verdient aus den verschiedensten Gründen besonderes Interesse. Der Wert der Encephalographie wird hier in evidentester Weise für die Hirndiagnostik erwiesen, und zwar in zweierlei Hinsicht: Erstens konnte durch die Art der Verdrängung des rechten Seitenventrikels, insbesondere auf der occipitofrontalen Aufnahme, die Diagnose Hirntumor a priori gestellt werden. Das war in diesem Fall nun um so wertvoller, als hier sonst gar keine Allgemeinsymptome, insbesondere auch keine Veränderung am Augenhintergrund vorhanden waren, die den Verdacht auf einen raumbeengenden Prozeß des Gehirns hätten wecken können. Zweitens aber konnte aus der Art der Ventrikelverdrängung auf den Höhensitz des Tumors bzw. seine Ausbreitung mit Sicherheit geschlossen werden. Das Röntgenbild wies absolut klar darauf hin, daß der Tumor weit höher sitzen mußte, als man auf Grund der klinischen Symptome (Monoparese der Hand) hätte vermuten können. Hätte man lediglich auf Grund der klinischen Erscheinungen interveniert, dann wäre viel zu tief eröffnet worden (untere zwei Drittel der Centralis anterior), und man hätte gerade den untersten Pol des Tumors erreicht. Das Encephalogramm wies somit dem Operateur von vornherein den richtigen Weg für sein Vorgehen. Gerade weil hier durch das Röntgenbild die Tumordiagnose zu einem Zeitpunkt ermöglicht wurde, wo noch nicht die geringsten allgemeinen Stauungs- und Hirndruckerscheinungen vorhanden waren, konnte die Prognose für einen operativen Erfolg um so günstiger gestellt werden.

Auch bei der nächsten Gruppe besteht eine Inkongruenz zwischen Encephalogramm und klinischem Befund. Es handelt sich hier um Fälle, die klinisch als fokale Epilepsie imponieren, und bei denen auch interparoxysmal und insbesondere postparoxysmal die klinischen Symptome auf eine Halbseitenschädigung des Gehirns hindeuten. Hier deckt zwar das Encephalogramm eindeutig die Ätiologie des Krankheitsprozesses auf, ohne allerdings sichere Hinweise auf eine besondere Schädigung einer Hirnhemisphäre oder einzelner Teile derselben aufzuzeigen. Als Beispiel hierfür erwähne ich einen Fall von primärer Hemmungsbildung des Gehirns mit Balkenmangel bei einem vierjährigen Knaben, der klinisch als Halbseitenepilepsie imponierte. Die Krampfanfälle gingen stets halbseitig mit Beteiligung der rechten Körperseite, besonders des rechten Armes, einher. Postparoxysmal bestand eine Parese der ganzen rechten Körperseite, interparoxysmal fiel ein schlechteres Mitbewegen des rechten Arms beim Gang sowie Ungeschicklichkeit der rechten Hand bei feineren Bewegungen auf. Sprachen also hier die klinischen Symptome für einen isolierten Prozeß der linken Hirnhemisphäre, insbesondere im Bereich des Armzentrums der linken Zentralregion, so deckte das Encephalogramm eine schwere allgemeine Hemmungsmißbildung des Ventrikelsystems als Ausdruck einer primären Entwicklungsstörung des Gehirns mit Balkenmangel auf, ohne daß man aus der Art der Veränderungen des Liquorsystems auf eine bevorzugte Schädigung der linken Hirnhemisphäre hätte schließen können. Der Fall sowie dessen encephalographische Bilder soll im Kapitel Entwicklungsstörungen eingehend beschrieben werden.

Bisher sind nur fokale Epilepsien beschrieben worden, bei denen die encephalographischen Veränderungen infolge der freien Kommunikation zwischen Ventrikelsystem und Subarachnoidalraum durch die Encephalographie via Lumbalpunktion feststellbar waren. Es ist nun durchaus kein allzu seltenes Ereignis, daß es auch bei fokalen Epilepsien — ganz gleich welcher Ätiologie und ganz gleich, ob interparoxysmal klinische Herderscheinungen bestehen oder nicht — zu einer Unterbrechung dieser Kommunikation kommt. Die Folge hiervon ist eine Nichtfüllung des Ventrikelsystems bei der lumbalen Encephalographie. Je nach dem Sitz des Abschlusses, d. h. caudal oder oral vom 4. Ventrikel, erhält man bei der lumbalen Encephalographie eine Darstellung des Subarachnoidalraums oder nicht. Mitunter wird das Encephalogramm aber auch bei derartigen Fällen, vorausgesetzt daß der Luft-Liquoraustausch genügend groß war, aus der verschiedenen Weite des Subarachnoidalraums als Ausdruck circumscripter meningealer Veränderungen allein schon ausreichende

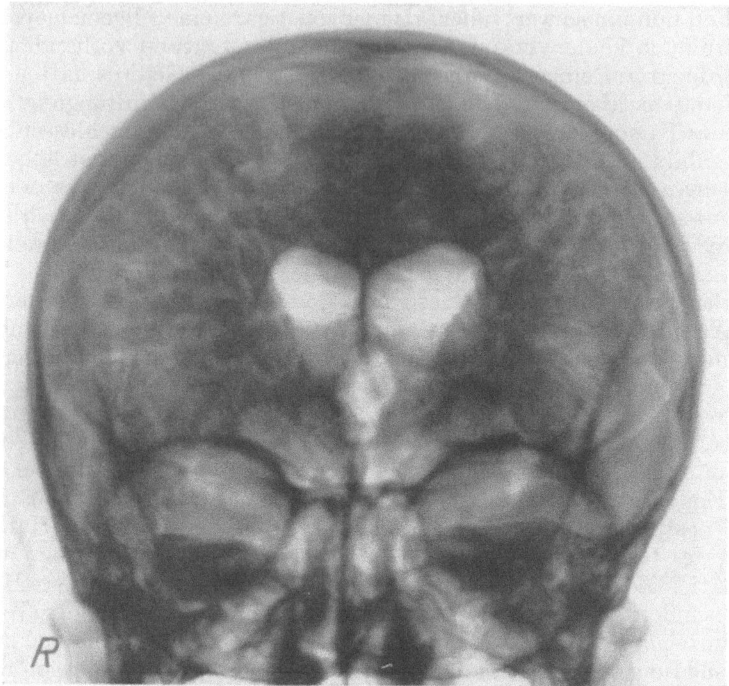

Abb. 122. Hydrocephalus internus communicans.

Hinweise auf die Stelle des Ausgangspunktes der Krampfanfälle geben. Mitunter sitzt aber der Abschluß soweit caudal, daß auch die Kommunikation zwischen cerebralem und spinalem Subarachnoidalraum unterbrochen ist, so daß man bei der Encephalographie via Lumbalpunktion auch keine Darstellung der cerebralen Subarachnoidalräume erhält. Bei einem derartigen Befund ist es notwendig, sofern auch Kontrollaufnahmen keine Veränderung desselben ergeben und man diagnostisch weiterkommen will, sich durch die Encephalographie via Ventrikelpunktion über die Größe und Form des Ventrikelsystems und seine Beziehungen zum Sitz der irritativen Noxe Klarheit zu verschaffen. Man sollte nach den experimentellen Untersuchungen über die Entstehung eines Hydrocephalus internus nach Okklusion des Aquädukts oder 4. Ventrikels meinen, daß der encephalographisch festgestellte Ventrikelabschluß, insbesondere wenn er noch durch eine Passageprüfung nach ventrikulärer Injektion von Jodnatrium oder Phenosulphonphthalein als komplett festgestellt wird, *immer* einen sekundären Hydrocephalus der oral von der Okklusionsstelle gelegenen Ventrikelabschnitte zur Folge hat. Das trifft aber nur für einen Teil dieser Fälle zu, wobei der Ventrikel der Herdseite sogar noch relativ größer bzw. nach dem Herd zu deformiert sein kann. In einem anderen Teil der Fälle findet man aber durchaus keinen Hydrocephalus der oral von der Okklusion gelegenen Ventrikelabschnitte. Ja, mitunter können in einem derartigen Fall die Seitenventrikel sogar auffallend klein sein. Wir sehen, daß gerade diese encephalographischen Befunde bei der Epilepsie uns auch einen Einblick in die Pathophysiologie der Liquorzirkulation geben. Man wird bei Fällen, die trotz eines erwiesenen kompletten Abschlusses des Ventrikelsystems vom Subarachnoidalraum keinen

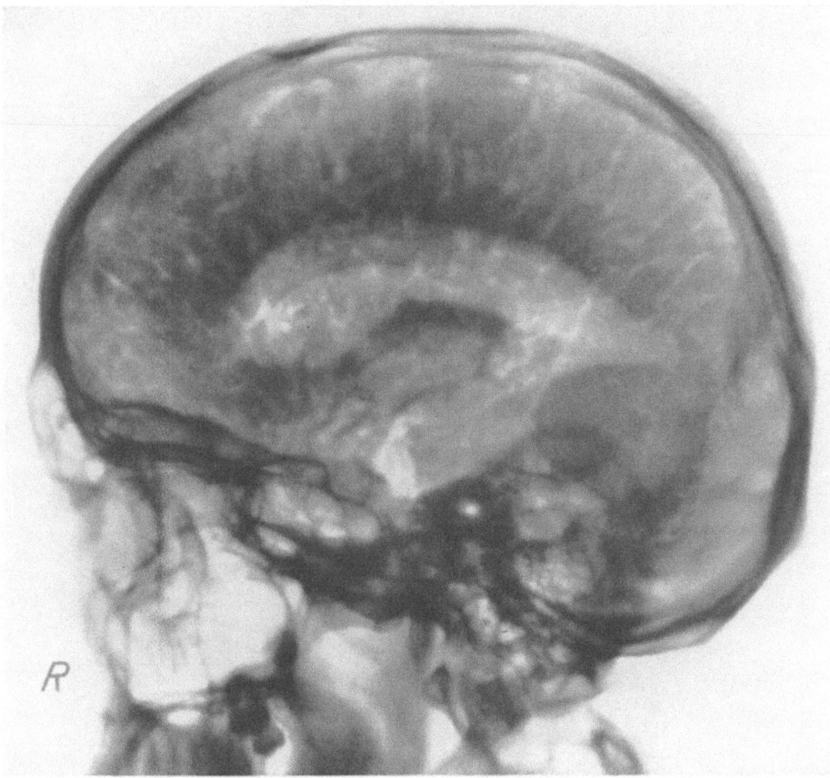

Abb. 123. Hydrocephalus internus communicans. Darstellung des gesamten Liquorsystems.

Hydrocephalus zeigen, andererseits das bei einer zweiten Sitzung in einen Seitenventrikel z. B. injizierte Jodnatrium bei der Resorptionsprüfung im Urin wenn auch in verzögerter Zeit ausgeschieden wird, zur Annahme berechtigt sein, daß auch die Resorption des Liquors, die normalerweise in der Hauptsache an der Konvexität des Gehirns erfolgt, hier in den Ventrikeln selbst vor sich geht, sei es durch das Ventrikelependym oder die Gefäße der Ventrikelwandungen.

Haben wir aus den vorangehenden Ausführungen gesehen, wie wertvoll die Encephalographie für die Klassifizierung fokaler Epilepsien sein kann, so können wir im Prinzip dasselbe auch bei Epilepsieformen ohne fokales Gepräge finden. Auch hier vermag die Encephalographie nicht selten Aufschluß über den der Epilepsie zugrunde liegenden Krankheitsprozeß zu geben. Das gilt, abgesehen von Tumoren, Entwicklungsstörungen, atrophisierenden Prozessen, besonders für die einzelnen Hydrocephalusformen verschiedenster Ätiologie. Als Beispiel hierfür sei folgender Fall geschildert:

35jähriger Mann, dessen Mutter an schwerer Migräne litt, leidet seit seinem 15. Lebensjahr, abgesehen von anfallsweise auftretenden Kopfschmerzen, an epileptischen Krampfanfällen, die in wechselnder Häufigkeit auftreten. Vor dem Anfall Angstgefühl und Speichelfluß, nach dem Anfall häufig saurer Geschmack im Mund. Irgendein fokales Gepräge der Anfälle war nicht eruierbar. Neurologisch fand sich kein krankhafter Befund. Psychisch: Debil, affektlabil, klebrig.

Die Lumbalpunktion ergab einen stark erhöhten Liquordruck (290 im Liegen).

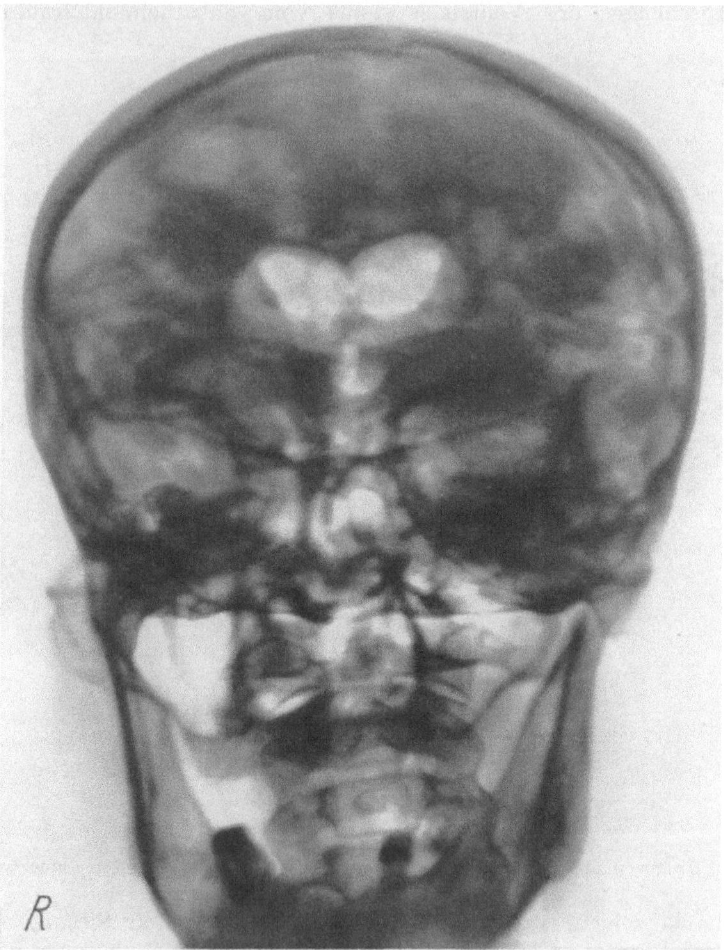

Abb. 124. Epilepsie bei atrophisierendem Prozeß im Klimakterium.

Die Encephalographie deckte einen Hydroecphalus internus communicans auf, wie die a-p-Aufnahme und das seitliche Bild zeigen (Abb. 122 u. 123). Auch der 3. und besonders der 4. Ventrikel sind auffallend groß. Auffallend ist ein stärkeres Ausladen der linken Schädelseite, die mit einer stärkeren Vergrößerung des linken Seitenventrikels kombiniert ist.

Auf Grund des Befundes führte ich hier nach Trepanation über der Regio cerebellaris mit Entfernung des Atlasbogens eine breite Appertur der Cisterna cerebello-medullaris aus. Seit dieser Zeit (Anfang April 1934) sind bei dem Kranken epileptische Krampfanfälle nur noch ganz vereinzelt aufgetreten, vor allem ist der Kranke auch von seinen lästigen Kopfschmerzen befreit.

Der nächste Fall ist ein Beispiel einer im Beginn der Menopause erstmalig aufgetretenen Epilepsie ohne fokales Gepräge bei einer 54jährigen Frau. Außer den schweren Krampfanfällen bestand hier starke Benommenheit, Kopfdruck, eine gewisse Verlangsamung aller psychischen Reaktionen und eine auffallend starke Merkfähigkeitsschwäche. Hier konnte das Encephalogramm einen deutlich atrophisierenden Prozeß des Gehirns, insbesondere des Stirnhirns, aufdecken, wie er sich im Involutionsalter bei Frauen gelegentlich entwickelt. Das Encephalogramm zeigt auf der a-p-Aufnahme eine deutliche Dilatation beider Seitenventrikel und des 3. Ventrikels mit einer grob verstärkten und plumpen Oberflächenzeichnung beider Hemisphären (Abb. 124). Die Seitenaufnahme zeigt durch die vornehmliche Erweiterung und starke Füllung der Vorderhornpartien

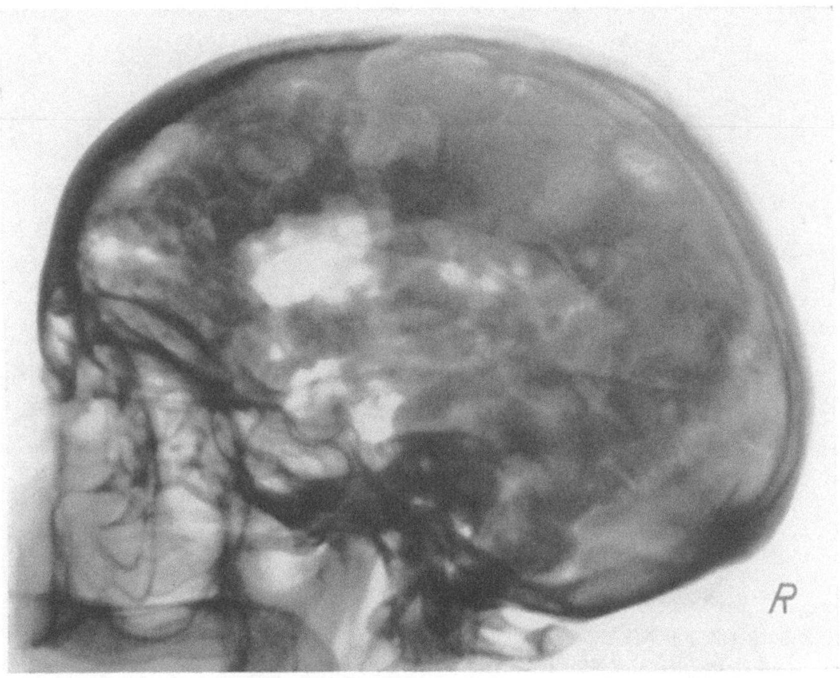

Abb. 125. Atrophisierender Hirnprozeß im Klimakterium. (Seitenaufnahme.)

und besonders des Subarachnoidalraums der Stirnhirnregion den atrophischen Prozeß des Gehirns sehr deutlich (Abb. 125).

Gegenüber diesen Fällen nichtfokaler Epilepsie, bei denen durch die Encephalographie eine Klärung des Krankheitsprozesses möglich ist, was unter Umständen für die einzuleitende Therapie wichtig und nützlich sein kann, wie der erste Fall zeigt, steht das Gros der Fälle nichtfokaler Epilepsie, bei denen auch encephalographisch eine Klärung nicht möglich ist. Es sind das diejenigen Formen kryptogenetischer Epilepsien, die man allgemein als genuine Epilepsie bezeichnet. Derartige Fälle, bei denen auch die genaueste Anamnese keinen Anhaltspunkt für die Annahme einer symptomatischen Epilepsie zuläßt, vielmehr den erblichen Charakter der Erkrankung zeigt, bei denen ferner die Anfälle ohne fokales Gepräge verlaufen, und die auf Grund ihres neurologischen Befundes und insbesondere der psychischen Veränderungen als genuine Epileptiker bezeichnet werden müssen, findet man häufig im Encephalogramm einen normalen Befund. Auf diese Tatsache ist von verschiedenen Autoren hingewiesen worden (Bingel, Boening und Konstantin, Notkin u. a.). Andererseits zeigen aber derartige Kranke, insbesondere wenn es sich um vorgeschrittenere

Fälle handelt, encephalographisch recht charakteristische Veränderungen. Es findet sich unter Voraussetzung eines genügenden Luft-Liquoraustausches bei diesen Fällen nicht selten eine diffus verstärkte Oberflächenzeichnung als Ausdruck der bei diesen Fällen nicht selten bestehenden konkomitierenden Arachnitis chronica serofibrosa, und zwar sowohl bei freier Kommunikation zwischen Subarachnoidalraum und Ventrikelsystem wie bei Ventrikelabschluß (Abb. 126). Wenn manche Autoren diese vermehrte Außenluftfüllung bei genuinen Epileptikern vermißten oder nur in sehr geringer Zahl der Fälle fanden, so dürfte das zum Teil auf die von den Autoren angewandte Methode zurückzuführen

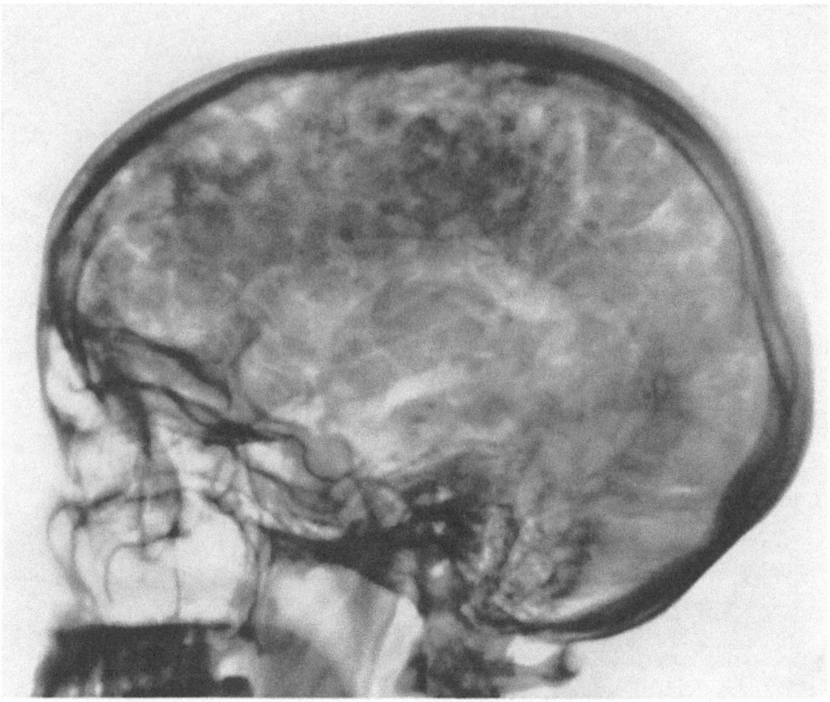

Abb. 126. Kryptogenetische Epilepsie. Konkomittierende Arachnitis sero fibrosa diffusa chronica.

sein. So fand z. B. FLÜGEL bei 56 Fällen nur 3mal reichliche Außenluftfüllungen, was aber nicht verwunderlich ist, da er erstens die Encephalographie in der Regel via Zisternenpunktion vorgenommen hat, zweitens aber nur sehr geringe Luftmengen (15—25 ccm) verwendet. Weiterhin findet man bei diesen Fällen aber auch mitunter Ventrikelerweiterungen mittleren Grades. So fand z. B. FLÜGEL sogar bei seiner Methode unter 56 Fällen 43mal Ventrikelerweiterungen. Die Kenntnis dieser Liquorzirkulationsstörungen und ihre Objektivierung durch das Encephalogramm ist deshalb von Wichtigkeit, weil diese Störungen eine Teilursache der bei einer Reihe solcher Epileptiker vorhandenen Kopfschmerzen, des Kopfdrucks und teilweise auch der psychischen Störungen darstellen. Es ist mitunter eindrucksvoll, wie günstig sich die Beseitigung dieser Störungen durch operative Maßnahmen, die auf einer Ableitung des Liquors in die Muskulatur beruhen (Zisternenappertur, subtemporale Entlastungstrepanation), sich auswirken kann.

Eine bemerkenswerte encephalographische Tatsache ist die, daß man auch bei genuinen Epileptikern ohne fokalen Anfallstyp Asymmetrien der Ventrikel finden kann, wobei die relative Vergrößerung des linken Seitenventrikels, ebenso wie wir das von einer Reihe anderer diffuser Erkrankungen des Gehirns erkennen, offenbar prävaliert. Wenn auch die auffallend große Zahl von Fällen mit Ventrikelasymmetrie bei dem Material von FLÜGEL und BOENING und KONSTANTIN wohl zum Teil mit ihrer Methodik (ungenügender Luft-Liquoraustausch) zusammenhängen dürfte, so ist andererseits an der Tatsache dieser Ventrikelasymmetrien bei genuinen Epileptikern ohne fokalen Anfallstyp auch bei ausgiebigstem Luft-Liquoraustausch nicht zu zweifeln. Diese Erkenntnis ist gerade für den mit der encephalographischen Hirndiagnostik weniger Vertrauten zu wissen wichtig, um ihn davor zu bewahren, aus geringen Ventrikelasymmetrien allein weitgehende Schlüsse auf fokale Herde zu ziehen. Es ist auch beim Epileptiker vielfach nicht die Ventrikelasymmetrie als solche, sondern die Deformierung bzw. die Art der Dislokation der Ventrikel für die Diagnose eines fokalen Herdes richtunggebend.

4. Cerebrale Kinderlähmung.

Unter dem Begriff der cerebralen Kinderlähmung verstehen wir Residualzustände der verschiedenartigsten Noxen, die das kindliche noch nicht markreife Gehirn vor, während und in den ersten Jahren nach der Geburt getroffen haben, und die sich klinisch unter dem Bilde der Hemiplegie oder Diplegie pyramidalen bzw. extrapyramidalen Charakters zu erkennen gibt. So wünschenswert es wäre, diesen Sammelbegriff „cerebrale Kinderlähmung" ganz fallen zu lassen und ihn in ätiologisch oder symptomatologisch oder pathologisch-anatomisch gut abgrenzbare Krankheitsbilder aufzulösen, so läßt der heutige Stand unserer Kenntnisse eine derartige Abgrenzung doch nur für einen Teil der Fälle zu. Für die Klassifizierung dieser Krankheitsbilder leistet die Encephalographie dem Kliniker insoweit in diagnostischer und therapeutischer Beziehung unschätzbare Dienste, als sie ihm einen unmittelbaren Einblick in das pathologisch-anatomische Geschehen frühkindlicher Erkrankungen des Zentralnervensystems zu verschaffen vermag. Diese Krankheitsbilder des Kindesalters sind daher schon seit langem Gegenstand zum Teil eingehender encephalographischer Untersuchungen geworden (BINGEL, BREHME, DANNENBAUM, DUKEN, ECKSTEIN, FLÜGEL, FOERSTER, L. GUTTMANN, HEIDRICH, JACOBI und WINCKLER, KOSCHEWNIKOFF und FRAENKEL, KRUSE, MADER, SAMSON, WARTENBERG u. a.).

a) Unilaterale Formen der cerebralen Kinderlähmung.

Wenden wir uns zunächst einmal zur Besprechung der Halbseitenform der cerebralen Kinderlähmung, deren klinisches Kardinalsymptom die angeborene oder in früher Kindheit erworbene Lähmung oder Parese einer Körperseite bildet. Weder in ätiologischer noch in pathologisch-anatomischer Beziehung bildet sie eine Einheit. Es resultieren aus all den Schädigungen, die das kindliche Gehirn treffen, Folgezustände, die sich dem Anatomen zu erkennen geben als Schrumpfung und Induration einer ganzen Hirnhemisphäre oder einzelner Teile derselben, weiterhin als Höhlenbildungen (äußere und innere Pori), ferner als Anomalien der Hirnhäute, als primäre Mißbildung und gelegentlich auch als Tumoren. Auf Grund der klinischen Symptomatologie, die ja bei all diesen Prozessen immer wieder dieselbe ist, wobei die Halbseitenerscheinungen lediglich mehr pyramidalen oder extrapyramidalen Charakter zeigen können, war es dem Kliniker vor der encephalographischen Ära in den allermeisten Fällen intra vitam unmöglich, auf den dem einzelnen Fall zugrunde liegenden pathologisch-anatomischen Prozeß sichere Rückschlüsse zu ziehen. Hier hat die Encephalographie als Anatomia in vivo für viele Fälle grundlegenden Wandel geschaffen.

Es läßt sich heute schon durch die Encephalographie eine Klassifizierung dieses Krankheitsbildes in pathologisch-anatomischer Beziehung in verschiedene Gruppen vornehmen, deren Besprechung nunmehr folgen soll.

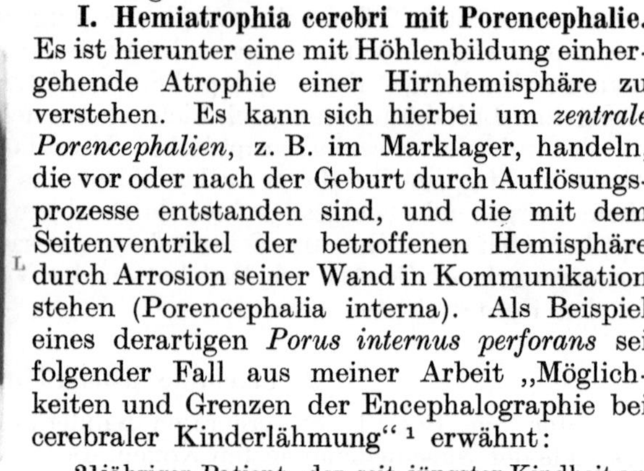

Abb. 127. Porencephalia interna.

I. Hemiatrophia cerebri mit Porencephalie. Es ist hierunter eine mit Höhlenbildung einhergehende Atrophie einer Hirnhemisphäre zu verstehen. Es kann sich hierbei um *zentrale Porencephalien,* z. B. im Marklager, handeln, die vor oder nach der Geburt durch Auflösungsprozesse entstanden sind, und die mit dem Seitenventrikel der betroffenen Hemisphäre durch Arrosion seiner Wand in Kommunikation stehen (Porencephalia interna). Als Beispiel eines derartigen *Porus internus perforans* sei folgender Fall aus meiner Arbeit „Möglichkeiten und Grenzen der Encephalographie bei cerebraler Kinderlähmung“ [1] erwähnt:

21jähriger Patient, der seit jüngster Kindheit an linksseitiger Hemiplegie mit epileptischen Anfällen litt. Neurologisch fand sich eine typische spastische Hemiplegie links mit Sensibilitätsstörungen und starker Atrophie sowie Pronation und Beugekontraktur des linken Armes. Psychisch bestand ausgesprochene Idiotie. Patient war nie erziehbar, meist stumpf, hat nur primitive Gefühlsäußerungen, sitzt im Bett und schaukelt den Oberkörper hin und her, lallt unverständlich vor sich hin; gelegentlich war er gereizt und schlug dann sinnlos um sich.

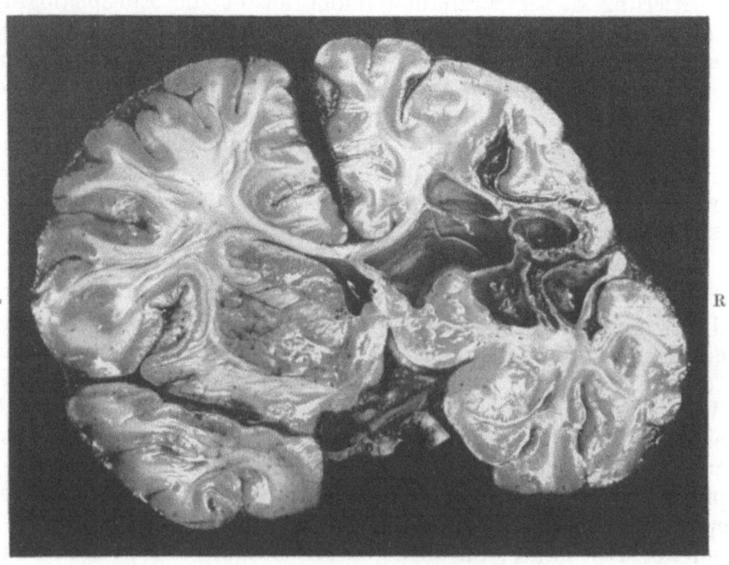

Abb. 128. Autopsiebefund desselben Falles.

Die a-p-Aufnahme (Abb. 127) zeigt eine deutlich hydrocephale Erweiterung des rechten Seitenventrikels. Mit dem Ventrikel in Zusammenhang steht ein großer, in sich mehrfach gekammerter Porus. Der Porus liegt im mittleren und internen Teil der rechten Hirnhemisphäre. Der 3. und 4. Ventrikel sowie der abgerundete linke Seitenventrikel sind nach rechts verzogen.

[1] Fortschr. Röntgenstr. **40**, H. 6.

Die p-a-Aufnahme zeigt denselben Befund. Man sieht hier die Reste der noch stehengebliebenen lateralen Ventrikelwand und das Loch, durch das die Kommunikation zwischen Seitenventrikel und Porus hergestellt ist, besonders deutlich.

Die seitliche Aufnahme zeigt den Sitz des Porus in der vorderen und mittleren und unteren Parietalregion. Wie exakt die Encephalographie die anatomischen Verhältnisse wiedergegeben hat, konnte durch die Autopsie festgestellt werden, da der Patient $^1/_2$ Jahr später an einer Pneumonie starb (Abb. 128).

Es kann sich aber andererseits um Pori handeln, die nach *der Oberfläche* des Gehirns durchgebrochen sind und mit dem Subarachnoidalraum kommunizieren, dagegen den Seitenventrikel nicht arrodiert haben (Porencephalia

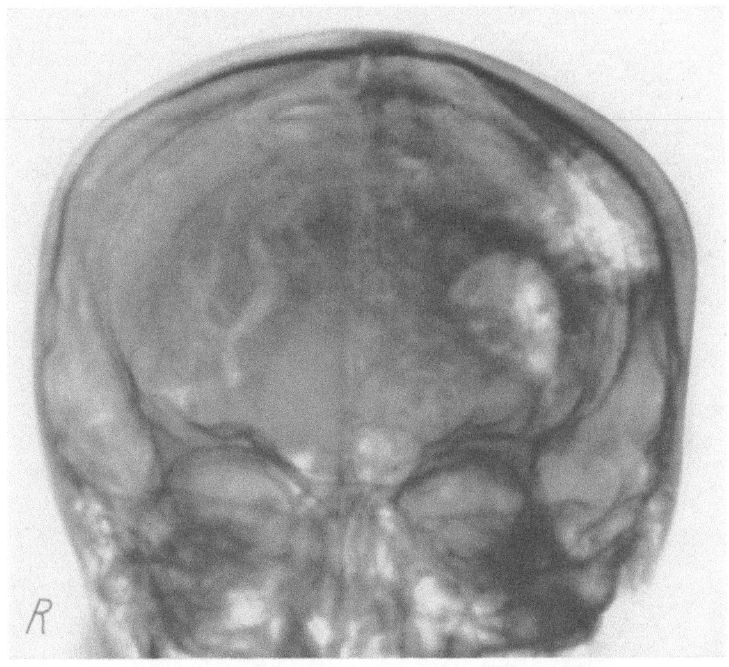

Abb. 129. Porencephalia externa (p-a-Aufnahme). Dilatation des linken Hinterhorns.

externa). Als Beispiel dieser Form der Porencephalie sei folgender Fall geschildert:

12jähriger Schüler, der bei der Geburt infolge Kompression des Halses längere Zeit asphyktisch war, leidet seit August 1934 an epileptischen Krampfanfällen. Ein fokaler Anfallstyp ist nicht bekannt. Der Junge ist seit frühester Kindheit Linkshänder; leidlich guter Schüler.

Neurologisch fand sich eine Erhöhung der Sehnenreflexe der rechten Körperseite ohne Pyramidenzeichen. Es besteht eine deutliche Ataxie und Dysdiadochokinesis im rechten Arm mit Überstreckbarkeit der Fingergelenke der rechten Hand und einer zentralen Interosseusparese rechts. Im Bereich des rechten Armes besteht eine leichte Raumsinnstörung.

Die p-a-Aufnahme zeigt in diesem Fall eine hydrocephale Vergrößerung und Verziehung des linken Hinterhorns. An der Konvexität sieht man einen großen Hirndefekt, der bis zur Oberfläche des Gehirns reicht. Zwischen Hinterhorn und Poruswand besteht keine Kommunikation (Abb. 129).

Auf der a-p-Aufnahme sind beide Vorderhörner dargestellt, das ganze Ventrikelsystem ist nach links oben verzogen. Besonders deutliche Verziehungserscheinungen weist das linke Vorderhorn in seinem oberen Teil auf. Auch auf der a-p-Aufnahme ist der Porus dargestellt und zeigt hier eine deutliche Keilform (Abb. 130).

Derartige außerordentlich eindrucksvolle Bilder echter Porencephalien kommen nun in mannigfaltigster Weise im Encephalogramm zur Darstellung und sind von zahlreichen Autoren des In- und Auslandes beschrieben worden. Es sei hier schließlich noch erwähnt, daß es eine Kombinationsform der inneren und äußeren Porencephalie gibt. Es handelt sich hierbei um eine Defektbildung, die einerseits den Seitenventrikel, andererseits die Hirnrinde perforiert hat. Der Hirndefekt kann dann so enorm sein, daß vom Hirngewebe der betroffenen Hemisphäre nur noch ganz geringe Reste übrig bleiben. Das Encephalogramm

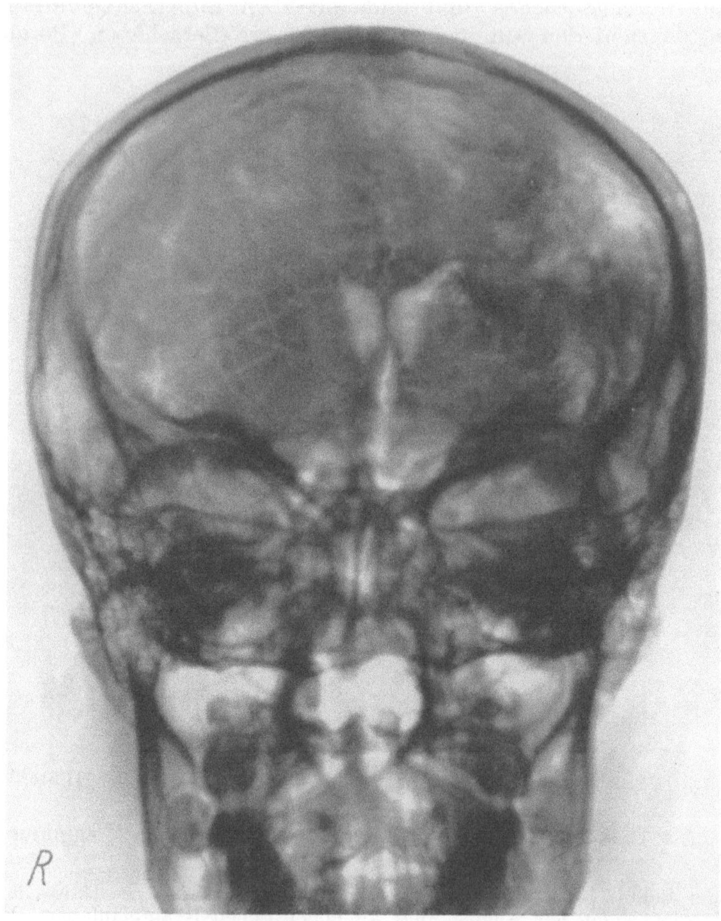

Abb. 130. Porencephalia externa (a-p-Aufnahme). Verziehung des linken Vorderhorns.

zeigt dann in so einem Fall fast die gesamte betroffene Schädelhälfte durch Luft ersetzt, wie das aus Abb. 138 und 139 meiner bereits erwähnten Arbeit eines Falles von cerebraler Kinderlähmung ersichtlich ist. Dieser Fall soll uns bald noch bei derjenigen klinischen Form der cerebralen Kinderlähmung beschäftigen, die sich durch eine Diplegia pyramidalis oder extrapyramidalis auszeichnen.

Es soll die Besprechung dieser Gruppe der cerebralen Kinderlähmung mit Halbseitenerscheinung, die mit echter Porusbildung einhergeht, nicht abgeschlossen werden, ohne daß auf die Frage eingegangen wird, unter welchen Umständen die Encephalographie nicht imstande ist, einen tatsächlich bestehenden Porus darzustellen. Das kann folgende Ursachen haben: 1. Bei ungenügendem Luft-Liquoraustausch. Auch die cerebrale Kinderlähmung gehört zu den Erkrankungen des Gehirns, bei denen zur exakten Darstellung der pathologischen Verhältnisse ein möglichst reichlicher Ersatz des Liquors durch Luft notwendig ist. Zweitens kann aber auch trotz eines sehr ausgiebigen Luft-Liquoraustausches eine Darstellung des Porus nicht möglich sein. Hierfür bestehen zwei Möglichkeiten: a) wenn der Porus subcortical, z. B. im Gebiet der Capsula interna oder der Zentralganglien gelegen ist, die Ventrikelwand aber noch nicht durchbrochen hat. Von zwei Fällen dieser Art meiner Beobachtung soll einer näher beschrieben werden, weil hierbei auch der autoptische Befund — Patient starb mehrere Monate nach der Encephalographie an einer Pneumonie — vorliegt.

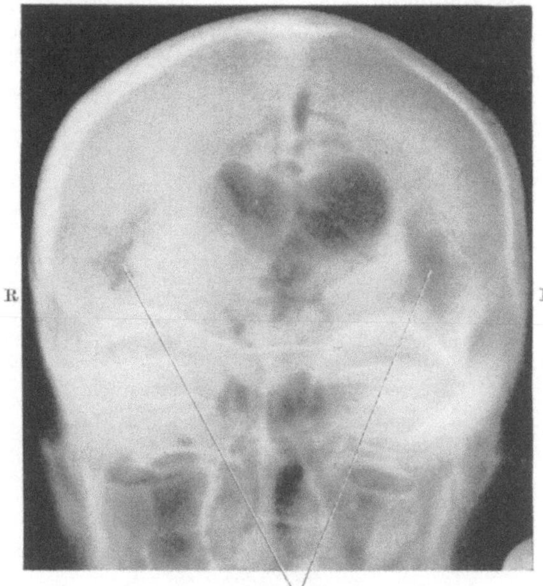

Abb. 131. Kommunikation mit dem Ventrikel Porus internus.

39jähriger Patient, der seit frühester Kindheit an rechtsseitiger spastischer Hemiplegie mit Sensibilitätsstörungen und epileptischen Krampfanfällen litt. Psychisch bestand hochgradige Imbezillität. Sprache ist unartikuliert.

Die a-p-Aufnahme zeigt einen deutlichen Hydrocephalus des linken Seitenventrikels, der besonders nach lateral, auch etwas nach unten erweitert und verzogen ist. Auch der rechte Seitenventrikel ist deutlich vergrößert, ebenso der 3. Ventrikel, der links neben der Mittellinie steht. Auf beiden Seiten ist der Subarachnoidalraum der Inselgegend, die Cisterna fossae Sylvii, deutlich dargestellt, wobei linkerseits eine ganz auffallende Verbreiterung der Cisterna fossae Sylvii besteht. Ein Porus ist nicht festzustellen (Abb. 131).

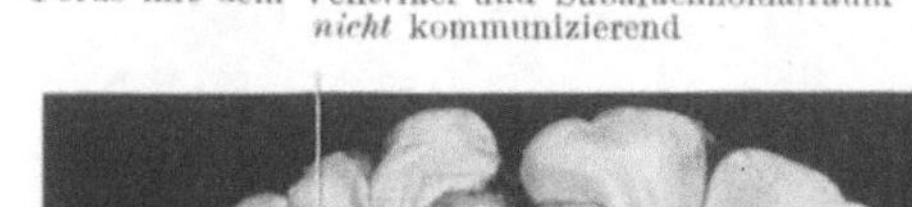

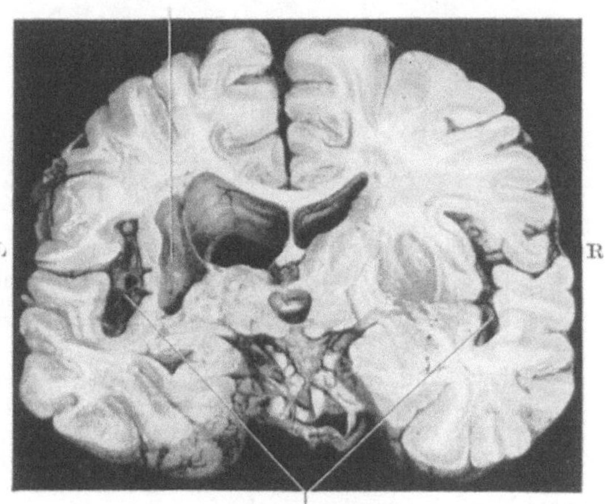

Abb. 132. Autopsiebefund desselben Falles.

Die Autopsie zeigt hier nun folgenden Hirnbefund: Im Hinterparietalhirn beiderseits strahlenförmige Einziehungen der Hirnoberfläche mit Verkümmerung und Verhärtung der Windungen. Die linke Großhirnhemisphäre ist etwas kleiner als die rechte. Auf Frontalschnitten durch das Gehirn ist der linke Seitenventrikel stärker erweitert als der rechte, links ist das Dentatum, die Capsula interna und externa, das Claustrum und Putamen von einem cystischen Erweichungsherd eingenommen, der einen Hohlraum mit scharfer Begrenzung darstellt. Eine Kommunikation zwischen Porus und Ventrikel besteht nicht. Die oben angegebenen Windungsstellen im Parietalhirn erweisen sich auf dem Schnitt als sklerotisch-atrophische

Partien mit stark verschmälerter Rinde, grauer Verfärbung des Marklagers und kleinen cystischen Auflockerungen des Gewebes (Abb. 132). Sehr schön zeigt das Bild die bereits encephalographisch dargestellte verschiedene Weite der Cisterna fossae Sylvii, die auf der Seite des Herdes eine sehr erhebliche Erweiterung aufweist.

Eine zweite Möglichkeit, daß durch die Encephalographie auch ein größerer Porus selbst nicht dargestellt werden kann, ist die, daß es sich um einen an der Konvexität liegenden Porus (Porus externus) handelt, der zwar nach außen bereits durchgebrochen ist, bei dem es aber zu derartig festen Verwachsungen mit den Meningen gekommen ist, daß ein Luft-Liquoraustausch an dieser Stelle nicht möglich ist und der Porus mit den Meningen eine in sich abgeschlossene ein- oder mehrkammerige Cyste bildet. Das konnte ich bei einem von mir in Hamburg-Friedrichsberg operierten Fall verifizieren, der in meiner Arbeit (Pathophysiologische, pathohistologische und chirurgisch-therapeutische Erfahrungen bei Epileptikern) veröffentlicht ist.

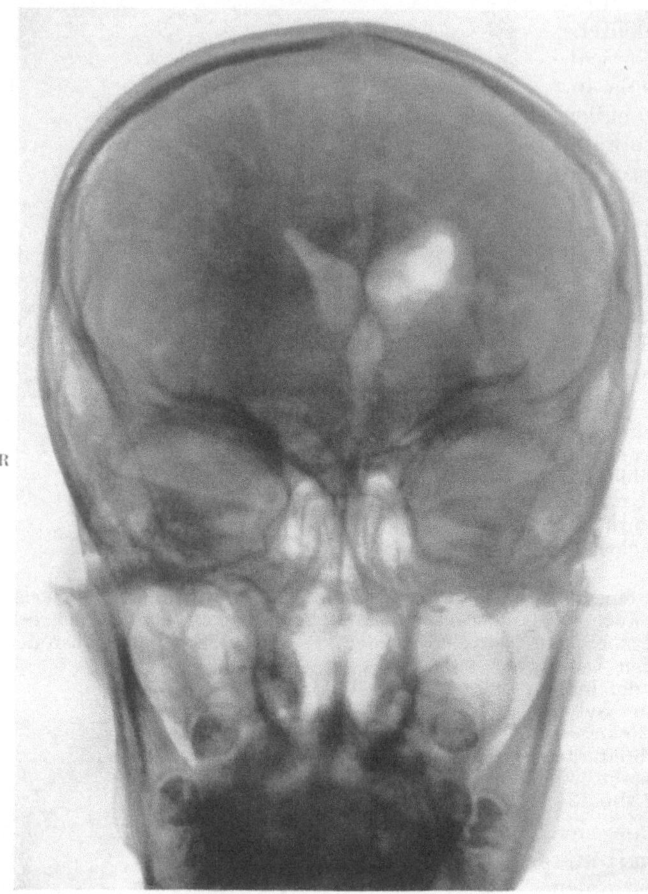

Abb. 133. Porus externus infolge meningealer Verwachsungen ohne Kommunikation mit den übrigen Subarachnoidalräumen. Dilatation des linken Ventrikels. Verziehung des ganzen Ventrikelsystems.

Fall 3. 19jähriger Patient, der seit Geburt an rechtseitiger Hemiplegie leidet. Seit dem 7. Lebensjahr bestehen nach einem Trauma epileptische Anfälle, die im Laufe der Jahre an Häufigkeit und Heftigkeit zunahmen. Im letzten Jahr mitunter 28 Anfälle pro Tag. Während der beiden letzten Monate vor der Operation hatte Patient im Dezember 1928 192, im Januar 1929 303 Anfälle. Die Anfälle begannen immer — ich konnte mehrere derselben durch Hyperventilation auslösen und im Film festhalten — mit Drehung der Augen und des Kopfes nach rechts, vollständiger Drehung des Körpers nach derselben Seite unter klonisch-tonischen Zuckungen besonders der rechten Körperseite. Es mußte also in diesem Fall als Sitz der irritativen Noxe das in der ersten Stirnwindung gelegene frontale Adversivfeld (C. und O. VOGT, O. FOERSTER) supponiert werden. Psychisch bestand Debilität mäßigen Grades. Auch hier neben den Anfällen oft schwere Erregungszustände, bei denen Patient besonders gegen schwächere Mitkranke aggressiv wird. Wiederholt versucht er, aus dem Fenster zu springen und entwich mehrfach aus den Alsterdorfer Anstalten, wo er schließlich als völlig aussichtsloser Fall untergebracht worden war, und von wo er durch Dr. KREYENBERG nach Friedrichsberg zur Encephalographie bzw. zur Operation verlegt wurde. Enecphalographischer Befund: Liquor-Luftaustausch 160 : 150 ccm. Fronto-occipitale Aufnahme (Abb. 133): Deutliche Asymmetrie der Seitenventrikel, der linke ist hydrocephal vergrößert, deformiert und ebenso wie der rechte nach links verzogen. Auch der 3. Ventrikel ist vergrößert und nach links verzogen. Die Oberflächenzeichnung zeigte keinen wesentlichen Seitenunterschied. Auch die occipito-frontale Aufnahme ergab ebenso wie die seitliche Aufnahme bis auf die eben beschriebene Ventrikeländerung keinen pathologischen Befund, insbesondere wurde ein Porus nicht dargestellt. Um so überraschender war der Operationsbefund beim 2. Akt am 7. 2. 29. Nach der Eröffnung der Dura — das Hirn zeigte zunächst vor Duraöffnung keine Pulsation — fand sich die gesamte linke Zentral- sowie die mittlere und untere Präzentralregion in mehrere große Cysten umgewandelt (Abb. 134). Nach breiter Eröffnung der Cysten, wodurch man einen guten Einblick in den bis ins Mark hineinreichenden, den Seitenventrikel aber nicht arrodierenden Porus gewann, wurde das an den Porus angrenzende frontale Adversivfeld, das hier, wie angenommen, Ausgangspunkt aller Anfälle war, und das vom Porus durch eine derbe, geradezu sehnige Piahyperplasie abgegrenzt war, excidiert. Vorher wurde von diesem Feld ein für diesen Fall typischer Anfall ausgelöst. Hier bestanden nun nach der Excision keinerlei

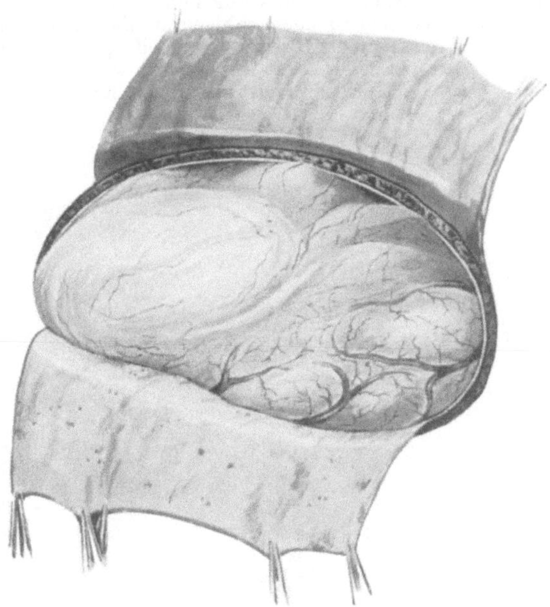

Abb. 134. Operationsbefund zu obigem Encephalogramm.

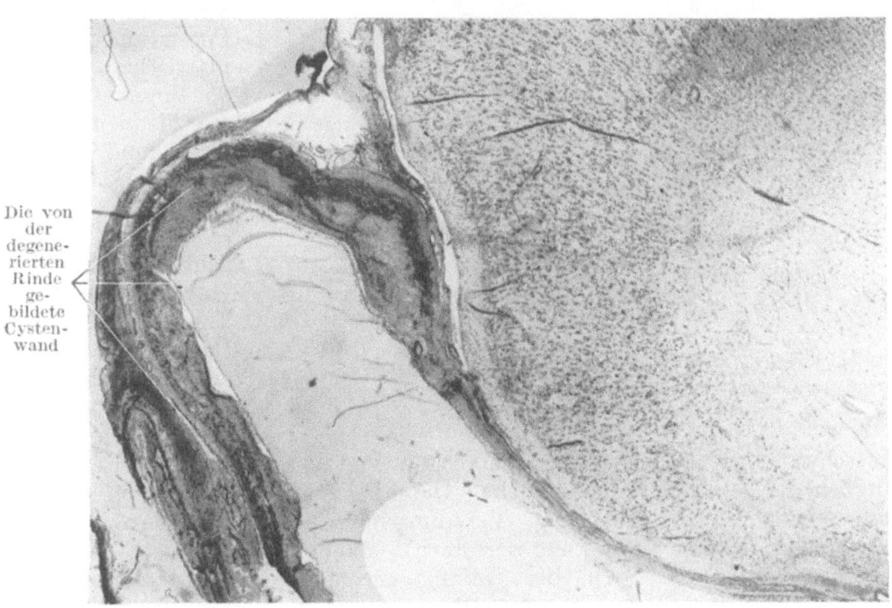

Abb. 135. Histologischer Befund des excidierten Rindenstückes mit Poruswand.

Ausfallserscheinungen, insbesondere fehlten aphasische Störungen vollkommen. Der Patient hatte nach der 2. Operation bis Mitte März noch vereinzelte Anfälle und ist seit dieser Zeit anfallsfrei. *Auch hier muß die erstaunliche Besserung des psychischen Verhaltens seit der Operation besonders hervorgehoben werden.* Der Patient, der vor der Operation, wenn er infolge der schweren Anfälle nicht völlig somnolent und stumpf im Bett lag, läppisch oder schwer erregt war, hat sich zu einem ruhigen, höflichen und fleißigen Menschen entwickelt, der sich, solange er noch in der Anstalt war, eifrig mit Botengängen, Aufräumungsarbeiten usw. beschäftigte und nach seiner Entlassung aus der Anstalt (September 1929) den Beruf als Korb- und Mattenflechter ergriffen hat. Er ist bis heute anfallsfrei.

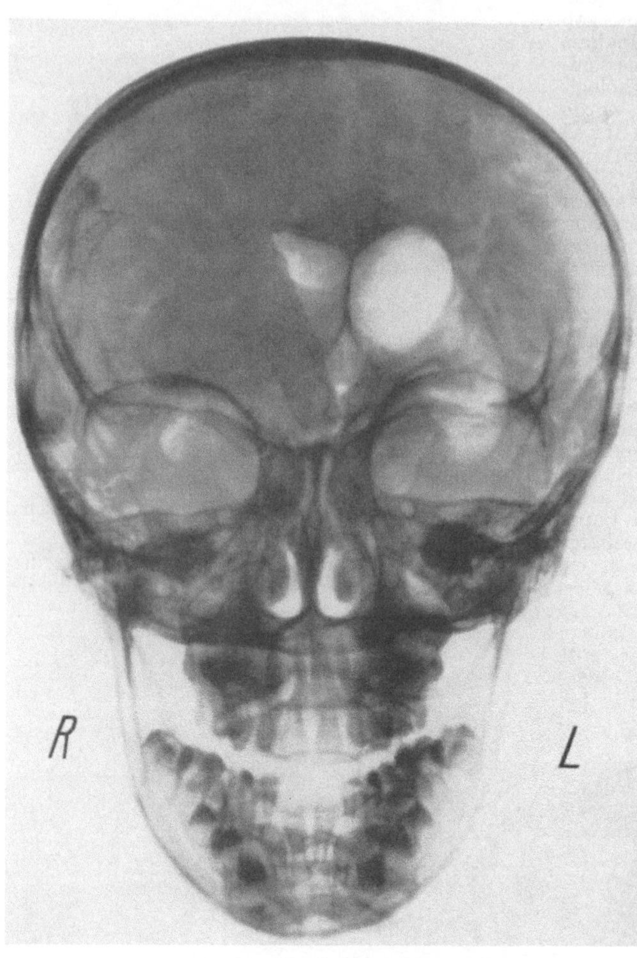

Abb. 136. Hemiatrophia cerebri ohne Porencephalie. Hydrocephalus unilateralis internus und externus mit starker Verziehung des Ventrikelsystems.

Wie der Befund lehrt, hatte das Encephalogramm den hochgradigen Porus selbst trotz eines recht erheblichen Luft-Liquoraustausches nicht dargestellt. Das hatte seinen guten Grund. Es war hier nämlich an der Grenze des Porus zwischen diesem und den Meningen zu so festen Verwachsungen gekommen, daß Porus und Meningen eine bzw. mehrere in sich geschlossene Cysten bildeten. Ein Luft-Liquoraustausch war daher an dieser Stelle nicht möglich. Diese Verlötung zwischen Poruswand und hyperplastischer Pia bzw. Arachnoidea zeigt nun die histologische Untersuchung des excidierten Stückes im Nisslbild sehr deutlich (Abb. 135). Ebenso geht aus dem Bild hervor, daß es sich in der Tat um einen echten Porus und nicht um eine abgesackte Arachnoidalcyste gehandelt hat, da sehr deutlich die schwer degenerierte Rinde als Cystenwand dargestellt wird. Erhalten ist lediglich die 1. und 2. Rindenschicht. Diese beiden Schichten zeigen schwerste Veränderungen (Gliawucherung, Verödung und Ausfälle von Ganglienzellen, zum großen Teil mit Verkalkung derselben). Manchmal kann man bei stärkerer Vergrößerung an der Form der Kalkmassen noch die Form der Ganglienzellen erkennen.

II. Hemiatrophia cerebri scleroticans ohne Porencephalie. Lobäre Sklerose. Es handelt sich hier um Fälle von diffuser Atrophie einer ganzen Hirnhemisphäre oder Teile derselben ohne Porusbildung. Im anatomischen Präparat sind diese

Formen oft gekennzeichnet durch starke Sklerosierung und Induration der geschrumpften Hemisphäre. In diese Gruppe gehören auch die Fälle von lobärer Sklerose, sofern sich der sklerotische Prozeß nur auf bestimmte Teile einer Hemisphäre erstreckt. Encephalographisch zeichnet sich diese Form der Hemiatrophia cerebri durch einen mehr oder minder ausgeprägten Hydrocephalus externus aus, der mit einem Hydrocephalus internus unter starker Verziehung des Ventrikelsystems kombiniert sein kann, wobei bei mehr herdförmigen Prozessen (lobäre Sklerose) die diesen Bezirken entsprechenden Abschnitte des Subarachnoidalraums des Ventrikelsystems circumscripte Erweiterungen und Deformierungen aufweisen können.

Als typisches Beispiel dieser Form der in der Kindheit entstandenen Hirnatrophie sei ein Fall aus der Arbeit von KRUSE (Abb. 136) dargestellt. Dieser Fall zeigt einen Hydrocephalus internus und externus als Ausdruck der Hemisphärenatrophie links sowie eine deutliche Verziehung des 3. Ventrikels und des rechten Seitenventrikels nach der atrophischen linken Hemisphäre hin und beweist, welch starke Narbenzugerscheinungen die sklerotisierte Hirnhemisphäre durch ihre starke Schrumpfung auf die andere Hemisphäre ausübt. Diese Verziehungserscheinungen des gesamten Ventrikelsystems nach der atrophischen Hemisphäre hin können ganz enorme Formen annehmen und auffallender sein als die Ventrikelvergrößerung.

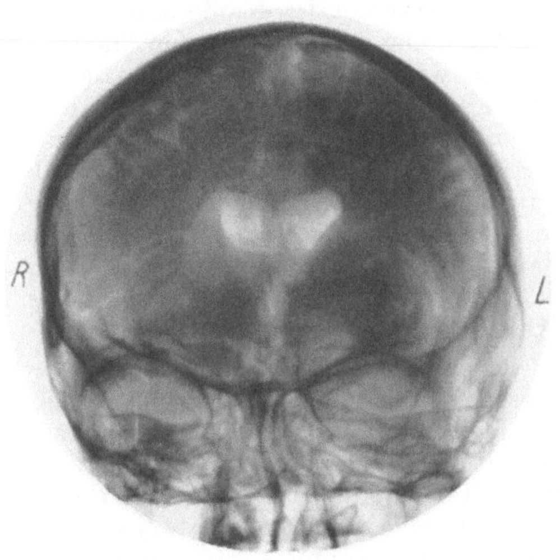

Abb. 137. Sklerotischer Herd im Beinzentrum der linken Zentralregion. Fokale Erweiterung des Subarachnoidalraums, dem Rindenherd entsprechend.

Ist die Sklerose nur auf einen eng begrenzten Bezirk beschränkt, so können die encephalographischen Veränderungen recht minutiös sein und können sich vornehmlich in circumscripten Veränderungen des Subarachnoidalraums zu erkennen geben. Das zeigt folgender Fall aus meiner bereits erwähnten Arbeit über cerebrale Kinderlähmung.

Bei einem Mädchen von 24 Jahren mit Lues congenita, die seit frühester Kindheit an einer spastischen Monoparese und Atrophie des rechten Beines leidet, und bei der außerdem Krampfanfälle bestehen, zeigt die a-p-Aufnahme folgenden Befund:

Beide Seitenventrikel sind leicht dilatiert. Es besteht eine leichte Asymmetrie der Ventrikel. Das Dach des linken Vorderhorns steht eine Spur höher als das des rechten. Die äußere Spitze des linken Vorderhorns ist besonders deutlich abgerundet und leicht nach oben verzogen. Die Oberflächenzeichnung zeigt neben einer im ganzen stärkeren Zeichnung der Seitenteile der linken Konvexität eine ganz circumscripte Erweiterung des Subarachnoidalraums links dicht neben der Mittellinie am Scheitel, die absolut dem sklerotischen Herd des Beinzentrums der Zentralregion entspricht (Abb. 137).

III. Meningopathische Prozesse. Als eine besondere Gruppe aus dem Sammelbegriff cerebrale Kinderlähmung lassen sich Fälle abgrenzen, bei denen das Encephalogramm darauf hindeutet, daß der Sitz der Läsion weniger das Cerebrum selbst als die Meningen sind. Es handelt sich mit anderen Worten um meningopathische Prozesse, die Folgezustände einer in früher Kindheit überstandenen Meningitis bzw. Meningoencephalitis darstellen und die pathologisch-anatomisch mit Piahyperplasie bzw. meningealen Cystenbildungen einhergehen. Die klinischen Ausfallserscheinungen können bei diesen Fällen recht gering sein.

Nicht selten handelt es sich um Fälle, die bei Sitz der Läsion in der linken Hemisphäre als kongenitale Linkshänder imponieren, deren Linkshändigkeit sich aber bei näherer Untersuchung als Folge leicht paretischer Erscheinungen des rechten Armes herausstellt. Zum Arzt führt diese Kranken weniger ihre Linkshändigkeit bzw. ihre Ungeschicklichkeit und Schwäche einer Extremität als vielmehr fokale epileptische Krampfanfälle. Hier vermag nun das Encephalogramm dem Kliniker sowohl hinsichtlich der Art des Prozesses sowie seiner genauen Lokalisation wichtige Anhaltspunkte zu geben, was für eine eventuelle operative Therapie von ausschlaggebender Bedeutung sein kann. Ein Fall meiner Beobachtung, der für diese Gruppe ein klassisches Beispiel darstellt, ist bereits im Abschnitt Epilepsie beschrieben worden (Abb. 116, 117, 118).

IV. Primäre Entwicklungsstörungen. Schließlich soll als eine besondere Gruppe der cerebralen Kinderlähmung, die unter dem klinischen Bild der Halbseitenlähmung einhergehen kann, die primäre *Entwicklungshemmung* des Gehirns genannt werden. Es handelt sich hierbei entweder um isolierte Entwicklungsstörungen einer Hemisphäre oder aber um die besondere Schädigung einer Hemisphäre bei allgemeiner Entwicklungshemmung des ganzen Gehirns, wodurch das klinische Syndrom der Halbseitenläsion hervorgerufen wird. Ein derartiger unter den Erscheinungen einer Halbseitenläsion einhergehender Fall von primärer Entwicklungshemmung des Groß- und Kleinhirns mit Balkenmangel mit besonders betonter Entwicklungsstörung der linken Hirnhemisphäre ist in dem entsprechenden Kapitel dieses Bandes eingehend dargestellt worden (Abb. 142, 143 u. folgende).

Bevor wir das Kapitel der unter dem Syndrom der Halbseitenläsion einhergehenden Fälle von cerebraler Kinderlähmung verlassen, sei noch auf die Frage der Parallelität zwischen encephalographischem Befund und klinischer Symptomatologie eingegangen. Eine absolute Kongruenz zwischen Schwere der Halbseitenlähmungen und Schwere der encephalographisch nachweisbaren Hirnveränderungen besteht keineswegs in allen Fällen. Es gibt Fälle, die klinisch nur geringe, mitunter sogar minutiöse Halbseitenerscheinungen aufweisen, und man ist erstaunt über den großen Hirndefekt im Encephalogramm. Andererseits kann trotz schwerer Hemiplegie der encephalographische Befund mitunter relativ gering sein. Ebenso dokumentiert sich der mehr pyramidale oder mehr extrapyramidale Charakter der Halbseitenerscheinungen encephalographisch nicht. Andererseits ergeben sich aber zwischen Encephalogramm und klinischen Erscheinungen bei mehr herdförmigen Prozessen sehr bemerkenswerte Übereinstimmungen. Besonders wertvoll kann bei Fällen von cerebraler Kinderlähmung, die mit epileptischen Anfällen einhergehen, das Encephalogramm für den Nachweis des Ausgangspunktes der Anfälle sein.

b) Bilaterale Formen der cerebralen Kinderlähmung.

(LITTLEsche Krankheit, athétose double, atonisch-astatischer Typ der cerebralen Kinderlähmung.)

Zwischen den Fällen der cerebralen Kinderlähmung, deren klinisches Kardinalsymptom die Halbseitenlähmung bildet, und jenen Fällen mit doppelseitigen Lähmungserscheinungen bestehen fließende Übergänge, und zwar derart, daß die Symptome einer schweren Halbseitenschädigung pyramidalen bzw. extrapyramidalen Charakters im Vordergrund des klinischen Bildes stehen, daß aber auch die andere Körperseite deutliche, wenn auch geringere Pyramidenzeichen oder extrapyramidale Symptome aufweist. Hier kann sich die Schädigung der leichter betroffenen Hirnhemisphäre ebenfalls durch das Encephalogramm objektivieren lassen. Ein für diese Gruppe charakteristischer Fall stellt folgende

Beobachtung dar, die in meiner bereits erwähnten Arbeit über die cerebrale Kinderlähmung veröffentlicht worden ist.

42jährige Patientin, die seit Geburt an rechtseitiger Hemiplegie leidet. Hier fand sich neurologisch außer einer besonders hochgradigen Hemiplegie mit Sensibilitätsstörung rechts, wobei ganz besonders das rechte Bein betroffen war, auch am linken Bein eine deutliche Erhöhung der Sehnenreflexe mit Rossolimo und Mendel-Bechterew. Psychisch bestand ein erheblicher Grad von Imbezillität. Trotz ihrer rechtseitigen totalen Lähmung war die Kranke imstande, mit der linken Hand ganz schöne Handarbeiten anzufertigen.

Auf der a-p-Aufnahme war zunächst nur der linke Seitenventrikel dargestellt. Er zeigt die maximalste Vergrößerung, die wohl möglich ist. Von der linken Hemisphäre dürften in diesem Fall nur geringste Reste noch vorhanden sein. Das zeigt auch die seitliche Aufnahme. Hier ist der maximal erweiterte linke Seitenventrikel in seiner ganzen Ausdehnung dargestellt und außerdem der mit ihm in Zusammenhang stehende und bis zur Mantelkante reichende riesige Porus (Abb. 138). Um zu sehen, ob auch der rechte Seitenventrikel darstellbar sei — es war nach der ersten fronto-occipitalen Aufnahme klar, daß in diesem Falle der Luft-Liquoraustausch 160 : 170 für die Darstellung des gesamten Ventrikelsystems nicht ausreichend war — wurde die Kranke auf die linke Seite gelegt, um ein Aufsteigen der Luft in den rechten Seitenventrikel zu ermöglichen. In der Tat zeigt die Kontrollaufnahme in fronto-occipitaler Strahlenrichtung auch die Darstellung des ebenfalls stark hydrocephal erweiterten rechten Seitenventrikels (Abb. 139), wodurch die Pyramidenzeichen der linken Körperseite ihre Erklärung fanden.

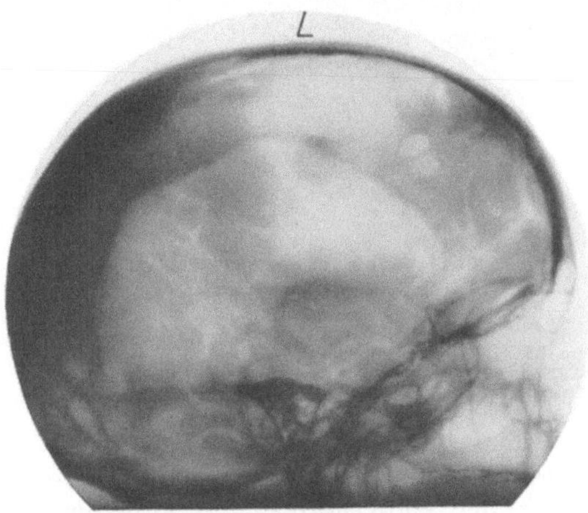

Abb. 138. Maximale Ventrikeldilatation mit kommunizierendem Porus.

Daß bei Fällen von cerebraler Kinderlähmung mit derartigen Befunden neben den liquorproduzierenden auch die liquorresorbierenden Organe schwer betroffen sein können, dafür ist der vorliegende Fall ein bemerkenswertes Beispiel. Hier dauerte es über 4 Wochen, bis die injizierte Luft wieder völlig resorbiert war. Eine Kontrollaufnahme 4 Wochen nach der Encephalographie zeigt immer noch Luft in den Ventrikeln, wie eine Aufnahme im Sitzen demonstriert (Abb. 140). Im übrigen fand sich hier wochenlang ebenfalls als Ausdruck der noch nicht völlig resorbierten Luft bzw. des noch nicht vollständig ergänzten Liquors das Symptom der Succussio Hippocratis.

Was nun das encephalographische Bild der Fälle von cerebraler Kinderlähmung mit ausgesprochenen doppelseitigen Symptomen betrifft, wie das bei den Fällen von LITTLEscher Krankheit, athétose double usw. der Fall ist, so finden sich hierbei die verschiedensten Grade eines symmetrischen oder asymmetrischen Hydrocephalus internus und externus. KOSCHEWNIKOW fand bei LITTLEscher Krankheit mehrfach ein Ausbleiben der Ventrikelfüllung. Manche Autoren wollen bei Fällen, bei denen die extrapyramidalen Störungen das klinische Bild beherrschten, eine besondere Verbreiterung der basalen Teile der Schmetterlingsfigur auf der a-p-Aufnahme gefunden haben als Ausdruck der besonderen Atrophie der Stammganglien. Daß aber der diesen doppelseitigen Formen der cerebralen Kinderlähmung zugrunde liegende anatomische Prozeß nicht immer zu encephalographisch nachweisbaren Veränderungen des Liquorsystems zu führen braucht, beweist ein von KRUSE veröffentlichter Fall bei LITTLEscher Krankheit.

Als atonisch-astatischer Typ der cerebralen Kinderlähmung hat FOERSTER eine Form abgegrenzt, die durch eine ganz bestimmte Symptomatologie charakterisiert ist. Sie zeichnet sich aus durch eine ausgesprochene Muskelschlaffheit und -dehnbarkeit sowie eine Unfähigkeit zu statischen Muskelleistungen. Dabei ist aber die Fähigkeit zu aktiven, allerdings schleudernden und ausfahrenden Bewegungen erhalten. FOERSTER neigt auf Grund von Autopsiebefunden bei zwei Fällen dieses Syndroms, bei denen das Kleinhirn intakt, dagegen eine lobäre Sklerose beider Stirnhirnlappen gefunden wurde, zu einer Lokalisation dieser Erkrankung in das Stirnhirn. Man müßte daher encephalographisch bei derartigen Fällen besondere Veränderungen im Sinne eines atrophischen Prozesses in den frontalen Abschnitten der Seitenventrikel und des Subarachnoidalraums erwarten. In der Tat fand FREIBERG bei einem Fall von atonisch-astatischem Typ mit hochgradiger Atonie encephalographisch bei einer diffusen Atrophie des ganzen Großhirns eine besonders starke Erweiterung im Bereich der Vorderhörner und außerdem eine starke Luftansammlung über Stirnhirn und Zentralfurchen. KRUSE, der ebenfalls einen Fall von atonisch-astatischem Typ der cerebralen Kinderlähmung in seiner Encephalographiearbeit erwähnt, fand bei einer doppelseitigen starken Vergrößerung der Seitenventrikel eine besonders hochgradige Verbreiterung des Subarachnoidalraums der linken Hemisphäre als Ausdruck einer besonders hochgradigen Schrumpfung derselben (Abb. 141). Auch hier sind beide Vorderhörner, besonders das linke, stark dilatiert, was auf einer Kontrollaufnahme nach 15 Stunden noch deutlicher zu sehen ist. Es ist bei der Schilderung der Symptomatologie dieses Falles nichts davon erwähnt, daß irgendwelche Symptome für eine besondere Schädigung der linken Hirnhemisphäre sprachen. Es handelte sich um ein $1^1/_2$ Jahre altes Siebenmonatskind mit einem Kopfumfang von 46,8 cm. Die Mutter war bei der Geburt 42 Jahre alt. Das Kind kann den Kopf nicht halten, auch nicht in Bauchlage, es sitzt nicht, spricht nicht und schreit wenig.

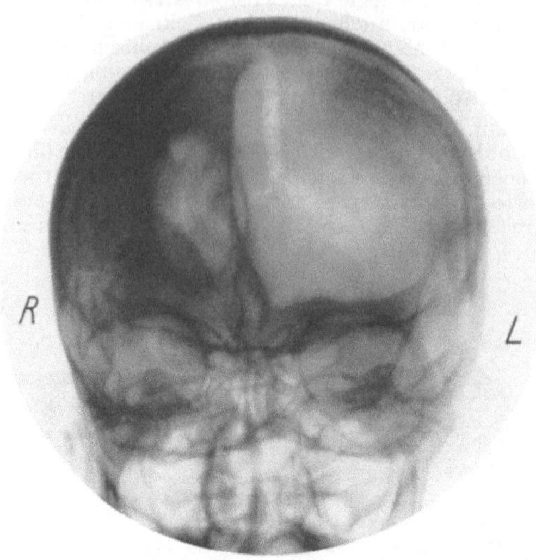

Abb. 139. Bilaterale Form der cerebralen Kinderlähmung. Maximalster Hydrocephalus links, aber auch starke hydrocephale Dilatation des rechten Seitenventrikels.

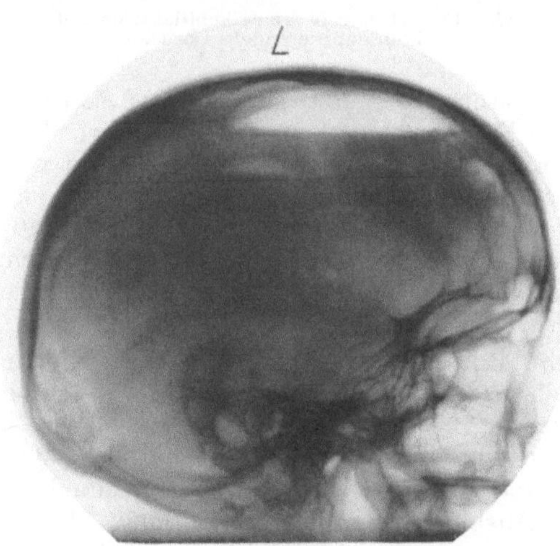

Abb. 140. Kontrollaufnahme desselben Falls nach 4 Wochen (im Sitzen).

Es liegt mit auswärts rotierten, abduzierten und gebeugten Beinen da. Sehr stark herabgesetzter Muskeltonus. Patellar- und Achillessehnenreflexe nur sehr schwach auslösbar.

Die Fälle von atonisch-astatischem Typ stellen eine recht seltene Form der cerebralen Kinderlähmung dar. Inwieweit hier die Encephalographie zur absolut sicheren Klärung der Lokalisationsfrage des Prozesses imstande ist, wird weiteren Erfahrungen vorbehalten bleiben.

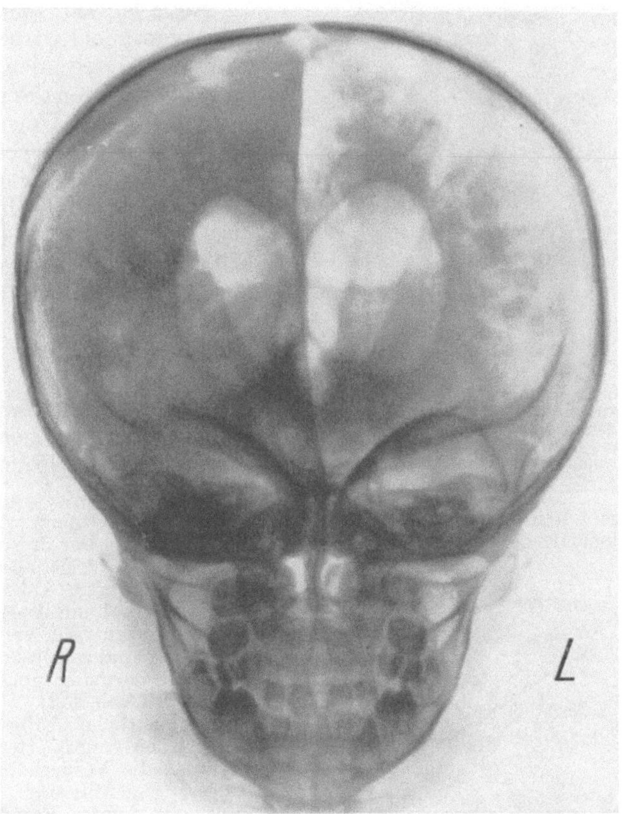

Abb. 141. Atonisch-astatischer Typ der cerebralen Kinderlähmung. Hydrocephalus beiderseits, besonders hochgradiger Schwund der linken Hemisphäre. (Fall von KRUSE.)

5. Hemmungsmißbildungen. Frühkindliche Entwicklungsstörungen des Gehirns. Heredo-degenerative Erkrankungen.

In diesen Abschnitt gehören Fälle, die sich klinisch als Schwachsinnsformen verschiedenen Grades mit und ohne epileptischen Krämpfen zu erkennen geben. Häufig zeigen sie mehr oder minder ausgeprägte Symptome pyramidalen und extrapyramidalen Charakters und gehen klinisch unter der Diagnose „cerebrale Kinderlähmung“. Hier zeigt sich der große Wert der Encephalographie dadurch, daß sie den Kliniker befähigt, bei zahlreichen dieser Fälle intra vitam die den klinischen Symptomen zugrunde liegenden Entwicklungsstörungen des Gehirns unmittelbar zur Darstellung zu bringen. Ich habe bereits in dem Kapitel über Encephalographie bei cerebraler Kinderlähmung einen derartigen Fall erwähnt, der hier eingehend beschrieben werden soll.

Es handelt sich um einen 4jährigen Jungen, der seit seinem 2. Lebensjahr an epileptischen Krampfanfällen litt. Die Anfälle traten erstmalig etwa 10 Tage nach der Impfung unter Fieberanstieg auf und betrafen die rechte Körperseite. Es restierte eine rechtseitige Körperlähmung, die sich allmählich wieder zurückbildete. Das Kind entwickelte sich in der Folge normal, war allerdings Linkshänder.

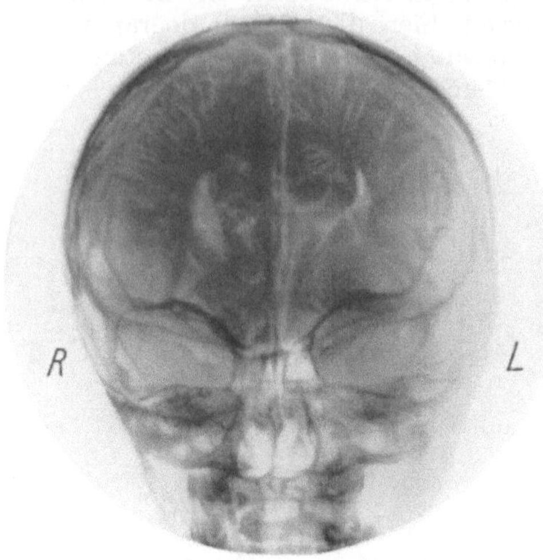

Abb. 142. Hemmungsmißbildung des Großhirns und Kleinhirns mit Balkenmangel. A-p-Aufnahme. Mißbildete und exzentrisch gelagerte Vorderhörner. Fehlendes Septum pellucidum. Offene Kommunikation mit dem ebenfalls mißbildeten 3. Ventrikel.

Neurologisch fand sich, abgesehen von einer hydrocephalen Schädelbildung, lediglich ein schlechteres Mitbewegen des rechten Armes beim Gang und Ungeschicklichkeit der rechten Hand bei feineren Bewegungen. Die epileptischen Anfälle gingen stets halbseitig mit Beteiligung der rechten Körperseite, besonders des rechten Armes, einher. Postparoxysmal blieb nach Häufung der Anfälle eine vorübergehende Parese der rechten Körperseite zurück. In psychischer Beziehung war das Kind seinem Alter durchaus entsprechend entwickelt.

Hier ergab die Encephalographie folgenden Befund.

A-p-Aufnahme: Beide Vorderhörner sind stark exzentrisch gelagert, völlig deformiert, spaltförmig, sichelartig gebogen. Das Septum pellucidum fehlt. Der 3. Ventrikel ist auffallend groß, zeigt ebenfalls abnorme Formverhältnisse (Abb. 142).

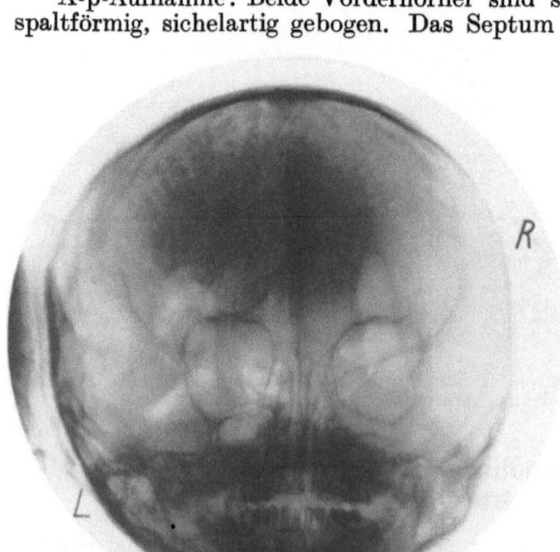

Abb. 143. Derselbe Fall. P-a-Aufnahme. Hinterhörner mißbildet, dilatiert und exzentrisch gelagert.

P-a-Aufnahme: Auch die Hinterhörner sind exzentrisch verlagert, deutlich deformiert und zeigen keine Ähnlichkeit mit ihrer normalen umgekehrten Stierhornform (Abb. 143).

Die seitliche Aufnahme zeigt nur die deutlich vergrößerten Hinterhörner, während die Vorderhörner nur andeutungsweise gefüllt sind. Die Cella media fehlt vollkommen. Ferner ist dargestellt die Cisterna pontis, der auffallend große 4. Ventrikel und die besonders stark gefüllte und vergrößerte Cisterna cerebello-medullaris, die mit einem den hinteren Teil der Konvexität des Gehirns umschließenden röhrenförmigen Luftraum kommuniziert. Nach dem Bild hat es den Anschein, als ob auch der hintere Teil des 4. Ventrikels mit dem Luftraum der Cisterna cerebello-medullaris direkt kommuniziert (Abb. 144).

Da das Kind 14 Stunden nach einer wegen seiner Halbseitenanfälle von mir ausgeführten Operation unter den Erscheinungen einer plötzlichen Atemlähmung starb, gelang in diesem Fall durch die Autopsie eine Klärung des eigenartigen und vor der Veröffentlichung dieses Falles in der encephalographischen Literatur unbekannten encephalographischen Befundes.

Die Autopsie deckte eine schwere Hemmungsmißbildung des ganzen Gehirns mit Balkenmangel auf. Die linke Hirnhemisphäre ist im ganzen etwas kleiner als die rechte, es besteht ein starker Windungsreichtum beiderseits, ganz besonders aber in der linken Parieto-Occipitalregion mit ausgesprochener Mikrogyrie.

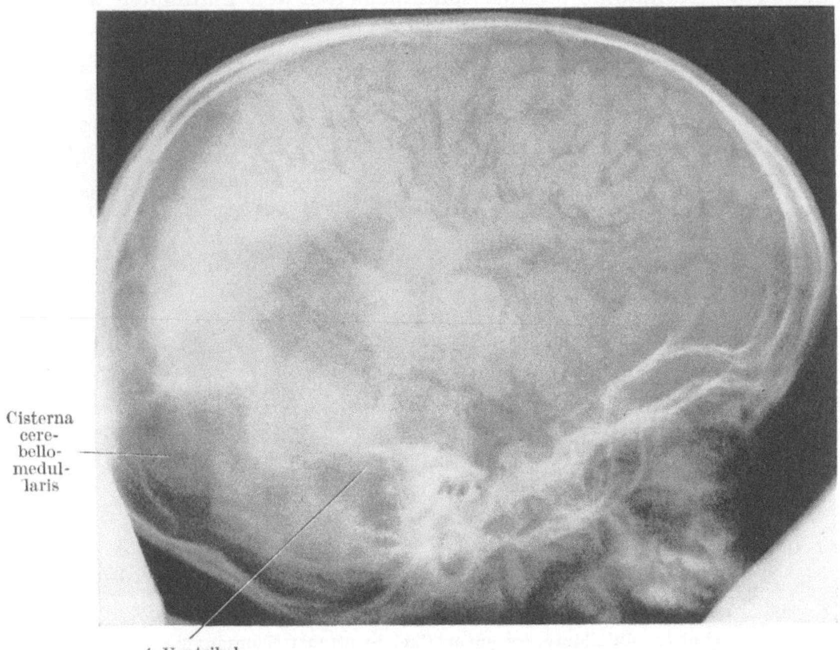

Abb. 144. Derselbe Fall. Seitenaufnahme. Dilatation der Hinterhörner. Hochgradig dilatierter 4. Ventrikel, der mit einer mächtigen Cisterna cerebello-medullaris nach hinten in breiter Kommunikation steht.

Links geht der Sulcus interparietalis in eine auffallend tiefe, occipitalwärts weit nach schräg unten verlaufende Affenspalte über (Abb. 145). Es kann hier nicht

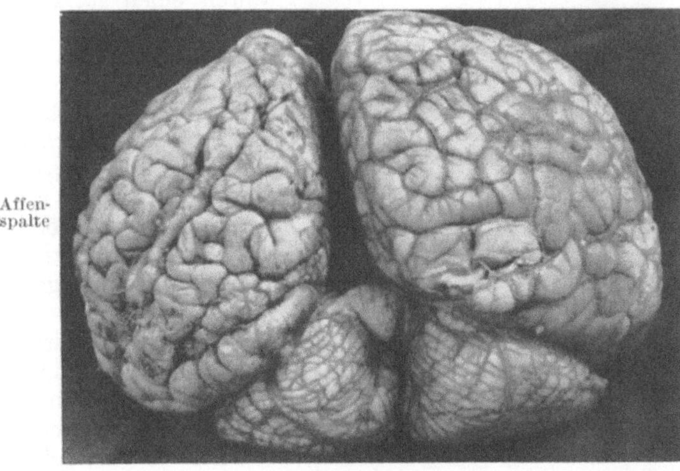

Abb. 145. Derselbe Fall. Schwere Hemmungsmißbildung besonders der linken Großhirnhemisphäre. Mikrogyrie.

auf alle Einzelheiten der Entwicklungsstörung eingegangen werden, ich verweise auf meine Arbeit in der Psychiatrisch-neurologischen Wochenschrift,

Jahrg. 31, Nr. 37. Es sei lediglich auf einen hinter dem Chiasma liegenden Frontalschnitt hingewiesen, der die Erklärung für das merkwürdige Encephalogramm der a-p-Aufnahme abgibt. Man sieht den weit klaffenden 3. Ventrikel,

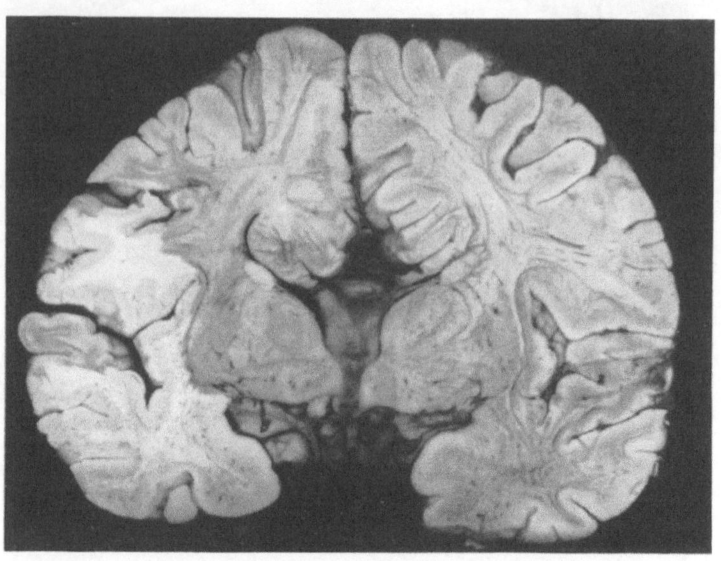

Abb. 146. Frontalschnitt. Mißbildete Seitenventrikel in offener Kommunikation mit dem großen 3. Ventrikel stehend (vgl. a-p-Aufnahme). Agenesie des Balkens.

von dem aus zwei schmale Spalten in die Hemisphären abgehen, die die stark verengten exzentrisch verlagerten Seitenventrikel darstellen. Von einem Balken ist nichts zu sehen. Das Windungsgebiet der medialen Hemisphärenflächen beiderseits, besonders links, ist durch einen starken Windungsreichtum ausgezeichnet (Abb. 146). Auf einem weiter hinten liegenden Schnitt sind die deutlich erweiterten und ebenfalls deformierten Hinterhörner dargestellt. Abb. 147 stellt das ebenfalls mißbildete Kleinhirn mit dem stark erweiterten und geöffneten 4. Ventrikel dar, der durch seine Größe bereits encephalographisch aufgefallen war.

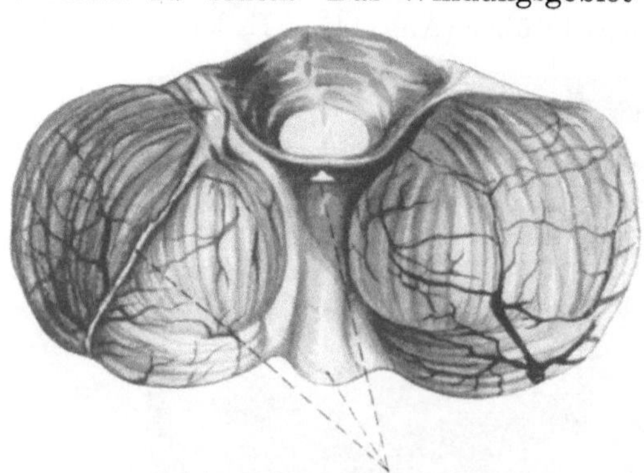

Abb. 147. Mißbildeter Kleinhirnwurm mit stark erweitertem 4. Ventrikel.

Der hier dargestellte encephalographische Befund dürfte in Zukunft intra vitam die Diagnose einer Hemmungsmißbildung des Gehirn mit Balkenmangel ohne weiteres ermöglichen. In jüngster Zeit sind von DAWIDOFF 3 ebenfalls encephalographierte Fälle von Balkenmangel mitgeteilt worden.

Unter den Entwicklungsstörungen des eben beschriebenen Falles ist auch *das Fehlen des Septum pellucidum* erwähnt. Mit Hilfe der Encephalographie ist es gelungen, auch noch andere Entwicklungsstörungen des Septum pellucidum in vivo nachzuweisen. Normalerweise liegen die beiden Blätter des Septum pellucidum eng aneinander, sie sind verklebt oder bilden einen schmalen Spaltraum, der, zumeist dreizipflig geformt, mit der schmalen Fläche an das Corpus callosum angrenzt. Dieser Spaltraum kann nun aus Ursachen, die uns im einzelnen heute noch nicht sicher bekannt sind, eine mehr oder minder beträchtliche Erweiterung erfahren. Dieses Cavum septi pellucidi wird dann vielfach auch als Ventriculus septi pellucidi bezeichnet. Der Ventriculus septi pellucidi kann nun in manchen Fällen einen in sich abgeschlossenen Hohlraum bilden, ohne

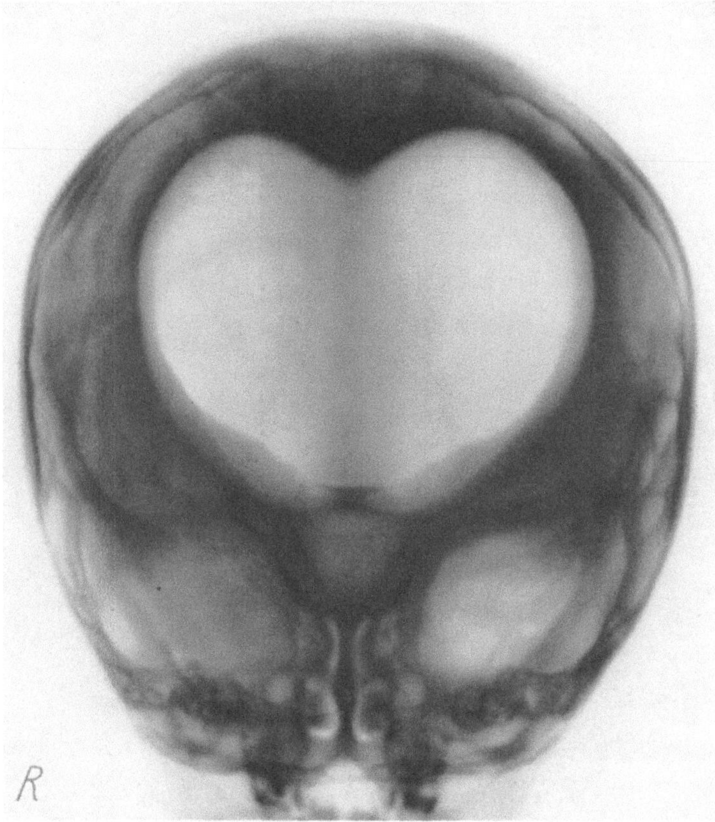

Abb. 148. Hydrocephalus congenitus.

mit dem übrigen Ventrikelsystem zu kommunizieren. Man sieht dann im Encephalogramm auf der a-p-Aufnahme, wie das ein instruktiver Fall von KÖTTER in jüngster Zeit zeigt, die beiden Vorderhörner durch einen mehr oder minder breiten dunklen Zwischenraum, der sozusagen eine Verbreiterung des Septum pellucidum darstellt, voneinander getrennt liegen. Andererseits kann der Ventriculus septi pellucidi aber mit dem übrigen Ventrikelsystem kommunizieren. Wir erhalten dann Bilder, wie sie der vorhin beschriebene Fall von MEYER zeigt (s. Abschn. „Das normale Encephalogramm"). Weiterhin gibt es an den verschiedensten Stellen des Septum pellucidum Defektbildungen, die man ebenfalls encephalographisch zur Darstellung bringen kann (KÖTTER). Über Fälle von Totaldefekt des Septum pellucidum soll am Schluß dieses Abschnittes noch die Rede sein (Abb. 163 und 164). Es sei in diesem Zusammenhang auch auf die Untersuchungen von HIS, CORNING, HOCHSTETTER, DANDY und besonders VAN WAGENEN hingewiesen.

Zu den *primären Entwicklungsstörungen* des Gehirns muß man auch jene Form des Hydrocephalus rechnen, die mit Makrocephalie einhergeht. Es sind das jene Kranke, die durch ihren Riesenkopf sofort die Aufmerksamkeit auf sich lenken, und bei denen besonders das enorme Mißverhältnis zwischen Schädel und Gesicht auffällt. Letzteres, klein und zierlich gebaut, erweitert sich gegen die Augenhöhle zu und nähert sich einer Dreiecksform, die durch

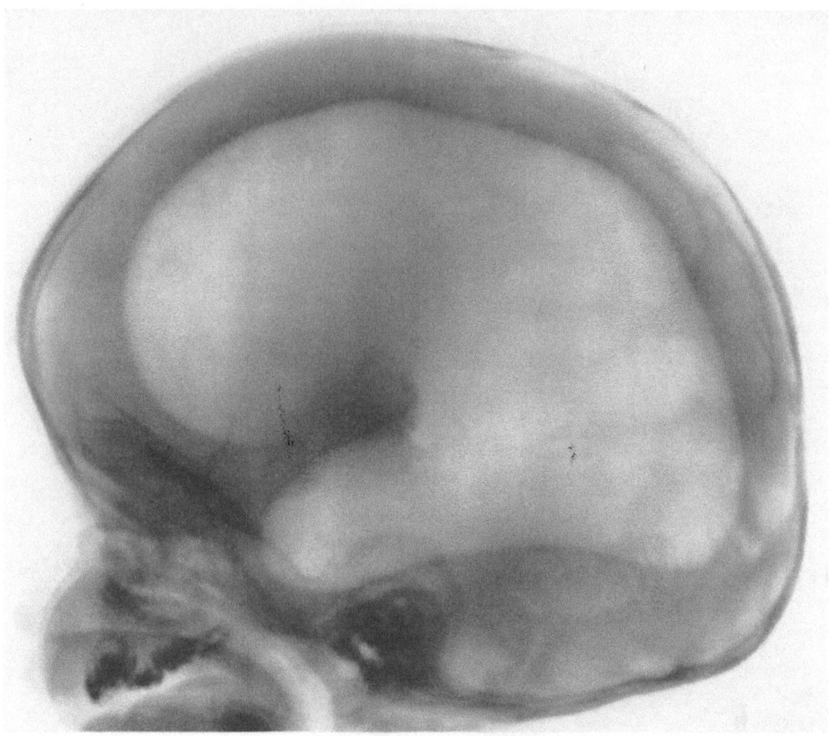

Abb. 149. Hydrocephalus congenitus (Seitenbild).

den sich anschließenden riesenhaften Schädelteil mit seiner rundlichen Wölbung zur Birnenform erweitert wird und einen Umfang von 60—70 cm erreichen kann. Die Augen konvergieren und sind nach abwärts gedrängt. Ein kleiner Teil der Sklera wird zwischen dem oberen Lidrand und der Iris sichtbar und leuchtet unheimlich aus dem unförmigen Gesicht. Die Fontanellen sind maximal erweitert und kissenartig vorgewölbt. Der Kopf kann nicht gedreht werden, so daß so ein Kind daliegt wie eine bewegungslose Masse, an die der kleine Körper angesteckt ist. Auch diese Fälle sind vielfach Gegenstand des encephalographischen Studiums gewesen, wobei der Luft-Liquoraustausch zum Teil ein enormer war. Das Encephalogramm dieser Fälle zeigt, wie es das Beispiel einer eigenen Beobachtung beweist (Abb. 148), zwei enorme, durch eine schmale Wand voneinander getrennte Wasserblasen, deren papierdünne Wand die Hirnsubstanz bildet. Auch das Seitenbild zeigt den riesigen Hydrocephalus (Abb. 149). Der Luft-Liquoraustausch betrug in diesem Fall 360/400, jedoch ist, wie die Spiegelaufnahme dieses Falles zeigt, keineswegs die gesamte vorhandene Liquormenge durch Luft ersetzt, vielmehr lediglich etwa die Hälfte (Abb. 150). Es sind bei derartigen Fällen mitunter viel höhere Liquormengen abgelassen worden, ohne daß irgendwelche störenden Nebenerscheinungen auftraten. So berichtet Eckstein z. B. über einen Fall von 5 Monaten mit einem Kopfumfang von 55 cm, bei dem an zwei aufeinanderfolgenden Tagen die Menge von 650 ccm abgelassen und durch Luft ersetzt worden ist. Weitere Beobachtungen dieser

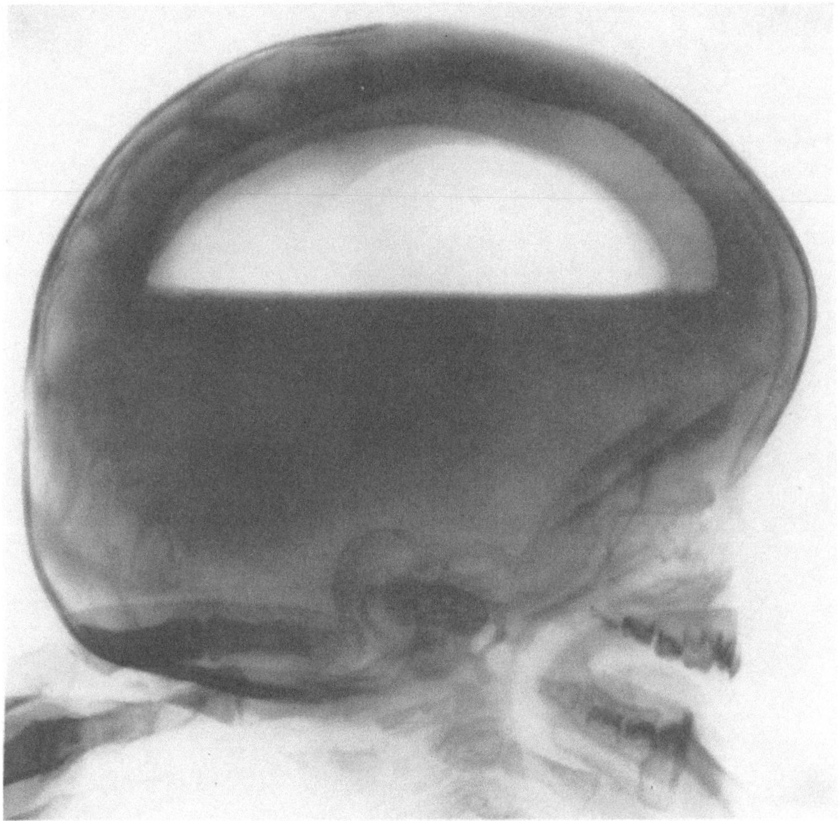

Abb. 150. Derselbe Fall. Aufnahme im Sitzen. Die Höhe des Liquorspiegels beweist, daß trotz Entfernung von 400 ccm nur der kleinere Teil der Gesamtmenge des Liquors abgelassen ist.

Art sind von Aron, Eckstein, Heidrich, Knauer u. a. gemacht worden. Mitunter gelingt in derartigen Fällen bei großem Luft-Liquoraustausch die Darstellung der Plexus chorioidei, wie ein von Heidrich veröffentlichter Fall zeigt (Abb. 151).

In diesem Zusammenhang sei auch der angeborene Hydrocephalus erwähnt, der sich mit Spina bifida vergesellschaftet. Einen besonders instruktiven Fall dieser Art, bei dem das seitliche Bild eine hochgradige Vergrößerung und Deformierung der Vorderhörner nach oben, verbunden mit starker Oberflächenzeichnung der vorderen Stirnhirnpartie, aufweist, hat Samson in seiner Arbeit „Liquordiagnostik im Kindesalter“ veröffentlicht.

Auch Fälle von *Mikrocephalie*, die klinisch die verschiedensten Grade des Schwachsinns mit oder ohne neurologische Symptome aufweisen, sind encephalographisch untersucht worden. Die folgenden Abb. 152 und 153 stellen einen Fall eigener Beobachtung dar, der eine deutliche hydrocephale Vergrößerung des Ventrikelsystems zeigt, wobei eine Kongruenz zwischen dem

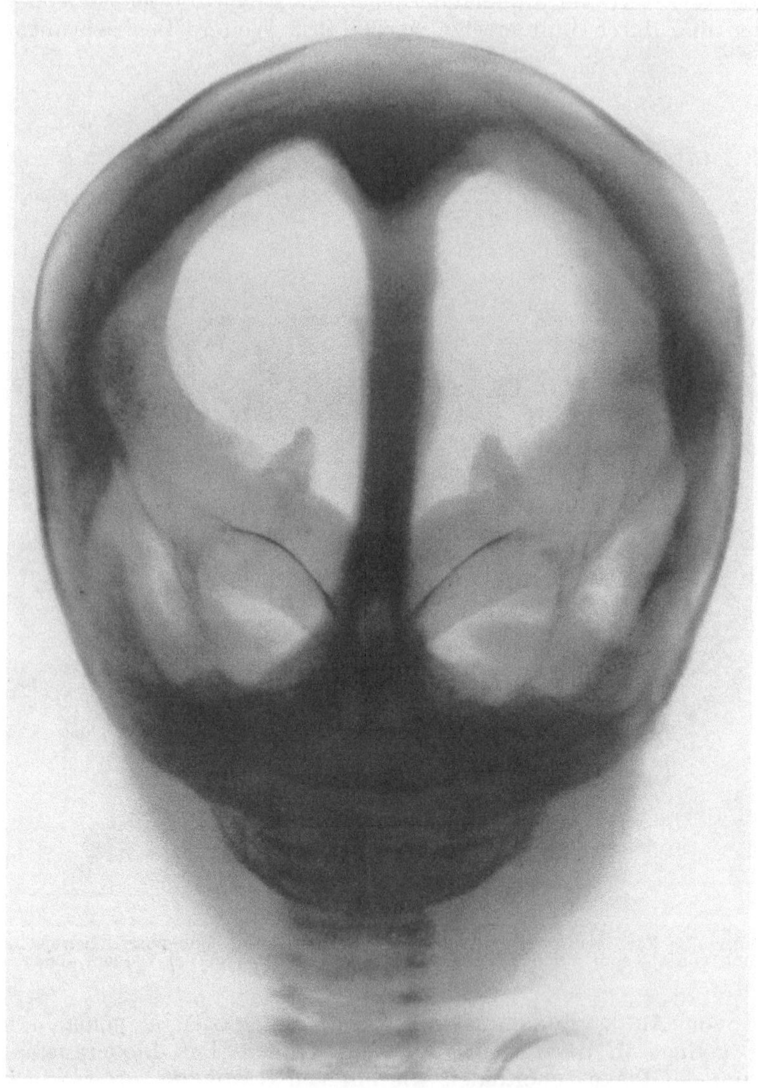

Abb. 151. Hydrocephalus congenitus. Occipito-frontale Aufnahme im Liegen. Darstellung der Plexus chorioidei. (Nach L. HEIDRICH.)

stärker vergrößerten Seitenventrikel und den stärker ausgeprägten Halbseitenerscheinungen auf der entsprechenden Körperseite besteht. Dieser Fall zeigt, daß auch bei derartigen Erkrankungen die Veränderungen des Liquorsystems als Ausdruck des im Laufe der Jahre zunehmenden Hirnschwundes an Stärke zunehmen können. Derselbe Fall, der von mir im Alter von 9 Jahren encephalographiert worden ist, ist von Prof. ARON bereits während der ersten Lebensmonate encephalographisch untersucht worden. Wie aus der

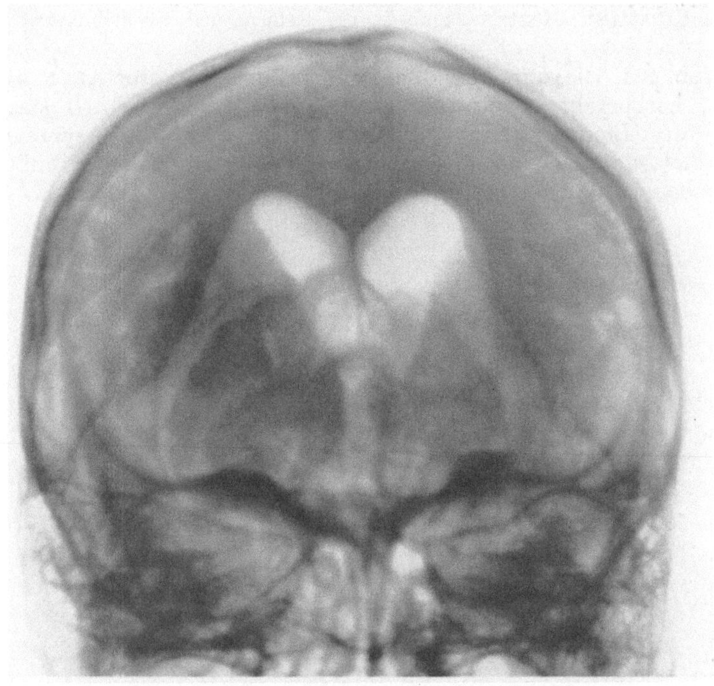

Abb. 152. Mikrocephalie und Hydrocephalus internus (a-p-Aufnahme).

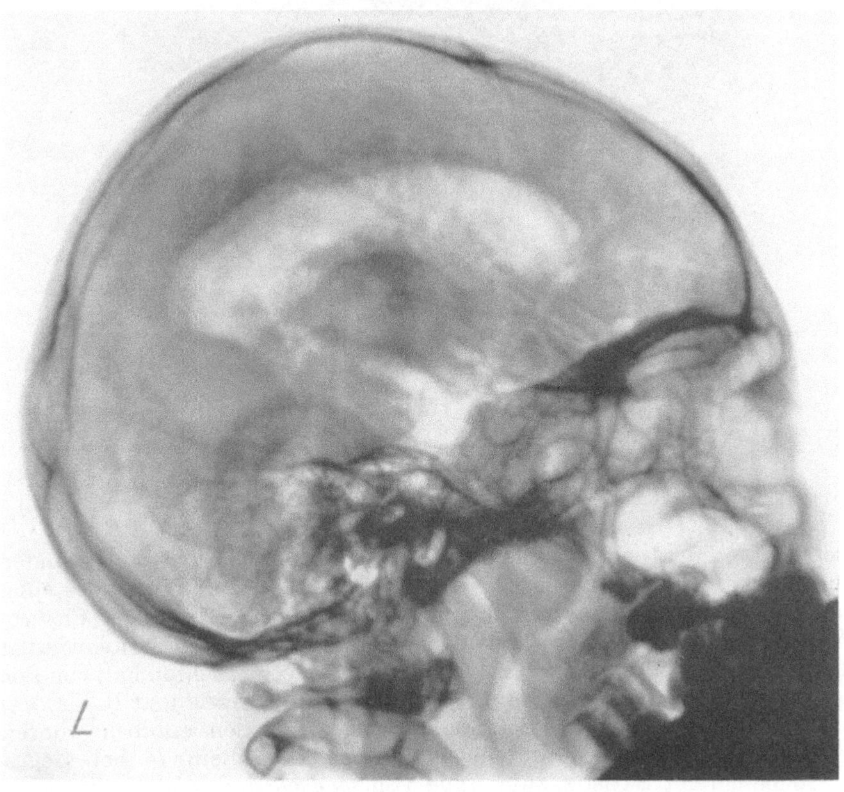

Abb. 153. Mikrocephalie (Seitenaufnahme).

nächsten Abb. 154, die mir freundlichst von Herrn Professor Aron überlassen worden ist, hervorgeht, zeigte der Fall damals keineswegs so starke Veränderungen des Liquorsystems wie jetzt, wenn auch die Asymmetrie der Seitenventrikel entsprechend den stärkeren Veränderungen der linken Hirnhemisphäre bereits damals bestanden hat.

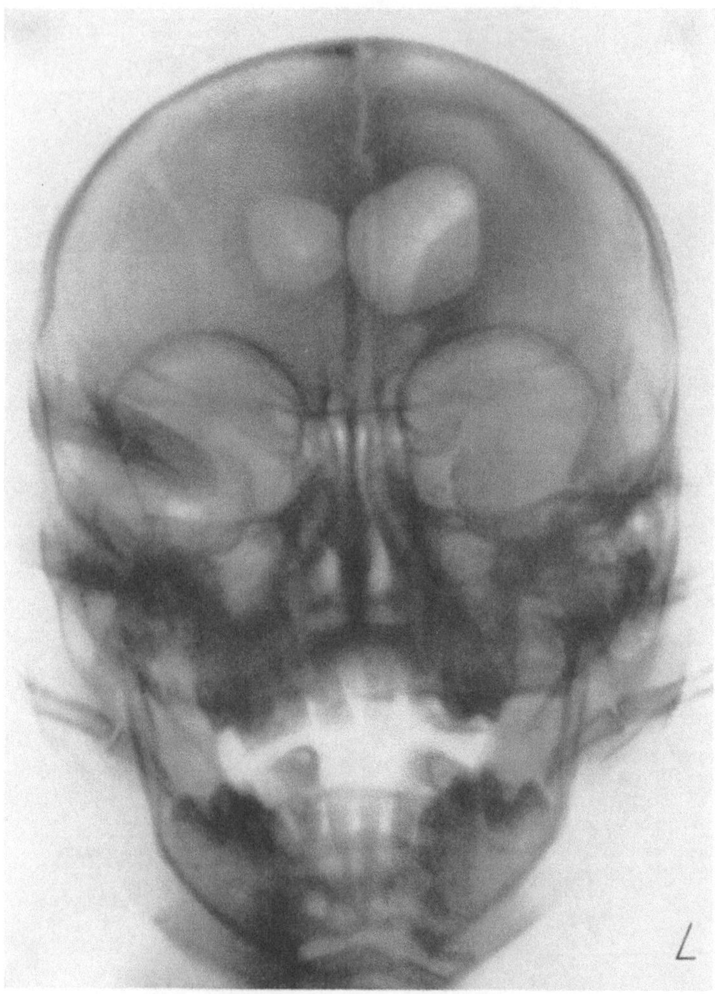

Abb. 154. Encephalogramm desselben Falls von Mikrocephalie im Alter von 9 Monaten.

Unter den veröffentlichten Fällen von *Mikrocephalie* verdient ein besonders anschaulicher Fall aus der Arbeit von Kruse (Abb. 155) Erwähnung, der einen hochgradigen Hydrocephalus internus und externus aufweist. Die Cisterna fossae Sylvii zeigt hier beiderseits, besonders rechts, eine Tiefe und Breite, wie man sie in der Tat selten findet, und wie sie dem von mir veröffentlichten Fall von Porencephalie entspricht. Auch von Bogin, Maxwell, Holzsager und B. Kramer u. a. sind encephalographische Befunde bei Mikrocephalen erhoben worden.

Bemerkenswert sind auch die encephalographischen Befunde bei *Mongolismus*. So beschreibt Samson zwei Fälle von *mongoloider Idiotie*, von denen ein Fall, abgesehen von einem Hydrocephalus externus, auch Deformitäten der Ventrikel aufwies. Während die von SAMSON u. a. veröffentlichten Bilder von *mongoloider Idiotie* mehr als Ausdruck diffuser Hirnveränderungen anzusehen sind, zeigen zwei Fälle von *Mongolismus* aus der eigenen Beobachtung im Encephalogramm Veränderungen, die für eine betonte Schädigung einer bestimmten Hirnregion, nämlich der Regio infundibularis bzw. der basalen Stirnhirnabschnitte, sprechen. Die Abb. 156 zeigt auf der a-p-Aufnahme eine deutliche Vergrößerung der Vorderhörner. Man sieht aber bereits auf diesem Bild eine stärkere Luftansammlung an der Basis. Sehr instruktiv zeigt das seitliche Bild eine starke Erweiterung der Cisterna chiasmatis, der Cisterna interpeduncularis und der Cisterna pontis. Die Sella turcica ist auffallend klein (Abb. 157). Dieser encephalographische Befund erscheint mir deshalb besonders bemerkenswert, weil neuere anatomische Untersuchungen bei *Mongolismus* eine Hypoplasie der Regio hypothalamica und infundibularis ergeben haben (VAN DER SCHEER).

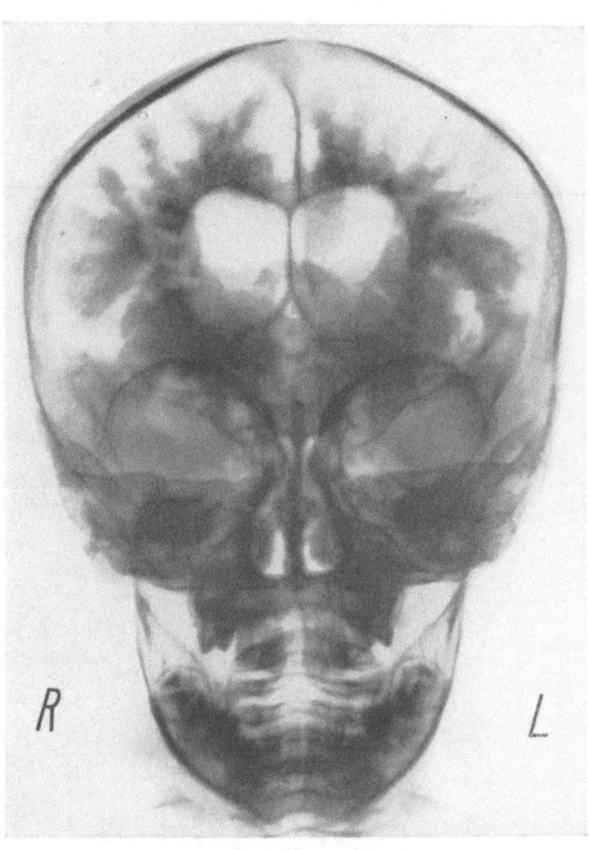

Abb. 155. Schwere beiderseitige Hirnatrophie mit Hydrocephalus externus und internus evacuo bei cerebraler Kinderlähmung mit Idiotie und leichter Mikrocephalie. Fronto-occipitale Aufnahme. (Fall von KRUSE.)

Bei der *Chondrodystrophie* hat bereits DANDY 1921 hydrocephale Vergrößerung der Ventrikel feststellen können.

Auch bei *tuberöser Sklerose* liegen encephalographische Erfahrungen vor (L. GUTTMANN, MINURA). Irgendwelche Besonderheiten im Ventrikelsystem konnte ich bei meinen beiden Fällen — einem 8jährigen Knaben und einer Frau von Mitte 30 Jahren — nicht feststellen. Es fand sich lediglich bei dem Knaben eine auffallende Ausziehung des Hinterhorns auf dem Seitenbild. Bemerkenswert ist, daß in diesem Fall nach dem encephalographischen Eingriff die epileptischen Anfälle (täglich bis 8) über 1 Jahr völlig sistierten. In jüngster Zeit haben BERCKWITZ und RIGLER über einen encephalographierten Fall von tuberöser Sklerose bei einem 2jährigen Mädchen berichtet.

Einen Fall von *Pubertas praecox* habe ich in Hamburg ventrikulographiert. Der Fall zeigt einen hochgradigen Hydrocephalus internus. Bei dem von mir angewandten, relativ nur geringen Luft-Liquoraustausch konnte zunächst nur ein Ventrikel dargestellt werden, jedoch fand sich bei einer Kontrollaufnahme nach entsprechender Lagerung auch der andere Seitenventrikel von derselben

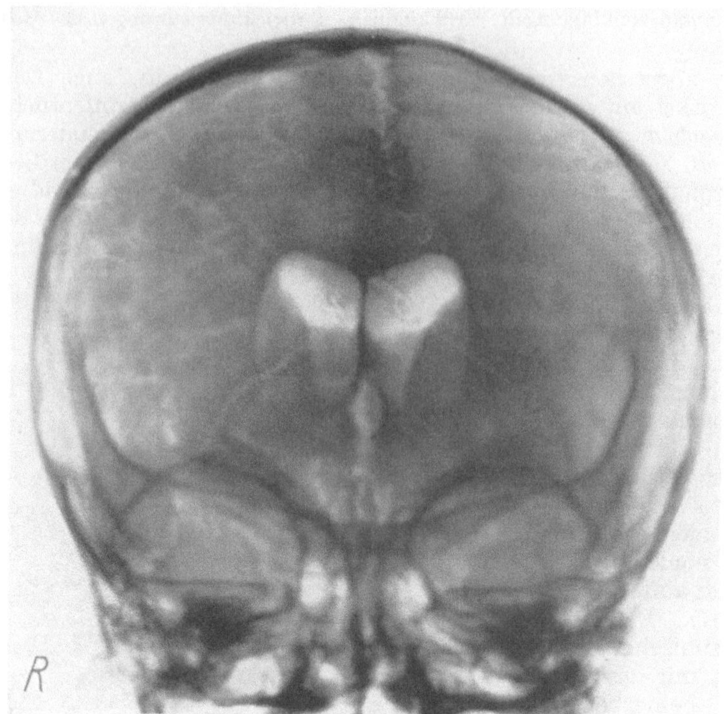

Abb. 156. Mongolismus (a-p-Aufnahme).

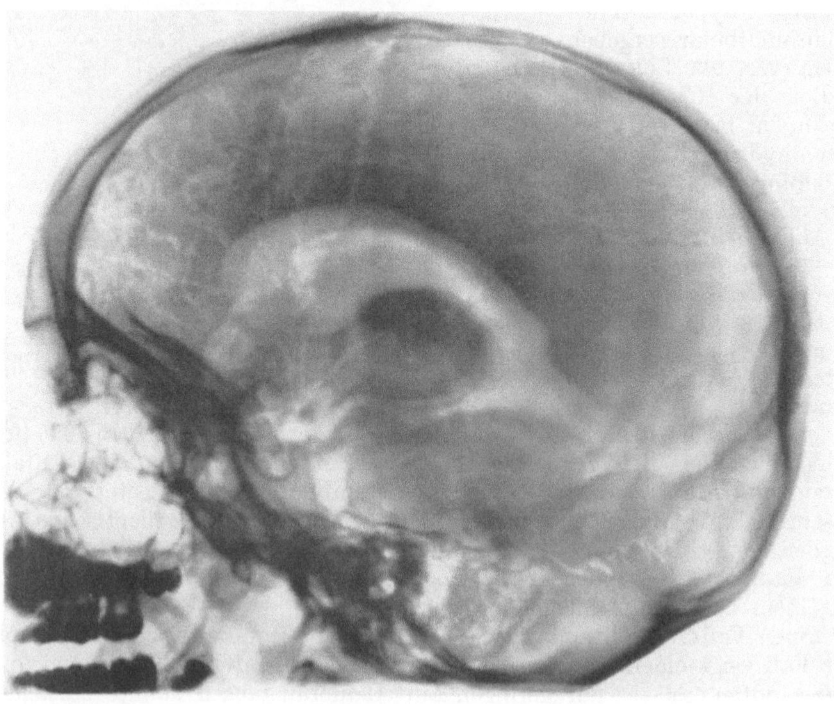

Abb. 157. Mongolismus. Verstärkte Luftfüllung der Basiszisternen. Vorderhörner besonders basal ausgeweitet. (Hypoplasie der Regio hypothalamica und infundibularis?)

Größe dargestellt. Ob es sich in diesem Fall um einen Epiphysentumor gehandelt hat, konnte nicht eruiert werden. Es sei darauf hingewiesen, daß FOERSTER bereits früher einen Fall von *Pubertas praecox* mitgeteilt hat, bei dem sich ein Epiphysentumor fand.

Erwähnt seien hier noch die encephalographischen Erfahrungen beim *Turmschädel*. Sie können verschiedener Natur sein. So teilt z. B. FLÜGEL zwei Fälle von *Turmschädel* mit Opticusatrophie mit, die abgesehen von den typischen

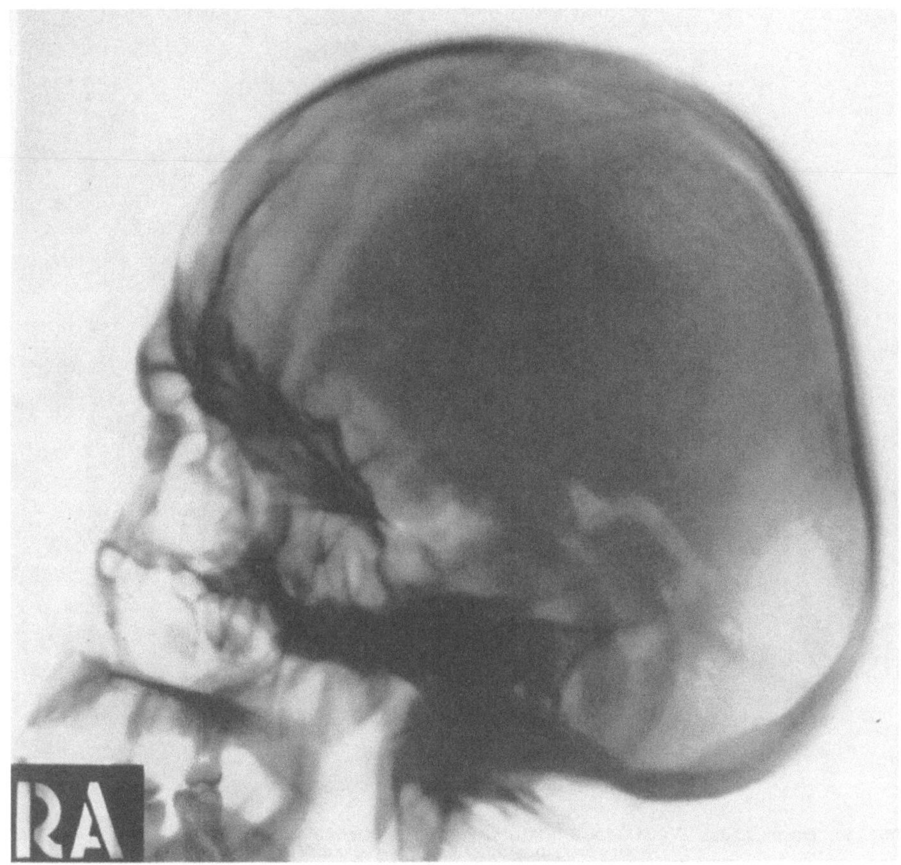

Abb. 158. Turmschädel (Fall von HEIDRICH). Starke Erweiterung der Cisterna cerebello-medullaris. Erweiterung der Cisterna chiasmatis.

Knochenveränderungen deutliche Ventrikelerweiterung zeigen. Bei einem Fall ließ sich deutlicher Hydrocephalus internus darstellen, der andere Fall zeigt bei geringer Ventrikelgröße vermehrte Luftmengen im vorderen Teil der Hirnbasis sowie über der Konvexität des Stirn- und Schläfenlappens. Zeichen intrakranieller Druckerhöhung bestanden hier nicht. Einen Fall von *Turmschädel* mit bemerkenswertem encephalographischen Befund hat HEIDRICH mitgeteilt.

37jähriger Mann, der von Kindheit an schlecht gesehen hat, mit 22 Jahren Erblindung. Typische Turmschädelform, geringe Ataxie, gesteigerte Sehnenreflexe, Opticusatrophie. In diesem Falle ergab die Encephalographie trotz lumbaler Injektion von 150 ccm Luft keine Ventrikelfüllung. Das Encephalogramm (Abb. 158) zeigt lediglich eine maximale Füllung der Cisterna cerebello-medullaris sowie eine auffallend starke Füllung der Cisterna chiasmatis. Auch der subtentorielle Raum und, wie mir scheinen möchte, auch der 4. Ventrikel sind dargestellt. Leider ist in diesem Fall eine Darstellung der Ventrikel durch Ventrikelpunktion nicht vorgenommen worden. Ein Fall von Turmschädel meiner eigenen Beobachtung, der wegen dauernder Kopfschmerzen, Schwindelgefühl und Übelkeit zur stationären Aufnahme kam und bei dem sich, abgesehen von einer starken Steigerung aller Sehnenreflexe und Tremor der Lider und Hände, eine beginnende Opticusatrophie beiderseits fand, zeigte encephalographisch, abgesehen von einer starken Luftansammlung in der Occipitalregion,

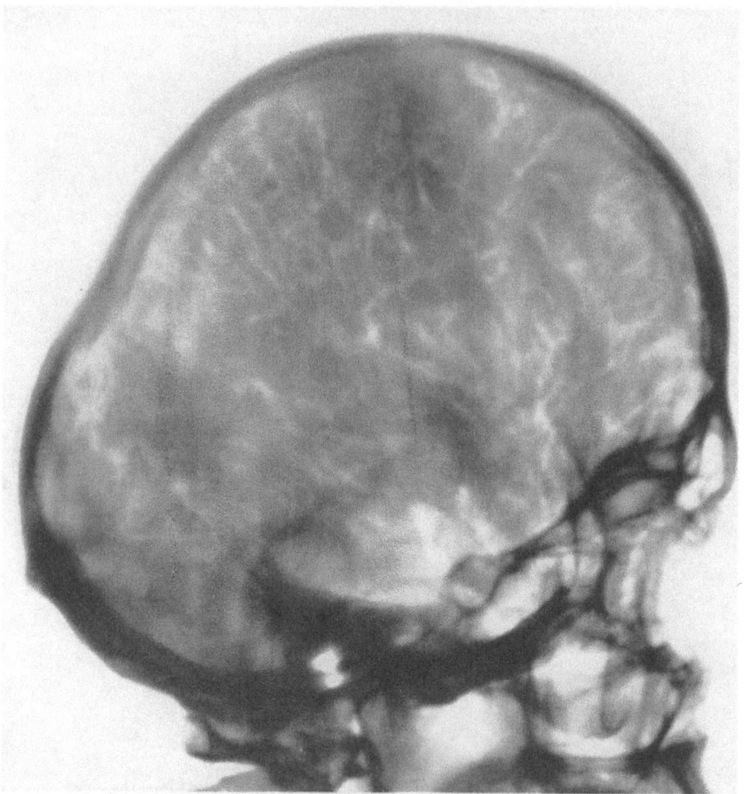

Abb. 159. Turmschädel. Verstärkte Luftfüllung der Subarachnoidalräume, besonders an der Basis. Erweiterung der Cisterna chiasmatis.

eine besonders ausgeprägte Vermehrung der Luftfüllung in den mittleren und basalen Partien der frontalen Konvexitätsräume, sowie der Cisterna chiasmatis (Abb. 159). Der Liquordruck betrug übrigens in diesem Fall 260 mm im Liegen.

Diese Befunde erscheinen mir gerade beim *Turmschädel* vom therapeutischen Standpunkt aus außerordentlich wichtig zu sein, denn die festgestellten Veränderungen der Liquorzirkulation, insbesondere die Liquoransammlung an der Basis, tragen sicherlich zu einer Erhöhung des Mißverhältnisses zwischen Gehirn und Schädel und damit zu einer Erhöhung des intrakraniellen Druckes beim *Turmschädel* bei und können für die Erblindung der Kranken mit maßgebend sein. Die Beseitigung dieser Störung der Liquorzirkulation beim *Turmschädel* kann den Kranken vor der drohenden Erblindung schützen. Daß aber beim *Turmschädel* die Veränderungen des Liquorsystems keine conditio sine qua non zu sein brauchen, konnte ich mehrfach feststellen. Interessant ist, daß in manchen Fällen auch die Ventrikel an der durch die Schädelform bedingten Deformierung

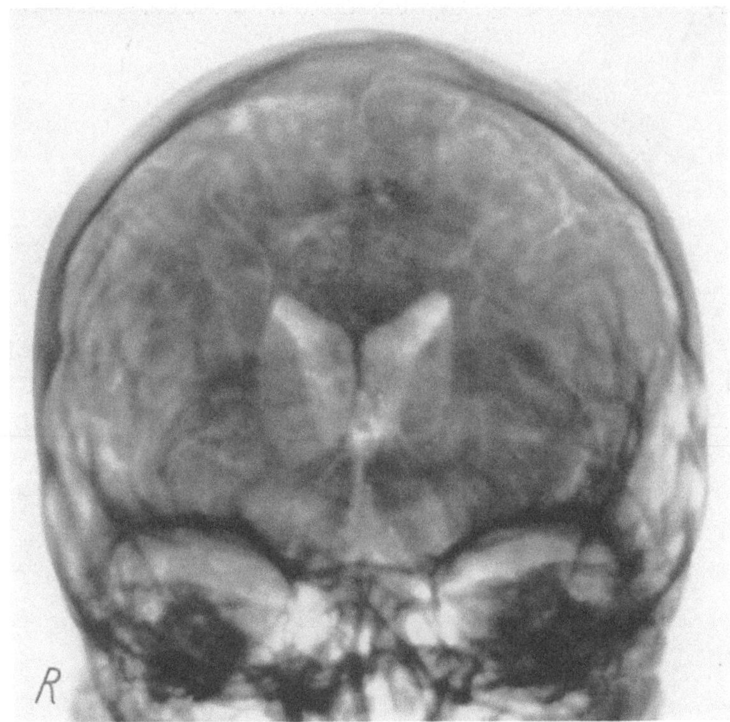

Abb. 160. Turmschädel. Elongation der Seitenventrikel.

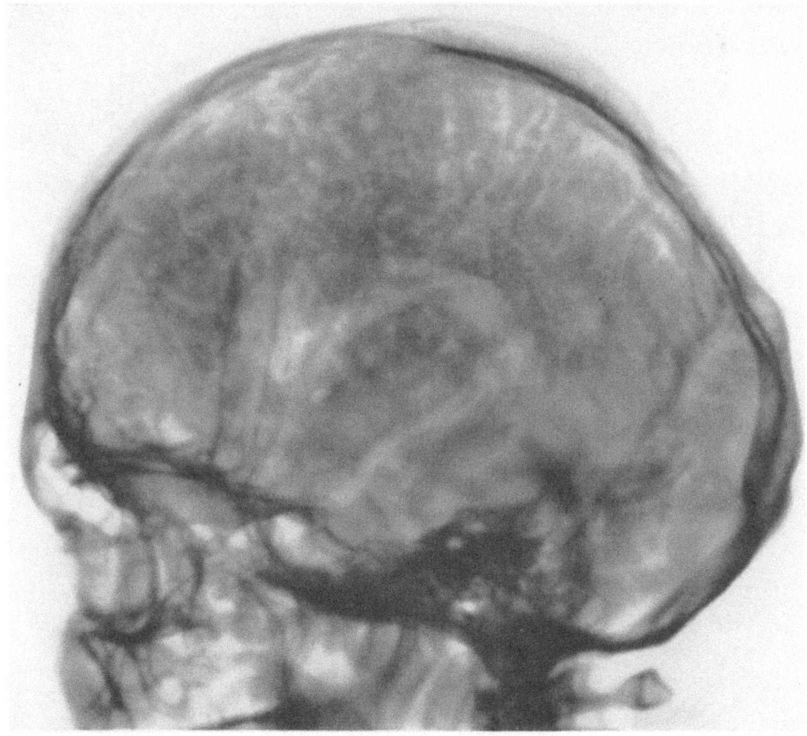

Abb. 161. Turmschädel. Auffallend verkürzte und gedrungene Form der Seitenventrikel.

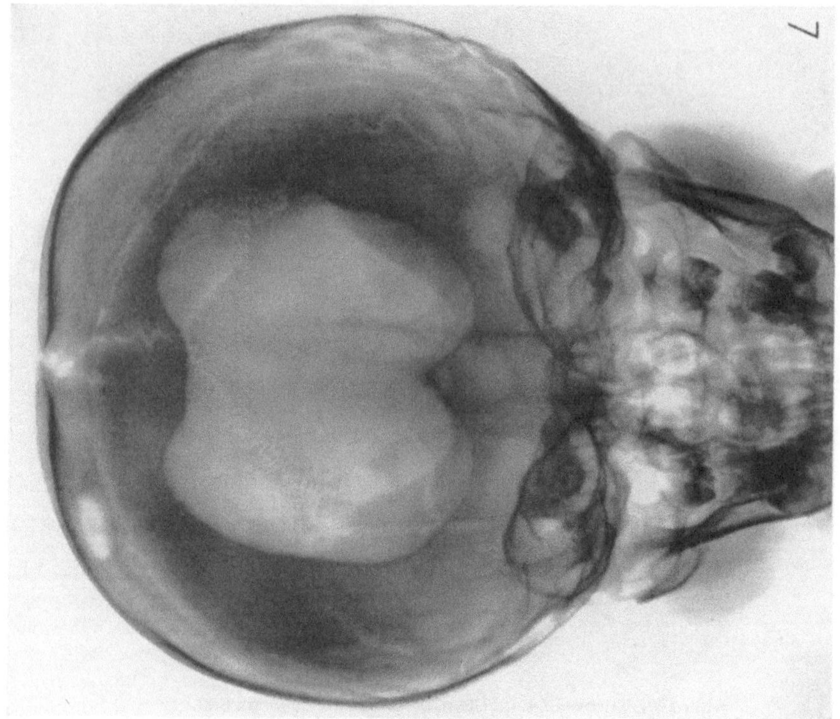

Abb. 163. Lues congenita. Hydrocephalus. Fehlen des Septum pellucidum.

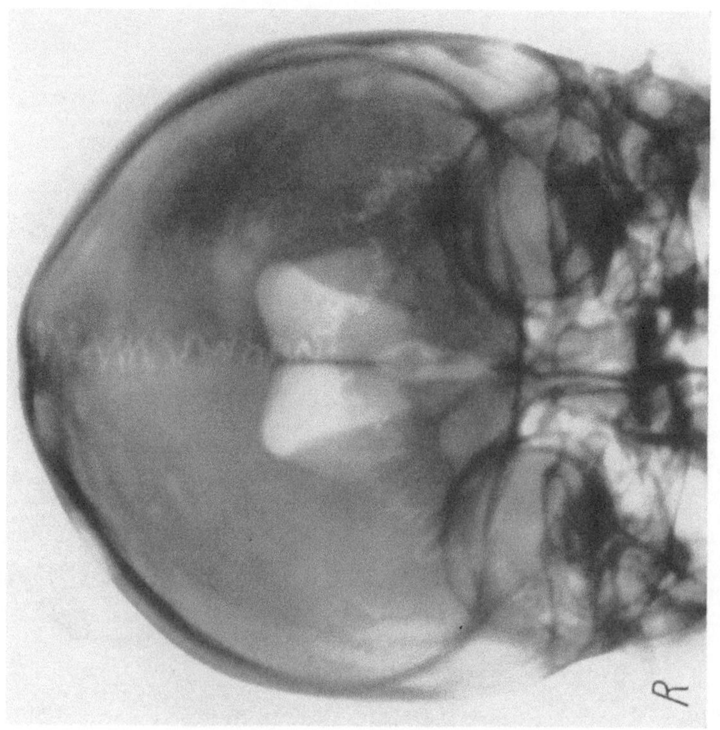

Abb. 162. LAURENCE-BIEDLsches Syndrom. Hydrocephalus internus und externus.

des Gehirns insoweit teilnehmen, als die Vorderhörner bei sonst normaler Form elongiert sind (Abb. 160). Das seitliche Bild dieses Falles zeigt eine Verkürzung des ganzen Ventrikelsystems, entsprechend der Schädelform, in longitudinaler Richtung (Abb. 161).

Encephalographische Erfahrungen bei *heredo-degenerativen* Erkrankungen wie FRIEDREICH*sche Ataxie* und HUNTINGTON*sche Chorea* sind von BINGEL, FLÜGEL und KRUSE gemacht worden.

Auch beim LAURENCE-BIEDL*schen Syndrom*, das sich bekanntlich in der Symptomentrias: Chorioretinitis, Fettsucht und psychische Störungen, äußert, lassen sich, wie ein von mir beobachteter und wegen der Störungen im Liquorsystem operierter Fall zeigt, encephalographisch faßbare Veränderungen des Liquorsystems feststellen.

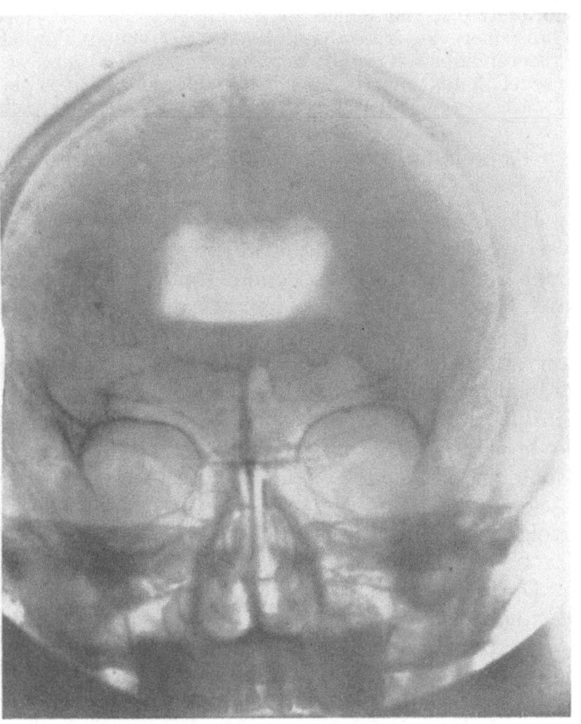

Abb. 164. Lues cerebri. (Nach M. FISCHER.) Fehlen des Septum pellucidum.

Es handelt sich um eine 19jährige Patientin, die aus einer Verwandtenehe stammt. Der Vater der Patientin war der Onkel der Mutter. Die Kranke litt an starker Fettsucht, deretwegen sie jahrelang erfolglos mit den verschiedensten Drüsenpräparaten behandelt worden ist. Psychisch bestand eine manische Erregtheit mit hochgradiger Geschwätzigkeit und läppischem Einschlag. Besonders auffallend war die Mannstollheit der Kranken. Ophthalmoskopisch fand sich eine Pigmentdegeneration der Retina beiderseits mit Opticusatrophie. Dabei waren aber die Optici deutlich verwaschen und noch etwas prominent. Das Gesichtsfeld ergab ein hochgradiges zentrales Skotom beiderseits, auch im erhaltenen peripheren Rest war das Sehvermögen stark herabgesetzt. Mit Rücksicht auf die negative Wa.R. und besonders auf den verwaschenen und prominenten Opticus, weiterhin mit Rücksicht auf die Klagen der Patientin über dauernde Kopfschmerzen führte ich eine kranielle Encephalographie nach Ventrikelpunktion aus, die eine deutliche hydrocephale Vergrößerung des Ventrikelsystems ergab (Abb. 162). Da ich auf Grund dieses Befundes und der sehr starken Zeichnung des Sinus transversus im Röntgenbild annahm, daß die Veränderungen des Opticus teilweise auf Hirndruckerscheinungen zurückzuführen sind, führte ich bei der Kranken eine Trepanation über der Regio frontotemporalis aus. Nach Freilegung der Dura fand sich keinerlei Hirnpulsation, und bei Eröffnung der Dura spritzte der Liquor in starkem Strahl aus der Öffnungsstelle, bei weiterer breiter Eröffnung entleerten sich gewaltige Liquormengen von der Basis her. Seit der Operation ist eine ganz wesentliche Besserung im Befinden der Kranken eingetreten. Die Prominenz und Verwaschenheit der Optici haben sich zurückgebildet. Der Visus im erhaltenen peripheren Gesichtsfeldrest hat sich wesentlich gebessert, so daß die Kranke sich jetzt allein auf der Straße bewegen kann und sogar die Kirchturmuhr erkennt. Seit der Operation hat die Kranke ohne besondere Diät 20 Pfund abgenommen. Ganz besonders auffallend ist die psychische Veränderung. Die vor der Operation für ihre Umgebung außerordentlich lästige Patientin ist jetzt ruhig, geordnet, hilft fleißig im Haushalt, wozu sie früher nicht zu bewegen war, hat geistige Interessen, besucht Vorträge und Konzerte und empfindet es besonders dankbar, daß sie ihre erotischen Exaltationen losgeworden ist. So lehrt auch dieser Fall, wie wertvoll auch bei *heredogenerativen* Erkrankungen die Encephalographie dem Arzt für seine Therapie sein kann.

Daß sich schwere Entwicklungsstörungen des Gehirns auch auf dem Boden einer *Lues congenita* entwickeln können, ist ja allgemein bekannt und bereits in dem Kapitel über Paralyse erwähnt worden. Auch hier vermag die Encephalographie die verschiedensten Entwicklungsstörungen des Gehirns bzw. des Ventrikelsystems aufzudecken. So beschreibt FISCHER einen Fall, bei dem das Septum pellucidum fehlt (Abb. 163). Einen analogen Fall konnten wir an der FOERSTERschen Abteilung beobachten:

Es handelt sich um einen $2^1/_2$jährigen schwachsinnigen Knaben mit einer doppelseitigen Chorioretinitis und einem Schädelumfang von $52^1/_2$ cm. Die lumbale Encephalographie ergab einen Ventrikelabschluß. Durch ventrikuläre Füllung konnte ein hochgradiger Hydrocephalus festgestellt werden. Es handelt sich, wie die Jodpassageprüfung ergab, in diesem Fall um einen Hydrocephalus occlusus relativus male resorptivus. Encephalographisch ist auch dieser Fall durch das Fehlen des Septum pellucidum interessant (Abb. 164).

6. Meningitis acuta epidemica und purulenta. Meningitis tuberculosa. Solitärtuberkel.

Die *Meningitis epidemica* ist wohl diejenige Erkrankung des Zentralnervensystems, bei der Luftinjektionen schon frühzeitig vorgenommen wurden, allerdings nicht zu diagnostischen, sondern zu therapeutischen Zwecken. Während einer Epidemie von *Meningokokkenmeningitis* im Jahre 1916/17 injizierte SHARP zur Lösung von Adhäsionen unter anderem Sauerstoff und berichtet, daß sich ihm „diese artefizielle Pneumorhachis" in einigen Fällen als therapeutische Maßnahme gut bewährte. Auch spätere Autoren haben sich von dem günstigen Einfluß der Luftinjektionen bei der *Meningitis epidemica* überzeugen können. So berichten in jüngster Zeit STANKIEWICZ und VINCENZ, die 22 Fälle von *Meningitis epidemica* encephalographierten, über den günstigen Effekt der Luftinjektionen. Auch bei *Meningitis tuberculosa* sah SHARP gelegentlich Heilerfolge nach Luftinjektionen, die jedoch von Nachuntersuchern vermißt wurden (JACOBAEUS, ECKSTEIN u. a.).

Die Veränderung des Liquorsystems, die man a priori bei jeder akuten *Meningitis* erwartet, ist der Hydrocephalus occlusus, der hervorgerufen wird durch die Unterbrechung der Kommunikation zwischen Ventrikelsystem und Subarachnoidalräumen infolge meningealer Verklebungen. In der Tat ist diese Art der Veränderung des Liquorsystems häufig. Es muß aber auf Grund der anatomischen Erfahrungen betont werden, daß bei jeder akuten infektiös-eitrigen *Meningitis,* abgesehen von den Meningen, das Ventrikelsystem und besonders auch die Plexus chorioidei an dem Entzündungsprozeß beteiligt sind, wodurch es mitunter zu einer ganz enormen Steigerung der Liquorproduktion kommt. Die Folge hiervon ist bei Erhaltensein der Kommunikation zwischen Subarachnoidalraum und Ventrikeln die Entstehung eines Hydrocephalus communicans hypersecretorius. Die Entwicklung eines derartigen Hydrocephalus oder gar nicht selten eines Seropyocephalus kann sogar sehr stürmisch innerhalb weniger Tage erfolgen. Besonders instruktive encephalographische Studien bei akuten *Meningitiden* hat ECKSTEIN ausgeführt. Unter den 8 von ihm mitgeteilten Fällen von *Meningitis epidemica* ist ein 3 Monate altes Kind besonders erwähnenswert, bei dem den Eltern 14 Tage vor Einlieferung des Kindes in die Klinik eine starke Größenzunahme des Kopfes auffiel. Bei der Aufnahme fand sich ein starker Opisthotonus, gespannte und vergrößerte Fontanellen, starke Spasmen aller Extremitäten, beiderseits Stauungspapille. Im Lumbalpunktat Meningokokken positiv. Die lumbale Encephalographie, bei der 250 ccm Liquor durch Luft ersetzt wurden, ergab einen hochgradigen Hydrocephalus internus communicans (Abb. 165). Trotz endolumbaler Injektion von Meningokokkenserum rasches Fortschreiten des Prozesses. Der Kopfumfang wächst von 42 cm auf 43,5 cm. Die 14 Tage nach der ersten Encephalographie erneut vorgenommene Encephalographie (300 ccm Liquor) zeigt nun sehr instruktiv an der enormen Ventrikelvergrößerung den Fortschritt der Erkrankung. Die Ventrikel sind gegenüber der ersten Encephalographie maximalst erweitert und lassen an der Oberfläche namentlich links nur einen dünnen Streifen Gehirns übrig (Abb. 166). Einen ganz analogen Fall eines innerhalb kurzer Zeit an Intensität zunehmenden Hydrocephalus communicans konnte ECKSTEIN auch bei einem unter seinen 15 Fällen von Pneumokokken *meningitis* feststellen.

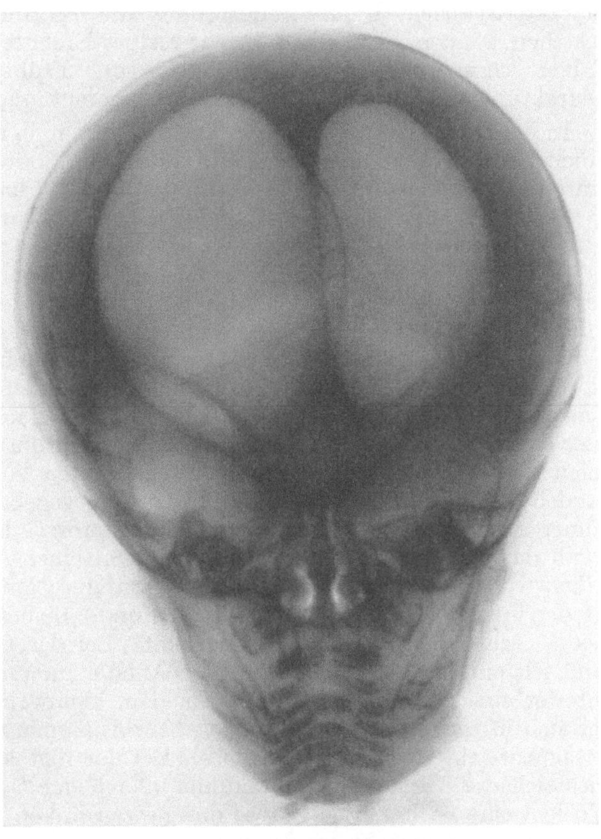

Abb. 165. H. Kr., 3 Monate (!). Meningitis epidemica. Frontooccipital. Sehr starke Erweiterung der Ventrikel. (Nach A. ECKSTEIN.)

Auch die bei der *Meningitis tuberculosa* vorkommenden Veränderungen des Liquorsystems, die ja schon in früheren Zeiten den Ärzten bekannt waren (R. WHYTT 1768) und der Krankheit vor der Erkennung ihres infektiösen Ursprungs die Bezeichnung *„hitzige Gehirnwassersucht“* eingetragen haben, sind schon in der ersten Zeit der encephalographischen Ära von verschiedenen Autoren (BINGEL, BREHME, ECKSTEIN) studiert worden. So hat z. B. ECKSTEIN allein 20 Fälle von Meningitis tuberculosa encephalographisch untersucht und konnte die verschiedensten Grade eines Hydrocephalus beobachten. Da nach seinen Erfahrungen auch schon in den ersten Stadien der Meningitis tuberculosa eine auffallend starke Erweiterung des Ventrikelsystems nachweisbar ist, so glaubt er, daß schon vor dem Auftreten der eigentlichen meningitischen Symptome bzw. eines

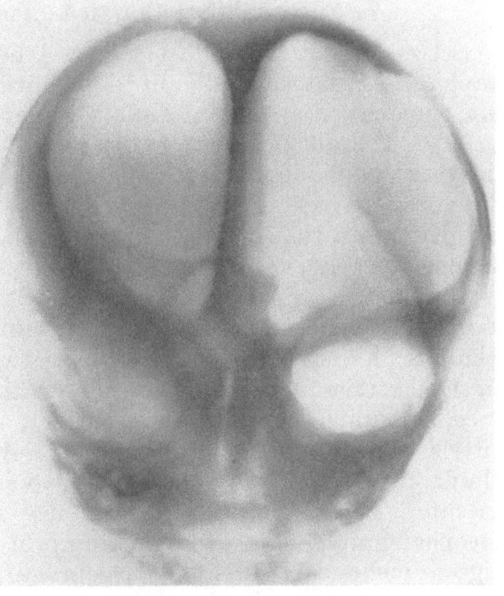

Abb. 166. Dasselbe Kind wie Abb. 165. Frontooccipital. 14 Tage später. Rasches Fortschreiten der Gehirneinschmelzung. (Nach A. ECKSTEIN.)

charakteristischen Liquor-Zellbefundes die Störungen der Liquorzirkulation bestehen können. Eckstein bringt meines Erachtens mit Recht die in vielen Fällen schon wochenlang zu beobachtenden Frühsymptome (Kopfschmerzen, Charakterveränderung) mit diesen Störungen im Liquorsystem in Zusammenhang.

In diesem Zusammenhang sei auch die Frage der encephalographischen Befunde beim Tuberkulom gestreift. Sitzt ein Solitärtuberkel im Bereich der hinteren Schädelgrube, was ja bekanntlich relativ häufig der Fall ist, und führt er zu einer Kompression des Aquädukts bzw. 4. Ventrikels, so hat er eine mehr oder minder hochgradige Dilatation der Seitenventrikel bzw. des 3. Ventrikels zur Folge. Es ergeben sich hieraus dieselben encephalographischen Bilder, wie wir sie bei anderen Tumoren der hinteren Schädelgrube beschrieben haben. Auch bei größerer Ausdehnung eines Solitärtuberkels in einer Großhirnhemisphäre können dieselben encephalographischen Befunde wie bei anderen Tumoren erhoben werden. Andererseits können bei kleineren und weichen Tuberkulomen die Kompressionserscheinungen am Ventrikelsystem sehr minutiös sein oder sogar fehlen, wie ein Fall meiner Beobachtung zeigt, bei dem es sich um einen Solitärtuberkel im Handfocus der rechten vorderen Zentralwindung gehandelt hat, der Anlaß zu Jackson-Anfällen gegeben hatte, wobei die Anfälle immer mit klonischen Zuckungen der Interossei linkerseits begannen. Hier ergab das Encephalogramm, abgesehen von einer Asymmetrie der Seitenventrikel, wobei der rechte bei normaler Konfiguration in toto etwas kleiner war als der linke, keinen pathologischen Befund. Insbesondere war auch die Cella media rechts nicht besonders eingedellt. Bei der Operation im Oktober 1935 fand ich entsprechend dem Typ der Anfälle im unteren Drittel der Centralis anterior einen von der Dura ausgehenden, kleinwalnußgroßen weichen Tumor, der sich in toto exstirpieren ließ, wobei das Tumorbett in der Hirnrinde einen etwas erweichten Eindruck machte. Bei der histologischen Untersuchung erwies sich der Tumor als Tuberkulom. Nach der Operation bestand für einige Wochen eine hochgradige Parese des ganzen linken Arms, die sich bis auf eine ganz leichte Schwäche im Interosseusgebiet zurückgebildet hat. Der Kranke ist inzwischen wieder voll arbeitsfähig.

7. Encephalitis lethargica. Postencephalitische Störungen.

Schon Foerster hat in seiner Arbeit aus dem Jahre 1925 „Encephalographische Erfahrungen“ auf die Störungen der Liquorzirkulation aufmerksam gemacht, die sich im Gefolge einer *Encephalitis epidemica* einstellen und da einen Teil der postencephalitischen Symptome (Kopfschmerzen, Kopfdruck, Pulsverlangsamung, Erbrechen, Schwindel, Stauungserscheinungen am Augenhintergrund sowie gewisse psychische Störungen wie leichte Ermüdbarkeit und Konzentrationsmangel) hervorrufen. Das Bemerkenswerte ist, daß diese Gruppe der *postencephalitischen Störungen* nicht mit den anderen bekannten Symptomen des *Parkinsonismus,* der Starre, dem Rigor usw., gepaart zu sein brauchen, sondern daß sie das Krankheitsbild allein beherrschen bzw. den bekannten klassischen Symptomen sogar vorausgehen können. Foerster hat sich zur Objektivierung dieser *postencephalitischen* Liquorzirkulationsstörungen der Encephalographie in Kombination mit der Passage- und Resorptionsprüfung mittels 10%igem Jodnatrium bedient. Auch Klauber aus der Foersterschen Klinik hat 1925 über mehrere Fälle von *postencephalitischen* Zustandsbildern berichtet, bei denen die Störung der Liquorzirkulation systematisch durch Encephalographie und Jod-Natriumprobe untersucht worden war. Alle Fälle zeigten mehr oder minder ausgeprägte Hirndruckerscheinungen neben dem bekannten Bild des *Parkinsonismus.* In einem Teil der Fälle konnte encephalographisch ein Ventrikelabschluß festgestellt werden. Die Jod-Passageprobe lehrte, daß es sich in der Mehrzahl der Fälle um einen *relativen* Ventrikelabschluß, d. h. um einen solchen nur für Luft, nicht für das flüssige Jod-Natrium handelt. Durch die nun folgende kraniale Encephalographie nach Ventrikelpunktion

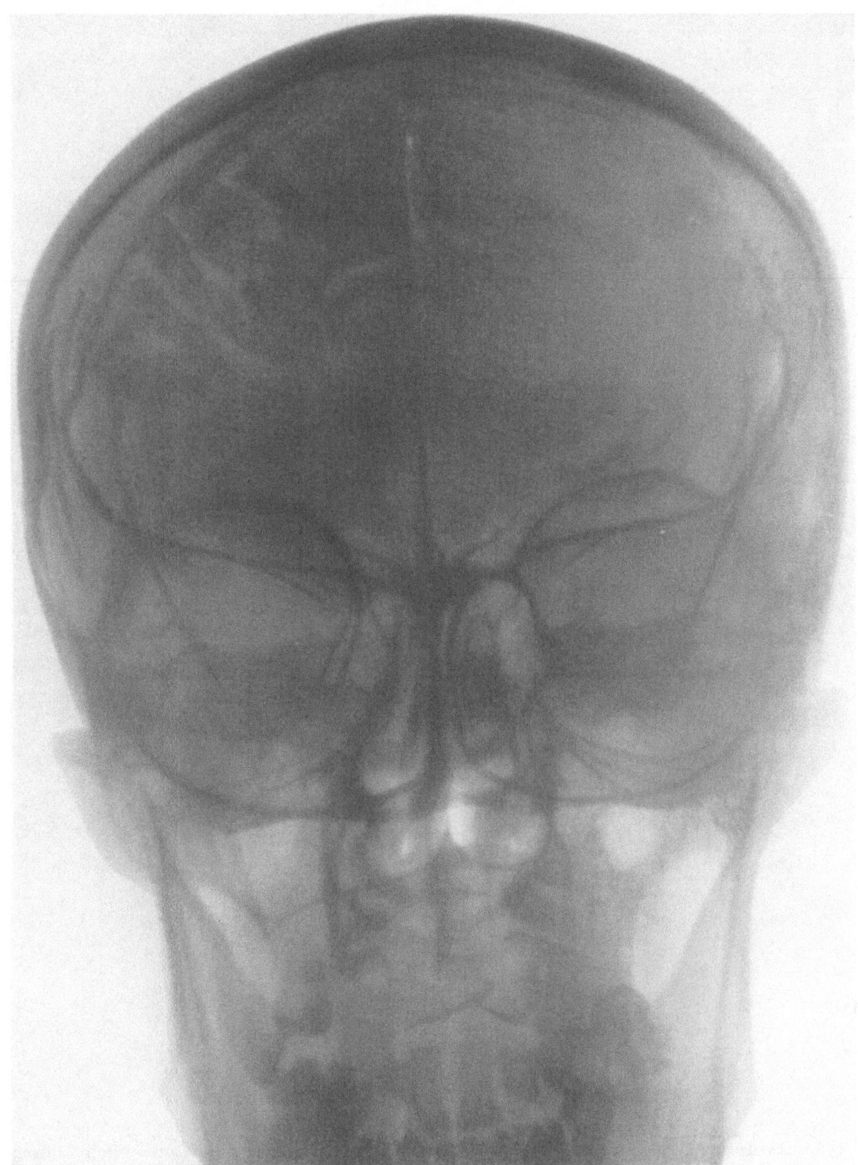

Abb. 167. Nichtfüllung bei Luftzufuhr via Lumbalpunktion. (Nach FR. KLAUBER.)

konnte an einem Teil der Fälle festgestellt werden, daß der Ventrikelabschluß einen Hydrocephalus internus zur Folge gehabt hat, wie das die beiden Abb. 167 und 168 der KLAUBERschen Arbeit demonstrieren.

Es handelt sich um das Encephalogramm einer 39jährigen Frau, die im März 1923 eine *Encephalitis* mit choreatischen Zuckungen durchgemacht hat. 3 Monate nach der Genesung entwickelte sich ein 3 Wochen anhaltender Erregungs- und Verwirrtheitszustand.

Seit 1924 heftigste Kopfschmerzen, furchtbarer Schwindel, Doppeltsehen, sehr große Ermüdbarkeit, Konzentrationsmangel, sehr leichte Erregbarkeit.

Wir fanden absolute Pupillenstarre beiderseits, Internuslähmung, Blickparese nach oben, rhythmisch-klonische Zuckungen im linken Facialis, in der Bauchmuskulatur und

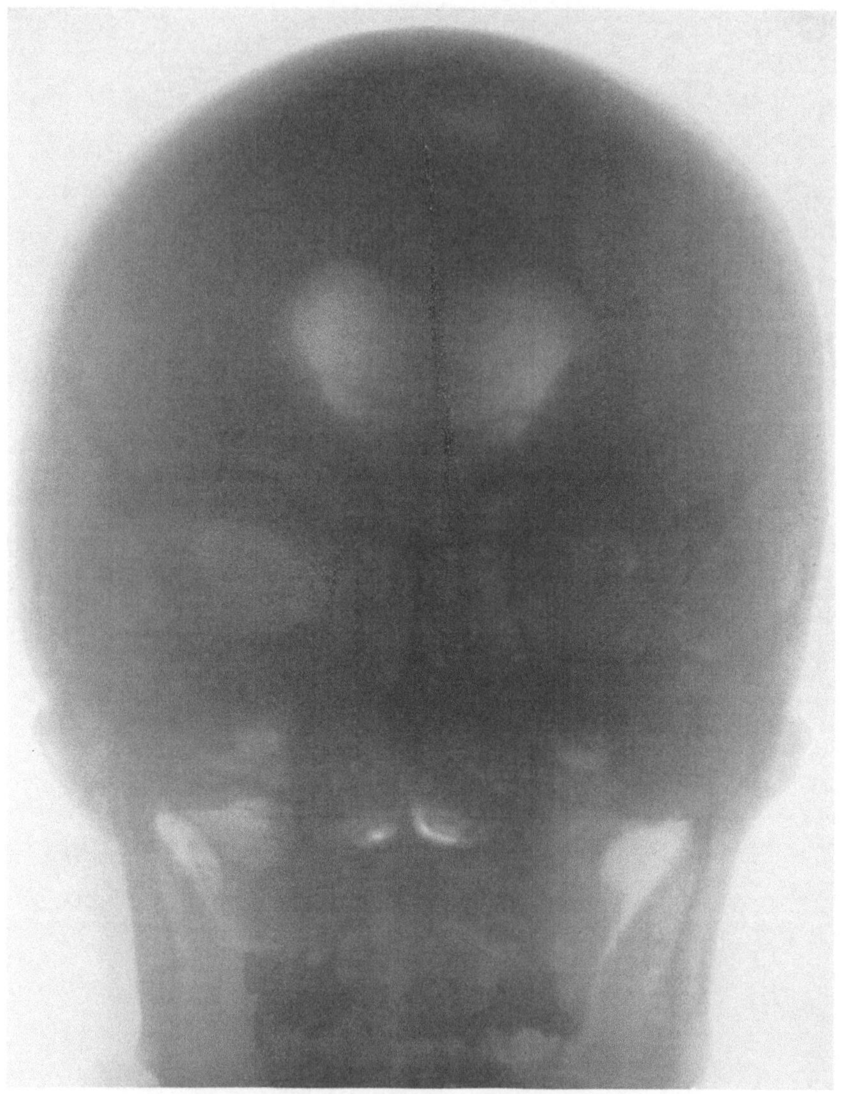

Abb. 168. Hydrocephalus internus bei Luftfüllung durch Ventrikelpunktion. Nichtfüllung via Lumbalpunktion. (Nach FR. KLAUBER.)

im rechten Quadriceps. Die Luftzufuhr via Lumbalpunktion ergab keine Ventrikelfüllung. Die Ventrikulographie rechts (90 ccm Luft) deckte einen deutlichen Hydrocephalus internus auf. In diesem Falle ergab die Jodpassageprüfung nach intraventrikulärer Jod-Natrium-Injektion zwar eine Durchgängigkeit des Jod-Natriums nach dem Lumbalkanal, aber immerhin bestand eine sehr erhebliche Verzögerung der Passage (29 Minuten gegenüber dem normalen Verhalten bereits nach 15 Minuten).

Der Hydrocephalus im Gefolge einer *Encephalitis* tritt nicht nur als Hydrocephalus occlusus in Erscheinung, sondern auch als Hydrocephalus communicans, sei es infolge einer gestörten Liquorresorption, sei es infolge einer gesteigerten Liquorproduktion. Abb. 169 stellt einen Hydrocephalus communicans male resorptivus dar. Das in diesem Fall zur Untersuchung der Liquorresorption injizierte Jod-Natrium wurde erstmalig im Urin nach $3^1/_2$ Stunden spurenweise ausgeschieden. Auf diesem Bild fällt, abgesehen von der hydrocephalen Vergrößerung der Seitenventrikel, der blasenförmig aufgeblähte 3. Ventrikel auf, ein Befund, der bei *Postencephalitikern* mehrfach zu erheben war. Dieser Befund wird von späteren Untersuchern (OMOROKOW, WISCHNEWSKI, FLÜGEL)

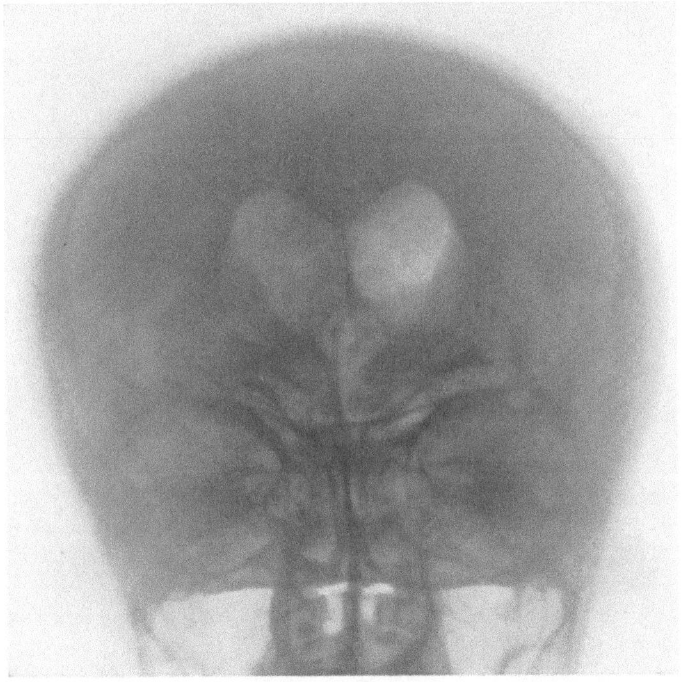

Abb. 169. Hydrocephalus communicans. Luftfüllung via Lumbalpunktion. (Nach FR. KLAUBER.)

als ein für die *postencephalitischen* Störungen charakteristischer Befund hervorgehoben. So fand z. B. FLÜGEL unter 21 Fällen, bei denen der 3. Ventrikel darstellbar war, 12mal eine Erweiterung desselben, wobei er hervorhebt, daß dieser Befund vornehmlich bei jugendlichen Kranken zu erheben wäre. OMOROKOW und WISCHNEWSKI erwähnen diesen Befund der blasenförmigen Erweiterung des 3. Ventrikels sogar bei 20 Fällen der chronischen Form der *epidemischen Encephalitis*. Hinsichtlich der Größe der Seitenventrikel betont FLÜGEL, der über encephalographische Erfahrungen bei 21 Fällen, allerdings ohne Hirndruckerscheinungen, berichtet, daß sich wohl mäßige Erweiterung etwas häufiger findet, jedoch konnte er bei seinen Fällen beträchtliche Erweiterung der Seitenventrikel nicht feststellen. Bei 16 Fällen bestand eine Ventrikelasymmetrie, wobei der linke 11mal größer gefunden wurde. Eine Kongruenz zwischen einseitiger Ventrikelvergrößerung und kontralateraler stärkerer Betonung der *parkinsonistischen* Erscheinungen ließ sich nicht feststellen. Daß trotz schwerer *parkinsonistischer* Erscheinungen eine Vergrößerung der Seitenventrikel bzw. der Subarachnoidalräume durchaus keine conditio sine qua non zu sein braucht, beweist das encephalographische Bild eines Falles meiner eigenen Beobachtung.

Es handelt sich um einen 25jährigen jungen Mann, bei dem eine deutliche mimische Starre, ein starker Rigor beiderseits, besonders rechts, verbunden mit Pfötchenstellung der rechten Hand und pallidärem Tremor bestanden. Das Encephalogramm ergab eine deutliche Asymmetrie der Seitenventrikel. Der linke ist etwas größer als der rechte, beide Seitenventrikel sind jedoch ebenso wie der 3. Ventrikel von *normaler* Größe. Auch die Oberflächenzeichnung ist als normal zu bezeichnen (Abb. 170). In diesem Fall besteht insoweit eine Kongruenz zwischen klinischem Befund und Encephalogramm, als den besonders ausgesprochenen pallidären Erscheinungen der rechten Körperseite

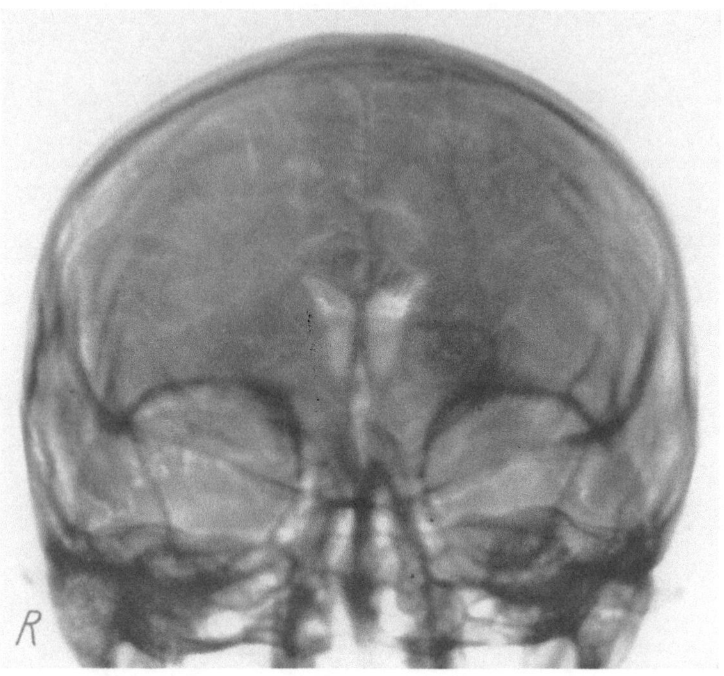

Abb. 170. Postencephalitisches Pallidumsyndrom besonders rechts. Linker Seitenventrikel größer als der rechte. Normale Ventrikelgröße.

die Vergrößerung des linken Seitenventrikels entspricht. Ich verfüge aber über encephalographische Beobachtungen bei Postencephalitikern, wo auch eine derartige Kongruenz nicht nachweisbar war.

8. Multiple Sklerose.

Encephalographische Befunde bei *multipler Sklerose* sind von BINGEL und in neuerer Zeit von FLÜGEL und VERECELLI erhoben worden. FLÜGEL konnte bei seinen 14 untersuchten Fällen insoweit einen Parallelismus zwischen Krankheitsdauer und Veränderung der liquorführenden Räume feststellen, als Fälle mit längerer Krankheitsdauer entsprechend der zunehmenden Schrumpfung des Hirnparenchyms beträchtlichere Ventrikelerweiterungen und reichlichere Luftfüllung der Subarachnoidalräume der Konvexität zeigen als die Fälle von geringer Krankheitsdauer, bei denen FLÜGEL normale Ventrikelverhältnisse fand. Auch BINGEL hat bereits früher auf die mehr oder minder hydrocephale Erweiterung der Ventrikel bei fortgeschritteneren Fällen von *multipler Sklerose* hinweisen können. Hervorgehoben sei, daß FLÜGEL bei 2 Fällen von *multipler Sklerose* mit Halbseitenerscheinungen eine besonders betonte Vergrößerung des entsprechenden Seitenventrikels fand. In einem weiteren Fall mit Halbseitenerscheinungen entsprach weniger die einseitige Ventrikelerweiterung als die Erweiterung des Subarachnoidalraums der Seite des sklerotischen Herdes. Im allgemeinen bietet die *multiple Sklerose,* wenn es sich nicht gerade um differentialdiagnostische Schwierigkeiten besonders bei den mit Halbseitenerscheinungen einhergehenden Fällen handelt, kein geeignetes Feld für die Encephalographie.

9. Atherosclerosis cerebri. Postapoplektische Hirnschädigungen. Pachymeningitis haemorrhagica interna.

Außerordentlich mannigfaltige Veränderungen am Liquorsystem rufen die durch atherosklerotische Gefäßveränderungen bedingten Hirnprozesse hervor,

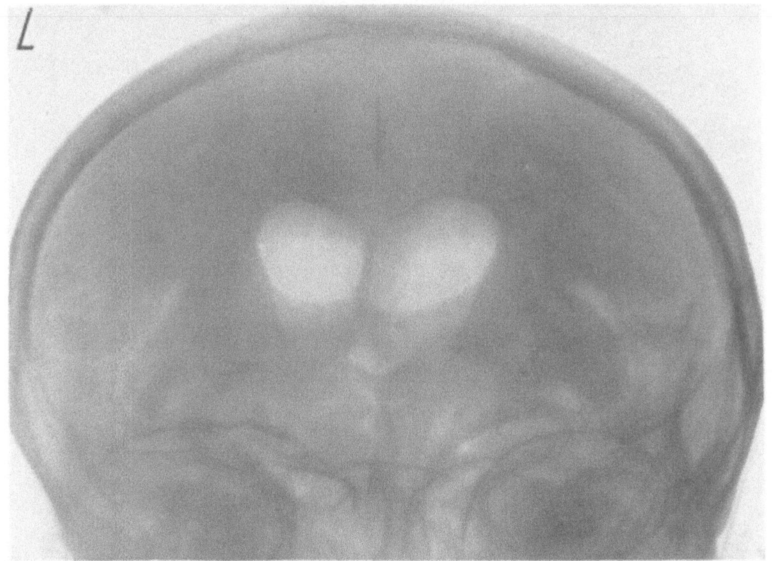

Abb. 171. Atherosclerosis cerebri (Hydrocephalus internus ex vacuo). (Fall von BINGEL.)

je nachdem ob es sich um mehr diffuse oder mehr circumscripte Hirnschädigungen handelt (BINGEL, FLÜGEL, GOALVIN, MEYER u. a.). Bei der allgemeinen Atherosclerosis cerebri, die ja zu multiplen Erweichungsherden an den verschiedensten Stellen der Großhirn- und Kleinhirnhemisphären und zu einer Atrophie des Gesamthirns führt, resultiert eine mehr oder minder starke Dilatation der Ventrikel sowie der Subarachnoidalräume. Als typisches Beispiel für diese diffuse Hirnschädigung auf atherosklerotischer Basis sei das Bild eines Falles aus einer Arbeit von BINGEL gewählt (Abb. 171).

Es handelt sich um einen 59jährigen Atherosklerotiker mit einem Blutdruck von 220, einer Herzhypertrophie, der viel an Kopfschmerzen und Schwindel sowie in den letzten Lebensmonaten an vorübergehenden Sprachstörungen und Anfällen von Bewußtlosigkeit leidet. Die Autopsie ergab eine allgemeine Atherosklerose cerebri mit multiplen Erweichungsherden verschiedenen Alters und starker Erweiterung der Hirnkammern, wie das intra vitam bereits die Encephalographie gezeigt hatte.

Handelt es sich um einen atherosklerotischen Prozeß, der sich vorwiegend in der Rinde abspielt wie bei der Atherosklerose der kleinen Rindengefäße, so dürfte sich dies encephalographisch in einer diffusen Verbreiterung des Subarachnoidalraums zu erkennen geben.

Besonderes Interesse erheischen für den Kliniker die Hirnschädigungen atherosklerotischer Natur, die zu Halbseitenerscheinungen führen und sich entweder apoplektiform oder allmählich entwickeln. Gerade die letzteren Formen bereiten gar nicht selten erhebliche diagnostische Schwierigkeiten, weil sie unter dem Bilde eines Tumors cerebri verlaufen und Augenhintergrundsveränderungen einer venösen Stase, Neuritis optica und sogar Stauungspapille zeigen. Ein in dieser Beziehung sehr interessanter Fall, den ich 1934 beobachten und operieren konnte, sei hier geschildert:

42jähriger Mann, der bereits seit 2 Jahren an häufigen Kopfschmerzen und Schwindelgefühl leidet, und bei dem wiederholt ein Blutdruck von 190—200 ärztlicherseits festgestellt

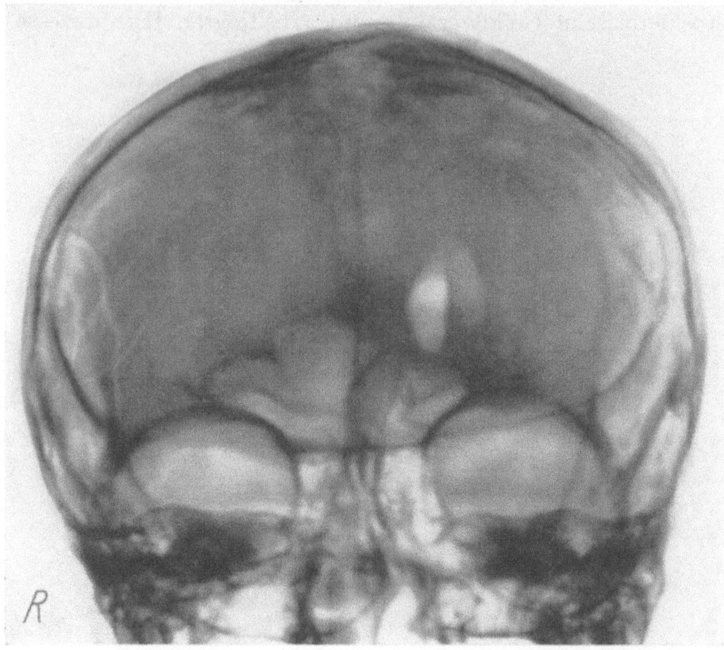

Abb. 172. Hypertonie. Blutung im rechten Schläfelappen. Ventrikelverschluß rechts.

worden war, erkrankt im Mai 1934 während der Arbeit an Sehstörungen und sehr heftigen Kopfschmerzen. Im Laufe der nächsten Stunden häufiges Erbrechen. Am nächsten Tage zunehmende Benommenheit.

Bei der Aufnahme auf die Abteilung war folgender neurologischer Befund zu erheben: Im Vordergrund steht eine erhebliche Benommenheit des Kranken. Lichtreaktion beiderseits sehr träge, rechte Pupille weiter als die linke, deutliche Blickeinschränkung nach links. Im Parallelversuch ist eine deutliche linkseitige homonyme Hemianopsie festzustellen. Am Augenhintergrund beiderseits Stauungspapille, rechts von 2, links von 3 Dioptrien. Mimische Facialisparese links, leichte Parese des linken Armes mit feinschlägigem Tremor, Bradyteleokinese und Vorbeizeigen nach rechts beim Finger-Nasenversuch. Oppenheim links positiv. Leichte Hypalgesie im linken Arm. Blutdruck 195/100. Auf Grund der Anamnese sowie des neurologischen und internen Befundes wurde ein Gefäßprozeß im rechten Schläfelappen, wahrscheinlich Blutung angenommen. Nach einem Aderlaß trat vorübergehend eine Aufhellung des Sensoriums ein, jedoch wurde Patient im Laufe der nächsten 2 Tage soporöser. Häufiges Erbrechen.

Die Ventrikulographie linkerseits ergab in diesem Falle nur eine isolierte Darstellung des linken Seitenventrikels, der von der Mittellinie nach links lateral zu deutlich abgedrängt ist. Der Ventrikel hat seine normale Schmetterlingsform verloren, seine äußere Dachbegrenzung ist steil nach oben gestellt.

Lateral von der Außenwand des Vorderhorns sieht man den Schatten der Cella media schwach gezeichnet. Auch der 3. Ventrikel ist auf der a-p-Aufnahme spaltförmig dargestellt. Er steht deutlich nach links verlagert unterhalb des linken Vorderhorns und zeigt ebenso wie dieses eine Verdrängung vom rechten Temporale her (Abb. 172).

Mit Rücksicht auf diesen encephalographischen Befund, der den Ausdruck einer schweren Kompression des rechten Schläfelappens darstellte, und der zunehmenden Verschlechterung des Kranken entschloß ich mich zur Operation. Entsprechend dem encephalographischen Befund fand ich den rechten Schläfelappen besonders in seinem mittleren und hinteren Teil hochgradig gequollen, die Rinde im oberen und mittleren Teil des Schläfelappens leicht gelblich verfärbt. Bei Eindringen an dieser Stelle in die Hirnsubstanz mit einem schmalen Hirnspatel entleert sich sofort ganz dunkles, zum Teil geronnenes Blut, nach Erweiterung der Eröffnungsstelle bekommt man einen guten Einblick in eine etwas über taubeneigroße Höhle. Da nach der Entleerung der Blutkoagula das Gehirn gut pulsierte, ein blutendes Gefäß nicht festgestellt werden konnte, wird von weiteren Manipulationen abgesehen und die Muskel-Fascien-Hautwunde über dem Defekt unter Offenlassen der Dura geschlossen.

Schon bei der Eröffnung der Dura war der zu Beginn der Operation völlig bewußtlose Patient wieder zu sich gekommen und erholte sich im Laufe der Operation außerordentlich schnell. Der Wundverlauf war komplikationslos, die Halbseitenerscheinungen bildeten sich zurück mit Ausnahme der Hemianopsie, die sich aber ebenfalls in ihrer Intensität deutlich besserte.

Seit der Operation ist der Kranke von den lästigen Kopfschmerzen befreit, seit Mitte 1935 hat er seinen Beruf als Friseur wieder aufgenommen.

Bei den Ventrikelveränderungen auf Grund apoplektisch entstandener Schädigungen einer Hirnhemisphäre — sei es infolge einer intrasubstantiellen Blutung oder eines akuten Gefäßverschlusses — muß unterschieden werden zwischen den Ventrikelveränderungen im akuten Stadium des Insults und denen nach Einsetzen von Resorptions- bzw. Schrumpfungsvorgängen, also im Reparationsstadium. Systematische Untersuchungen verdanken wir hier besonders Bingel. Er hat eine Reihe von Fällen mit akuten atherosklerotischen Hirnprozessen beschrieben, bei denen er unmittelbar nach dem Insult eine lumbale Encephalographie ausführte und encephalographisch deutliche Kompressionserscheinungen des Ventrikels der Herdseite, ja sogar Verdrängungserscheinungen des ganzen Ventrikelsystems nach der gesunden Seite hat feststellen können. Bei einer nach mehr oder minder langem Zeitintervall bei denselben Fällen wiederholten Encephalographie fand sich nun nichts mehr von den erwähnten Verdrängungserscheinungen der ersten Encephalographie, vielmehr wurde der vorher komprimierte Seitenventrikel der Herdseite entsprechend der sekundären Einschmelzung des Hirngewebes jetzt deutlich dilatiert gefunden. In einem Falle Bingels war diese Änderung des Ventrikelbefundes schon 1 Monat nach dem Insult feststellbar.

Es handelt sich um einen 49 Jahre alten Mann, der am Tage der Krankenhausaufnahme an Kopfschmerzen, Schwindelgefühl und Doppelsehen erkrankte, und bei dem sich im Laufe des Tages eine Lähmung des linken Armes und Schwäche im linken Beine einstellte. Die 2 Tage nach der Aufnahme ausgeführte Encephalographie ergab eine geringe Verschiebung des ganzen Ventrikelsystems nach links. Der rechte Seitenventrikel ist verschmälert, seine Spitze ist steiler gestellt und nach oben disloziert, seine laterale Wand erscheint von lateral oben her eingedellt. Eine bei demselben Fall nach Monatsfrist nochmals ausgeführte Encephalographie ergab ein ganz anderes Bild. Die Zeichen der Kompression des rechten Seitenventrikels sind nicht mehr vorhanden, im Gegenteil, der rechte Seitenventrikel erscheint gegenüber dem linken deutlich dilatiert, wobei gerade die bei der ersten Encephalographie bestehende Eindellung der lateralen Wand einer Ausbuchtung derselben Platz gemacht hat.

Auch ein von mir 2 Jahre nach seiner Apoplexie encephalographierter Fall, der klinisch das Bild einer spastischen Hemiplegie linkerseits mit besonderer Beteiligung seines Armes bot, zeigt, abgesehen von einer stärkeren Zeichnung des rechten Subarachnoidalraums, vornehmlich der mittleren und unteren Partien der rechten Hemisphäre, eine deutliche Dilatation und Abrundung des rechten Seitenventrikels als Ausdruck der sich in der rechten Hirnhemisphäre abspielenden Schrumpfungsvorgänge (Abb. 173). Gegenüber diesen Beobachtungen seien Befunde von FLÜGEL erwähnt, der 25 Fälle von Atherosclerosis cerebri untersucht

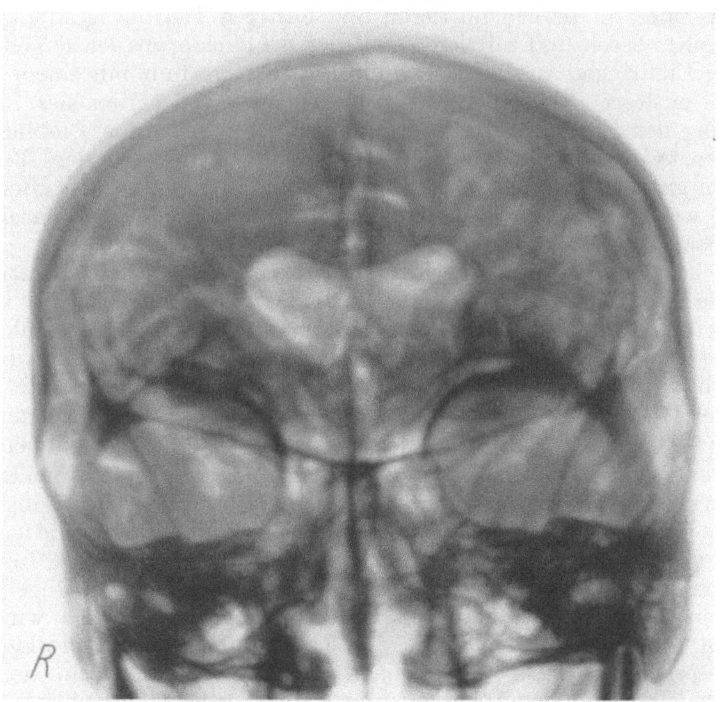

Abb. 173. Postapoplektischer Schrumpfungsprozeß der rechten Hirnhemisphäre. Dilatation des rechten Seitenventrikels, stärkere Zeichnung des Subarachnoidalraumes rechts.

hat. Obwohl sich unter diesen Fällen apoplektiform eingetretener Halbseitenlähmungen einige ganz frische Fälle fanden, konnte er solche initiale Verdrängungserscheinungen am Ventrikelsystem nicht beobachten. Auch in einem von mir ventrikulierten Fall, der klinisch anfangs eine Ausschaltung der ganzen linken Hemisphäre bot, und bei dem sich einige Monate später autoptisch eine starke Schrumpfung der linken Hemisphäre infolge eines atherosklerotischen Prozesses fand, zeigte das einige Tage nach Eintritt der klinischen Erscheinungen aufgenommene Encephalogramm weder Verdrängungs- noch Dilatationserscheinungen am rechten Seitenventrikel. Es scheint demnach unter Berücksichtigung des BINGELschen Falles, wo die Dilatation des entsprechenden Ventrikels bereits 4 Wochen nach dem Insult encephalographisch nachweisbar war, individuell verschieden lange Zeit zu dauern, in der sich die durch den atherosklerotischen Schrumpfungs- bzw. Erweichungsprozeß bedingten Hirnveränderungen am Ventrikelsystem auswirken.

Zu den auf dem Boden einer Atherosklerose sich allmählich entwickelnden Hirnprozessen, die allerdings nicht selten durch ein an sich geringfügiges

Trauma ausgelöst werden, gehört die Pachymeningitis haemorrhagica interna. Da es hierbei durch allmähliche Vergrößerung des subduralen Hämatoms zu Verdrängungs- und Kompressionserscheinungen am Ventrikelsystem kommt, so daß auch hier die Differentialdiagnose gegenüber Tumor cerebri schwierig sein kann, erscheint ohne weiteres einleuchtend. Abgesehen von BINGEL hat WARTENBERG einen instruktiven und bioptisch verifizierten Fall veröffentlicht.

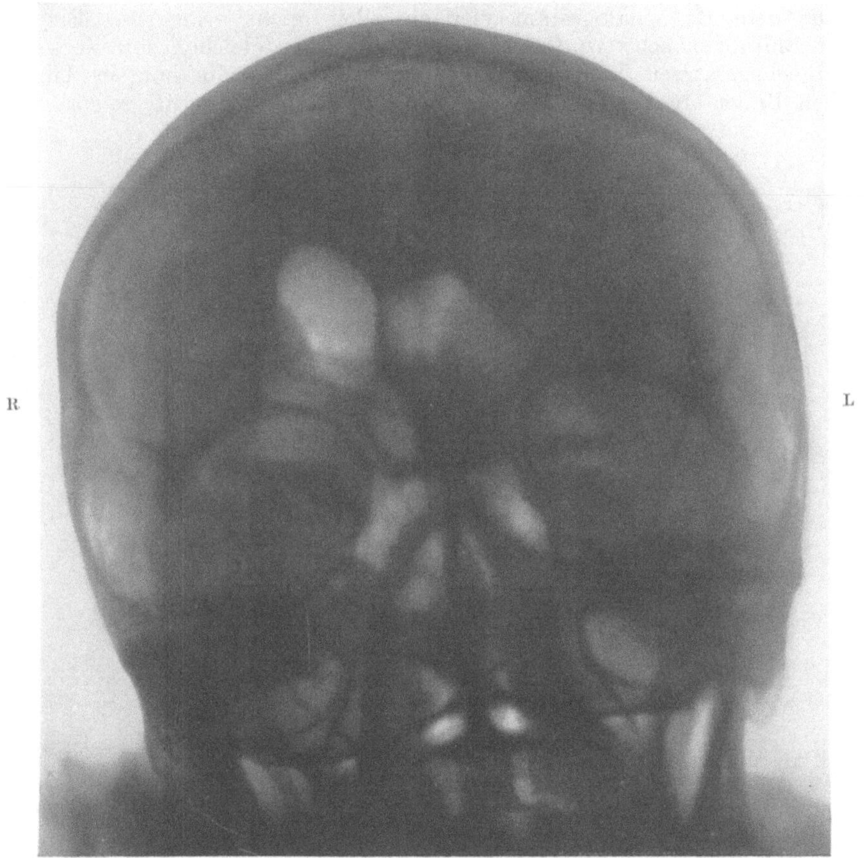

Abb. 174. Pachymeningitis haemorrhagica interna über dem linken Stirnhirn. (Nach R. WARTENBERG.)

Es handelt sich um einen 41jährigen Alkoholiker, der 8 Tage nach einem Stockschlag auf die linke Kopfseite an leichten rechtseitigen hemiplegischen Erscheinungen, Stauungspapille und aphatischen Störungen erkrankte. Das Encephalogramm zeigte hier eine starke Verdrängung des ganzen Ventrikelsystems nach rechts mit Erweiterung des rechten Seitenventrikels (Abb. 174), wobei die Verdrängung besonders das Vorderhorn betraf. Bei der von LEXER über dem linken Stirnhirn ausgeführten Operation wurde als Ursache der Ventrikelverdrängung ein flächenhaftes membranöses, abgekapseltes, subdurales Hämatom gefunden und ausgeräumt.

WARTENBERG hat im Anschluß an diesen Fall die Frage diskutiert, ob das Encephalogramm auch differentialdiagnostisch in der Frage Pachymeningitis oder Tumor helfen kann. Er neigt zu der Annahme, daß „das Bild eher für eine Pachymeningitis spricht, denn bei einem langsam wachsenden, lange einwirkenden Tumor würden wir eine stärkere Deformierung und eine stärkere Eckenabrundung des gleichseitigen Seitenventrikels erwarten, der hier seine

Konturen im wesentlichen behalten hat. Das Bild des linken Ventrikels mit den leidlich erhaltenen Ecken spricht für einen plötzlichen frischen Verdrängungsprozeß, der die Konfiguration des Ventrikels noch nicht weitgehend zu beeinflussen vermocht hat". Diese Auffassung, die übrigens von WARTENBERG selbst als nicht sicher begründet angesehen wurde, ist nach dem heutigen Stand unserer Kenntnisse über die Ventrikelveränderungen komprimierender Hirnprozesse nicht mehr haltbar. Die Art des komprimierenden Prozesses läßt sich aus dem Encephalogramm vielfach allein nicht erkennen. Einerseits können Blutungen schwere Deformierungen des herdgleichen sowohl wie des herdentgegengesetzten Ventrikels hervorrufen, andererseits können Tumoren dieselben Bilder ergeben, wie sie der Fall von Pachymeningitis zeigt.

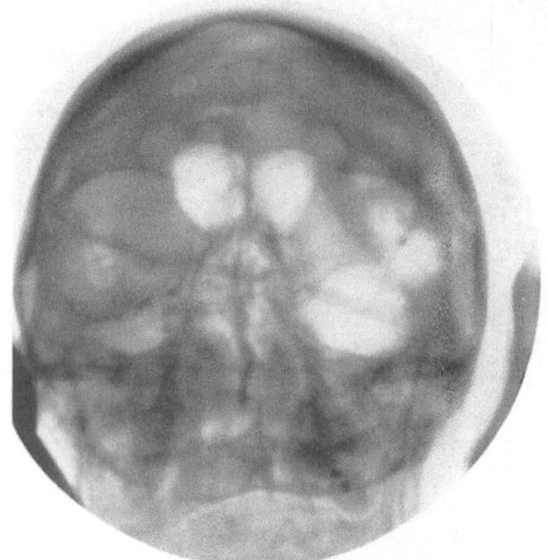

Abb. 175. ALZHEIMERsche Krankheit (a-p-Aufnahme). Derselbe Fall (p-a-Aufnahme).

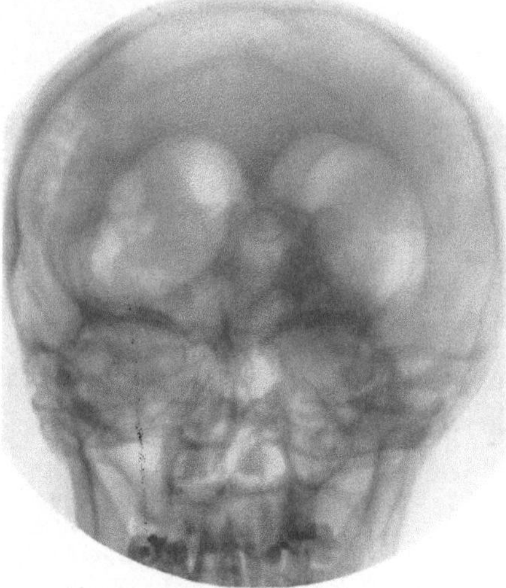

Abb. 176. Derselbe Fall (p-a-Aufnahme).

Daß es auch bei atherosklerotischen Prozessen zu einer Unterbrechung der Kommunikation zwischen Subarachnoidalraum und Ventrikelsystem kommen kann, nimmt nicht wunder. Man sollte daher, abgesehen von der besseren Verträglichkeit, bei Verdacht eines atherosklerotischen Prozesses a priori lieber ventrikuläre Encephalographie ausführen.

10. Dementia senilis. Präsenile Demenzerkrankungen (Alzheimersche Erkrankung. Picksche Atrophie).

Bei *Dementia senilis* hat man (BINGEL und MEYER), wie zu erwarten, hochgradige Erweiterung der Ventrikel und des Subarachnoidalraums als Ausdruck der hierbei bestehenden Hirnatrophie feststellen können. MEYER hat die Frage aufgeworfen, inwieweit bei Greisen mit und ohne psychotische Erscheinungen verschiedene encephalographische Befunde erhoben werden könnten. Abgesehen davon, daß diese Frage schon durch die Beobachtungen von BINGEL in negativem Sinn entschieden ist, wird man heute wohl derart alte Personen, wie sie noch von BINGEL encephalographiert worden sind, dem encephalographischen Eingriff nicht mehr aussetzen.

Encephalographische Untersuchungen bei *präsenilen Demenzerkrankungen* hat an einer größeren Reihe von Patienten FLÜGEL angestellt. Der auffallendste Befund dieser Erkrankung — es handelt sich immer um Patienten im mittleren

Alter (53 Jahre) — ist die Form der Erweiterung der Seitenventrikel und besonders der Subarachnoidalräume. Die Luftverteilung an der Konvexität zeigt großfleckigen Charakter. Die Luftflecken sind oft zu breiten bandartigen Zügen zusammengeflossen. Die stärksten Grade von Außenluftfüllung fand FLÜGEL bei PICK*scher Atrophie* und ALZHEIMER*scher Erkrankung,* und zwar zeigen die ALZHEIMER-Fälle die breiten Luftstreifen im Bereich der ganzen Konvexität, während sich bei PICK*scher Atrophie* entsprechend der hierbei bestehenden besonderen Atrophie der Stirn- und Schläfenregion fast ausdrücklich diese Hirnteile

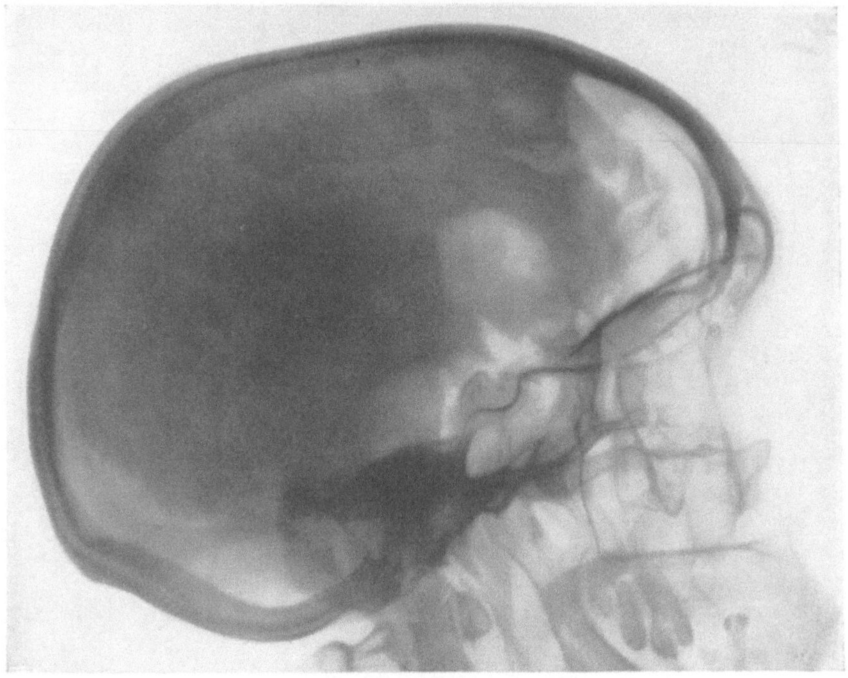

Abb. 177. Encephalogramm bei PICKscher Krankheit (Stirnhirnatrophie). Die Luft hat sich einmal in den äußeren Liquorräumen über dem Stirnhirn angesammelt und sodann im vorderen Teil des erweiterten Seitenventrikels. (Nach O. BUMKE.)

mit Luft füllen. Ein schönes Bild dieser Art hat BUMKE in der 3. Auflage seines Lehrbuchs abgebildet (Abb. 177). Auch ich habe gemeinsam mit MEGGENDORFER einen sehr instruktiven Fall von ALZHEIMER*scher Erkrankung* beobachtet, der encephalographisch vor allem einen hochgradigen Hydrocephalus internus bot (Abb. 175 und 176). Hier wurde die Diagnose durch den histologischen Befund eines kleinen von mir excidierten Rindenstücks intra vitam erhärtet.

11. Thrombangiitis obliterans.

Die Thrombangiitis obliterans, nach dem Autor, der sich um die Erkennung dieser Krankheit besondere Verdienste erworben hat, auch BÜRGERsche Krankheit genannt, stellt eine Gefäßerkrankung ungeklärter Ätiologie des jugendlichen Alters dar. Sie befällt bekanntlich im Gegensatz zum echten *Raynaud* fast ausschließlich das männliche Geschlecht und führt zur Spontangangrän der distalen Abschnitte der Extremitäten. Es muß bisher als ein recht seltenes Vorkommnis bezeichnet werden, daß Hirnarterien Sitz des Prozesses sind und die cerebralen Erscheinungen dem für diese Erkrankung so charakteristischen

Symptom der peripheren Extremitätengangrän vorauseilen und sogar das Krankheitsbild beherrschen. Die bei diesem Krankheitsprozeß aus der Ernährungsstörung des Gehirns infolge des teils passageren, teils dauernden Gefäßverschlusses resultierende Atrophie der besonders betroffenen Hemisphäre vermag das Encephalogramm unter Umständen durch die aus der Hirnatrophie resultierenden Veränderungen des Liquorsystems in eindrucksvoller Weise

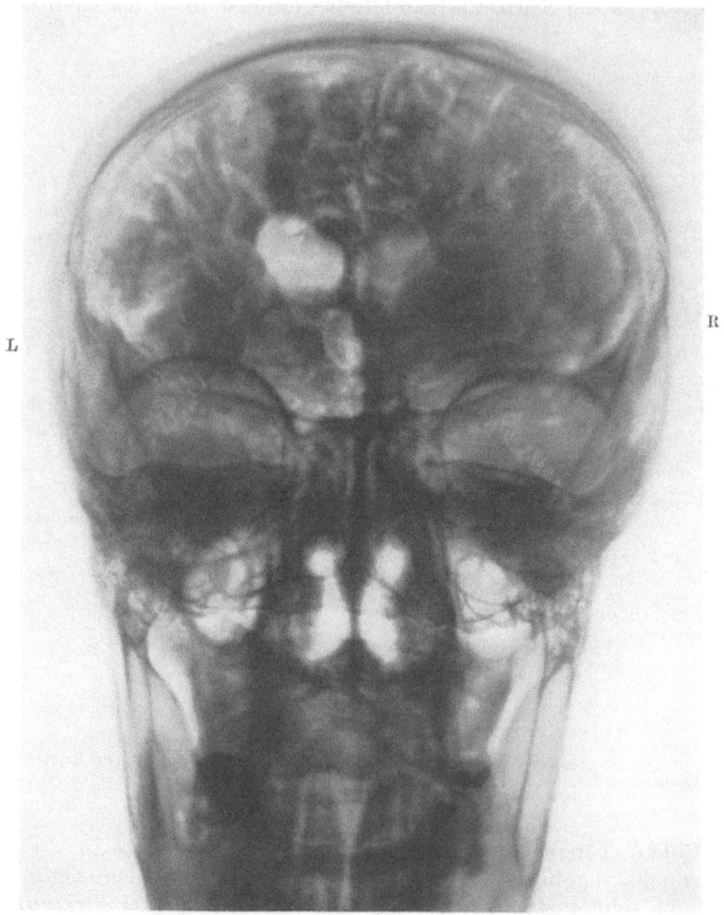

Abb. 178. Thrombangiitis obliterans bei 34jährigem Mann (Hemiparese rechts). Dilatation des linken Seitenventrikels, starke Erweiterung der Subarachnoidalräume links (a-p-Aufnahme).

darzustellen. Die Klärung der Artdiagnose der Erkrankung ist hierbei um so wichtiger, als die klinischen Symptome mitunter auch den Verdacht eines Tumor cerebri aufkommen lassen. 2 Fälle von Thrombangiitis obliterans dieser Art, bei denen wohl erstmalig gesicherte encephalographische Befunde erhoben worden sein dürften, sind von FOERSTER und mir in der Arbeit „Cerebrale Komplikationen bei Thrombangiitis obliterans“ mitgeteilt worden. Wegen der großen Seltenheit sollen die Fälle auch hier etwas eingehender erörtert werden.

Fall 1. 34jähriger Mann, starker Raucher, dessen Familienanamnese und eigene frühere Anamnese nichts Besonderes ergibt, abgesehen von einer im Jahre 1918 durchgemachten hochfieberhaften Erkrankung unklarer Art. Seit dieser Zeit litt er an Kopfschmerzen von anfallartigem Charakter. Seit 4 Jahren fiel ihm auf, daß im Winter die Hände und Füße leicht blau wurden, so daß er glaubte, sie seien erfroren. Diese Erscheinungen gingen aber wieder zurück. Seit etwa 3 Jahren entwickelten sich bei ihm anfallsweise unter Kopfschmerzen Sprachstörungen sowie Parästhesien und Schwäche im rechten Arm und rechten Bein. Gelegentlich stellten sich auf dem linken Auge Sehstörungen ein, so daß er mitunter eine $^1/_4$—$^1/_2$ Stunde entweder gar nichts oder nur Nebel sah. Bei der Aufnahme auf die Abteilung am 17. 8. 32 bot sich folgender Befund: Innere Organe o. B. Blutdruck 130 : 80, keinerlei Zeichen für eine Lues, Nierenerkrankung oder Diabetes. Neurologisch fand sich eine leichte Facialis- und Hypoglossusparese rechts; am Augenhintergrund — abgesehen

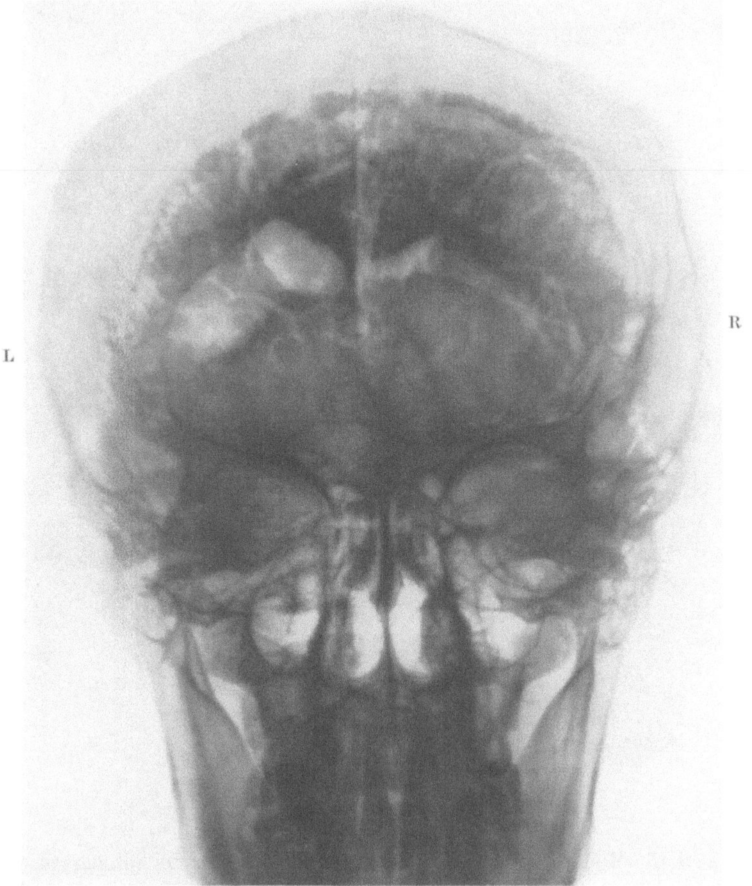

Abb. 179. Derselbe Fall (p-a-Aufnahme).

von einer Tortuositas vasorum — zunächst kein sicher pathologischer Befund. Visus und Gesichtsfeld frei. Weiterhin fanden sich leichte Halbseitenerscheinungen rechts von pyramidalem Typ, kombiniert mit leichtem Tremor, Ataxie und Hypästhesie der rechten Körperseite sowie Sprachstörungen im Sinne von Wortfindungsschwierigkeiten. Die zunächst zur Klärung vorgenommene Lumbalpunktion ergab einen Liquordruck von 200—210 mm im Liegen. Keine Zell- und Eiweißvermehrung. Wa.R. im Blut und Liquor negativ. Mit Rücksicht auf die Liquordruckerhöhung und eine sich in der Folge entwickelnde deutliche venöse Stase am Augenhintergrund sowie Zunahme der Kopfschmerzen wurde unter dem Verdacht, es könnte sich doch um einen komprimierenden Prozeß der linken Hemisphäre handeln, eine lumbale Encephalographie ausgeführt, die folgenden Befund ergab:

Auf der a-p-Aufnahme sieht man eine deutliche Dilatation und Abrundung des linken Seitenventrikels, auch der 3. Ventrikel ist nach links hin deutlich ausgebuchtet. Die Oberflächenzeichnung ist besonders über der linken Hirnhemisphäre sehr stark vermehrt. Sehr deutliche Darstellung der linken Cisterna fossae Sylvii (Abb. 178).

Die p-a-Aufnahme (Abb. 179) zeigt im Prinzip denselben Befund, nämlich auch hier eine deutliche Dilatation des linken Seitenventrikels. Das seitliche Bild läßt sehr eindrucksvoll die stark vermehrte Oberflächenzeichnung als Ausdruck eines hirnatrophischen Prozesses erkennen (Abb. 180).

Dieser encephalographische Befund ließ einen komprimierenden Prozeß der linken Hirnhemisphäre mit absoluter Sicherheit ausschließen. Es wurde die Diagnose eines zu Hirnatrophie führenden Gefäßprozesses gestellt. Welcher Art dieser Gefäßprozeß war, zeigte die weitere Beobachtung.

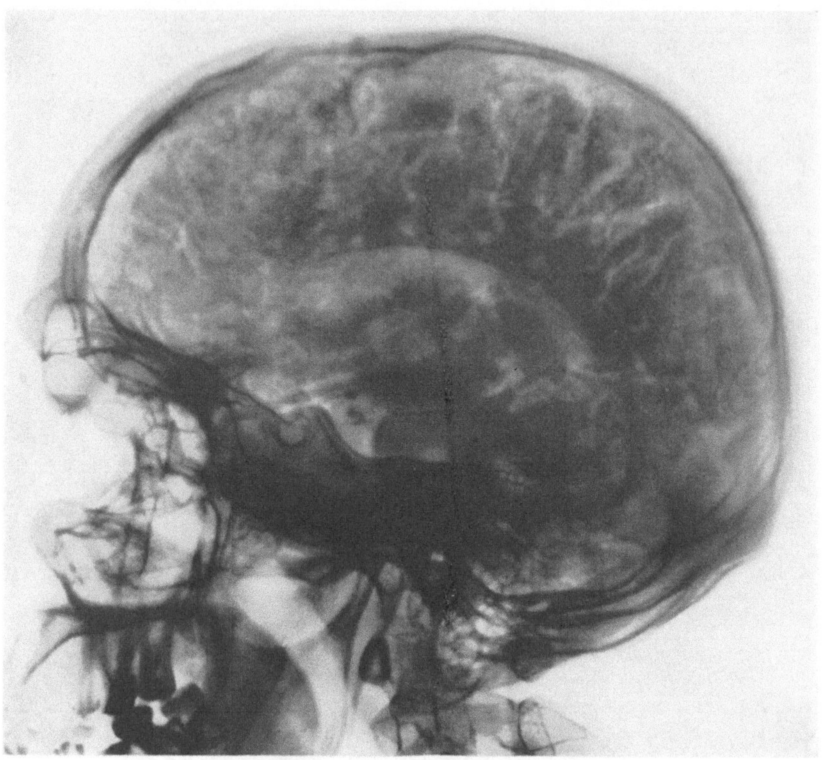

Abb. 180. Derselbe Fall (Seitenaufnahme).

Etwa anderthalb Monate später klagte Patient über reißende Schmerzen im linken Fuß von anfallsartigem Charakter. Im Laufe der nächsten Wochen entwickelte sich unter vorhergehender Akroasphyxie bzw. Cyanose mit fehlendem Puls der Arteria dorsalis pedis eine beginnende Gangrän der Zehen des linken Fußes, kurz die klassischen Symptome der Thrombangiitis obliterans. Um ein weiteres Fortschreiten der Gangrän zu verhindern und den Patienten insbesondere von seinen rasenden, besonders nachts auftretenden Schmerzen zu befreien, wurde bei ihm die Sympathektomie an der linken Arteria iliaca externa ausgeführt. Diese Operation gestaltete sich deswegen außerordentlich schwierig, weil das ganze Gefäß mit der Umgebung stark verwachsen war und so gut wie gar nicht pulsierte, wie das ja für den hier vorliegenden Krankheitsprozeß typisch ist. Denn die anatomischen Untersuchungen haben ja bekanntlich dargetan, daß, abgesehen von den Intima- bzw. Mediaveränderungen, sich auch die Adventitia in ein mit dem Alter des Prozesses an Straffheit zunehmendes Narbengewebe umwandelt. Wegen der bestehenden Verwachsungen der Arterie mit ihrer Umgebung und der daraus resultierenden Schwierigkeit der Freilegung des Gefäßes war auch die völlige Denudation des sympathischen Nervengeflechts der Arterie nur auf eine relativ kurze Strecke möglich. Die gleichzeitig geplante Resektion des lumbalen sympathischen Grenzstranges mußte wegen der Hinfälligkeit des Patienten unterbleiben. Trotzdem hatte die Operation den Erfolg, daß die Schmerzen im Bein verschwanden, die vorher sehr kalte Extremität wieder wärmer wurde und die beginnende Gangrän sich vollständig zurückbildete. Anfang des Jahres 1933 kam es nun bei dem Patienten zu ganz analogen Störungen auch am rechten Bein und hier ebenfalls nach Schwankungen zu Gangränbildung der Zehen. Es wurde hier die Sympathektomie an der Arteria femoralis bis über die Teilungsstelle der Profunda ausgeführt. Auch hier hat sich der Zustand seit der Operation wesentlich gebessert. Die Gangrän heilte unter Abstoßung des Nagels der zweiten Zehe ganz aus.

Fall 2. 34jähriger Rechtsanwalt, starker Raucher, dessen Familienanamnese insofern bemerkenswert ist, als man hier eine gewisse vasopathische Belastung annehmen kann. Der Vater des Patienten bekam in jüngeren Jahren schon nach kleinsten Aufregungen eigenartige Zustände von starkem Schwindelgefühl, Übelkeit und Erbrechen. Von den beiden Söhnen einer Schwester des Vaters, die selbst gesund sein soll, leidet der eine ebenfalls an den eben genannten Reaktionen nach Aufregung, der andere ist offenbar wegen eines Pylorospasmus operiert worden. Der Patient selbst litt seit früher Kindheit bis zu seinem 18. Lebensjahr an Migräne, und zwar besonders an rechtseitigem Kopfschmerz. Diese Migräneanfälle waren in späteren Jahren fast stets mit linkseitigem Flimmerskotom verbunden. Einzelne Anfälle waren von vorübergehender linkseitiger Hemianopsie gefolgt. 1916 erlitt Patient im Felde eine Schußverletzung; die Kugel drang an der linken oberen Brusthälfte ein, ging schräg durch den Thorax und kam oberhalb der rechten Schlüsselbeingrube wieder heraus. 1924 stellte sich bei dem Patienten während einer Eisenbahnfahrt, als er im Begriffe stand, seine Joppe aufzuhängen und dabei den Kopf stark reklinierte, ein Zustand von schwerer Geichgewichtsstörung mit Fallneigung nach hinten, starkem Hinterkopfschmerz und kurz darauf ein Drehschwindel ein. Diese Störungen blieben etwa 3 Wochen lang bestehen. Nachher wieder völliges Wohlbefinden und volle Arbeitsfähigkeit. 1927 und 1928 wiederholten sich dieselben Attacken. 1929 traten anfallsweise Schmerzen in Kombination mit Akroasphyxie und Kältegefühl der End- und Mittelgelenke des rechten Zeige- und Mittelfingers ein. Auch diese Beschwerden, die sich kurze Zeit darauf auch in beiden Füßen bemerkbar machten, klangen wieder ab. In demselben Jahr 1929 hatte Patient eine Attacke von plötzlich eintretender Gefühllosigkeit und Lähmung des linken Armes, die aber nach 2 Stunden wieder vorüberging. In dem gleichen Jahr wurde er während eines Plädoyers plötzlich von Sprachstörungen befallen, er fand den richtigen Artikel nicht mehr und verwechselte Worte. Die Störung hielt aber nur kurze Zeit an. Im Juni 1930 wiederholte sich eine derartige Attacke, die diesmal mit einer Parese des rechten Armes verbunden war. Aber auch diesmal hinterließ der Anfall keine bleibenden Störungen. 1932 traten, abgesehen von den immer wieder gelegentlich auftretenden Migräneanfällen mit linkseitigem Flimmerskotom, erstmalig auch auf dem rechten Auge Sehstörungen ein, und zwar kam es zu einem sektorenförmigen Ausfall im oberen Gesichtsfeld, welcher sich aber bald wieder verlor. Am 5. 11. 32 stellte sich nach einem kurzen Migräne- und Schwindelanfall eine *linkseitige hemianopische* Gesihctsfeldstörung ein, die *seither dauernd bestehen blieb*. Am 30. 12. 32 stellte sich eine Lähmung der linken Körperseite ein, die am Arm wieder wich, aber am Bein bestehen blieb.

Bei Eintritt des Patienten in unsere Behandlung (17. 1. 33) klagte Patient über Kopfschmerzen im Hinterkopf rechts und auf der Scheitelhöhe. Es bestanden gesteigerte Reflexe am linken Arm mit spastischem Fingerbeugereflex sowie eine komplette spastische Lähmung des linken Beines. Keinerlei Sensibilitätsstörungen. Es bestand ferner linkseitige homonyme Hemianopsie. Am rechten Fuß Babinski positiv, zeitweilig Fußklonus. Zeichen von Detrusorschwäche. Die genauere ophthalmologische Untersuchung durch Geheimrat Bielschowsky ergab folgenden Befund: Der Visus mit Korrektion rechts $^1/_2$, links etwa $^3/_5$. Die Gesichtsfeldprüfung ergibt eine linkseitige Hemianopsie mit deutlicher Aussparung der Macula. Darüber hinaus fand sich aber auch am rechten Auge im rechten oberen Quadranten eine allerdings nicht konstante Herabsetzung der Erregbarkeit für Farben in einem großen Teil der der Medianebene benachbarten Quadrantenzone. Der Augenhintergrund zeigte eine Unschärfe der Papillen beiderseits ohne nennenswerte Schwellung. Am rechten Auge fand sich außerdem im Bereiche der Arteria temporalis inferior retinae nahe der Papille und genau eingefaßt von zwei Ästen der Arterie ein Bezirk, in welchem die Netzhaut gräulich getrübt und gequollen erschien. Am linken Auge zieht vom unteren Papillenrande ein weißlich grauer, etwas glasig aussehender und der Papille kappenförmig aufsitzender Streifen schräg nach außen unten.

Mit Rücksicht auf die eigenartige schubweise Entwicklung des Leidens wurde trotz der Jugend des Patienten in erster Linie an einen Gefäßprozeß gedacht. Ein syphilitischer Gefäßprozeß mußte allerdings wegen des Fehlens jeglichen positiven anamnestischen Anhaltspunktes und wegen des negativen Ausfalls der Wa.R. im Blut und Liquor sowie des Fehlens sonstiger Liquorveränderungen als unwahrscheinlich bezeichnet werden. Der von anderer Seite in die Differentialdiagnose einbezogene Gedanke eines Tumors erschien vom klinischen

Standpunkte aus nicht sehr wahrscheinlich. Das wichtigste Argument gegen die Annahme eines Tumors war die Tatsache, daß im Vordergrund der Symptomatologie eine linkseitige Hemianopsie und linkseitige Monoplegia cruris standen, aber jegliche Sensibilitätsstörungen am linken Bein fehlten. Viel näher lag es, wie gesagt, an einen multiplen Gefäßprozeß zu denken, der vornehmlich die Arteria cerebri posterior dextra, die Arteria cerebri anterior dextra

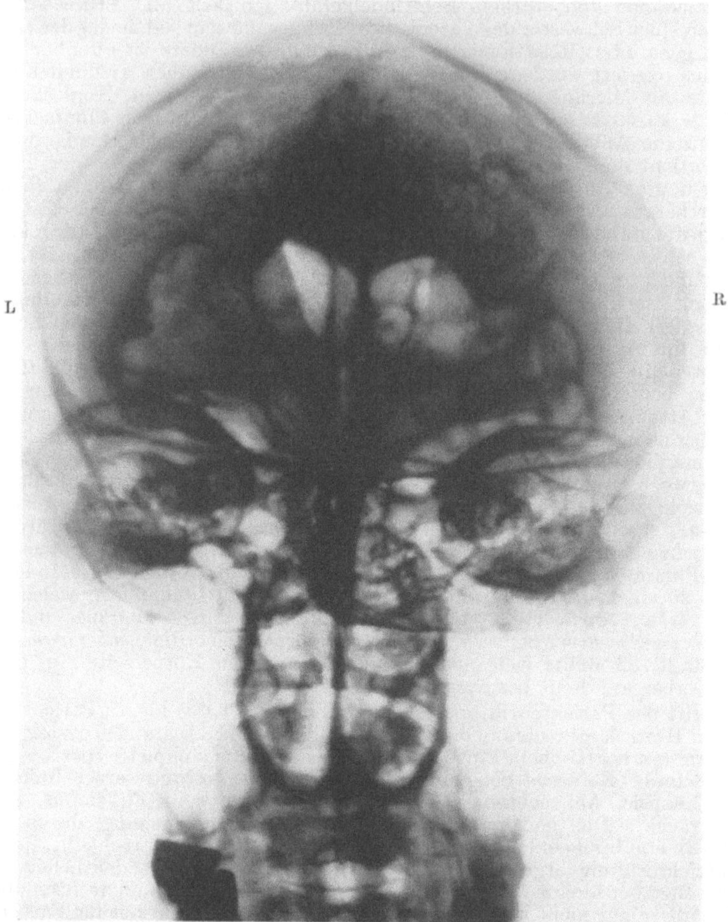

Abb. 181. Thrombangiitis obliterans bei 34jährigem Mann (Encephalographie via Ventrikelpunktion). Hemiparese links. Dilatation des rechten Seitenventrikels. (Seiten verkehrt.)

und unter Berücksichtigung der unzweifelhaften Beteiligung des rechten Beines und der Blasenstörungen bis zu einem gewissen Grade auch die Arteria cerebri anterior sinistra betraf. Zur Klärung wurde eine Encephalographie durch Lumbalpunktion vorgenommen (25. 1. 33). Dieselbe ergab eine Nichtfüllung der Ventrikel. Auch bei einer erneuten Luftzufuhr durch Suboccipitalpunktion blieben die Ventrikel ungefüllt. Erst durch direkte Punktion des linken Seitenventrikels gelang die Ventriculographie.

Auf der a-p-Aufnahme zeigte sich, daß keinerlei Verdrängungserscheinungen am Ventrikelsystem vorhanden waren, sie zeigt eine deutliche Vergrößerung des rechten Seitenventrikels, insbesondere der Cella media (Abb. 181). Die p-a-Aufnahme ergibt ebenfalls eine Erweiterung des rechten Seitenventrikels. Auf Grund dieses Röntgenbefundes konnte ein Tumor ausgeschlossen werden, vielmehr ein hirnatrophischer Prozeß vornehmlich im Bereich der rechten Hemisphäre angenommen werden.

In der Folge stellte sich bei dem Patienten Anfälle von plötzlichem totalen Verlust des Sehvermögens des rechten Auges ein. Dieselben begannen mit einem Ausfall des unteren äußeren Quadranten des Gesichtsfeldes des rechten Auges, dem dann nach einigen Minuten der Ausfall des oberen äußeren Quadranten folgte. Der Kranke war dann auf dem rechten Auge völlig blind oder vermochte höchstens noch in den exzentrischen Partien des oberen äußeren Quadranten Lichtschein wahrzunehmen. Diese Anfälle hielten in der Regel $^1/_4$ bis $^1/_2$ Stunde an, der längste dauerte etwas über eine Stunde.

Einer dieser Anfälle konnte direkt ophthalmoskopisch verfolgt werden. Unmittelbar nachdem in der Zwischenzeit zwischen zwei Anfällen der Augenhintergrund inspiziert worden war und, abgesehen von den oben bereits beschriebenen Veränderungen, keinerlei abnormen Befund ergeben hatte, setzte ein Anfall ein. Patient gab an, daß es ihm wieder dunkel vor dem rechten Auge werde, und zwar verschwand wieder zunächst der rechte untere Gesichtsfeldquadrant. Die ophthalmoskopische Untersuchung im aufrechten Bild zeigte nun, daß ein senkrecht nach oben gehendes Gefäß etwa 2 Papillenbreiten vom Sehnervenrand entfernt unsichtbar (blutleer) war etwa auf eine Strecke von $1^1/_2$—2 Papillenbreiten, weiter oben aber wieder sichtbar war. Auch die übrigen nach oben ziehenden Gefäße erschienen dünner als normal, während die unteren Gefäße annähernd normales Kaliber bewahrten. Der Anfall dauerte nur einige Minuten. Nachdem die Sehstörung geschwunden war, ergab die Ophthalmoskopie, daß die Gefäße jetzt wieder alle kontinuierlich bluthaltig waren und ihr früheres Kaliber wieder erlangt hatten. Nachdem Patient einige Minuten wieder aufrecht gesessen hatte, stellte sich ein erneuter Anfall der Sehstörung ein, jedoch war bei der sofort vorgenommenen ophthalmoskopischen Untersuchung diesmal eine völlige Blutleere an keinem Gefäß nachweisbar.

Nach diesem direkt ophthalmoskopisch verfolgten angiospastischen Zustande der Retinalgefäße konnte an der vasculären Genese des gesamten Prozesses nicht mehr gezweifelt werden. Da die Anfälle im Gebiete der rechten Arteria ophthalmica sich immer wiederholten, wurde die Resektion des rechten sympathischen Halsgrenzstranges, vornehmlich des Ganglion cervicale supremum, und die periarterielle Sympathektomie der Carotis dextra beschlossen. Bei der Ausführung der Operation (16. 2. 23) fiel wieder außer der äußerst mangelhaften Pulsation der Carotis die außerordentlich starke Hypertrophie der Adventitia und des periadventitiellen Gewebes sowie die innige Verlötung der Carotis und der Jugularis mit ihrer Umgebung auf. Die Denudation der Arterie, die sich auf die Carotis communis und die Carotis interna erstreckte, war dadurch sehr erschwert. Ferner fiel die derbe Verwachsung des Halsgrenzstranges bis hinauf zum Ganglion supremum mit der Umgebung auf.

Die Operation hatte einen schlagenden Erfolg. Die Anfälle von plötzlichem Sehverlust des rechten Auges sind nicht ein einziges Mal wiedergekehrt. Schon am zweiten Tage nach der Operation konnte Patient das vorher völlig gelähmte linke Bein wieder aktiv ausgiebig bewegen, und in den folgenden Tagen wich die Bewegungsstörung des linken Beines fast völlig. Es bestand nur noch ein geringer Grad von Fußklonus und positiver Babinski. Interessanterweise schwanden pari passu auch die vorher am rechten Fuß vorhandenen Zeichen der Pyramidenbahnerkrankungen sowie die Detrusorschwäche vollkommen. Wir müssen also annehmen, daß ebensowenig wie an der rechten Arteria ophthalmica es sich auch an der rechten und linken Arteria cerebri anterior um einen permanenten Gefäßverschluß, sondern nur um einen angiospastischen Zustand gehandelt haben kann. Das ist um so beachtenswerter, als die Lähmung des linken Beines bereits 7 Wochen lang bestanden hatte und noch unmittelbar vor der Operation buchstäblich eine totale gewesen war. Bemerkenswert ist auch die Tatsache, daß die Exstirpation des rechten Halsgrenzstranges und die Denudation der rechten Arteria carotis nicht nur an der rechten Arteria cerebri anterior, sondern auch an der linken die Zirkulation völlig wieder hergestellt hat, eine Rückwirkung, die nach einseitigen operativen Eingriffen am Ganglion stellatum, am lumbalen Grenzstrang, an der Arteria femoralis mit

Bezug auf die Wiederherstellung der Zirkulation in beiden Armen bzw. beiden Beinen bekanntlich oft beobachtet worden ist.

Einige Wochen nach der Operation stellten sich plötzlich bei dem Patienten schwerste kolikartige Schmerzen der rechten Niere ein, es bestand schwere Hämaturie und enorme Harnsäureausscheidung, dann trat rasch völlige Anurie ein. Die anfängliche Diagnose eines Nierensteinanfalls wurde bald zugunsten der Annahme eines Verschlusses der Arteria renalis fallen gelassen. Leider konnte auch eine sofort ausgeführte Dekapsulation beider Nieren, bei der eine enorme Vergrößerung und pralle Beschaffenheit bei blauroter Verfärbung beider Nieren festgestellt wurde, keinen Erfolg mehr schaffen und den tödlichen Ausgang nicht mehr aufhalten. Die Autopsie wurde leider verweigert.

Die besondere Bedeutung der beiden Fälle liegt in ihrer Symptomatologie und ihrem klinischen Verlauf. Beide Fälle sind dadurch charakterisiert, daß das klinische Bild durch die aus den Hirngefäßveränderungen resultierenden cerebralen Symptome beherrscht wurde, bevor die charakteristischen Zeichen der Thrombangiitis obliterans an den distalen Extremitätenabschnitten vorhanden waren. Im ersten Fall hat sich die periphere Extremitätengangrän, dann schließlich, wenn auch sehr spät, doch noch unter unseren Augen entwickelt. Im zweiten Fall kam es überhaupt nicht zu ihrer vollen Ausbildung, sondern es blieb bei den Prodromalerscheinungen, nämlich den übrigens nur selten auftretenden Schmerzen in den distalen Extremitätenabschnitten in Kombination mit Akroasphyxie und Kältegefühl, besonders im rechten Zeige- und Mittelfinger sowie in beiden Füßen. In beiden Fällen, besonders instruktiv im ersten, hat das Encephalogramm die aus der Ernährungsstörung des Gehirns infolge des teils passageren, teils dauernden Gefäßverschlusses resultierende Atrophie der von dem letzteren besonders betroffenen Hirnhemisphäre klar und eindrucksvoll zur Darstellung gebracht. Die Encephalographie hat sich wieder einmal als eine Anatomia in vivo erwiesen.

Die von uns erhobenen encephalographischen Befunde sind jüngst von Spatz bestätigt worden. Spatz hat auf der Münchener Neurologentagung 1934 hierüber berichtet und den intra vitam erhobenen Befund durch die spätere Autopsie verifizieren können. Ich verfüge inzwischen über eine weitere Beobachtung von Thrombangiitis obliterans bei einem Manne von 61 Jahren, der an dieser Krankheit schon seit 21 Jahren litt, und bei dem schon frühzeitig wegen fortschreitender Gangrän das rechte Bein amputiert werden mußte. Im Gegensatz zu den von Foerster und mir beschriebenen Fällen entwickelten sich hier die cerebralen Symptome im *Endstadium* der Krankheit und bestanden in leichten Halbseitenerscheinungen rechts mit amnestisch-aphatischen Störungen und einer schweren paranoiden Psychose. In diesem Falle konnte ich den encephalographischen Befund — er bestand in einer leichten Erweiterung und Verziehung besonders der Cella media des linken Seitenventrikels — nach dem in einer geschlossenen Anstalt späterhin erfolgten Tode des Kranken durch die anatomische Untersuchung des Gehirns verifizieren. Der histopathologische Befund entsprach absolut dem von Spatz bei seinem Fall erhobenen Befund. Der Fall ist von mir ausführlich in der Festschrift für Reinhold beschrieben worden[1].

12. Gefäßmißbildungen.

Auch die Gefäßmißbildungen des Gehirns sind wiederholt Gegenstand encephalographischer Untersuchungen geworden. Anlaß zu dieser Untersuchung waren die klinischen Reiz- bzw. Ausfallserscheinungen (epileptische Krampfanfälle, Hirndruckerscheinungen), die im Verlauf dieser Entwicklungsstörungen vorkommen können. In jüngster Zeit sind bei der Sturge-Weberschen Krankheit bzw. beim Angioma racemosum arterio-venosum sowie bei der Lindauschen

[1] Brünn: R. Rohrer, 1936.

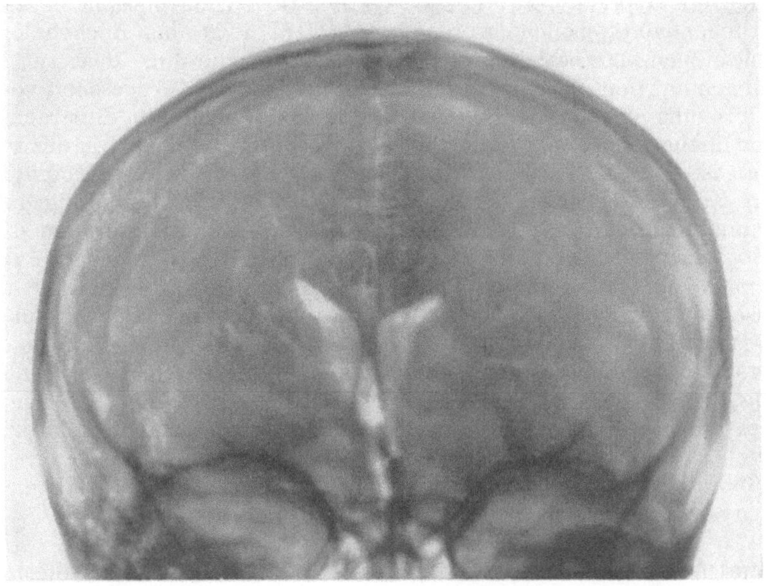

Abb. 182. Aneurysma arteriovenosum des linken Parietallappens. Abwärtsdrängung des linken Seitenventrikels. (Nach BERGSTRAND, OLIVECRONA und TÖNNIS.)

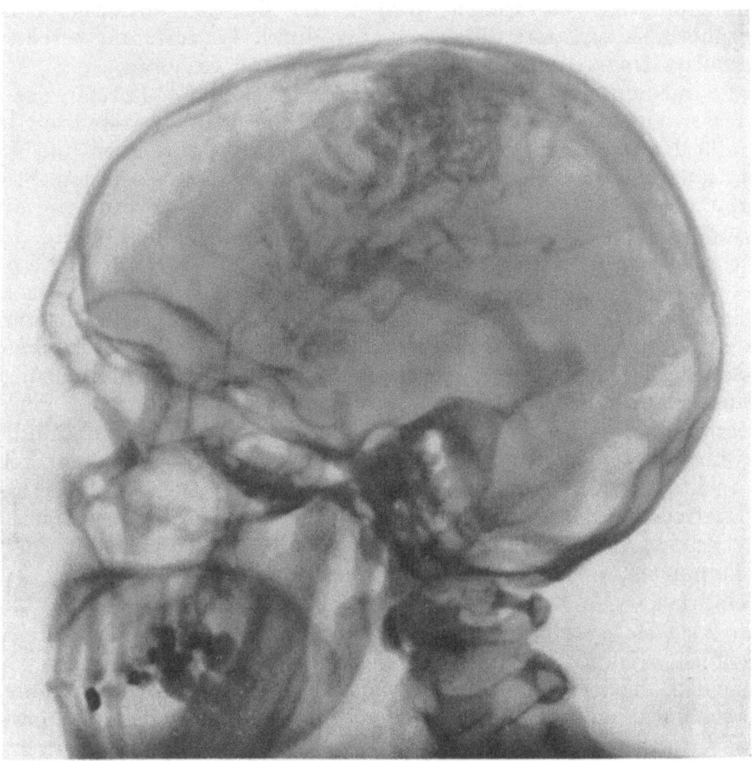

Abb. 183. Derselbe Fall arteriographiert.

Krankheit von OLIVECRONA und TÖNNIS eindrucksvolle encephalographische Beobachtungen veröffentlicht worden[1]. Abb. 182 zeigt das Encephalogramm eines linkseitigen parietalen Aneurysma arterio-venosum, das zu Druckerscheinungen auf den linken Seitenventrikel geführt hat. Abgesehen von einer Abwärtsdrängung des linken Seitenventrikels sind auch die Subarachnoidalräume der linken Hemisphäre erheblich weniger dargestellt als die der rechten. Dieser Fall ist dadurch besonders instruktiv, als durch eine Arteriographie die in diesem Fall vorliegende Gefäßmißbildung direkt zur Darstellung gebracht werden konnte (Abb. 183). Wir sehen an diesem Fall, daß für den direkten röntgenologischen Nachweis der Gefäßmißbildungen des Gehirns die Arteriographie nach MONIZ zweifellos eine ganz erhebliche Bereicherung unserer diagnostischen Möglichkeiten darstellt. Ein Fall eigener Beobachtung von Aneurysma arterio-venosum, der klinisch mit Hirndruckerscheinungen, linksseitiger homonymer Quadrantenhemianopsie und epileptischen Krampfanfällen einherging, ist im Abschnitt „Tumoren der Occipitalregion" wegen seines encephalographischen Befundes bereits erwähnt worden (Abb. 61 und 62). Abgesehen von Kompressionserscheinungen auf das Liquorsystem können sich die Gefäßmißbildungen des Gehirns aber auch durch Verziehungserscheinungen an den Seitenventrikeln im Encephalogramm kenntlich machen.

13. Lues cerebri. Gumma. Meningitis chronica luetica. Lues congenita.

Gemäß ihrer verschiedenartigen Auswirkung in pathologisch-anatomischer Beziehung vermag die *Lues cerebri* auch encephalographisch die verschiedensten Bilder hervorzurufen. Von BINGEL und in jüngster Zeit von FLÜGEL sind Fälle von Gummenbildung beschrieben worden, die sich bei einseitigem Sitz encephalographisch selbstverständlich genau so durch Verdrängungserscheinungen am Ventrikelsystem zu erkennen geben wie andere Tumoren.

Auch die auf dem Boden einer *Lues* sich entwickelnden Formen des *Hydrocephalus* lassen sich naturgemäß encephalographisch zur Darstellung bringen. So beschreibt BINGEL einen Fall, der an starken Kopfschmerzen und Doppeltsehen litt, und bei dem sich, abgesehen von einer doppelseitigen Stauungspapille, alle positiven Lueszeichen in Blut und Liquor, verbunden mit einer Lymphocytose fanden. Hier zeigte das Encephalogramm einen mäßigen Hydrocephalus communicans. BINGEL stellte die Diagnose *luische Meningitis mit beginnendem Reizhydrocephalus*. Daß der luische Prozeß auch zu einem Ventrikelabschluß und damit zu einem *Hydrocephalus occlusus* führen kann, zeigt ein Fall der FOERSTERschen Klinik, der mit schweren Hirndruckerscheinungen und einer hochgradigen Stauungspapille beiderseits und Retinalblutungen zur Beobachtung kam. Die damals zunächst ausgeführte lumbale Encephalographie ergab einen Ventrikelabschluß. Bei ventrikulärer Luftfüllung fand sich eine hochgradige hydrocephale Dilatation beider Seitenventrikel, links mehr als rechts, sowie auch des 3. Ventrikels. Das seitliche Bild zeigte einen starken Hydrocephalus, besonders ausgeprägt im Vorderhorngebiet. Nach einer von FOERSTER ausgeführten *Zisternenapertur* trat Rückgang der Hirndruckerscheinungen, insbesondere der Stauungspapille, ein.

Sehr eindrucksvolle Bilder zeigen die sich auf dem Boden einer Lues entwickelnden *chronischen Meningitiden*. Es sind das Fälle, bei denen die heftigen Kopfschmerzen, Kopfdruck, Schwindelerscheinungen, Ohrensausen, Vergeßlichkeit sowie Reizbarkeit im Vordergrund des klinischen Bildes stehen.

Entsprechend der durch den meningealen Prozeß bedingten Liquorveränderung an der Konvexität zeichnet sich ein Teil dieser Fälle encephalographisch

[1] BERGSTRAND, OLIVECRONA u. TÖNNIS: Gefäßmißbildungen und Gefäßgeschwülste des Gehirns. Leipzig: Georg Thieme 1936.

durch eine auffallend starke Oberflächenzeichnung aus, wobei die Seitenventrikel gar nicht oder nur geringgradig vergrößert zu sein brauchen. Es ist bemerkenswert, daß auch FLÜGEL gerade bei Fällen, die Zeichen einer starken meningealen Reaktion aufwiesen, encephalographisch einen Ventrikelabschluß fand. Von 23 Fällen zeigten 6 einen Ventrikelabschluß, wobei es sich in einem Fall um einen passageren Abschluß gehandelt hat, da bei der dritten zisternalen Füllung doch eine Kommunikation zwischen Ventrikelsystem und Subarachnoidalraum festgestellt werden konnte. Einer dieser Fälle wurde später ventrikelpunktiert. Es zeigten sich normale Verhältnisse.

Es sei schließlich noch auf die zahlreichen Hirnschädigungen hingewiesen, die sich im frühesten Kindesalter auf dem Boden der *Lues congenita* entwickeln und sich klinisch in den verschiedenen Formen der cerebralen Kinderlähmung bzw. des Schwachsinns zu erkennen geben. Das Encephalogramm der diesen Hirnschädigungen zugrunde liegenden Veränderungen des Liquorsystems ist in den betreffenden Kapiteln eingehend geschildert worden.

14. Paralyse.

Encephalographische Befunde bei der *progressiven Paralyse* sind schon in den ersten Arbeiten über Encephalographie niedergelegt worden. Jedoch handelte es sich zumeist um kurze Befunderhebungen im Rahmen allgemeiner Encephalographie- bzw. Liquorstudien (DAHLSTROEM, M. FISCHER, HEIDRICH, JÜNGLING, BOENING, FLÜGEL, WIDEROE u. a.). Bei den verschiedensten Hirnerkrankungen indessen haben einzelne Autoren auf besondere encephalographische Befunde bei der *Paralyse* aufmerksam gemacht. So fanden BINGEL und WARTENBERG einen asymmetrischen Hydrocephalus. Der letztere Autor weist auf die auffallende Erweiterung des Vorderhorns im Encephalogramm hin und bringt diesen Befund zusammen mit der Feststellung eines besonders ausgeprägten Hydrocephalus externus der Frontalgegend mit der schon lange vorher von anatomischer Seite (ALZHEIMER) vertretenen Ansicht einer besonders starken Stirnhirnschädigung bei der *Paralyse* in Beziehung. HERRMANN und HERNHEISER fanden bei halluzinierenden Paralytikern eine besonders stark ausgeprägte Oberflächenzeichnung in der Temporalregion und glauben diesen Befund als Ausdruck einer für den halluzinierenden Paralytiker typischen, besonders starken Schläfenlappenatrophie ansehen zu müssen. Damit ist von diesen Autoren eine Frage angeschnitten worden, die seit langem von anatomischer Seite diskutiert wird (A. JAKOB, SPATZ, SPIELMEYER, WILMANNS-RANKE, O. VOGT). Systematische Reihenuntersuchungen an einem mehr oder minder großen Paralytikermaterial sind zur Frage der Verwendbarkeit der Encephalographie für die Diagnose und Prognose der *Paralyse* von PÖNITZ, L. GUTTMANN und KIRSCHBAUM, GINZBERG, MIURA ausgeführt worden.

Was zunächst die Frage der Verwertbarkeit encephalographischer Befunde für die Bestimmung der Prozeßstadiums und damit für die Prognose der *Paralyse* betrifft, so wird selbstverständlich jeder, der aus der Pathologie her die immer wiederkehrende Diskrepanz zwischen klinischen Symptomen und anatomischen Befunden gelernt hat, a priori mit der nötigen Vorsicht auch an das Problem der Bewertung encephalographischer Befunde für diese Fragestellung herantreten. Es kann aber nach den Erfahrungen von PÖNITZ, L. GUTTMANN und KIRSCHBAUM, GINZBERG, GÖRRIZ und RAGUZ und MIURA kein Zweifel sein, daß die Encephalographie imstande ist, wichtige Hinweise für die Prognosestellung bei der *Paralyse* zu geben, wie das mit *keiner anderen klinischen Methode* möglich ist. Hierauf hat als erster PÖNITZ aufmerksam gemacht. Wenn man z. B. bei einem Fall von sog. klinisch frischer *Paralyse* einen encephalographischen Befund erhebt, wie ihn 2 Fälle aus meiner gemeinsam mit KIRSCHBAUM verfaßten Arbeit demonstrieren (Abb. 184 u. 185), so wird man a priori die Prognose z. B. für den Erfolg der Malariatherapie wohl günstiger stellen dürfen als bei dem encephalographischen Befund eines anderen Falles dieser Arbeit, bei dem es sich ebenfalls um eine klinisch frische *Paralyse* gehandelt hat (Abb. 186). Zeigen doch die ersten beiden Fälle, abgesehen von einer vermehrten Oberflächenzeichnung als Ausdruck mehr entzündlicher Veränderungen an den Meningen als

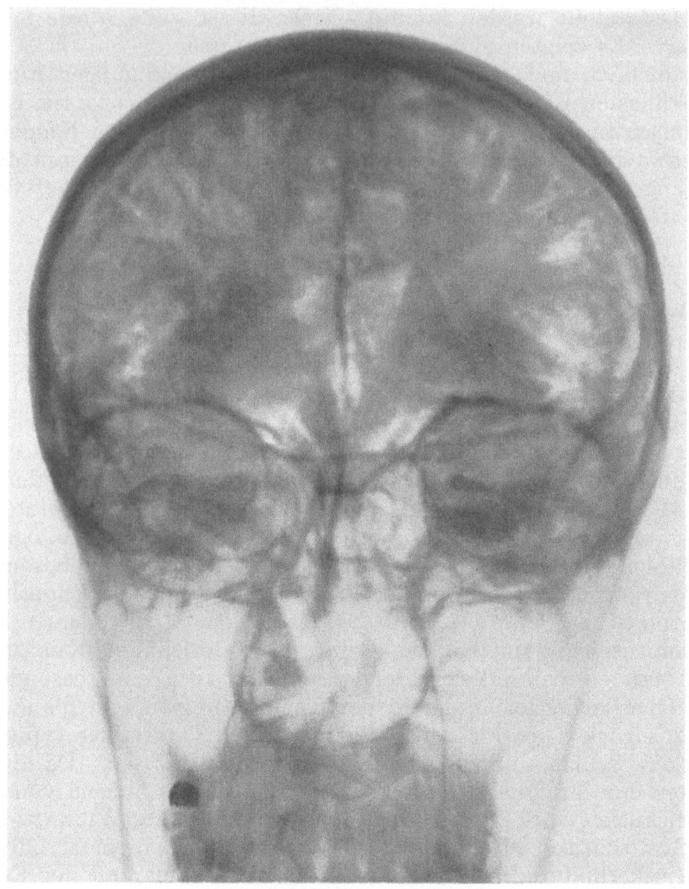

Abb. 184. Klinisch frische Paralyse. Ventrikelasymmetrie. Normale Ventrikelgröße. Erweiterung der Subarachnoidalräume besonders links. Guter Erfolg der Malariatherapie.

einer besonderen Rindenatrophie absolut normal große Ventrikel, während das Encephalogramm des letzten Falles der Ausdruck bereits stark vorgeschrittener Parenchymzerstörung ist. Es sei hervorgehoben, daß zur Zeit der Encephalographie auch bei den beiden ersten Fällen die klinischen Symptome außerordentlich schwere waren, so daß vor Beginn der Malariatherapie irgendein prognostischer Schluß nicht zu ziehen war. Die beiden ersten Fälle wurden nach der Malariatherapie in der Tat, wie es auf Grund des encephalographischen Befundes vorausgesagt war, voll berufsfähig, der eine als Postschaffner, der andere als Versicherungsangestellter. Ich verweise hier auch auf eine analoge Beobachtung von GINZBERG, der ebenfalls betont, daß auf Grund der sehr schweren klinischen Symptome ernste Zweifel an den Besserungsaussichten vor Beginn der Malariatherapie bestanden.

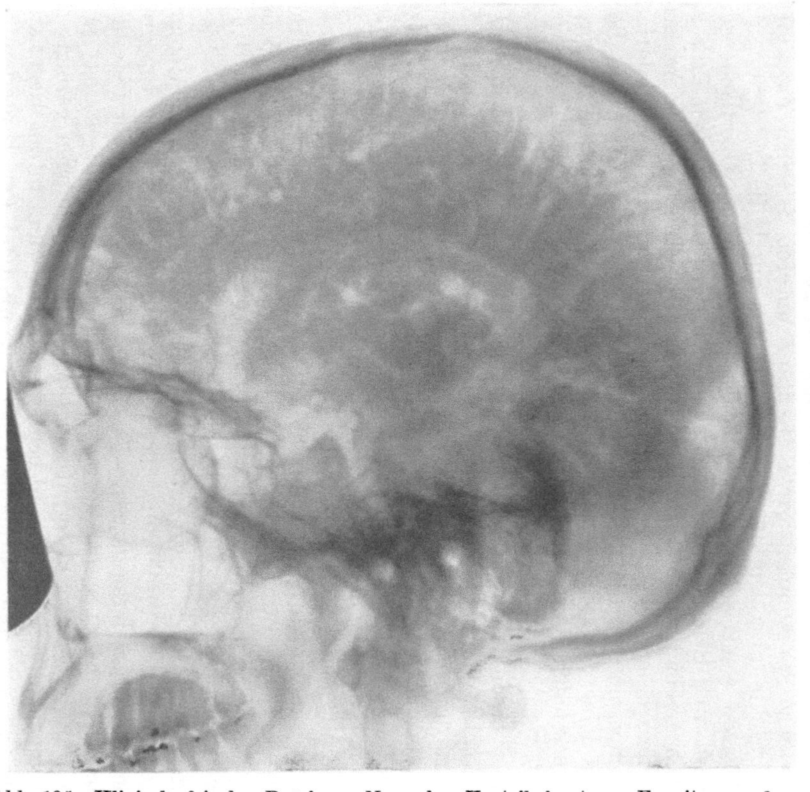

Abb. 185. Klinisch frische Paralyse. Normales Ventrikelsystem. Erweiterung der Subarachnoidalräume geringeren Grades als in Abb. 184. Guter Erfolg der Malariatherapie.

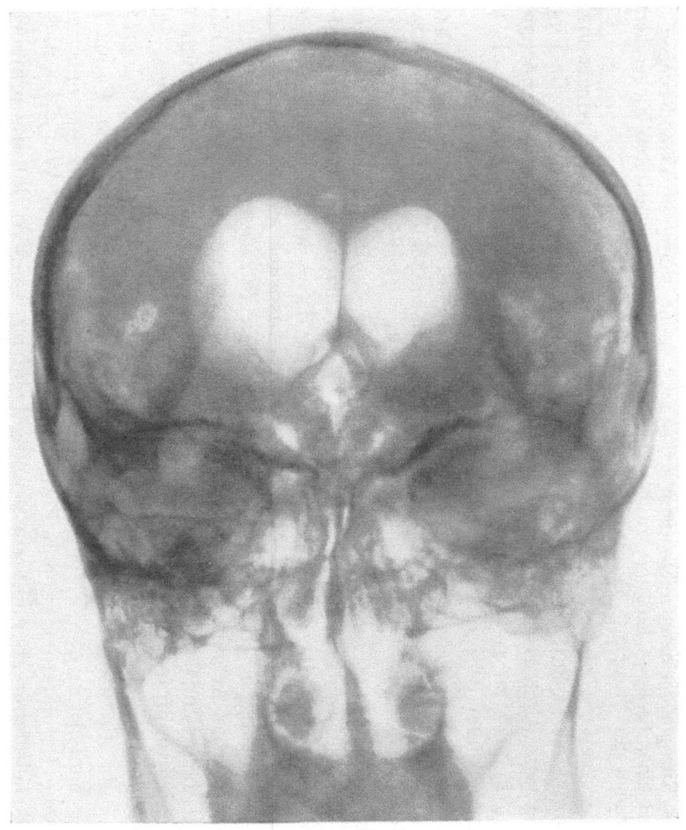

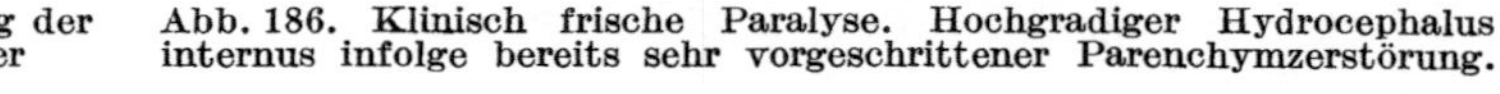

Abb. 186. Klinisch frische Paralyse. Hochgradiger Hydrocephalus internus infolge bereits sehr vorgeschrittener Parenchymzerstörung.

„Das Encephalogramm zeigte ganz unerwartet keine schweren Veränderungen und schien zu einer besseren Prognose zu berechtigen. Nach der eingeleiteten Fiebertherapie trat wirklich eine frappante Besserung ein.“

Andererseits wird man bei Befunden mit einem so großen Hydrocephalus, wie ihn der letzte Fall zeigt, die Prognose auf eine Besserung durch die Fiebertherapie wesentlich reservierter stellen. Man wird in solchen Fällen höchstens, um mit PÖNITZ zu reden, mit einer Defektheilung rechnen können. PÖNITZ betont in seiner 1931 erschienenen Arbeit:

„Alle Paralytiker, bei denen das Ventrikelsystem stark erweitert war, behielten Defekte zurück, die man mühelos bei Nachuntersuchungen feststellen konnte, zeigten eine beträchtliche Senkung des Persönlichkeitsniveaus.“

Wenn allerdings PÖNITZ andererseits behauptet, daß es Paralytiker ohne jede *Ventrikel*erweiterung nicht gibt, kann diese Ansicht mit Rücksicht auf die demonstrierten Bilder der beiden ersten Fälle, die sowohl klinisch wie serologisch klassische Paralysen darstellten, keinen Anspruch auf allgemeine Gültigkeit haben. Abgesehen von den klinisch frischen *Paralysen* konnte ich in der bereits zitierten Arbeit auch bei den zeitlich bereits vorgeschritteneren Fällen insoweit bemerkenswerte Übereinstimmung zwischen Krankheitsstadium und Encephalogramm feststellen, als nämlich die stationären arbeitsfähigen Paralytiker in der Regel erheblich geringere Veränderungen im Encephalogramm zeigten, als die klinisch vorgeschritteneren, nicht arbeitsfähigen Fälle. Daß der vor Einleitung der Fiebertherapie beim Paralytiker erhobene encephalographische Befund in manchen Fällen für die Prognose der Wiederherstellung seiner Arbeitsfähigkeit nicht allein maßgebend ist, sondern daß die prämorbide Persönlichkeit, der Beruf usw. mit ausschlaggebend sein müssen, ist selbstverständlich. So konnten wir z. B. unter unseren frischen *Paralysen* einen Fall beobachten, bei dem das Encephalogramm durch die Darstellung des stark vergrößerten Ventrikelsystems und der beträchtlichen Oberflächenzeichnung der Stirn- und Schläfenregion auf ein durch den paralytischen Prozeß bereits erheblich geschädigtes Gehirn hinwies, was ernste Zweifel an dem Erfolg der Fiebertherapie erwecken mußte. Trotzdem trat hier nach der Malariatherapie eine Remission ein, die den Kranken wieder befähigte, in seinem Beruf voll tätig zu sein. Es handelte sich hier allerdings um einen Säcketräger, der im Hafen beschäftigt war, ein Beruf, der freilich keine wesentliche geistige Tätigkeit erfordert.

Einer besonderen Erwähnung bedürfen die Fälle von *juveniler Paralyse.* Hier besteht nicht selten insoweit eine Diskrepanz zwischen klinischer Symptomatologie und encephalographischem Befund, als trotz allerschwerster psychischer Störungen nur geringere Veränderungen am Liquorsystem festzustellen sind, wie das bei 3 Fällen unseres Materials mit hochgradiger Verblödung der Fall war. Hier scheinen offenbar ab ovo besondere Verhältnisse vorzuliegen. Diese Erfahrung bestätigt die alte anatomische Feststellung, daß es augenfällige und aufdringliche anatomische Befunde ohne nennenswerte seelische Störungen, andererseits aber geringe pathologische Befunde trotz gröberer und gröbster intellektueller Ausfälle gibt. Auf diese Tatsache hat in den letzten Jahren besonders SPIELMEYER immer wieder hingewiesen.

Interessante Ergebnisse haben die encephalographischen Untersuchungen für die Frage der Ausdehnung des paralytischen Prozesses in topographisch-anatomischer Beziehung gezeitigt. Was zunächst die Frage der Beteiligung der einzelnen Hirnregionen bei der *typischen* Paralyse betrifft, so hat ja bereits ALZHEIMER bei seinen histo-pathologischen Untersuchungen gezeigt, daß der durch den paralytischen Prozeß bedingte Hirnschwund in der Regel am intensivsten den vorderen Stirnlappen betrifft, während der Hinterhauptslappen gewöhnlich die schwächsten Veränderungen aufweist. Zu ganz ähnlichen Ergebnissen kam JAHNEL hinsichtlich der Prädilektionsstellen der Spirochäten im Gehirn bei *Paralyse*. Er fand Spirochätennester in der Hauptsache im Frontallappen, besonders im vorderen Stirnpol, desgleichen im vorderen Teil des Schläfenlappens, während der Occipitallappen, namentlich in der Fissura calcarina Spirochäten nur in seltenen Fällen und in geringer Zahl aufweist. Die Encephalographie als Anatomia in vivo hat nun besonders durch die Stärke der Oberflächenzeichnung als Ausdruck der durch den paralytischen Prozeß

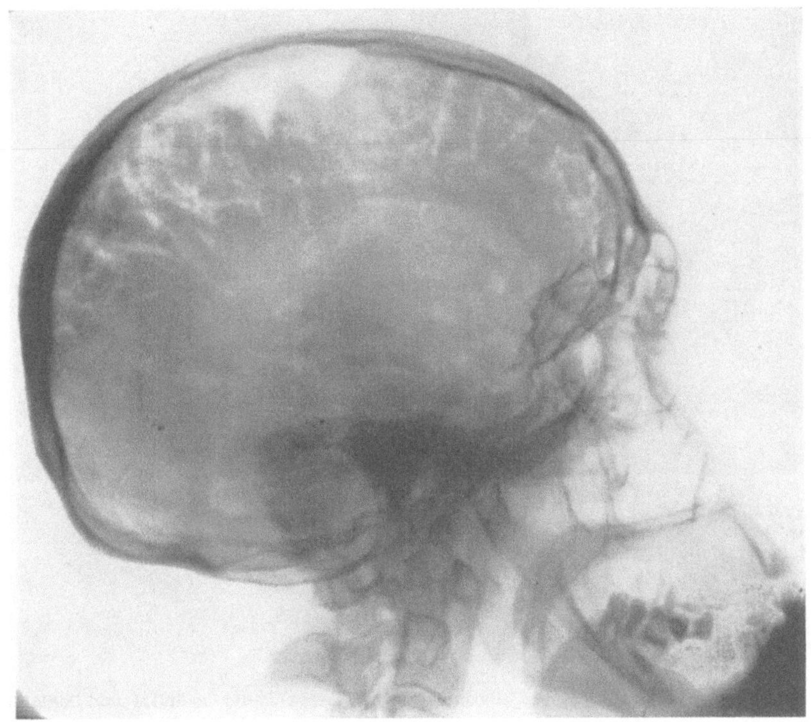

Abb. 187. Halluzinierender Paralytiker. Besonders starke Atrophie der Parietalregion.

verursachten Rindenatrophie diese anatomischen Befunde in anschaulichster Weise bestätigen können. Wir fanden bei unseren Fällen die stärksten Grade der Rindenatrophie in der Stirn- und Schläfenregion, dann folgt die Parietalregion, während die geringsten Grade in der Regel die Occipitalregion zeigt. Ich möchte glauben, daß diese Befunde den anatomischen Verhältnissen deshalb besonders exakt entsprechen, weil wir bei unseren Untersuchungen im Gegensatz zu anderen Autoren (PÖNITZ, GINZBERG, FLÜGEL) Wert auf einen möglichst ausgiebigen Luft-Liquoraustausch legten, natürlich immer genauer Berücksichtigung des Allgemeinzustandes der Patienten, um auf diese Weise alle bei ungenügendem Luft-Liquoraustausch möglichen Fehlerquellen ungleicher Luftverteilung zu verhindern. GINZBERG konnte die Befunde zwar auch mit einem geringeren Luft-Liquoraustausch im wesentlichen bestätigen, unterscheidet sich aber von unseren Feststellungen dadurch, daß er am zweitstärksten nicht wie bei uns den Temporal-, sondern den Parietallappen betroffen fand. Es sei hier auch auf die Frage der Beziehung bestimmter psychischer Symptome zu besonders ausgeprägten Schädigungen bestimmter Hirnregionen eingegangen. HERRMANN und HERNHEISSER glaubten auf Grund ihrer Befunde annehmen zu können, daß bei akustisch und optisch halluzinierenden *Paralytikern* der Temporal- und Occipitalalppen encephalographisch besonders ausgeprägte Atrophien zeigen. Eine Verallgemeinerung dieser Ansicht ist allerdings auf Grund unserer Beobachtungen nicht zulässig. Es fand sich bei unseren halluzinierenden *Paralytikern* keinerlei Parallelität zu einer besonders betonten Temporal- bzw. Occipitallappenatrophie. So zeigt z. B. Abb. 187 unserer Arbeit bei einem akustisch halluzinierenden Paralytiker in allen anderen Hirnregionen, insbesondere im oberen Parietallappen, eine starke Oberflächenzeichnung,

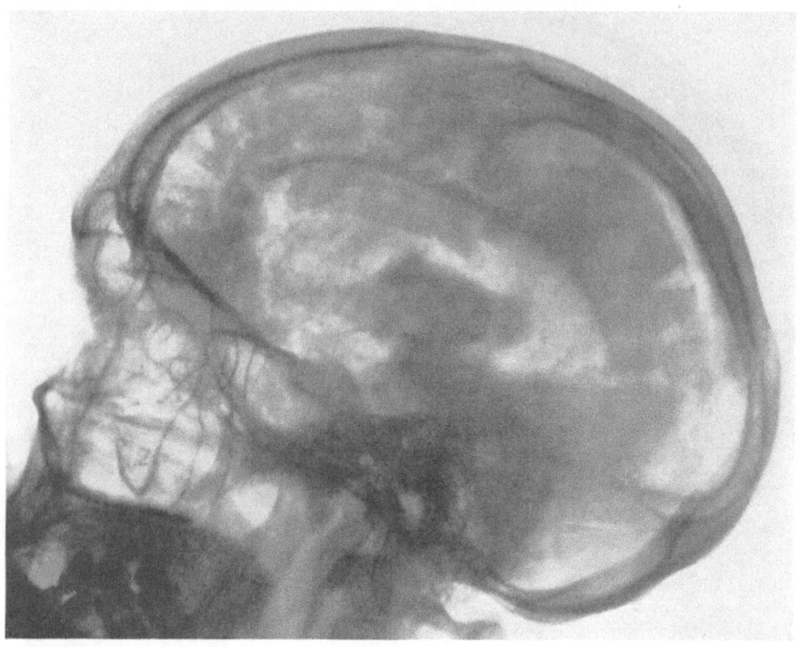

Abb. 188. Paralytiker *ohne* Halluzinose. Besonders starke Atrophie der Occipital- und Schläferegion.

während diese gerade im Schläfen- und Occipitallappen fehlt. Andererseits zeigt Abb. 188 das Bild eines stationären, arbeitsfähigen *Paralytikers* mit sehr ausgesprochener Oberflächenzeichnung im Occipital- und Schläfenlappen, ohne daß dieser Patient jemals halluziniert hatte. Unsere Erfahrungen zu dieser Frage sind in der Folge auch von anderen Autoren bestätigt worden (GÖRRIZ und RAGUZ u. a.).

Die circumscripte Luftansammlung in Abb. 187 stellt übrigens eine besondere Eigentümlichkeit der Encephalogramme vorgeschrittener *Paralysen* dar und findet sich besonders in der Stirn- und Scheitelgegend gar nicht selten. Diese cystenartigen Luftschatten finden sich an den Stellen, wo infolge der Atrophie die Hirnrinde stark eingesunken ist. Abb. 189 zeigt, wie durch eine derartige Cyste das Dach des entsprechenden Seitenventrikels durch Kompression eingedellt werden kann. Auch sonst weisen die Seitenventrikel bei der *Paralyse* bemerkenswerte Veränderungen auf. Was zunächst ihre Form betrifft, so finden sich je nach Dauer und Intensität des Krankheitsprozesses die verschiedensten Formen der Deformierung und Grade der Erweiterung. Es kann zu einer mehr oder minder starken Erweiterung der Seitenventrikel in toto kommen, wobei die Vorderhörner aber trotzdem ihre Schmetterlingsform und die

Hinterhörner ihre Stierhornform bewahren können. Bei den ganz vorgeschrittenen Fällen verlieren die Seitenventrikel ihre ursprüngliche Form und nehmen eine mehr oder minder ausgeprägte Ei- oder Birnenform an. Auch die Vergrößerung der Seitenventrikel zeigt, daß sich der paralytische Prozeß am stärksten am Stirnhirn auswirkt, denn die höchsten Grade der Erweiterung weisen die Vorderhörner auf, worauf WARTENBERG mit Recht aufmerksam gemacht hat. Ein

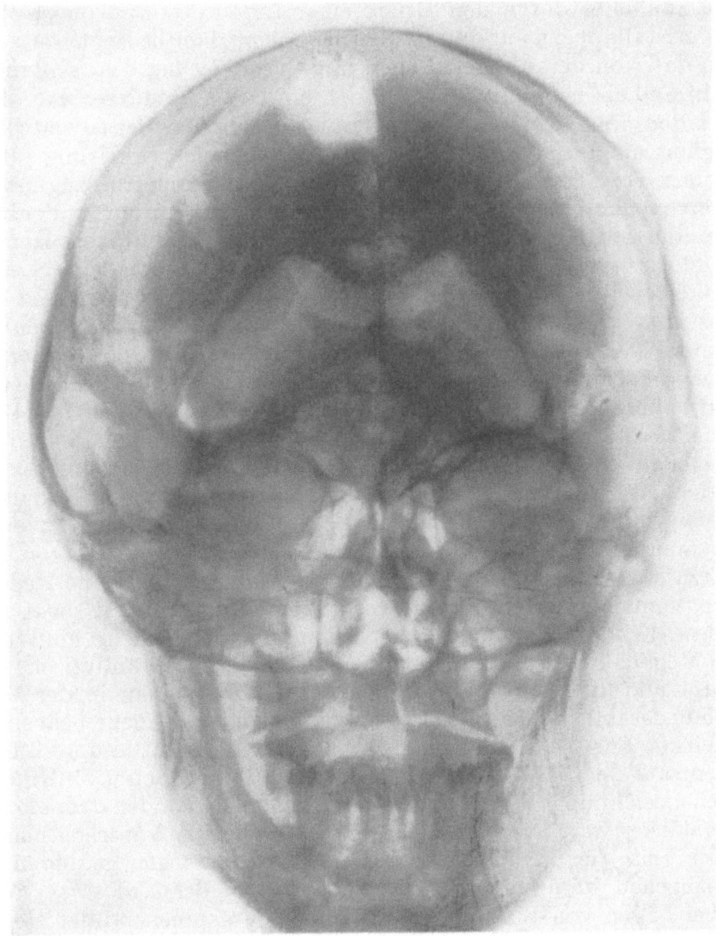

Abb. 189. Liquorcyste bei Paralyse mit Druckerscheinungen auf das Ventrikeldach.

weiterer auffälliger Befund ist, daß die Asymmetrie der Seitenventrikel in der weitaus großen Mehrzahl von typischer *Paralyse* gefunden wird. Von unseren 50 in der genannten Arbeit veröffentlichten Fällen zeigten 42 Asymmetrie der Seitenventrikel, bei 2 Fällen läßt sich darüber nichts sagen, weil die Ventrikel nicht dargestellt waren, nur in 3 Fällen bestand eine Symmetrie, in 3 Fällen handelte es sich um *atypische Paralysen* mit *Hemiplegien.* Auch BINGEL, GINZBERG, FLÜGEL, GÖRRIZ und RAGUZ und WARTENBERG fanden in einem sehr hohen Prozentsatz ihrer Fälle Ventrikelasymmetrien. GINZBERG, der bei seinen 16 Fällen typischer *Paralyse* immer eine Ventrikelasymmetrie fand, weist darauf hin, daß bei 13 Fällen insoweit eine Übereinstimmung zwischen Ventrikelbild und Reflexbefund bestand, als dem stärker erweiterten Ventrikel eine kontralaterale Steigerung der Sehnenreflexe entsprach, eine Feststellung, die wir bei unseren Fällen keineswegs in einem so hohen Prozentsatz machen konnten. Von den 42 Fällen war bei 35 der linke Seitenventrikel stärker erweitert als der rechte, nur in 7 Fällen war das Umgekehrte der Fall. In einem von diesen 7 Fällen dürfte es wohl exakter ausgedrückt sein, von einer Verkleinerung des linken anstatt von einer Vergrößerung des rechten zu sprechen, weil hier die Asymmetrie zweifellos durch den Druck einer Liquorcyste an der Konvexität des linken Parietallappens auf den linken Seitenventrikel bedingt war. Hervorgehoben sei, daß von den übrigen Fällen mit Vergrößerung des rechten Seitenventrikels ein Fall ein typischer Linkshänder, ein Fall ambidexter war. Dagegen ließ sich bei den 35 Fällen mit Vergrößerung des linken Seitenventrikels von Linkshändigkeit nichts feststellen. Wenn wir nach einer Erklärung für das so außerordentlich starke Überwiegen der Ventrikelasymmetrie zugunsten des linken Seitenventrikels suchen, so wäre zunächst einmal daran zu denken, daß der linke Seitenventrikel entsprechend der Priorität der linken Hemisphäre schon physiologischerweise beim Rechtshänder größer ist als der rechte und diese Ventrikelasymmetrie auch bei diffus organischen Erkrankungen des Gehirns, wie es ja die *Paralyse* ist, gewahrt bleibt. In diesem Zusammenhang sei auf die anatomischen Untersuchungen von Förtig hingewiesen, der in der Tat bei 28 Normalgehirnen den linken Seitenventrikel in 78,5% stärker entwickelt fand, während der rechte nur in 10,5% größer war und in 11% Ventrikelgleichheit bestand. Bei 217 Gehirnen von Geisteskranken war der linke Seitenventrikel in 66,4% vergrößert, in 17,5% der rechte, in 16,1% bestand Ventrikelgleichheit. Für die alleinige Annahme einer solchen Erklärung für die Ventrikelasymmetrie auch bei der Paralyse wäre allerdings zu erwarten, daß die Asymmetrie wie beim Normalen nicht erheblich ist. Davon ist aber bei der Mehrzahl unserer Fälle und auch der anderer Autoren keine Rede. Vielmehr ist die Ventrikelasymmetrie oft recht deutlich, zum Teil sogar sehr erheblich. Diese Erklärung genügt daher allein nicht, vielmehr muß noch an eine weitere Möglichkeit gedacht werden, nämlich daß der paralytische Prozeß, wie überhaupt alle diffusen organischen Gehirnerkrankungen, in der Mehrzahl der Fälle sich in der linken Hemisphäre als der physiologisch mehr beanspruchten stärker auswirkt. Für diese Erklärung spricht auch der Umstand, daß in einem hohen Prozentsatz der Fälle mit Erweiterung des linken Seitenventrikels auch die Oberflächenzeichnung als Ausdruck einer gröberen Rindenatrophie auf der linken Seite stärker war, ferner in mehreren Fällen der 3. Ventrikel nach links, also nach der Seite der atrophisierten Hemisphäre verzogen gefunden wurde.

Kurz einzugehen wäre noch auf das Ventrikelbild der *atypischen Paralysefälle*. Daß bei Fällen von Lissauer*scher Paralyse* entsprechend der Herdläsion eine besonders starke Vergrößerung des entsprechenden Seitenventrikels encephalographisch feststellbar ist, ist ohne weiteres einleuchtend. Abb. 190 zeigt das Bild eines derartigen Falles. Es handelt sich um einen halbseitengelähmten, motorisch aphasischen stationären Paralytiker, bei dem das Encephalogramm einen deutlichen Hydrocephalus internus unilateralis sinister zur Darstellung bringt. Der 3. und der 4. Ventrikel sind ebenfalls vergrößert und nach links verzogen.

Erwähnenswert erscheinen mir auch die Befunde bei *juveniler Paralyse* insoweit, als das Encephalogramm in 3 von uns beobachteten Fällen, wie bereits erwähnt, nicht dem entsprach, was man nach verwandten klinischen Symptomen bei der *Paralyse* der Erwachsenen hätte vermuten können. Trotz hochgradigster Verblödung zeigten alle 3 Fälle, abgesehen von einer verstärkten Oberflächenzeichnung keine wesentlichen pathologischen Verhältnisse am Ventrikelsystem.

Es müssen hier also ab ovo besondere Verhältnisse vorliegen. Bei 2 weiteren Fällen von *juveniler Paralyse* fanden sich allerdings ganz enorme Veränderungen am Ventrikelsystem, in einem dieser Fälle ein maximaler Hydrocephalus internus.

Auch bei der *Paralyse* findet sich encephalographisch mitunter eine Unterbrechung der Kommunikation zwischen Subarachnoidalraum und Ventrikelsystem, die sich durch Ausbleiben der Ventrikelfüllung dokumentiert. Einen derartigen Fall habe ich, abgesehen von den beiden bereits genannten, vor

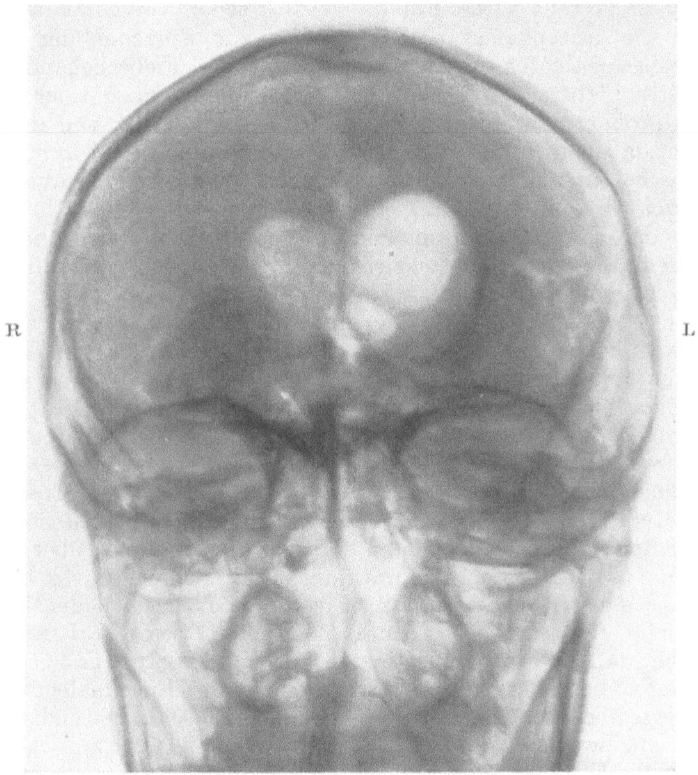

Abb. 190. LISSAUERsche Paralyse (Hemiparese rechts).

1/2 Jahr beobachten können. Es ist allerdings auffallend, wie verschieden hoch der Prozentsatz fehlender Ventrikelfüllung in dem Material der einzelnen Autoren ist. Während wir unter unseren 50 Fällen nur 2mal, trotz eines Luft-Liquoraustausches von 210/200 in dem einen und 170/160 in dem anderen Falle, eine Nichtfüllung der Ventrikel beobachten konnten, beschrieb sie PÖNITZ in knapp 10% seiner Fälle. FLÜGEL fand sie unter 11 Fällen 3mal. Auch JÜNGLING betont: „Daß gerade bei Paralytikern die Ventrikelfüllung von lumbal her nicht selten mißlingt.“ FLÜGEL erklärt den Unterschied in der prozentualen Häufigkeit der fehlenden Ventrikelfüllung bei den einzelnen Autoren mit dem verschieden hohen Grad des angewandten Luft-Liquoraustausches. Daß ein geringer Luft-Liquoraustausch die verschiedensten Asymmetrien der Ventrikel und des Subarachnoidalraums sowie einen Ventrikelabschluß vortäuschen kann, ist von mir an anderer Stelle dieses Beitrags eingehend erörtert worden. Andererseits muß aber betont werden, daß eine Kommunikationsunterbrechung zwischen Ventrikelsystem und Subarachnoidalraum bei der *Paralyse* infolge fester meningealer Verwachsungen ohne weiteres möglich ist.

Es sei hier schließlich noch die Frage der Indikation und Gegenindikation für die Anwendung der Encephalographie bei Paralytikern gestreift, die in der Literatur mehrfach diskutiert worden ist. Da eine Fieberbehandlung jeder frischen Paralyse heute wohl eine Selbstverständlichkeit ist, sofern es der Allgemeinzustand des Kranken erlaubt, hat die Encephalographie bei klinisch frischen *Paralysen* vor Beginn der Behandlung nur da eine Berechtigung, wo der Arzt seitens der Angehörigen, Behörden usw. vor wichtige Fragen hinsichtlich der Prognose gestellt wird. Für die zeitlich schon vorgeschrittenen *Paralysefälle* wird die Encephalographie besonders zur Entscheidung der Frage nach den Erfolgsaussichten einer Wiederholung der Fieberbehandlung nach erfolgloser erster Fiebertherapie oder bei Wiederholung nach einer Remission mitunter von großem Wert sein können. Selbstverständlich soll damit nicht gesagt werden, daß man unter allen Umständen von einer Wiederholung einer Fiebertherapie bei ungünstigen encephalographischen Befunden absehen muß, da ja, wie bereits betont, für eine sichere Prognosestellung wohl in der Mehrzahl der Fälle das Encephalogramm nur in Verbindung mit den übrigen klinischen Befunden und unter Berücksichtigung der ganzen Persönlichkeit des Kranken ausschlaggebend ist.

Bei der Besprechung spezieller Gegenindikationen ist zunächst auf die allgemeine Verträglichkeit des encephalographischen Eingriffs beim Paralytiker einzugehen. Es läßt sich auf Grund der Erfahrung *aller* Autoren sagen, daß die Encephalographie für den Paralytiker im allgemeinen einen *ungefährlichen* und *gut verträglichen* Eingriff darstellt. Nicht ganz beipflichten kann ich aber den Autoren, die den Eingriff gerade beim Paralytiker als *besonders leicht* verträglich hinstellen. Sehen wir von ganz stumpfen vorgeschrittenen Fällen ab, die sich bei unserem Material während des Eingriffs völlig teilnahmslos verhielten, so klagten zahlreiche Patienten während des Eingriffs über erhebliche Kopfschmerzen, es trat Brechreiz, mitunter auch Erbrechen, in einem Fall leichter Kollaps ein. In einem Fall konnte unmittelbar nach der Encephalographie erstmalig ein tetanischer Anfall beobachtet werden. GINZBERG und PÖNITZ glauben, daß die Ausnahmestellung, die KIRSCHBAUM und *ich* hinsichtlich der Frage der besonders guten Verträglichkeit der Encephalographie beim Paralytiker gegenüber den anderen einnehmen, in unserer Methodik, d. h. in dem von uns angewandten größeren Luft-Liquoraustausch zu suchen ist. So einfach liegen die Dinge freilich nicht. Ich verkenne durchaus nicht, daß es hinsichtlich der Stärke des Reizes auf die Meningen einen Unterschied macht, ob Luftmengen von 20 oder 200 ccm eingeführt werden und trete, ja z. B. selbst bei allen raumbeengenden Prozessen des Gehirns im Gegensatz zu anderen Autoren (GRANT) für einen möglichst geringen Luft-Liquoraustausch ein. Jedoch kann meines Erachtens die Ansicht von PÖNITZ und GINZBERG die Frage der Verträglichkeit der Encephalographie bei *Paralyse* nicht restlos klären. Ich habe bereits betont, daß die vorgeschrittenen *Paralysefälle* sich zumeist völlig teilnahmslos verhielten. Das waren aber gerade die Fälle, bei denen der Luft-Liquoraustausch *besonders groß* war. Andererseits bekam aber der Fall 38 unserer Arbeit — es handelte sich um eine Frau mit vorgeschrittener *Paralyse,* deren Encephalogramm in meiner Arbeit: „Diagnostische Irrtümer infolge technischer Mängel bei Encephalographie“ veröffentlicht worden ist —, während der Encephalographie einen Kollaps, so daß ich den Eingriff abgebrochen habe, obwohl hier nur 110 ccm Luft eingeführt worden sind, was nur eine ungenügende Füllung des Liquorsystems zur Folge hatte. Das ist aber eine Luftmenge, die die Durchschnittsmenge der meisten anderen Autoren (BINGEL, FOERSTER,

PÖNITZ, WARTENBERG u. a.) keineswegs überschreitet. Vor allem muß aber hervorgehoben werden, daß die von mir oben erwähnten Beschwerden sich bereits nach Mengen von 40—60 ccm Luft einstellten. Es scheint mir daher, abgesehen von konstitutionellen Faktoren, doch mehr die Art des Krankheitsprozesses, insbesondere die verschieden starke Empfindlichkeit der Meningen für die Intensität der Beschwerden auch bei der *Paralyse* maßgebend zu sein. Es sei weiter darauf hingewiesen, daß auch der Paralytiker in den ersten Tagen nach dem Eingriff recht anfällig und resistenzschwach gegenüber Infektionen sein kann. Besonders ist das dann der Fall, wenn es sich um Kranke mit einer stärkeren Kreislaufschädigung handelt, oder wenn bereits eine vorher nicht erkannte latente Infektion bzw. eine andere toxische Schädigung vorliegt. 2 derartige Fälle sind in unserer Arbeit eingehend beschrieben worden, von denen der eine ein chronischer Alkoholiker war, was erst später bekannt wurde, der andere einen alten eitrigen Milzinfarkt hatte. Beide Fälle — es handelte sich encephalographisch um hochgradig vorgeschrittene Fälle, was später auch durch den histologischen Befund absolut bestätigt werden konnte — sind wenige Tage nach der Encephalographie an Pneumonie erkrankt und rasch zunehmender Herzschwäche zugrunde gegangen. Unsere beiden Fälle, zu denen noch Fälle von TRÖMMER u. a. hinzukommen (inwieweit der Fall von PÖNITZ, der ebenfalls nach der Encephalographie starb, was PÖNITZ allerdings nicht auf die Encephalographie bezieht, auch hierher gehört, mag offen gelassen werden, da die Todesursache nicht angegeben worden ist), lehren, daß die Encephalographie kontraindiziert ist bei Paralytikern, bei denen von vornherein der Verdacht einer stärkeren Kreislaufschädigung besteht. Aus diesem Grunde ist auch möglichst davon abzusehen, *Paralysen* in vorgeschrittenerem Lebensalter zu encephalographieren. Die besondere Schonung der Kranken nach der Encephalographie, vorsichtigste Lagerung, längere Bettruhe, ganz besonders Vermeidung jeglicher Zugluft auf dem Transport und im Zimmer haben dazu zu dienen, den durch den Eingriff ohnehin anfälligeren Organismus vor besonderen Schädigungen bzw. Infektionen zu schützen.

15. Chronischer Alkoholismus.

Beim *chronischen Alkoholismus* sind ebenfalls encephalographische Erfahrungen gesammelt worden (MEYER, FLÜGEL). FLÜGEL fand bei einem Fall, der reichlich und regelmäßig Alkohol getrunken hat (12—15 l Bier pro Tag), und der klinisch, abgesehen von Areflexie der Beine, ein korsakowähnliches Bild bot, bei der zisternalen Füllung einen Ventrikelabschluß, dagegen bei ventrikulärer Füllung eine deutliche symmetrische Füllung beider Seitenventrikel.

16. Psychosen.

Encephalographische Befunde bei *Psychosen* des *schizophrenen* Formkreises sind mehrfach mitgeteilt worden (BEHRINGER, BINGEL, FISCHER, GOETTE, JACOBI und WINKLER, L. GUTTMANN, MIURA, LEMKE sowie GUERULO, FAJARDO, JAHN, DA SILVA u. a.). In systematischer Weise sind *Schizophrenien* in größerer Zahl besonders von JACOBI und WINKLER sowie von *mir* und in neuerer Zeit von MOORE, NATHAN, ELLIOTT und LAUBACH untersucht worden. Das diagnostische Hauptproblem, um das es sich bei der Encephalographie von Kranken mit *schizophrenen* Zustandsbildern handelt, ist ein ähnliches wie das bei der Encephalographie bei *Epileptikern*, nämlich: Gelingt es, die große Gruppe der *schizophrenen* Erkrankungen mit Hilfe dieser Untersuchungsmethode in eine Reihe von Sondergruppen aufzulösen? Wenn auch auf Grund aller bisherigen Erfahrungen eine derartige Differenzierung der *Schizophrenien,* wie sie bei der

Epilepsie erzielt werden konnte, auf encephalographischem Wege nicht möglich gewesen ist und auch in Zukunft kaum zu erwarten sein dürfte, so haben sich

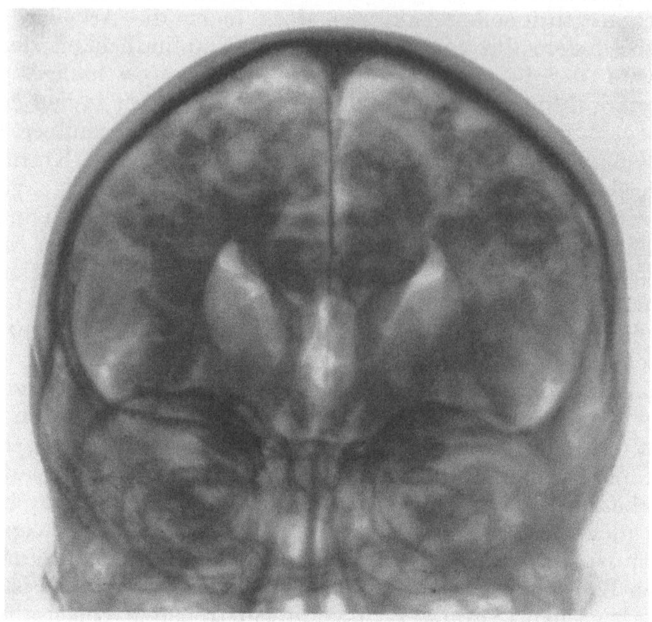

Abb. 191. Psychose des schizophrenen Formenkreises. Hirnatrophischer Prozeß (Hemmungsmißbildung).

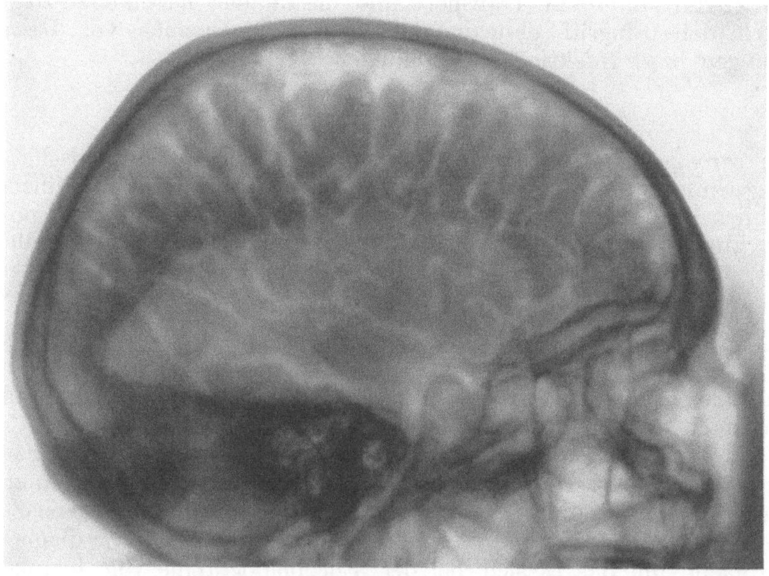

Abb. 192. Derselbe Fall (Seitenaufnahme).

doch mit Hilfe der Encephalographie aus dem *schizophrenen* Formenkreis Fälle von organischen Hirnerkrankungen wie atrophische Hirnprozesse, Entwicklungsstörungen, Hydrocephalus herausnehmen lassen, die klinisch unter dem Bilde einer „genuinen“ Schizophrenie liefen. Über 2 derartige Fälle habe ich in meiner Arbeit: „Störungen der Liquorzirkulation und Liquorresorption bei Psychosen“[1] berichtet. Sie sollen hier wiedergegeben werden.

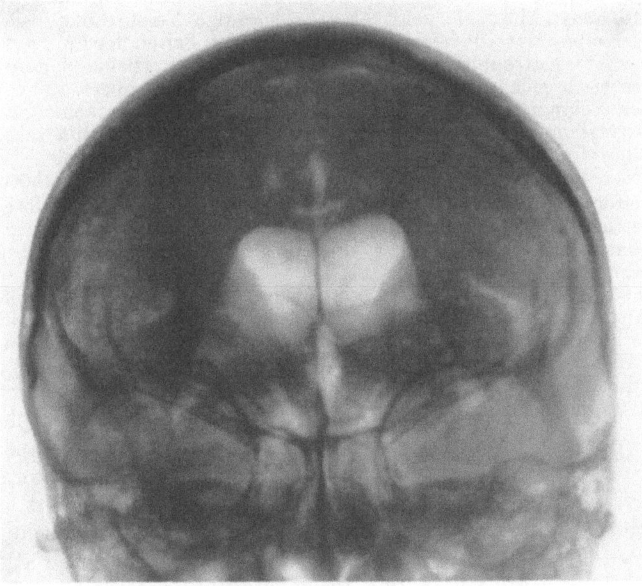

Abb. 193. Psychose des schizophrenen Formenkreises. Hydrocephale Ventrikelerweiterung.

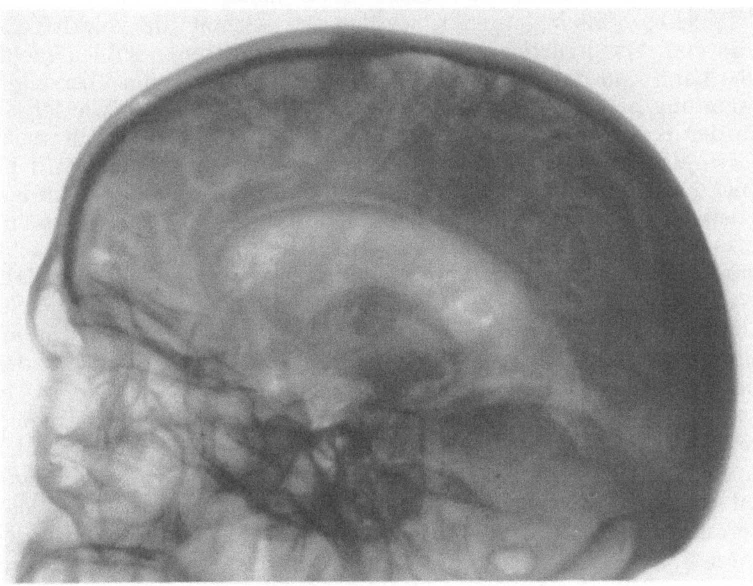

Abb. 194. Derselbe Fall.

Fall 1. 42jährige Frau, die an schweren Verfolgungsideen leidet, unter deren Einfluß sie zeitweise sehr erregt wird. Sie ist ausgesprochen autistisch und halluziniert akustisch und optisch. Die experimentalpsychologische Untersuchung ließ hier zwar durch den

[1] Dtsch. Z. Nervenheilk. **111**.

Nachweis von Merkfähigkeits- und Auffassungsstörungen den Verdacht einer organischen Hirnerkrankung aufkommen, jedoch konnten aus diesen Untersuchungen irgendwelche Schlüsse auf die Art des Prozesses nicht gezogen werden. Neurologisch fand sich bis auf die Steigerung der Sehnenreflexe kein pathologischer Befund. Hier erwies sich die Encephalographie zur Klärung des Falles von großem Wert. Luft-Liquoraustausch 190/200.

Die a-p-Aufnahme (Abb. 191) zeigt eine hochgradige Verstärkung der Oberflächenzeichnung an der Konvexität, die besonders grob zu beiden Seiten der Falx auf dem Scheitel ist und Ausdruck eines atrophischen Hirnprozesses darstellt. Beide Seitenventrikel ausgesprochen exzentrisch gelagert, verschmälert und stark deformiert. Von der sonst so charakteristischen Schmetterlingsform der Vorderhörner kann gar keine Rede sein. Der dritte Ventrikel zeigt eine erhebliche Vergrößerung. Das seitliche Bild zeigt die schwere Rindenatrophie des Gehirns besonders in seinen parietalen und frontalen Teilen deutlich (Abb. 192). Ferner läßt es einen Hydrocephalus besonders der Hinterhörner erkennen.

In einem zweiten Fall handelt es sich um eine 50jährige Frau, die ebenfalls ausgesprochen paranoid und in ihren Reden völlig zerfahren ist, sitzt meist in stereotyper Haltung da, ist ohne jede Spontaneität, hat keinerlei Konnex mit ihrer Umgebung und ist negativistisch, so daß eine experimentalpsychologische Untersuchung gar nicht möglich ist. Luft-Liquoraustausch 180/190. Das Encephalogramm zeigt in diesem Fall einen Hydrocephalus internus communicans mittleren Grades (Abb. 193 u. 194), der nach dem Ergebnis der Liquorresorptionsprüfung als Hydrocephalus hypersecretorius zu bezeichnen ist. Die in diesem Fall vorgenommene Untersuchung der Eiweißrelation im Liquor nach KAFKA ergab pathologische Werte mit besonderer Betonung der Albumine.

Gegenüber diesen Fällen mit *schizophrenem* Symptomenkomplex, die mit Hilfe der Encephalographie als symptomatologische Psychosen auf Grund bestimmter Hirnerkrankungen ohne weiteres erkannt werden konnten, steht aber das Gros *schizophrener* Erkrankungen, bei denen es nicht gelingt, auf encephalographischem Wege Gesichtspunkte für eine anatomische Grundlage des Prozesses zu gewinnen. Dagegen vermag uns bei diesen Fällen das Encephalogramm einen Einblick in das Prozeßstadium insoweit zu geben, als es die bei vorgeschrittenen Fällen vorhandene Hirnatrophie zu zeigen vermag, wie sie früher von anatomischer Seite (ALZHEIMER, JOSEPHY) in der Hirnrinde bei solchen Fällen gefunden worden ist. Schon die gewaltige Liquormenge, die man bei derartigen prozessual vorgeschrittenen Fällen nicht selten entnehmen kann und die mitunter Mengen von 200—250 ccm übersteigt, sowie die Veränderung der Zell- und Eiweißverhältnisse im Liquor, wie ich sie z. B. mit Hilfe der KAFKAschen Eiweißrelation bei systematischen Untersuchungen an *50 Schizophrenen* feststellen konnte, weisen an sich schon darauf hin, daß es sich hier um faßbare pathologische Veränderungen handelt. Das besonders Bemerkenswerte an den encephalographischen Befunden bei den vorgeschrittenen *Schizophrenien,* vom anatomisch-lokalisatorischen Standpunkt betrachtet, ist der Umstand, daß die Hauptveränderungen sich an den Subarachnoidalräumen der Konvexität der vorderen Hirnabschnitte, und zwar der Stirn- und Schläfenlappen abspielen (Abb. 195). Das ist ein Befund, der sich mit den von anatomischer Seite festgestellten Ergebnissen über die besondere Ausbreitung der histologisch-pathologischen Rindenveränderungen deckt. Auffallend ist es, daß sich diese Veränderungen mitunter schon bei Kranken mit recht kurzer Krankheitsdauer, die auch vor Beginn der Erkrankung unauffällige Persönlichkeiten waren, aufzeigen lassen, während andererseits Kranke mit einer langjährigen Krankheitsdauer nur geringe oder gar keine encephalographisch nachweisbaren Veränderungen aufweisen. Es muß meines Erachtens vom encephalographischen Standpunkt aus heute noch die Frage offen gelassen werden, ob die bei *Schizophrenie* gefundenen Veränderungen der Subarachnoidalräume immer den Ausdruck einer Hirnatrophie darstellen, oder ob sie nicht der Ausdruck von Störungen der Liquorzirkulation infolge von Erkrankung der liquorproduzierenden bzw. der liquorresorbierenden Organe sind. Es sei auch hier an anatomische Befunde der Plexus chorioidei bei *Schizophrenie* erinnert (MONAKOW). Hinsichtlich der Störungen der Liquorresorption bei Schizophrenie verweise ich auf den Abschnitt „Physiologie und Pathologie der Liquormechanik und Liquordynamik“ in diesem Handbuch. LEMKE sieht auf Grund seiner in jüngster Zeit an 100 Schizophrenen ausgeführten encephalographischen Studien aus dem encephalographischen Befund sogar prognostische Schlüsse: „Eine grobe, plumpe Hirnfurchenzeichnung, besonders aber eine Erweiterung der Hirnkammern deuten auf einen ungünstigen Verlauf hin.“ Andererseits möchte ich allerdings auf Grund meiner Beobachtungen betonen, daß ein normales Encephalogramm eine günstige Prognose ebensowenig zuläßt wie ein normales Encephalogramm bei einer krypthogenetischen Epilepsie.

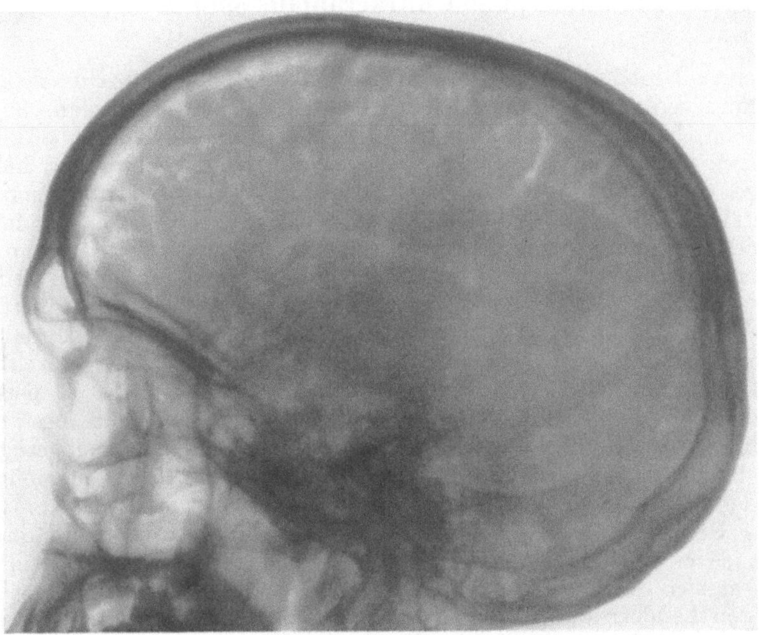

Abb. 195. Schizophrenie. Erweiterung der Subarachnoidalräume in den vorderen Hirnabschnitten.

Auch bei der *Schizophrenie* ist ebenso wie bei der Paralyse die Frage aufgeworfen worden, inwieweit ein Parallelismus zwischen Halluzinose und besonders ausgeprägter Schädigung des Schläfenlappens besteht. So nehmen JACOBI und WINKLER zu dieser Frage folgendermaßen Stellung:

„Wenn es sich bestätigen sollte, was wir nach unseren Untersuchungen, ohne den Beweis im einzelnen erbringen zu können, annehmen möchten, daß bei stark halluzinierenden Patienten vorzugsweise die Schläfengegend, bei intellektuell besonders geschädigten Kranken in erster Linie besonders das Stirnhirn und mit gewissen Willens- und Bewegungsstörungen behafteten Patienten die Gegend der vorderen Zentralwindung in Mitleidenschaft gezogen ist, hätten wir in der Encephalographie eine Methode, die zur Aufdeckung der Beziehung zwischen klinischen Symptomen und partiellen Hirnausfällen beizutragen geeignet wäre.“

Wie bei der *Paralyse* konnte ich auch bei den von mir encephalographierten 40 *Schizophrenien* einen derartigen Parallelismus zwischen encephalographischem Lokalbefund und bestimmten psychischen Symptomen oder Syndromen nicht feststellen. Auch von anderen Autoren ist eine Bestätigung der von den beiden genannten Autoren ausgesprochenen Vermutung nicht erfolgt.

Was die Verträglichkeit der Encephalographie bei *Schizophrenie* betrifft, so sind irgendwelche Schädigungen durch den Eingriff niemals beobachtet worden. Es sei im Gegenteil betont, daß der Eingriff bei einzelnen Fällen sogar einen sichtbaren therapeutischen Effekt hatte. Manche Kranke wurden freier und zugänglicher. In einem Fall von katatonem Stupor, der monatelang nur durch Sondenfütterung ernährt werden konnte, gelang es mir, durch die Encephalographie den Stupor für 14 Tage zu durchbrechen, so daß die Patientin in dieser Zeit allein aß. In diesem Fall war allerdings wie auch in den übrigen Fällen der Erfolg nur ein vorübergehender. Auch Moore, Nathan, Ellioth und Laubach berichten neuerdings über den günstigen Einfluß der Lufteinblasung bei Schizophrenen und Manisch-Depressiven.

Anhang.

Pneumocephalia intracranialis spontanea.

I. Allgemeiner Teil.

Die erste Beobachtung einer spontan aufgetretenen *intrakraniellen* Luftansammlung verdanken wir Chiari aus dem Jahre 1884. Ungefähr 30 Jahre früher (1855) hatte bereits Cherance die *extrakraniellen,* spontanen Luftansammlungen unter dem Namen Pneumatocele zusammengefaßt und hierunter lufthaltige Geschwülste verstanden, welche sich durch Austritt atmosphärischer Luft aus den pneumatischen Höhlen des Schädels zwischen Schädeldach und Pericranium entwickeln. In dem Fall spontaner Luftansammlung von Chiari handelte es sich um das Zusammenwirken eines linkseitigen Stirnhirnabscesses und eines basalen Cholesteatoms, das den Aquaeductus Sylvii komprimierte. Der Absceß war 13 Tage vor dem Tode nach dem Siebbeinlabyrinth durchgebrochen. Einige Tage später war der eine der durch den Verschluß des Aquaeductus stark dilatierten Seitenventrikel nach dem Absceß perforiert, so daß eine Kommunikation zwischen Ventrikelsystem und Nase bestand. In regelmäßigen Abständen wurde Flüssigkeit entleert und Luft eingesogen, so daß sich bei der Autopsie, abgesehen von einer geringen Flüssigkeitsmenge, nur Luft in den beiden Seitenventrikeln und im 3. Ventrikel fand. Den ersten mit Hilfe des Röntgenbildes diagnostizierten Fall spontaner ventrikulärer Luftfüllung nach einer Stirnbeinfraktur hat 1913 Luckett mitgeteilt. Seit dieser Zeit mehren sich die Veröffentlichungen über dieses Krankheitsbild in den verschiedensten Ländern der Welt von Jahr zu Jahr. Schloffer konnte bereits 1923 27, Lewis 1928 bereits 50 Einzelbeobachtungen der in- und ausländischen Literatur zusammenstellen. Heute beträgt die Zahl der veröffentlichten Fälle bereits über 100.

Für den Entstehungsmechanismus der spontanen intrakraniellen Luftansammlung bildet, abgesehen von der ungewollten Aspiration von Luft bei der Ventrikelpunktion (Bonhoeffer, Mühlmann) sowie bei der Zisternenpunktion (Winterstein, Schaltenbrand), im wesentlichen eine plötzlich oder allmählich eintretende Kommunikation der pneumatischen Höhlen des Schädels, insbesondere der Stirnhöhle mit dem Schädelinnern, die Grundlage. Als Hauptursache kommt hierfür das penetrierende Kopftrauma in Betracht, und es nimmt daher nicht wunder, daß der größte Teil der bis zum Jahre 1923 beschriebenen Fälle in die Kriegszeit fällt. Die Literaturübersicht der traumatischen Fälle zeigt überraschend häufig Frakturen im Bereich der Stirn. Weit über ein Drittel der Fälle hatten Stirnbeinbrüche mit Eröffnung der Stirnhöhle. Häufig finden sich unter den Verletzten Rad- oder Motorradfahrer. Zahlreich sind ferner Siebbein-, weniger Keilbeinhöhlenfrakturen, weiterhin nicht selten Frakturen, welche die Zellen des Processus mastoideus betreffen. Auch Frakturen der Paukenhöhle finden sich in der Literatur angegeben. Hierbei kann der Lufteintritt durch das zerrissene Trommelfell oder bei intaktem Trommelfell durch die Tuba Eustachii erfolgen. Die Luftfüllung kann schon in den ersten Stunden oder Tagen nach dem Unfall eintreten (Colle u. a.).

In einer ziemlich großen Zahl der Fälle entwickelt sich die Pneumocephalie erst im späteren Krankheitsverlauf, häufig im Anschluß an Pressen, Husten oder Niesen. Alle Fälle von Schädelfrakturen, die zu Blutungen aus Nase oder Ohren führen, sollten an die Möglichkeit einer Pneumocephalie denken lassen, insbesondere dann, wenn es zum Auftreten einer Liquorrhöe kommt.

In seltenen Fällen bilden aber auch infektiöse Prozesse, die zur Zerstörung der Wandungen der pneumatischen Höhlen führen wie ein einschmelzender Knochenprozeß bzw. perforierender Hirnabsceß, die Entstehungsursache intrakranieller Luftansammlung (Chiari, Uffenorde). Dandy hat in 2 Fällen intrakranielle Luftcysten nach Infektion durch gasbildende Bakterien (Bacill. aerogenes capsulatus von Welch) beobachten können. Vor ihm sind derartige Fälle bereits von Rychnik und Bier beschrieben worden.

Auch die Eröffnung der Keilbeinhöhle bei einem Hypophysentumor, sei es infolge Druckusur durch den Tumor (Santoro), sei es im Anschluß an eine endonasale Operation, kann ausnahmsweise zum Lufteintritt in das Schädelinnere Anlaß geben. Ein derartiger, von mir bereits veröffentlichter Fall soll hier später näher beschrieben werden. Handelt es sich in dem Fall von Santoro und in meinem Fall um Tumoren, die vom Schädelinneren nach außen wachsen und dadurch die Kommunikation zwischen Nebenhöhlen und Schädelinnerem herstellen, so kann auch das Umgekehrte der Fall sein. In jüngster Zeit hat Arnaldo Malan einen Fall von Osteoma ethmoideo-orbitalis veröffentlicht, bei dem es dadurch zum Auftreten einer Pneumocephalie kam, daß der Tumor das Orbitaldach und die Lamina cribrosa durchwachsen, die Dura durchbrochen hatte und bis in den vorderen Pol eines Seitenventrikels vorgedrungen war.

Hinsichtlich der Nomenklatur der einzelnen Formen dieses Krankheitsbildes herrscht bis heute unter den Autoren keinerlei Einigkeit. Das geht am besten aus den verschiedenen Bezeichnungen der in der Literatur niedergelegten Veröffentlichungen hervor: Pneumocranium (Doyle), Pneumo- oder Pneumatocele (Duken), Ärocele (Glenard, Grant, Horrax), Pneumocysta cerebri (Siegmund), Pneumo- oder Pneumatocephalus (Wolf, Hansemann, Schloffer, Monari) und sogar Emphysème cérébral (Paschoud). Es ist wohl in den letzten Jahren verschiedentlich versucht worden, mit diesem nomenklatorischen Chaos ein Ende zu machen und die einzelnen Formen der intrakraniellen Luftansammlungen nach Gruppen zu ordnen. Aber so außerordentlich erstrebenswert bei der steigenden Zahl der Beobachtungen eine einheitliche Benennung und Einteilung des Krankheitsbildes auch ist, so haben sich doch alle bisherigen Einteilungsversuche nicht allgemein durchsetzen können, weil sie nicht allen Formen intrakranieller Luftansammlungen hinsichtlich ihres Sitzes und ihrer Ausdehnung gerecht werden. Hansemann hat wohl als erster eine Gliederung versucht. Er unterscheidet zwischen Pneumatocele und Pneumocephalus und bezeichnet als letzteren analog dem Hydrocephalus nur solche Fälle mit spontaner Luftfüllung der Ventrikel, bei denen die Ventrikel selbst pathologisch vergrößert sind. Schloffer, der im Prinzip die Trennung von Pneumocele und Pneumocephalus beibehält, hat nun versucht, diese Einteilung dadurch auf eine breitere Basis zu stellen, daß er die Bezeichnung Pneumocephalus für alle Fälle reserviert, bei denen die Luft ihre Ausbreitung innerhalb der liquorführenden Räume, insbesondere innerhalb der Ventrikel, gefunden hat, ohne daß aber dabei eine Vergrößerung der Ventrikel erforderlich zu sein braucht. Alle übrigen Formen intrakranieller Luftansammlungen bezeichnet Schloffer als Pneumatocelen und nimmt hierbei für den Sitz derselben drei Möglichkeiten an: 1. den Raum zwischen Knochen und Dura. Dieser Form mißt Schloffer allerdings wegen der Enge des Raums nur eine untergeordnete Bedeutung bei. 2. können sich aber größere Luftmassen zwischen Dura und Hirnoberfläche ansammeln, besonders wenn es zur Liquorrhöe kommt. 3. Als Hauptausbreitungsgebiet wird auf Grund der bis zum Jahre 1923 gemachten Beobachtungen die Hirnsubstanz selbst angesehen. Auch die SCHLOFFERsche Einteilung wird den einzelnen Formen intrakranieller Luftansammlungen nicht ganz gerecht und bedarf aus verschiedenen Gründen einer Korrektur und Erweiterung. Wenn SCHLOFFER nur für die Fälle mit spontaner Luftansammlung in den liquorführenden Räumen die Bezeichnung Pneumocephalus wählt, so ist es andererseits unverständlich, warum er die subarachnoidalen Formen der subduralen Luftansammlungen der anderen Hauptgruppe, den Pneumatocelen, zurechnet, da ja der Subarachnoidalraum bekanntlich ebenfalls zu den liquorführenden Räumen gehört. Für diese Form wäre also, wollte man die Trennung zwischen Pneumatocelen und Pneumocephalus beibehalten, ebenfalls die Bezeichnung Pneumocephalus zu fordern. Spätere Autoren (BULLOCK, COLLE) haben bei ihren Einteilungsversuchen diesem Umstand bereits Rechnung getragen und sprechen von einem subduralen (externen) und einem ventrikulären (internen) Pneumocephalus. Eine weitere Schwierigkeit für die Unterscheidung zwischen Pneumatocele und Pneumocephalus besteht aber darin, daß es ja Kombinationsformen gibt, bei denen also einerseits die liquorführenden Räume, andererseits aber ein mit diesen Räumen kommunizierender Hirndefekt der Sitz von Luftansammlungen ist. Soll man nun diese Form als Pneumatocele oder als Pneumocephalus bezeichnen?

Auch die Einteilungsversuche von KROGIUS und WINTERSTEIN haben sich bisher nicht allgemein durchsetzen können, weil auch sie nicht allen Formen des Krankheitsbildes Rechnung tragen.

Der einzige Ausweg, der aus dem ganzen Chaos der bisherigen Bezeichnungen und sich zum Teil widersprechenden Einteilungen herausführt, scheint mir darin zu bestehen, daß für das ganze Krankheitsbild ein einziger Name geprägt wird, und daß die präzise Klassifizierung der einzelnen Varianten unter Zugrundelegung einer lokalisatorischen und zwar pathologisch-anatomischen Einteilung durch Hinzufügung des entsprechenden Adjektivums zu dem Grundnamen erfolgt. Einen derartigen Einteilungsversuch der Pneumocephalia intracranialis spontanea — dieser Name erscheint mir am zweckmäßigsten — habe ich bereits in meiner im 128. Bd. der Z. Neur. erschienenen Arbeit unternommen. Das dort angegebene Einteilungsschema kann in seinen Hauptpunkten auch heute noch aufrecht erhalten werden. Es bedarf aber auf Grund der Beobachtungen der letzten Jahre ebenfalls einer Ergänzung und Modifikation. Bei der Pneumocephalia lassen sich drei Hauptgruppen intrakranieller Luftansammlungen unterscheiden:

II. Spezieller Teil.

1. Pneumocephalia extracerebralis.

Hierbei handelt es sich um Luftansammlungen innerhalb der das Gehirn umgebenden Räume, ohne daß das Gehirn selbst luftgefüllte Cysten aufweist. Im einzelnen kann es sich um folgende Untergruppen handeln:

a) Pneumocephalia epiduralis.

Eine isolierte Ansammlung von Luft im Epiduralraum dürfte wegen der innigen Beziehungen zwischen Dura mater und Knochen außerordentlich selten sein. Von REISINGER ist ein solcher Fall veröffentlicht worden, jedoch ist er hinsichtlich seiner Lokalisation verschiedentlich bezweifelt worden (WINTERSTEIN). Dagegen hat LAUFENSTEIN einen Fall von Pneumatocele occipitalis, also eine *extrakranielle* Luftcyste beschrieben, bei dem sich aber gleichzeitig auch *intrakraniell* eine Luftansammlung fand, die im stark erweiterten Epiduralraum lag. Bei der Operation fand er die Dura an der Stelle der Luftansammlung etwa $1^1/_2$ cm unter dem Niveau der Lamina interna. Von der Dura zogen dünne Verbindungsstränge zur Lamina interna des Schädelknochens. „Es bestand sicher eine Kommunikation der lufthaltigen Zellräume (des Warzenfortsatzes) mit dem Schädelinnern, durch welche Luft zwischen Dura und Schädelkapsel gelangen konnte." Abb. 197 zeigt den Röntgenbefund dieses Falles vor der Operation. Man sieht, abgesehen von der zwischen Knochen und Haut bzw. Periost gelegenen Luftcyste, auch die intrakraniell im Epiduralraum gelegene Luftansammlung sehr deutlich. Abb. 196 demonstriert den Operationsbefund dieses Falles. Man sieht durch den Knochendefekt die Dura, von der Verbindungszüge zur Lamina interna ziehen. In die Kommunikationsöffnung zu den Warzenfortsatzstellen ist eine Sonde eingeführt.

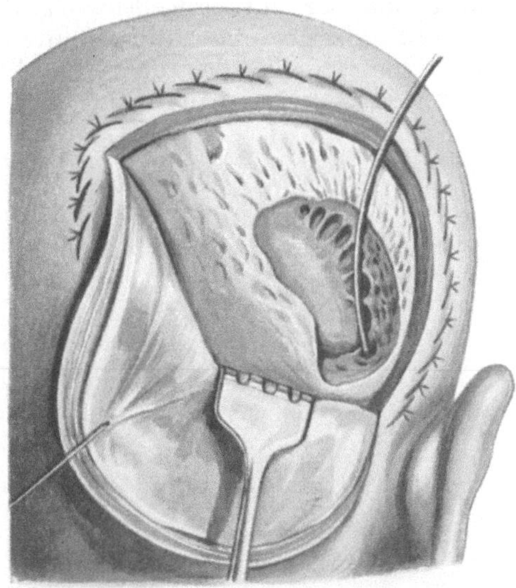

Abb. 196. Man sieht durch den Knochendefekt die Dura mater sowie die Verbindungsstränge zwischen dieser und der Lamina interna. In die Kommunikationsöffnung zu den Warzenfortsatzzellen ist eine Sonde eingeführt. (Nach LAUFENSTEN.)

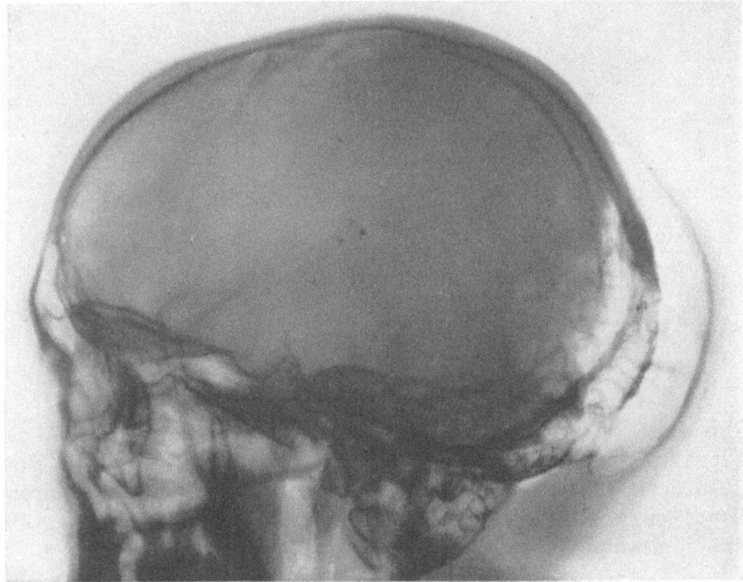

Abb. 197. Pneumocephalia extracerebralis epiduralis.

b) Pneumocephalia subduralis (extraarachnoidalis).

Auch diese Form der Pneumocephalie muß als selten bezeichnet werden. Ein derartiger Fall ist von WINTERSTEIN mitgeteilt worden.

Bei einem 54jährigen Mann, der von einem Radfahrer umgefahren worden war, führte das Schädeltrauma zu einem schweren Transversalbruch der Schädelkalotte und der mittleren Schädelgrube. Das am Unfalltag aufgenommene Röntgenbild zeigte eine diffuse Luftansammlung, die sich von der vorderen bis zur hinteren Schädelgrube erstreckte und sich von der Basis bis an den Scheitel ausbreitete, so daß nur ein kleiner Teil der Hirnoberfläche luftfrei

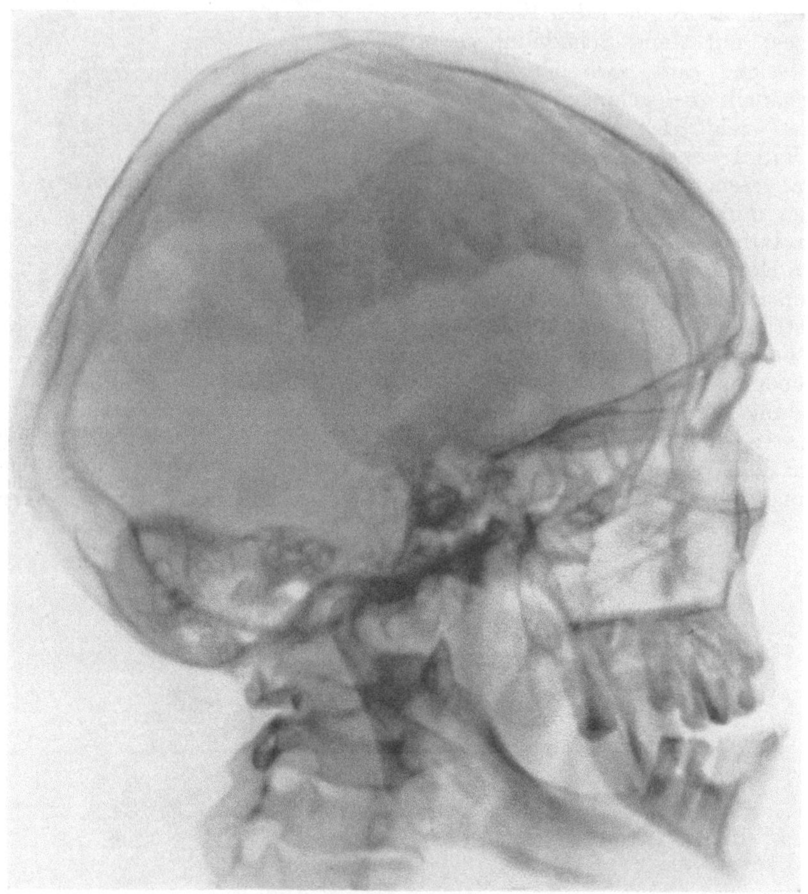

Abb. 198. Pneumocephalia subduralis (seitlich). (Nach O. WINTERSTEIN.)

blieb (Abb. 198). Eine Röntgenkontrolle am Tage nach dem Unfall zeigte, daß ein Teil der Luft bereits resorbiert worden war. Die Luft war in diesem Fall, wie die Autopsie lehrte, durch das frakturierte Siebbein und durch die zerrissene Dura eingetreten. Eine Liquorrhöe als Ausdruck einer Eröffnung des Subarachnoidalraums bestand in diesem Fall nicht.

c) Pneumocephalia subarachnoidalis.

Tritt die Luft in den Subarachnoidalraum ein, so breitet sie sich strichförmig in den Hirnfurchen aus, und wir erhalten Bilder, wie sie uns von der Encephalographie her vertraut sind. Derartige Fälle sind mehrfach beschrieben worden (EGGERS, HOLMES, GRANT, RAND u. a.). Allerdings handelt es sich bei diesen Fällen zumeist nicht um eine isolierte Darstellung des Subarachnoidalraums, sondern zugleich auch eines oder beider Seitenventrikel. Auf diese Kombinationsform, die Pneumocephalia subarachnoidea-ventricularis, soll bald noch näher eingegangen werden.

2. Pneumocephalia intracerebralis.

In dieser Gruppe handelt es sich um Luftansammlungen im Gehirn selber, und zwar entweder in den präformierten Höhlen, den Ventrikeln, oder in Zertrümmerungs- bzw. Erweichungshöhlen der Hirnsubstanz.

a) Pneumocephalia intracerebralis extraventricularis.

Diese Form der Pneumocephalia steht sowohl an Häufigkeit wie an Bedeutung an erster Stelle. Es handelt sich hierbei um mehr oder minder große, verschieden geformte und mit Luft gefüllte Erweichungsherde in der Hirnsubstanz, die im Röntgenbild cystenartigen Charakter zeigen. Es sind daher für diese Form auch Namen wie Pneumatocele, Pneumocyste und Ärocele geprägt worden. Bei den meisten Fällen sind entsprechend der Tatsache, daß der Angriffspunkt des Traumas die Stirnregion ist, die Luftcysten im Stirnhirn gelegen (Bromberg, Brüning, Duken, Geber, Goldammer, Lewis, Rand, Vogl, Winterstein u. a.).

In diese Gruppe gehören auch zwei von mir an der Foersterschen Klinik veröffentlichte Fälle, die hier näher beschrieben werden sollen. Im ersten Fall bildet ein Hypophysentumor, im zweiten ein Schädeltrauma die Grundlage für die Entstehung der Pneumocephalie.

Fall 1[1]. K. P., 46 Jahre alt. Aufgenommen am 15. 8. 28. Beginn seiner Erkrankung vor 23 Jahren mit starken Kopfschmerzen. Seit 1906 bemerkte er zunehmende Vergrößerung seiner Hände und Füße. 1910 machte er eine Hypophysenexstirpation bei Prof. Hochenegg (Wien) durch. Es wurde die Schlofffersche Operation ausgeführt: Die Nase wurde nach links umgeklappt, das Nasenseptum reseziert, die Stirnhöhlen durchmeißelt und eröffnet, die Nasenmuscheln ausgeräumt, Keilbeinhöhle eröffnet, Schleimhaut abgeschabt, Sella von unten her durch Entfernung des Knochens freigelegt. Längsincision von 1 cm Länge auf dem Boden der Sella, wobei sich ein großer Tumor vorwölbt. Dieser wird so weit wie möglich ausgelöffelt. Die Massen sind zum Teil flüssig und äußerst weich. Es wird im ganzen ein Stück von der Größe einer halben Walnuß entfernt.

Nach dieser Operation empfand Patient eine Besserung der Kopfschmerzen, bald aber entwickelte sich ein Strabismus convergens des rechten Auges. Von 1918 an wieder erneut heftige permanente Anfälle Kopfschmerzen; häufig Anfälle, die mit Schwindelgefühl und starkem Blutandrang zum Kopf begannen und zu Bewußtlosigkeit führten — ohne Krampferscheinungen — Dauer 5—6 Minuten.

Am 11. 7. 28 Aufnahme in die Universitäts-Nervenklinik Greifswald, von dort wegen Zunahme der Hirndruckerscheinungen hierher überwiesen. Klagt über heftige, dauernde Kopfschmerzen, ferner über fortwährenden riesigen Durst, der sich besonders nachts bemerkbar macht und der trotz Trinkens mehrerer Liter Wasser nicht zu stillen ist: Alle 5—10 Minuten trinkt der Kranke ein ganzes Glas Wasser. Die Polydypsie und Polyurie hatte sich ziemlich plötzlich — etwa 5—6 Wochen vorher — entwickelt. Häufig plötzliche enorme Schweißausbrüche, besonders nachts, so daß Hemd und Bettlaken mehrmals gewechselt werden müssen.

Status: 1,82 m großer Mann. Hände und Füße, Kiefer, Zähne und Nase zeigen ausgesprochen akromegalen Typ. Achselhaare spärlich entwickelt. Pubes von weiblichem Typus mit horizontaler Begrenzungslinie. Beiderseits Atrophia nervi optici. Sehschärfe $^6/_{36}$ auf beiden Seiten. Opticusatrophie zum Teil postneuritisch bedingt. Bitemporale Hemianopsie. Strabismus convergens des rechten Auges.

An den oberen und unteren Extremitäten sämtliche kinetischen und statischen Stützreaktionen sehr stark ausgesprochen.

Sprache langsam und etwas verwaschen.

[1] Über diesen Fall, welcher unserer Abteilung durch Prof. E. Forster-Greifswald überwiesen wurde, ist von letzterem schon kurz in der Psych.-Neurolog. Ges. Berlin berichtet worden.

In psychischer Hinsicht fällt die hochgradige Müdigkeit des Kranken auf; er schläft fast permanent, kann aber ohne weiteres leicht erweckt werden; gähnt dann sehr viel, gibt aber auf alles Antwort. Dabei macht sich eine deutliche Verlangsamung der Denktätigkeit bemerkbar.

Läßt häufig Urin unter sich.

Am 18. 8. Ventrikulographie. Die Beschreibung der Röntgenbilder erfolgt weiter unten. Blutzucker 0,117%. Blutbild normal.

Vom 1. Tage des Eintritts auf die Abteilung leidet Patient an schwerer Bronchitis mit großer Expektorationsschwäche. Geringe Fiebersteigerung. Vom 26. 8. ab entwickelt

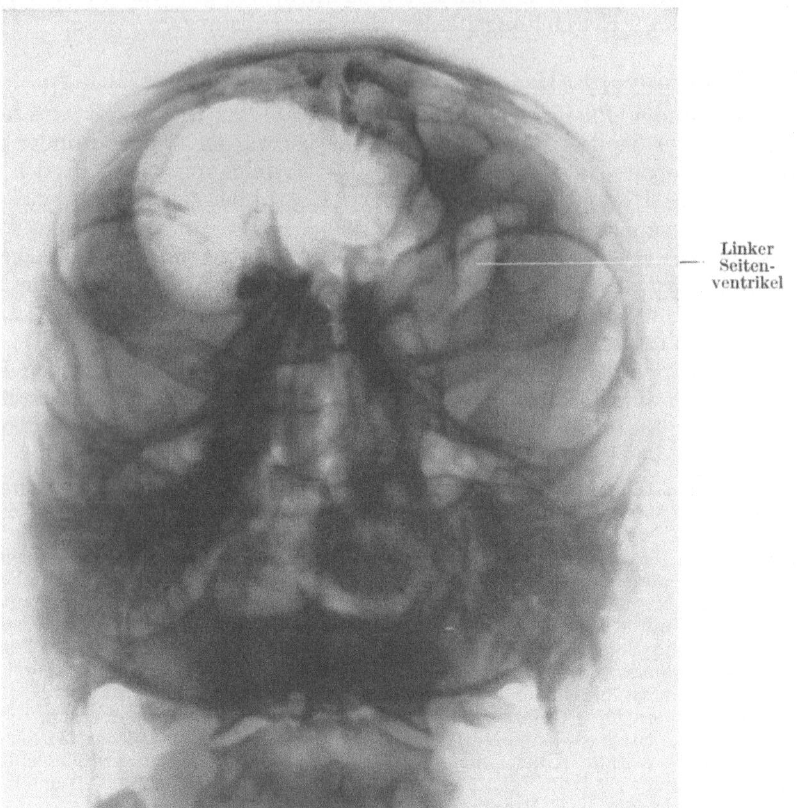

Abb. 199. Pneumocephalia intracerebralis extraventricularis.

sich eine hypostatische Pneumonie an beiden Unterlappen; allmählich zunehmende Herzschwäche.

Am 3. 9. Exitus unter Herzschwäche.

Bei der Autopsie findet sich eine doppelseitige hypostatische Pneumonie.

Die Röntgenbilder des Schädels vor der Ventrikulographie (Greifswald) ergaben folgenden Befund: Auf der fronto-occipitalen Aufnahme wird ein großer Teil der rechten Hemisphäre von einer cystenförmigen Luftansammlung ausgefüllt, der über die Mittellinie hinaus in die linke Hemisphäre hineinragt. Die Ausdehnung des Luftraumes beträgt in der Breite 10 cm, in der Höhe 6 cm. Auf der seitlichen Aufnahme sieht man, daß der Luftraum den größten Teil des Frontalhirns einnimmt, sich an der Basis der vorderen Schädelgrube nach hinten bis in die Gegend des Türkensattels erstreckt, diesen ebenfalls ganz einnimmt und offenbar mit der Keilbeinhöhle kommuniziert. Sowohl auf der frontalen wie auf der seitlichen Aufnahme wird der Luftraum von strangartigen Verschattungen durchsetzt, wodurch er ein mehrkammeriges Aussehen erhält. Weder vom Subarachnoidalraum noch vom Ventrikelsystem ist auf beiden Bildern etwas zu sehen. Die Sella ist hochgradig erweitert. Die Knochenkonturen besonders ihres Bodens sind stark verwaschen und diffus verdichtet. Der mittlere und hintere Teil der Keilbeinhöhle ist stark verschattet.

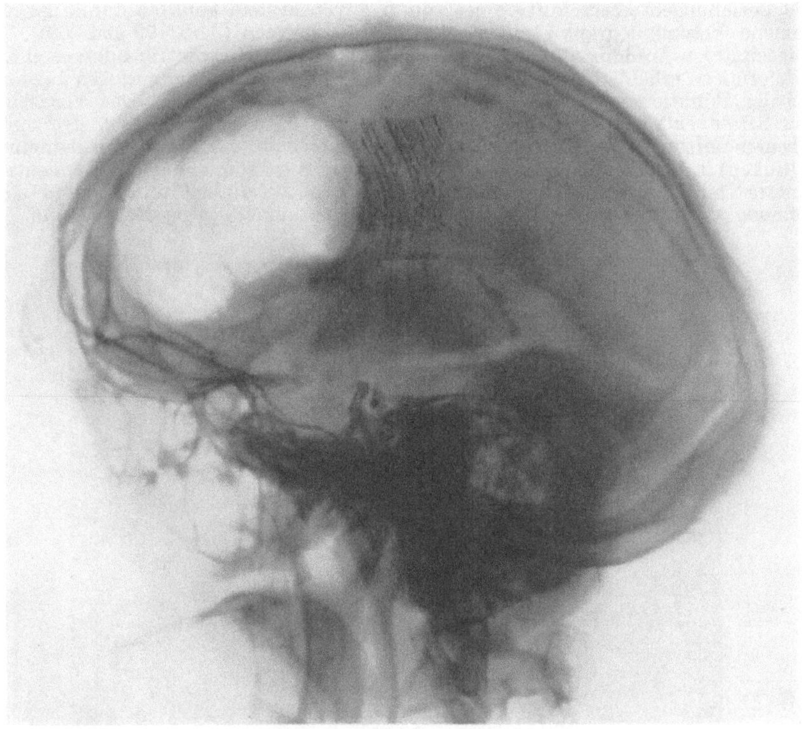

Abb. 200. Derselbe Fall.

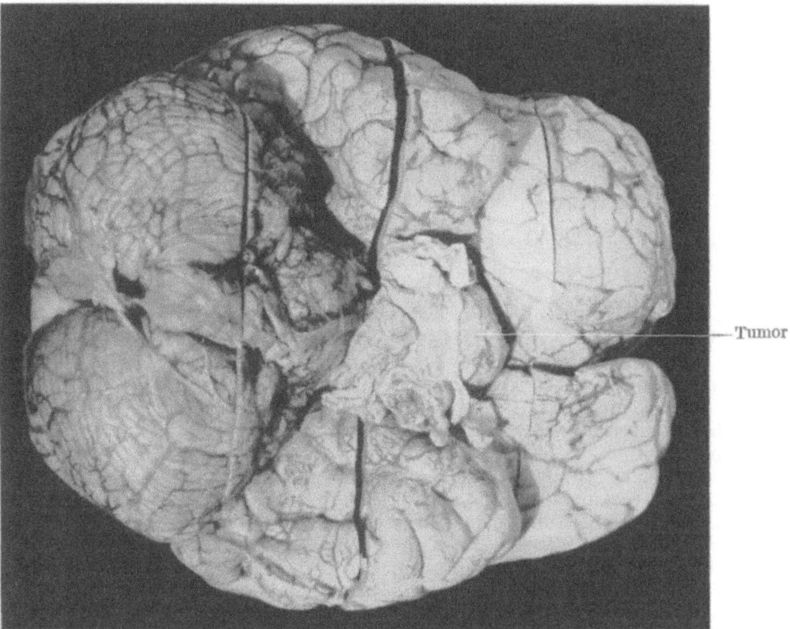

Abb. 201. Autopsiebefund desselben Falles.

Die Beziehungen dieses Luftraumes zum Ventrikelsystem konnten durch die hier vorgenommene Ventrikulographie einwandfrei geklärt werden (Abb. 199 und 200). Auf der fronto-occipitalen Aufnahme (Abb. 199) ist nur der linke Seitenventrikel dargestellt. Er ist stark deformiert, erheblich nach links verdrängt, klein, was auch der geringen Liquormenge, die bei der Punktion gewonnen werden konnte (5 ccm), entspricht. Das Vorderhorn des rechten Seitenventrikels ist dagegen nicht sichtbar. Man sieht lediglich den vorher beschriebenen Luftraum. Auf der seitlichen Aufnahme (Abb. 200) sieht man den einen Ventrikel (linken) in allen seinen Teilen dargestellt, dagegen ist vom anderen Seitenventrikel nur der hintere Teil sichtbar. Die spontane Luftcyste zeigt auf dieser Aufnahme genau dieselbe Ausdehnung wie auf dem vor der Ventrikulographie angefertigten Röntgenbild.

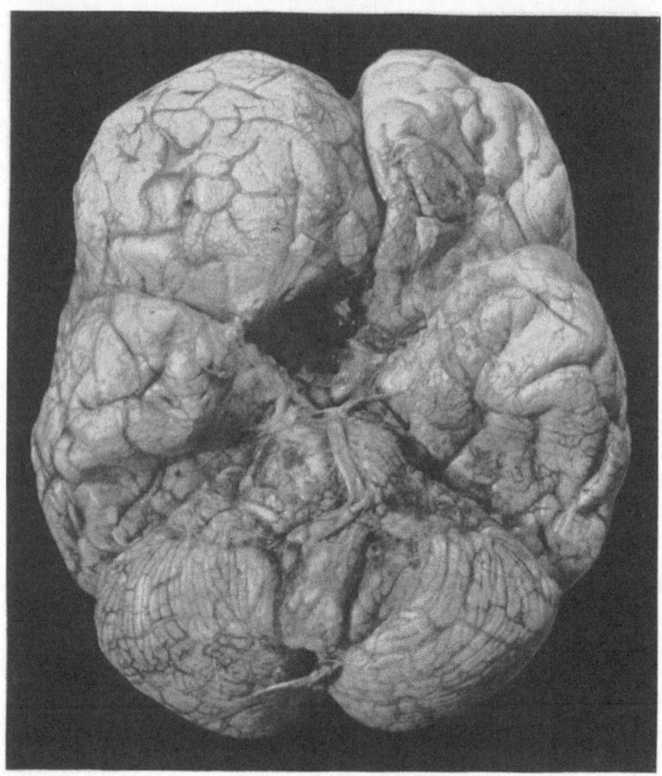

Abb. 202. Autopsiebefund desselben Falles nach Entfernung des Tumors. Vergrößerung des rechten Frontallappens.

Autopsie des Gehirns: Großer, weicher Tumor, der die ganze Sella turcica ausfüllt, das Chiasma umwuchert und bis in die Keilbeinhöhle eingewachsen ist (Abb. 201). Histologisch erweist sich der Tumor als ein reines eosinophiles Adenom.

Nachdem der Tumor vor der Hirnbasis abgehoben ist, zeigt sich eine Exkavation an der Hirnbasis in der Gegend des Bodens des 3. Ventrikels. Man sieht deutlich, daß die Tumormassen in den rechten Frontallappen eingedrungen sind (Abb. 202). Auf einem Frontalschnitt durch das Stirnhirn (Abb. 203) sieht man, daß der ganze untere Teil des rechten Stirnlappens von einem großen cystischen Hohlraum eingenommen wird, durch den zahlreiche Septen hindurchziehen. Die Wand des Hohlraumes besteht aus einer relativ dünnen soliden Lage von Tumorgewebe. Am stärksten ist dieses Tumorgewebe am Septum pellucidum entwickelt. Die Cyste hat das rechte Vorderhorn stark nach oben verdrängt und deformiert, so daß es wie ein schmaler Saum auf dem Dach der Cyste liegt. Der cystische Hohlraum drängt sich stark nach links herüber in die linke Hemisphäre hinein. Das Septum ist vollkommen schräg gestellt und stark nach links verdrängt. Das linke Vorderhorn ist nach links herübergeschoben, schmal und ebenfalls deformiert. Über die Cyste hinweg zieht der Balken. Auf einem weiter hinten gelegenen Frontalschnitt sieht man beide Seitenventrikel in ihrer normalen Lage und Konfiguration. Durch die im rechten Stirnlappen sich ausbreitende Cyste ist der rechte Stirnlappen beträchtlich in toto aufgetrieben. Das ist besonders deutlich in Abb. 202 an der Basis zu erkennen.

Die Diagnose und genaue Artbezeichnung der in dem eben beschriebenen Fall bestehenden Pneumocephalie macht keinerlei Schwierigkeiten. Es handelt sich um eine typische *Pneumocephalia intracerebralis extraventricularis cystica*. Das geht eindeutig aus den Röntgenbildern, insbesondere aus dem encephalographischen Befund hervor (Abb. 199 und 200). Weder der Subarachnoidalraum noch das Ventrikelsystem kommuniziert mit der intracerebral gelegenen Luftcyste. Seine volle Bestätigung findet dieser Befund durch die Autopsie. Das rechte Vorderhorn ist, wie aus Abb. 203 hervorgeht, nicht etwa von dem Tumor

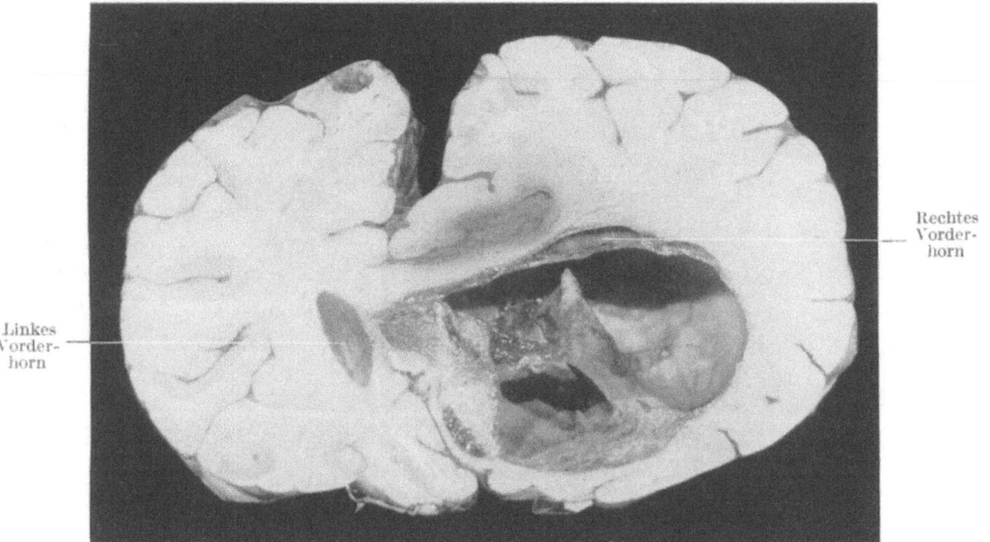

Abb. 203. Frontalschnitt desselben Falles, der die extraventrikuläre Lage der Cyste demonstriert.

arrodiert worden, sondern ist durch den Tumor infolge seines offenbar sehr langsamen Wachstums allmählich nach oben verdrängt worden und liegt als ein vom Tumor deutlich getrennter schmaler Raum auf dessen Dach. Der Hypophysentumor ist in das rechte Stirnhirn eingewachsen, hat sich dort ausgebreitet, ist in seinem Innern cystisch zerfallen, und die große Cyste ist mit Luft gefüllt.

Was die Frage betrifft, wie die Luft in den cystischen Raum des Tumors hat eindringen können, so dürfte wohl die Herstellung der Kommunikation zwischen Schädelinnern und Keilbeinhöhle bzw. Nase durch die im Jahre 1910 ausgeführte Operation die Grundlage für die Entstehung der Pneumocephalie bilden. Bekanntlich war hier die Keilbeinhöhle eröffnet, die Sella von unten her durch Entfernung des Knochens freigelegt und die Dura incidiert worden, um eine teilweise Entfernung des Tumors zu ermöglichen. Daß es beim Hypophysentumor aber auch ohne operatives Eingreifen zu einem spontanen Durchbruch des Tumors durch den Boden der Sella und damit infolge der Eröffnung der Keilbeinhöhle zur Entstehung einer Pneumocephalie kommen kann, zeigt ein von SANTORO veröffentlichter Fall.

Über den Zeitpunkt der Entstehung der Pneumocephalie läßt sich in diesem Fall mit Sicherheit nichts sagen. Wir wissen mit Bestimmtheit erst seit der im Juli 1928 in Greifswald vorgenommenen Röntgenaufnahme des Schädels von dem Bestehen einer Pneumocephalie. Es muß allerdings auf Grund des 1910 erhobenen Operationsbefundes bei der hochgradigen Weichheit des Tumors die Möglichkeit zugegeben werden, daß die Pneumocephalie schon lange vor 1928, vielleicht schon kurze Zeit nach der Operation in dem excidierten und erweichten Teil des Tumors in ihren Anfängen bestanden hat. Ihre ungeheure Ausdehnung kann sie bei der sehr langsamen Entwicklung des Prozesses allerdings erst im Laufe der Jahre durch das allmählich fortschreitende Eindringen

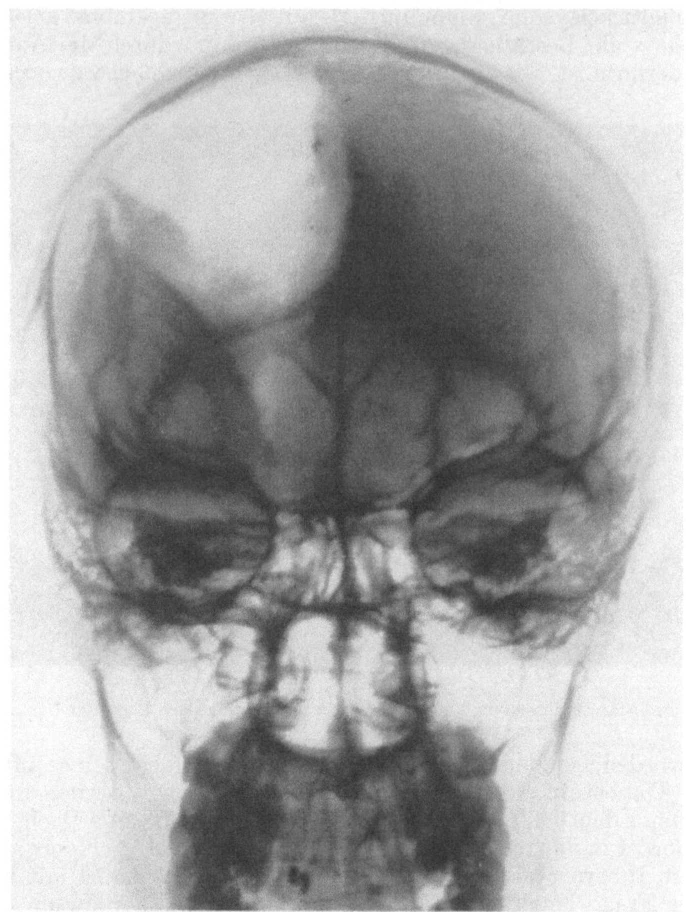

Abb. 204. Pneumocephalia intracerebralis extraventricularis posttraumatica.

des Tumors in das Gehirn und eine damit parallel gehende Einschmelzung des Tumorgewebes im Innern erlangt haben.

Fall 2. 20jähriger Mann, der am 12. 11. 29 auf die FOERSTERsche Abteilung aufgenommen wurde. Am 1. 9. 29 wurde er bei einem schweren Motorradunfall zu Boden geschleudert, war 3 Tage lang bewußtlos und blutete aus der Nase. Etwa 2 Wochen später stellte sich eine Liquorrhoea nasalis links ein, 3 Wochen später nach seiner Entlassung aus der Krankenhausbehandlung entwickelte sich eine zunehmende Parese des rechten Armes und des rechten Beines.

Bei der Aufnahme fand sich eine Klopfempfindlichkeit der linken Stirn- und Schläfenregion. Der mediale Teil des linken oberen Orbitalrandes ist verdickt und aufgetrieben. Über der linken Stirn deutliche Tympanie. Beim Stehen und Sitzen tropft eine wasserklare Flüssigkeit aus dem linken Nasenloch. Links besteht eine Anosmie, rechts eine Facialisparese im unteren Ast. Am Augenhintergrund rechts venöse Stase.

Starke spastische Parese des rechten Arms, insbesondere der rechten Hand, Einzelbewegungen der Finger rechts nicht möglich. Hand- und Fingerklonus. Auch das rechte Bein ist paretisch, wenn auch nicht so hochgradig wie der Arm. Patellar- und Fußklonus rechts. Babinski rechts positiv, Oppenheim rechts positiv, Mendel-Bechterew rechts positiv, Rossolimo rechts positiv. Ataxie im rechten Arm, weniger im rechten Bein. Sensibilität völlig intakt.

Sprache bis auf gewisse Wortfindungsschwierigkeiten o. B. Psychisch etwas stumpf, sonst unauffällig.

Röntgenbefund: Auf der occipito-frontalen Aufnahme sieht man einen etwa dreieckig geformten, nach der Schädelbasis spitz zulaufenden Luftschatten, welcher das ganze obere Drittel der linken Hemisphäre, insbesondere den medial gelegenen Teil derselben einnimmt.

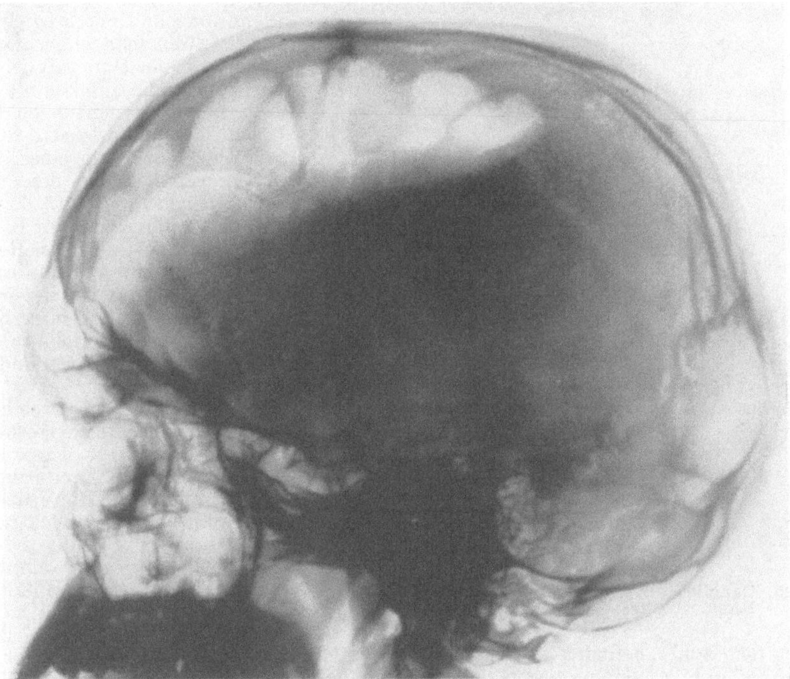

Abb. 205. Derselbe Fall (seitlich).

Der Luftschatten läuft, sich nach der Schädelbasis zu verjüngend, in eine dünne Linie aus, die mit dem Dach der linken Stirnhöhle kommuniziert. Die obere Grenze der linken Stirnhöhle ist verwaschen, der obere Orbitalrand, ebenso die linke Siebbeinhöhle ist deformiert und unscharf begrenzt (Abb. 204).

Auf der seitlichen Aufnahme erstreckt sich der riesige Luftschatten von der vordersten Stirnregion bis zur Mitte der oberen Parietalregion (Abb. 205). Auf beiden Aufnahmen ist vom Ventrikelsystem nichts zu sehen.

Die Tagesmenge des aus dem linken Nasenloch herausfließenden Liquors schwankte zunächst zwischen 3—15 ccm, später bis 25 ccm. Sie nahm sofort zu, wenn der Patient sich aufsetzte. Die Untersuchung des Liquors ergab eine Eiweißvermehrung (3—4 Teilstrich Nissl) bei normalem Zellgehalt. Die Mastixzacke war normal.

Die Behandlung bestand zunächst in strengster Bettruhe. Da unter dieser Behandlung im Laufe von 4 Monaten die Liquorrhöe allmählich verschwand und sich auch die Hemiparese besserte, wurde die konservative Behandlung zunächst fortgesetzt in der Hoffnung, durch sie auch ein allmähliches Verschwinden der Luftansammlung zu erreichen. Seit Anfang Februar 1930 stellten sich bei dem Kranken epileptische Anfälle ein, die ein sehr bemerkenswertes Gepräge hatten. Sie begannen mit einem ausgesprochenen Sprech- und Redezwang des Patienten. Er mußte bei völligem Bewußtsein zwangsmäßig schnell entweder das Vaterunser vor sich hinsprechen oder in rascher Reihenfolge zählen oder mehrmals rasch hintereinander Kraftausdrücke: „Himmeldonnerwetter noch einmal“ ausrufen. Mitunter waren die Worte unverständlich. Unmittelbar an diese logorrhoische Phase schloß sich ein mehr oder minder lange anhaltender Zustand von motorischer Aphasie an. Erst dann traten klonische Zuckungen im rechten Arm, zumeist Beugezuckungen des Unterarms ein. Nach dem Anfall Zunahme der Parese. Trotz der strengen Bettruhe und des völligen Sistierens der Liquorrhöe konnte ein Verschwinden der intrakraniellen Luftansammlung nicht erzielt werden. Da in der Folge die epileptischen Anfälle nicht nachließen, die venöse Stase am Augenhintergrund zunahm, die Kopfschmerzen sich steigerten, wurde Patient am 22. 1. 31 in Lokalanästhesie operiert (Professor FOERSTER).

Trepanation über der linken Regio fronto-parietalis. Die frei liegende Dura steht unter starker Spannung. Freilegung der oberen und mittleren Stirnhirn-Zentralregion nach Duraeröffnung. Das Gehirn sieht auffallend blaß aus. Starke Abplattung der Hirnwindungen. Palpatorisch erweist sich der freiliegende Stirnhirnabschnitt als prall elastisch, geradezu luftkissenartig. Beim Versuch, auch die untere Stirnhirnregion, insbesondere die motorische Sprachregion, freizulegen, stößt man auf starke Verwachsungen der Dura mit der Hirnoberfläche. Hierauf kommt es bei Lösung der Verwachsungen in der Gegend der motorischen Sprachregion zur Auslösung eines epileptischen Anfalls, der den vorhin beschriebenen Typ zeigt. Zu einem weit schwereren Anfall mit Bewußtlosigkeit kommt es bei der Reizung dieser Region bzw. der unmittelbar dahinter liegenden vorderen Zentralwindung mit faradischem Strom. Im Verlauf dieses Anfalls reißt die pathologisch veränderte und, wie sich bald zeigt, nur etwa 1 cm breite Hirnsubstanz, welche die obere Grenze der Luftcyste bildete, in Höhe der ersten Stirnwindung etwas ein. Nach Erweiterung der Öffnung mit dem Hirnspatel gewinnt man einen Einblick in eine etwa gänseeigroße Höhle, die die ganze Stirnhirnregion einnimmt. Die eine Wand dieser Höhle zeigt etwas glasiges Aussehen und ist mit zahlreichen Gefäßen durchsetzt. In der Höhle befindet sich keinerlei Flüssigkeit, insbesondere kein Liquor, was für den Abschluß der Höhle gegen den Subarachnoidalraum einerseits und den linken Seitenventrikel andererseits spricht. Nach diesem Befund war an der Diagnose einer Pneumocephalia intracranialis extraventricularis — es war vorher eine Pneumocephalia extracerebralis angenommen worden — kein Zweifel mehr. Am vordersten Pol der Höhle sieht man eine kleinerbsengroße Öffnung, die die Kommunikation mit der Stirnhöhle bildet. Im hinteren unteren Teil der Höhle ist eine buckelartige Prominenz sichtbar, die der Lage nach der Nucleus caudatus sein dürfte. Excision eines etwa markstückgroßen Rindenstückes, welches dem Dach der inzwischen völlig kollabierten Luftcyste angehört, aus der ersten Stirnwindung. Von einer Plombierung der Öffnung nach der Stirnhöhle wird absichtlich abgesehen, ebenso von einer Lösung der Verwachsungen zwischen Dura und Rinde in der vorderen Stirnregion, besonders in der Gegend der Kommunikationsstelle zwischen Stirnhöhle und Endocranium. Duranaht, Galeanaht, Hautnaht, Verband. Komplikationsloser Heilverlauf. Sistieren der Anfälle, Rückgang der venösen Stase. Ganz erheblicher Rückgang der spastischen Parese im rechten Arm und Bein. Keinerlei subjektive Beschwerden mehr, so daß Patient am 15. 6. 31 entlassen werden konnte.

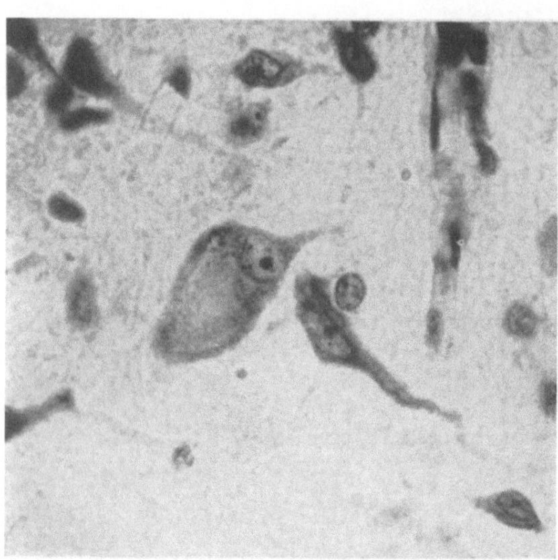

Abb. 206. Ganglienzellveränderungen des excidierten Rindenstückes desselben Falles.

Patient ist, wie auf eine Anfrage mitgeteilt worden ist, einige Monate später ziemlich plötzlich gestorben. Todesursache unbekannt. Die histologische Untersuchung des excidierten Rindenstückes (Dr. GAGEL) ergab folgenden Befund: Im NISSL-Bild fand sich die Rindenarchitektonik gewahrt. Die Ganglienzellen zeigten aber besonders in der 3. Schicht deutliche Veränderungen, und zwar fanden sich neben ganz akuten Ganglienzellveränderungen mit Aufblähung sowie Randständigkeit des Zellkerns auch Zeichen chronischer Ganglienzellveränderungen im Sinne von Sklerosierung. So zeigt Abb. 206 eine akut veränderte Ganglienzelle neben einer alten sklerosierten. Besonders deutlich waren die Veränderungen im Mark, das ja die unmittelbare Wand der Luftcyste bildete. Die mit der eingedrungenen Luft dauernd in Berührung befindliche Schicht zeigt einen Zustand von starker Verfettung, wie das im Fettbild deutlich zum Ausdruck kommt (Abb. 207). An diese

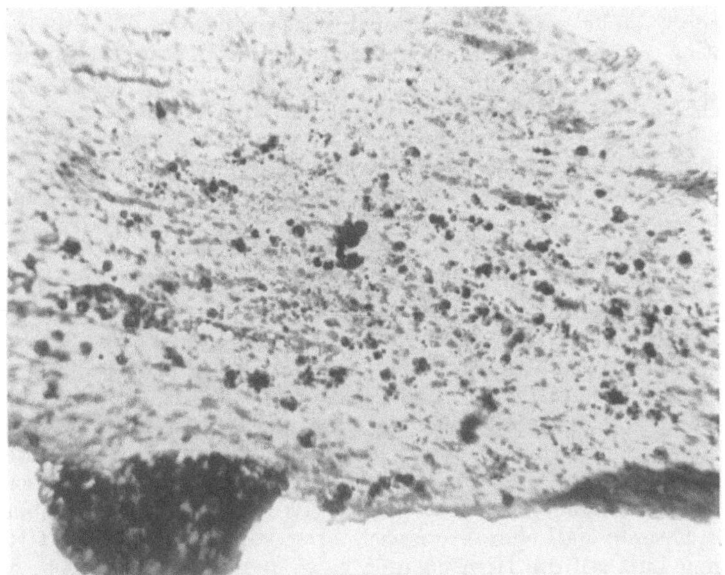

Abb. 207. Starke Verfettung der Cystenwand.

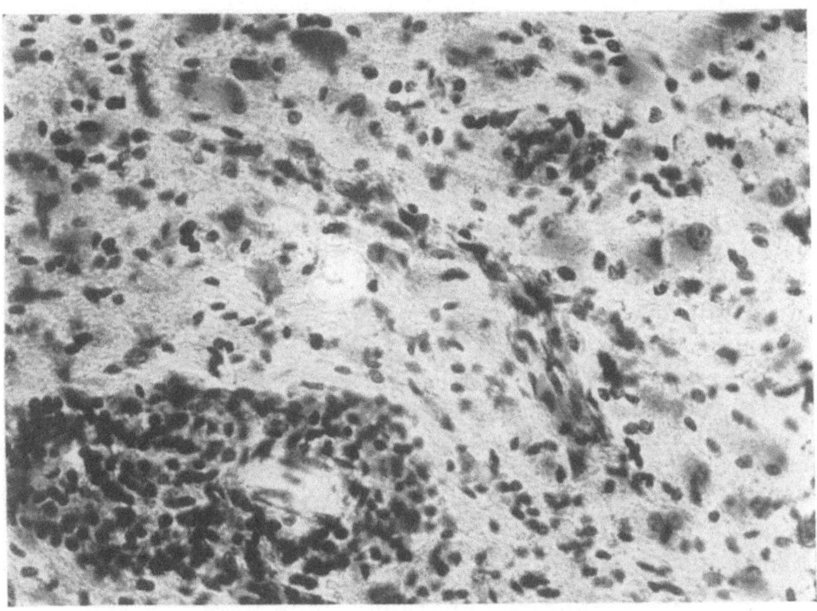

Abb. 208. Zone der Gliaproliferation. Gefäßinfiltration.

Zone schließt sich eine Schicht von stärkster Makrogliaproliferation, wobei die einzelnen Gliazellen ebenfalls den Zustand akuter Veränderung zeigen. Abb. 208 zeigt im NISSL-Bild die Zone der Gliaproliferation, die auch mit infiltrierten Gefäßen durchsetzt ist, bei stärkerer Vergrößerung.

An Hand dieses Falles sei kurz die Frage des Entstehungsmechanismus der hier vorliegenden Form intrakranieller Luftansammlungen, der Pneumocephalia intracerebralis, gestreift. Die Grundlage für ihre Entstehung bei Schädelfrakturen stellt meines Erachtens, abgesehen von der Bildung einer Kommunikation zwischen Nasennebenhöhlen und Endocranium sowie Eröffnung der Dura, die direkte Kontusion, d. h. Aufhebung des Gewebsverbandes der unmittelbar hinter der Bruchstelle gelegenen Hirnsubstanz selbst dar. Die Folge dieser Kontusion ist die sekundäre Erweichung eines mehr oder minder großen Hirnbezirks, der nun für die beim Husten, Niesen oder Pressen aus der Stirnhöhle durch die bestehende Kommunikation in das Schädelinnere getriebene Luft einen Locus minoris resistentiae bildet. Die eingedrungene Luft sammelt sich in dem zunächst wohl noch kleinen Hirndefekt an, übt aber auf die aus weicher kompressibler Hirnsubstanz bestehende Wandung des Defekts besonders bei jeder neuen Druckerhöhung in der Stirnhöhle (Pressen usw.) einen ständigen Druck aus. Die Folge hiervon ist eine mehr oder minder rasch zunehmende vorerst vorübergehende Vergrößerung der Luftcyste, woraus sich je nach ihrer Lage und Ausdehnung das Auftreten bzw. die Zunahme der klinischen Reiz- und Ausfallssymptome ergibt. Andererseits kann es bei Nachlassen der Kompression infolge therapeutischer Maßnahmen (Bettruhe usw.) wieder zu einer Verkleinerung der Cyste und damit zu einem Rückgang der klinischen Erscheinungen kommen. Dieser Wechsel der Symptomatologie war auch für unseren Fall charakteristisch. Der ständige Druck und Reiz der eingedrungenen Luft auf die Hirnsubstanz kann aber schließlich auch, wie sich das aus der histologischen Untersuchung unseres Falls ergibt, zu irreparablen, mit fortschreitender Einschmelzung von Hirnsubstanz einhergehenden Schädigungen des Nervenparenchyms führen. Hierin liegt eine große Gefahr, nämlich bei zunehmender Vergrößerung der Luftcyste der Durchbruch in den Seitenventrikel. Diese Gefahr des Ventrikeldurchbruchs ist dann um so größer, wenn es auf dem Boden von meningealen Verklebungen (z. B. am Foramen Magendii) zu Störungen der Liquorzirkulation und damit zur Entstehung eines Hydrocephalus internus kommt. Hierdurch wird die Ventrikelwand einem ständig wirkenden *doppelseitigen* Druck ausgesetzt, dem sie auf die Dauer nicht gewachsen ist. Die Folge ist der Ventrikeldurchbruch, was in den meisten Fällen wohl gleichbedeutend sein dürfte mit dem Tod des Patienten an Meningitis. Ein derartiger Fall ist von VOGL beschrieben worden. Es soll später auf diesen Fall noch näher eingegangen werden.

b) Pneumocephalia ventricularis.

Bei dieser Form der Pneumocephalie kommt es zu einer isolierten Luftfüllung eines oder beider Seitenventrikel sowie des 3. Ventrikels. Ebenso wie die Pneumocephalia subarachnoidalis ist die Pneumocephalia ventricularis in ihrer reinen Form sehr selten. Immerhin lassen sich Fälle von COLLE, VAN EICKEN und WOLFF hierhin rechnen.

3. Kombinationsformen (Pneumocephalia communicans seu combinata).

a) Pneumocephalia subarachnoideo-ventricularis.

Diese Kombinationsform der Pneumocephalie ist mehrfach beschrieben worden und kann als relativ häufiges Vorkommnis bezeichnet werden (BULLOCK, RAND, SCHLOFFER, TEACHENOR, WINTERSTEIN).

Wir sehen hier Bilder vor uns, wie wir sie von der Encephalographie gewohnt sind. Man hat daher diese Form der Pneumocephalie auch Encephalographia traumatica genannt, ein Ausdruck, den ich wegen der Verwechslungsmöglichkeit mit der künstlichen Encephalographie bei Traumatikern nicht für zweckmäßig halte. Der Grad der Luftfüllung der einzelnen Teile des Liquorsystems kann recht verschieden sein. In einem Teil der Fälle sind beide Seitenventrikel und der Subarachnoidalraum gleichmäßig dargestellt, auch der

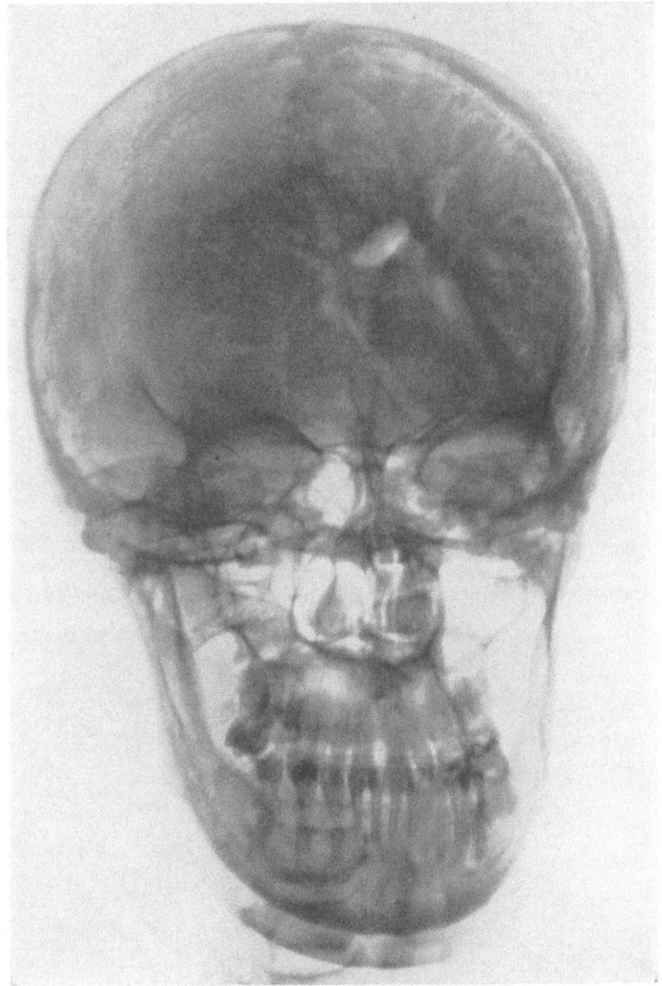

Abb. 209. Pneumocephalia subarachnoideo-ventricularis (p a). (Nach O. WINTERSTEIN.)

3. Ventrikel kann mehr oder minder angedeutet sein (SCHLOFFER). In der Mehrzahl der Fälle sind die einzelnen Teile des Liquorsystems aber nicht gleichmäßig luftgefüllt. So kann die Luftfüllung des Subarachnoidalraums überwiegen (RAND, Fall 6), während die Füllung der Ventrikel nur unvollkommen ist. Mitunter ist überhaupt nur ein Ventrikel im Röntgenbild dargestellt, während der andere ganz fehlt (RAND, EGGERS), oder der andere Seitenventrikel ist nur in einem seiner Abschnitte angedeutet sichtbar, wie das die Bilder eines Falles von WINTERSTEIN demonstrieren (Abb. 209 u. 210). Dieser Fall zeigt übrigens auch eine erhebliche Differenz in der Luftfüllung der Subarachnoidalräume.

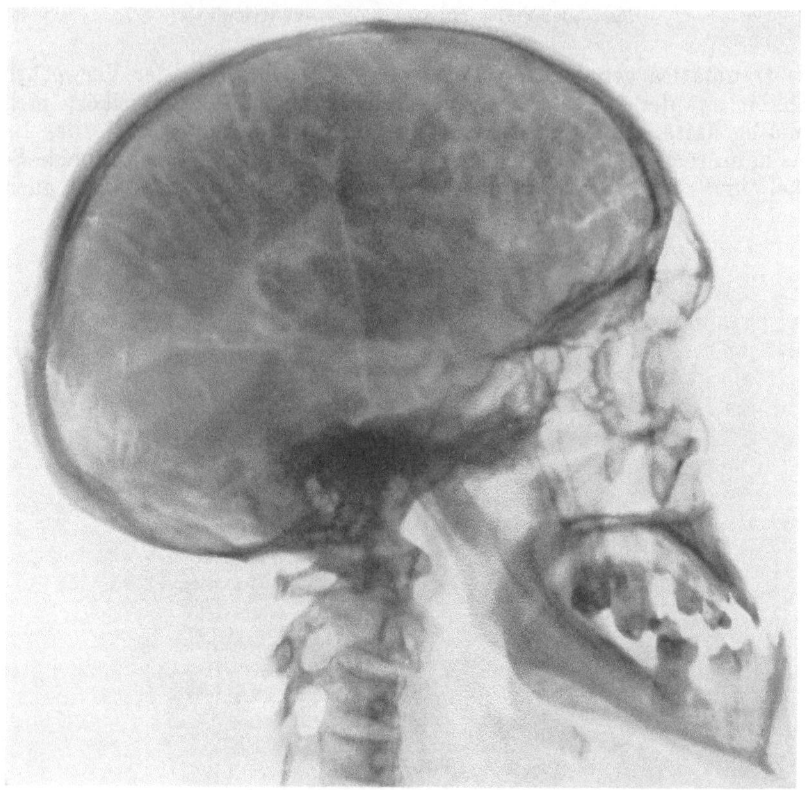

Abb. 210. Pneumocephalia subarachnoideo-ventricularis (seitlich). (Nach O. WINTERSTEIN.)

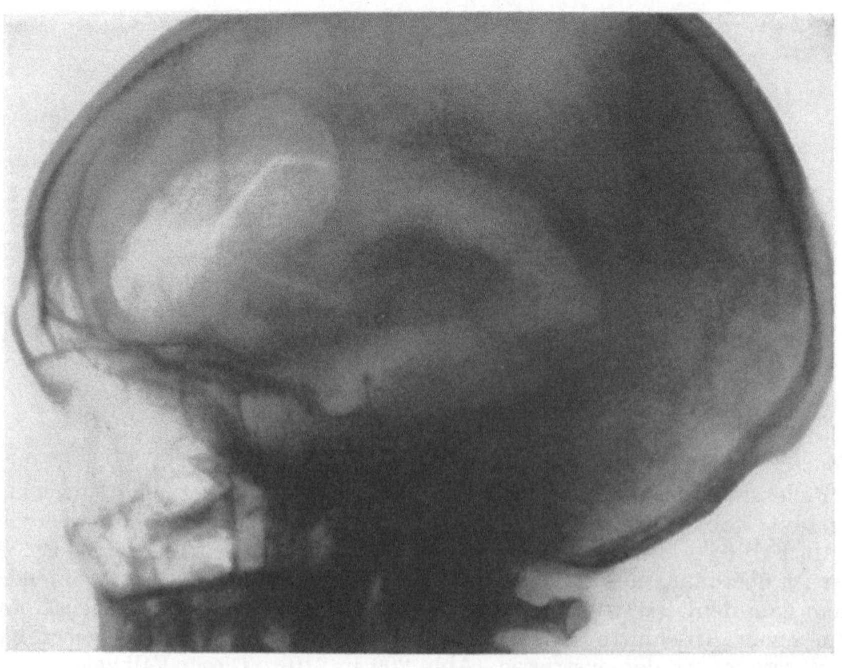

Abb. 211. Pneumocephalia intracerebralis perforata totalis. Frakturspalten im Stirnbein. (Nach VOGL.)

Während der Subarachnoidalraum der linken Hemisphäre vollkommen und stark mit Luft gefüllt ist, zeigt der Subarachnoidalraum rechterseits nur Spuren von Luftfüllung.

b) Pneumocephalia intracerebralis perforata communicans seu combinata totalis.

In diese Gruppe sind Fälle einzureihen, bei denen es ebenso wie bei der weiter oben beschriebenen Pneumocephalia intracerebralis extraventricularis infolge Gewebszerstörung bzw. Einschmelzung von Hirnsubstanz zur Entstehung einer Luftcyste gekommen ist, die aber im Gegensatz zu der obigen Form gleichzeitig mit dem Subarachnoidalraum oder mit den Ventrikeln oder mit beiden kommuniziert, so daß auch diese mit Luft gefüllt sind und röntgenologisch nachweisbar werden. Die Kommunikation dieser intracerebralen Luftcysten mit dem Liquorsystem kann auf dreierlei Weise zustande kommen.

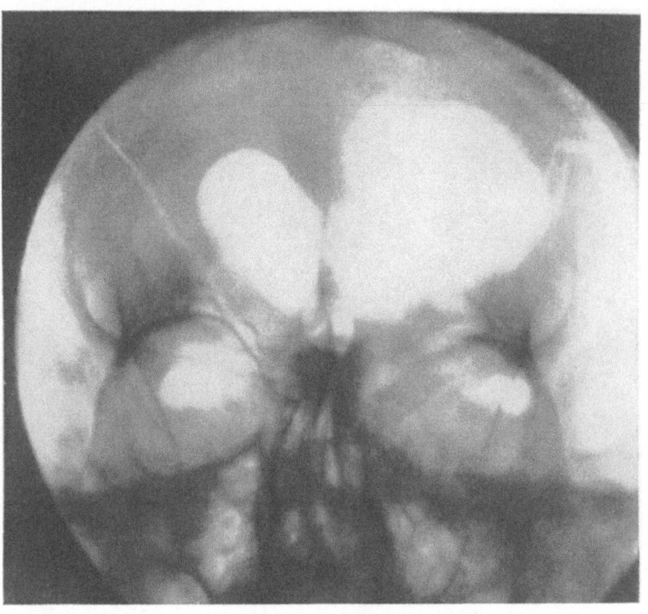

Abb. 212. Derselbe Fall (a-p-Aufnahme).

Es kann zunächst einmal die Luftcyste mit dem Subarachnoidalraum der Konvexität in offener Verbindung stehen und dadurch zur Luftfüllung desselben wie auch der Ventrikel führen. Derartige Fälle sind von Eggers, Rand u. a. beschrieben worden.

Die Luftcyste kann aber auch durch weitere Einschmelzung von Hirngewebe nach innen in einen oder beide Seitenventrikel perforieren und dadurch eine Luftfüllung desselben, eventuell auch des Subarachnoidalraums zur Folge haben. Diese Perforation kann aber auch umgekehrt erfolgen. So kann es im Anschluß an ein schweres Kopftrauma mit Eröffnung der Stirnhöhle, Zerreißung der Dura und Bildung einer Zertrümmerungshöhle im Stirnhirn zur Entwicklung einer Meningitis mit Verklebungen am Foramen Magendi und damit zu Abflußbehinderung des Liquors aus den Ventrikeln kommen. Ein Hydrocephalus internus occlusus der Seitenventrikel bzw. des 3. Ventrikels ist dann die Folge. Bei zunehmender Vergrößerung der Seitenventrikel wird die Ventrikelwand auf der Seite der mit Luft gefüllten Erweichungshöhle einem besonders starken Druck ausgesetzt, dem sie auf die Dauer nicht gewachsen ist. Es kommt zu einer Perforation der Ventrikelwand nach der Luftcyste und damit zu einer Kommunikation des Ventrikelsystems via Luftcyste mit der Stirnhöhle. Ein derartiger bemerkenswerter Fall ist von Vogl beschrieben worden. Abb. 211 zeigt auf dem seitlichen Bild, abgesehen von dem bis in die Stirnhöhle gehenden Frakturspalt, die gekammerte Luftcyste, die mit dem stark dilatierten Ventrikelsystem in Verbindung steht. Abb. 212 demonstriert die hydrocephale Dilatation beider Seitenventrikel sehr deutlich und zeigt ebenfalls die Kommunikation mit der Cyste. Abb. 213 und 214 geben den Autopsiebefund wieder, der den Röntgenbefund absolut bestätigt.

Fassen wir die vorangehenden Beobachtungen zusammen, so ergibt sich für das Krankheitsbild der Pneumocephalia intracranialis folgendes Schema:

1. Pneumocephalia extracerebralis: a) epiduralis, b) subduralis (extraarachnoidalis), c) subarachnoidalis.
2. Pneumocephalia intracerebralis: a) extraventricularis, b) ventricularis.

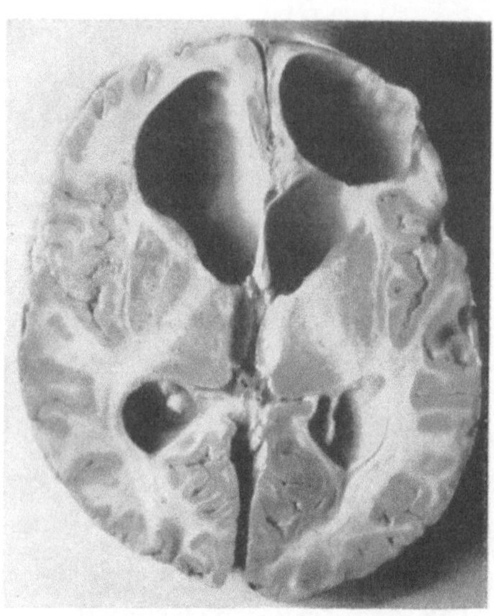

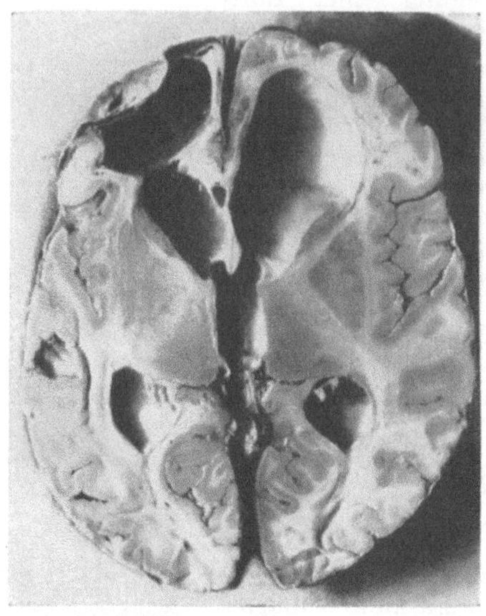

Abb. 213/214. Kranialer Teil des Gehirnes (mächtige Erweiterung der Seiten- und des 3. Ventrikels. Cyste im linken Stirnlappen. Kommunikation zwischen Cyste und linkem Vorderhorn). (Nach VOGL.)

3. Kombinationsformen. Pneumocephalia communicans: a) subarachnoideoventricularis, b) intracerebralis perforata communicans totalis.

III. Symptomatologie, Prognose, Therapie.

Die **Symptomatologie** der verschiedenen Formen der Pneumocephalie ist, abgesehen von der direkten Hirnschädigung im Moment des Traumas, von der Ausdehnung und Lokalisation der circumscripten Luftansammlung abhängig. Da der weitaus größte Teil der in der Literatur beschriebenen Luftcysten im Stirnhirn lokalisiert ist, zeichnet sich ein Teil dieser Fälle durch eine Symptomarmut aus. Bei größerer Ausdehnung der Cysten nach der Zentralregion kommt es jedoch wie in unserem Fall zu mehr oder minder ausgeprägten Halbseitenerscheinungen. Mitunter entwickeln sich, wie das der 2. Fall unserer Beobachtung zeigt, im Laufe der Zeit epileptische Krampfanfälle. Ein sehr charakteristisches Symptom ist die Liquorrhöe. In unserem Fall schwankte die tägliche Menge zwischen 3—25 ccm, jedoch kann die tägliche Menge bis 200 ccm betragen, wie das ein Fall von EGGERS zeigt. Die Schädelperkussion über der Luftcyste ergibt meist tympanitischen Schall. Bei gleichzeitigem Vorhandensein von Liquor und Luft konnte mitunter ein Plätschergeräusch wahrgenommen werden. Die Patienten von SCOTT und MOTHERSOLE verglichen diese Erscheinung mit dem Schütteln einer Kokosnuß. Bei gleichzeitigem Vorhandensein von Liquor in der Luftcyste läßt sich der horizontale Liquorspiegel röntgenologisch auf der Aufnahme im Sitzen nachweisen (VOGL).

Die **Prognose** muß in einem hohen Prozentsatz der Fälle der Pneumocephalie als ernst gestellt werden. Wenn auch eine Anzahl von Beobachtungen vorliegen, bei denen die Pneumocephalie sich bereits innerhalb weniger Tage wieder zurückgebildet hat und der betreffende Patient restlos geheilt worden ist, so ist andererseits die Mortalität dieser Erkrankung recht hoch. Sie wird in der Literatur zwischen 25—40% berechnet (LEWIS, DANDY). Die offene Kommunikation des Schädelinnern mit den Nasen-Nebenhöhlen gestattet nicht selten das Eindringen von Bakterien in die Hirnhäute und in die Hirnsubstanz selbst. Daher ist eine der häufigsten Todesursachen bei der Pneumocephalie die Meningitis.

Eine **Therapie** der Pneumocephalia intracranialis traumatica ist, seitdem die Erkennung dieses Krankheitsbildes durch das Röntgenbild intra vitam ohne weiteres ermöglicht wird, bisher auf verschiedene Weise versucht worden. Ohne Zweifel kann eine bei einer Schädelfraktur entstandene Kommunikation zwischen Schädelinnern und Nasennebenhöhlen bzw. Mastoidzellen, die ja die Grundlage für das Eindringen von Luft in das Endocranium bildet, durch eine rein konservative Therapie, d. h. durch absolute Ruhelage des Patienten zum Verschluß und damit die eingedrungene Luft zum Verschwinden gebracht werden. Nach den bisherigen Veröffentlichungen in der Literatur wird das besonders dann der Fall sein, wenn die Luft sich nur in den liquorführenden Räumen, also im Subarachnoidalraum, in den Zisternen und den Ventrikeln befindet und kein mit Luft gefüllter Hirndefekt besteht (SCHLOFFER, TEACHENOR, DANDY u. a.). Durch Röntgenbestrahlung versuchte BROMBERG in seinem Fall von frontaler Pneumocephalie den durch die Schädelfraktur entstandenen Riß in der Dura zum Verschluß zu bringen, was aber nicht gelang. Ein Verschwinden der eingedrungenen Luft konnte in diesem Fall jedoch erzielt werden, nachdem auf den Vorschlag von J. STRAUSS eine absolute horizontale Lagerung des Patienten mit einer gewissen Reklination des Kopfes durchgeführt wurde, die 3 Wochen fest eingehalten und wobei Husten, Niesen und Pressen vermieden wurde. Patient war nach 3 Monaten geheilt.

In der größeren Zahl der Fälle von Pneumocephalie ist die Heilung jedoch auf operativem Wege versucht worden. Ja, SPILLER hat sogar die Frage aufgeworfen, ob man nicht auch bei Schädelbrüchen, bei denen röntgenologisch eine Kommunikation zwischen intrakraniellem Raum und Nebenhöhlen festgestellt, bei denen es aber noch nicht zur Bildung einer Pneumocephalie gekommen ist, die bestehende Kommunikation operativ beseitigen sollte, um der Entstehung einer Pneumocephalie vorzubeugen. Diese Ansicht dürfte allerdings bisher wenig Anhänger gefunden haben. Die bei bereits bestehender Pneumocephalia intracranialis, und zwar bei der intracerebralen Form derselben mit und ohne Ventrikeldurchbruch, bisher geübten operativen Verfahren lassen zwei verschiedene Prinzipien erkennen. In der ersten Gruppe der Fälle ist der leitende Gedanke für das operative Vorgehen, die Kommunikationsstelle zwischen Nebenhöhlen und Schädelinnerm selbst aufzusuchen und direkt zum Verschluß zu bringen. Dies versuchte man auf zweierlei Weise zu erreichen. PASSOW eröffnete in seinem Fall den Knochen oberhalb der Augenbraue, legte nach Spaltung der narbig veränderten Dura die 10 cm große Höhle in der Hirnsubstanz frei, *erweiterte* sodann noch den schmalen Gang, der vom Schädelinnern in die Stirnhöhle und die Siebbeinzellen führte, und ließ die offen gelassene Wunde durch Granulation und Epidermisierung heilen. Die Luftcyste verkleinerte sich allmählich und schloß sich schließlich. Ich möchte betonen, daß es sich in diesem Fall um eine intracerebral gelegene Luftcyste gehandelt hat, die nicht mit den Ventrikeln kommunizierte, also extraventrikulär saß. Für die letztere Form der Pneumocephalie halte ich die PASSOWsche Methode wegen der großen Gefahr der Meningitis für absolut ungeeignet. Den prinzipiell umgekehrten Weg schlug wohl als erster WOLFF 1914 ein, der die Kommunikationsöffnung an der Hinterwand der linken Stirnhöhle durch einen aus der Bauchhaut entnommenen Fettlappen verstopfte und damit das Verschwinden der Luft erreichte. Dasselbe Prinzip — operativer und sogar möglichst frühzeitiger Verschluß der Kommunikationsstelle — haben in den letzten Jahren DANDY und GRANT angewandt, nur mit dem Unterschied, daß sie den Riß in der Dura aufsuchten und ihn entweder durch direkte Naht oder durch ein Transplantat aus der Fascia lata bzw. durch Muskel verschlossen.

In der zweiten Gruppe der operativ behandelten Fälle ließen die Autoren bei ihrem Vorgehen die Kommunikationsstelle zwischen Schädelinnerm und Nebenhöhlen, offenbar aus Besorgnis, Infektionskeime zu verschleppen, völlig unberührt und versuchten die bestehenden Luftcysten durch Trepanation und Incision der Cystenwand zum Verschwinden zu bringen. So gelang es REISSINGER in seinem Fall — es handelte sich um eine Pneumocephalia intracranialis extracerebralis — lediglich durch eine Trepanation ohne Eröffnung der Dura ein Verschwinden der Luftansammlung zu erreichen. Er legte nach Zurückklappen des Haut-Periostknochenlappens die Hautnaht an, wobei er einen schmalen Gazedocht in die hintere untere Ecke des Lappens einlegte. Eine 18 Tage nach der Operation ausgeführte Röntgenaufnahme zeigte keine Luftfüllung mehr, der Patient wurde wieder felddienstfähig. BRÜNING trepanierte in seinem Fall über der rechten Regio frontalis, eröffnete die Luftcyste durch Incision der Dura und der aus Hirnrinde bestehenden Cystenwand, legte einen Gummidrain in die Höhle und klappte den Hautlappen nach Entfernung des Knochens wieder zurück. In diesem Fall zeigte das Röntgenbild allerdings noch 15 Monate nach der Operation noch etwas Luft, obwohl der Patient wieder dienstfähig war.

Abgesehen von der Abneigung gegen die Operation an der Kommunikationsstelle der Nebenhöhlen mit dem Endocranium selbst wegen der Befürchtung einer Keimverschleppung dürfte aber sogar eine direkte Indikation für ein operatives Vorgehen entfernt von dieser Stelle dann bestehen, wenn es auf dem Boden der Pneumocephalie wie bei unserem Fall 2 zu einer Irritation der in der Nachbarschaft der Cyste gelegenen Hirnabschnitte kommt, die sich in mehr oder minder häufigen epileptischen Krampfanfällen kundgibt.

B. Encephalographie durch Darstellung des Liquorsystems mit flüssigen Kontrastmitteln. (Jodöl, Thorotrast, Jodnatrium, Abrodil.)

Gegenüber der großen praktischen Bedeutung, welche die Encephalographie mit gasförmigen Kontrastmitteln, insbesondere mit Luft, für die Hirndiagnostik erlangt hat, besitzt die Encephalographie mit flüssigen Kontrastmitteln bis heute noch einen nur untergeordneten und noch problematischen Wert. Die ersten Versuche, flüssige Kontrastmittel in den Liquorraum zu bringen — wir werden hierauf eingehend noch später zurückkommen — stammen von P. KRAUSE und SIMONS aus dem Jahre 1912. Diese mit Kollargollösung beim Hund unternommenen Versuche führten ebenso wie die einige Jahre später von LIPPMANN, BERBERICH und HIRSCH mit Bromnatrium- bzw. Strontium-Bromitlösung ausgeführten Versuche jedoch zu keinem für die Praxis verwertbaren Ergebnis. Auch DANDY hat vor Einführung der Encephalographie mit Luft analoge Tierversuche mit Thorium, Jodkalium, Kollargol, Argyrol, Bismutum subnitricum in den verschiedensten Konzentrationen ausgeführt, ohne brauchbare Resultate zu erzielen. Auch das von manchen Autoren in neuerer Zeit angewandte Abrodil (ARNELL und LIDSTRÖM, R. VIVIANI) hat sich nicht bewährt. Erst durch die von SICARD und FORESTIER inaugurierte Methode der endolumbalen Injektion von Lipjodol ascendens beim Menschen hat das Problem der Encephalographie mit flüssigen Kontrastmitteln wieder etwas mehr an Interesse gewonnen. So hat SGALITZER über Untersuchungen mit Lipjodol ascendens bei 75 Fällen berichtet, ebenso GORTAN und SAIZ über solche an 10 Fällen. Die von SGALITZER in seiner Arbeit[1] veröffentlichten Abbildungen sind aber, abgesehen von dem Bild eines Hypophysentumors, bei dem das Lipjodol die durch den Tumor hochgedrängte Cisterna chiasmatis ausfüllt und dadurch die obere Begrenzung des Tumors zeigt, wenig überzeugend und geben nur eine schlechte Darstellung des Liquorsystems. Dasselbe gilt auch für die von SICARD und HAGUENAU veröffentlichten Bilder. Die diagnostischen Ergebnisse mit dieser Methode sind deshalb so dürftig, weil eine homogene Kontrastfüllung des Ventrikelsystems — ganz zu schweigen von der Darstellung der Subarachnoidalräume — infolge der Liquorunlöslichkeit des Jodöls nicht ermöglicht werden konnte. Bestenfalls konnten einzelne Teile des Liquorsystems durch Jodöltropfen dargestellt werden. Es ist daher nicht verwunderlich, wenn diese Methode sich nicht hat durchsetzen können. Hinzu kommt noch ihre schlechte Verträglichkeit. Was diesen Gesichtspunkt betrifft, so beobachtete SGALITZER in einem Drittel seiner Fälle zwar keine Reizerscheinungen, in den beiden übrigen Dritteln aber deutliche, zum Teil sogar schwere Reizerscheinungen. Ein Fall starb an Meningitis. Auch PINEAS beschreibt einen Fall von Encephalomalacie, der 3 Monate nach der Injektion des Jodöls starb. Weiterhin hat SCHÖNBAUER einen Todesfall nach Lipjodol ascendens beobachtet. Über eine auffallende Beobachtung berichtet PEIPER: Bei einer an chronischer Encephalitis leidenden Patientin wurde wegen Verdachtes eines Tumor spinalis Jodipin, allerdings zum Zwecke der Myelographie (also Jodipin descendens) in rechter Seitenlage in die Zisterne eingeführt, wobei Jodipinteile in die hintere Schädelgrube eindrangen. Nach dem Erwachen der Kranken — der Eingriff mußte in Narkose gemacht werden — traten trotz sofortigen Aufrichtens nach der Injektion heftige rechtseitige neuralgische Gesichtsschmerzen, Lagegefühlsstörungen im rechten Arm sowie Schluck- und Sprachstörungen auf. Schließlich waren sämtliche Hirnnerven der hinteren rechten Schädelgrube geschädigt. Diese Schädigung bildete sich allerdings wieder zurück. PEIPER glaubt, daß die wesentliche Verschlechterung in dem Befinden der Kranken durch ein Aufflackern encephalitischer Prozesse infolge toxischer Reizung durch das Jodöl bedingt gewesen ist. Auch ALBRECHT, der Jodipin ascendens verwandte, beobachtete Augenmuskelparesen und lehnt daher auf Grund seiner Beobachtung mit Recht die Verwendung des Leichtjodöls ab. Gegenüber diesem ablehnenden Standpunkt haben sich die argentinischen Autoren BALADO und MOREA sowie OLIVECRONA und LINDBORG und in jüngster Zeit SCHALTENBRAND — der letztere trotz eines mit diesem Verfahren erlebten Todesfalles bei einem Kranken mit einem Medullablastom im 4. Ventrikel — für die Anwendung des Lipjodols bzw. Jodipins durch Ventrikelpunktion zur Ergänzung der Ventrikulographie mit Luft, und zwar zur Darstellung des 3. Ventrikels bzw. Aquaeductus Sylvii und 4. Ventrikels eingesetzt. SCHALTENBRAND mahnt, nur geringe Jodipinmengen zu verwenden ($^1/_2$—1 ccm). Abb. 215 und 216 aus einer Arbeit von SCHALTENBRAND geben einen encephalographischen Befund nach intraventrikulärer Jodipinfüllung wieder. Abb. 217, die mir Prof. SIMONS-Berlin aus seiner Sammlung freundlicherweise zur Verfügung gestellt hat, zeigt eine kombinierte Encephalographie von Luft und Jodöl bei einem Hirnabsceß.

[1] SGALITZER: Fortschr. Röntgenstr. **36**, H. 5.

In den letzten Jahren sind auf Grund der günstigen Erfahrungen, die man bei der Hepatolienographie bzw. Pyelographie mit Thoriumpräparaten gemacht hat, von JACOBI und LÖHR sowie RADOVICI und MÖLLER und WUSTMANN beim Tier Versuche unternommen worden, das Thorium als flüssiges Kontrastmittel auch für die Darstellung des Liquorsystems anzuwenden. WUSTMANN hat in ausgedehnten Tierversuchen feststellen können, daß das für die Hepatolienographie verwandte Thorium-Dioxydpräparat der Firma Heyden 1073a (Thorotrast) sich für die Encephalographie nicht eignet. Er konnte nach endolumbalen Injektionen dieses Präparates Schädigungen des Zentralnervensystems feststellen. Er fand histologisch eine Ausflockung des Thoriums besonders in den Subarachnoidalräumen der Hirnsulcustiefe. Beobachtet wurden ferner eine erhebliche sterile Meningitis sowie die Sulcustiefen kappenförmig umrahmende Blutungsherde der äußeren Körner- und Pyramidenschicht. Die Ursache dieser Schädigung des Nervensystems sieht WUSTMANN in der ungünstigen Verschiebung der H-Ionenkonzentration des Liquor nach der sauren Seite hin bzw. in einer Verminderung der Liquoralkalireserve. WUSTMANN verwendete daher in späteren Versuchen, um die Schädigungen des Zentralnervensystems zu mildern, künstlich alkalisch gemachten Liquor als Lösungsmittel und Puffer für das liquorsäuernde 1073a, späterhin das auf die p_H- und die Alkalireserveverhältnisse des Liquors abgestimmte neue Präparat 1073 d. Durch suboccipitale Injektion dieses gepufferten Thorium-Dioxyds gelang eine ausreichende Darstellung aller Windungen, Furchen und Zisternen am Gehirn sowie eine vollständige Darstellung des spinalen Subarachnoidalraums. WUSTMANN nennt diese Reliefdarstellung des gesamten Zentralnervensystems *Periencephalomyelographie* oder *Liquidographie*. Da auch das Präparat 1073 d sich noch nicht als vollkommen erwies und es bei dessen Verwendung zu einer beträchtlichen Erhöhung der reduzierenden Substanzen und der Milchsäure im Liquorraum kommt, stellte die Firma HEYDEN unter Berücksichtigung aller bisherigen Erkenntnisse das Präparat 1093 her, bei dem es gelang, nicht nur die Anwesenheit reduzierender und milchsäurebildender Bestandteile zu verringern, sondern auch den Schutzkolloidgehalt auf etwa 40% der bisherigen Menge zu reduzieren, so daß schon dadurch, wie JACOBI und LÖHR mitteilen, zwangsläufig eine Verringerung störender Komponenten gewährleistet war. Für den Abtransport des Thorotrastes, der übrigens recht langsam vor sich geht, kommen nach den Untersuchungen von WUSTMANN sowie JACOBI und LÖHR die Resorptionswege

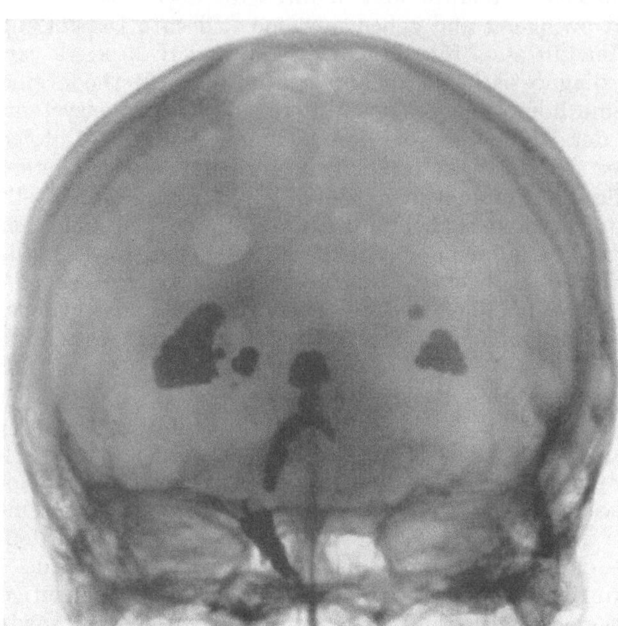

Abb. 215. Intraventrikuläre Jodipinfüllung. (Fall von SCHALTENBRAND.)

des Liquors in Betracht, also die arachnoidalen Venensysteme und großen Sinus der Dura mater, die lymphatischen Scheiden der Schädelnerven und großen Hirngefäße, die perineuralen Lymphbahnen der spinalen Nerven und ihre Begleitgefäße sowie die Lymphräume der Cauda equina. Die Resorption des ThO_2 in die Lymphscheiden der Hirnnerven, besonders des Opticus und Olfactorius, in die PACHIONIschen Granulationen, die Lymphscheiden der spinalen Nerven sowie die perivasculären Scheiden hat zur Folge, daß diese Gebilde sich röntgenologisch darstellen lassen. Während JACOBI und LÖHR noch 1932 das Thorotrast für ausgedehnte klinische Versuche nicht für reif hielten, berichten RADOVICI und MÖLLER, welche die gute Verträglichkeit des Thorotrastes bei Kaninchen, Hunden und Affen ausprobiert hatten, 1933 bereits über Erfahrungen bei 7 kranken Menschen (3 Paralytiker, 3 Idioten, 1 Osteom des Temporallappens). Es wurden 10 ccm Thorostrat suboccipital injiziert, nachdem es auf Körperwärme gebracht war. Bei den letzten Kranken wurden, nachdem 10 ccm Liquor entfernt war, nochmals 10 ccm Liquor entnommen, mit dem Kontrastmittel vermischt und reinjiziert. Nach den Aufnahmen wurde zur rascheren Ausscheidung des Kontrastmittels — beim Tier konnte es noch nach 9 Monaten nachgewiesen werden — eine Lumbalpunktion vorgenommen. Alle Kranken hatten in den ersten Tagen

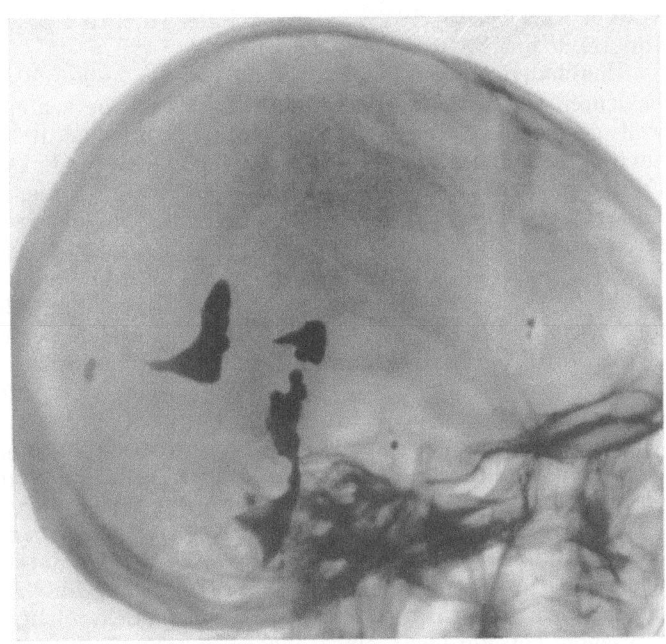

Abb. 216. Derselbe Fall. (Von SCHALTENBRAND.)

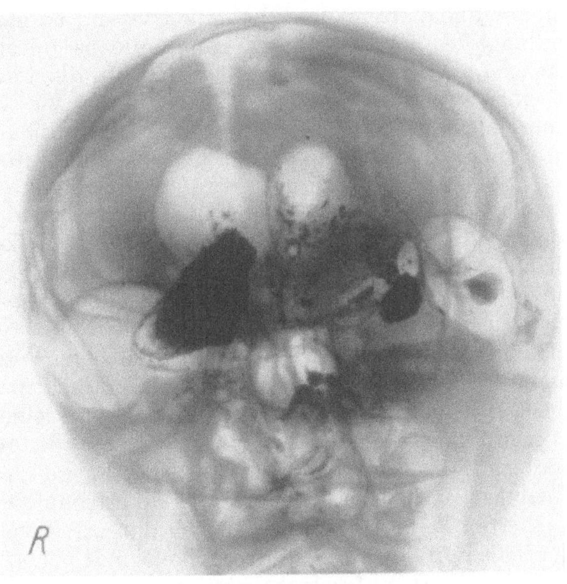

Abb. 217. Kombinierte Encophalographie von Luft und Jodöl. (Aus der Sammlung von Prof. SIMONS.)

nach der Injektion eine meningeale Reaktion (Kopfschmerzen, Erbrechen, Fieber). Nach einigen Tagen erholten sie sich wieder, nur ein Kranker mit Idiotie, bei dem keine Lumbalpunktion zur Entfernung des Mittels vorgenommen worden war, bekam 10 Stunden nach der Injektion generalisierte Konvulsionen und starb im Status epilepticus.

Unabhängig von den genannten Autoren habe ich bei einem erwachsenen Patienten mit Tumor der hinteren Schädelgrube schon durch Injektion einer weit geringeren Menge, nämlich von 2 ccm einer 10%igen Thorotrastlösung nach Ventrikelpunktion eine diagnostisch ausreichende Darstellung des in diesem Fall bestehenden Hydrocephalus internus erzielen können. Wenn auch in diesem Fall stärkere Reizerscheinungen nicht zu verzeichnen waren, so waren sie andererseits kaum geringer wie diejenigen, die man sonst nach Encephalographie via Ventrikelpunktion mit Luft gewohnt ist. Zusammenfassend kann man daher sagen, daß auch das Thorotrast in seiner derzeitigen Beschaffenheit weder in diagnostischer Beziehung noch hinsichtlich seiner Verträglichkeit — und das ist der maßgebende Gesichtspunkt — heute gegenüber den gasförmigen Kontrastmitteln, insbesondere Luft, einen Vorteil bietet. In jüngster Zeit haben sich mehrere amerikanische Autoren für die Verwendung des Thorotrasts für die Ventrikulographie eingesetzt. So berichteten über günstige Erfahrungen an 20 Fällen FREEMAN, SCHOENFELD und MOORE. Ein endgültiges Urteil über dieses Kontrastmittel muß daher weiteren Erfahrungen vorbehalten bleiben.

Nur in einem Punkt scheint mir heute bereits die Überlegenheit eines flüssigen Kontrastmittels — nämlich des 10%igen Jodnatriums — gegenüber den gasförmigen Kontrastmitteln zu bestehen, und zwar für die Klärung der verschiedenen Formen des Hydrocephalus internus. Bekanntlich war das diagnostische Vorgehen bei Verdacht eines Hydrocephalus bisher immer so, daß man bei Fehlen stärkerer allgemeiner Hirndruckerscheinungen zunächst die lumbale Encephalographie mit Luft vornahm. Fand sich eine Kommunikation zwischen Subarachnoidalraum und Ventrikelsystem, so gelang natürlich sofort die Darstellung des Hydrocephalus communicans durch diesen Eingriff. Fand sich dagegen ein Ventrikelabschluß, so mußte die Darstellung des Ventrikelsystems in einer zweiten Sitzung durch Gasfüllung via Ventrikelpunktion erfolgen. In einer 3. Sitzung mußte man nun Phenolsulphonphtalein (DANDY) oder Jodnatrium (FOERSTER) in einen Seitenventrikel injizieren, um 1. die Passage nach dem Subarachnoidalraum zu prüfen zur Frage, ob der bei der lumbalen Encephalographie gefundene Abschluß ein totaler oder relativer war, 2. durch das Ausscheidungsergebnis des in den Seitenventrikel injizierten Jodnatriums im Urin die Frage zu klären, ob der festgestellte Hydrocephalus auf dem Boden einer vermehrten Liquorproduktion oder verzögerten Liquorresorption entstanden war. Es gelingt nun, worauf ich auf der Neurologentagung in Wiesbaden 1932 hinweisen konnte, auf viel einfachere Weise durch eine einzige Untersuchung zu einer klaren Diagnose zu kommen, wenn man nämlich bei Verdacht eines Hydrocephalus zwei Kubikzentimeter einer 10%igen Jodnatriumlösung a priori nach Ventrikelpunktion in einen Seitenventrikel injiziert. Da diese Jodlösung im Röntgenbild einen Schatten gibt, so erhält man, wenn man unmittelbar nach der Injektion eine Röntgenaufnahme macht, die Konturen des injizierten Seitenventrikels deutlich dargestellt und kann sich so ein klares Bild über die Größe des Seitenventrikels machen. Nach der Aufnahme wird der Patient sofort aufgesetzt, und man kann innerhalb 10—15 Minuten durch Lumbalpunktion entscheiden, ob die Passage des Jods nach dem Subarachnoidalraum des Rückenmarks frei ist, mit anderen Worten, ob der durch die Aufnahme festgestellte Hydrocephalus ein Hydrocephalus occlusus oder communicans ist. Durch den Ausfall der gleichzeitig vorgenommenen Ausscheidungsprüfung des

Jods im Urin wird man feststellen können, ob es sich um einen Hydrocephalus hypersecretorius oder aresorptivus bzw. male resorptivus handelt. Man erspart auf diese Weise dem Kranken zwei nicht gerade angenehme Eingriffe, nämlich die lumbale und ventrikuläre Encephalographie mit Luft. Ich möchte allerdings betonen, daß der röntgenologische Nachweis des Hydrocephalus nach der Injektion von 2 ccm 10%iger Jodnatriumlösung nur bei nicht sehr hochgradigen Ventrikelerweiterungen möglich ist, da bei stärkeren Graden infolge der sehr erheblichen Verdünnung des Jodnatriums — eine größere Menge Jodnatrium halte ich andererseits wegen stärkerer Reizerscheinungen nicht für angebracht — der Schattenkontrast im Röntgenbild nicht oder nur sehr undeutlich zu sehen ist.

In jüngster Zeit ist auf Grund von Untersuchungen von ARNELL und LIDSTRÖM auch das Abrodil zur Darstellung der Liquorräume verwandt worden. Jedoch hat besonders R. VIVIANI auf die sehr starken Reizerscheinungen hingewiesen, die durch dieses Mittel hervorgerufen werden, so daß von seiner allgemeinen Anwendung abgeraten werden muß. Zur röntgenologischen Darstellung der Absceßhöhlen bei otogenen Hirnabscessen ist 50%ige Abrodillösung von L. KRAUS verwandt worden. Technisch wurde so vorgegangen, daß die Absceßhöhle mit abdrodilgetränkter Gaze tamponiert wurde. In einem Fall konnte durch serienweise Photos in verschieden langen Zeitabschnitten die Verkleinerung der Absceßhöhle bis zum völligen Verschluß röntgenologisch verfolgt werden. Irgendwelche Schädigungen wurden nicht beobachtet. In einem Fall trat nach der Abrodilfüllung sogar eine Besserung des Zustandes, insbesondere ein Rückgang der bestehenden meningealen Symptome ein.

C. Encephalographie durch Kontrastdarstellung des Gefäßsystems.

(Die Angiographie: Arteriographie und Phlebographie.)

I. Allgemeiner Teil.

Einen gänzlich neuen Weg zur röntgenologischen Darstellung pathologischer Prozesse des Gehirns durch Kontrastmittel hat seit 1927 der portugiesische Neurologe EGAS MONIZ eingeschlagen. Ausgehend von der Idee, daß Hirntumoren nicht nur Formveränderungen am Liquorsystem hervorrufen, sondern sich auch am Verlauf des arteriellen bzw. venösen Gefäßnetzes des Gehirns auswirken und Anomalien desselben, insbesondere Verlagerungen bestimmter Gefäßabschnitte, zur Folge haben müssen, unternahm er nach Leichen- und Tierexperimenten zum Zwecke der röntgenologischen Darstellung der Kopf- bzw. Gehirnarterien systematische Injektionsversuche mit Kontraststoffen in die A. carotis am normalen und kranken Menschen. In systematischer, jahrelanger Arbeit ist es MONIZ, unterstützt von seinen Mitarbeitern A. LIMA, A. PINTO, A. DIAZ, D. F. DE ALMEIDA, L. PACHECO u. a., gelungen, nachdem nicht nur eine Darstellung der Arterien, sondern auch der Venen und Sinus ermöglicht worden ist, eine neue Art der Encephalographie zu begründen, die Angiographie des Gehirns. Die mit Hilfe dieser Untersuchungsmethode erhobenen Befunde haben nicht nur vielfach für die Lokalisation und Artdiagnose von Hirngeschwülsten ausschlaggebende Bedeutung erlangt, sondern diese Methode hat auch für die Anatomie und Physiologie des Blutkreislaufes im Gehirn ebenso wertvolle und neue Erkenntnisse gezeitigt wie die Encephalographie des Liquorsystems durch Luft für die Anatomie und Physiologie des Liquorkreislaufes. MONIZ hat seine und seiner Mitarbeiter Einzelarbeiten über die Angiographie — bis 1934 waren es 112 — in zwei Monographien zusammengefaßt. Die erste[1]

[1] «Diagnostic des tumeurs cérébrales et épreuve de l'encéphalographie artérielle.»

erschien bereits 1931, die zweite [1] im Jahre 1934. Trotzdem hat die Angiographie in anderen Ländern bis heute noch keine so allgemeine Anwendung und Anerkennung gefunden wie die Encephalographie des Liquorsystems nach DANDY. Es muß allerdings betont werden, daß es auch für diese Untersuchungsmethode einer Reihe von Jahren bedurfte, bis sie sich als souveräne Methode der physikalischen Hirndiagnostik durchsetzen konnte. Immerhin zeigt eine Reihe von Veröffentlichungen von Autoren verschiedener Länder in den letzten 3 Jahren, daß das Interesse auch für den neuen Zweig der Hirndiagnostik im Wachsen begriffen ist (AUSTREGESILO FILHO, BIGMANI e SERRA, D'ESTRIA, HNEVKOVSKY, HOFF und SCHÖNBAUER, JESSEN und DE FINE LIGHT, MATULAY, KANZEL, OLIVECRONA, RADOIGUEZ, SAI, CL. VINCENT u. a.).

In Deutschland haben sich mit der MONIZschen Methode besonders LÖHR und JACOBI beschäftigt und ihre reichen Erfahrungen in mehreren Arbeiten niedergelegt. Ich verweise ferner auf die Veröffentlichengen von ALBRECHT, BODECHTEL und WICHMANN, COENEN, CONRAD, DYES und TÖNNIS.

Es erhebt sich die Frage, ob und inwieweit heute schon ein abschließendes Urteil darüber abgegeben werden kann, welcher der beiden physikalischen Methoden der Hirndiagnostik — dem DANDYschen oder dem MONIZschen Verfahren — der Vorzug gebührt. MONIZ hat zu dieser Frage selber Stellung genommen und in seinem dem Internationalen Neurologenkongreß in Bern vorgelegten Bericht die Vorteile seiner Methode gegenüber der Ventrikulographie folgendermaßen zusammengefaßt:

1. Die arterielle Encephalographie ist nach dem neuen Verfahren der freigelegten Carotis technisch einfacher und leichter auszuführen als die Ventrikulographie.

2. Die Arteriographie wird vom Patienten besser vertragen als die Ventrikulographie. Es geschieht manchmal sogar, daß unter der intraarteriellen Wirkung der Natriumjodatlösung die Hirndrucksymptome zum Verschwinden gebracht werden.

3. Die Gefahrenmomente, die bei beiden Methoden in Betracht kommen, scheinen nach seinem Verfahren geringer als bei der Ventrikulographie zu sein.

4. Mit Hilfe der Angiographie präzisiert man die Lokalisierung der Hirntumoren weitaus besser als durch die Ventrikulographie.

5. Durch die Angiographie kann man sogar die Natur gewisser Neoplasmen bestimmen, was die Ventrikulographie nicht gestattet.

6. Die Interpretation der arteriographischen Bilder ist im allgemeinen einfacher als die der ventrikulographischen Bilder.

Sofern es sich um die Anwendung beider Methoden bei Hirntumoren handelt, wird man MONIZ in manchen Punkten wohl beistimmen müssen. Im Abschnitt über die Encephalographie mit Luft habe ich eingehend auf die Gefahren hingewiesen, welche diese Methode auch bei ventrikulärer Anwendung bei den mit stärkeren allgemeinen Hirndruckerscheinungen einhergehenden Tumoren in sich birgt. Abgesehen von der direkten Hirngefäßverletzung beim Versuch der Ventrikelpunktion, ist es die erhebliche Verstärkung des bestehenden erhöhten Hirndrucks, die besonders dann zu einer Gefährdung des Kranken führen kann, wenn die Operation nach der Ventrikulographie nicht bald angeschlossen werden kann. Nach den Erfahrungen von MONIZ und den meisten Nachuntersuchern kann aber die Angiographie gerade auch bei solchen Kranken, ja sogar noch bei stark somnolenten Hirntumorkranken unbedenklich ausgeführt werden, weil durch sie, besonders nach der Einführung des Thorotrast als Kontrastmittel,

[1] «L'angiographie cérébrale.»

die Gehirndurchströmung nicht nachteilig beeinflußt wird, wie das bei der Encephalographie mit Luft der Fall ist. Die Angiographie muß daher als eine entschieden harmlosere physikalische Untersuchungsmethode bei Hirntumoren bezeichnet werden. Ich halte das gegenüber der Encephalographie des Liquorsystems für einen immerhin beachtlichen Vorteil. Gerade bei stark somnolenten Tumorkranken versagen ja nicht selten infolge der starken Benommenheit die

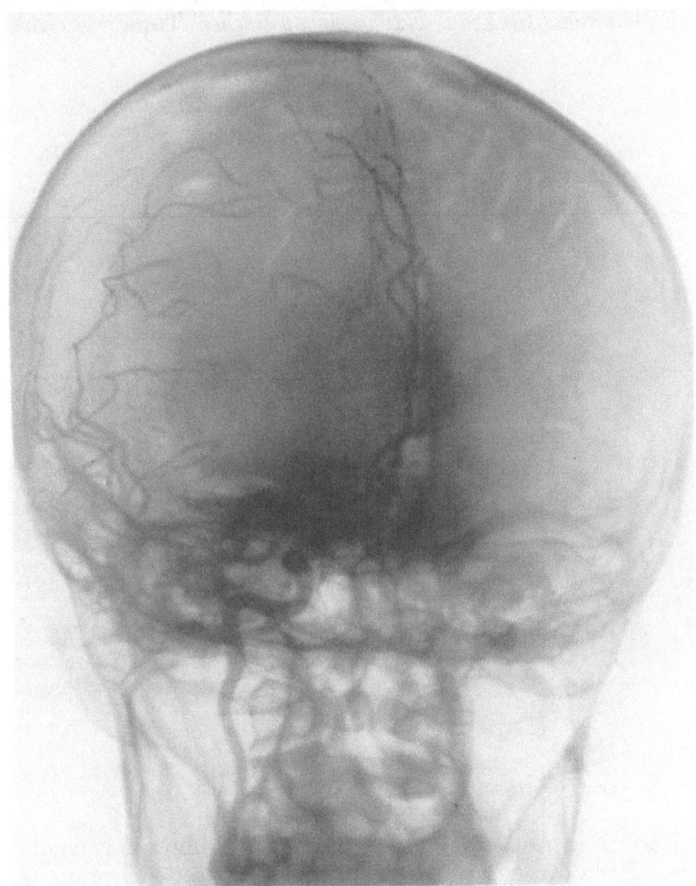

Abb. 218. Derselbe Fall (a-p-Aufnahme).

klinisch-neurologischen Untersuchungsmethoden. Lehnt man daher wegen der Gefährdung des Kranken die Vornahme einer Ventrikulographie in solchen Fällen ab, so kann mitunter die diagnostische Klärung eines derartigen Falles zur Unmöglichkeit werden. Daß man auch in manchen Fällen von Hirntumoren durch die Angiographie die Lage eines Tumors besser präzisieren kann als durch die Encephalographie des Liquorsystems mit Luft, muß zugegeben werden. Das gilt besonders für diejenigen Fälle, bei denen infolge einer Kommunikationsunterbrechung der Foramina Monroi ventriculographisch nur ein Seitenventrikel darstellbar ist. Es muß allerdings betont werden, daß der Erfahrene in den meisten Fällen auch mit einseitiger Ventrikeldarstellung aus der Art der Deformierung und Verdrängung dieses Ventrikels genügend sichere Anhaltspunkte für die Lage des Tumors sich verschaffen wird. Nicht ganz beipflichten kann ich MONIZ, wenn er behauptet, daß die Encephalographie nicht imstande ist, im Gegensatz zur Angiographie diagnostische Schlüsse auf die Art des Tumors zu gestatten. Sicher ist der direkte Nachweis von Angiomen und gefäßreichen Meningeomen sowie Aneurysmen durch die Angiographie sehr eindrucksvoll, und hier beweist die Angiographie, wie bereits durch Abb. 183 gezeigt werden konnte, entschieden ihre Überlegenheit über die Encephalographie mit Luft, aber andererseits gestattet die Encephalographie, wie gezeigt werden konnte, in manchen Fällen den direkten Nachweis *cystischer* Tumoren ohne weiteres.

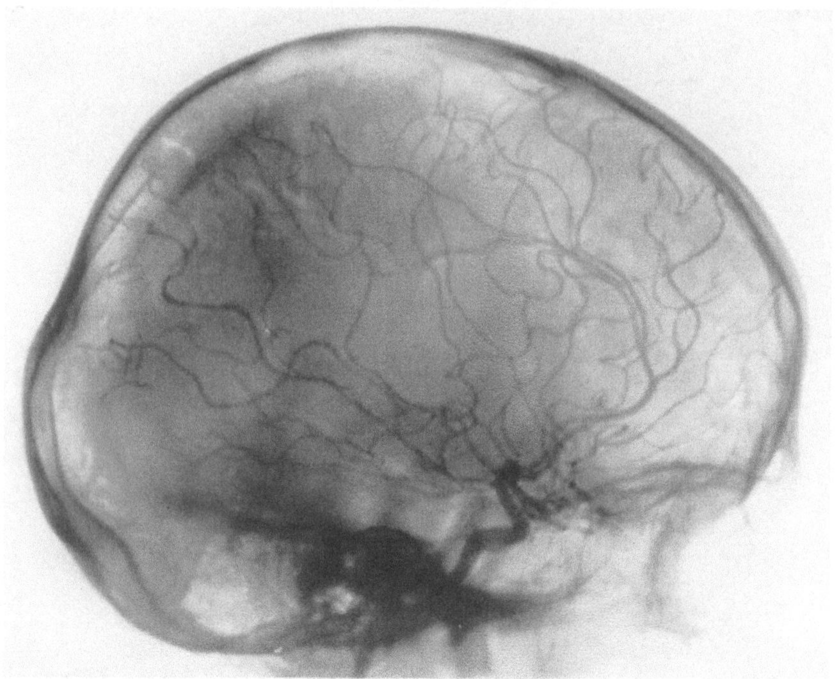

Abb. 219. Gespannte Form der Gefäßzeichnung bei Hydrocephalus. (Fall von LÖHR und JACOBI.)

Sie stellt die Form und Ausdehnung des cystischen Tumors mit einer Exaktheit dar, wie das mit Hilfe der Arteriographie bisher nicht möglich war. Gerade was nun die direkte Objektivierung hinsichtlich der Art, Form und Ausdehnung eines nicht neoplasmatischen pathologischen Hirnprozesses betrifft, ist meines Erachtens, wenn wir von der direkten Darstellung eines Aneurysma oder arteriosklerotischer Gefäßveränderungen durch die Angiographie absehen, die Encephalographie des Liquorsystems der Angiographie vielfach entschieden überlegen. Das gilt besonders für die verschiedenen Formen des Hydrocephalus internus und externus sowie für die posttraumatischen Veränderungen und die Epilepsie. Als Beweis für diese Ansicht sei ein instruktiver Fall aus einer Arbeit von LÖHR und JACOBI gewählt. Wenn auch aus dem seitlichen Bild (Abb. 219) durch die gespannte Form der Gefäßzeichnung und aus der Tatsache, daß auf der a-p-Aufnahme die Art. cerebri media auf den Boden gedrückt ist (Abb. 218) auf einen Hydrocephalus geschlossen werden darf, so läßt sich andererseits über die Art, Form und Ausdehnung desselben nichts Sicheres sagen. In eindrucksvoller Klarheit zeigt das aber in diesem Fall die Encephalographie mit Luft (Abb. 220). Der ganze äußere Hirnmantel ist eingestürzt. Der Hydrocephalus externus übt deutliche Druckerscheinungen auf das Ventrikelsystem aus. Wir sehen also aus diesen Gegenüberstellungen der beiden Methoden, daß jede der beiden Methoden ihre Vorteile und Nachteile besitzt. Auch MONIZ neigt wohl zu dieser Ansicht, wie das aus dem Schlußsatz seiner letzten Monographie eindeutig hervorgeht:

«Les deux méthodes — angiographie et ventriculographie — ne s'excluent pas, chacune a ses avantages.»

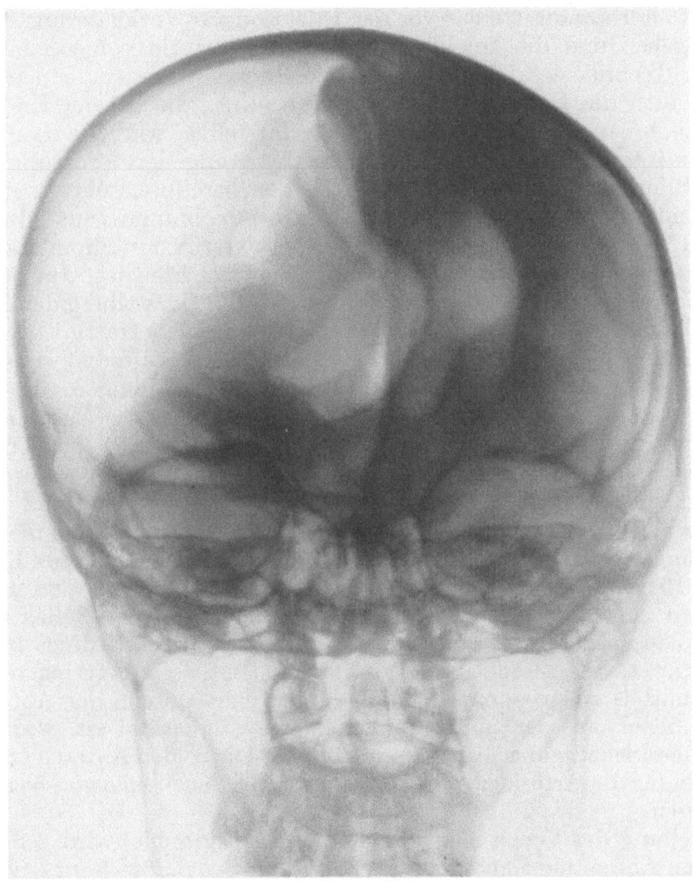

Abb. 220. Encephalogramm desselben Falles mit Luft.

Ich bin der Überzeugung, daß der weitere Ausbau beider Methoden, insbesondere der Angiographie, schon in den nächsten Jahren eine schärfere Ausarbeitung der Indikationsstellung für die jeweilige Anwendung jeder dieser beiden Methoden ermöglichen wird.

1. Kontrastmittel-Injektionstechnik.

Nach einer Reihe von Versuchen am Tier und menschlichen Leichen mit verschiedenen schattengebenden Substanzen im Röntgenbild wie Lithium, Rubidium, Strontium, Ammonium, Bromnatrium und Lipjodol, hat MONIZ für die Arteriographie am lebenden Menschen zunächst eine 25%ige Jodnatriumlösung für am besten geeignet gefunden. Die Technik der Injektion war zunächst folgende: Es wurde in 8tägigem Abstand die A. carotis interna jeder Seite freigelegt. Nach Ligatur der A. carotis externa und temporärer Drosselung der A. carotis interna unterhalb der Injektionsstelle wurden rasch 6—7 ccm einer 25%igen Jodnatriumlösung in den peripheren Teil der A. carotis interna injiziert. Der Kopf des Kranken war vor der Injektion seitlich auf eine Röntgenplatte gelegt worden; nach der Injektion von 5 ccm wurde das Kommando zur Röntgenaufnahme gegeben. Die Belichtung betrug $^1/_{10}$—$^1/_{20}$ Sekunde. Diese Technik ist späterhin mehrfach modifiziert worden. Es wurde die temporäre Abklemmung der A. carotis interna unmittelbar vor der Injektion zur Verhinderung des Blutstroms aufgegeben und die Injektion in die freie Arterie vorgenommen. Als Vorteil dieser Technik ergab sich eine bessere Darstellung der kleinen Gefäße, insbesondere auch die Darstellung der A. cerebri ant., die bei der Injektion in die gedrosselte A. carotis interna zumeist nicht darstellbar war. Da die Injektion der A. carotis interna bzw. die gleichzeitige Ligierung der A. carotis externa bei höherer Bifurkation mitunter Schwierigkeiten bereitete, führt jetzt MONIZ die Kontrastmittelinjektion in die freie A. carotis communis aus. Bei dieser Technik wird zwar vielfach auch die A. carotis externa mit ihren Ästen dargestellt, was aber für die Deutung der Bilder kein Nachteil ist. Im Gegenteil, für die Arteriographie der Meningeome erweist sich die Darstellung der Externaäste sogar sehr vorteilhaft. Hinsichtlich der Wahl des Kontrastmittels hat die Erfahrung gelehrt, daß das Jodnatrium sich als doch so different erweist, daß sich seine allgemeine Anwendung nicht hat durchsetzen können. Es soll auf die Folgezustände der Jodnatriuminjektionen bald noch im Zusammenhang eingegangen werden. Seit November 1931 hat MONIZ daher das Thorotrast für die Angiographie der Hirngefäße eingeführt, das sich bisher als wesentlich harmloseres Kontrastmittel erwiesen hat, ohne daß die Schattendichte der Bilder geringer ist. Die heutige Technik unterscheidet sich von der früher geübten Technik dadurch, daß nach MONIZ größere Mengen dieses Kontrastmittels, 12—16 ccm, unbedenklich verwandt werden können. Die Röntgenaufnahme wird nach der Injektion von 10—12 ccm mit einer Belichtung von $^1/_{10}$—$^1/_{12}$ Sekunde ausgeführt. LÖHR und JACOBI halten es allerdings besonders bei Tumoren für ratsam, gerade auf der tumorkranken Seite mit geringerer Menge des Kontrastmittels zu arbeiten, da infolge der Venenstauung der Abtransport des Kontrastmittels auf der tumorkranken Seite verlangsamt ist, wodurch die Möglichkeit einer Schädigung gegeben sein könnte. Die beiden Autoren empfehlen ganz allgemein für die Arteriographie mit Thorotrast, die Menge von 6 ccm nicht zu überschreiten.

Zur Darstellung der Venen bzw. der Sinus (Phlebographie) wird 4 Sekunden nach der ersten Aufnahme eine zweite gemacht, die das venöse Netz zeigt. Nach der heutigen Technik wird die Arteriographie der A. carotis communis beider Seiten in einer Sitzung vorgenommen. Da bei der Arteriographie der A. carotis in der großen Mehrzahl der Fälle nur das von dieser versorgte Gefäßgebiet des Gehirns röntgenologisch darstellbar ist und nur in seltenen Fällen durch die A. communicans posterior auch das Gefäßgebiet der A. basilaris sichtbar wird, hat MONIZ zur Darstellung dieses Gefäßgebietes eine besondere Technik angegeben. Die Injektion erfolgt in die A. subclavia gegen den Blutstrom, wobei der äußere Teil dieser Arterie, von dem aus die A. vertebralis entspringt, temporär ligiert wird, so daß das Thorotrast in die A. vertebralis gerät. Nach einseitiger Injektion der A. vertebralis wird der Truncus basilaris mit Ausnahme der A. cerebelli inf. der anderen Seite dargestellt, die direkt aus der A. vertebralis entspringt.

Im allgemeinen genügt für die Arteriographie die Aufnahme in bitemporaler Strahlenrichtung. Nur für besondere Fragestellung werden Aufnahmen auch in fronto-occipitaler Strahlenrichtung gemacht, die selbstverständlich eine zweite Thorotrastinjektion notwendig machen.

Es sind auch wiederholt Versuche gemacht worden, die Kontrastfüllung der A. carotis communis durch einfache Injektion durch die Haut hindurch auszuführen. Diese Methode hat sich aber als unzweckmäßig erwiesen und ist wieder verlassen worden.

2. Physiologische Ergebnisse.

Sehr bemerkenswerte und neue Ergebnisse konnten mit Hilfe der Angiographie für die Physiologie der Blutzirkulation des Gehirns erzielt werden. Es ist zunächst einmal die Tatsache auffallend, daß man unter normalen Umständen beim Lebenden nach der Injektion von Jodnatrium oder Thorotrast in eine A. carotis nur das Gefäßgebiet dieser Arterie im Röntgenbild zur Darstellung bringen kann, während das Gefäßgebiet der A. carotis der anderen Seite sowie der Truncus basilaris bzw. die Aa. vertebrales trotz der bestehenden Kommunikation durch die Aa. communicantes anterior und posterior nicht sichtbar werden. Ganz anders liegen die Verhältnisse bei der Leiche. Hier gelangt durch die Aa. communicantes das in eine A. carotis injizierte Kontrastmittel ohne weiteres in alle anderen Gefäßgebiete derselben wie der kontralateralen Hirnseite. Der Grund dieses eigenartigen Phänomens beim Lebenden liegt in den Druckverhältnissen innerhalb des arteriellen Systems des Gehirns beim Lebenden. Die Stromstärke und die Strömungsgeschwindigkeit in den Carotiden beider Hemisphären bzw. im Vertebralissystem ist völlig gleich, so daß trotz Kommunikation durch die Aa. communicantes ant. und post. unter normalen Umständen ein Übertritt des Blutstroms von einem Gefäß ins andere nicht erfolgt. Dieser Übertritt erfolgt aber, wenn sich, wie z. B. bei künstlicher Drosselung einer Arterie, ferner durch Tumordruck oder arteriosklerotischen Verschluß eines Hauptgefäßes die Druckverhältnisse innerhalb des arteriellen Systems im Gehirn ändern. Unter derartigen Umständen kann man im Arteriogramm nach einseitiger Kontrastmittelfüllung der A. carotis auch Gefäßgebiete der anderen Hemisphäre oder des Truncus basilaris röntgenologisch sichtbar machen.

Noch eine weitere physiologisch interessante Tatsache konnte Moniz bei seinen arteriographischen Untersuchungen feststellen. Es gelang der Nachweis, daß die Strömungsgeschwindigkeit des Blutes im Gehirn eine 3—4mal schnellere ist als die Strömungsgeschwindigkeit des Blutes in den Meningen und in den Weichteilen des Schädels. Hit Hilfe des Radiokarussells von Caldas gelang es, durch rasch hintereinander gemachte Serienaufnahmen nach Kontrastmittelfüllung der A. carotis communis bzw. nach isolierter Füllung der A. carotis interna und der A. carotis externa die Füllung des Arterien-, Capillargefäß- und Venensystems dieser beiden Gefäßgebiete zeitlich zu erfassen. Hierbei konnte festgestellt werden, daß das in die A. carotis externa injizierte Kontrastmittel längere Zeit brauchte, um auf dem Weg über die Capillargefäße in die Venae meningeae, Venae faciei und in die Venen der extracraniellen Gewebe vorzudringen. Das Arteriennetz der A. carotis externa bleibt 3—4 Sekunden sichtbar, also ein Zeitraum, in dem sich sogar bereits schon der venöse Blutkreislauf des Gehirns vollzogen hat. Als Hauptursache für die Unterschiede der Strömungsgeschwindigkeit sieht Moniz den erheblich stärkeren Widerstand, den die Capillarbarrière des Systems der A. carotis externa im Vergleich zur Capillarbarrière des Gehirns dem Blut-Thorotrastgemisch entgegensetzt.

3. Die klinischen Folgen der arteriellen Kontrastmittelfüllung.

Wie bereits erwähnt, hat sich die von Moniz für die Arteriographie anfangs verwandte 25%ige Jodnatriumlösung keineswegs als indifferentes Kontrastmittel erwiesen. Von den patho-physiologischen Phänomenen, die nach Injektion dieses Kontrastmittels in die A. carotis zur Beobachtung kamen, seien zunächst zirkulatorische Störungen (Bradykardie) sowie respiratorische Störungen (Dyspnoe) erwähnt, wie sie von der Reizung des Sinus caroticus her bekannt sind. Die Intensität dieser Reflexe ist abhängig von der Menge des injizierten Jodnatriums. Bei Injektion der Flüssigkeit in die A. carotis externa verspüren die Kranken einen schlechten Geschmack im Mund, ferner stellen sich Speichelfluß und Brechreiz ein. Außerdem verspüren die Kranken auf der Seite der Injektion mitunter 2—3 Tage lang Zahnschmerzen im Unterkiefer. Ähnliche Beschwerden konnte ich mehrfach bei Patienten nach Neosalvarsaninjektionen in die A. carotis communis beobachten, wie sie mitunter bei Fällen von Lues cerebri, luischer Epilepsie und Meningitis luica angewandt werden. Interessant ist die Feststellung von Moniz, daß die Geschmacksempfindungen nicht auftreten, wenn die A. lingualis vor der Injektion komprimiert wird. Nach der Injektion von Jodnatrium in die A. carotis interna traten in manchen Fällen auf der Seite der Injektion Kopfschmerzen sowie Schmerzen im Ohr und im Auge auf. Bedenklicher als diese Erscheinungen sind aber epileptische Krampfanfälle, die in einem Teil der Fälle nach der Jodnatriuminjektion zur Beobachtung kamen. Während es bei der Injektion in die vorher gedrosselte A. carotis communis zu homolateralen Krämpfen kommt, sind diese nach Injektion in die nicht komprimierte A. carotis communis fast immer heterolateral. Wenn auch diese Krampfanfälle nach Vorbehandlung des Kranken mit Luminal leichter und seltener auftraten, so ließen sie sich nicht in allen Fällen beseitigen. Weiterhin kamen in einzelnen Fällen nach der Jodnatriuminjektion passagere Hemiplegien zur Beobachtung. Unter 350 mit Jodnatrium arteriographierten Fällen hatte Moniz auch 2 Todesfälle bei Arteriosklerotikern zu verzeichnen. Er hat daher selbst vor der Anwendung der Jodnatriumarteriographie bei Arteriosklerose gewarnt.

Gegenüber diesen unangenehmen Folgezuständen ließen sich nach der Jodnatriuminjektion aber auch therapeutische Effekte erzielen. Insbesondere konnte mehrfach ein Rückgang der Hirndruckerscheinungen, ja sogar der Stauungspapille beobachtet werden. Immerhin überwiegen aber die unangenehmen Folgen nach der Jodnatriuminjektion doch so, daß nach Einführung des Thorotrast die Arteriographie mit Jodnatrium verlassen worden ist.

Das Thorotrast hat sich als wesentlich verträglicheres Kontrastmittel erwiesen. Zwar verspüren manche Kranke auch nach der Injektion dieses Kontrastmittels einen schlechten Geschmack im Mund, jedoch bei weitem nicht so wie bei Jodnatrium. Vor allem aber konnten sowohl Moniz wie auch Löhr und Jacobi bei mehreren Hunderten von Arteriographien mit Thorotrast weder epileptische Anfälle noch Hemiplegien noch andere unangenehme Zwischenfälle beobachten trotz der Anwendung größerer Mengen dieses Kontrastmittels. Insbesondere haben auch Atherosklerotiker das Thorotrast anstandslos vertragen. Löhr und Jacobi haben bei ihren vielen Arteriographien nie erlebt, daß ein Patient auch die geringsten Sensationen bei der Durchströmung der Gehirngefäße mit Thorotrast empfand. Diese Autoren haben einen Kollegen, der zur Arteriographie wegen Hirntumorverdachtes eingeliefert worden war, ausdrücklich gebeten, während der Operation anzugeben, wann seiner Ansicht nach das Thorotrast das Gehirn passiert. Er war dazu nicht in der Lage. Ich selbst habe die Arteriographie bei mehreren Epileptikern, also Kranken mit erhöhter Krampfbereitschaft, sowie in einem Fall von vorgeschrittener Lues cerebri ausgeführt und konnte mich ebenfalls von der Harmlosigkeit dieses Mittels überzeugen. Entsprechend den Angaben von Moniz habe ich bei meinen Fällen größere Mengen — 15 ccm — in die ungedrosselte A. carotis communis injiziert. Gegenüber diesen günstigen Erfahrungen stehen zwei in jüngster Zeit von BODECHTEL und WICHMANN mitgeteilte Beobachtungen, die schwerste cerebrale Kreislaufstörungen mit Exitus letalis auch nach der Angiographie mit Thorotrast erlebten. Allerdings scheidet der eine Fall a priori aus, weil hier der unglückliche Ausgang durch die irrtümliche Verwendung eines ungeeigneten Präparates, nämlich des für die Cystographie bestimmten Thorotrastes bedingt war. Im zweiten Fall handelte es sich um eine Thrombose des Sinus sagittalis super. bis zur Einmündung in den Sinus transversus, die klinisch unter den Symptomen eines Tumors der rechten Parietooccipitalregion einherging. Hier traten unmittelbar nach der zweiten Thorotrastinjektion in die rechte A. carotis intern. Krämpfe in allen vier Extremitäten auf, die links sofort einer schlaffen Lähmung Platz machten, während das rechte Bein und der rechte Arm noch vereinzelte klonische Zuckungen zeigten. Der Patient war während der ersten Krämpfe bewußtlos, kam aber bald wieder zu sich. Während der Umlagerung traten aber erneute Krämpfe mit Bewußtseinsverlust auf, die von einer zunehmenden Somnolenz gefolgt waren. Es bestand Deviation des Kopfes nach rechts. 7 Stunden nach der Injektion erfolgte der Exitus letalis. Die Autopsie deckte eine ausgedehnte meningeale Blutung über der rechten arteriographierten Hemisphäre auf. Die Rinde dieser Hemisphäre war mit Ausnahme der Occipitalregion von multiplen Blutungen durchsetzt, die manchmal bis ins Mark reichten. Nach Angaben der Autoren war die Arteriographie in der üblichen Weise ausgeführt worden. Dieser Fall lehrt, daß bei thrombotischen Prozessen des Gehirns die Arteriographie auch mit Thorotrast doch nicht als harmlos anzusehen ist.

4. Das normale Angiogramm.

Für die Diagnose pathologischer Angiogramme zur Lokalisation von Hirntumoren und anderen Hirnerkrankungen ist die Kenntnis des normalen Verlaufs der Hirngefäße im Röntgenbild unbedingte Voraussetzung. Schöne Arteriogramme bei der Leiche verdanken wir HASSELWANDER und MONIZ. Abb. 221 zeigt ein von HASSELWANDER hergestelltes normales Arteriogramm bei der Leiche, wie es sich auf der a-p-Aufnahme zu erkennen gibt. Man sieht das gesamte Gefäßgebiet der A. carotis interna jeder Seite, einschließlich der A. communicans ant. sehr deutlich und übersichtlich. Abb. 222 stellt dieses Gefäßgebiet auf der Seitenaufnahme dar. Durch die Aufeinanderprojektion der Gefäßgebiete beider Seiten erscheint das Bild zunächst recht kompliziert und schwer entwirrbar, jedoch lassen sich die für die Arteriographie wichtigen Hauptarterien herausfinden:

1. Der Stamm der A. carotis interna mit ihrer Kurvenbildung bei Eintritt in das Schädelinnere. Dieser Teil wird von MONIZ als Carotidensiphon bezeichnet. In einem hohen Prozentsatz (69%) zeigt die A. carotis an dieser Stelle sogar eine doppelte Kurvenform, einen Doppelsiphon. Überhaupt ist die Form der A. carotis interna recht variabel.

2. Die A. cerebri media (SYLVIsche Gefäßgruppe), die ihren Ursprung vom oberen Teil des Carotidensiphons nimmt.

3. Die A. cerebri anter., die ebenfalls aus dem oberen Teil des Carotidensiphons ihren Ursprung nimmt und sich in die A. pericallosa und A. callosomarginalis fortsetzt. Weitere im Röntgenbild allerdings nicht konstant sichtbare Äste der A. cerebri anter. sind die Aa. orbitales und die Aa. frontales antt. Die A. pericallosa schmiegt sich dem Balken an und gibt als Äste die A. frontoparietalis interna ab. Sowohl die A. cerebri ant. wie die A. pericallosa zeigen bei Tumoren der Präzentralregion bzw. des Stirnhirns sehr charakteristische Verlagerungen.

4. Die A. ophthalmica, die vom unteren Teil des Carotidensiphons entspringt.

5. Die A. chorioidea anter., die ebenfalls vom unteren Teil des Carotidensiphons ausgeht.

Übersichtlicher werden diese erwähnten Arteriensysteme auf einem von Moniz ebenfalls an der Leiche gewonnenen Arteriogramm zur Darstellung. Man sieht den Carotidensiphon mit seinen oberen Hauptästen, der Sylvischen

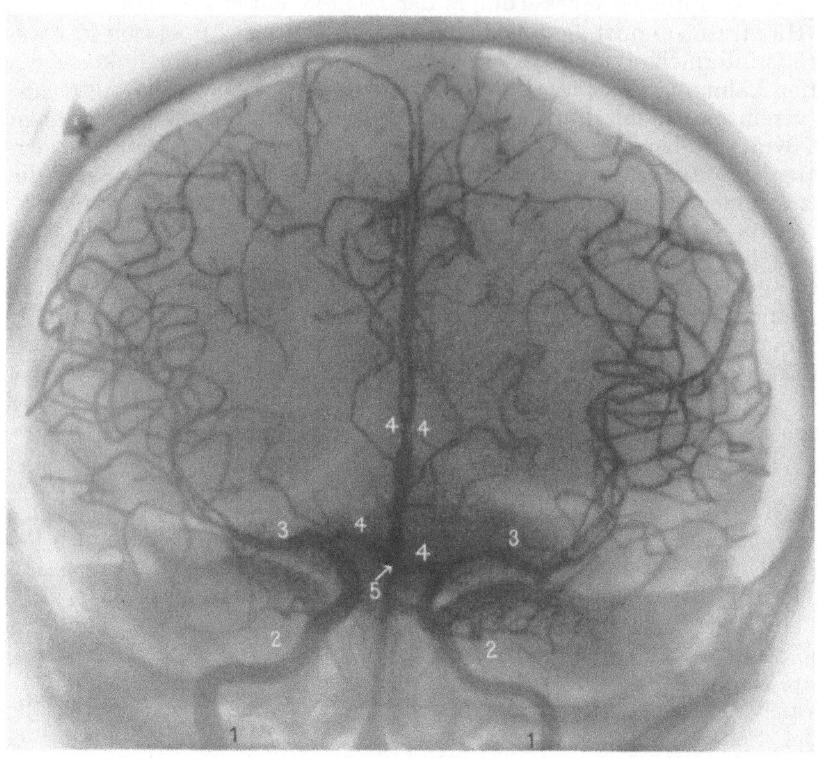

Abb. 221. Normales Arteriogramm der Leiche (Fronto-Occipitalaufnahme; hergestellt von Prof. Hasselwander). 1 Arteria carotis interna. 2 Arteria ophthalmica. 3 Arteria cerebri media (Fossae Sylvii) mit Ästen. 4 Arteria cerebri anterior. 5 Arteria communicans anterior. (Aus Löhr-Jacobi: Die kombinierte Encephal-Arteriographie.)

gebracht (Abb. 223). Hier sind nur die Arterien einer Hemisphäre sichtbar. Gruppe, der A. cerebri anter., A. pericallosa und A. calloso-marginalis. In anschaulicher Weise kommt aber auf diesem Bild auch die A. vertebralis mit dem rechtwinklig abgehenden Truncus basilaris zur Darstellung.

Einer eingehenderen Besprechung bedarf die für die Arteriographie besonders wichtige „Sylvische Gefäßgruppe“. Moniz bevorzugt diese Bezeichnung für die A. cerebri media seu fossae Sylvii, weil es entgegen der alten anatomischen Ansicht sich hierbei im allgemeinen nicht um einen einzigen Ast handelt, sondern um ein Arterienbündel. Entweder entspringen drei Arterien aus der A. carotis interna gleichzeitig oder zwei Arterienstämme, von denen sich der eine bald in zwei Arterien teilt, oder ein gemeinsamer kurzer Stamm, der sofort drei Arterien abgibt. Die drei Arterien, um die es sich hier handelt, sind: die A. temporalis post., die Arterie des Gyrus angularis (du pli courbe nach Moniz) und

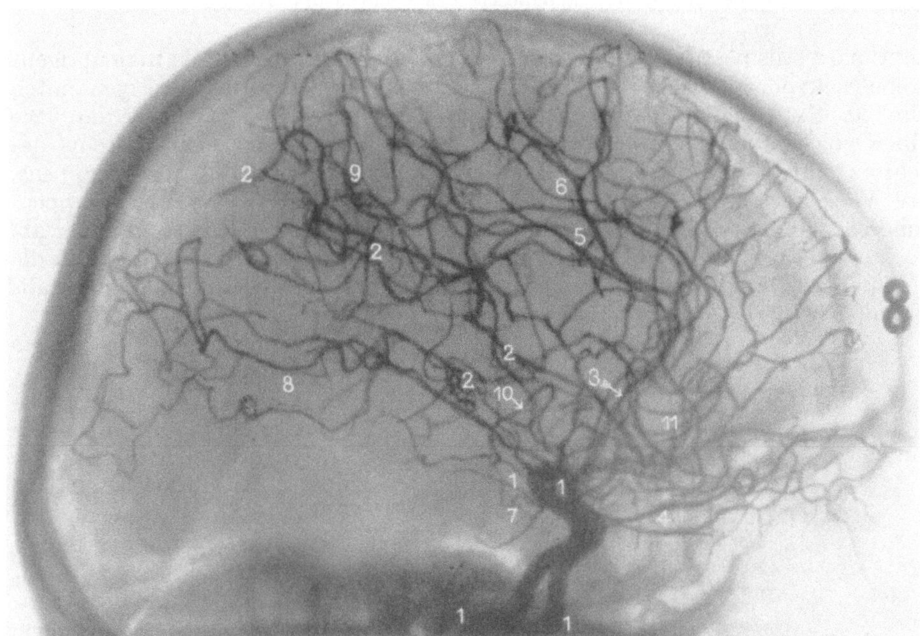

Abb. 222. Normales Arteriogramm der Leiche (seitliche Aufnahme; hergestellt von Prof. HASSELWANDER). Es handelt sich um eine typische Doppelfüllung der Gefäße beider Hemisphären (nur Gebiet der Arteria carotis interna), so daß die entsprechenden Gefäße der Seite über- und ineinander projiziert erscheinen, wodurch das Bild kompliziert wird und schwieriger zu entwirren ist. 1 Arteria carotis interna (Carotidensiphon). 2 Arteria cerebri media (Gruppe der SYLVIschen Gefäße), Arteria du pli courbe (MONIZ). 3 Arteria cerebri anterior. 4 Arteria ophthalmica. 5 Arteria corporis callosi. 6 Arteria pericalloso-marginalis. 7 Arteria chorioidea anterior. 8 Arteria temporalis posterior. 9 Arteria parietalis posterior. 10 Arteria frontalis ascendens. 11 Arteria frontalis anterior interna. (Aus LÖHR-JACOBI: Die kombinierte Encephal-Arteriographie.)

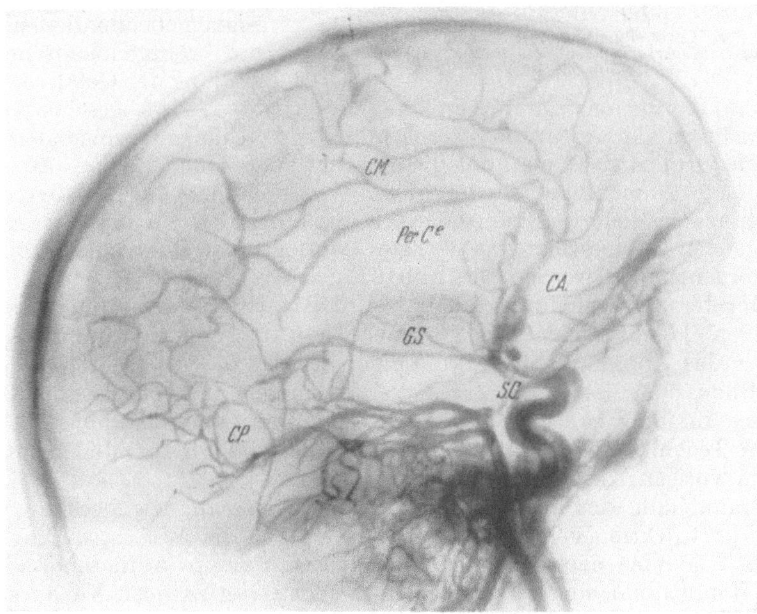

Abb. 223. Normales Arteriogramm an der Leiche. (Nach MONIZ.) *SC.* Carotidensiphon. *GS.* SYLVIsche Gruppe. *CA.* Arteria cerebri anterior. *PerCe.* Art. pericallosa. *CM.* Art. calloso-marginalis. *CP.* Art. cerebri posterior.

die A. parietalis post., wie sie Abb. 225 zeigt. Auf diesem Bild sieht man übrigens in eindruckvoller Weise einen doppelten Carotidensiphon. Diese drei genannten Äste der SYLVIschen Gruppe stellen die längsten Äste des Gehirns dar. Sie bilden gewissermaßen die Zentralachse des gesamten arteriellen Systems des Gehirns. Ihre Verdrängung nach oben erfolgt bei Tumoren des Schläfelappens, ihre Verschiebung nach unten finden wir bei Frontal- bzw. Parietallappentumoren. Als Äste gibt die SYLVIsche Gefäßgruppe verschiedene Arterien ab, die im Arteriogramm nicht ganz konstant dargestellt werden. Es sind das die A. temporalis media, die A. temporalis ant., die A. frontalis ant., die A. frontalis ascend. sowie die A. parietalis ant. und die A. parietalis mediana.

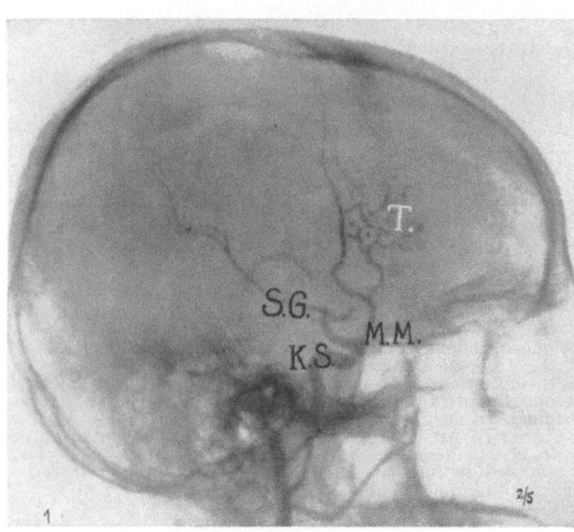

Abb. 224. C.S. Carotidensiphon; S.G. SYLVIsche Gefäßgruppe; M.M. Arteria meningea media; T. Tumor. (Nach MONIZ.)

Wendet man die neueste Injektionstechnik von MONIZ an, nämlich die Thorotrastinjektion in die ungedrosselte A. carotis communis, so kommt es mitunter auch zur Füllung von Ästen der A. carotis ext. Diese Füllung der Externaäste beeinträchtigt die Deutung der Hirnarteriogramme keineswegs, da sie von den Ästen der A. carotis intern. deutlich zu unterscheiden sind. Im Gegenteil, für die Darstellung mancher von den Meningealarterien versorgten Tumoren ist die Mitfüllung dieses Arteriensystems von ausschlaggebender Bedeutung für die röntgenologische Darstellung der Gefäßversorgung des Tumors. Das demonstriert ein Fall von MONIZ (Abb. 224). Abgesehen von dem Carotidensiphon der A. carotis interna und der von ihr entspringenden SYLVIschen Gefäßgruppe sieht man auf diesem Bild auch die aus der A. carotis ext. entspringende A. meningea media, deren vorderer Ast die Gefäßversorgung eines Meningeoms liefert. Eine isolierte Darstellung aller aus der A. carotis ext. entspringenden Zweige zeigt das nächste Arteriogramm, das von MONIZ an der Leiche vorgenommen worden ist (Abb. 226).

In jüngster Zeit gelang auch der isolierte Nachweis des Truncus basilaris im Röntgenbild mit seinen Zweigen nach Thorotrastinjektion in eine A. vertebralis, wie das Abb. 227 von MONIZ demonstriert. Die A. cerebri post. ist auf diesem Bilde ohne ihre occipitalen Verzweigungen sichtbar, jedoch können auch diese in ihrer ganzen Ausdehnung zur Darstellung kommen. Auf die besondere Technik, die für die Darstellung dieses Arteriensystems notwendig ist, ist im vorigen Abschnitt hingewiesen worden.

Die Darstellung des arteriellen Systems erhält man, wie bereits erwähnt, während der Injektion von 6—10 ccm Thorotrast in die A. carotis. Macht man etwa zwei Sekunden nach erfolgter Injektion eine zweite Aufnahme, so fixiert man im Röntgenbild eine Phase, bei der weder Arterien noch Venen sichtbar sind. Das Innere des Schädels erscheint im Verhältnis zur ersten Aufnahme im ganzen dunkler. Es handelt sich um die capilläre Phase, die im Röntgenbild auf diese Weise festgestellt worden ist. Auf diese Phase der röntgenologischen

Darstellung des Capillargefäßsystems des Gehirns folgt die Phlebographie, d. h. die Darstellung des Venengefäßsystems des Gehirns im Röntgenbild. Das

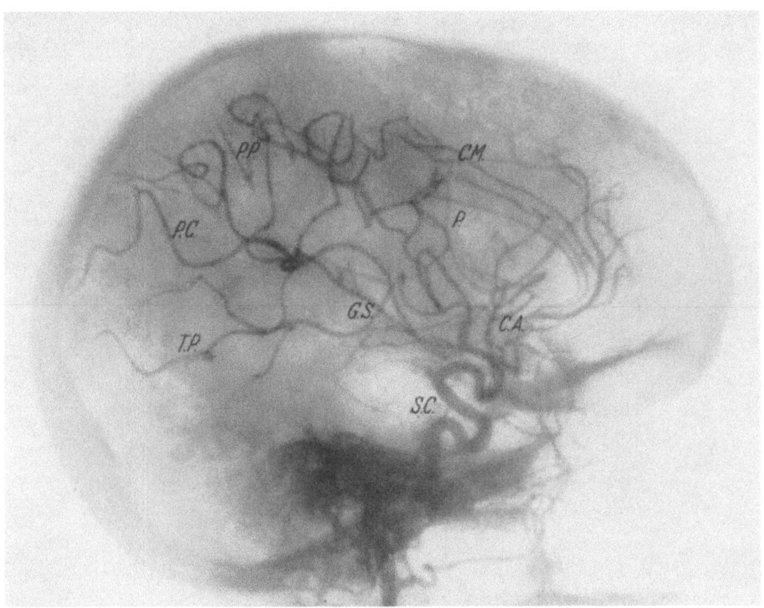

Abb. 225. Doppelter Carotidensiphon. (Nach MONIZ.)

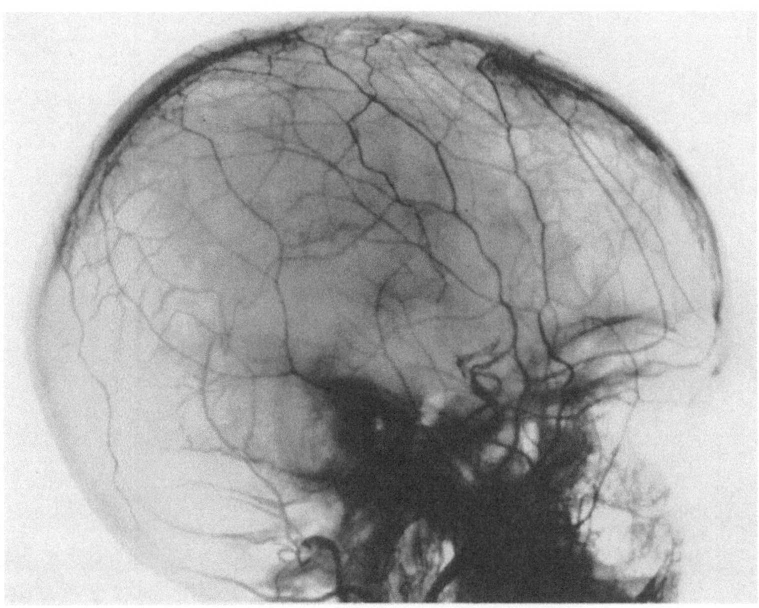

Abb. 226. Carotis externa mit ihren Verzweigungen (Leichenpräparat). Darstellung der Meningealarterien. (Nach MONIZ.)

Radiogramm zeigt zuerst das kleinere Venennetz, dann folgen die großen Venen sowie auch die Sinus durae matris. Abb. 228 demonstriert die erste Phase der

Phlebographie. Wir sehen, abgesehen von den Vv. ascendentes et descendentes, die V. anastomotica von TROLARD und die V. anastomotica von LABBÉ. Außerdem

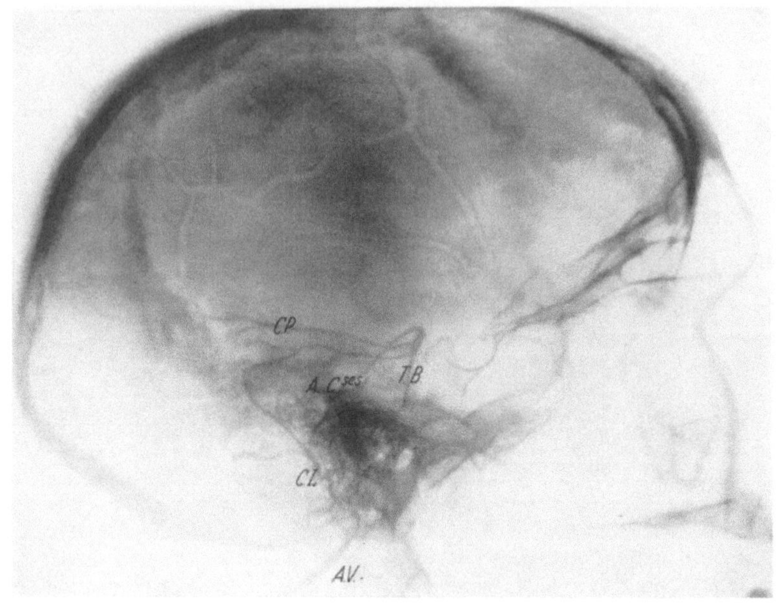

Abb. 227. Truncus basilaris. (Nach MONIZ.)

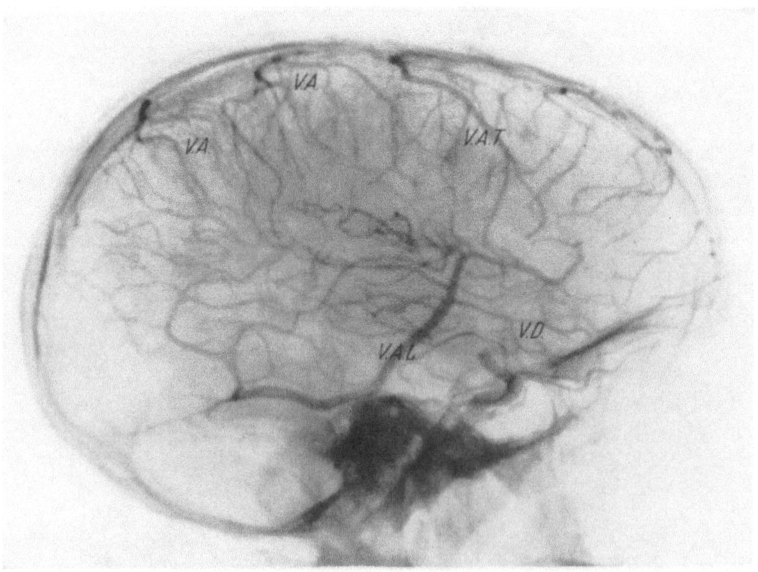

Abb. 228. Darstellung des Venensystems (1. Phase). (Beobachtung von MONIZ.)

ist noch ein Teil des Carotidensiphons sichtbar. Abb. 229 zeigt die zweite Phase der Phlebographie. Man sieht den Sinus longitudinalis superior und den

Sinus longitudinalis infer. Der letztere bildet mit dem Sinus rectus röntgenologisch eine gemeinsame Kurve. Auch der Confluens sinuum ist dargestellt, von dem auch der Sinus lateralis abgeht. Von den großen Hirnvenen ist die Vena magna Galeni mit der Ampulle sowie die Vena basilaris sichtbar.

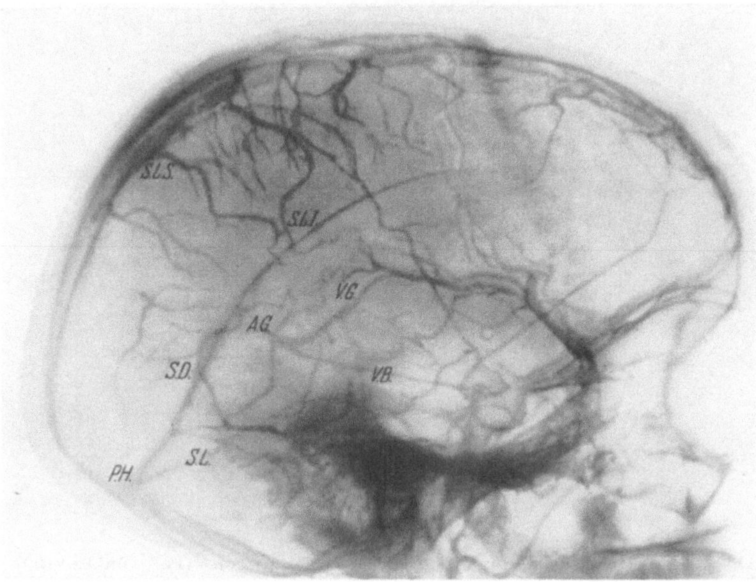

Abb. 229. Darstellung des Venensystems und der Sinus (2. Phase). (Beobachtung von MONIZ.)

II. Spezieller Teil.

1. Tumoren.

Das Hauptindikationsgebiet für die Angiographie bilden bisher die raumbeengenden Prozesse des Gehirns, insbesondere die Hirntumoren. Die Angiographie ermöglicht nicht nur die Lokaldiagnose eines Tumors, sondern sie verschafft in manchen Fällen dem Operateur vor der Operation Klarheit über den Gefäßreichtum des Tumors. Welche große Bedeutung diese Kenntnis mitunter für die Art des operativen Vorgehens hat, braucht nicht weiter erörtert zu werden. Gefäßgeschwülste, die Angiome, lassen sich durch die Angiographie unmittelbar zur Darstellung bringen, wie das ein von MONIZ veröffentlichter Fall von Angiom der rechten Regio fronto-parietalis in klassischer Weise zeigt (Abb. 230). Je nach ihrem Sitz rufen nun die Tumoren Verlagerungen einzelner Gefäßabschnitte oder des gesamten Gefäßbaumes hervor, so daß sich hierdurch aus dem Angiogramm wichtige diagnostische Hinweise auf die Lokalisation der Geschwülste ergeben. In der Mehrzahl der Fälle lassen sich sichere diagnostische Schlüsse nur aus dem Vergleich beider angiographierter Hirnhemisphären ziehen. Daß auch die Angiographie nicht in 100% der untersuchten Fälle eindeutige Resultate ergibt und Fehldiagnosen vorkommen können, spricht ebenso wenig gegen den Wert dieser Methode wie ein negatives oder nicht klares Encephalogramm gegen die große Bedeutung der Encephalographie des Liquorsystems für die Hirndiagnostik.

Bei den Tumoren des *Stirnlappens* wird der Carotidensiphon mehr oder minder stark deformiert, nach unten gedrängt, so daß er auf das Felsenbein projiziert werden kann. Die SYLVIsche Gefäßgruppe wird ebenso mehr oder

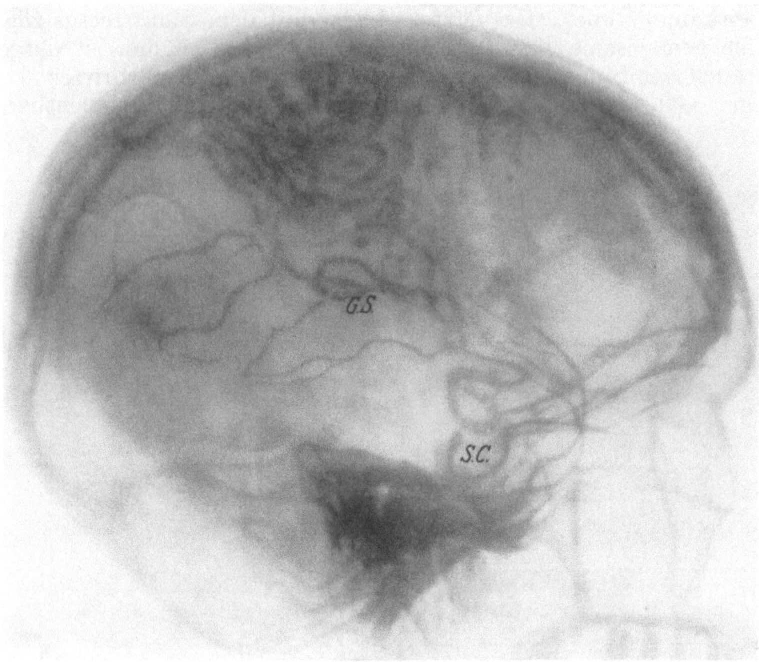

Abb. 230. Angioma racemosum der rechten Parietalregion. (Fall von MONIZ.)

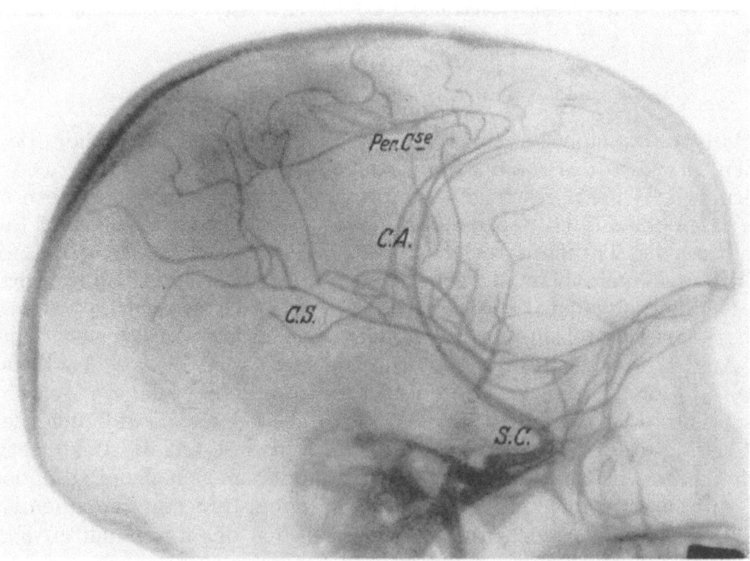

Abb. 231. Basaler Stirnhirntumor (Fall von MONIZ). Arteriographie rechts. Der Siphon caroticum ist etwas abwärts geneigt. Am markantesten zeigt sich in diesem Fall die starke Verlängerung der Art. cer. ant. nach oben und ihre Ausbiegung nach hinten. Art. pericallosa stark nach oben verlagert.

minder stark nach unten und hinten verlagert. Dagegen wird in manchen Fällen, und zwar bei den basal gelagerten Stirnhirntumoren, die A. cerebri ant. und die A. pericallosa stark nach oben gedrängt, so daß sie eine nach hinten konkave Kurve darstellt. Die Abb. 231 und 232 von MONIZ veranschaulichen die eben besprochenen Verlagerungen des arteriellen Systems bei einem großen

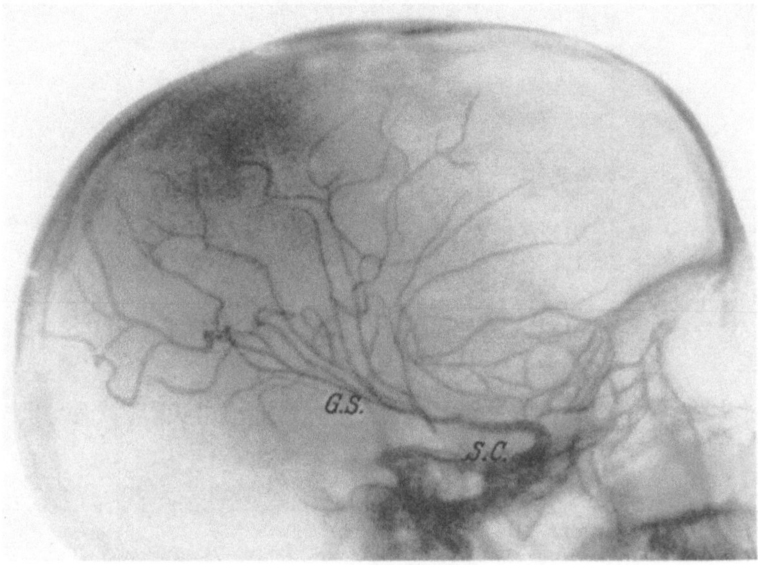

Abb. 232. Derselbe Fall. Arteriographie links. Der Carotidensiphon ebenso wie die SYLVische Gefäßgruppe sind stark nach unten gedrückt.

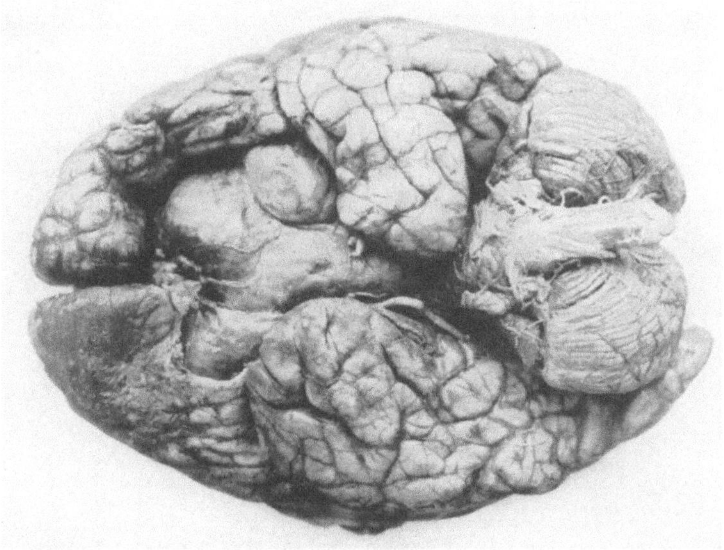

Abb. 233. Autopsiebefund desselben Falles. Mächtiger Tumor an der Basis beider Stirnlappen mit besonderer Ausdehnung nach links.

Tumor des linken Frontallappens, der über die Mittellinie hinausgewachsen und bis in die mediale Partie des rechten Frontallappens eingedrungen war. Abb. 233 gibt den Autopsiebefund dieses Falles wieder.

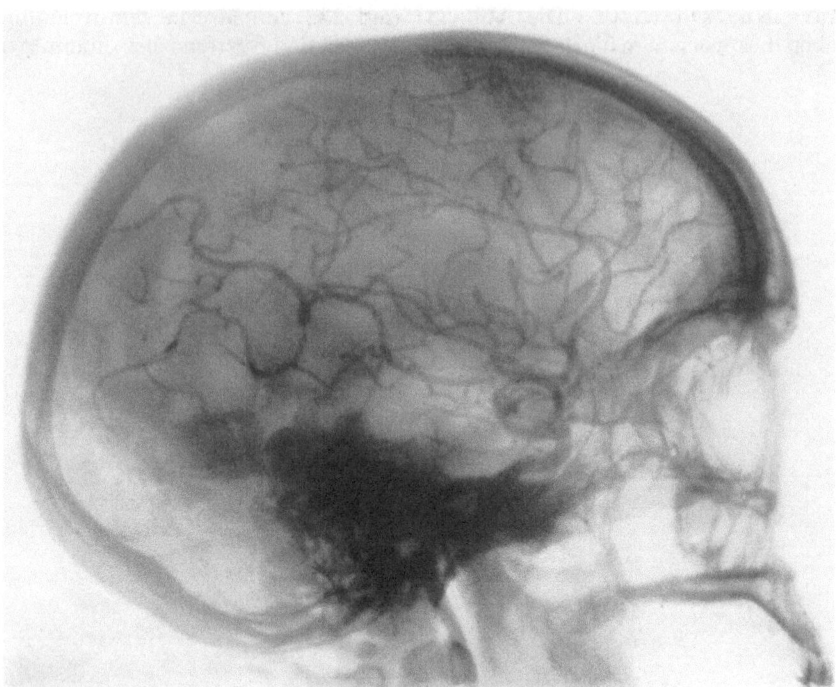

Abb. 234. Temporallappentumor (gesunde Seite). (Fall von LÖHR und JACOBI.)

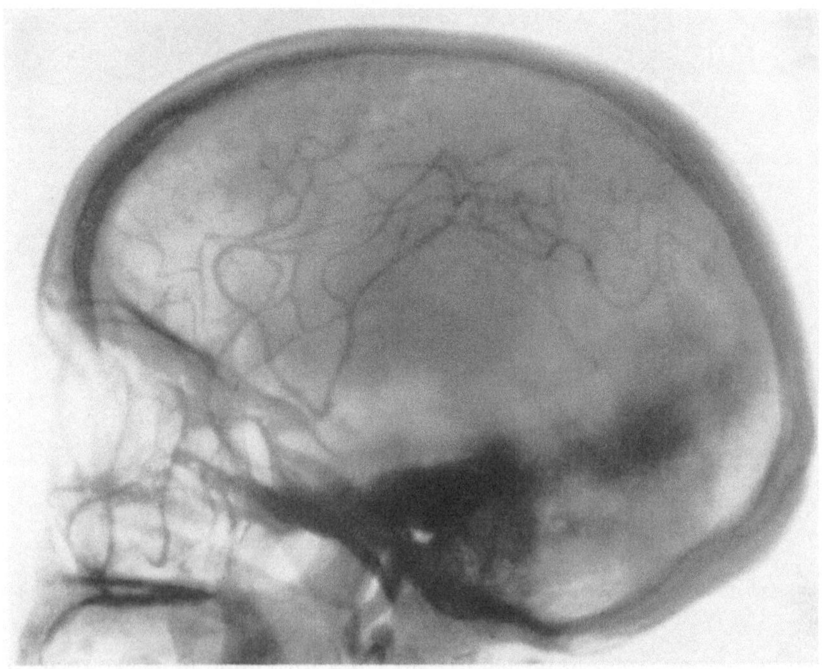

Abb. 235. Temporallappentumor (Tumorseite). Starke Aufrichtung der SYLVIschen Gefäßgruppe und ihre Dislokation nach vorn. Derselbe Fall. (Fall von LÖHR und JACOBI.)

Tumoren des Schläfelappens rufen eine Verlagerung des Carotidensiphons nach vorn und nach oben hervor. Bei sehr großen Tumoren kann er aber bei seiner Dislokation nach vorn auch basalwärts verdrängt werden. Eine sehr

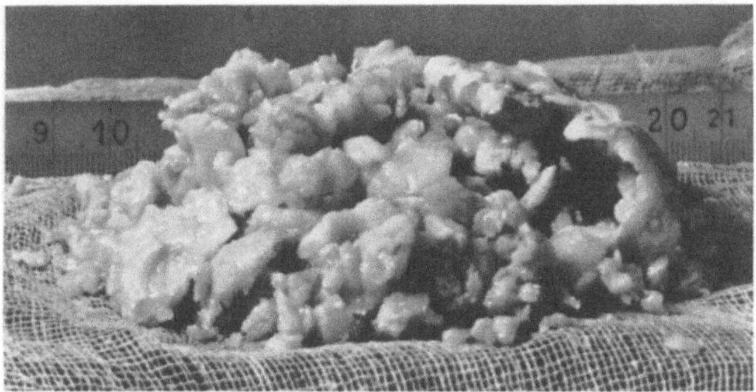

Abb. 236. Exstirpiertes Cholesteatom. (LÖHR und JACOBI.)

markante Dislokation erfährt die SYLVIsche Gefäßgruppe. Sie wird entweder in toto oder in ihren einzelnen Ästen mehr oder minder steil nach oben gestellt und ebenfalls nach vorn verlagert. Auch die übrigen Hirnarterien, insbesondere

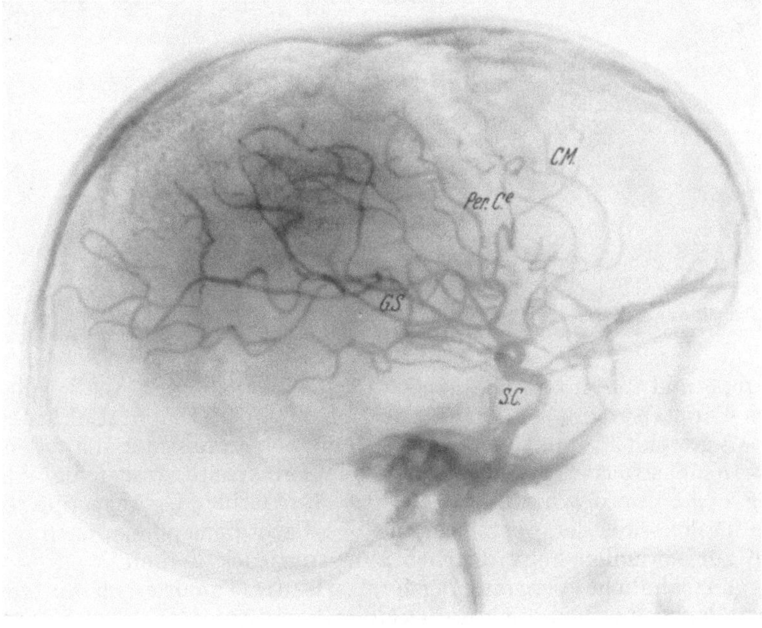

Abb. 237. Tumor des rechten hinteren Parietallappens (Fall von MONIZ). Arteriographie links (normale Seite).

die A. cerebri ant., weist eine Verschiebung nach vorn auf. Als Beispiel für einen Temporallappentumor, der diese Veränderungen zeigt, sei ein Fall aus den Beobachtungen von LÖHR und JACOBI gewählt. Abb. 234 zeigt das Angiogramm der gesunden Seite, Abb. 235 demonstriert das Angiogramm der Tumorseite. Bei der Operation wurde ein mächtiges Cholesteatom des rechten Schläfelappens mit Erfolg entfernt (Abb. 236). Dieser Befund stellt eine Bestätigung der bereits früher von MONIZ bei Temporallappentumoren erhobenen angiographischen Befunde dar.

Parietallappentumoren können recht verschiedene Verdrängungstypen des arteriellen Systems hervorrufen. Bei Sitz eines Tumors im oberen Teil des Parietallappens kommt es zu einer Verschiebung der vorderen und hinteren Parietalarterien nach unten und vorn sowie zu einer leichten Senkung der SYLVIschen Gefäßgruppe. Bei Sitz des Tumors im unteren Parietallappen senkt sich die SYLVIsche Gefäßgruppe in der Gegend des mittleren und hinteren Teils des Felsenbeines und nimmt eine nach oben konkave Krümmung an. Sitzt der Tumor im hinteren Teil des Parietallappens, so werden die SYLVIsche Gefäßgruppe und die A. temporalis post. nach vorn disloziert. Als Beispiel dieser Art eines Parietaltumors sei ein Fall von MONIZ aus „Diagnostic des tumeurs cérébrales" gewählt. Abb. 237 zeigt die Gefäßversorgung der normalen Seite, Abb. 238 demonstriert das Angiogramm der Tumorseite, wobei die Vorwärtsdrängung nicht nur des hinteren Teils der SYLVIschen Gefäßgruppe, sondern auch die Dislokation der oberen Partie des Carotidensiphons nach vorn im Vergleich zur normalen Seite deutlich zum Ausdruck kommt.

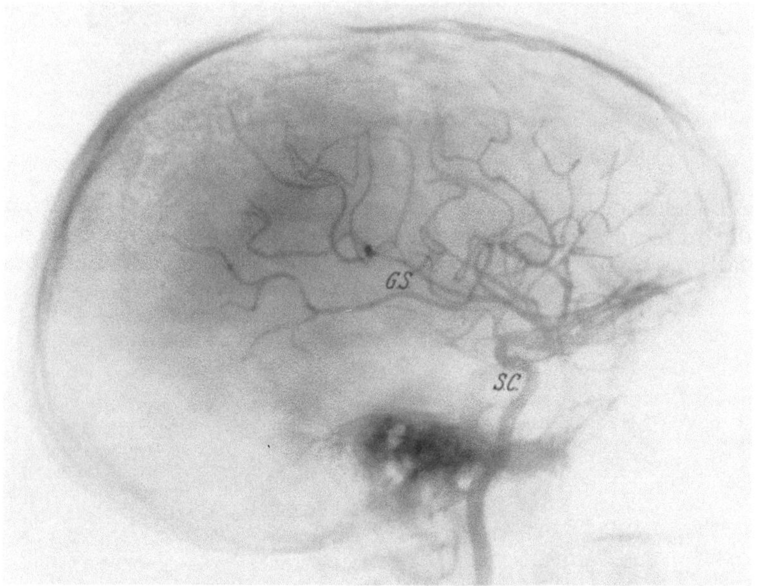

Abb. 238. Derselbe Fall. Arteriographie rechts (Tumorseite). Der hintere Teil der Äste der SYLVIschen Gefäßgruppe sowie der obere Teil des Carotidensiphons ist nach vorn disloziert.

Eine ganz ähnliche Verdrängungsform wie die Tumoren im hinteren Teil des Parietallappens zeigen auch die Occipitallappentumoren. Ist ein Occipitallappentumor die Fortsetzung eines Temporallappentumors, und zeigt er eine nach oben gerichtete Wachstumstendenz, so kommt es zu einer starken Aufwärtsdrängung des hinteren Teils der SYLVIschen Gefäßgruppe.

Bei den *Tumoren der Regio chiasmatica* fanden MONIZ u. a. besondere angiographische Veränderungen des Carotidensiphons. Entweder ist er zerstört, oder er erscheint als eine gebrochene Linie. Auch bei Tumoren des dritten Ventrikels und der Regio quadrigeminalis liegen arteriographische Befunde vor, die sich durch eine Hochdrängung des hinteren Teils der A. pericallosa auszeichnen. Dieser Befund ist der Ausdruck der bei diesen Tumoren bestehenden Dilatation der Seitenventrikel. Er ist aber im allgemeinen nicht so ausgesprochen wie bei den Tumoren der hinteren Schädelgrube mit hochgradigem Hydrocephalus internus. MONIZ hat einen Tumor des 3. Ventrikels beschrieben, der sich angiographisch durch eine starke Dislokation des Carotidensiphons nach unten und vorn ausgezeichnet hat.

Bei den Tumoren der *hinteren Schädelgrube* vermag die Arteriographie den bei diesen Fällen bestehenden Hydrocephalus internus durch charakteristische Veränderungen des arteriellen Systems zu kennzeichnen. Es kommt zu einer Streckung und Straffung der SYLVIschen Gefäßgruppe in diagonaler Richtung.

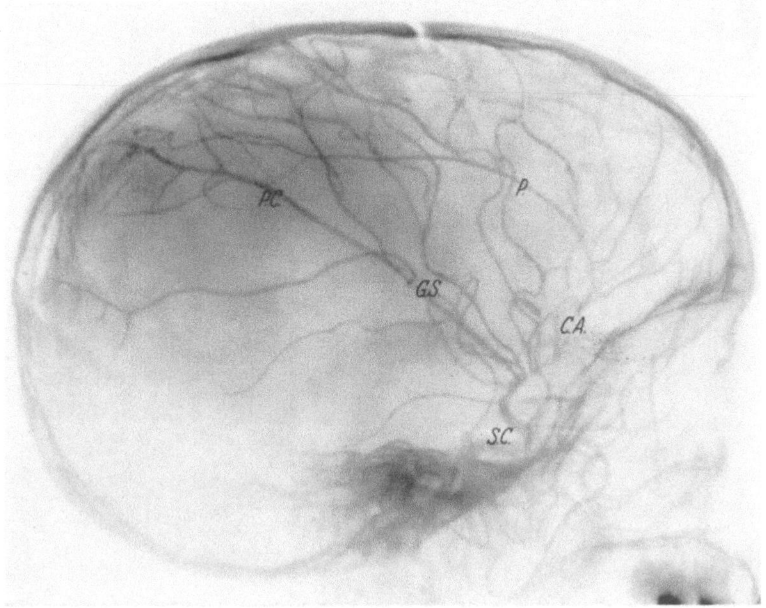

Abb. 239. Tumor der hinteren Schädelgrube (Fall von MONIZ). Streckung und Straffung der SYLVIschen Gefäßgruppe in diagonaler Richtung.

Auch die A. pericallosa und die A. calloso-marginalis nehmen durch die Hochdrängung ihres hinteren Teils eine gewisse parallele Richtung zum Verlauf der SYLVIschen Gefäßgruppe ein. Abb. 239 von MONIZ veranschaulicht die Gefäßveränderungen bei den Tumoren der hinteren Schädelgrube. Interessant ist, daß entsprechend der nicht seltenen Asymmetrie des bei diesen Tumoren bestehenden Hydrocephalus internus der Seitenventrikel auch die Arteriographie der beiden Seiten nicht ganz gleichmäßige Formveränderungen des Gefäßsystems aufweist.

Auch für die Diagnose von *multiplen Tumoren* hat sich die Arteriographie bewährt, wie MONIZ an Hand eines Falles von Tumoren beider Schläfelappen zeigen konnte. In diesem Fall ergab die Angiographie auf beiden Seiten die für einen Schläfelappentumor charakteristische Aufwärtsdrängung der SYLVIschen Gefäßgruppe, wobei entsprechend der stärkeren Verdrängungserscheinungen des rechtseitigen Tumors die Dislokation der SYLVIschen Gefäßgruppe nach oben wesentlich stärker war als auf der anderen Seite. In diesem Fall hat sich die Angiographie der Ventrikulographie mit Luft insoweit überlegen gezeigt, als die letztere durch die Kompression und Deformierung des rechten Seitenventrikels nur auf einen einseitigen Schläfenlappentumor hingewiesen hat.

2. Hydrocephalus congenitus.

Auch bei dieser Hirnerkrankung liegen angiographische Befunde vor. Charakteristisch für das Angiogramm des Hydrocephalus ist „das gespannte Aussehen der Hirngefäße" (LÖHR und JACOBI). MONIZ vergleicht das Aussehen der Arterien beim Hydrocephalus mit Spinnenfüßen. In charakteristischer Weise gibt Abb. 240 den arteriographischen Befund beim Hydrocephalus wieder.

3. Aneurysma.

Ebenso wie zur Darstellung von Angiomen eignet sich die Angiographie zur Darstellung von Aneurysmen des Gehirns, die ja nach den Beobachtungen

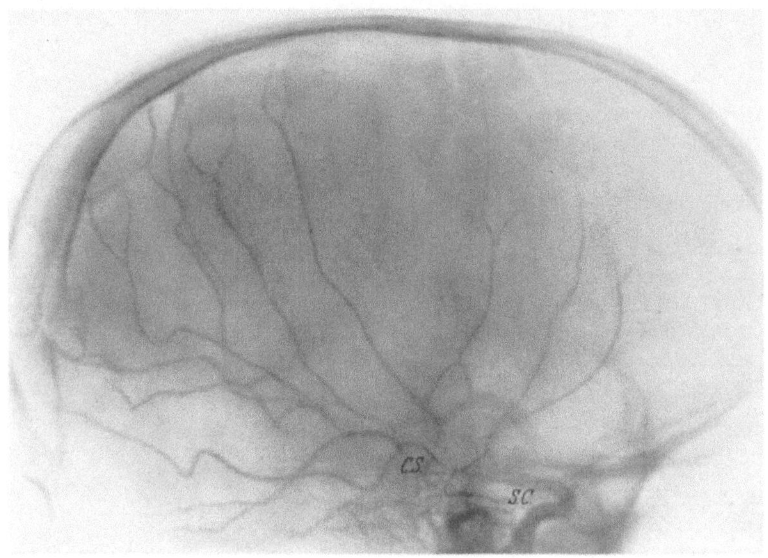

Abb. 240. Hydrocephalus congenitus (Fall von MONIZ). Straffung der Hirngefäße (Spinnenfüße).

von GUILLAIN, GUIDEON WELLS, ELSBERG u. a. an verschiedenen Hirnarterien sich ausbilden können, in ganz hervorragender Weise. Wir verdanken MONIZ bereits 5 Fälle. Als Beispiel eines großen Aneurysma der A. carotis interna sei das Bild eines Falls von MONIZ gewählt (Abb. 241). NORMAN M. DOTT hat ein gestieltes Aneurysma der oberen Partie des Carotidensiphons arteriographisch feststellen können (Abb. 242). Ferner hat MONIZ Aneurysmen der A. cerebri ant. und der A. fossae Sylvii zur Darstellung gebracht. Es sei in diesem Zusammenhang auf die neuerdings erschienene Arbeit von BERGSTRAND, OLIVECRONA und TÖNNIS hingewiesen.

4. Atherosclerosis cerebri.

Arteriographische Befunde bei Atherosklerose verdanken wir, abgesehen von MONIZ, besonders LÖHR und JACOBI. Als charakterischen Befund konnten diese beiden Autoren einen starren Verlauf der Hirngefäße sowie ihre besonders gute arteriographische Darstellungsmöglichkeit feststellen. „Man hat den Eindruck, als wären die Gefäße aus irgendeinem Metalldraht hergestellt." Ferner zeigen die Gefäße bei ihren Wendungen nicht die normalen, sanften Rundungen, sondern sie sind winklig abgeknickt, so daß auf diese Weise Knotenbildungen entstehen. Diese Knick- und Knotenbildungen sind nach LÖHR und JACOBI ein für die Atherosclerosis cerebri geradezu pathognomonischer Befund. Die Knötchenbildungen sind aber nach Ansicht der beiden Autoren nicht nur

Knickungen von Gefäßen, die in der Richtung des Röntgenstrahls auf die Platte projiziert werden, sondern sie stellen auch Gefäßwandveränderungen selbst dar.

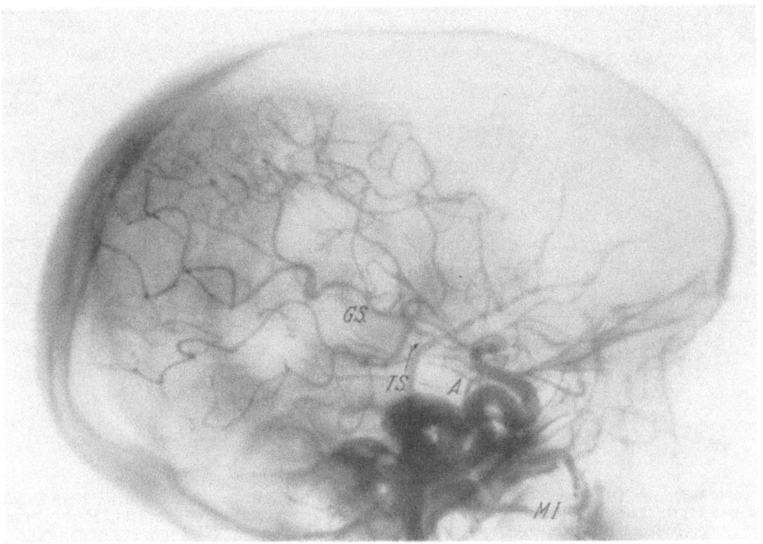

Abb. 241. Aneurysma der Art. carotis interna. (Fall von MONIZ.)

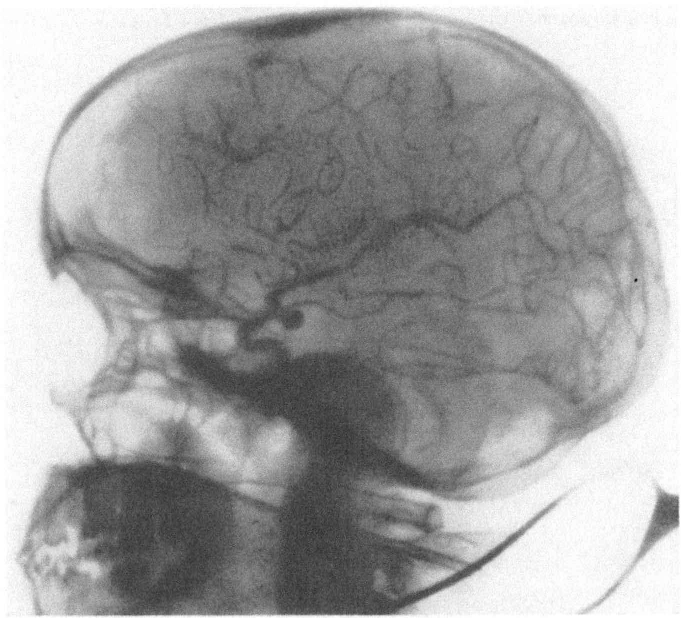

Abb. 242. Gestieltes Aneurysma der oberen Partie des Carotidensiphons. (Fall von DOTT.)

Abb. 243 stellt den typischen arteriographischen Befund bei der Hirnsklerose dar. Besonders bemerkenswert ist bei diesem Bild die verschiedene Kaliberdicke der A. pericallosa. Ähnliche Befunde wie bei der Atherosklerose konnten diese

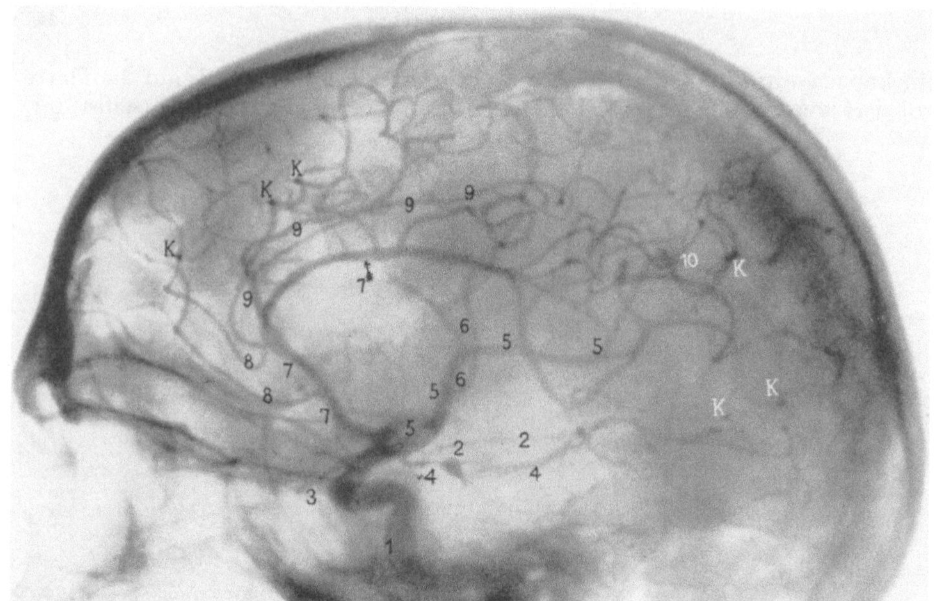

Abb. 243. Arteriosklerose, linke Seite. Arterioencephalographie. Encephalogramm: Nur Vorderhornfüllung. Mäßiger Hydrocephalus. Arteriogramm regelrecht. Starre, harte Gefäße. Knötchenbildung, besonders im Bereich des Endverlaufes der SYLVIschen Gefäßgruppe. Kleines Aneurysma der Arteria temporalis posterior? Manteldarstellung arteriosklerotischer Gefäße. 1 Unregelmäßig geformte Arteria carotis interna. 2 Arteria chorioidea anterior. 3 Arteria ophthalmica. 4 Arteria cerebri posterior mit dicker Knotenbildung (Aneurysma). 5 Gruppe der SYLVIschen Gefäße. 6 Arteria parietalis posterior. 7 Arteria cerebri anterior mit Mantelfüllung sowohl an der Basis als auch insbesondere in ihrer Fortsetzung als Arteria pericallosa. ← zeigt dünnstes Gefäßlumen und Darstellung eines unregelmäßig erweiterten Gefäßmantels der Arteria pericallosa. 8 Arteria frontalis anterior interna (2 Äste). 9 Arteria pericallosa marginalis. 10 Unregelmäßige Verdickungen, Knotenbildungen. Aneurysma? *K* Knickungen bzw. Knötchenbildungen. (Aus LÖHR-JACOBI: Die kombinierte Encephal-Arteriographie.)

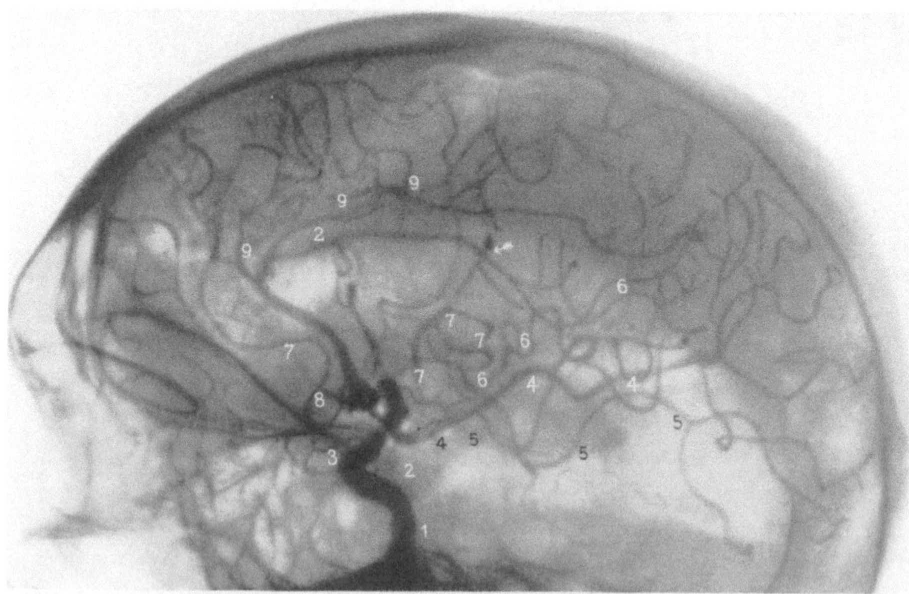

Abb. 244. Arteriogramm. Regelrechte Gefäßanordnung. Typisches Bild der Sklerose (Knötchenbildung). Unregelmäßig aufgebauchte Arteria pericallosa. 1 Arteria carotis interna. Steiler Verlauf im Schädel. Unklare Siphonbildung. 2 Kleine Gefäßchen zur Hirnbasis. 3 Arteria ophthalmica. 4 Arteria cerebri media mit Erweiterung in ihrem Abgang und verschwommener Darstellung. 5 Arteria temporalis posterior. 6 Arteria parietalis posterior. 7 Arteria cerebri anterior mit Kandelaberform. 8 Arteria frontalis anterior interna mit Verzweigung und Übergang in Venen bzw. Bildung von Kommunikationen mit 9 Arteria pericallosa marginalis, deren Abgang auch verbreitert und verschwommen ist. ← Verdickung im Gefäßverlauf? (Aus LÖHR-JACOBI: Die kombinierte Encephal-Arteriographie.)

Autoren auch bei der Tabes und Paralyse erheben. MONIZ konnte in einem Fall von Atherosklerose arteriographisch die Unterbrechung der A. fossae Sylvii und der A. temporalis post. feststellen.

D. Encephalographie durch kombinierte Kontrastdarstellung des Liquor- und Gefäßsystems.

(Encephal-Arteriographie.)

Für die Kombination der Encephalographie und Arteriographie in einer Sitzung haben sich in den letzten Jahren besonders LÖHR und JACOBI, ferner auch RODRIGUEZ ARIAS eingesetzt. Diese Autoren sind der Überzeugung, daß die kombinierte Encephal-Arteriographie die idealere Untersuchungsmethode darstellt als jede der beiden Methoden für sich allein, da sie beide Systeme (Ventrikel- und Gefäßsystem) gleichzeitig zur Darstellung bringt. Hinsichtlich der Gefährlichkeit betonen LÖHR und JACOBI, daß das kombinierte Verfahren keine größeren Gefahrenmomente bietet als die gewöhnliche Encephalographie allein.

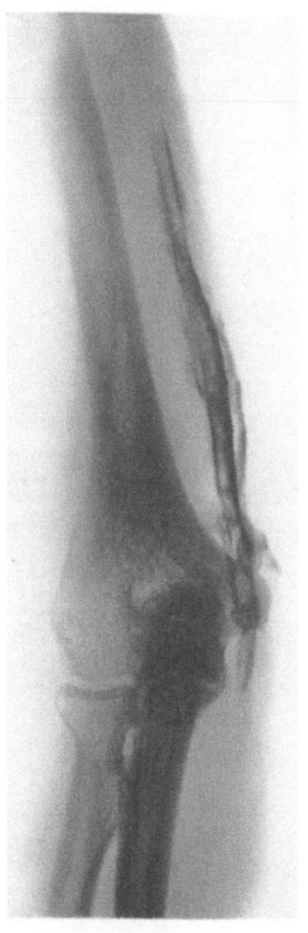

Abb. 245. Darstellung des Nervus ulnaris nach Thorotrastinjektion. (Fall von MONIZ.)

Die Technik ist folgende: Zunächst wird die Encephalographie unter langsamem Luft-Liquoraustausch vorgenommen. Von der Anwendung der Avertinnarkose hierbei sind LÖHR und JACOBI wieder abgekommen, haben diese jedoch nach erfolgter Encephalographie bei vielen Patienten angeschlossen, um sodann in Anlehnung an die Technik von MONIZ die Arteriographie doppelseitig vorzunehmen. Die besten Röntgenbilder werden erzielt, wenn man das Thorotrast direkt in die ungedrosselte A. carotis interna einspritzt. Als Beispiel eines Encephal-Arteriogramms sei ein Fall von Atherosklerose wiedergegeben (Abb. 244), der abgesehen von arteriosklerotischen Gefäßveränderungen den aus der Hirnatrophie resultierenden Hydrocephalus internus zur Darstellung bringt. Nach den bisher veröffentlichten encephal-arteriographischen Bildern, insbesondere bei Hirntumoren, Epilepsien usw., steht meines Erachtens der diagnostische Gewinn keineswegs im Verhältnis zur Größe des Eingriffs, der immerhin bei dem kombinierten Verfahren doch notwendig ist. Auch MONIZ hat in seiner L'angiographie cérébrale zu dieser Methode kritisch Stellung genommen und glaubt, daß die gleichzeitige Kombination beider Methoden im allgemeinen keine besseren diagnostischen Ausblicke gestattet. Läßt eine dieser beiden Methoden im Stich, so hat man ja immer noch die Möglichkeit, in einer späteren Sitzung die andere anzuschließen. Eine allgemeine Nachahmung hat die einzeitige Kombination der Arteriographie und der Encephalographie bisher nicht gefunden.

Anhang.

Die Neurographie.

MONIZ und SAITO, LÖHR und JACOBI ist es gelungen, durch Injektion von Thorotrast in periphere Nerven bzw. in die perineuralen Lymphbahnen diese Nerven röntgenologisch zur Darstellung zu bringen. Abb. 245 stellt den N. ulnaris

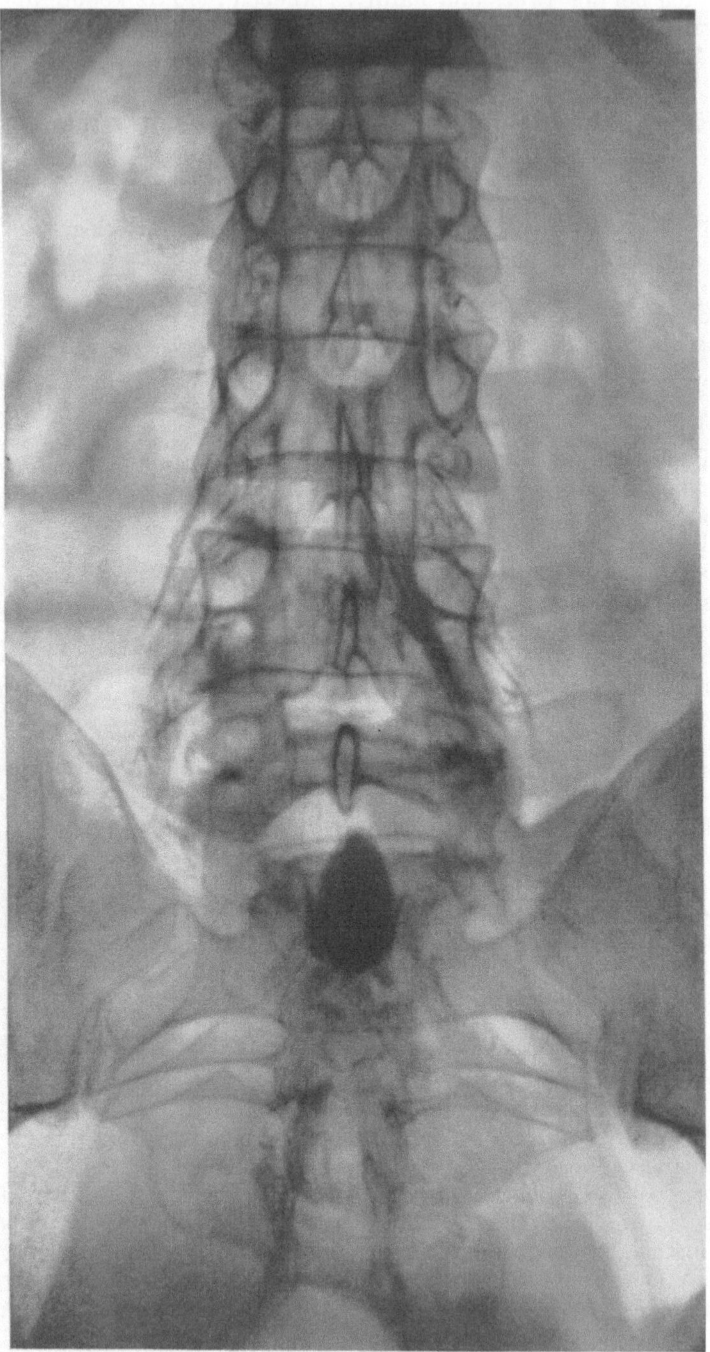

Abb. 246. Darstellung der Caudawurzeln nach endolumbaler Thorotrastinjektion einen Tag nach der Injektion. (Fall von LÖHR und JACOBI.)

nach Injektion von 2 ccm Thorotrast dar. In besonders schöner Weise gelang es LÖHR und JACOBI nach endolumbaler Injektion von Thorotrast bei einem

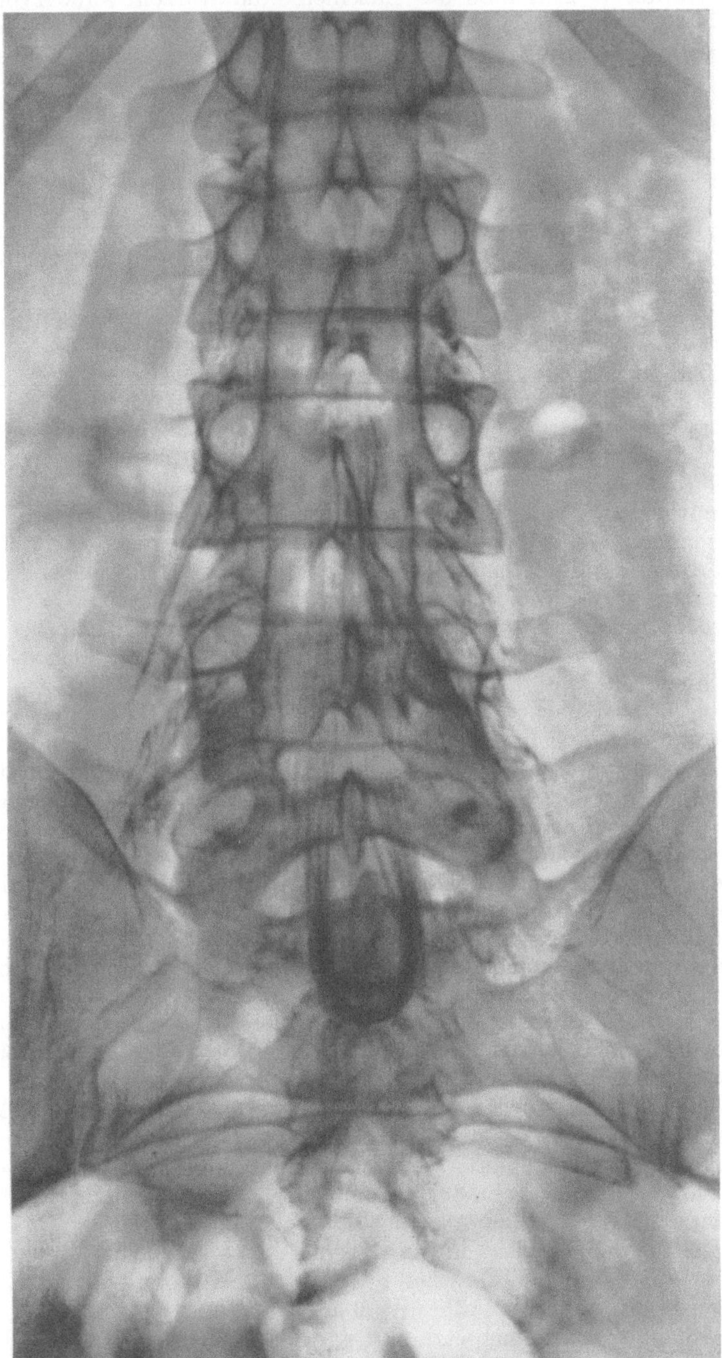

Abb. 247. Derselbe Fall 2 Monate später.

Paralytiker, die einzelnen Wurzeln der Cauda equina darzustellen. Abb. 246 stellt den Befund einen Tag nach der Injektion dar. Auf der Abb. 247 — 2 Monate nach der Injektion — sieht man die einzelnen Caudawurzeln wundervoll angefärbt, ebenso die peripheren Nerven im unteren Bereich der Lendenwirbelsäule. Eine praktische Bedeutung hat diese Methode indessen noch nicht erlangt.

E. Die Myelographie.

I. Allgemeiner Teil.

1. Einleitung, Geschichte.

Der direkte röntgenologische Nachweis herdförmiger Erkrankungen des Rückenmarks, insbesondere von Tumoren, im gewöhnlichen Röntgenbild gelingt nur ausnahmsweise selten. Er ist dann möglich, wenn der Tumor calcifiziert ist. Etwas häufiger gelingt der röntgenologische Nachweis von Rückenmarkstumoren im gewöhnlichen Röntgenbild durch sekundäre Veränderungen an der Wirbelsäule. So findet sich z. B. bei Rückenmarksgeschwülsten mitunter eine Kalkarmut der Wirbelkörper und -bögen in der Höhe der Geschwulst. Auf die Veränderungen der Wirbelbögen haben in jüngster Zeit besonders ELSBERG und DYKE sowie STEFAN hingewiesen. Diese Autoren fanden, daß der Abstand der Radices arcus vertebrae, die auf der a-p-Aufnahme des Röntgenbildes bekanntlich als Ovale erscheinen, im Bereich raumbeengender Prozesse des Rückenmarks gegenüber der Norm mehr oder minder stark vergrößert ist. Ferner sei auf die cariöse Aussparung zweier gegenüberliegender Gelenkflächen, auf die Erweiterung des Spinalkanals sowie auf seine Verdichtung in der Höhe der Geschwulst hingewiesen. All diese Veränderungen geben sich besonders dann zu erkennen, wenn man Aufnahmen in verschiedenen Strahlenrichtungen anfertigt. Immerhin muß aber betont werden, daß dieser röntgenologische Nachweis von Rückenmarkstumoren durch die sekundären Veränderungen an der Wirbelsäule auch nur in einer recht geringen Zahl der Fälle und auch da nur meist mit einer gewissen Wahrscheinlichkeit möglich ist. Es bedeutet daher die Einführung von Kontrastmitteln in den Liquorraum zur röntgenologischen Höhendiagnose komprimierender Prozesse des Rückenmarks einen ungeahnten Fortschritt in der physikalischen Diagnostik medullärer Erkrankungen.

Der erste Vorschlag, schattengebende Kontrastmittel in den Liquorraum beim Menschen zu bringen, um auf diese Weise die Höhendiagnose eines Rückenmarkstumors zu stellen, stammt von P. KRAUSE. Er empfahl 1912, vor der Operation eines Rückenmarkstumors nach Lumbalpunktion 10—20 ccm Liquor durch 10 bis 20 ccm einer 5% igen Kollargollösung zu ersetzen. Dieser Versuch wie die im gleichen Jahr von A. SIMONS beim Tier sowie die einige Jahre später von BERBERICH, HIRSCH und WARTENBERG mit Strontiumbromid ausgeführten Versuche führten jedoch zu keinem für die Klinik verwertbaren Ergebnis. Ebensowenig erwiesen sich die von DANDY, ESKUCHEN, HERZOG, JACOBAEUS, ALVENS und HIRSCH ausgeführten Versuche einer Myelographie mittels Luftinjektion, wobei der untere Pol des Tumors durch die lumbal eingeführte Luftblase röntgenologisch zur Darstellung gebracht werden sollte, als brauchbar. Erst SICARD und FORESTIER gelang 1922 durch die Entdeckung des Jodöls *Lipjodol* als Kontrastmittel für den Liquorraum die Lösung dieses Problems. Zunächst ein Spezialgebiet einiger weniger Forscher hat sich die Myelographie mit Jodipin in den letzten 8—10 Jahren in aller Welt als souveräne Hilfsmethode für die Rückenmarksdiagnostik durchgesetzt und ganz besonders für die Lokalisation komprimierender Prozesse unschätzbare Dienste geleistet.

Das Prinzip des SICARDschen Verfahrens hat auch heute noch seine volle Geltung. Eine in die Cisterna cerebello-medullaris injizierte Menge von Jodöl, dessen spezifisches Gewicht schwerer als dasjenige des Liquors ist und das radiologisch einen deutlichen Kontrast gegenüber den Wirbeln gibt, sinkt in wenigen Minuten bis zum Ende des Duralsacks hinab, wenn sich kein Hindernis in den Weg stellt. Ist das jedoch der Fall, dann bleibt das Jodöl als Stop hängen. Schließt das Hindernis den Lumbalkanal vollkommen ab, so wird alles Öl oberhalb des Abschlusses vollkommen zurückgehalten. Bleibt dagegen neben dem Hindernis noch Raum frei, dann wird das Öl an der Stelle der Kompression wohl arretiert, gleitet aber nach stunden- oder tagelanger Verzögerung ganz oder teilweise allmählich bis an das Ende des Duralsacks hinab. Die Zeitdauer des Absinkens und die Form der arretierten Ölmasse zeigen bei den einzelnen Erkrankungen oft ein verschiedenes Verhalten, so daß im Laufe der Jahre aus bestimmten Befunden sich sogar auch auf die Natur des komprimierenden Prozesses diagnostische Hinweise ergeben haben. Besteht auch heute noch in der Deutung myelographischer Bilder manche Unklarheit und Unsicherheit, und mag es auch heute noch Fälle geben, wo auch diese diagnostische Hilfsmethode versagt, so vermögen diese Tatsachen dennoch nicht mehr die Bedeutung, welche die Myelographie mittels Jodöl als maßgebende Methode für die Rückenmarksdiagnostik sich erworben hat, herabzusetzen. Im Laufe der Zeit sind in verschiedenen Ländern der Welt eine fast unübersehbare Zahl von Einzelbeobachtungen auf diesem Forschungsgebiet erschienen. Auch an Übersichtsarbeiten fehlt es nicht. Unter den deutschen Autoren seien besonders die zusammenfassenden Darstellungen von PEIPER, HEYMANN und ALBRECHT hervorgehoben.

2. Kontrastmittel.

SICARD hat für seine myelographischen Studien das Lipjodol LAFAY eingeführt, das eine Verbindung von Jod mit Mohnöl darstellt und in 40%iger Konzentration verwandt wird. Abgesehen von diesem hochprozentigen Öl hat er später das sog. Lipiodol montant oder ascendant verwandt. Es handelt sich hierbei um ein 8%iges Lipiodol, das spezifisch leichter ist als der Liquor im Gegensatz zum Lipiodol descendens und das endolumbal injiziert wird und infolge seines leichten spezifischen Gewichts aufsteigt und zum röntgenologischen Nachweis der unteren Tumorgrenze bestimmt ist. Abgesehen von der Verwendung zur Darstellung des unteren Tumorpols bei Rückenmarkstumoren hat das Lipiodol ascendens, wie bereits betont worden ist, auch für die Encephalographie Verwendung gefunden. Es muß jedoch gesagt werden, daß sich das Lipiodol ascendens weder für die Myelographie noch besonders auch für die Encephalographie als Kontrastmittel allgemein durchgesetzt hat. In Deutschland wird heute vorwiegend das 40%ige Jodipin (Merck) verwandt. Dieses Öl entsteht bei der Einwirkung von Jodwasserstoff auf Sesamöl und stellt eine feste Verbindung des Jods an die ungesättigten Fettsäuren des Sesamöls dar. Bei dem chemisch reinen Präparat sind die freien Fettsäuren des Öls eliminiert, wodurch die Reizwirkung erheblich herabgemindert ist. Neben dem 40%igen Jodipin descendens findet auch ein 20%iges Verwendung. Jedoch hat die Erfahrung gelehrt, daß das 40%ige Öl leichter absinkt als das 20%ige, weit bessere Kontraste gibt, was besonders bei der Myelographie korpulenter Kranker von Wichtigkeit ist, und daß die Reizwirkung des 40%igen Jodipins durchaus nicht wesentlich stärker ist als die des 20%igen. Die in den ersten Jahren der Myelographie geführte Diskussion, ob das Lipiodol oder das Jodipin größere Reizerscheinungen auf das Mark ausübt, haben ergeben, daß ein wesentlicher Unterschied zwischen diesen Präparaten nicht besteht, und daß sie sich in biologischer wie radiologischer Wirkung durchaus gleichwertig verhalten. HEYMANN benutzt Lipiodol, weil seine Reagensversuche eine geringfügigere Trübung des Liquors und seine schwächere Flockung bei Mischungsversuchen mit diesem Mittel ergaben. Zunahme von Wurzelschmerzen, einmal bis zur Unerträglichkeit, sowie Erstarrung des Öls zu Klumpen, die unlöslich mit dem untersten Markabschnitt verschmolzen waren, sah dieser Autor lediglich nach Verwendung von Jodipin. Jedoch fand er auch nach der Einspritzung von Lipiodol sichtbare Reizerscheinungen an der Oberfläche des Rückenmarks sowie entlang den hinteren Wurzeln. Ebenso lehren auch die Beobachtungen von BABINSKI, JARKOWSKI, LEENHARDT-SENTIS, KRAUSE, DE MARTEL, MONIZ, WARTENBERG u. a. sowie eigene Erfahrungen eindeutig, daß auch das Lipiodol Reizerscheinungen hervorrufen kann. Man hat versucht, diese Reizerscheinungen durch Verwendung tierischer Öle und Einführung anderer Kontrastmittel auszuschalten. Von diesen Präparaten seien erwähnt: Das Bromspecköl (PUTNAM), das Kontrastöl (DYROFF), Jodumbrin (MÖLLER) sowie in neuerer Zeit das Thorotrast (RADOVICI). Alle diese Präparate haben eine Verbesserung nicht bringen können, im Gegenteil rufen sie zum Teil wie das von JANOSSY empfohlene Jothionöl oder das Abrodil noch stärkere Reizerscheinungen hervor.

Welche Menge von Jodipin oder Lipiodol soll für die Myelographie verwendet werden? Daß die Menge des Jodöls einen wesentlichen Einfluß auf den Grad der Reizerscheinungen hat, kann nicht bezweifelt werden und ist von KLOSE und PEIPER bereits 1924 im Tierversuch nachgewiesen worden. Auf die Untersuchung dieser Autoren soll im nächsten Kapitel näher eingegangen werden. Von den großen Mengen, wie sie z. B. von ODIN und RUMSTRÖM (4,5 bis 10 ccm Jodipin) sowie von GORTAN und SAIZ, allerdings für encephalographische Zwecke (5—20 ccm 11%iges Lipiodol ascend.) verwandt wurden, ist man für die Myelographie ganz abgekommen. Als obere Grenze wird allgemein beim Erwachsenen für das 40%ige Jodipin 2 ccm angesehen. Im allgemeinen genügen schon Mengen von 1, höchstens $1^1/_2$ ccm. Für besonders kleine Mengen sind in den letzten Jahren EDLING, LARS und SVEN INGVAR eingetreten. Sie injizieren 0,25 ccm. Es ist gar kein Zweifel, daß man auch mit geringen Mengen, z. B. $^1/_2$ ccm 40%iges Jodipin, vielfach diagnostisch brauchbare Bilder erhalten kann. EDLING, LARS und SVEN INGVAR erhielten sogar mit ihren Minimaldosen bei ihren 11 Fällen diagnostisch verwendbare Bilder. Da wir aber heute andererseits wissen, daß das Jodöl trotz Bestehens eines Rückenmarkstumors, ohne einen Stop zu ergeben, abgleiten kann, sofern der Tumor eine vollständige Blockade des Subarachnoidalraums nicht hervorgerufen hat, so möchte ich der Verwendung so geringer Mengen als Methode der Wahl nicht das Wort reden. Was die Art der Behälter, in denen das Jodöl zur Injektion geliefert wird, betrifft, so ist empfehlenswerter als die Packung des Lipiodols in Weithalsflaschen diejenige des Jodipins in 2-ccm-Ampullen, wie sie von der Firma Merck geliefert wird.

3. Folgeerscheinungen der Jodölinjektionen.

Das Jodöl, ganz gleich, ob es sich um Jodipin oder Lipiodol handelt, zeichnet sich durch eine sehr langsame Resorption aus. Nach SICARD und FORESTIER beträgt die Ausscheidung von Jod im Urin nach endolumbaler Injektion in der ersten Woche 2—3 mg bei Injektion von 2 ccm 40%igen Lipiodols. Die Gesamtmenge braucht ungefähr 2—4 Jahre zur Resorption. Nach PEIPER brauchte 1 ccm einer 20%igen Jodipinlösung in einem Fall seiner Beobachtung 2 Jahre zur vollkommenen Resorption. Schon wenige Stunden nach der Injektion findet eine Trübung des Öls statt durch Aufnahme zahlreicher Rundzellen. PEIPER und PINEAS weisen darauf hin, daß man bei der Operation in den Maschen der Arachnoidea zuweilen feine butterförmige Stäbchen findet, die sich chemisch als Lipoid und Fettsäure erweisen und Verseifungsprodukte des Öls darstellen. Verschiedene Autoren (ALBRECHT, SHARPE und PETERSON) haben nach Jodölinjektionen Cystenbildungen beobachten können, was jedoch von SICARD bestritten wird. Es besteht aber gar kein Zweifel, wie eigene Beobachtungen lehren, daß es zu Verklebungen des Öls oberhalb eines Tumors und den sich dort häufig entwickelnden arachnitischen Strängen kommt. Das ist dann besonders der Fall, wenn man nicht schon in den allernächsten Tagen nach der Myelographie operiert. Das Operationsfeld sieht dann in der Tat mitunter recht verschmiert aus, so daß die topographische Übersichtlichkeit leidet. Hierauf hat, abgesehen von einer früheren Mitteilung von KRAUSE, bereits FOERSTER in einer Diskussionsbemerkung zu einem auf dem Wiener Neurologenkongreß 1927 von NONNE gehaltenen Vortrag hingewiesen. Es sei hier auch auf die Beobachtung HEYMANNs hingewiesen, der einmal nach Jodipininjektion eine Erstarrung des Öls zu Klumpen feststellen konnte, die unlöslich mit dem untersten Markabschnitt verbunden war, wie das die Abb. 407 seiner Arbeit zeigt (s. Abb. 277). Einen eigenartigen Befund nach Myelographie hat NONNE mitgeteilt.

In einem Fall, wo es sich um eine chronische meningitische Kompression des Rückenmarks (Narbenkonstriktion nach Meningitis cervicalis epidemica) handelte, war das Jodipin in das Innere des Rückenmarks hineingedrungen. Die post mortem erfolgte histologische Untersuchung des Rückenmarks ergab, daß eine reaktive Gliawucherung sich um das zentral gelagerte Jodipin gebildet hatte. NONNE betont ausdrücklich, daß eine lokale Verletzung des Rückenmarks durch die Injektion als solche nicht gesetzt worden war, wie sich sowohl aus der Tatsache ergab, daß vor der Injektion reichlicher Liquor entleert worden war, als auch aus dem völlig negativen Ergebnis der postmortalen Inspektion.

Mit der Reaktion des Rückenmarks nach Jodölinjektion haben sich KLOSE und PEIPER in ausgedehnten tierexperimentellen Untersuchungen beschäftigt, deren Ergebnis hier etwas näher geschildert werden soll.

Von übergroßen Mengen Jodipin ausgehend, injizierten diese Autoren bei Kaninchen fallende Dosen von 20%igem Jodipin endolumbal und untersuchten die Tiere histologisch nach verschiedenen Zeiten. Große Dosen bewirkten durch grobmechanische Wirkung den baldigen Exitus der Tiere. Man sah auf den Schnitten eine starke Sprengwirkung. Bei endolumbaler Injektion von $^1/_2$ ccm gelang es jedoch, die Tiere am Leben zu erhalten.

„Hier sah man schon nach 3mal 24 Stunden, besonders deutlich aber erst nach 3 Wochen, Veränderungen der Ganglienzellen auftreten und zwar in gleicher Weise, wie sie für die Schädigung des Rückenmarks durch Lumbalanaesthetica beschrieben worden sind. Die färbbaren Teile der Zellen lösten sich auf, die NISSL-Körper wurden klumpig, unscharf und gingen zum Teil in staubförmige Massen über. Sehr deutlich war die Alteration des Kerns. Alle Grade möglicher Reizung von stärkerer Tingierbarkeit über Randverlagerung des Kerns bis zur irreparablen Kernschattenbildung waren vorhanden. Kurz wir fanden das typische Bild der Chromolyse, wie man sie auch sonst als unspezifische Zellveränderung bei Alterationen (Kachexie!) und Vergiftungen aller Art zu finden gewohnt ist. Dabei war deutlich die Tendenz des Ergriffenwerdens nur bestimmter Zellarten, nämlich zumeist nur der Vorderhornganglienzellen, festzustellen und hier wiederum auch nur mit der wahllosen Auslese einzelner Zellen. So fanden sich fleckweise neben erkrankten Zellen, ja unmittelbar neben Zellschatten völlig normale Ganglienzellen. Das erklärt — wie bei den histologischen Folgeerscheinungen der Lumbalanaesthetica — das klinische Fehlen von Ausfallserscheinungen. Daneben fanden sich Zellveränderungen im Sinne der Achromatose mit Zellblähung sowie Vermehrung der sogenannten Trabantzellen. Weiter traten einige Male starke Veränderungen am Zentralkanal auf. Hier war das Ependym des Kanals zerstört, um ihn herum die Zeichen toxischer Entzündung mit Einbruch der Infiltrate in den Zentralkanal, der oft völlig mit abgestorbenen Leukocyten angefüllt war. Die Erklärung hierfür liegt wohl am nächsten in der Annahme eines Reizes durch das Jodipin unmittelbar vom Zentralkanal aus. In ihm fanden sich Öltropfen und Nervenscheidenzerfallsprodukte in verschieden reichlicher Menge. Alle diese zum Teil schweren histologischen Veränderungen waren bei Mengen von $^1/_{10}$—$^1/_{20}$ ccm Jodipin, also einer für das Kaninchen immerhin großen Menge, gar nicht vorhanden oder nur so schwach angedeutet, daß im letzteren Fall die Deutung des Befundes als pathologisch zweifelhaft blieb."

KLOSE und PEIPER schließen mit Recht aus ihren Untersuchungen — und die Erfahrungen beim Menschen sind hierfür eine Bestätigung — daß es Mengen von Jodipin gibt, die vom Rückenmark reizlos vertragen werden. Beim Kaninchen ist das bei Mengen von $^1/_{10}$—$^1/_{20}$ ccm der Fall. Beim Menschen werden — sehen wir von der akuten meningealen Reaktion unmittelbar nach der Injektion ab —, entsprechend höhere Mengen ohne irgendwelche Dauerschäden vertragen. Auf Grund der meisten klinischen Erfahrungen haben sich für die Myelographie Mengen bis zu $1^1/_2$—2 ccm 40% igen Jodöls in der Regel als gut verträglich erwiesen. Hier sei auch darauf hingewiesen, daß SICARD und JIRÁSEK für die Jodölfüllung syringomyeloischer Höhlen eingetreten sind, die von seiten des Marks reaktionslos vertragen werden sollen.

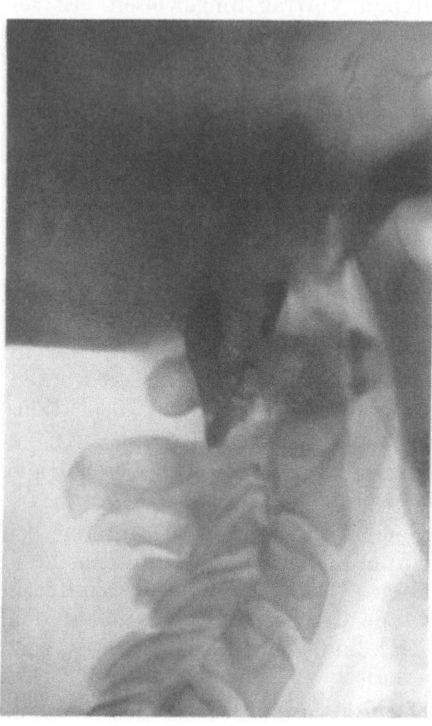

Abb. 248. Kompletter Stop bei hoher Halsmarkkompression.

In den ersten Stunden bzw. Tagen nach der Jodölinjektion treten beim Menschen klinische Symptome auf, die als Ausdruck einer meningealen Reaktion aufzufassen sind. Die Mehrzahl der Kranken reagiert mit Steifigkeitsgefühl im Kreuz und Nacken, Kopfschmerzen und Rückenschmerzen, mitunter auch mit Übelkeit und Brechreiz sowie mit Temperaturerhöhung. Untersucht man nach der Myelographie durch erneute Lumbalpunktion den Liquor, so findet man eine mehr oder minder starke Zellvermehrung, die nach etwa 24—36 Stunden ihren Höhepunkt erreicht, um dann bald unter Abklingen der klinischen Symptome wieder zur Norm zurückzukehren. Die Stärke der meningealen Reaktion ist individuell verschieden und richtet sich zum Teil auch nach der Art des Krankheitsprozesses. So können z. B. stärkere Reizerscheinungen bei Tabes, der Meningomyelitis verschiedenster Ätiologie und multipler Sklerose ausgelöst werden. Besonders lang anhaltend und quälend können die Reizerscheinungen sein, wenn Jodöl entweder unmittelbar durch die Injektion oder durch Lagerung in die hintere Schädelgrube eindringt. Daß es dann zu Augenmuskellähmungen usw. kommen kann, ist von ALBRECHT und PINEAS betont worden. Bei bereits bestehender Rückenmarkskompression kommt es nicht selten nach der Jodfüllung zu einer Verstärkung der spinalen Lähmungserscheinungen. Auf diese Tatsache ist von zahlreichen Autoren hingewiesen worden. Ich selbst konnte in 3 Fällen von Rückenmarkskompression — in einem Fall handelte es sich um ein Meningeom, im anderen um einen extraduralen Tumor, im 3. Fall um eine Spondylitis tuberculosa — ein rapides Fortschreiten der spinalen Symptome beobachten, so daß bereits am 2. Tage nach der Myelographie ein totales Querschnittssyndrom bestand. In denjenigen Fällen, in denen die Operation schon in den nächsten Tagen nach der Jodfüllung — und das sollte immer anzustreben sein — angeschlossen wird, hat diese Verschlimmerung keine praktische Bedeutung, anders in den Fällen, wo aus irgendwelchen Gründen die Entfernung der Kompression des Marks nicht vorgenommen werden kann. Hier kann insbesondere durch die infolge der Blasenlähmung sich entwickelnde Cystopyelitis eine direkte Lebensgefahr heraufbeschworen werden. Daß aber eine Verstärkung der spinalen Erscheinungen nach Jodölinjektion durchaus keine conditio sine qua non ist, konnte ich erst vor kurzem bei einem Fall von Kompression des oberen Halsmarks beobachten. Hier bestand ein inkomplettes Querschnittssyndrom beiderseits von C_4 abwärts. Die Lumbalpunktion ergab ein typisches Kompressionssyndrom im Liquor (4 Teilstriche Eiweiß, 10:3 Zellen, QUECKENSTEDTscher Versuch: undurchgängig). Die Myelographie ergab nach zisternaler Injektion von $1^1/_2$ ccm 40%-igen Jodipins einen kompletten Stop in Höhe des 1. und 2. Halswirbels (Abb. 248). Der Patient konnte sich zu einer Operation nicht entschließen. Eine nach 4 Wochen angefertigte Kontrollaufnahme zeigte, daß nur ein ganz geringer Teil des Jodöls abgeglitten war, während die Hauptmasse immer noch zwischen 1. und 2. Halswirbel saß (Abb. 249). Trotzdem konnte eine Zunahme der spinalen Symptome nicht verzeichnet werden. Wie bereits erwähnt, klingen die Reizerscheinungen nach Jodölfüllung nach mehr oder minder kurzer Zeit ganz ab, und es muß als durchaus ungewöhnlich bezeichnet werden, wenn sie mehrere Wochen anhalten.

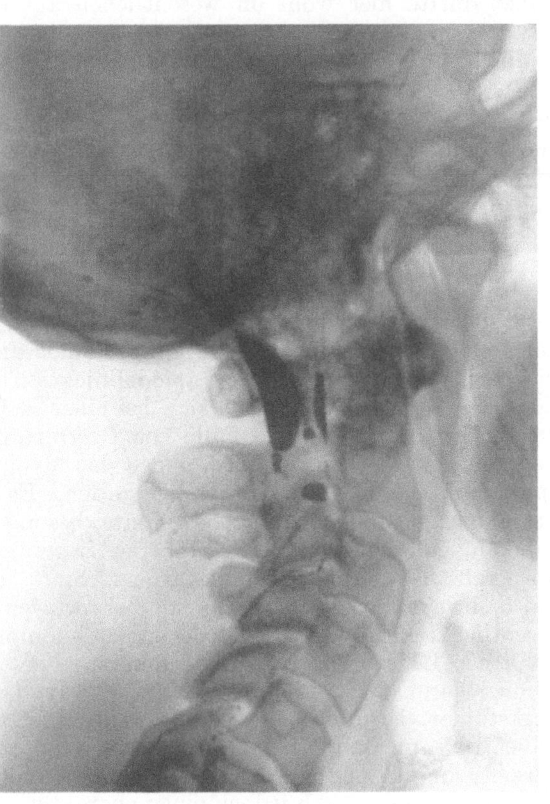

Abb. 249. Derselbe Fall 4 Wochen später. Trotz des Dauerstops keine Zunahme der Querschnittserscheinungen.

Gegenüber diesen unangenehmen Folgeerscheinungen der Myelographie muß aber, abgesehen von dem hohen diagnostischen Wert dieser Methode, die die Zahl der früher bei unklaren Rückenmarksprozessen notwendigen Probelaminektomien erheblich vermindert hat, darauf hingewiesen werden, daß sich die Jodölinjektion mitunter sogar therapeutisch günstig auswirkt. Einen interessanten Fall zu dieser Frage hat P. SCHUSTER mitgeteilt:

Eine ältere Frau, die vollkommen spastisch gelähmt war und wegen Verdachts auf einen Rückenmarktumor myelographiert worden war, zeigte einen großen massiven Stop in der Höhe der mittleren Brustwirbelsäule. Der Stop hatte eine merkwürdige weintraubenartige Gestalt und war an dieser Stelle noch $1^1/_2$ Jahre nach der Injektion zu sehen. Unmittelbar nach der Myelographie zeigte die Kranke eine fortschreitende Besserung und konnte allmählich ohne Stock und ohne Unterstützung ziemlich normal gehen. SCHUSTER vermutet, daß es sich hier um feine arachnoiditische Stränge gehandelt hat, wie man sie bei multipler Sklerose findet. Weiterhin sind sogar Heilungen von Incontinentia urinae bei Spina bifida (WILLMOTTE und LEGROUX) sowie Besserung von Wurzelischias, Arthralgien, rheumatischen Muskelschmerzen und Kausalgien (SICARD und FORESTIER) nach endolumbalen Jodölinjektionen beobachtet worden. THURZÓ konnte gute therapeutische Resultate bei tabischer Opticusatrophie mit einer Emulsion von $^1/_4$—1 ccm Lipiodol ascendens und 15—20 ccm Liquor erzielen, die er subboccipital injizierte. Der therapeutische Effekt dürfte hier wohl im wesentlichen auf einem reaktiven Reiz beruhen.

4. Möglichkeiten und Grenzen der Myelographie. Indikation und Gegenindikation.

Es hat sich in den ersten Jahren der Myelographie eine ziemlich lebhafte Diskussion darüber erhoben, bei welchen Fällen diese Methode ihre Anwendung finden soll. Noch 1927 hat sich NONNE dafür eingesetzt, daß die Myelographie nur als ultimum refugium angewandt wird. FOERSTER wollte diese Methode nur für besondere Fälle reserviert wissen. Jedoch hat FOERSTER in der Diskussion damals bereits hervorgehoben, daß unter Umständen nur die Myelographie allein den wahren Sitz der komprimierenden Noxe zeigt. So konnte er über einen Fall berichten, bei dem alle klinischen Zeichen auf eine Leitungsunterbrechung des Marks in der Höhe des 8. und 9. Thorakalsegments hinwiesen. Bei der Operation wurde jedoch der Tumor an dieser Stelle nicht gefunden. Die nachträglich ausgeführte Lipiodolinjektion zeigte den wahren Sitz in der Höhe des 1. Brustwirbels, wo sich bei einer 2. Operation der Tumor fand und gut entfernen ließ. Andere Fälle von Diskrepanz zwischen klinischer Segmentdiagnose und Myelogramm, bei denen das Myelogramm recht behielt, sind von ALBRECHT, PEIPER u. a. mitgeteilt worden. Es ist ja für den Neurologen eine alte Erfahrungstatsache, daß bestimmte, besonders hochsitzende Rückenmarkstumoren, entsprechend der peripheren Lagerung der Bahnen für die tiefsten Körperabschnitte im Rückenmarksquerschnitt, diese schon frühzeitig schädigen und dadurch eine Symptomatologie hervorrufen können, die klinisch für einen wesentlich tieferen Sitz der Rückenmarkskompression spricht, als es der tatsächlichen Lage der komprimierenden Noxe entspricht. Welchen Grad das annehmen kann, zeigt eine Beobachtung PEIPERS. In einem Fall von Rückenmarkstumor, der monatelang zunächst als Hysterie behandelt worden ist, wurde schließlich auf Grund der klinischen Symptome von „hervorragend neurologischer Seite" der Verdacht auf einen Conus- oder Caudatumor geäußert. Das Myelogramm ergab jedoch einen charakteristischen Stop am unteren Rande des 2. Brustwirbels. Dort konnte ein großes weiches Neurinom aus seiner anterolateralen Lage operativ entfernt werden. Es besteht aber andererseits noch insoweit eine Diskrepanz zwischen klinischer Symptomatologie und Myelogramm, wobei das letztere den eigentlichen Sitz des Prozesses aufdeckt, als infolge der sich nicht selten bei Rückenmarkstumoren oberhalb der Kompression entwickelnden Arachnitis die klinische Symptomatologie auf einen höheren Sitz des Tumors hinweist, als es der Wirklichkeit entspricht (PAPPENHEIM, ELSBERG u. a.). Auch hier vermag das Myelogramm schlagartig die Situation zu klären.

Von ganz hervorragender Bedeutung erweist sich jedoch die Myelographie bei Unklarheit und Fehlen neurologischer Symptome. Das gilt insbesondere für die tiefsitzenden Rückenmarkstumoren, vor allem für die Caudatumoren. Wir wissen, daß die Caudatumoren monate-, ja jahrelang einzig und allein unter dem Bilde einer Ischias verlaufen können, bis es zur Ausbildung der für den Caudatumor charakteristischen Symptomatologie kommt. Die Lumbalpunktion kann zwar in solchen Frühfällen mitunter Zeichen des Kompressionssyndroms im Liquor (Xanthochromie, erhöhter Eiweißgehalt bei normaler

Zellzahl, fehlender Druckanstieg bei Jugulariskompression) ergeben, jedoch kann auch dieses Liquorsyndrom fehlen oder mindestens in seinen einzelnen Komponenten nicht eindeutige Resultate ergeben. Erwähnt sei hier ein Fall von NONNE:

Es lagen Symptome einer Querschnittsmyelitis in Höhe von D_3—D_4 vor. Die Liquoruntersuchung ergab zisternal wie lumbal gleiche Resultate, ebenso der QUECKENSTEDTsche Versuch. Dagegen wies die Jodipinfüllung auf eine Kompression dieser Stelle hin. Bei der Operation fand sich ein Endotheliom. Hier sei noch ein Fall meiner eigenen Beobachtung erwähnt. Während meiner Tätigkeit an der FOERSTERschen Klinik sah ich an einer anderen Abteilung consiliariter einen Fall von hartnäckiger Ischias, der wegen der unklaren Symptomatologie, und nachdem alle möglichen Behandlungsmethoden, inklusive epiduraler Injektion, sich als wirkungslos erwiesen hatten, als Hysterie angesehen und dementsprechend behandelt wurde. Bei der neurologischen Untersuchung fiel mir, abgesehen von der Herabsetzung eines Achillessehnenreflexes, eine Hypalgesie in den alleruntersten Sacralsegmenten linkerseits auf. Hier ergab zwar die Lumbalpunktion durch das Liquorergebnis schon einen Anhaltspunkt für eine Rückenmarkskompression, jedoch erbrachte erst die Myelographie absolute Klärung. Bei der Operation wurde von FOERSTER ein vom Filum terminale ausgehender, pflaumengroßer Tumor exstirpiert. Gerade bei den Caudatumoren können die lange vor Einsetzen der Lähmungserscheinungen auftretenden radikulären Reizerscheinungen dann besonders Anlaß zu Fehldiagnosen geben, z. B. mit lanzinierenden Schmerzen, wenn die Anamnese eine luische Infektion des Kranken ergibt, sich eine reflektorische Pupillenstarre und eventuell eine positive Wa.R. findet. Ein derartiger Fall von Conus-Caudatumor, der von FOERSTER erfolgreich operiert worden ist, ging lange unter der Diagnose Lues spinalis. Über einen in diese Gruppe hineingehörenden Fall von Caudatumor eigener Beobachtung, der seit 2 Jahren an „Lumbalneuralgie und rechtseitiger Ischias“ litt, und bei dem sich im Anschluß an einen Mumps schwerste Schmerzzustände im Kreuz und beiden Beinen einstellten, was zunächst zur Diagnose einer Radiculitis infolge Mumps geführt hatte, soll im Kapitel der extraduralen Tumoren eingehend berichtet werden. Aber auch bei höhersitzenden Rückenmarkstumoren kann die Irritation der sensiblen Bahnen lange den übrigen Symptomen vorausgehen. Auch hier erweist sich die Myelographie als souveräne diagnostische Methode und mitunter lebensrettend. Dasselbe gilt auch bei Vorherrschen anderer Symptome, z. B. der Pyramidenzeichen. So berichtet DREYFUS über 3 Fälle, die zum Teil jahrelang an solierten spastischen Symptomen litten und unter der Diagnose „spastische Spinalparalyse“ liefen. Auch hier gelang eine Klärung durch die Myelographie. Durch die folgende Exstirpation konnte allen 3 Fällen geholfen werden.

Bei der Besprechung der diagnostischen Möglichkeiten, die durch die Myelographie bestehen, soll hier noch kurz die Frage gestreift werden, inwieweit aus dem Myelogramm auf die Art der komprimierenden Noxe diagnostische Schlüsse gezogen werden dürfen. Mit einer gewissen Wahrscheinlichkeit können heute aus der Art des Myelogramms differentialdiagnostische Schlüsse zwischen intramedullären und extramedullären Tumoren gezogen werden. Ebenso zeigt das Myelogramm bei bestimmten Formen der Meningitis chronica serofibrosa adhaesiva charakteristische Befunde. Darüber hinaus sind differentialdiagnostische Schlüsse, wenn überhaupt, nur im Verein mit der Anamnese und dem übrigen neurologischen Befund möglich.

Gegenüber diesen Fällen, bei denen der hohe diagnostische Wert der Myelographie außer Zweifel steht, und bei denen sie ihre Überlegenheit über alle übrigen diagnostischen Methoden der Neurologie in Beweis stellt, gibt es aber auch

Fälle, bei denen sich die Myelographie als zu feines Reagens erweist, eine Rückenmarkskompression vortäuscht und Anlaß zu operativen Interventionen geben kann, ohne daß der operative Befund eine Bestätigung des Myelogramms zu erbringen vermag. Das kann einmal infolge technischer Mängel eintreten. Wir wissen heute, daß Luftblasen im Kontrastmittel das Hinabgleiten des Jodöls verzögern und unter Umständen zu einer Arretierung in der physiologischen Enge des Wirbelkanals (D_4) führen können. Ferner kann die Vornahme einer Myelographie in zu kurzem zeitlichen Abstand nach einer Lumbalpunktion irreführende Bilder liefern. Derartige Fehldiagnosen infolge technischer Mängel werden aber heute dem mit dieser diagnostischen Hilfsmethode und den übrigen neurologischen Untersuchungsmethoden Vertrauten nur in sehr seltenen Fällen widerlaufen. Sehen wir von diesen Versagern infolge technischer Mängel ab, so gibt es aber auch bei einwandfreier Technik Versager. Hierher gehört der bereits aus anderen Gründen zitierte Fall von multipler Sklerose von P. SCHUSTER. Erwähnt sei ferner ein Fall von F. KRAUSE, der einen 11 Tage lang bestehenden Stop zeigte, ohne daß sich hierfür weder bei der Operation noch bei der Autopsie eine Ursache aufdecken ließ. Insbesondere dürften mehr oder minder akut einsetzende Querschnittsunterbrechungen auf dem Boden von Gefäßprozessen, die mit einer nur vorübergehenden Schwellung des Marks in einem bestimmten Rückenmarksniveau einhergehen, zu solchen diagnostischen Irrtümern Anlaß geben. Wird die Myelographie in einem derartigen Fall noch im Zeitpunkt des circumscripten Rückenmarksödems ausgeführt, dann wird an der Stelle der Schädigung ein mehr oder minder kompletter Jodstop festzustellen sein. Derselbe Fall, nach Abklingen des Ödems myelographiert, würde eine absolut freie Passage des Jodöls ergeben. In diese Gruppe dürfte eine von E. GUTTMANN veröffentlichte Beobachtung einzugliedern sein.

Auch bei malignen Wirbelsäulentumoren, z. B. Carcinomen, Sarkomen, sowie bei tuberkulösen Prozessen der Wirbelsäule kann es in der Höhe des Sitzes dieser Affektionen zu circumscriptem Ödem des Rückenmarks auf dem Boden von Zirkulationsstörungen kommen, das klinisch zu einer Querschnittsunterbrechung des Marks an dieser Stelle und myelographisch zu einem mehr oder minder kompletten Stop führen kann, ohne daß bei der später vorgenommenen Operation eine Ursache für die Kompression aufgedeckt werden kann. Das zeigt ein Fall von Wirbelcarcinose, den WARTENBERG veröffentlicht hat.

Besonders bemerkenswert dürfte in diesem Zusammenhang auch ein Fall von Arachnitis spinalis sein, den GERHARDT aus der FOERSTERschen Klinik beschrieben hat. Hier bestand eine scharfe Diskrepanz zwischen dem klinischen Symptomenbild, das auf einen Prozeß im Bereich des 11. Brustsegments hinwies, und dem Lipiodolbild, das einen totalen Stop in Höhe des 3. Brustwirbels zeigte (Abb. 250). Bei der Operation in der Höhe des Jodölstops wurde lediglich eine etwas verdickte Arachnoidea gefunden. Das Jodöl war in einer Masche derselben festgehalten worden. Da der geringfügige Befund unmöglich ausreichte, um das totale Querschnittssyndrom in der Höhe von Th_{11} zu erklären, wurde in einem 2. Akt das untere Thorakalmark freigelegt. Es wurde in der Höhe von Th_{11} eine haselnußgroße, derbwandige Cyste gefunden, die das Mark an dieser Stelle bis auf etwa ein Drittel seines normalen Umfangs komprimiert und zu seiner vollkommenen Leitungsunterbrechung geführt hatte.

Aber auch das Umgekehrte kann der Fall sein. Die Myelographie ist unter bestimmten Umständen nicht imstande, einen tatsächlich bestehenden Tumor durch einen Jodölstop nachzuweisen. Derartige Beobachtungen sind in der Literatur mehrfach niedergelegt worden. So sind von DE MARTEL 2 Tumorfälle beschrieben worden, die das Öl glatt passieren ließen. CESTAN teilt eine Beobachtung mit, in der ein oberer extraduraler Tumor, der nur ganz gering komprimierte, das Öl bis zu einem zweiten Tumor durchließ, der zwei Segmente tiefer saß. VERAGUTH berichtete auf dem Wiener Neurologenkongreß über einen Fall von Morbus RECKLINGHAUSEN, bei dem ein Neurofibrom nach vorangegangener Myelographie in Höhe der obersten Thorakalsegmente entfernt werden konnte. Der Fall erholte sich nicht, und bei der Autopsie wurde wenige Segmente oberhalb des exstirpierten extramedullären Tumors ein intramedullärer Tumor gefunden, der das Lipiodol hatte glatt vorbeipassieren lassen. GUILLAIN beschreibt ein extramedulläres Fibrolipom, das bei der ersten

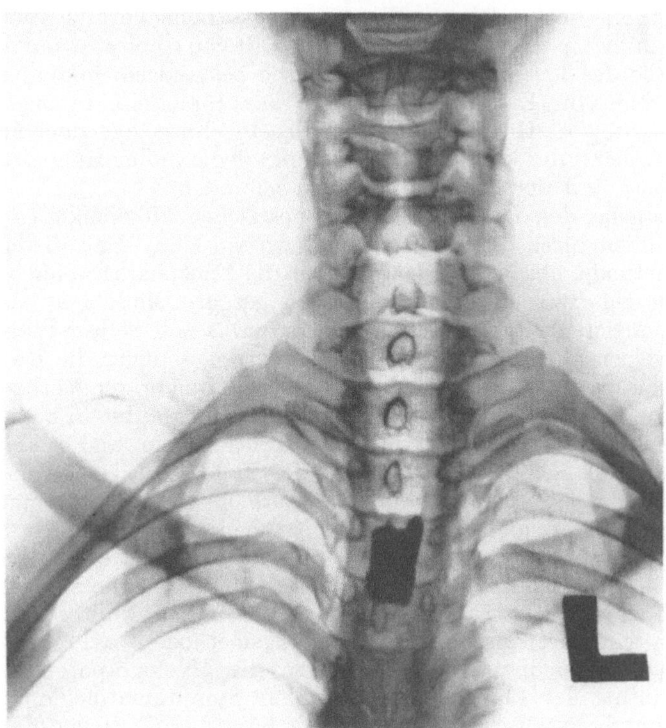

Abb. 250. Jodölstop durch Hyperplasie der Arachnoidea (Fall von GERHARDT).

Lipiodolprobe keinen Stop ergab. Erst ihre Wiederholung 2 Monate später zeigte den Sitz der Geschwulst in Höhe des 11. Brustwirbels. ROUSSY und Mitarbeiter sahen einen intramedullären Tumor von größerer Ausdehnung, der einen völlig negativen Ausfall der Lipiodolprobe und, nebenbei erwähnt, auch einen völlig negativen Liquorbefund aufwies. Gegenüber diesen Beobachtungen hat PEIPER die Behauptung aufgestellt, er glaube nicht, daß selbst bei sehr kleinen Tumoren das Jodöl ohne weiteres glatt vorbeistreicht. Er nimmt an, daß der negative myelographische Befund infolge eines technischen Fehlers zustande kommt, und zwar dadurch, daß der rechte Zeitpunkt der Aufnahme, wo der passagere Stop an der Tumorstelle zu sehen gewesen wäre, verpaßt worden ist. Als Beweis für diese Auffassung führt er einen von anderer Seite myelographierten Fall von intramedullärem Tumor an, bei dem das 1. Myelogramm, das erst am Tage nach der Jodölinjektion gemacht worden war, eine freie Passage ergeben hatte. Seine eigene, später ausgeführte, erneute Myelographie ergab einen sofortigen Totalstop im mittleren Brustmark. Wenige Stunden später war jedoch das Depot schon durchpassiert. Wenn man die Richtigkeit der

PEIPERschen Ansicht für einen Teil der veröffentlichten Fälle (DENK, GUILLAIN, NAVILLE, ODY, REVERDIN) wird anerkennen dürfen, so läßt sich andererseits an der Tatsache des völlig negativen Myelogramms, z. B. bei schmalen, stiftförmigen intramedullären Tumoren, kaum zweifeln. Man wird allerdings die Empfehlung PEIPERS, sofort nach der zisternalen Jodölinjektion mit den Aufnahmen zu beginnen und sich so ein Urteil über die Fallgeschwindigkeit des Jodöls zu bilden, beherzigen müssen.

Schließlich kann bei seltenen Fällen die Myelographie durch einen partiellen Jodstop einen Tumor vortäuschen, während das Jodöl an dem eigentlichen Sitz des Tumors vorbeigleitet. Eine derartige Beobachtung verdanken wir A. H. SCHROEDER aus Montevideo bei einem Fall von Cholesteatom des Rückenmarks in Höhe des 12. Brustwirbels. Klinisch bestand ein inkomplettes Querschnittssyndrom von L_2. Dagegen zeigte das Lipiodolbild einen länglichen inkompletten Stop in Höhe des 6. Brustwirbels. Entgegen dem Myelogramm wurde entsprechend der klinischen Symptomatologie in der Höhe des 12. Brustwirbels operiert und dort der Tumor auch gefunden.

Im vorhergehenden habe ich die diagnostischen Möglichkeiten aufgezeigt, die dem Kliniker durch die Myelographie gegeben sind. Daß dieser diagnostischen Hilfsmethode, ebenso wie das auch für die Encephalographie bei der Hirndiagnostik gezeigt werden konnte, Grenzen gezogen sind, geht aus den weiteren Darlegungen ebenso eindeutig hervor. Das soll selbstverständlich den Wert der Myelographie durchaus nicht herabsetzen, sondern die Kenntnis ihrer Grenzen ist die beste Gewähr gegen eine Überschätzung der Methode und ihre kritiklose Anwendung. Wie erwähnt, kann die Myelographie in manchen Fällen allen anderen diagnostischen Verfahren überlegen sein und schlagartig eine klare Diagnose zulassen, in der Mehrzahl der Fälle wird das Myelogramm nur in Kombination mit Anamnese, klinisch neurologischer Symptomatologie und Liquorbefund zur Klärung eines Falles beitragen können. Es ist heute nicht mehr möglich, auf Grund einzelner Versager diese Methode gegenüber dem großen Fortschritt, den sie uns in der Rückenmarksdiagnostik gebracht hat, als unbrauchbar abzulehnen. Ebensowenig darf sie heute unter Überschätzung der „guten, alten neurologischen Untersuchungsmethoden“ als „Luxusmethode“ (WARTENBERG) bezeichnet werden, sondern die Myelographie gehört ebenso wie die Kenntnis der klinisch-neurologischen Symptomatologie und wie die serologische und cytolische Liquoruntersuchung zum diagnostischen Rüstzeug des Neurologen bzw. des Neurochirurgen. Das Risiko einer Schädigung durch die Myelographie ist nach allen bisherigen Erfahrungen als gering zu bezeichnen. Wenn man bedenkt, wie oft man vor der myelographischen Ära bei unklaren Rückenmarksprozessen Probelaminektomien vorgenommen hat, die ja zweifellos höhere Gefahrenmomente für den Kranken in sich bergen, so wird dieses Risiko zweifelsohne aufgewogen.

In Übereinstimmung mit der Mehrzahl der Autoren führe ich daher nach Erschöpfung der neurologischen Untersuchung die Myelographie bei jedem sicheren und jedem verdächtigen Fall von Rückenmarkskompression aus. Zurückhaltung bewahre ich hierbei nur dann, wenn a priori die Möglichkeit einer baldigen operativen Intervention nach erfolgter Myelographie nicht besteht, da ja dann durch die Verstärkung der Rückenmarkskompression durch das arretierte Jodöl bzw. durch die Verklebung des Jodöls mit dem Mark an der Kompressionsstelle die Möglichkeit einer weiteren Schädigung gegeben ist. Daß diese Schädigungsmöglichkeit aber durchaus keine conditio sine qua non ist, habe ich vorhin an Hand meiner Beobachtung auseinandergesetzt. Bei allen übrigen Rückenmarksleiden halte ich die Myelographie dann für anwendbar, wenn die Anamnese, die neurologische Symptomatologie sowie die

Liquoruntersuchung eine Klärung nicht erbracht haben. Auch bei akuten traumatischen Läsionen der Wirbelsäule mit Markerscheinungen kann die Myelographie nach Abklingen des Shocks für die Entscheidung der Frage eines eventuell operativen Vorgehens von Wert sein, worauf besonders PEIPER, HEYMANN und SCHMIEDEN hingewiesen haben. Ebenso ist mitunter bei den posttraumatischen Zustandsbildern, insbesondere der Meningopathia posttraumatica die myelographische Untersuchung durchaus angebracht und diagnostisch wertvoll. Auch kongenitale Prozesse wie Skoliosen mit spinalen Symptomen sowie rachitische Skoliosen, ferner die Spina bifida können auf Grund von Erfahrungen von JAROSCH und ELMSLIE sowie von FRICK, HILLER und SAMSON Gegenstand myelographischer Klärung sein. Ebenso können auch besondere Fälle von Spondylitis tuberculosa — ein derartiger Fall eigener Beobachtung soll später erörtert werden — eine Indikation für die Myelographie bilden, worauf besonders DEJERINE und SORREL hingewiesen haben. Die Myelographie mittels ascendierenden Jodöls halte ich, abgesehen von ihrem untergeordneten diagnostischen Wert, wegen der Möglichkeit stärkerer cerebraler Reizerscheinungen und Schädigungen nur in Ausnahmefällen für zulässig. Hinsichtlich der Indikation der Endomyelographie bei Syringo-Hydromyelie nach JIRASEK und VITEK sind die Akten noch nicht geschlossen. Sie dürfte meines Erachtens auch nur in Ausnahmefällen angezeigt sein. Die Gegenindikationen für die Myelographie fallen in der Hauptsache mit den Gegenindikationen für die Suboccipitalpunktion zusammen. Im Gegensatz zu PEIPER möchte ich auf Grund der Erfahrungen verschiedener Autoren bei älteren sowie bei kachektischen Personen zur Vorsicht raten. Man kann in derartigen Fällen diesen Eingriff um so leichteren Herzens unterlassen, da ja eine operative Intervention hierbei nur in äußersten Ausnahmefällen in Frage kommt. Ebenso wird bei Jodüberempfindlichkeit hinsichtlich der Anwendung der Myelographie Vorsicht am Platze sein. Insbesondere gilt das bei Strumakranken. Es sei in diesem Zusammenhang an eine Beobachtung von FLOERCKEN erinnert, der nach Injektion von 2 ccm 40% igem Jodipin bei einem Fall von Struma einen Jodbasedow erlebte.

Möglichste Zurückhaltung für die zisternale Myelographie möchte ich auch bei ganz hochsitzenden Halsmarktumoren (oberhalb von C_2) empfehlen, da bei diesen Tumoren, sofern sie bis zur Oblongata reichen, die Zisterne vollkommen ausgefüllt sein kann und man durch Anstechen eines Gefäßes den sofortigen Exitus des Kranken hervorrufen kann. In derartigen Fällen soll man, sofern man auf die Myelographie nicht ganz verzichten will, lieber Lipiodol ascendens anwenden oder, was ich für geeigneter halte, die lumbale Myelographie mit 40% igem Jodipin und Beckenhochlagerung des Kranken.

5. Technik der Myelographie.

Ebenso wie bei der Encephalographie ist auch bei der Myelographie eine einwandfreie und sorgfältige Technik eine sehr wesentliche Voraussetzung für das Gelingen diagnostisch brauchbarer Bilder. Zunächst einmal ist ein wichtiges Erfordernis die Vorbereitung des Kranken. Bei fettreichen und darmgelähmten Kranken ist ein Tag vor der Myelographie eine gründliche Darmentleerung notwendig, und zwar besonders dann, wenn es sich um pathologische Prozesse im Bereich des unteren Brust- und des Lendenmarks handelt.

Die Ansicht PEIPERs, daß eine Lumbalpunktion mindestens 8—10 Tage zurückliegen soll, da das nach BUNGARD die Zeitspanne sei, welche die immer eintretende Stichlochdrainage zum Verschluß braucht, und daher bei Vornahme der Myelographie zu einem früheren Zeitpunkt der Jodölfall infolge der

Spannungsverminderung der Meningen aufgehalten werden kann, halte ich für zu weitgehend. Ganz besonders braucht man diese Befürchtung der Spannungsverminderung der Meningen nicht bei den Fällen von Rückenmarkskompression zu hegen, bei denen die Lumbalpunktion ein absolutes Kompressionssyndrom im Liquor ergeben hat. Dagegen sollte man vor der zisternalen Myelographie eine vorherige Zisternenpunktion unbedingt vermeiden. Es sind von KLOSE, HEYMANN u. a. Fälle beschrieben worden, bei denen nach einer zisternalen

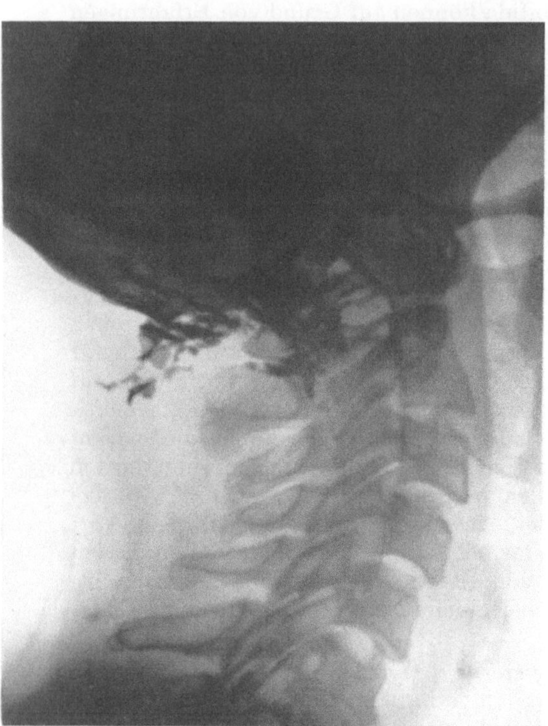

Abb. 251.

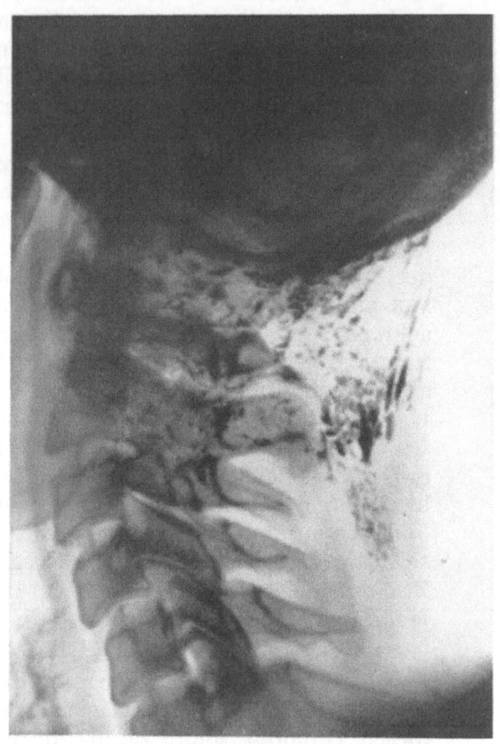

Abb. 252.

Abb. 251. Zweimalige Zisternenpunktion in einer Sitzung. Austreten des Jodöls in die Muskulatur offenbar durch das erste Stichloch. Befund unmittelbar nach Herausziehen der Punktionskanüle.
Abb. 252. Derselbe Fall. Spätere Kontrollaufnahme. Weitere Verteilung des Jodöls in der Muskulatur.

Jodölfüllung das in die Zisterne injizierte Jodöl zum größten Teil durch ein bei einer kurz vorher vorgenommenen Zisternenpunktion gesetztes und noch nicht verschlossenes Stichloch wieder herausgeflossen war und sich in die Muskulatur ergossen hatte. Mir selbst ist ebenfalls ein derartiger Fall passiert.

Bei einer sehr korpulenten Patientin nahm ich zum Zwecke der Jodipinfüllung eine Zisternenpunktion vor, bekam auch bereits nach dem ersten Einstich Liquor. Nach einer leichten Kopfbewegung der Kranken sistierte aber bald der Liquorabfluß. Der Sicherheit wegen zog ich die Nadel ganz heraus und wiederholte die Zisternenpunktion, die auch ohne Schwierigkeiten sofort gelang. Nachdem nunmehr genügend Liquor abgelassen war, injizierte ich $1^1/_2$ ccm 40% iges Jodipin. Die kurz darauf gemachte erste Aufnahme der Halswirbelsäule zeigte einen Teil des injizierten Lipiodols in der Nackenmuskulatur (Abb. 251), während ein anderer Teil sich im Subarachnoidalraum befand. Eine spätere Kontrollaufnahme zeigte eine Vermehrung des Jodöls in der

Nackenmuskulatur (Abb. 252), während der kleine intraspinale Teil des Jodipins ohne Stop bis in den Duralendsack abgeflossen war (Abb. 253). Da die Nadel während der ganzen Injektion des Jodipins von mir festgehalten worden war, läßt sich das Ausfließen des Jodöls in die Muskulatur nur durch das vorher gesetzte erste Stichloch erklären. Es kommt aber auch mitunter nach einer lege artis ausgeführten Zisternenfüllung vor, daß nach Herausziehen der Punktionsnadel Jodöl aus dem Stichloch heraussickert bzw. herausgepreßt wird, wenn der Abfluß des Jodöls nach unten nicht bereits während der Injektion eingesetzt hat und die Zisterne prall gefüllt ist. Das zeigen die nächsten beiden Bilder. Abb. 254 zeigt die Punktionsnadel noch in der Zisterne gegen Ende der Füllung. Abb. 255 zeigt, wie unmittelbar nach Extraktion der Nadel Jodöl aus dem Stichkanal in die Muskulatur gesickert ist. In den eben geschilderten beiden Fällen handelt es sich um Kranke, bei denen die Myelographie im Sitzen ausgeführt worden ist.

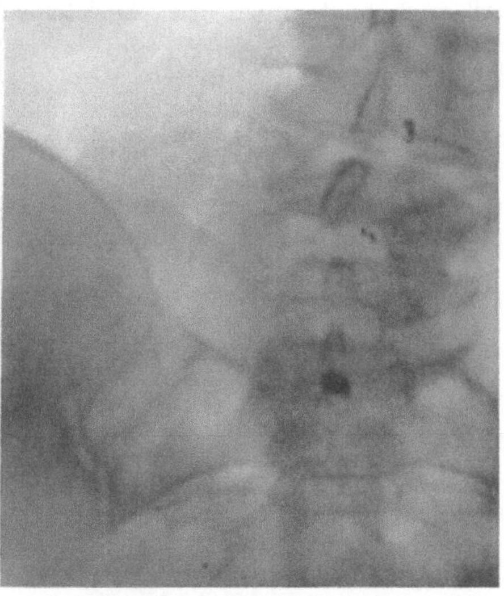

Abb. 253. Derselbe Fall. Der geringe intrazisternale Jodölrest ist ohne Stop in den Endsack abgeglitten.

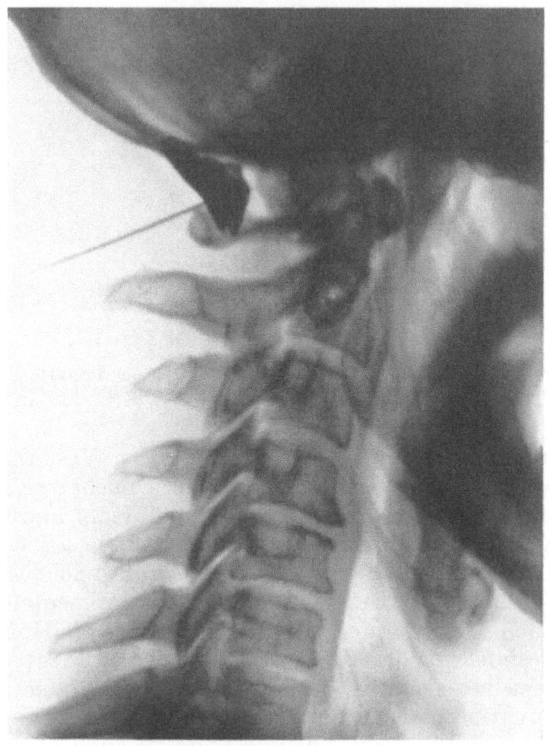

Abb. 254. Jodölfüllung der Zisterne. Punktionsnadel befindet sich am Schluß der Füllung noch in der Zisterne.

Die Myelographie durch Zisternenpunktion kann heute nach der Ansicht fast aller Autoren als Methode der Wahl angesehen werden, während die Myelographie durch Lumbalpunktion und Injektion von Jodipin descendens mit Beckenhochlagerung zur Bestimmung der unteren Tumorgrenze oder a priori mit Lipiodol ascendens heute nur in Ausnahmefällen angewandt wird. Die Technik der Zisternenpunktion für die Myelographie unterscheidet sich in keiner Weise von der Technik der Zisternenpunktion ohne Jodölfüllung. Ich kann es mir daher versagen, hierauf näher einzugehen, und verweise auf den diesbezüglichen Abschnitt im Kapitel: „Liquormechanik“ dieses Bandes, wo sie von mir eingehend beschrieben worden ist. Es sei hier nur darauf hingewiesen, daß auch heute noch die Ansicht der Autoren, ob in Seitenlage oder im Sitzen punktiert werden soll, keineswegs einheitlich ist. SICARD bevorzugt die Seitenlage mit erhöhtem Kopf und Thorax. Diese Körperstellung hat, abgesehen davon, daß sie für den Kranken, und zwar besonders bei Bestehen einer starken Spastizität der Beine, die angenehmere und bequemere Lage bedeutet, den Vorteil, daß der Liquor spontan abläuft, sobald die Nadel in die Zisterne eingedrungen ist. Ich selbst gebe dieser Lage ebenfalls den Vorzug, habe aber in den letzten 2 Jahren die zisternale Myelographie mehrfach im Sitzen ausgeführt. PEIPER u.a. setzen sich unbedingt für die Myelographie im Sitzen ein und glauben, daß bei der Punktion im Liegen die Möglichkeit für ein Eindringen des Öls in die hintere Schädelgrube größer ist, ein Standpunkt, den ich nach meinen Erfahrungen nicht absolut teilen kann. Nun, man mag im Sitzen oder Liegen punktieren, niemals sollte man die Jodölfüllung vornehmen, wenn man keinen Liquor gewonnen hat, auch wenn man das Gefühl haben sollte, in der Zisterne zu sein. Die Mitteilung PEIPERS in seiner Arbeit[1], daß er auch ohne komplizierte Hilfsmethoden bei fehlendem Liquorabfluß direkt injiziert, wenn er dem Gefühl nach absolut sicher in der Zisterne sein müßte, dürfte eine allgemeine Nachahmung wegen der damit verbundenen Gefahren nicht gefunden haben. Sicherer ist dann schon eine Röntgenkontrolle vor dem Röntgenschirm, wie das WINCKELBAUER empfohlen hat. Ich gehe technisch folgendermaßen vor: Der nüchterne und gut abgeführte Kranke wird in linke Seitenlage gebracht, so daß Kopf und Oberkörper etwas erhöht liegen. Es wird sorgsam darauf geachtet, daß die aufliegenden Körperteile, insbesondere die gelähmten Körperabschnitte, gut gepolstert sind. Der Kopf ruht auf einer festen Unterlage und wird von einem Assistenten in mäßiger Flexion festgehalten. Nach Jodierung der rasierten Nackenhaut in Höhe der Punktionsstelle und eigener Desinfektion der Hände taste ich den Epistropheusdorn und gehe dicht oberhalb desselben genau in der Mittellinie ein, nachdem ich vorher die genaue Länge der Punktionsnadel festgestellt habe. Eine vorherige Anästhesie der Haut habe ich bisher niemals angewandt und halte sie auch bei empfindlichen Kranken für überflüssig. Zur Zisternenpunktion wende ich meist die indirekte Methode an, weil sie mir sicherer erscheint. Die Entfernung der Zisternenwand von der

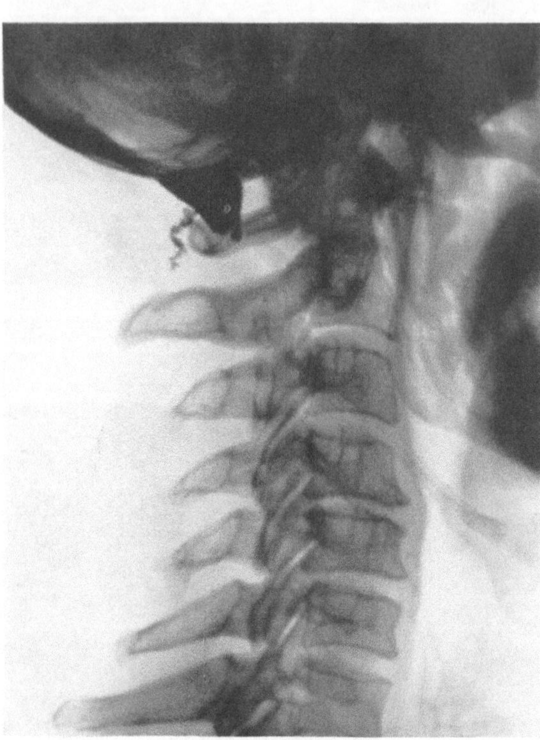

Abb. 255. Derselbe Fall. Nach Extraktion der Punktionsnadel Heraussickern von Jodöl durch das Stichloch in die Muskulatur.

[1] Die Myelographie im Dienste der Diagnostik von Erkrankungen des Rückenmarks, S. 122.

Haut richtet sich nach der jeweiligen Dicke der Muskulatur. Im Durchschnitt erreicht man beim Mann die Zisterne in 4—4,5 cm, bei der Frau in 3,5—4 cm, beim Kind in 2—2,5 cm. Vor kurzem punktierte ich einen sehr korpulenten Mann, bei dem ich die Zisterne erst in über 8 cm Tiefe erreichte. Das Durchstechen der Membrana cerebello-medullaris fühlt man in der Mehrzahl der Fälle sehr deutlich, bei älteren Personen hört man es direkt gelegentlich. Habe ich das Gefühl, in die Zisterne eingedrungen zu sein, dann ziehe ich den Mandrin der Nadel heraus und stelle an dem bei der Seitenlage spontanen Liquorabfluß fest, daß ich in der Zisterne bin. Bei sitzendem Patienten lasse ich von einer zweiten Assistenz eine leichte Jugulariskompression beiderseits ausführen, wodurch der vorher negative Druck in der Zisterne positiv wird und ebenfalls ein spontaner Liquorabfluß erfolgt. Ich lasse nun 3—5 ccm Liquor abfließen. Die Kanüle lasse ich niemals aus der Hand, um bei einer brüsken Bewegung des Patienten sofort die Möglichkeit zu haben, sie schnell herauszuziehen, um eine Verletzung des Marks zu verhüten. Ist genügend Liquor abgeflossen, dann injiziere ich langsam das in einer 2-ccm-Spritze vorher im Wasserbad angewärmte 40%ige Jodipin in Mengen von höchstens $1^1/_2$ ccm ein und spritze unmittelbar danach 1—2 ccm Kochsalzlösung zur besseren Verteilung des Öls nach. Die Nadel wird nunmehr herausgezogen, und der Patient wird sofort aufgesetzt. Es werden nunmehr zum besseren Abgleiten des Öls Bewegungen des Kopfes nach vorn und hinten ausgeführt, die Wirbelsäule wird in ihrem ganzen Verlauf abgeklopft, ferner lasse ich den Kranken öfters husten. Im Anschluß daran erfolgt nach 2—5 Minuten bereits die erste Aufnahme der Halswirbelsäule, um einen Anhaltspunkt für die Schnelligkeit des Abgleitens des injizierten Jodöls zu gewinnen. Heymann u. a. empfahlen, das Abgleiten des Jodöls vor dem Röntgenschirm radioskopisch zu verfolgen. Zeigt die Aufnahme der Halswirbelsäule bereits eine vollkommene Entleerung der Zisterne und gar kein Jodöl oder nur einen geringen Teil desselben noch im Subarachnoidalraum des Halsmarks, so wird sofort eine Aufnahme der Stelle der Wirbelsäule gemacht, welche auf Grund der klinischen Symptome als Sitz der komprimierenden Noxe angesehen werden muß. Ich benutze für diese Aufnahme einen möglichst langen Schmalfilm, um abgesehen von der Stelle der angenommenen Läsion möglichst viel Wirbel oberhalb und unterhalb dieser Stelle röntgenologisch zur Darstellung zu bringen. Nach dem Befund dieser Aufnahme richtet sich die zeitliche Reihenfolge der folgenden Aufnahmen bzw. die Wahl für die röntgenologische Darstellung höherer oder tieferer Wirbelsäulenabschnitte. Ich habe früher die erste Aufnahme nach der Zisternenfüllung, wie es zuerst Sicard und Forestier empfohlen haben, nach $^1/_2$—2 Stunden gemacht, bin aber mit Rücksicht auf die in der Literatur veröffentlichten Tumorfälle mit negativem Myelogramm von diesem Standpunkt abgekommen. Die möglichst frühzeitige erste Aufnahme halte ich deshalb für notwendig, weil bei einer inkompletten Blockade des Subarachnoidalraums das herabgleitende Öl an der Stelle der Kompression vollkommen vorbeigleiten kann, wenn man den richtigen Zeitpunkt, bei dem das Öl wenigstens passager hängen bleibt, verpaßt. Peiper empfiehlt mit Recht Schräglagerung des Kranken gegenüber der Aufnahme in vertikaler Körperstellung. Diese Lagerung hat den Vorteil, daß das Öl sich ein wenig auseinanderzieht, wodurch man Einzelheiten am Rückenmark besser zur Darstellung bringen und sogar eine Reliefdarstellung des Rückenmarks bzw. der komprimierenden Noxe erreichen kann, während bei der Aufnahme in vertikaler Körperhaltung das Öl sich an der Stelle der Kompression zu stark zusammenballt. Ein bestimmtes Schema für die zeitliche Reihenfolge der folgenden Aufnahmen läßt sich nicht aufstellen, da maßgebend allein die von Fall zu Fall verschiedene Gleitgeschwindigkeit des Jodöls ist. Langsame Passagen sind durchaus keine Seltenheiten, besonders wenn der Liquorraum eng ist und geringe Liquormengen vorhanden sind. Hat man einen Stop festgestellt, so sind nach 12—24 Stunden Kontrollaufnahmen anzufertigen, die über das weitere Schicksal des Stops Aufklärung verschaffen sollen. Während dieser Zeit muß der Patient unbedingt eine möglichst vertikale Haltung einnehmen, was sich auch bei gelähmten Kranken im Bett ohne weiteres durch Hochklappen der Rückenlehne bewerkstelligen läßt. Seitliche Aufnahmen können mitunter zur genauen Lokalisation des Stops nützlich sein. Ich bevorzuge sie besonders bei Halsmarkprozessen, da die a-p-Aufnahme hier durch den darüber projizierten Unterkiefer mitunter wichtige Einzelheiten nicht erkennen läßt. Bei tieferem Sitz haben seitliche Aufnahmen bei der Myelographie im Verhältnis keine so große diagnostische Bedeutung wie die seitlichen Leeraufnahmen der Brust- und Lendenwirbelsäule bei primären Wirbelsäulenprozessen, insbesondere bei Frakturen. Eine nur untergeordnete Bedeutung besitzen bei der Myelographie stereoskopische Aufnahmen, wie sie von M. BORCHARDT und KULENKAMPF empfohlen worden sind.

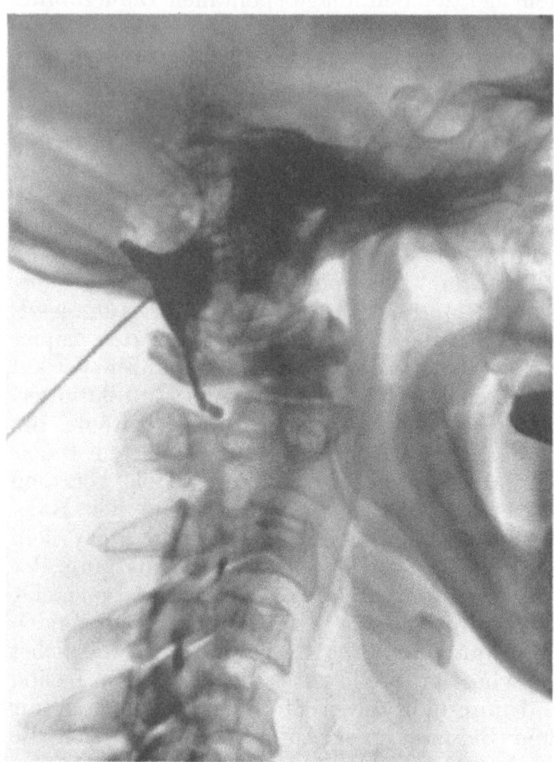

Abb. 256. Darstellung der mit Jodöl gefüllten Cisterna cerebello-medullaris. (Punktionskanüle befindet sich noch in der Zisterne.)

6. Das normale Myelogramm.

Mit den für die Myelographie gebräuchlichen Jodölmengen von höchstens 2 ccm ist selbstverständlich eine Darstellung des gesamten Subarachnoidalraums des Rückenmarks nicht möglich. Erreichen kann man das lediglich z. B. im Bereich des oberen Halsmarks als Nebenbefund bei Encephalographien nach lumbaler Luftfüllung. Im normalen Myelogramm kommen daher immer nur einzelne Teile des Subarachnoidalraums bzw. der nervösen Apparate zur Darstellung. So ist z. B. die myelographische Darstellung der Cisterna cerebello-medullaris normalerweise während bzw. unmittelbar nach der Injektion in ihrer ganzen individuell verschieden großen Ausdehnung häufig möglich, wie das ein Fall meiner Beobachtung zeigt (Abb. 256). Nach Füllung der Zisterne gleitet das Jodöl in der Regel sehr rasch in dem freien Subarachnoidalraum des Halsmarks nach abwärts, verlangsamt aber seinen Verlauf erheblich in der Höhe des 4. Brustwirbels, da dort der Lumbalkanal physiologischerweise besonders eng ist. An dieser Stelle kann es sogar für mehr oder minder lange Zeit zu einem vorübergehenden Stop des Jodöls kommen, und der Unerfahrene wird geneigt sein, diesen Stop als pathologischen Befund und als Ausdruck einer Rückenmarkskompression anzusehen. Keineswegs sieht man diesen normalen

Stop fast ausschließlich nur nach tiefer Cervicalpunktion zwischen 6. und 7. Halswirbel (PEIPER), weil das Öl nicht die genügende Fallgeschwindigkeit hat. Im

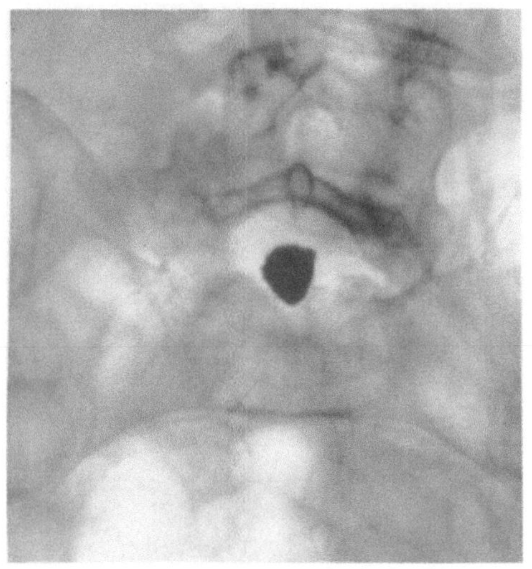

Abb. 257. Jodöl im Duralendsack. Tropfenform.

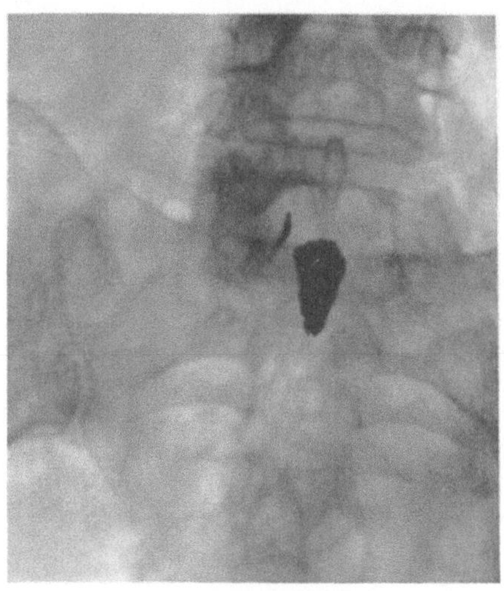

Abb. 259. Zuckerhutform.

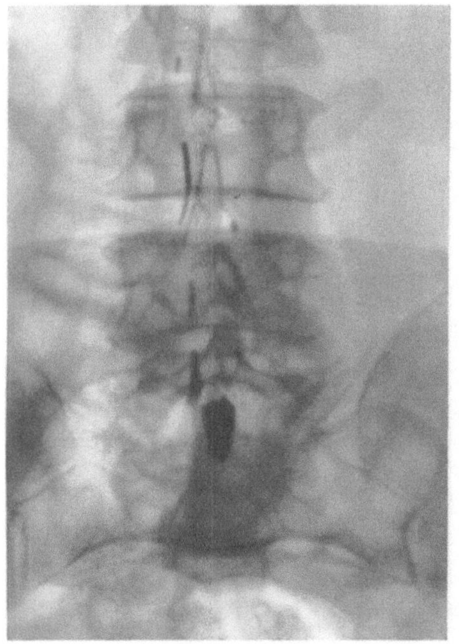

Abb. 258. Rübenform. Zeichnung einiger Caudawurzelteile.

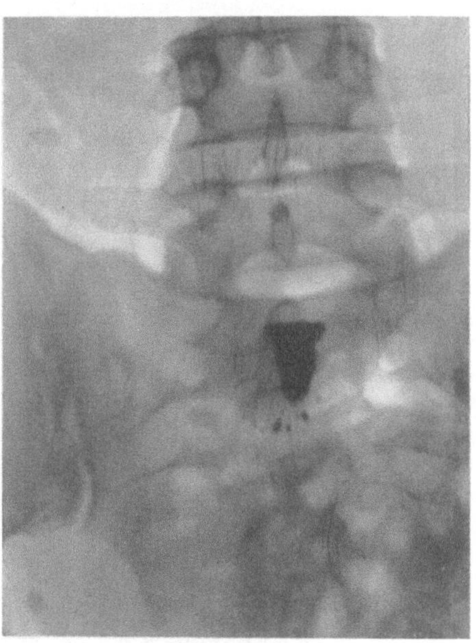

Abb. 260. Kegelform.

übrigen kommt eine derartige tiefe Punktion des Subarachnoidalraums des Halsmarks heute praktisch kaum mehr in Frage. In der Mehrzahl der Fälle wird heute der physiologische passagere Stop im Bereich der oberen Brustwirbelsäule zu einer Fehldiagnose keineswegs Anlaß geben, wenn die übrigen klinischen Erscheinungen nicht für eine Kompression an dieser Stelle sprechen. Eine weitere Verzögerung kann das Jodöl in seinem Verlauf im Bereich der

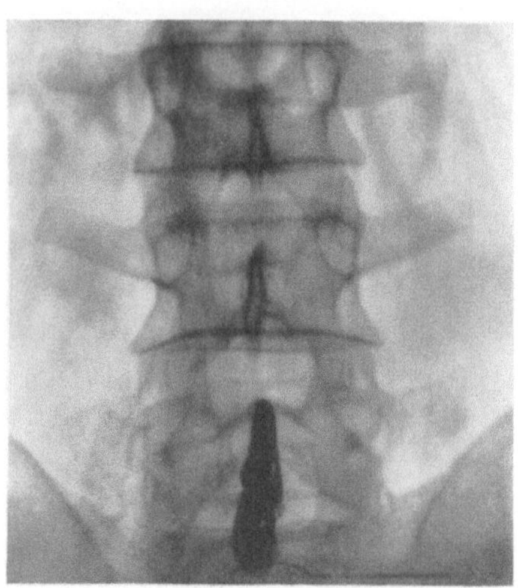

Abb. 261. Keulenform.

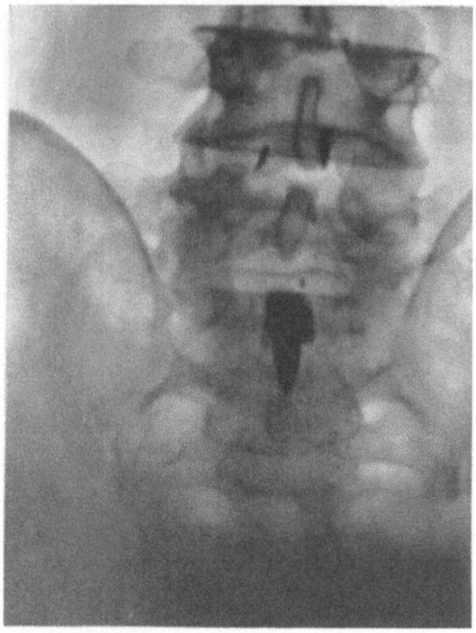

Abb. 262. Duralendsack mit Vagina terminalis.

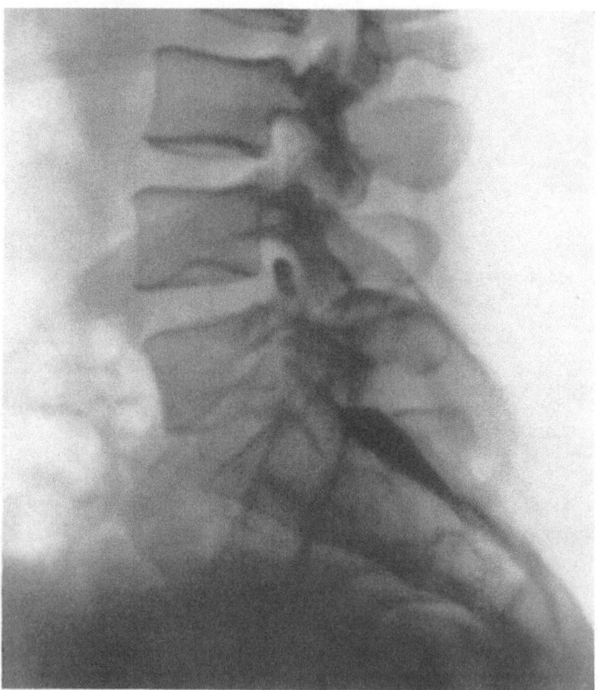

Abb. 263. Duralendsack mit Vagina terminalis (seitlich).

Cauda equina erleiden. Ebenso kann eine Verzögerung des freien Falls in den Wurzeltaschen der Arachnoidea erfolgen. Es kommt auch unter normalen Verhältnissen vor, daß einige Wurzeltaschen nach Abfließen der Hauptmasse des

Jodöls gefüllt bleiben. Sie zeigen die Gestalt eines Dorns. Daß die myelographische Darstellung der Wurzeltaschen in großer Ausdehnung bei pathologischen Prozessen, insbesondere bei intramedullären Tumoren von differentialdiagnostischer Bedeutung sein kann, soll später erörtert werden. Mit dem Eindringen des Jodöls in die Wurzeltaschen ist ihm die Möglichkeit gegeben, sich auch den Wurzelscheiden anzulegen und so die Wurzeln selbst zur Darstellung zu bringen. Entlang der Wurzelscheide vermag das Jodöl das Rückenmark in der Richtung auf das Spinalganglion zu verlassen. So kann der Verlauf einer das Rückenmark verlassenden Wurzel an der schräg abwärts gerichteten Lage einzelner runder oder streifenförmiger Jodölpartikelchen sich zu erkennen geben. Auch die Caudafasern lassen sich gelegentlich durch die ihnen anhaftenden Jodölpartikelchen sehr schön zur Darstellung bringen. Es sei ferner noch erwähnt, daß kleine Jodölteilchen vereinzelt auch an der Oberfläche des Marks normalerweise hängen bleiben können, und zwar ist das dann besonders der Fall, wenn sich innerhalb der Arachnoidea, wie das bei älteren Patienten vorkommt, kleine Kalkablagerungen in Form von Plättchen bilden.

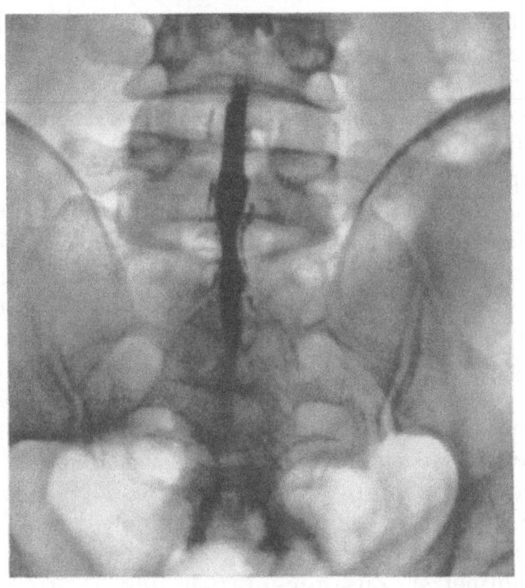

Abb. 264. Derselbe Fall 6 Wochen später.

Bei freier Passage gelangt das in die Zisterne injizierte Jodöl sehr rasch in den zwischen 1. und 2. Sacralwirbel gelegenen Duralendsack, wodurch dieser röntgenologisch darstellbar wird. Das myelographische Bild des Duralendsackes zeichnet sich durch einen außerordentlich großen Formenreichtum aus. Die häufigsten Formen des Duralendsackes sind die einer Rübe, eines umgekehrten Kegels, einer Keule, eines umgekehrten Zuckerhutes oder eines zerdrückten Tropfens. Alle diese Formen sind, abgesehen von der Menge des injizierten bzw. herabgeflossenen Kontrastöls, auch von dem individuell verschiedenen Spannungszustand des Duralsacks abhängig. Die folgenden Abbildungen zeigen verschiedene Formen des Duralendsacks von Fällen eigener Beobachtung (Abb. 257—261). Auch die Vagina terminalis kann gelegentlich zur Darstellung kommen, wie das ebenfalls ein Fall meiner Beobachtung auf der a-p-Aufnahme und im seitlichen Bild zeigt (Abb. 262 und 263). Das im Duralendsack abgelagerte Jodöl bleibt in der Regel nur kurze Zeit frei beweglich. Sicard gab 24—48 Stunden als Norm für die freie Beweglichkeit an. Forestier fand das Öl noch bis zu 2 Wochen mobil. In einem Fall meiner Beobachtung fand ich das Jodöl noch 6 Wochen nach der Injektion mobil (Abb. 264). Es ist das derselbe Fall, dessen beide Bilder vorhin die Darstellung des Duralendsackes mit der Vagina terminalis zeigten.

II. Spezieller Teil.

1. Rückenmarkstumoren.

a) Extramedulläre Tumoren.

Wenn wir nunmehr in eine Besprechung der speziellen myelographischen Befunde bei den Tumoren des Rückenmarks eingehen, so sei zunächst das

Myelogramm der extramedullären Tumoren erörtert. Es können hierbei ohne weiteres die extraduralen, also vornehmlich von den Wirbeln ausgehenden Tumoren mit den intraduralen, mag es sich um Meningeome, Neurinome oder Tuberkulome handeln, gemeinsam besprochen werden, da es zwischen diesen beiden Gruppen sichere prinzipielle myelographische Unterschiede nicht gibt. Es kann sogar auch ein intramedullärer Tumor dasselbe myelographische Bild ergeben wie ein extramedullärer, jedoch zeigen in der Mehrzahl der Fälle intramedulläre Tumoren doch so spezielle myelographische Veränderungen, daß sie in einem besonderen Abschnitt erörtert werden sollen.

Die Kompression des Rückenmarks und seiner Wurzeln bei Tumoren, die von der Wirbelsäule ausgehen, kann auf dreierlei Weise zustande kommen: Zunächst einmal kann es zur Rückenmarkskompression durch den Zusammenbruch eines oder mehrerer durch den Tumor zerstörter Wirbelkörper kommen. Diese Form der Rückenmarkskompression erleben wir meist bei den Wirbelmetastasen bösartiger Tumoren, den Carcinomen, Sarkomen, Hypernephromen. Hier finden wir, sofern die Dislokation des zusammengebrochenen Wirbels den Spinalraum an circumscripter Stelle verengt, einen mehr oder minder kompletten Jodölstop an der Kompressionsstelle. Es sind das myelographisch die gleichen Bilder, wie wir sie auch nach Zusammenbruch eines tuberkulös erkrankten Wirbels mit totaler Blockierung des Spinalraums finden, wie das in klassischer Weise ein Fall von Spondylitis tuberculosa meiner Beobachtung, der später eingehend beschrieben werden soll, zeigt. Im übrigen kann man bei diesen Tumoren vielfach auf die Anwendung der Myelographie verzichten, da ja schon die Leeraufnahme der Wirbelsäule, insbesondere das seitliche Bild den Sitz der Kompression durch die Darstellung des zerstörten Wirbels eindeutig zu erkennen gibt. Es ist übrigens erstaunlich, wie lange die Kompressionserscheinungen von seiten des Marks bei derartigen Tumoren trotz schwerster Wirbeldestruktion auf sich warten lassen können, ja, sie fehlen mitunter völlig, wie ich das vor kurzem bei einem Fall beobachten konnte. Hier bestand ein kompletter Zusammenbruch des 9. Brustwirbels durch eine Wirbelmetastase nach Mammacarcinom. Bis zum Tode fehlten spinale Erscheinungen vollkommen. Es bestanden lediglich rechterseits radikuläre Reizerscheinungen im Gebiet der 10. Dorsalwurzel. Lange Zeit waren diese Schmerzen als Ausdruck einer Cholecystitis — eine nicht seltene Fehldiagnose — angesehen worden, bis das Röntgenbild der Wirbelsäule die Ursache der Schmerzen aufdeckte, die sich übrigens, nachdem die Kranke vorübergehend in die Glisson-Schlinge gebracht worden war, wieder zurückbildeten. Auf eine Myelographie habe ich in diesem Fall verzichtet.

Daß selbst eine ausgedehnte Carcinose der Wirbelsäule mit schwerer Destruktion mehrerer Wirbel nur kleine partielle Jodölstops zur Folge haben kann, zeigt eine Beobachtung Peipers:

Hier war nach zisternaler Injektion von 2 ccm Jodipin die Hauptmasse des Jodöls bald in den Endsack abgeflossen. Es fand sich, abgesehen von vereinzelt hängen gebliebenen Öltröpfchen entlang der ganzen Wirbelsäule lediglich im Bereich der obersten Lendenwirbel ein länger haftendes Jodipindepot.

Bessere Resultate als mit der intraduralen Myelographie lassen sich bei dieser Art Tumoren mit der epiduralen Myelographie, wie Coste an einer Reihe von Fällen gezeigt hat, erzielen. Da bei diesen metastatischen Wirbelsäulentumoren der Epiduralraum schon frühzeitig verengt wird, so läßt sich die Kompression dieses Raumes myelographisch durch epidural eingeführtes Jodöl zur Darstellung bringen. Immerhin wird dieses Verfahren nur in Ausnahmefällen angewandt.

Die zweite Möglichkeit einer Rückenmarkskompression bei den von der Wirbelsäule bzw. den Intervertebralscheiben ausgehenden Tumoren ist durch das direkte Einwachsen von Tumormassen in den Spinalraum bedingt. Die Kompression des Marks durch den Tumor kann eine indirekte sein, sofern der Tumor die Dura nicht durchbrochen hat, sie kann aber auch eine direkte sein, wenn der Tumor die Dura durchwachsen hat und sich im Subarachnoidalraum selbst ausbreitet.

Als Beispiel eines in den Spinalraum durchgewachsenen Tumors, der die Dura aber noch nicht durchbrochen hatte, sei ein Fall geschildert, den ich an

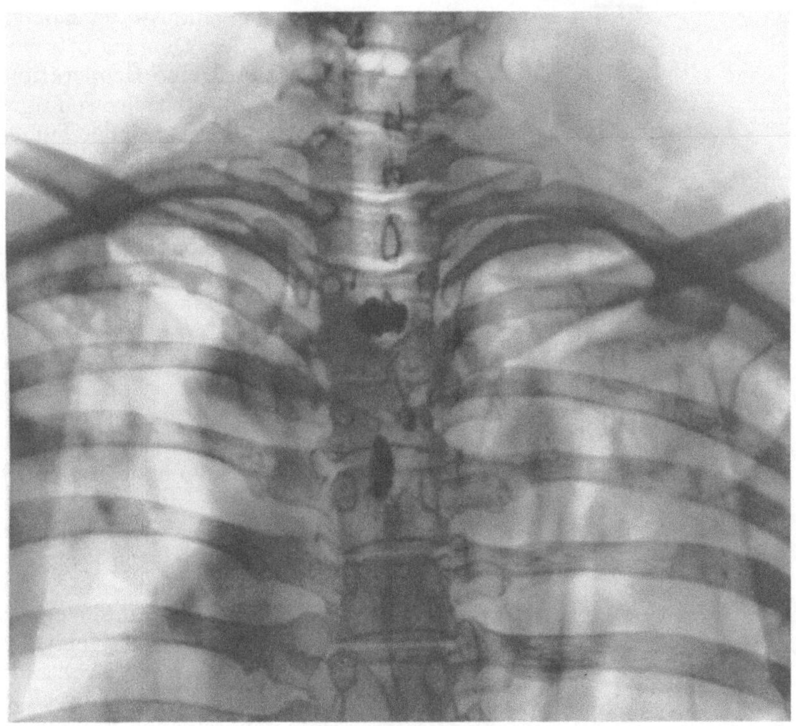

Abb. 265. Extraduraler Tumor (Metastase). Destruktion des 3. und 4. Brustwirbels. Inkompletter Jodölstop.

der FOERSTERschen Abteilung operiert habe, und der später von FOERSTER reoperiert worden ist. Über diesen Fall habe ich in der Sitzung der Vereinigung südostdeutscher Neurologen und Psychiater vom 2. 5. 32 berichtet[1].

41jährige Frau, die ca. $^1/_2$ Jahr vor der Einlieferung in die Klinik an Schmerzen zwischen den Schulterblättern erkrankte. Nach einem Sturz zunehmende Paraparese der Beine und beginnende Blasen-, Mastdarmstörungen.

Bei der Aufnahme fand sich ein inkomplettes Querschnittssyndrom beiderseits von D_4 abwärts, der 2.—4. Brustwirbel war klopfempfindlich. Bei diesem Fall ergab die Myelographie einen inkompletten Stop oberhalb des 3. Brustwirbels, der ebenso wie der 2. destruiert erschien (Abb. 265). Nach der Myelographie Verschlimmerung der Querschnittssymptome. Bei der Operation fand sich das Rückenmark in der Höhe des 3. und 4. Brustwirbels aufs schwerste komprimiert. Es bestand keinerlei Pulsation der Dura. Nach Eröffnung der Dura fand ich das Mark von vornher von einem prädural sitzenden Prozeß komprimiert. Bei Eröffnung der Dura an der Stelle der stärksten Vorwölbung

[1] Klin. Wschr. **1932 II**, 1892.

stieß ich auf einen vom Knochen ausgehenden blaurötlichen, gelappten, außerordentlich stark blutenden Tumor. Wegen der heftigen Blutung waren nur einzelne Stücke des Tumors exstirpierbar. Von einem Duraschluß sah ich bei der Art des Tumors ab. Histologisch handelt es sich um typisches Schilddrüsengewebe.

Nach der Operation trat ein erheblicher Rückgang der Querschnittssymptome ein, so daß die Kranke nach Anlegung eines Stützkorsetts sogar ohne Unterstützung eines Stockes gehen konnte. Trotz intensiver Röntgenbestrahlung trat aber im Laufe des folgenden Jahres wieder eine Zunahme des Querschnittssyndroms ein, so daß eine Reoperation (Professor FOERSTER) notwendig wurde. Es zeigte sich, daß der Tumor trotz der Röntgenbestrahlung erheblich nachgewachsen war. Auch dieses Mal war nur eine partielle Exstirpation möglich, nach der sich die Querschnittssymptome wieder besserten. Was die Art des Tumors betrifft, so wäre in erster Linie an eine Metastase eines klinisch nicht nachweisbaren primären Schilddrüsencarcinoms zu denken. Andererseits wäre bei der langen Krankheitsdauer eher anzunehmen, daß es sich um einen Fall jener sehr seltenen Wirbelsäulentumoren handelt, die durch Versprengung von Keimen aus der normalen Schilddrüse bzw. einer gewöhnlichen Struma entstehen.

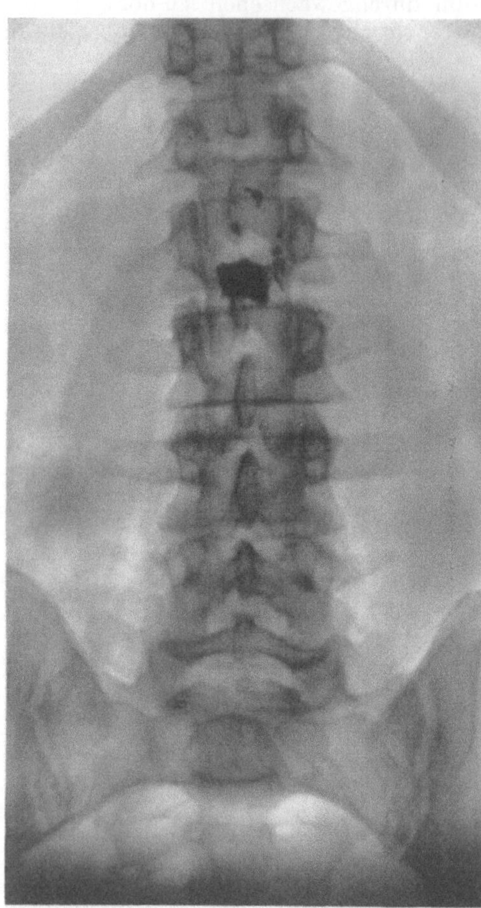

Abb. 266. Totalstop bei Caudatumor (Lymphogranulom).

In diese Gruppe von extraduralen Tumoren ohne Durchbrechung der Dura gehören auch Fälle von Chondromen (BYRON-STOOCKEY u. a.), sowie auch die von den Zwischenwirbelscheiben ausgehenden Wucherungen, die SCHMORLschen Knötchen. Von sehr seltenen Fällen sei noch ein von MINGAZZINI beschriebener extraduraler Echinococcus erwähnt.

Gewisse Tumoren, die vom Wirbel ausgehen, machen nun gelegentlich auch an der Dura nicht halt, sondern durchwachsen diese und üben dann intradural eine direkte Kompression des Marks aus. In solchen Fällen können die Veränderungen am Skeletsystem auf der Leeraufnahme gar nicht oder nur sehr wenig zum Ausdruck kommen, so daß auf Grund der Leeraufnahme der Wirbelsäule allein diagnostische Schlüsse nicht gezogen werden können. In solchen Fällen kommt dem Myelogramm mitunter ausschlaggebende Bedeutung zu. Als Beispiel dieser 2. Gruppe von extraduralen Tumoren sei folgender Fall meiner Beobachtung erwähnt.

Bei einem 46jährigen Mann, der seit etwa $1^1/_2$ Jahren an Ischiasbeschwerden gelitten hatte, stellten sich im unmittelbaren Anschluß an einen Mumps rasende Schmerzen im

Kreuz und der Hinterseite beider Beine ein. Mit Rücksicht auf die zeitliche Folge unmittelbar nach der Abfieberung — es bestand etwa 8 Tage Fieber bis 40° — wurden die Beschwerden zunächst als Ausdruck einer Radiculitis infolge Mumps angesehen und eine intensive Salicyl-Wärme-Schwitztherapie eingeleitet, die jedoch keinen Erfolg hatte. Bei der Aufnahme auf meine Abteilung am 8. 7. 34 fand sich folgender Befund:

Hochgradig adipöser Mann mit ziemlichem Zwerchfellhochstand. Am Nervensystem fand sich mit Ausnahme eines doppelseitigen Lasègue und einer Hyperhidrosis im Bereich des linken Ischiadicus kein krankhafter Befund. Insbesondere fehlten Reflexstörungen, Motilitätsstörungen sowie Sensibilitätsstörungen völlig. Auch die Blasen- und Mastdarmfunktion war normal. Wa.R im Blut negativ. Blutbild bis auf eine geringe Lymphocytose o. B. Die Leeraufnahme der Lendenwirbelsäule zeigte keinen sicher verwertbaren Befund. Da der Patient zunächst eine Lumbalpunktion verweigerte, nahm ich bei ihm wegen der starken Schmerzen 2 epidurale Injektionen vor, nach denen sich die Beschwerden so wesentlich zurückbildeten, daß der Patient wieder gehen konnte. Trotz der subjektiven Besserung trat in der Folge ein Schwächerwerden beider Patellarsehnenreflexe bis zu ihrem fast völligen Verschwinden ein. Es entwickelte sich ferner eine doppelseitige Quadricepsschwäche, rechts stärker als links. Die nunmehr vom Patienten genehmigte Lumbalpunktion ergab einen deutlich erhöhten Eiweißgehalt (4 Teilstriche) bei normaler Zellzahl. Queckenstedt verzögert durchgängig. Nach der Lumbalpunktion rasche Zunahme der Schwäche in den Beinen. Es traten auch Hypästhesien rechts im 2. und 3., links im 2.—4. Lumbaldermatom auf. Die einige Tage später ausgeführte Myelographie ergab einen kompletten Stop in der Höhe des 2. Lendenwirbels (Abb. 266). Auch eine Kontrollaufnahme nach 24 Stunden zeigte denselben Befund.

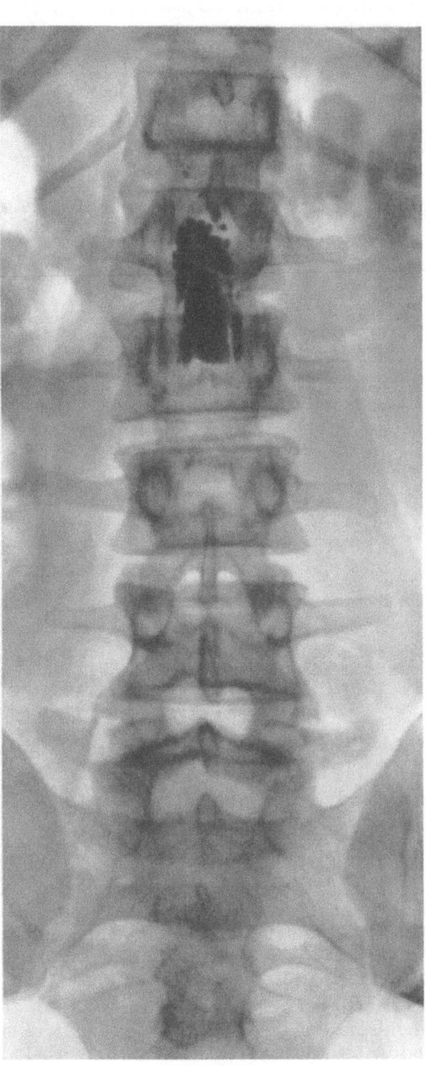

Abb. 267. Totalstop bei Caudatumor. Metastase eines Hodencarcinoms.

Bei der Operation fand sich eine schwere Kompression der Cauda equina in der Höhe des 2. und 3. Lendenwirbels. Die Dura pulsierte nicht. Bei Eröffnung der Dura entwickelte sich sofort ein Tumor, den ich zuerst für ein von vorn kommendes Meningeom ansah. Es zeigte sich jedoch bei der Exstirpation des erheblich blutenden Tumors, daß es sich um einen vom 2. Lendenwirbel ausgehenden Tumor handelte, der die Dura durchwachsen hatte und durch die Caudawurzeln hindurch stiftförmig bis an die Rückseite der Cauda gewachsen war. Auch in diesem Fall mußte ich mich mit einer partiellen Exstirpation begnügen.

Einige Stunden nach der Operation stellte sich bei dem Patienten plötzlich starke Atemnot und Cyanose ein. Er starb unter den Erscheinungen einer Lungenembolie.

Die histologische Untersuchung ergab den überraschenden Befund eines Lymphogranuloms.

Daß die Lymphogranulomatose sich klinisch erstmalig unter den Erscheinungen einer Rückenmarks- bzw. Caudakompression zu erkennen gibt, ist mehrfach mitgeteilt worden. Ich verweise hier vor allem auf einen von Foerster operierten Fall, der die Erscheinungen eines Tumors des mittleren Brustmarks zur Folge hatte. Weiterhin sei ein kürzlich von Mann und Mathias veröffentlichter und von Most operierter Fall sowie Fälle von Nonne, Simons, Luce,

Walthard, Semierre und Augier, Weil und Johnsson und Urechia erwähnt.

In diese Gruppe von Wirbelsäulentumoren mit Rückenmarks- bzw. Caudakompression gehört noch ein weiterer Fall meiner Beobachtung. Hier handelt es sich um einen 22jährigen Patienten, bei dem sich 4 Monate nach einer Exstirpation eines rechtseitigen Hodencarcinoms ebenfalls unter schwersten Schmerzen ein komplettes Caudasyndrom entwickelte. Hier zeigt das Myelogramm ebenfalls einen kompletten Jodölstop oberhalb des 2. Lendenwirbels (Abb. 267). In diesem Fall ist aber auch die Destruktion des Wirbels selbst erkennbar. Der Unterschied in der Höhe und der Form des Jodölstops, der hier eine Helmform zeigt, gegenüber dem vorletzten Fall ist, abgesehen von der größeren Menge des injizierten Öls, durch die Lagerung bedingt. Im vorhergehenden Fall war die Aufnahme im Stehen, im letzten Fall in Schräglage ausgeführt worden.

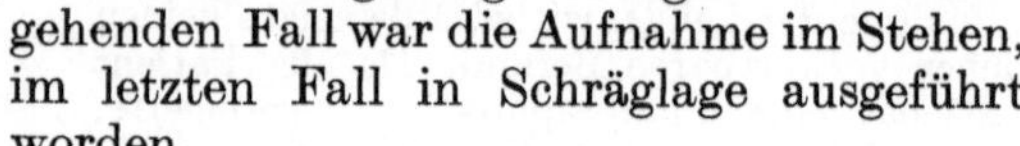

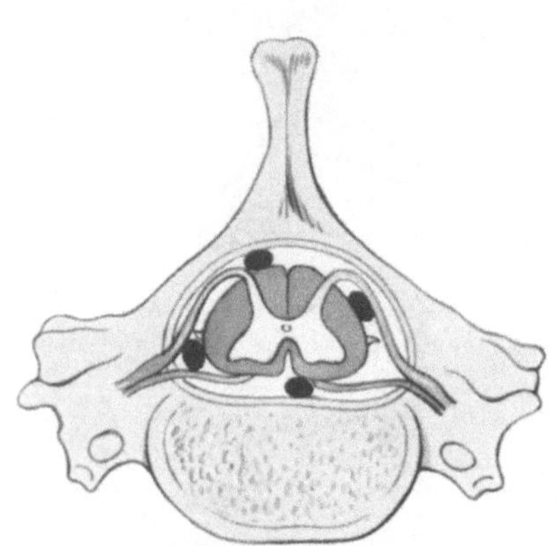

Abb. 268. Die Lagebeziehungen subduraler, extramedullarer Tumoren zum Mark. (Nach Frazier.)

Es gibt nun noch eine dritte Möglichkeit der Rückenmarkskompression bei extraduralen Tumoren. Diese Kompression ist nicht durch einen direkten Druck der Geschwulst selbst bedingt, sondern infolge eines durch Zirkulationsstörungen in der Höhe der Geschwulst auftretenden circumscripten Ödems des Rückenmarks bzw. durch meningeale Veränderungen in der Höhe der Geschwulst. Derartige Störungen können sich bei bösartigen Tumoren, insbesondere bei Carcinomen und Sarkomen entwickeln. Bemerkenswert ist, daß man mitunter bei der Operation trotz eines bei der Myelographie festgestellten absoluten Jodölstops erstaunlicherweise nur einen geringen objektiven Befund feststellen kann. Die Ursache hierfür liegt in der Rückbildung des circumscripten Ödems. Als instruktives Beispiel dieser Gruppe erscheint mir eine Beobachtung von Wartenberg deshalb besonders erwähnenswert, weil hier der Stop sowohl durch die zisternale wie durch die lumbale Myelographie festgestellt werden konnte.

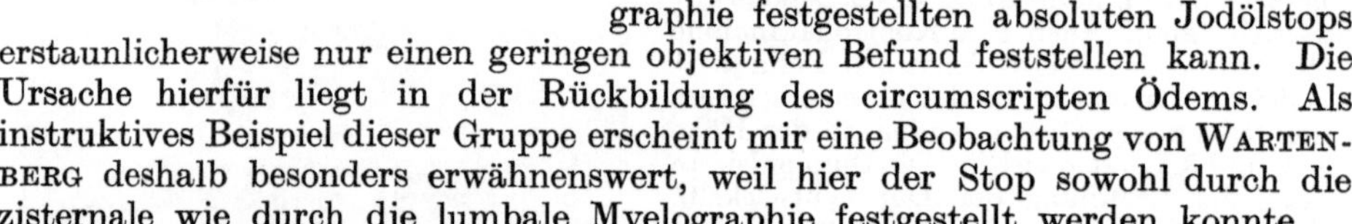

Ein 43jähriger Mann erkrankte $1^1/_2$ Monate vor der Klinikaufnahme mit heftigen Schmerzen in der rechten Brust- und Rückenseite sowie mit Gangstörungen. Objektiv fand sich ein fast totales Querschnittssyndrom vom D_5 abwärts mit Blasen- und Mastdarmlähmung und Decubitus. Die Leeraufnahme der Wirbelsäule zeigte eine Strukturaufhellung im Bereich des 3. Brustwirbels ohne Veränderung der äußeren Form.

Die hier zunächst ausgeführte lumbale Myelographie mit 1 ccm Lipiodol ergab nach Hochlagerung des Fußendes des Untersuchungstisches in Bauchlage des Patienten einen Jodölstop unterhalb des 4. Brustwirbels. Die nunmehr ausgeführte Myelographie nach zisternaler Injektion von 0,8 ccm Lipiodol zeigte, daß das Jodöl bereits kurz vor der Mitte des 2. Brustwirbels halt gemacht hatte. Eine Kontrollaufnahme nach 24 Stunden ergab im wesentlichen denselben Befund, während das vorher lumbal eingeführte Jodöl in den Duralsack wieder abgeflossen war.

Die 2 Tage nach der Myelographie von Eden ausgeführte Operation ergab, abgesehen von einem Ödem und gestauten Gefäßen in der Höhe des myelographisch festgestellten Stops, keinen krankhaften Befund im Rückenmark. Bei der Operation Exitus letalis infolge Atemlähmung.

Bei der Autopsie fanden sich multiple Carcinommetastasen in beiden Lungen und Carcinose im Bereich der Pleura diaphragmatica. Bei der medialen Durchsägung der Brustwirbel fand sich in der hinteren Hälfte des 3. Brustwirbels eine kirschgroße Carcinommetastase, die dorsal direkt an die Dura grenzte, ohne sie zu durchbrechen und ohne eine Vorwölbung der Wand des Spinalkanals hervorzurufen.

„Beim Rückenmark war Verdacht auf eine ganz feine Abplattung in dorso-ventraler Richtung an der Vorderfläche im Brustmark vorhanden. Bei der mikroskopischen Untersuchung fanden sich in der Höhe der Wirbelmetastase im Mark massenhaft Markscheidenausfälle mit Blutungen über den ganzen Querschnitt des Rückenmarks verteilt."

Hinsichtlich der Bedeutung der Myelographie bei derartigen Fällen wie den eben beschriebenen kann ich allerdings WARTENBERG nicht folgen, wenn er an Hand dieses Falles die Jodölprobe als ein „zu feines Reagens" ansieht, weil der Jodölstop infolge eines circumscripten Ödems keineswegs immer ein grobes, chirurgisch faßbares Passagehindernis bedeutet. Ich selbst, und ich glaube auch die meisten anderen Neurochirurgen, würden bei einem derartigen totalen Stop wie bei dem obigen Fall die operative Freilegung des Markes vornehmen, auch auf die Gefahr hin, daß der Totalstop „nur" durch ein circumscriptes Ödem des Marks bzw. seiner Häute mit Liquorstauung bedingt sein könnte. Schon die Entlastung des Marks kann durchaus zu einem Rückgang seiner Schädigung und zu einer mehr oder minder vollkommenen Rückbildung der spinalen Erscheinungen führen, wenn auch nicht verschwiegen werden soll, daß die durch Zirkulationsstörungen wohl auf toxischer Basis bei bösartigen Tumoren entstehende Querschnittsschädigung des Marks in manchen Fällen trotz ausgedehnter Entlastung irreversibel sein kann.

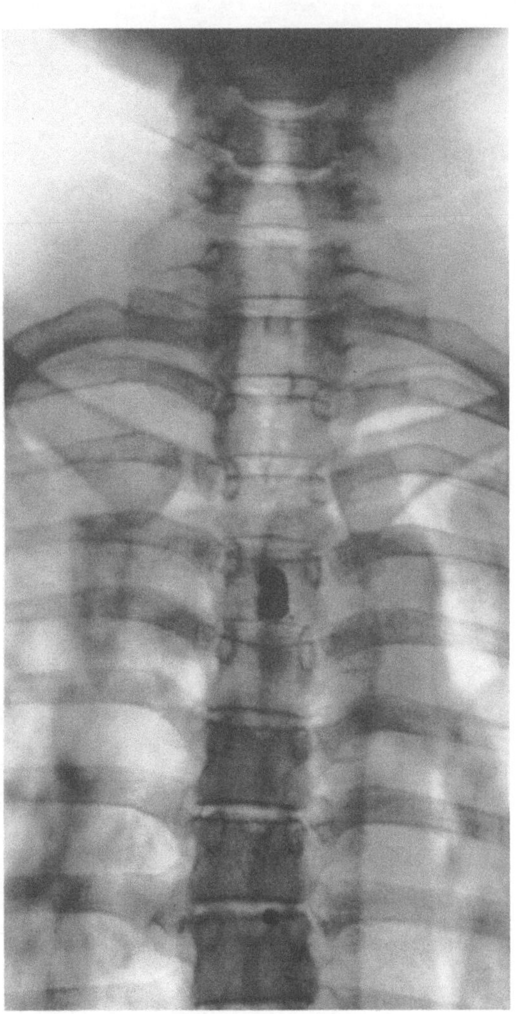

Abb. 269. Intraduraler Tumor (Meningeom). Verwendung kleiner Jodölmengen.

Wenden wir uns nunmehr der Besprechung myelographischer Befunde bei den extramedullären, aber intraduralen Tumoren zu. Das Gros dieser Fälle stellen die Meningeome, Neurinome und besonders im Bereich der Cauda equina die Lymphangiome und Neuroepitheliome dar. Die Lagebeziehungen der intraduralen Meningeome zum Mark, aus denen sich die Verdrängungsrichtung des Marks ergibt, veranschaulicht eine schematische Zeichnung von FRAZIER (Abb. 268). Es muß allerdings betont werden, daß ein Meningeom seine Matrix z. B. an der Vorderseite der Dura haben kann, mit einem schmalen Stiel aber um das Mark herumwachsen und schließlich seine Hauptausbreitung an der Rückseite des Marks nehmen kann, so daß die Kompression des Marks von hinten oder seitlich hinten erfolgt. Einen derartigen Fall habe ich an der FOERSTERschen

Abteilung operieren können. (Demonstriert in der Sitzung der Vereinigung südostdeutscher Neurologen und Psychiater 1930.)

41jährige Patientin, die mit den Erscheinungen eines nicht ganz kompletten Querschnittssyndroms von D_6 bzw. D_7 aufgenommen wurde. Der Gang war hochgradig spastisch-paretisch und nur noch mit großer Anstrengung möglich. Retentio urinae et alvi.

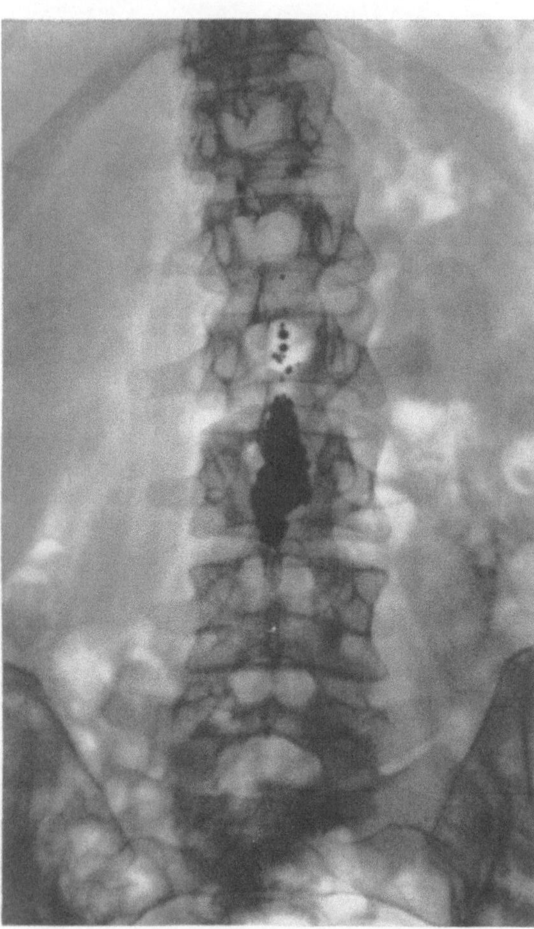

Abb. 270. Intraduraler Caudatumor. Totalstop.

Bei der zisternalen Myelographie war nur ein Teil des eingespritzten Jodipins abgeflossen, während ein anderer Teil sich in der hinteren Schädelgrube befand. Das nach unten abgeflossene Jodipin zeigte einen fast kompletten Stop in der Höhe des 4. Brustwirbels (Abb. 269). Dieser Fall zeigt, wie das ja auch von SVEN INGWAR betont worden ist, daß schon geringe Jodölmengen zur Darstellung eines komprimierenden Rückenmarksprozesses genügen können.

Bei der Operation fand ich an dieser Stelle ein Meningeom, das seine Matrix an der Vorderfläche der Dura hatte, sich von da aus stiftförmig nach links hinten entwickelte und von dort aus mit seiner Hauptmasse das Mark außerordentlich stark komprimierte, so daß das Mark an dieser Stelle wie ein schmales Band auf dem Tumor ritt. Es gelang die totale Exstirpation des Tumors, abgesehen von einer stärkeren Blutung aus der Matrix, ohne besondere Schwierigkeiten. Interessant war, daß sich das vor der Exstirpation außerordentlich komprimierte und verdünnte Mark bereits während der Operation unter meinen Augen wieder ausdehnte und bereits gegen Ende der Operation annähernd die gleiche Volumenstärke zeigte wie seine oberhalb und unterhalb der Kompressionsstelle gelegenen Abschnitte. Die Patientin konnte nach einigen Wochen absolut geheilt entlassen werden und unternimmt heute Gebirgstouren.

Als zweites Beispiel dieser Gruppe von intraduralen Tumoren sei ein Fall von Neuroepitheliom im unteren Teil der Cauda equina eigener Beobachtung geschildert.

40jährige Patientin, die im Sommer 1933 beim Aussteigen aus einem Boot plötzlich eine Schwäche in beiden Beinen verspürte und hinstürzte. Sie lag 3 Tage mit Fieber und Schmerzen im Leib zu Bett, war aber nachher wieder beschwerdefrei und gehfähig. Einen Monat später stürzte die Patientin bei einer Wanderung wieder ohne erkennbare Ursache hin. Am nächsten Tage stellten sich bei ihr Schmerzen im Steiß ein, zu denen sich im Laufe der nächsten Zeit krampfartige Schmerzen in beiden Beinen sowie in der Aftergegend und Taubheitsgefühl im rechten Oberschenkel hinzugesellten. Ferner stellte sich eine vorübergehende Blasen- und Darmlähmung ein. Alle Beschwerden gingen vorübergehend auf Bettruhe, Übungsbehandlung, Diathermie und nach einer epiduralen Injektion zurück. Es wurden zahlreiche Ärzte konsultiert, die Diagnosen schwankten zwischen Wurzelischias, Nierensteinen und Myelitis. Allmählich zunehmende Verschlechterung des Ganges, zeitweise enorme Steigerung der Schmerzen im Steiß, die nur durch hohe Morphiumgaben vorübergehend gelindert werden konnten. Eine Ende 1935 zwischen 2. und 3. Lendenwirbel anderwärts ausgeführte Lumbalpunktion ergab eine Zellvermehrung (Eiweißwerte waren nicht untersucht worden, Wa.R. im Liquor negativ). Auf Grund der Zellvermehrung im Liquorpunktat schien die Diagnose einer Myelitis um so gerechtfertigter. Eine wegen der Schmerzen im Steiß eingeleitete Röntgentiefenbestrahlung hatte einen Rückgang der Schmerzen zur Folge.

Bei der Aufnahme der Kranken fand sich neurologisch eine Steigerung der Patellarsehnenreflexe beiderseits, Fehlen der Achillessehnenreflexe beiderseits, Fehlen des Glutäalreflexes, eine deutliche Parese der Beuger des Unterschenkels, rechts stärker als links, des Triceps surae und in geringer Weise auch der kleinen Zehenmuskeln. Die Sensibilitätsprüfung ergab eine Reithosenhypästhesie beiderseits, von S_1 abwärts, von S_3—S_5 bestand eine totale Anästhesie. Starke Retentio urinae mit Restharn, Balkenblase, chronische Cystitis, hochgradige Retentio alvi.

Schon auf Grund der klinischen Untersuchung wurde die Wahrscheinlichkeitsdiagnose eines Tumors im unteren Teil der Cauda equina gestellt.

Die Myelographie ergab eine absolute Bestätigung dieser Annahme. Im unteren Teil des 4. Lendenwirbels fand sich ein kompletter Jodipinstop (Abb. 270 und 271). Auch die später ausgeführten Kontrollaufnahmen ergaben keinerlei Durchgängigkeit von Jodipin an der Kompressionsstelle.

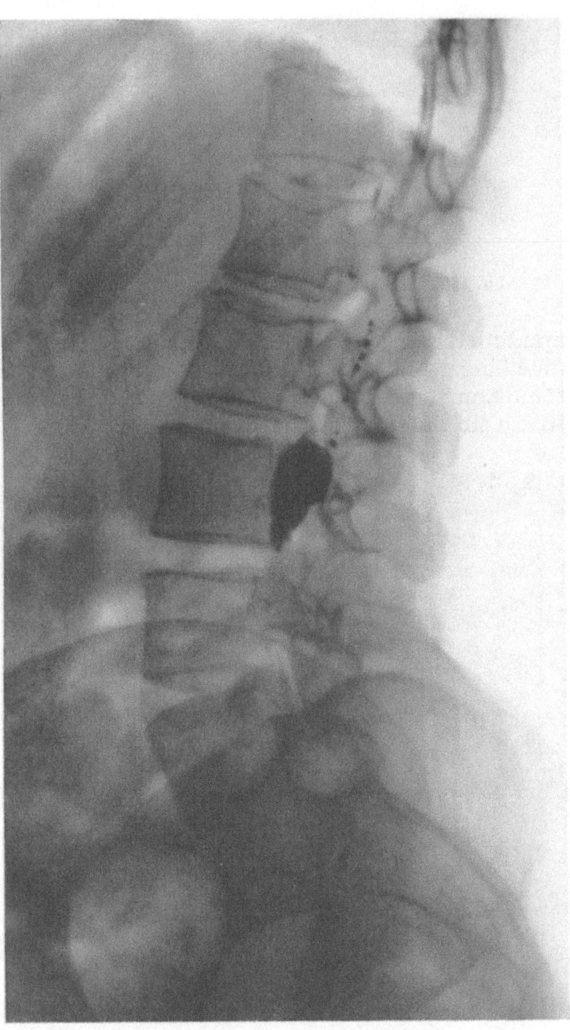

Abb. 271. Intraduraler Caudatumor (seitlich). Derselbe Fall.

Bei der Operation am 30. 1. 36 fand ich in der Höhe des Jodipinstops den angenommenen intraduralen Tumor, der einerseits mit der Dura, andererseits mit den untersten Caudawurzeln innig verwachsen war und sich nach abwärts bis zum untersten Teil des 5. Lendenwirbels erstreckte. Wegen der sehr starken Verwachsungen des Tumors, insbesondere mit den Caudawurzeln, gestaltete sich seine Exstirpation äußerst schwierig. Sie gelang schließlich unter Opferung von zwei Wurzeln. Auch das Filum terminale, von dem der Tumor offenbar ausging, wurde durchschnitten. Abb. 272 zeigt den total exstirpierten Tumor mit den beiden an ihm adhärierenden Caudawurzeln.

Histologisch erwies sich der Tumor als Neuroepitheliom (Abb. 273).

Die Kranke ist seit März 1936 aus der stationären Behandlung entlassen. Wesentlicher Rückgang insbesondere der motorischen Parese, linkerseits bereits auch der Sensibilitätsstörungen.

Die untere Begrenzung des Jodipinstops bei intraduralen extramedullären Tumoren zeigt häufig bei komplettem Abschluß, entsprechend der oft kuppelförmigen Wölbung des oberen Tumorpols eine mehr oder minder konvexe Begrenzungslinie. Auf diese Weise bekommt der Jodölstop die Form einer Haube oder Kappe. Diese Form des Jodölstops ist für die intraduralen Tumoren ein recht charakteristischer Befund. Sie findet sich allerdings auch bei Tumoren extraduralen Ursprungs, insbesondere wenn dieselben die Dura durchbrochen haben, wie das die beiden vorhin von mir beschriebenen Fälle zeigen. Diese Hauben- oder Kappenform des Jodölstops finden wir aber durchaus nicht in jedem Fall von intraduralem, extramedullärem Tumor, insbesondere dann nicht, wenn oberhalb des Tumors sich chronisch meningeale Veränderungen ausgebildet haben. In solch einem Fall findet man dann häufiger eine unregelmäßige Aufsplitterung des Öls. Immerhin vermag das Jodöl in manchen Fällen die arachnitischen Verklebungen zu durchdringen, und man findet dann bei einer Kontrollaufnahme nach mehreren Stunden, daß das Jodöl doch in der charakteristischen Haubenform über dem Tumor reitet. Diese myelographische Darstellung des oberen Tumorpols bleibt vielfach auch bei inkomplettem Abschluß des Subarachnoidalraums durch den Tumor bestehen, selbst wenn bereits der größte Teil des Jodöls nach unten abgeflossen ist. Die Höhe der Haube und

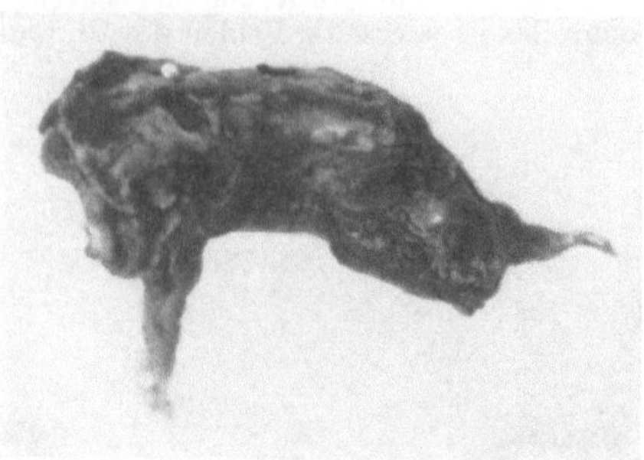

Abb. 272. Exstirpierter Tumor.

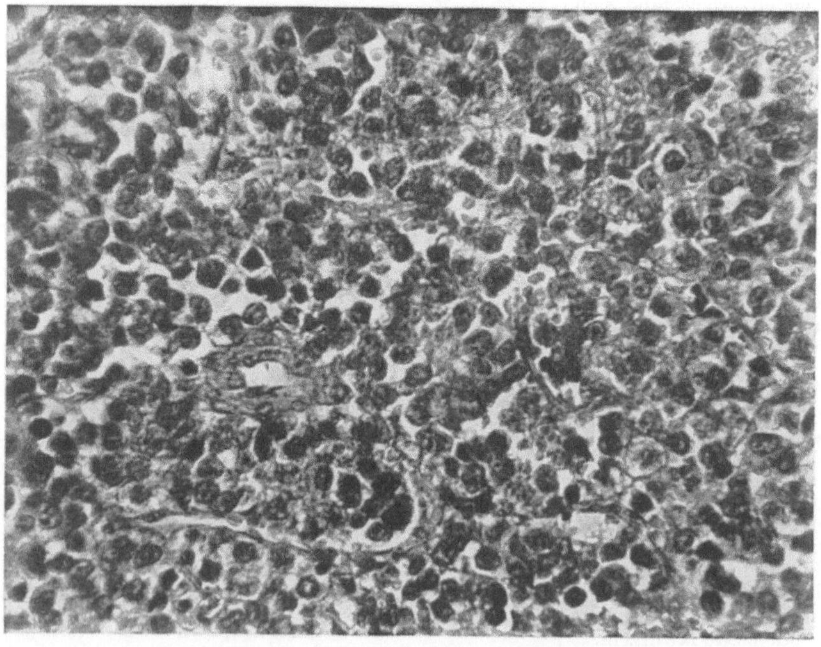

Abb. 273. Derselbe Fall. Histologischer Befund.

ihre Form ist abhängig, abgesehen von der Menge des injizierten Jodöls bzw. der Vollständigkeit des Verschlusses des Subarachnoidalraums, ferner auch von der Höhe, Ausbreitung und Dichte der arachnitischen Verklebungen sowie von der Ödematisierung des Marks oberhalb des Tumors. Gelegentlich bildet die Ölmasse oberhalb des Tumors zwei aufragende Säulen, die sich über mehrere Wirbel erstrecken und sich erst nach mehr oder minder langer Zeit verkürzen.

An Stelle zweier aufragender seitlicher Säulen kann auch nur eine vorhanden sein, wodurch die Kontrastmasse oberhalb des Tumors die Form eines lateinischen L annimmt, wie das ein Fall von HEYMANN zeigt. Abgesehen von den für die Form und Ausdehnung des Jodölstops eben erwähnten verantwortlichen Faktoren, spielt aber auch die Lagerung des Kranken zur Aufnahme bzw. das zeitliche Intervall zwischen zisternaler Füllung und Aufnahme eine Rolle. Befand sich z. B. der Kranke in der Zeit bis zur Aufnahme in vertikaler Körperhaltung, und wird die Aufnahme im Sitzen oder im Stehen gemacht, so wird die Jodsilhouette infolge der Schwere des Jodöls selbstverständlich eine kürzere und gedrungenere Form haben, als wenn der Kranke sich in halb liegender Stellung befand und die Aufnahme im Liegen gemacht werden muß, da dann das Jodöl oberhalb des Tumors die Möglichkeit hat, wieder etwas auseinanderzufließen. Auf diese Weise kann man mitunter eine Oberflächendarstellung des Marks oberhalb des Tumors erhalten, wobei z. B. gestaute und geschlängelte Gefäße zur Darstellung kommen können. Besteht nur ein unvollständiger Abschluß des Subarachnoidalraums durch den Tumor, und fließt das Jodöl an einer oder an beiden Seiten des Tumors abwärts, so kann es dadurch, daß sich Jodöltropfen an der mitunter rauhen und gelappten Oberfläche des Tumors bzw. in den Wurzeltaschen in der Höhe des Tumors fangen, zu einer Umriß- und Oberflächendarstellung des Tumors selbst kommen.

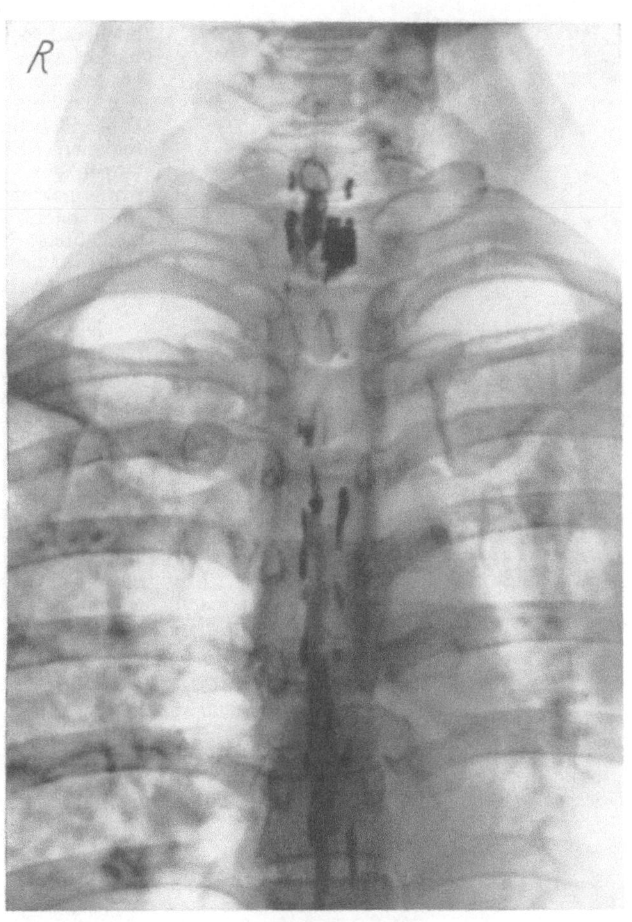

Abb. 274. Inkompletter unregelmäßiger Jodöltyp bei intraduralem Tumor (Meningeom).

Mitunter ruft ein intraduraler extramedullärer Rückenmarkstumor, der keinen kompletten Abschluß des Subarachnoidalraums an der Kompressionsstelle des Marks zur Folge hat, einen recht uncharakteristischen Jodölstop hervor, wie das folgender Fall meiner Beobachtung demonstriert.

Bei einer 62jährigen Frau, die im November 1934 mit Schmerzen in den Schulterblättern erkrankte, stellte sich kurze Zeit darauf ein Krampfgefühl und ein Schwächegefühl im linken Bein ein. Im Laufe der nächsten Monate nahm die Gangstörung links an Intensität zu, und auch im rechten Bein stellten sich ein Steifigkeitsgefühl und eine Schwäche ein.

Bei der Aufnahme in die Klinik am 1. August 1935 bestand ein inkomplettes Querschnittssyndrom beiderseits von D_4 abwärts. Das linke Bein war hochgradig spastisch gelähmt, befand sich in Streckstarre, Einzelbewegungen waren vollkommen aufgehoben. Auch rechts bestand eine hochgradige spastische Parese. Auch hier stand im Vordergrund eine Strecksynergie. Die Sensibilität war von D_4 abwärts fast vollkommen aufgehoben. Auffallend war eine hochgradige Spontanhidrosis des Gesichts, beider Arme und der Oberbrust bis zur Grenze der Sensibilitätsstörung. Besonders nachts kam es zu hochgradigen Schweißausbrüchen in diesen Körperregionen. Beiderseits Babinski positiv, Oppenheim positiv, Rossolimo positiv sowie gekreuzter Babinski, sowohl von links nach rechts als auch von rechts nach links. Starke Retentio alvi, mäßige Retentio urinae.

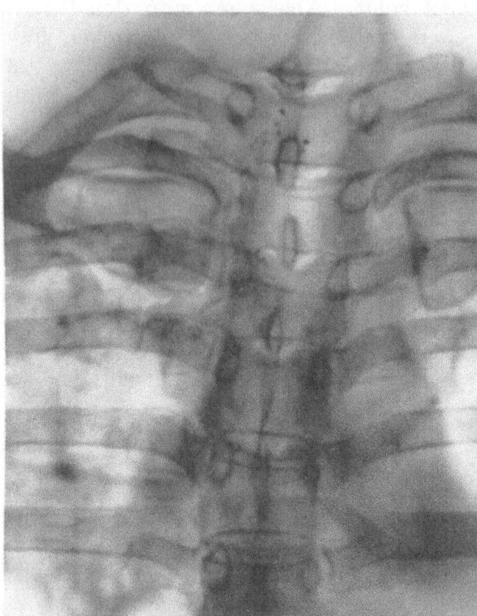

Abb. 275. Derselbe Fall. Kontrollaufnahme. Jodöl bis auf geringste Reste abgeflossen.

Mäßige Klopfempfindlichkeit des 1. bis 3. Brustwirbels.

Die Lumbalpunktion im Liegen ergab einen Liquordruck von 125 mm, QUECKENSTEDTscher Versuch war negativ, dagegen trat bei Druck auf den Bauch prompter Anstieg des Liquordruckes ein. Im Liquor fanden sich $2^3/_4$ Teilstriche Eiweiß, 2 : 3 Zellen. Wa.R. und Mastix waren negativ.

Die Myelographie ergab nach Injektion von $1^1/_2$ ccm Jodipin einen inkompletten, unregelmäßig begrenzten Stop am unteren Rande des ersten Brustwirbels. Ein großer Teil des Jodipins war bereits auf dieser ersten Aufnahme, die 5 Minuten nach der Jodipininjektion vorgenommen worden

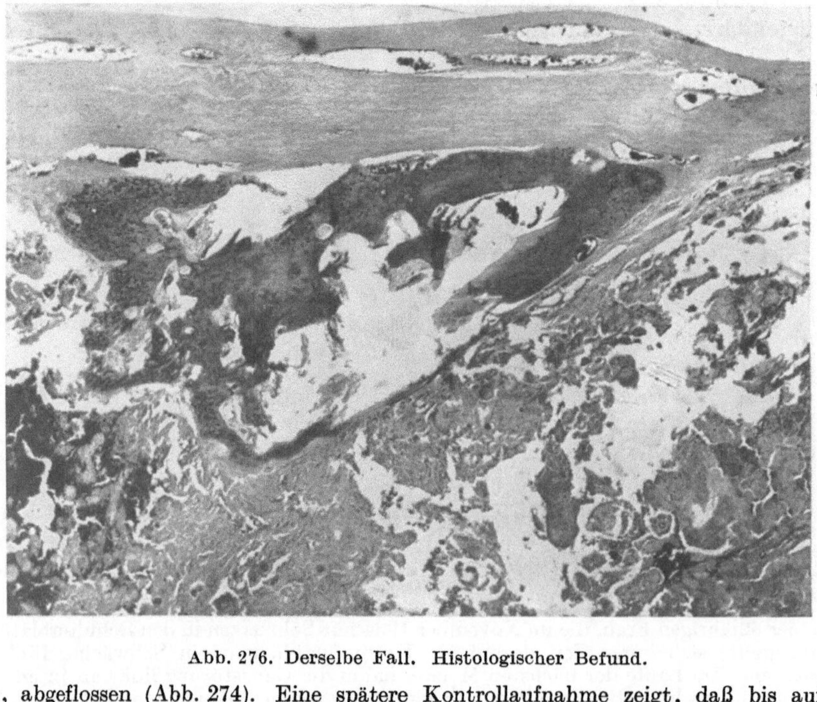

Abb. 276. Derselbe Fall. Histologischer Befund.

war, abgeflossen (Abb. 274). Eine spätere Kontrollaufnahme zeigt, daß bis auf ganz vereinzelte Jodipinreste das gesamte Jodipin nach unten abgeflossen war (Abb. 275).

Eine Zunahme der Lähmungserscheinungen trat nach der Jodipinfüllung bei der Kranken nicht ein, obwohl wegen einer starken Anämie die Operation erst fast 3 Wochen nach der Jodipinfüllung vorgenommen werden konnte.

Bei der Operation am 20. August konnte ich ein daumengliedgroßes Meningeom in der Höhe des zweiten Brustwirbels mit der Matrix entfernen, das an der linken Seite des Marks saß und das Mark von links her stark komprimierte. Abb. 276 zeigt den histologischen Befund des Meningeoms mit der Dura. Der Tumor ist zum Teil verkalkt.

Seit der Operation haben sich die Lähmungserscheinungen der Beine sowie die Sensibilitätsstörungen im Laufe von etwa 6 Monaten vollständig zurückgebildet. Die Frau verrichtet ihren Haushalt, *wäscht Wäsche* und unternimmt Wanderungen.

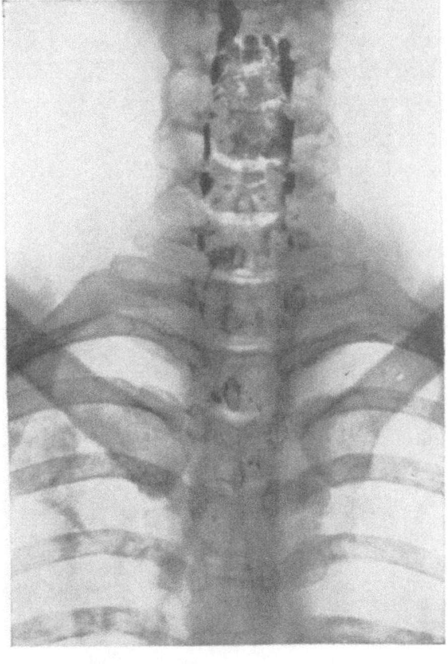

Abb. 277. Halsmarktumor. (Nach HEYMANN.)

b) Intramedulläre Tumoren.

Bei der myelographischen Darstellung intramedullärer Tumoren spielt die Oberflächenzeichnung des Tumors, wie sie am Ende des vorigen Abschnitts beschrieben worden ist, eine besondere Rolle. Ein sehr häufiger und für die Diagnose eines intramedullären Tumors charakteristischer Befund ist die Jodfüllung der Wurzeltaschen, wie sie in klassischer Weise ein Fall von Halsmarktumor zeigt, den HEYMANN beschrieben hat (Abb. 277 aus „Die Chirurgie“ [Urban & Schwarzenberg 1930]). Eine ganze Reihe von Autoren haben diese mehr oder minder langen, nach außen gezackten Jodipinstreifen als Ausdruck der Wurzeltaschenfüllung bei intramedullären Tumoren beobachten können (DE LAJINIÈRE, DENK, MARBURG, HEYMANN, PEIPER, ROBINEAU, SACHS und FINSCHER, STAHL und MÜLLER, SICARD, WEIGELDT u. a.).

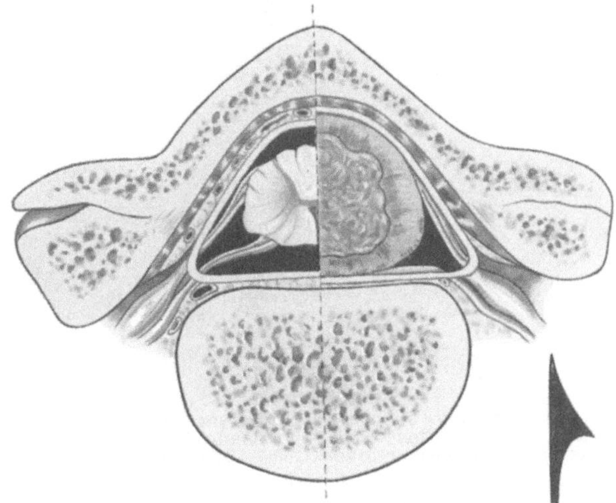

Abb. 278. Mechanismus der Wurzeltaschenfüllung bei intramedullärem Tumor. (Nach PEIPER.)

Dem Entstehungsmechanismus dieses myelographischen Symptoms hat von deutschen Autoren besonders PEIPER seine Aufmerksamkeit geschenkt und ihn in seiner Arbeit: „Untersuchungen zu einer Reliefdiagnostik des erkrankten Rückenmarks und seiner Häute“ an Hand instruktiver Bilder eingehend erörtert.

Normalerweise nimmt das Jodöl bei seinem Verlauf aus der Zisterne seinen Weg an der Rückseite des Marks, wo es den geringsten Widerstand findet.

Quillt dagegen das Mark auf, wie das ja beim intramedullären Tumor der Fall ist, so ändern sich die intraspinalen Raumverhältnisse vollends. Der Abstand zwischen Vorder- und Hinterwand des Marks und der Dura verringert sich und wird häufig völlig ausgefüllt. Mit der Schwellung und Ausdehnung des Marks nach vorn und hinten rücken auch die Austrittszonen der vorderen und hinteren Wurzeln mit Vorderhorn und Hinterhorn auseinander. Hierdurch tritt eine Straffung der Wurzeln in ihrem Verlauf ein, und der Winkel zwischen vorderer und hinterer Wurzel öffnet sich. Die Wurzeltaschen werden also dadurch weiter, während der Liquorraum an der Vorder- und Hinterseite des Marks sich zunehmend verschmälert, um in zahlreichen Fällen ganz zu verschwinden. Der einzige Weg, der für das abgleitende Jodöl übrig bleibt, ist der zu beiden Seiten des Marks innerhalb der erweiterten Wurzeltaschen. Diese Verhältnisse gibt in anschaulicher Weise eine Abbildung aus der genannten Arbeit von Peiper wieder (Abb. 278).

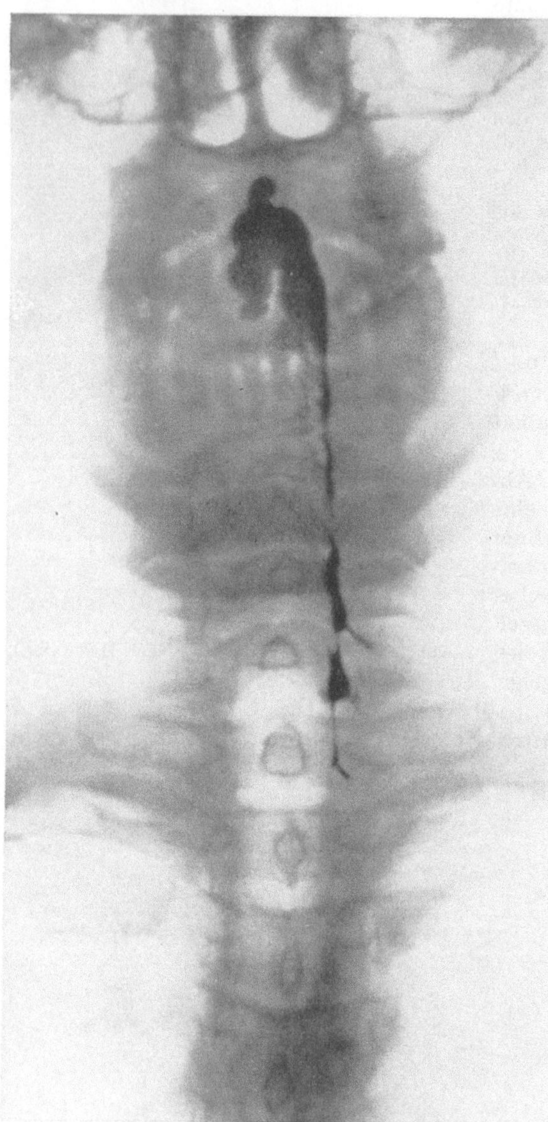

Abb. 279. Eintritt des Jodöls von der Zisterne aus in die arochnoidalen Wurzeltaschen (Fall von intramedullärem Dorsalmarktumor). Seitlich gestautes Gefäß. (Fall nach Peiper.)

Dehnt sich der intramedulläre Tumor ungleichmäßig aus und zeigt er auch ein starkes Wachstum nach der Seite, so werden die Wurzeltaschen auf dieser Seite schließlich auch komprimiert, so daß wir dann nur eine einseitige Füllung der Wurzeltaschen erhalten. In diesem Sinne scheint mir ein Fall von Peiper zu sprechen (Abb. 279)[1]. Nimmt das Dickenwachstum des Tumors weiter zu, so kommt es zu einer vollständigen Ausfüllung des Subarachnoidalraums, und wir erhalten dann einen kompletten Stop oberhalb der Stelle des totalen Abschlusses des Spinalraums, der sich in keiner Weise von dem Stop eines extramedullären bzw. extraduralen Tumors zu unterscheiden braucht. In der Mehrzahl der Fälle besteht aber entsprechend der mehr stiftförmigen Ausbreitung

[1] Fortschr. Röntgenstr. 40, H. 1, 4.

eines intramedullären Tumors dieser komplette Abschluß des Subarachnoidalraums nicht an der oberen Grenze des Tumors, vielmehr kommt es im oberen Teil des Tumors zu der eben beschriebenen Jodölpassage in den Wurzeltaschen und deren myelographischer Darstellung und erst im weiteren Verlauf zu einer stärkeren Stauung des Jodöls entsprechend der Dickenzunahme der Geschwulst und der dadurch bedingten stärkeren Kompression des Subarachnoidalraums. Diese Stelle entspricht dann auch vielfach der Höhe der Querschnittserscheinungen.

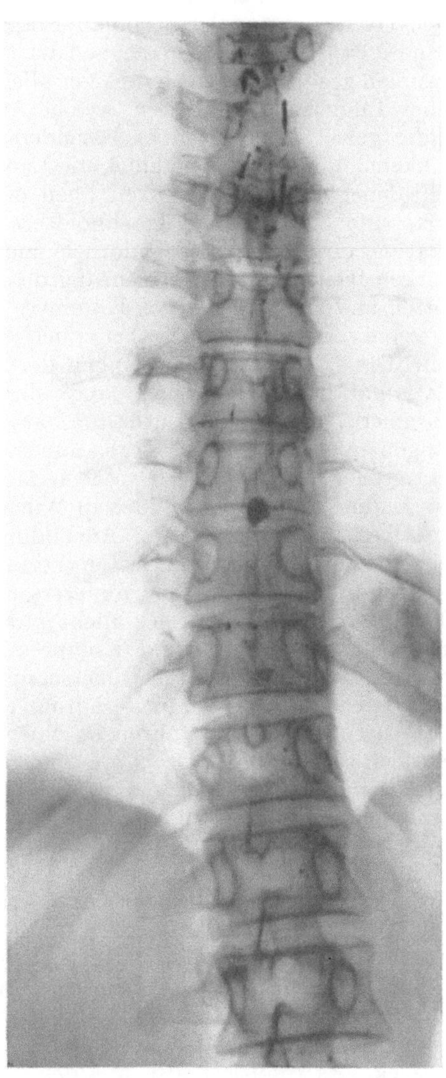

Abb. 280. Intramedullärer Tumor.

Gegenüber diesen Fällen von intramedullären Tumoren, die sich myelographisch durch das Symptom der Wurzeltaschenfüllung auszeichnen, gibt es aber Fälle, die diesen für die Diagnose eines intramedullären Tumors so charakteristischen myelographischen Befund vermissen lassen. Es sind das Fälle, bei denen die Weite des Subarachnoidalraums noch genügend groß ist, um den allergrößten Teil des injizierten Jodöls sofort glatt passieren zu lassen. Lediglich an der Stelle einer stärkeren Kompression bleibt ein in seiner Form völlig uncharakteristischer Ölfleck haften, der sich durch Nachfließen kleinerer Tropfen etwas vergrößern kann. So zeigt z. B. Abb. 280 das Myelogramm eines von mir operierten Falles von Angioma racemosum des unteren Brustmarks.

Hier bestand klinisch ein nicht ganz komplettes Querschnittssyndrom, rechts von D_9, links von D_{10} mit Blasen- und Mastdarmlähmung. Im Liquor fand sich ein leicht erhöhter Eiweißgehalt (3 Teilstriche) bei normaler Zellzahl. Der QUECKENSTEDTsche Versuch war verlangsamt durchgängig, besonders verlangsamt war das Absinken des Liquordruckes nach Entfernung der Jugulariskompression. Bei der Myelographie nach Injektion von $1^1/_2$ ccm 40%igen Jodipins fand sich lediglich ein uncharakteristischer kleiner Ölfleck in der Höhe des 9. Brustwirbels, der tagelang an derselben Stelle haften blieb, während die Hauptmasse des Öls schon nach kürzester Zeit nach dem Duralendsack abgeflossen war. Bei der Operation in der Höhe des 7.—10. Brustwirbels fand sich nach Entfernung des auffallend stark blutenden Knochens keinerlei Pulsation der Dura. Nach Eröffnung derselben zeigte sich das klassische Bild eines Angioma racemosum, das das ganze freigelegte Mark einnahm. Das im Myelogramm sichtbare Jodöl war im Winkel zwischen zwei dicken, geschlängelten Venen hängen geblieben.

Es sei hier auf einen ähnlichen von FOERSTER operierten Fall von Angioma racemosum verwiesen, der von ihm in der Sitzung der Vereinigung südostdeutscher Neurologen und Psychiater vom 26. 11. 32 demonstriert worden ist.

Einen ganz analogen myelographischen Befund bei einem intramedullären Tumor hat HEYMANN veröffentlicht.

2. Meningitis chronica, sero-fibrosa adhaesiva.

Für die Entstehung der chronisch progressiven Meningopathien kommen die verschiedensten Ursachen in Frage. Sehen wir ab von der traumatischen Genese, wie sie sowohl nach penetrierenden wie nach stumpfen Wirbelsäulentraumen gegeben ist, so sind es vor allem die verschiedensten akuten und chronischen Infektionskrankheiten, welche Anlaß zur Entwicklung dieses Krankheitsbildes geben. Es seien hier besonders die Meningitis epidemica, die Pneumokokkenmeningitis, der Typhus, die Lues und die Tuberkulose erwähnt. Die verschiedenen infektiösen Noxen üben offenbar einen sehr starken Reiz auf das zarte und empfindliche Arachnoidalgewebe aus und haben eine starke Proliferation des Arachnoidalendothels zur Folge. Hierdurch kommt es zu einer starken flächenhaften Vermehrung desselben, zur Entstehung von Arachnoidalzotten und zur Bildung von Kammern verschiedenster Größe. An diesem Proliferationsvorgang nimmt aber auch das mehrschichtige Endothel der Dura teil. Diese Endothelwucherungen der Dura entwickeln sich, worauf besonders MARBURG hingewiesen hat, längs der Arachnoidalbalken pialwärts. In den Kammern, die Liquor enthalten, kommt es nicht selten zu Gerinnungsvorgängen mit Verklebung der Kammerwände und dadurch zur Bildung kleiner und großer arachnoidaler Cysten (Arachnitis cystica). Es gerät aber nicht nur das Endothel der Arachnoidea in Wucherung, sondern auch das fibröse Gewebe derselben, wodurch es zur Ausbildung derber Bindegewebsmembranen und mitunter außerordentlich fester Verklebungen der Arachnoidea mit der Pia einerseits und mit der Dura andererseits kommt (Arachnitis fibrosa adhaesiva). Diese Vorgänge spielen sich nicht nur am Rückenmark selbst ab und führen zu einer Strangulation und Kompression desselben, aus der klinisch die verschiedensten inkompletten Querschnittssyndrome, in manchen Fällen sogar ein komplettes Querschnittssyndrom resultieren, sondern sie greifen auch auf die Wurzeln über und führen zu einer ausgesprochenen Wucherung des endoneuralen Bindegewebes.

Aus der Schilderung der pathologisch-anatomischen Verhältnisse bei dem Krankheitsbild der Meningopathie gewinnen wir ein klares Verständnis für die bei den verschiedenen Formen der Meningopathie sich ergebenden myelographischen Befunde. Eine Reihe von Autoren hat myelographische Befunde bei chronischen Meningitiden der verschiedensten Ätiologie erhoben und veröffentlicht (ARIOS, PINOS, BABINSKI, BREMER und MARTIN, BLAMONTIER und DE MASSARY, FOERSTER, HILLER, PEIPER, ROGER, A. H. SCHROEDER u. a.).

Das myelographische Hauptcharakteristikum bei der Meningitis chronica sero-fibrosa ist die unregelmäßige, tropfenförmige und stalaktitenartige Aufteilung des Jodöls im Verlauf seiner Passage aus der Zisterne nach dem Duralendsack. Es resultiert also aus der Verschiedenartigkeit der Adhäsionen und Kammernbildung ein ebenso verschiedenartiges myelographisches Bild. Das Jodöl wird je nach Ausdehnung und Festigkeit der Adhäsionen in vielen kleinen Tropfen oder Strängen aufgehalten, und es kann Wochen dauern, bis ein weiteres Abgleiten der einzelnen Tropfen festzustellen ist. Als charakteristisches Beispiel eines Myelogramms mit chronischer Leptomeningitis im Caudagebiet sei ein Bild aus einer neueren Arbeit von PEIPER demonstriert (Abb. 281). Es kann aber auch mitunter zu einer absoluten Abschnürung des Marks an einer bestimmten Stelle, sei es durch besonders dichte bindegewebige Verklebungen, sei es durch eine größere Cyste, kommen. Die Folge hiervon ist ein absoluter Jodstop im Myelogramm, der sich von dem eines echten extramedullären

Tumors mitunter keineswegs unterscheiden läßt. Mehrere Fälle von Arachnitis spinalis chronica sind in der FOERSTERschen Klinik beobachtet worden. Bei der Operation fanden sich an der Stelle des kompletten Jodölstops Cystenbildungen von zum Teil recht erheblichem Ausmaß. Abgesehen davon bestanden an dieser Stelle besonders feste Verwachsungen zwischen Dura und Markoberfläche, so daß es außerordentliche Schwierigkeiten bereitete, eine Myelolyse auszuführen. Die Ursache der Meningitis sero-fibrosa chronica adhaesiva cystica et diffusa war in diesen Fällen Meningitis epidemica, otogene Meningitis, Typhus und andere Allgemeininfektionen. Diese Fälle sind neuerdings von GERHARDT in einer Doktordissertation zusammengestellt worden.

Ein bemerkenswerter Fall von Meningitis serosa adhaesiva cystica bei einem 8jährigen Jungen mit Spina bifida, bei dem allmählich ein inkomplettes Querschnittssyndrom sich entwickelte, und wo die Myelographie entsprechend den klinischen Symptomen einen Jodölstop in der Höhe des 7. Brustwirbels ergeben hatte, ist von HILLER mitgeteilt worden. Auch bei der multiplen Sklerose kann es in der Umgebung der sklerotischen Plaques zu arachnitischen Veränderungen kommen, die bei der Myelographie zu Arretierung von Jodöl führen können, wie Fälle von JÜNGLING und PEIPER lehren. Ebenso liegen auch myelographische Beobachtungen bei der Radiculitis tabica vor (SICARD und FORESTIER, ROGER, REDLICH und BRESOWSKI u. a.). Auch hierbei konnten, entsprechend der bei dieser Krankheit bestehenden chronischen Arachnitis, Dauerarretierungen kleiner Jodöltröpfchen in verschiedenen Abschnitten des Rückenmarks gefunden werden.

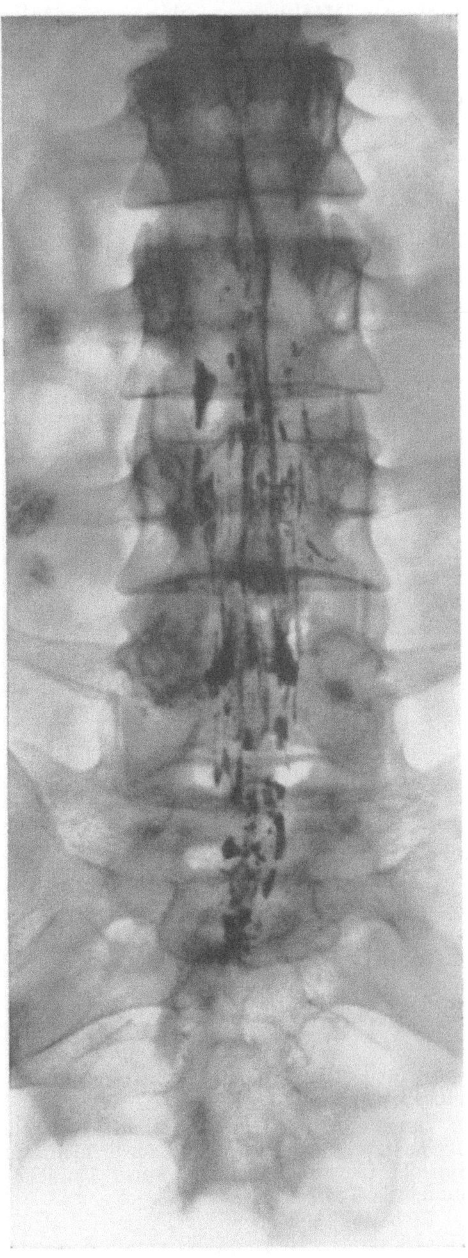

Abb. 281. Chronische Leptomeningitis im Caudagebiet. (Charakteristisch ist die Dauerarretierung des Öles in aufgelöster Form.) (Nach H. PEIPER.)

3. Tuberkulöse Prozesse.

Tuberkulöse Prozesse sind wiederholt Gegenstand myelographischer Untersuchungen geworden. Insbesondere war das dann der Fall, wenn sie zu Kompressionserscheinungen des Rückenmarks geführt haben und die Anamnese, der klinische Befund sowie die Leeraufnahme der Wirbelsäule eine klare Lokal und Artdiagnose nicht zuließen. So hat z. B. PEIPER den seltenen Fall eines intraduralen extramedullären Tuberkuloms des oberen Brustmarks beschrieben, der zu einer schweren Markkompression mit totalem Verschluß des Liquorraums an dieser Stelle geführt hat. Die Myelographie ergab einen Totalstop mit reitender Silhouette, wie sie für jeden anderen intraduralen extramedullären Tumor charakteristisch ist. Da auch die Leeraufnahme der Wirbelsäule keinen krankhaften Befund ergeben hatte, war hier an ein echtes Neoplasma gedacht worden.

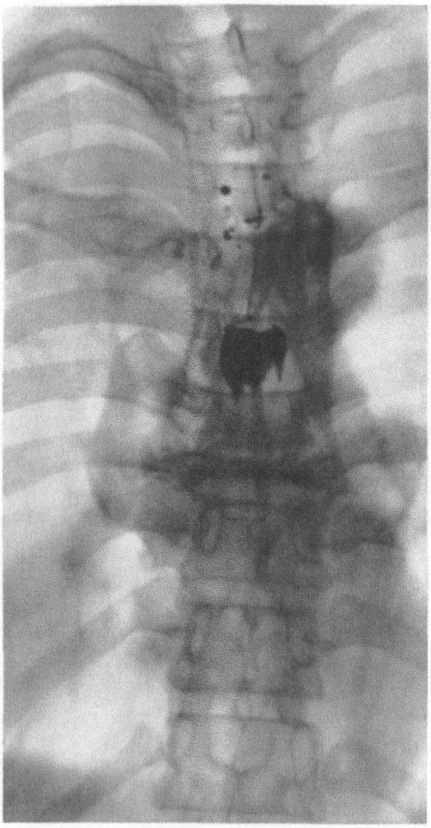

Abb. 282. Spondylitis tuberculosa. Spontanfraktur des 9. Brustwirbels. Totaler Jodölstop.

Mehrfach haben auch vom Wirbel ausgehende epidurale tuberkulöse Abscesse, die zu Kompressionserscheinungen des Marks geführt haben, Anlaß zur Myelographie gegeben. Je nach der Schwere der Kompression fand sich im Myelogramm ein partieller oder totaler Jodölstop.

Verschiedentlich sind auch Fälle von Spondylitis tuberculosa, bei denen die Kompression des Marks durch den zusammengebrochenen tuberkulösen Wirbel hervorgerufen worden war, myelographiert worden. Einen bemerkenswerten Fall dieser Art konnte ich selbst vor Jahresfrist beobachten:

46jähriger Bankbeamter, dessen Familienanamnese keine Besonderheiten bietet, leidet seit mehreren Jahren am Rückenschmerzen, die zeitweise besonders rechts krampfartigen Charakter annahmen. Diese Beschwerden wurden zunächst als Ausdruck einer Nierenaffektion angesehen, jedoch ergab eine genaue urologische Spezialuntersuchung Anfang 1934 keine Bestätigung für diese Annahme. Auch die damals auf Tuberkulose angestellten Untersuchungen verliefen ergebnislos. Die Beschwerden wurden schließlich als „rein nervös" angesehen. Seit März 1934 stellte sich allmählich unter Steigerung der Rückenschmerzen zunehmende Schwäche beider Beine ein. Da ein Sanatoriumsaufenthalt keine Besserung zeitigte, erfolgte Anfang Mai 1934 die Aufnahme des Kranken auf meine Abteilung.

Befund: Mittelgroßer Mann in gutem Ernährungszustand, keine Ödeme, keine Drüsenschwellungen.

Innere Organe: Ohne krankhaften Befund. Auch die kurze Zeit nach der Aufnahme angefertigte Lungenaufnahme sowie mehrfache Sputumuntersuchungen verliefen negativ. Blutbild bis auf Leukocytenwerte bis 9200 o. B. Blutsenkung beschleunigt (41 Min.). Subfebrile Temperaturen.

Es besteht eine Kyphose der ganzen Brustwirbelsäule (nach Angaben des Kranken und seiner Frau seit vielen Jahren; auch der Vater soll angeblich einen runden Rücken gehabt haben). Die Gegend des 7.—9. Brustwirbels war klopf- und druckempfindlich.

Nervensystem: Bei der Aufnahme bestand ein inkomplettes Querschnittssyndrom von D_7 abwärts. Es bestand eine spastische Parese beider Beine mit Babinski und Rossolimo beiderseits, Bauchdeckenreflexe beiderseits erloschen, mäßige Parese der Bauchmuskeln bei erhaltener faradischer Erregbarkeit. Die Sensibilitätsprüfung ergab Raumsinnstörungen beiderseits von D_7 abwärts, Thermhypalgesie rechts von D_8, links von D_9 abwärts, distal an Intensität zunehmend, leichte Retentio urinae, starke Retentio alvi.

Die Lumbalpunktion ergab ein komplettes Kompressionssyndrom im Liquor: Xanthochromie, 10 Teilstrich Eiweiß, 12 : 3 Zellen. QUECKENSTEDTscher Versuch absolut undurchgängig. Wa.R. im Blut und Liquor negativ.

Bei der einige Tage später nach zisternaler Injektion von $1^1/_2$ ccm Jodipin ausgeführten Myelographie fand sich folgender Befund:

Auf der a-p-Aufnahme ist der Körper des 9. Brustwirbels bis auf eine schmale Spange total zusammengebrochen. Auch die untere Begrenzung des 8. Brustwirbels erscheint

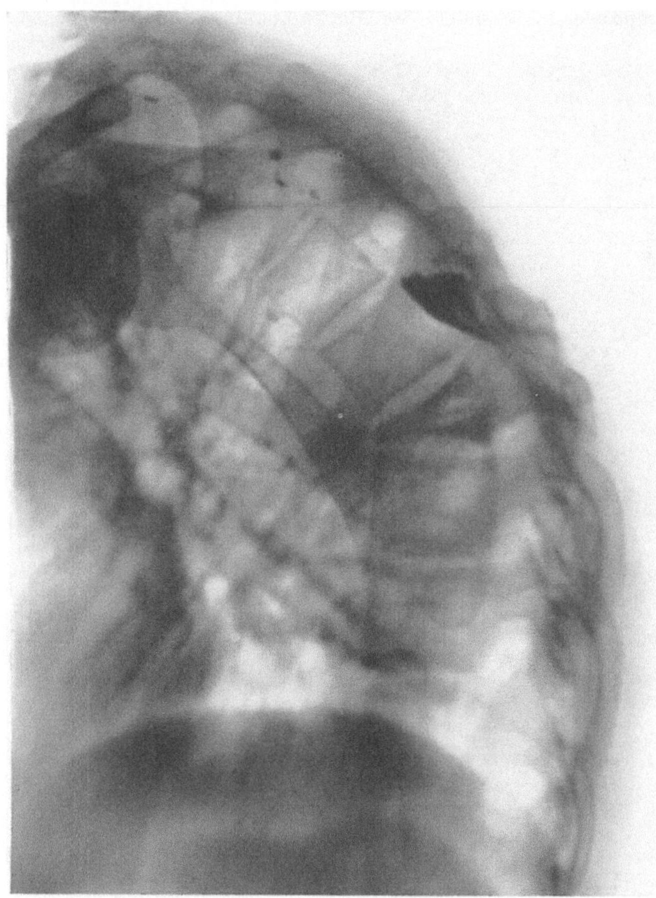

Abb. 283. Totaler Jodölstop bei Kompressionsfraktur des 9. Brustwirbels bei Spondylitis tuberculosa (seitlich).

unscharf. Oberhalt des 8. Brustwirbels findet sich ein totaler Jodipinstop. Die untere Begrenzung des Stops ist unregelmäßig und zeigt Zinkenform (Abb. 282a). Auf der seitlichen Aufnahme kommt, abgesehen von der starken Kyphose der Brustwirbelsäule, die ausgesprochene Keilform des zusammengebrochenen 9. Brustwirbels instruktiv zur Darstellung. In der Mitte des keilförmigen Wirbels sieht man eine ungefähr bohnengroße Höhlenbildung. Der in der Höhe des 8. Brustwirbels liegende Jodipinstop zeigt auf dieser Aufnahme Dreiecksform und endet dicht oberhalb des zerstörten 9. Brustwirbels (Abb. 283).

Die auf Grund dieses Befundes, der durchaus im Sinne einer Spondylitis tuberculosa sprach, vorgenommene röntgenologische Untersuchung der Lungen verlief, wie bereits erwähnt, ergebnislos. In den ersten Tagen nach der Aufnahme stellte sich bei dem Kranken eine leichte Tracheobronchitis mit subfebrilen Temperaturen ein. Mehrfache Sputumuntersuchungen auch nach Anreicherung ergaben einen negativen Bacillenbefund.

In den folgenden Tagen nach der Jodipinfüllung Zunahme der Querschnittserscheinungen bis zum kompletten Querschnittssyndrom mit absoluter Retentio urinae.

Bei der von mir ausgeführten Lamiektomie wurde die Stelle des zusammengebrochenen 9. Brustwirbels freigelegt. Prädural stieß ich in dem zerbrochenen Wirbel auf die bereits im Röntgenbild sichtbare kleine Höhle, die mit Granulationsgewebe ausgefüllt war. Entfernung desselben mit dem scharfen Löffel. Ein kalter Absceß war auch nach mehrfachem Punktieren in verschiedenen Richtungen nicht festzustellen.

Die histologische Untersuchung dieses Granulationsgewebes (Professor MATHIAS) deckte seine tuberkulöse Natur auf.

Nach der Operation — die Wundheilung verlief p. p. i. — rasche Rückbildung der Querschnittssymptome, insbesondere der Blasenlähmung. An die operative Entlastung des Marks schloß sich eine mehrmonatliche Behandlung in der GLISSON-Schlinge an. Interessanterweise hat sich im Laufe der Behandlung der zusammengebrochene 9. Brustwirbel wieder aufgerichtet sowie die hochgradige Kyphose wieder ausgeglichen, wie die beiden folgenden Aufnahmen zeigen (Abb. 284 und 285). Nach Anfertigung eines Stützkorsetts wurde Patient bei normaler Gehfunktion entlassen. Die spinalen Symptome hatten sich vollkommen zurückgebildet. 2 Monate nach der Entlassung erfolgte Wiederaufnahme des Kranken wegen zunehmender Schmerzen im Rücken und Ausbildung eines Senkungsabscesses. Zur weiteren Behandlung des Abscesses wurde der Kranke in das Tuberkulosesanatorium Riezlern im Allgäu verlegt, wo er im März 1935 an einer schweren Grippepneumonie ad exitum kam.

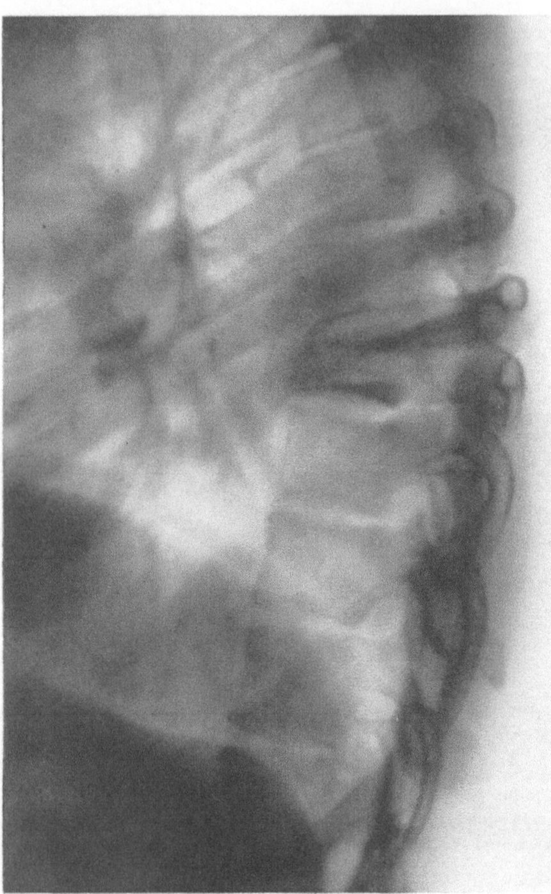

Abb. 284. Wiederaufrichtung des komprimierten Wirbels durch Extensionsbehandlung.

4. Endomyelographie.

Unter Endomyelographie versteht man die intramedulläre Injektion von Jodöl zur Darstellung syringo- bzw. hydromyelitischer Höhlenbildungen. Die ersten Versuche sind von JIRASEK unternommen worden, nachdem bereits SICARD bei der Operation einer Hydromyelie einige Tropfen Lipiodol in die Höhlen eingebracht und die Lage nach der Operation röntgenologisch bestimmt hat. VITEK berichtete 1932 über einen Fall von Syringomyelie, bei dem er die Endomyelographie mittels Injektion von 2 ccm Lipiodol vornahm. Es ergab sich, daß die syringomyelitische Höhle das ganze Mark einnahm. Die maximalste Dilatation der Höhle fand sich in der Höhe des 10. Brustwirbels. In diesem Niveau machte VITEK zur Entlastung die zweite Punktion, saugte aus der Höhle zunächst das dort befindliche Lipiodol und dann 5 ccm reine Höhlenflüssigkeit. Eine allgemeine Nachahmung hat diese Methode wegen der mit der Punktion des Marks zweifellos verbundenen Gefahren bisher nicht gefunden.

Es sei lediglich auf eine in jüngster Zeit erschienene Arbeit von A. JUZELEVSKY hingewiesen, der über Punktionsversuche syringomyelitischer Höhlen bei 12 Patienten zum Zwecke der Myelographie berichtete, wobei die Injektionen durch die uneröffneten Höhlen des Marks mittels einfacher Punktion ausgeführt wurden. Nur in 3 Fällen gelang eine klare Darstellung der syringomyelitischen Höhlen, was durch die später erfolgte Operation bestätigt worden ist. In den meisten übrigen Fällen lag das Jodöl subarachnoidal.

Literatur.

Encephalographie.

ABBOTT, WALTER D.: The value of encephalography as a diagnostic and therapeutic agent. Radiology **23**, 672—676 (1934). — ABELES u. SCHNEIDER: Electrocardiographische Veränderungen während der Encephalographie. Amer. J. med. Sci. **190**, 673—676 (1935). — ABRAHAMSON, E. M.: A simple apparatus for pneumoencephalography. J. nerv. Dis. **78**, 33—34 (1933). — ABRAMOITSCH, D. u. W. WINKLER: Messungen im Sternoencephalogramm. Z. Neur. **127**, 454—468 (1930). — ADSON, ALFRED W.: The evaluation of pneumoventriculography and encephalography. Amer. J. Roentgenol. **27**, 657—685, 712—716 (1932). — ADSON, A. W., W. O. OTT and H. S. CRAWFORD: A study of ventriculography. Radiology **1924 II**, 65—73. — AIRD, ROBERT B.: Experimental encephalography with anesthetic gases. Arch. Surg. etc. **32**, 193—217 (1936). — ALBRECHT, K.: Röntgenbefunde bei cerebralen Kalkherden mit einer Bemerkung zur röntgenologischen Hirndiagnostik mit aufsteigenden Jodölen. Mschr. Psychiatr. **68**, 1 (1928). — Augenmuskellähmung nach Encephalographie mit Jodipin ascendens. Zbl. Neur. **49**, 731 (1928). — Röntgendiagnostik des Zentralnervensystems, Ventrikulographie, Encephalographie und Myelographie. Beih. Med. Klin. **1931 I**, 128—442. — Zur Röntgendiagnostik der Tumoren des 3. Ventrikels. Mschr. Psychiatr. **79**, 136—151 (1931). — Zur Röntgendiagnostik des 3. und 4. Ventrikels. Zbl. Neur. **64**, 715—721 (1932). — ALTSCHUL, W. u. B. FISCHER: Ergebnis einer Encephalographie nach Balkenstich. Fortschr. Röntgenstr. **29**, 710 (1922). — ALURRALDE, M., M. SEPPICH u. E. DOWLING: Wichtigkeit der Ventrikulographie bei der topographischen Diagnostik der Hirntumoren. Arch. Confer. med. Hosp. Ramos Mejia **10**, 194 (1926). — JACKSONsche Epilepsie und Astereognosie infolge Glioms. Rev. argent. Neur. etc. **1**, No 1, 53—65. — ALWENS, W. u. S. HIRSCH: Über Encephalographie. Ärztl. Ver. Frankfurt a. M., Sitzg 16. Okt. 1922. Münch. med. Wschr. **1922 II**, 1647. — Über die diagnostische und therapeutische Bedeutung der endolumbalen Lufteinblasung (Encephalographie). Münch. med. Wschr. **1923 I**, 41. — ANDREANI, A.: Tumore cerebrale ed encefalografia. Policlinico, sez. med. **32**, 233 (1925). — ANTONI, N.: Über Ventrikulographie. Hygiea (Stockh.) **91**, 769—787 (1929). — On ventriculography. Acta psychiatr. (København.) **5**, 249—268 (1930). — ARCÉ, JOSÉ: Jodo-ventriculographie cérébrale. Endoscopie cérébrale et ventriculographie. Bull. Soc. nat. Chir. Paris **58**, 786—793 (1932). — ARNELL, SIGFRID: Encephalography with solution of contrast-salt. Acta radiol. (Stockh.) **13**, 43—50 (1932). — ASK-UPMARK, ERICH: Experiences on encephalography with special regard to the insufflation of air by cisternal (suboccipital) punture. Acta psychiatr. (København.) **7**, 21—61 (1932). — ASSMANN, H.: Die klinische Röntgendiagnostik der inneren Erkrankungen, 4. Aufl., S. 918. Leipzig: F. C. W. Vogel 1928. Die künstliche Luftfüllung der Hohlräume am Zentralnervensystem. (Encephalographie.) — AUBRY et GUILLAUME: Diagnostic de l'ascès du cerveau latent. Ann. d'Oto-Laryng. **1935**, No. 6, 635—642. — AYALA, G.: Indicazioni, vaufaggi e tecnica della punctura ventricolare nei tumore dell'encefalo. Boll. Acad. med. Roma **56**, 225—239 (1930). — Radiodiagnostic et radiothérapie des tumeurs cérébrales. Revue neur. **35 II**, 120—121.

BACKHAUS, MARIA: Beobachtungen mit der Encephalographie zur Differentialdiagnose eines Hydrocephalus internus gegenüber Metastase nach intraokularem Tumor. Klin. Mbl. Augenheilk. **70**, 330 (1923). — BADT, B.: Was leistet die Encephalographie? Dtsch. med. Wschr. **1929 II**, 1503. — BAKULEV, A.: Röntgendiagnostik der Erkrankungen des Zentralnervensystems. Vestn. Rentgenol. (russ.) **4**, Nr 1, 59—61. — Zur Diagnose und operativen Behandlung von Hypophysistumoren. Arch. klin. Chir. **139**, H. 4, 679—698. — Erfahrungen mit Anwendung der Encephalo-Ventrikulographie. Nov. chir. Arch. (russ.) **5**, 471—488 (1924). — Beitrag zur Pneumographie der Hirnabscesse. Zbl. Chir. **1929**, 1619—1626. — BALADO, M.: La radiografia del tercer ventriculo. Arch. argent. Neur. **1**, 237—255 (1927). — Radiographie des 3. Ventrikels mittels intraventrikulärer Lipiodolinjektion. Arch. argent. Neur. **2**, 69—77 (1928). — Erkennung des Ventrikelverschlusses durch intraventrikuläre Injektion von Lipiodol. Bol. Inst. Clín. quir. Univ. Buenos Aires **4**, 536—543 (1928). — Diagnose der Ventrikelverschlüsse durch intraventrikuläre Lipiodolinjektionen. Arch.

argent. Neur. **5**, 85—92 (1930). — Technik der Ventrikulographie mit Lipiodol. Semana méd. **1930**, 1479—1484. — Abweichungen der ventrikulographischen Bilder in den Fällen von subduralem Hämatom. Arch. argent. Neur. **5**, 49—65. — BALADO, M. u. C. DONOVAN: Die Radiographie des 3. Ventrikels. Bol. Inst. Clín. quir. Buenos Aires **2**, 603—610 (1926). — BARCIA-GOYANES, J. J.: L'hyperthermie réactionelle dans l'encéphalographie. Revue neur. **40 I**, 1135—1137. — BARTH, A.: Die Encephalographie in versicherungsrechtlicher Beziehung. Veröff. Med.verw. **30**, H. 1/2. — BASSOE, P. and C. B. DAVIS: Two cases of brain tumor with ventriculography. Arch. of Neur. **9**, 178 (1923). — BAUMANN, E.: Röntgenologische Demonstrationen über Encephalographie und Myelographie. Nierensteine. Schweiz. med. Wschr. **1928 I**, 67, 68. — BECHER: Untersuchungen über die Dynamik des Liquor cerebrospinalis. Mitt. Grenzgeb. Med. u. Chir. **35**, 356 (1922). — BÉCLÈRE, A.: Le radiodiagnostic et la radiothérapie des tumeurs de l'encéphale. J. de Radiol. **12**, 570 (1928). — BENEDEK, L.: Über eine neue Lumbalpunktionsnadel zu encephalographischen Untersuchungen. Münch. med. Wschr. **1923**. — Über die therapeutische Anwendung der encephalographischen Lufteinblasungen. Gyógyászat (ung.) **68** (1928). — BENEDEK u. THURZO: Die Beseitigung der permanenten Muskelspannungen durch intralumbale Lufteinblasung bei einem Fall von Parkinsonkrankheit. Z. Neur. **87**, 358—361 (1923). — De l'application thérapeutique des insufflations d'air encéphalographique. Revue neur. **35 II**, 275—283. — BENNETT, A. E. and HOWARD B. HUNT: Traumatic encephalitis. Case reports of so-called cerebral concussion with encephalographic findings. Arch. Surg. **26**, 397—406 (1933). — BERGERMANN, WILHELM: Beitrag zur Encephalographie der Hirntumoren. Röntgenprax. **3**, 981—984. — BERCKWITZ and RIGLER: Tuberous sclerosis diagnosed with cerebral pneumography. Arch. of Neur. **34**, 833—838 (1935). — BERTOLOTTI, M.: Diagnostic différentiel entre l'hydrocéphalie aigue sans augmentation de volume de la tête et les tumeurs cérébrales au moyen de Roentgen. Revue neur. **20**, 68—71 (1912). — I moderni metodi d'indagine radiologica del nevrasse. La pneumoencéfalografia. 2. Congr. Soc. ital. Radio-Neuro-Chir. Milano, Okt. 1934. Riv. otol. ecc. **11**, 349—462 (1934). — BETHEA, W. K.: Intracranial studies by ventriculograms. Radiology **12**, 142. — BIELSCHOWSKY, P.: Störungen des Liquorsystems bei Schädeltraumen. Z. Neur. **117**, 55 (1928). — BINGEL, A.: Intralumbale Lufteinblasung zur Höhendiagnose intraduraler extramedullärer Prozesse und zur Differentialdiagnose gegenüber intramedullären Prozessen. Dtsch. Z. Nervenheilk. **78**, 359 (1921). — Todesfälle nach Gaseinblasungen in den Lumbalkanal. Med. Klin. **1923 I**, 637. — Encephalographie. Fortschr. Röntgenstr. **38**, Kongreßh., 67—76. — Gasausblasungen des Liquor cerebrospinalis (mit Einschluß der Encephalographie). Med. germ.-hisp.-amer. **1924**. — Encephalographische Erfahrungen. Z. Neur. **114**, 323—475 (1928). — Fehldeutungen von Encephalogrammen. Klin. Wschr. **1928 II**, 2336. — Über Encephalographie. Klin. Wschr. **1928 II**, 2393. — Technik und Resultate der Encephalographie. Rev. méd. germ.-ibero-amer. **2**, 24—34 (span.). — Encephalographie. Eine Methode zur röntgenographischen Darstellung des Gehirns. Fortschr. Röntgenstr. **28**, H. 3. — BISSON, A. et J. GUILLAUME: Contribution à l'étude du diagnostic radiologique des tumeurs cérébrales. 3. Congr. internat. Radiol. Paris 1931. J. belge Radiol. **20**, 252, 253 (1931). — BIZE, P. R.: Images radiographiques nécroscopiques des ventricules et lacs de l'encéphale. Technique des ponctions cranio-encéphaliques. Arch. Méd. Enf. **37**, 389—406 (1928). — BLOHMKE: Zur Diagnose von Hirntumoren. Z. Hals- usw. Heilk. **6**, 340 (1923). — BOENING: Über Encephalographie. Münch. med. Wschr. **1926 II**, 1340. — Beiträge zur Encephalographie. Zbl. Neur. **46**, 58 (1927). — Einige bemerkenswerte encephalographische Befunde. Klin. Wschr. **1927 II**, 1540. — BÖNING, HERTHA: Zur Kenntnis des Spielraums zwischen Gehirn und Schädel. Z. Neur. **94**, 72 (1924). — BOENING, H. u. TH. KONSTANTINE: Encephalographische und erbbiologische Untersuchungen an genuinen Epileptikern. Arch. f. Psychiatr. **100**, 171—231 (1933). — BOETERS: Vegetative Störungen nach Encephalographie. Klin. Wschr. **1935 II**, 1829—1832. — BOEVÉ, H. J.: Ventrikulographie und Encephalographie. Mschr. Kindergeneesk. **1**, 286—292 (1932). — BOGAERT, L. VAN et P. MARTIN: Sur un cas de tumeur suprasellaire à symptomatologie cérébelleuse. Intérêt diagnostique de la ventriculographie. J. de Neur. **28**, 371, 372 (1928). — BOGIN, MAXWELL, THEODORE G. HOLZSAGER and BENJAMIN KRAMER: Encephalography in children. Amer. J. Dis. Childr. **42**, 526—543 (1931). — BOKAY: Demonstration eines hydrocephalischen Gehirns. Ärztever. Budapest, Sitzg 24. Nov. 1923. Klin. Wschr. **1924 I**, 298. — BONHOEFFER, K.: Beurteilung, Begutachtung und Rechtsprechung bei den sog. Unfallneurosen. Dtsch. med. Wschr. **1926 I**, 179—182. — BRANDT, M.: Über Jodölablagerungen am Großhirn. Fortschr. Röntgenstr. **47**, 463—467 (1933). — BREHME, TH.: Über Encephalographie im Kindesalter. Naturhist. Ver. Heidelberg, Sitzg 2. Jan. 1926. Klin. Wschr. **1926 I**, 964. — Abh. Kinderheilk. **1926**, H. 11. — Münch. med. Wschr. **1926 I**, 549. — BRINKMANN, F.: Nebenerscheinungen bei der Encephalographie und ein Versuch ihrer Erklärungen. Niederrhein. Ges. Natur- u. Heilk. Bonn, 10. Nov. 1924. Dtsch. med. Wschr. **1925 I**, 88. — BRODY, BERNARD and PAUL F. MCALENNEY: Encephalographic studies in children. J. of Pediatr. **4**, 159—171 (1934). — BROUWER, O.: Über die Meningo-Arachnoiditis der hinteren Schädelgrube und über die Gefahren der Ventrikulographie. Festschr. MARINESCO, 1933. S. 121

bis 132. — Brunner, Hans: Zur diagnostischen Bedeutung der Encephalographie bei otogenen Hirnkomplikationen. Wien. klin. Wschr. **1934 I**, 199—212. — Bruskin, J. u. S. Frenkel: Die diagnostische Bedeutung der Encephalographie bei Erkrankungen des Gehirns. Vestn. Rentgenol. (russ.) **3**, 259 (1925). — Buchanan, A. Lyle: Experiences with encephalography. Med. J. Austral. **1929 II**, 812—817. — Buchhalter, M.: Encephalographische Veränderungen bei traumatischen Hirnschädigungen. Inaug.-Diss. Breslau 1926. — Budinow, D. W. Rosanow u. S. Tschugunow: Diagnostische Erfahrungen mit der Encephalographie bei Erkrankungen des Großhirns. Russk. Klin. **1**, 314 (1924). — Diagnostische Versuche mit der Encephalographie bei Hirnkrankheiten. Russk. Klin. **2**, H. 7, 314 (1924). — Buscaino, V. M.: Ricerche istoneuropatologiche, encefalografiche e del liquori in dementi precoci. Trienno 1926—28. (— Con m'appendice sulle „Zolle di disintegrazione a grappolo". IV. Rivista sintetico-critica.) Riv. Pat. nerv. **34**, 181—229 (1929).

Cairns, Hugh: Observations on the localization of intracranial tumors. The disclosure of localizing signs following decompression or ventriculography. Arch. Surg. **18**, 1936—1944 (1929). — A study of intracranial surgery. Privy Council, med. Res. Council, Spec. Report Ser. Nr 125, p. 1—83. — Camp, Carl D. and R. W. Waggoner: The technic of encephalography. Arch. of Neur. **25**, 128—136 (1930). — Campbell, Howard: Observations on encephalography. Amer. J. Roentgenol. **32**, 301—310 (1934). — Capua, Antonio: Sulla encefalo-mielografia con thorotrast. Radiol. med. **20**, 1376—1383 (1933). — Cardillo, Furio: Studi di anatomica encefalografica. Radiol. med. **20**, 1525—1554 (1933). — Carpenter, E. R.: Pneumoventriculography in the localization of brain abscess. Arch. of Otolaryng. **1**, 392—396 (1925). — Encephalography, lumbar puncture and trephine methods. Amer. J. med. Sci. **173**, 333—342 (1927). — Modern facilities in the diagnosis and localization of brain lesions their importance to the ophthalmologist. Ann. of Otol. **36**, 332—340 (1927). — Carson, P. C. and C. A. Hellwig: Multiple intracranial tumors in children. Suprasellar adamantinoma associated with cerebral glioma. Amer. J. Dis. Childr. **46**, 119—131 (1933). — Casati, Annibale: Contributo radiologico alla diagnosi di tumore cerebrale. Rinasc. med. **4**, No 24, 579, 580. — Castex, Mariano and Luis E. Ontaneda: New encephalographic technic: Insufflation of air by the double puncture method-cisternal and lumbar combined. Radiology **23**, 551—557 (1934). — Cestan et Riser: La ventriculographie cérébrale par pneumorachie. Bull. Soc. méd. Hôp. Paris **40**, 953 (1924). — La ventriculographie pneumorachie. Gaz. Hôp. **97**, No 53. — Choroschko, V. K.: Über die Encephalographie. Nov. chir. Arch. (russ.) **10**, 539 (1926). — Sur la technique et la méthode de l'encephalographie. Revue neur. **34**, 352 (1927). — Christophe, L.: Syndrome de tumeur cérébrale guéri par la ventriculographie. J. de Neur. **28**, 697—703 (1928). — Clairmont, P. u. O. Winterstein: Die Chirurgie des Liquor cerebrospinalis. Schweiz. med. Wschr. **1930 I**, 357—373. — Cobb, St. u. D. Munro: Zwei Fälle von Hirntumor. Boston med. J. **196**, 772 (1927). — Codet, H.: Les tumeurs cérébrales et la ventriculographie. Progrès méd. **1929 I**, 1087. — Colle: Sur un cas de pneumo-ventricule traumatique. Ann. Soc. méd.-chir. Liége **60**, 19—22 (1927). — Conte, E.: Un caso di pneumo-encefalo spontaneo posttraumatico. Diario radiol **9**, 113—124 (1930). — Cossa, P.: Essai sur la ventriculographie par l'air. Thèse de Paris **1928**. — Costa Pimenttel, Edmur da: Beitrag zum Studium der Prognostik der allgemeinen progressiven Paralyse durch Pneumencephalographie. Diss. Sao Paulo 1933. — Cramer, Fritz: A note on the occurrence and significance of air in the sudural space after encephalography. Bull. neur. Inst. N. Y. **3**, 506—512 (1934). — Cremer: Pneumoencephalogramme. Münch. ärztl. Röntgenverslg, Sitzg 9. Febr. 1922. Fortschr. Röntgenstr. **29**, 251 (1922). — Crothers, Bronson, E. C. Vogt and R. Cannon Eley: Encephalography in cases with fixed lesions of the brain. Amer. J. Dis. Childr. **40**, 227—246 (1930). — Crouse: The X-rays in neurological diagnosis: its shortcomings and possibilities. Amer. J. Roentgenol. **10**, 437 (1923). — Čugunow, S.: Über die Komplikationen bei der Pneumoencephalographie. Vestn. Chir. (russ.) **1930**, H. 61, 39—52. — Cushing, H.: A large epidermal cholesteatoma of the parietal temporal region deforming the left hemisphere without cerebral symptoms. Surg. etc. **34**, 557 (1922). — Notes on a series of intracranial tumors and conditions simulating them. Tumor suspects; tumor unverified. Tumors verified. Arch. of Neur. **10**, 605 (1923).

Dahl-Iversen, E.: Die diagnostische Bedeutung, die Gefahren und Komplikationen der Encephalo-Ventriculographie. Hosp.tid. (dän.) **1933**, 369—388. — Valeur diagnostique, dangers et complications de l'encéphalo-ventriculographie. Lyon chir. **30**, 670—693 (1933). — Dahlstroem u. Wideroe: Studie über den Liquor cerebrospinalis und dessen Kommunikationsverhältnisse bei syphilogenen Geisteskrankheiten. Z. Neur. **72**, 75 (1921). — Dandy, W. E.: Roentgenography in the localization of brain tumors, based upon a series of one hundred consecutive cases. Bull. Hopkins Hosp. **27**, 311 (1916). — Amer. J. Dis. Childr. **14**, 424 (1917). — Ventriculography following the injections of air into the cerebral ventricles. Ann. Surg. **68**, 5 (1918). — Exstirpation of the chorioid plexus of the lateral ventricles in communicating hydrocephalus. Ann. Surg., Dez. **1918**. — Fluoroskopy of the cerebral ventricles. Bull. Hopkins Hosp. **30**, 29 (1919). — Experimental hydrocephalus. Ann. Surg. **70**, 129 (1919). — Roentgenography of the brain after the injection of air into the spinal canal. Ann. Surg. **70**, 397 (1919). — Localization or elimination of cerebral tumors by ventriculography. Surg. etc. **30**, 329 (1920). — The diagnosis and the treatment of hydrocephalus resulting from strictures of the aquaeduct of Sylvius. Surg. etc. **31**, 340 (1920). — Hydrocephalus in chondrodystrophy. Bull. Hopkins Hosp. **32**, 359 (1921). — The diagnosis and treatment of hydrocephalus due to occlusions of the foramina Magendi and Luschka. Surg. etc. **32**, 112 (1921). — The cause of the so-called idiopathic hydrocephalus. Bull. Hopkins Hosp. **32**, 361 (1921). — The diagnosis and treatment of brain tumors. General Meet. Soc. Pennsylvania. Scranton Session. Atlantic med. J. **1922**. — Ventricular radiography in the diagnosis of brain tumors. Trans. amer. neur. Assoc. **122**, 69. — 48. annual meeting Washington, 2.—4. Mai 1922. — A method for the localization of brain tumors in comatose patients. The determination of communication between the cerebral ventricles and the estimation of their position and size without the injection of air (ventricular estimation). Surg. etc. **36**, 641 (1923). — The space-compensating function of the cerebrospinal fluid, its connection with cerebral lesions in epilepsy. Bull. Hopkins Hosp. **34**, 245 (1923). — Localization of braid tumors by cerebral pneumography. Amer. J. Roentgenol. **10**, 610—616 (1923). — Diagnosis and localization of brain tumors. J. amer. med. Assoc. **86**, 1379 (1926). — DANNENBAUM, P.: Beiträge zur Encephalographie im Kindesalter. Z. Kinderheilk. **42**, 578—588 (1926). — DAVENPORT, G. L.: Ventriculography. Its place in brain surgery. Illinois med. J. **44**, 179 (1923). — DAVID, O.: Behandlung der Hirnventrikel mit Ozon und freiem Jod. Ver. Ärzte Halle, Sitzg 25. Jan. 1922. Med. Klin. **1922 I**, 324. — DAVID u. GABRIEL: Die klinische Bedeutung der Encephalographie. Fortschr. Röntgenstr. **30**, H. 5/6. DAVID, M. et L. STUHL: Les méningiomes de la petite aile du sphénoide. Etude radiologique. J. de Radiol. **17**, 193—226 (1933). — DAVIDOFF, LEO, M. and CORNELIUS G. DYKE: An improved method of encephalography. Bull. neur. Inst. N.Y. **2**, 75—94 (1932). — The demonstration of normal cerebral structures by means of encephalography. II. The corpora quadrigemina. Bull. neur. Inst. N. Y. **3**, 138—146 (1933). — The demonstration of normal cerebral structures by means of encephalography. III. The cerebral convolutions and sulci. Bull. neur. Inst. N.Y. **3**, 147—189 (1933). — Agenesis of the Corpus callosum. Its diagnosis by encephalography. Report of three cases. Amer. J. Roentgenol. **32**, 1—10 (1934). — DEERY, EDWIN M.: A method of ventriculography. Bull. neur. Inst. N.Y. **1**, 193—210 (1931). — DELMAS-MARSALET, P.: Le radiodiagnostic des tumeurs cérébrales. Arch. Électr. méd. **41**, 1—42 (1933). — DENK, W.: Demonstration von Röntgenbildern luftgefüllter Hirnventrikel. Ver. Psychiatr. Wien, Sitzg 14. Juni 1921. — Pneumoventrikulographie. Freie Ver. Chir. Wien, Sitzg 10. Nov. 1921. Z. Chir. **1921**, Nr 15, 524. — Die Bedeutung der Pneumoventrikulographie (Encephalographie) für die Hirndiagnostik. Mitt. Grenzgeb. Med. u. Chir. **36**, 9 (1923). — Über die Gefahr der lumbalen Encephalographie bei Hirntumoren. Zbl. Chir. **50**, 471 (1923). — Encephalographie, Myelographie, Hydrocephalus. 3. Tagg alpenl. Chir. Innsbruck, Sitzg 26. Sept. 1927. Zbl. Chir. **55**, 86, 91 (1928). — DEUTSCH: Erfahrungen mit der Encephalographie nach BINGEL. Naturforsch. u. med. Ges. Rostock, Sitzg 12. Juli 1923. Münch. med. Wschr. **1923 II**, 1330. — DEWEY: Pathways of the cerebrospinal fluid and the chorioid plexus. Anat. Rec. **1**, 15. Aug. 1918. — J. nerv. Dis. **51**, 195 (1920). — DIETRICH, A.: Zur Topographie der Cisterna cerebello-medullaris bei Hydrocephalus. Z. Neur. **121**, 224—235 (1929). — DIMITRI, V. y M. BALADO: Resultate der Ventrikulographie bei 5 Hirntumoren. Prensa méd. argent. **13**, 817—830 (1927). — DIMULESO, ALFRED, NICOLAS MICHAILESCO et SEBASTIEN CONSTANTINESCO: Tumeur intracérébrale, à symptomatologie tardive, diagnostiquée par repérage ventriculographique et confirmée par l'examen anatomique. Festschrift MARINESCO, 1933. S. 181—187. — DIXON, HENRY H. and FRANKLIN G. EBAUGH: Encephalography. Anatomic and clinical correlations. Arch. of Neur. **28**, 1326—1337 (1932). — DOGLIOTTI, A. M.: Ventriculografia cerebrale diretta per via transorbitale. Boll. Soc. piemont. Chir. **3**, 73—84 (1933). — Technique et indications de la ventriculographie cérébrale par la voie transvoûte-orbitaire. Bull. Soc. nat. Chir. Paris **60**, 1017—1022 (1934). — DOMASCHEWICZ, A.: Künstliche Schädellufteinblasung als Heilmittel bei Meningitis cerebrospinalis epidemica. Polska Gaz. lek. **4**, 643—646 (1925). — DRIAK, F.: Studien über Epilepsie nach den Erfahrungen der 1. Chir. Klinik in Wien. Wien. klin. Wschr. **1927 II**, 1285—1287. — DUKEN, J.: Therapeutische Liquorausblasungen bei eitriger Meningitis im Kindesalter. Fortschr. Ther. **1927**, Nr 20. — DYES, OTTO: Das Röntgenbild der dritten und vierten Hirnkammer. Fortschr. Röntgenstr. **50**, 230—246 (1934). — Leitsätze zur Aufnahme und Deutung von Hirnkammerluftbildung. Dtsch. Z. Nervenheilk. **134**, 251—266 (1934).

EBAUGH, FRANKLIN, HENRY H. DIXON, HUGH E. KIEM and K. D. ALLEN: Encephalographic studies in general paresis. Amer. J. Psychiatry **10**, 737—760 (1931). — EBBENHORST-TENGBERGEN, VAN: The pressure in the canalis cerebrospinalis in relatoin to encephalography. 51. Meeting Dutch Soc. Electr. a. Roentgenol., 17. Mai 1925. Acta radiol.

(Stockh.) 5, 380 (1926). — EBERHARD, WERNER: Encephalographische Untersuchungen bei chronischen Geisteskranken. Diss. Münster (Westf.) 1930. — ECKSTEIN, A.: Die encephalographische Darstellung der Ventrikel im Kindesalter. Erg. inn. Med. **32**, 531 (1927). — Die Encephalographie und die Indikation für ihre Anwendung in der Praxis. Kinderärztl. Praxis **2**, 104—107 (1931). — EGIDI, G.: Contributo allo studio semeilogico dei ventricoli cerebrali. Boll. Accad. med. Roma **54**, 209—212 (1928). — EICKENBUSCH: Encephalographie und Adrenalinsondenversuch bei der Hirntumordiagnose. Z. Hals- usw. Heilk. **35**, 533—535 (1935). — EISELSBERG, A. v.: Probleme der Hirn- und Rückenmarkschirurgie. 50. Verslg dtsch. Ges. Chir. Berlin, 7.—10. April 1926. Fortschr. Röntgenstr. **34**, 770 (1926). — ELEY, R. CANNON: Epilepsy. The value of encephalography in the selection of patients for treatment by the ketogenic diet. J. of Pediatr. **3**, 359—366 (1933). — ELEY, R. CANNON and EDWARD C. VOGT: Encephalography in children. Further observations in children with fixed lesions of the brain. Amer. J. Roentgenol. **27**, 686—696, 712—716 (1932). — ELEKROWICZ, A. u. W. TYSKA: Luftfüllung der Hirnventrikel. Polska Gaz. lek. **2**, 814, 832 (1923). — ELSBERG, CH. A.: Probleme in der Diagnose und Behandlung infiltrierender Großhirntumoren mit Bemerkungen über ein neues chirurgisches Verfahren. Amer. J. med. Sci. **170**, 324 (1925). — The ventricular system, its relation of the cerebellum: ventriculography and other ventricular coidence in the recognition of cerebellar disease. Arch. of Neur. **19**, 596—616 (1928). — ELSBERG, CH. A. and S. SILBERT: Changes in size and relation of the lateral ventricles in tumors of brain. Arch. of Neur. **14**, 489 (1925). — ELSBERG, CH. A. and ROBERT W. SOUTHERLAND: The etiology of headache. I. Headache produced by the injection of air for encephalography. Bull. neur. Inst. N.Y. **3**, 519—543 (1934). — EMDIN: Die Encephalographie mittels Punktion der hinteren Zisternen (russ.). 1927. Ref. Zbl. Neur. **50**, 42 (1928). — Encephalographie bei Epilepsie. Med. Mysl' (russ.) **5**, 55—57 (1928). — ENDERLE, CARLO: Vereinfachte Methode der Encephalographie. Technische Mitteilung. Psychiatr.-neur. Wschr. **1933 I**, 343—345. — EPSTEIN, S. H. and S. S. HANFLIG: A new apparatus for encephalography. Amer. J. Roentgenol. **29**, 698—703 (1933). — EPSTEIN u. STORCH: Ein verbesserter Apparat zur Encephalographie. Amer. J. Roentgenol. **34**, 451—456 (1935). — ESAU: Die Gefahren intraspinaler Lufteinblasung. (Bemerkungen zur Mitteilung von KLEIN.) Münch. med. Wschr. **1923 I**, 984; **1923 II**, 1124. — ESKUCHEN, K.: Liquoruntersuchung — Lumbalpunktion — Zisternenpunktion — Ventrikelpunktion — Encephalographie — Ventrikulographie — Myelographie. Neue deutsche Klinik, Bd. 6, S. 213—271. 1930. — ESTABLIERY, COSTA: Sur les effets de la piqûre du quatrième ventricule: hyperallantoinurie et troubles de la régulation thermique. C. r. Acad. Sci. Paris **185**, 1310—1312 (1927). — ESTABLIERY, COSTA, ANGEL et CHARLES KAYSER: Analyse du mécanisme de l'hyperallantoinurie observée après la piqûre du quatrième ventricle. C. r. Acad. Sci. Paris **186**, 536, 537 (1928).

FAY, T. and F. C. GRANT: Ventriculoscopy and intraventricular photography in internal hydrocephalus. J. amer. med. Assoc. **80**, 461 (1923). — FAZAKAS, A.: Neuere Gesichtspunkte in der Behandlung der Atrophia nervi optici tabetica mittels endolumbaler und suboccipitaler Encephalographie. Klin. Mbl. Augenheilk. **83**, 297—301 (1929). — FAZAKAS, A. u. E. v. THURZO: Zur Frage der therapeutischen Beeinflußbarkeit der tabischen Opticusatrophie. Klin. Mbl. Augenheilk. **78**, 664—678 (1927). — FISCHER, B.: Encephalographie. Ver. dtsch. Ärzte Prag, Sitzg 3. März 1922. Med. Klin. **1922**. — Zbl. Neur. **28**, 521. — FISCHER, H.: Beitrag zur Frage der Druckentlastung der hinteren Schädelgrube. Verh. Ges. Chir. 48. Tagg. Arch. klin. Chir. **133**, 231 (1924). — Beitrag zur Encephalographie. Verh. dtsch. Röntgenges. **16**, 53 (1925). — FISCHER, M.: Zur Frage des therapeutischen Wertes der intraspinalen Lufteinblasung, insbesondere der neuritischen Schmerzen. Arch. f. Psychiatr. **77** (1926). — Grenzen und Möglichkeiten der Encephalographie (18 Fälle). Arch. f. Psychiatr. **79**, 96 (1927). — Encephalographische Befunde bei Schädelverletzungen. Arch. f. Psychiatr. **82**, 403—421 (1927). — FLEISCHHAUER, R.: Zur Encephalographie. Z. Neur. **94**, 301 (1925). — FLÜGEL, F. E.: Beitrag zur Encephalographie bei Tumoren der hinteren Schädelgrube. Z. Neur. **115**, 551—566 (1928). — Encephalographie bei Hirntumoren. Med. Klin. **1928 I**, 678. — Klin. Wschr. **1930 I**, 236. — Zur Methodik und Verwertbarkeit der Encephalographie in der Tumordiagnostik. Dtsch. Z. Nervenheilk. **112**, 251—265 (1930). — Die Encephalographie als neurologische Untersuchungsmethode. Kritische Bearbeitung von 603 encephalographischen Untersuchungen von 506 Kranken. Erg. inn. Med. **44**, 327—433 (1932). — FORSTER (Greifswald): Cytologische und encephalographische Befunde bei Schizophrenie und anderen organischen Psychosen. Jverslg dtsch. Ver. Psychiatr. Würzburg, Sitzg 20.—21. April 1933. Zbl. Neur. **68**, 285. — FOERSTER, O.: Encephalographische Erfahrungen. Z. Neur. **94**, 512 (1925). — Verslg südostdtsch. Psychiatr. u. Neur. Breslau 1929. Arch. f. Psychiatr. **88**, 462—467 (1929). — Die Bedeutung der Ventrikulographie für die Diagnose der Tumoren des Mittel- und Zwischenhirns und für die Differentialdiagnose zwischen Tumor cerebri und Pseudotumor cerebri. Internat. neur. Kongr. Bern, 31. Aug. bis 4. Sept. 1931. — FOERSTER, O. u. GUTTMANN: Cerebrale Komplikationen bei Thrombangiitis obliterans. Arch. f. Psychiatr. **100** (1933). — FOERSTER, O.

and W. PENFIELD: The structural basis of traumatic epilepsy and results of radical operation. Brain 53, 99, 119 (1930). — Der Narbenzug am und im Gehirn bei traumatischer Epilepsie in seiner Bedeutung für das Zustandekommen der Anfälle und für die therapeutische Bekämpfung derselben. Z. Neur. 125, 475—572 (1930). — FRAENKEL, S.: The practical application of encephalography. Brit. J. Radiol. (Arch. of Radiol.) 31, 264—266 (1926). — FRAENKEL, S. u. A. KOSCHEWNIKOV: Der Wert der Encephalographie als diagnostische Methode bei psychischen und Nervenerkrankungen der Kinder. Fortschr. Röntgenstr. 38, 711. — Die Encephalographie bei psychischen und Nervenkrankheiten des Kindes- und Säuglingsalters. Acta radiol. (Stockh.) 14, 349—373 (1933). — FRASER, J. and N. M. DOTT: Hydrocephalus. Brit. J. Surg. 10, 165 (1922). — FRAZIER, CH. H.: The achievements and limitations of neurologic surgery. Arch. Surg. 3, 543 (1921). — Roentgenary localization of a gliomatous cyst of the brain by the injection of air. Internat. Clin. 1922. Ref. Z.org. Chir. 21, 197. — Cerebral pseudotumors. Arch. of Neur. 24, 1117—1132. — FRAZIER, CH. H. and M. A. GLASER: Iodized rape-seed oil (campiodol) for cerebrospinal visualation. J. amer. med. Assoc. 91, 1609—1614. — FRAZIER, CH. H. and FR. C. GRANT: Brain tumors in relation to the cerebrospinal fluid and ventricles. Surg. Clin. N. Amer. 2, 109 (1922). — FRAZIER, CH. H. and PEET: Circulation of the cerebrospinal fluid. Amer. J. Physiol. 35, 268 (1914). — FREEMAN, SCHÖNFELD and MOORE: Ventriculography with colloidal thorium dioxyde. J. amer. med. Assoc. 106, 96—101 (1936). — FREUND u. HEIDRICH: Striäre Symptome und encephalographische Befunde bei Idioten. Ver. südostdtsch. Psychiatr. u. Neur. Breslau 1926. Arch. f. Psychiatr. 77, 651 (1926). — FRIEDEMANN, A.: Therapeutische Möglichkeiten und Ergebnisse der Lufteinblasung in die Liquorräume des Gehirns und Rückenmarks. Dtsch. Z. Nervenheilk. 106, 82 (1928). — Injeccion de aire en los ventriculos cerebrales y en los espacios subarachnoideos del cerebro y de la medula. Arch. argent. Neur. 4, 261—305 (1929). — Unerwartete Heilwirkungen nach Hirnluftfüllung. Z. Neur. 138, 440—445 (1932). — FRIEDMAN, E. D.: Diskussion zu J. NOTKIN: Encephalographic studies in the idiopathic variety of convulsive states. N.Y. neur. Soc., April 1930. — J. nerv. Dis. 27, 159—164. — Further experiences with encephalography and its evaluation in clinical neurology. Internat. Clin. 1, 54—94 (1930). — Head injuries. Effects and their appreisal. III. Encephalographic observations. Arch. of Neur. 27, 791—810 (1932). — FRIEDMAN, E. D., WILLIAM SNOW and J. KASANIN: Experiences with encephalography via the lumbar route. Arch. of Neur. 19, 762—795 (1928). — FRIEDMANN, RUDOLF u. J. SCHEINKER: Über therapeutische Erfahrungen mit der lumbalen Lufteinblasung bei epileptischen Anfällen. Dtsch. Z. Nervenheilk. 133, 35—95 (1933). — FRISCH, F.: Über den therapeutischen Pneumocephalus im Kindesalter. Wien. klin. Wschr. 1930 I, 615—618.

GABRIEL, G.: Die Kontrolle des Balkenstichs durch die Encephalographie. Zbl. inn. Med. 43, 841 (1922). — Über Encephalographie. Verh. dtsch. Röntgenges. 13, 841 (1922). — GAMPER, E.: Die intrakraniellen Neubildungen. Eine kritische Eischau. Fortschr. Neur. 2, 183—214 (1930). — GANTER, M. R. u. P. J. VAN DER SCHEER: Encephalographie bei einheimischen und chinesischen Dementia-paralytica-Kranken. Geneesk. Tijdschr. Nederl.-Indië 71, 969—989 (1931). — GARDNER, W.: The therapeutic effects of encephalography. Pennsylvannia med. J. 33, 126—132 (1929). — GARDNER, W. J. and CHARLES H. FRAZIER: Venticulography without air injection. J. amer. med. Assoc. 93, 193, 194. — GARDNER, W. J. and B. H. NICHOLS: Encephalography in surgical lesions of the brain. Report of 50 consecutive cases. Amer. J. Canc. 17, 342—347 (1933). — GERSTON-COHEN, J.: Roentgenography in brain tumors. Its value and limitation without ventriculography or encephalography. Amer. J. Roentgenol. 26, 414—427 (1931). — GILBERT, RENÉ: Diagnostic et traitement radiologiques des tumeurs de l'encéphale. Le Cancer 4, No 1, 16—29. — GINZBERG, R.: Betrachtungen über das Encephalogramm bei progressiver Paralyse und paralyseverdächtigen syphilitischen Hirnerkrankungen. Arch. f. Psychiatr. 89, 711—772 (1930). — GIOVANNI, G. VAN: La pneumoventricolografia come mezzo ausiliario della diagnosi dei tumori endocranici. Ann. Med. nav. e colon. 39, 385—414. — GLASER, MARK ALBERT: Encephalography. Its diagnostic and therapeutic value with some remarks on subdural air. W. J. Surg. etc. 42, 587—596 (1934). — GLEICH, MORRIS.: Encephalography in infants and children. Arch. of Pediatr. 50, 449—454 (1933). — GÖTT, THEODOR: Über die diagnostischen und therapeutischen Indikationen der Encephalographie. Z. Kinderheilk. 53, 411—418 (1932). — GOETTE, K.: Über röntgenologische Kleinhirndarstellung. Acta radiol (Stockh.) 8, 340—344 (1927). — Über die Darstellung des Encephalogramms und seine Grenzen des Normalen und Pathologischen. Dtsch. Z. Nervenheilk. 110, 9—66 (1929). — Zur Darstellung der Hirnbasiszisternen. Fortschr. Röntgenstr. 40, 85 (1929). — Über die Darstellung von Hirnbasiszisternen und deren diagnostische Verwertbarkeit. Fortschr. Röntgenstr. 41, 1—7 (1930). — GOLDBECK-LÖWE: Diagnostische Irrtümer infolge technischer Mängel bei Encephalographie. Bemerkungen zu dem gleichnamigen Aufsatz von Dr. L. GUTTMANN in Nr. 37 der Psychiatr.-neur. Wschr. (Mit Entgegnung von L. GUTTMANN.) Psychiatr.-neur. Wschr. 1928 II, 523. — GOODHARD, BALSER and BICHER: Encephalographie studies in cases of extrapyramidal disease. Arch. of Neur. 35, 240—252 (1936). —

GORTAN, M.: Tre casi di cisti dell'encefalo messi in rilievo coll'indagine encefalo-grafica. Riv. sperim. Freniatr. **50**, H. 3/4, 425. — GORTAN, M. e G. SAIZ: Encefalografia e lipiodol ascendente. Policlinico, sez. med. **33**, 312 (1926). — Das Schicksal des aufsteigenden Lipiodols. Z. Neur. **112**, 772 (1928). — GORRIZ u. RAGUZ: Encephalogramme und Paralyse. An. Acad. méd.-quir. españ. **19**, 409—413 (1932). — GOSSMANN: Über den derzeitigen Stand des Hydrocephalusproblems. Klin. Wschr. **1930 II**, 1701. — GOTTER, NICHOLAS: The incidence of brain tumors in epilepsy as revealed by routine encephalography. J. amer. med. Assoc. **96**, 1118—1121 (1931). — GRÄVINGHOFF, W.: Über Encephalographie im Kindesalter. Med. Welt **1928**, Nr 7/8. — GRALKA: Röntgendiagnostik im Kindesalter. Leipzig: S. Hirzel 1927. — GRANT, FR. C.: The value of ventriculography. A clinical experience based on a series of forty cases. Arch. of Neur. **10**, 154 (1923). — The use of air in the diagnosis of intracranial lesions an illustrative case. Surg. Clin. N. Amer. **3**, 289 (1923). — Ventriculography. Review based on an analysis of 392 cases. Arch. of Neur. **14**, 513 (1925). — Ventriculography. Amer. J. Roentgenol. **18**, 264 (1927). — Surg. Clin. N. Amer. **8**, 927 (1928). — Indications and technic of ventriculography. Radiology **9**, 388 (1927). — Cerebellar symptoms produced by supratentorial tumors. Arch. of Neur. **20**, 292 (1928). — The value of ventricular studies other than ventriculography in the localization of brain tumors. Surg. etc. **46**, 689 (1928). — Encephalographie und Ventrikulographie. Internat. neur. Kongr. Bern 1931. Z. Neur. **61**, 445. — Ventriculography and encephalography. Their value in the local ization and treatment of intracranial lesions. Arch. of Neur. **27**, 1310—1341 (1932). — GRASHEY: Röntgendiagnostik der Körperhöhlen mit Luftfüllung. 3. Ventrikulographie und Encephalographie. 8. Tagg bayer. Chir. München, 7. März 1923. Zbl. Chir. **50**, 1718 (1923). — GROSS: Anatomische Präparate zweier Fälle von Hirntumor mit herdgleichseitiger Hemiplegie. Ver. Psychiatr. Wien, Sitzg 28. Febr. 1922. Klin. Wschr. **1922 II**, 1028. — Jb. Psychiatr. **42**, 274 (1923). — GROSS, W.: Die diagnostische Bedeutung der Encephalographie bei der Epilepsie. Arch. f. Psychiatr. **94**, 366—381 (1921). — GROVE, W.E.: Brain abscess with peculiar bacteriologic findings. Ann. of Otol. **41**, 555—562 (1932). — GUERNER, FAJARDO, JAHN u. DA SILVA: Encephalographische Studien an Schizophrenen. Neur. Zbl. **80**, 502 (1936). — GULEKE, N.: Ventrikulographie. Demonstr. Med. Ges. Jena, 14. Nov. 1923. Klin. Wschr. **1924 I**, 253. — Arch. klin. Chir. **162** (1930). — GUTTMANN, L.: Diagnostische Irrtümer infolge technischer Mängel bei der Encephalographie. Psychiatr.-neur. Wschr. **1928 I**, 432—435. — Erwiderung zu vorstehenden Bemerkungen von Dr. GOLDBECK-LÖWE. Psychiatr.-neur. Wschr. **1929 I**, 816. — Störungen der Liquorzirkulation und Liquorresorption bei Psychosen. Dtsch. Z. Nervenheilk. **11**, 159—168 (1929). — Möglichkeiten und Grenzen der Encephalographie bei cerebraler Kinderlähmung. Fortschr. Röntgenstr. **40**, 965—978 (1929). — Die Bedeutung des encephalographischen Bildes für die Diagnose und Therapie der cerebralen Kinderlähmung. Schles. Ges. vaterländ. Kultur Breslau, Jan. 1930. Klin. Wschr. **1930 I**, 522. — Die Encephalographie bei den Tumoren der Großhirnhemisphären und den Tumoren der hinteren Schädelgrube. Internat. neur. Kongr. Bern, 31. Aug. bis 4. Sept. 1931. Z. Neur. **61**, 440. — GUTTMANN, L. u. FOERSTER: Cerebrale Komplikationen bei Thrombangiitis obliterans. Arch. f. Psychiatr. **100** (1933). — Klinische und anatomische Beobachtungen bei Thrombangitis obliterans mit cerebralen Störungen. Festschrift für REINHOLD. Brünn: Rohrer 1936. — Möglichkeiten und Grenzen der Encephalographie für die Diagnose von Hirngeschwülsten. Ref. Tagg dtsch. Internisten u. Neurologen in der Tschechoslowakei, 1936. (Wird referiert: Med. Klin.) — GUTTMANN, L. u. W. KIRSCHBAUM: Das encephalographische Bild der progressiven Paralyse und seine klinische Bedeutung. Z. Neur. **121**, 590—620 (1929).

HAGUENAU, J.: De l'encéphalographie. Etude d'une technique nouvelle. (I. mém.) Indications de la méthode. Encéphalographie par l'air. Ann. Méd. **22**, 268—285 (1927). — HAGUENAU et GALLY: Exploration lipiodolée rachi-médullaire et cranio-cérébrale. J. de Radiol. **13**, 369—382 (1929). — HAGUENAU, GALLY et BERNARD: Trois cas de tumeurs primitives du rachis. Traitement favorable par les rayons X. Bull. Soc. Radiol. méd. France **18**, 330—333. — HAHN: Encephalogramme von traumatischer Epilepsie. Schles. Ges. vaterländ. Kultur, 5. Febr. 1925. Z. Chir. **1926**, Nr 11. — HAHN, O.: Zur Technik der Anfertigung aufrechter Röntgenstereogramme mit der POTTERschen Buckyblende. Bruns' Beitr. **137**, 519 (1926). — HAHN, O. u. H. KUHLENBECK: Defektbildung des Septum pellucidum im Encephalogramm. Fortschr. Röntgenstr. **41**, 737—742 (1930). — HAMBURGER, F.: Die Serumbehandlung der Genickstarre nach Liquorverdrängung durch Luft. Wien. klin. Wschr. **1926 I**, 497. — HANKE, H.: Über Drainage des Subarachnoidalraumes bei der eitrigen Meningitis. Bruns' Beitr. **131**, 10 (1924). — HAUPTMANN, A.: Hirndruck. Neue deutsche Chirurgie, Bd. 12, S. 494. — Behandlung gastrischer Krisen mit intraspinaler Lufteinblasung. Z. Neur. **95** (1925). — Die Objektivierung postkommotioneller Beschwerden durch das Encephalogramm. Zbl. Neur. **49**, 846 (1928). — Diskussion zu JACOBI: Encephalographische Studien. Verh. Ges. dtsch. Nervenärzte Wien, Sept. 1927. Dtsch. Z. Nervenheilk. **102**, 3 (1928). — HEIDERICH, F.: Stereoskopische Bilder zur Gehirn- und Schädeltopographie.

München u. Wiesbaden: J. F. Bergmann 1920. — HEIDRICH, LEOPOLD: Zur Diagnose der Kommotionsneurosen. 50. Tagg dtsch. Ges. Chir. 1926. Arch. klin. Chir. **142**, 772 (1926). — Zur Frage der sogenannten „traumatischen" Neurosen. (Postkommotionell nervöses Syndrom.) Bruns' Beitr. **137**, H. 4, 623—650. — Die Encephalographie und Ventrikulographie. Erg. Chir. **20**, 156 (1927). (Ausführliche Literaturangabe.) — Encephalographische Demonstrationen. 51. Tagg dtsch. Ges. Chir. 1927. Arch. klin. Chir. **148**, 53 (1927). — Zur Chirurgie der Hypophyse, insbesondere die Darstellung von Hypophysentumoren im Encephalogramm. 15. Tagg südostdtsch. Chir.verigg Görlitz, Sitzg 25. Juni 1927. Zbl. Chir. **54**, 27—29 (1927). — Encephalographie und Ventrikulographie. Schles. Ges. vaterländ. Kultur Breslau, 25. Nov. u. 9. Dez. 1927. Dtsch. med. Wschr. **1928 I**, 165. — Encephalographische Erfahrungen. Med. Klin. **1928 I**, 119. — Weitere Erfahrungen über die Darstellung von Hypophysentumoren im Encephalogramm. 17. Tagg südostdtsch. Chir.verigg Beuthen, Sitzg 23. Juni 1928. Zbl. Chir. **55**, 2596 (1928). — HENER u. DANDY: Roentgenography in the localization of brain tumor based upon a series of one hundred consecutive cases. Bull. Hopkins Hosp. **1916**, 311. — HERRMANN, G.: Über Liquorveränderung nach Lufteinblasung. Med. klin. **1922 II**, 1146. — Beitrag zur Physiologie und Pathologie des Liquor cerebrospinalis. Z. Neur. **87**, 176 (1923). — Encephalographiestudien. II. Über Technik, Neben- und Nachwirkungen der Encephalographie. Z. Neur. **96**, 736 (1925). — HERRMANN, G. u. HERNHEISER: Encephalographiestudien. I. Schläfelappenatrophie bei halluzinierenden Paralytikern. Z. Neur. **96**, 730 (1925). Ver. dtsch. Ärzte Prag. Sitzg 19. Dez. 1924. Fortschr. Röntgenstr. **33**, 425 (1925). — HEYMANN, E.: Encephalographie bei einem Fall von schwerster Eklampsie. Zbl. Gynäk. **47**, 852 (1923). — Über die Anwendung des künstlichen Pneumocephalus in der Therapie der eitrigen Meningitis mit besonderer Berücksichtigung der übertragbaren Genickstarre. Dtsch. med. Wschr. **1925 II**, 1025. — Der Hirntumor im Röntgenbild. Berl. Ges. Chir. 1928. Z. Chir. **1929**, Nr. 12, 754—756. — HILPERT, P.: Die Bedeutung der direkten Ventrikulographie für die Lokalisation der Hirntumoren unter besonderer Berücksichtigung der Tumoren der hinteren Schädelgrube. Arch. f. Psychiatr. **98**, 388—410 (1932). — HODGSON, J. S.: Combined ventricular and lumbar puncture in the diagnosis of brain tumor. Further studies. J. amer. med. Assoc. **90**, 1524—1526 (1928). — HOFMANN, W.: Diss. Tübingen 1922. — HOLTHUSEN, H.: Nachweis eines Stirnhirntumors mit Röntgenstrahlen. Z. Neur. **73**, 523 (1921). — HOLTZ, K.: Beitrag zur Serumbehandlung der Meningokokkenmeningitis mit Liquorverdrängung durch Luft und Serum. Arch. Kinderheilk. **85**, 293 (1928). — HOLZMANN: Encephalographische Beobachtungen bei Epilepsie. Neur. Zbl. **80**, 180 (1936). — HORNIG, FRIEDRICH: Die Nebenwirkungen bei der Pneumoencephalographie. Diss. Breslau 1928. — HORST, L. VAN DER u. W. G. SILLEVIS SWIFT: Die Bedeutung der Lufteinblasung für die Hirndiagnostik. Nederl. Tijdschr. Geneesk. **70**, 844—862 (1926).

JACOBAEUS, H. C.: On insufflation of air into the spinal canal for diagnostic purposes in cases of tumors in the spinal canal. Acta scand. (Stockh.) **55**, 555 (1921). — Einige Hirnventrikelpunktionen und Ventrikulographien (DANDY) bei tuberkulöser Meningitis. Beitr. Klin. Tbk. **50**, 403 (1922). — Cerebral puncture and ventriculography in the service of diagnosis and therapeutics. Acta scand. (Stockh.) **59**, 666 (1923). — Cerebral puncture and ventriculography. Acta med. scand. (Stockh.) Suppl. **7** (1924). — JACOBAEUS and FOLKENORD: Air and Lipiodol as contrast agents for Röntgendiagnosis within the central nervous system. Acta radiol. (Stockh.) **3**, 367 (1924). — JACOBI, W.: Über encephalographische Studien. Jverslg Ges. dtsch. Nervenärzte Wien, 15.—17. Sept. 1927. Zbl. Neur. **47**, 807 (1927). — Veränderungen der Subarachnoidalräume nach Encephalographie. Med. Ges. Jena, Sitzg 9. Nov. 1927. Münch. med. Wschr. **1928 I**, 284. — Encephalographische Studien an Schizophrenen. Arch. f. Psychiatr. **81**, 3 (1927); **84**, 208 (1928). — Luftaufstiegswege und Resorption bei Luftfüllung der Hirnkammern. Dtsch. Z. Nervenheilk. **103**, 42 (1928). — Das Encephalogramm bei Schizophrenen mit kürzerer Krankheitsdauer unter steroskopischer Bildbetrachtung nach HASSELWANDER. Z. Neur. **50**, 321, 322 (1928). — Angriff der „Biologischen Heilkunst". Ärztl. Mitt. **30**, 606 (1929). — Zur Frage der Spätschädigung nach Encephalographie. Dtsch. Z. Nervenheilk. **112**, 266—280 (1930). — JACOBI, W. u. WINKLER: Encephalographische Studien. Dtsch. Z. Nervenheilk. **99**, 241 (1927). — JACOBS, J.: Zwischenfälle bei der Suboccipitalpunktion. Münch. med. Wschr. **1929 II**, 1290, 1291. — JARKOWSKI, J.: Quelques réflexions sur le sommeil. Revue neur. **34**, 862—866 (1927). — JEFFERSON, G.: Discussion of the value of X-rays in the localization of cerebral and spinal tumors, with special reference to ventriculography and lipiodol injections. Proc. roy. Soc. Med., 17. Febr. **1924**, sect. neur., 60. — JENNINGS, J. E.: Hydrocephalus in infancy. Surg. Clin. N. Amer. **7**, 901 (1927). — JOCHIMS, JOHANNES: Beitrag zur Röntgendiagnose der Pachymeningitis haemorrhagica interna. Röntgenprax. **1**, 783—785. — JOSEFSON, A.: Über Verschluß des Rückenmarkkanals, durch Lufteinblasungen in den Spinalkanal festgestellt, und über ein neues Absperrungssymptom. Münch. med. Wschr. **1922 I**, 55. — Gaseinblasung in Körperhöhlen und Organe als diagnostische Methode. Hygiea (Stockh.) **84**, 1 (1922). — Encephalographia. Acta med. scand. (Stockh.) Suppl. **3** (1922). — JOSEPHY:

Encephalogramme von kleineren Kindern. Dtsch. med. Wschr. **1931 I**, 216. — JOSSMANN, P.: Ventrikulographie. (Demonstrationen.) Ber. Ges. Psychiatr. u. Nervenkrankh., Sitzg 13. März 1927. Z. Neur. **46**, 908 (1927). — Die Bedeutung der Encephalographie für die Diagnose und Therapie von Gehirncysten. Mschr. Psychiatr. **68**, 320—338 (1928). — JOURET, J.: La ventriculographie. Technique radiologique. J. belge Radiol. **17**, 387—389 (1928). — Pneumoventriculographie cérébrale procédé de repérage ventriculaire du Dr. LARUELLE. J. de Radiol. **15**, 516—519 (1931). — Deux cas d'atrophie sous-corticale cérébrale post-traumatique démontrés par l'exploration ventriculaire (repérage et moulage des ventricules). J. belge Radiol. **21**, 21—25 (1932). — Le repérage ventriculaire par la méthode du docteur LARUELLE. Indication et technique. J. de Radiol. **17**, 257—264 (1933). — JÜNGLING, O.: Demonstration von Ventrikulogrammen. 45. Verslg dtsch. Ges. Chir. Berlin, 30. März bis 2. April 1921. Z.org. Chir. **12**, 257 (1921). Zbl. Chir. **48**, 733 (1921). — Die Luftfüllung der Ventrikel als Hilfsmittel zur Diagnose von Hirngeschwülsten. 45. Verslg dtsch. Ges. Chir. Zbl. Chir. **1922**, Nr 21, 744. — Die Sauerstoffüllung der Hirnventrikel als Hilfsmittel für die Lokalisation von Hirntumoren. Med.-naturwiss. Ver. Tübingen, Sitzg 28. Febr. 1921. Münch. med. Wschr. **1921 II**, 1001. — Zur Technik der Sauerstoffüllung der Hirnventrikel zum Zwecke der Röntgendiagnostik. Zbl. Chir. **49**, 833 (1922). — Fortschritte auf dem Gebiete der Lokalisation von Hirngeschwülsten durch Ventrikulographie nach DANDY. 48. Verslg dtsch. Ges. Chir. Berlin, 23.—26. April 1924. Arch. klin. Chir. **133**, 449 (1924). — Sind die Foramina Magendi und Luschkae physiologischerweise offen oder nicht? Zugleich Bemerkung zu der Arbeit von BRINKMANN: Nebenerscheinungen bei der Encephalographie und ein Versuch zu ihrer Erklärung. Zbl. Chir. **1925**, Nr 11, 579; Zbl. Chir. **52**, 1299 (1925). — Die Encephalographie. 90. Verslg Ges. dtsch. Naturforsch., Sitzg 18.—21. Sept. 1928. Fortschr. Röntgenstr. **38**, Kongreßber., 63, 73 (1928). — Ventrikulographie. Lehrbuch der Röntgendiagnostik von SCHINZ. Leipzig: Georg Thieme 1928. — Die Ventrikulographie speziell bei Hirntumoren. Klin. Wschr. **1928 II**, 2350. — JÜNGLING, O. u. H. PEIPER: Ventrikulographie und Myelographie in der Diagnostik des Zentralnervensystems. Erg. med. Strahlenforsch. **2**, 1 (auch als Sonderband). Leipzig: Georg Thieme 1926. — JUZELEVSKIY, A.: Über die Gefahren und Komplikationen bei der Encephalo-Ventrikulographie, ihre Prophylaxe und Therapie. Bruns' Beitr. **151**, 48—72 (1930).

KAFKA: Diskussion zu JACOBI: Encephalographische Studien. Verh. Ges. dtsch. Nervenärzte Wien 1927. Dtsch. Z. Nervenheilk. **102**, 6 (1928). — KANEKO, J.: The treatment of cerebro-spinal meningitis epidemica in infants with air-injection into the subdural space. J. of orient. Med. **11** (Japan.); englische Zusammenfassung, 1929. S. 161. — KASAHARA, MICHIO, SHIN-ICHI FAKAISHI u. KISAJI TAMADA: Studien über Liquor cerebrospinalis. 6. Mitt. Tierexperimentelle Untersuchungen über die Veränderungen der cerebrospinalen Flüssigkeit nach der Encephalographie. Z. exper. Med. **80**, 347—351 (1932). — KAUFFMANN, H.: Die Technik der Encephalographie und Ventrikulographie und das normale Encephalogramm. Bruns' Beitr. **136**, 649 (1926). — KERSCHNER: Erfahrungen bei der operativen Behandlung von Hirntumoren. Bruns' Beitr. **144**, 458, 519. — KIRSCHBAUM: Diskussion zu MEYER: Encephalographische Untersuchungen auf neurologischem und psychiatrischem Gebiet. Jverslg dtsch. Ver. Psychiatr. Danzig, 1928. Z. Neur. **53**, 669 (1929). — KLAUBER: Postencephalitische Störungen der Liquorzirkulation und Liquorresorption. Z. Neur. **97**, 266—277 (1925). — KLEIN, H.: Neben- und Nachwirkungen bei intraspinaler Lufteinblasung. Münch. med. Wschr. **1923 I**, 984, 985. — Über Lufteinblasung im subduralen Raume und in die Gehirnhöhle. Serb. Arch. Med. **25**, 451 (1923). — KLINKE, K.: Behandlung der tuberkulösen Meningitis mittels Sauerstoffinsufflation. Wschr. Kinderheilk. **31**, 539 (1926). — KNIGGE, FRITZ: Über Encephalographie. Diss. Würzburg 1927. — KNOEPFELMACHER, W.: Hirnabsceß. Ges. Ärzte Wien, Sitzg 1. Juni 1923 u. 6. Juli 1923. Klin. Wschr. **1923 II**, 1720, 1865. — Encephalographie im Säuglingsalter. Jb. Kinderheilk. **105**, 181 (1924). — KNOSPE: Hirnatrophische Prozesse im Röntgenbild. Med. Klin. **1930 I**, 145. — KÖBCKE, HEINZ: Zur Kenntnis der Ventrikulographie in der Hirnchirurgie. Dtsch. med. Wschr. **1934 I**, 509—513. — KOEPPE, H.: Über Hydrocephalus occultus, cerebrale Rachitis und Hydrocephalus rachiticus. Arch. Kinderheilk. **78**, 83 (1926). — Über Encephalographie im Kindesalter. Med. Ges. Gießen, Sitzg 12. Jan. 1926. Klin. Wschr. **1926 I**, 962. — Dtsch. med. Wschr. **1926 II**, 1289. — Jb. Kinderheilk. **113**, 355 (1926). — Gemeinsame Tagg südwestdtsch. u. niederrhein.-westfäl. Kinderärzte Wiesbaden, 11. April 1926. Klin. Wschr. **1926 II**, 1202. — KORNBLUM, KARL u. FRANCIS C. GRANT: Encephalography. Amer. J. Roentgenol. **32**, 311—316 (1934). — KOSCHEWNIKOW, A. M.: Was leistet die Encephalographie? Obozr. Psychiatr. (russ.) **1**, 1 (1926). — Subjektive und objektive Ergebnisse einer encephalographischen Untersuchung. Z. Neur. **104**, 374 (1926). — KOSCHEWNIKOW, A. M. u. S. FRAENKEL: Über Encephalographie. Z. Neur. **103**, 593 (1926). — Über Encephalographie bei Erkrankungen des Nervensystems der Kinder. Fortschr. Röntgenstr. **36**, 1180 (1927). — KRAUSE: Bemerkenswerte Beobachtungen auf dem Gebiete der Hirn- und Rückenmarkschirurgie. Südostdtsch. Ver. Chir. 1925. Zbl. Chir. **1925**, Nr 42, 2371. —

KRAUSE, F.: Bemerkungen zu den mechanischen diagnostischen Methoden in der Chirurgie des Zentralnervensystems. Nervenarzt 1, 215 (1928). — KROISS, O. u. H. DIELMANN: Über die Druckverhältnisse in der Cisterna magna, besonders bei Epileptikern. Münch. med. Wschr. **1927 I**, 966. — KROLL: Encephalographie. Klin. Wschr. **1923 I**, 720. — KRUSE, FR.: Erfahrungen über die Encephalographie. Ver. sächs.-thüring. Kinderärzte Magdeburg, 22. Mai 1927. Dtsch. med. Wschr. **1927 II**, 1538. — Encephalitis und Amaurose nach Verbrennung. Dtsch. med. Wschr. **1928 II**, 1039. — Cerebrale Krankheiten des Kindesalters in typischen Encephalogrammen. Erg. inn. Med. **37**, 33—464 (1930). — KUDLEK u. VOSS: Unsere Erfahrungen mit der Encephalographie. 58. Wanderverslg südwestdtsch. Neur. u. Psychiatr. Baden-Baden, Sitzg 10.—11. Juni 1933. — KUTTNER, H. P. u. DANKMAR HACHENBURG: Pernoktonschlaf bei Encephalographien. Nervenarzt **6**, 628—631 (1933). — Der Pernoktonschlaf für Encephalographien im Kindesalter. Z. Kinderheilk. **55**, 152—160 (1933).

LAIGNEL-LAVASTINE et CL. VINCENT: Distension ventriculaire avec stase paillaire, euphorie, démarche à petits pas, sans tumeur frontal. Trépanation postérieure, guérison. Revue neur. **36** (1929). — LANGELÜDDECKE: Encephalogramme eines traumatischen Epileptikers. Ges. Neur. Groß-Hamburg, Sitzg 27. Nov. 1925. Zbl. Neur. **43**, 459 (1926). — LARUELLE: La ventriculographie. J. belge Radiol. **17**, 377—386 (1928). — Le Scalpel **1929 I**, 85—93. — Cerebrale Pneumoventriculographie. Bruxelles méd. **1929**, 288. — Le repérage des ventricules cérébraux par un procédé de routine. Presse méd. **1931 II**, 1888—1891. — La repérage ventriculaire. Revue neur. **40 I**, 129—149 (1933). — Le traitement des céphalées posttraumatiques et de certaines céphalées croniques d'origine indéterminée par de petites inssufflation d'air, selon la technique du repérage ventriculographique. Rev. belge Sci. méd. **6**, 439—444 (1934). — LARUELLE, L. et CHRISTOPHE: Kyste du lobe frontal gauche. Radiodiagnostic lipiodolé. J. de Neur. **26**, No 1, 35—38. — LASKIEWICZ, A.: Contributo alla radiografia degli ascessi cerebrali perforanti il ventriculo laterale con liquidi di contrasto. Riv. otol. ecc. **10**, 143—155 (1933). — LASZLO, E.: Ein Beitrag zur Röntgendiagnostik raumbeengender Prozesse in der Schädelkapsel. Fortschr. Röntgenstr. **41**, 636—638 (1930). — LEARMOUTH, JAMES and JOHN D. CAMP: Multiple tumor implants in the ventricles revealed by ventriculography. Report of case. Amer. J. Roentgenol. **29**, 393, 394 (1933). — LEEB: Methoden zur Untersuchung des Gehirns mit Röntgenstrahlen. Ver. Ärzte Steiermark Graz. Sitzg 14. Juli 1922. Klin. Wschr. **1922 II**, 2164. — LE FEVER, H. E. and HUGH J. MEANS: Encephalographic studies in epileptiform seizures. Amer. J. Surg., N. s. **21**, 431—437 (1933). — LEHMANN: Erfahrungen mit der Encephalographie und Ventrikulographie. 46. Tagg Ver. nordwestdtsch. Chir., Sitzg 16.—17. Juni 1933. Z. Chir. **1933**, Nr 41. — LEMKE: Untersuchungen über die soziale Prognose der Schizophrenie unter besonderer Berücksichtigung des encephalographischen Befundes. Arch. f. Psychiatr. **104**, 89—136 (1935). — LESNIOWSKI, ST.: Status hemiepilepticus mit nachträglichem ataktisch-asynergischen Syndrom, zugleich Beitrag zur Lufteinblasungstherapie. Med. doświadcz. i spol. (poln.) **1928**, 37, 38. — LEVY, GABRIELLE: Radiothérapie et radiodiagnostic des tumeurs de l'encephale. Revue neur. **32**, 550 (1925). — LIBERSON, FR.: The value and safety of a simplified method of pneumoencephalomyelography. A preliminary report on the use of a special apparatus in 40 cases. Amer. J. Roentgenol. **15**, 231 (1926). — The use of various gases in encephalography. A summary of 210 cases using the simultaneous displacement apparatus. Amer. J. med. Sci. **185**, 478—489 (1933). — LIEBERMEISTER, G.: Der Pneumocephalus arteficialis. Erg. inn. Med. **25**, 901 (1924). — Die Behandlung der Meningitis und verwandter Zustände. Klin. Wschr. **1925 I**, 73. — LINDBORG, BERTIL: Two cases of tumor cerebri in regio thalamica, diagnosed by filling the third ventricle and the aqueduct with lipiodol. Acta psychiatr. (København.) **9**, 67—84 (1934). — LINDEMULDER, F. G.: Subdural hematoma shown by encephalography. Amer. J. Roentgenol. **25**, 800—801 (1931). — LINHART: Encephalographie. Freie Ver. alpenländ. Chir., 12.—13. Okt. 1925. Zbl. Chir. **1926**, Nr 1. — LIPPENS, ADRIEN et LÉO DEJARDIN: La valeur de l'encéphalographie dans le diagnostic, le prognostic et l'évaluation des reliquats des traumatismes craniocérébraux. Presse méd. **1934 I**, 455—457. — LOCKE jr., C. E.: Studies of casts of the cerebral ventricles. Arch. of Neur. **15**, 588—596 (1926). — LÖFFLER: Demonstration von diapositiven Röntgenaufnahmen nach Punktion der Hirnventrikel und Füllung derselben mit Luft nach DANDY. Schweiz. med. Wschr. **1922 II**, 1014. — Erfahrungen über Encephalographie und Hirnpunktion. Schweiz. med. Wschr. **1931 II**, 816—824. — LÖWENSTEIN, A.: Zur Mitteilung des Priv.-Doz. Dr. FAZAKAS: Neuere Gesichtspunkte in der Behandlung der Atrophia nervi optici tabetica mittels endolumbaler und suboccipitaler Pneumencephalie. Klin. Mbl. Augenheilk. **83**, 548, 549 (1929). — LUCHERINI, TOMMASO: Il valore dell' encefalografia nella diagnosi dei tumori cerebrali. Studio clinico ed encefalografico con particolare riguardo an un caso di tumore del lobo parietale destro. Policlinico, sez. med. **40**, 596—632 (1932). — LURE, Z.: Encephalo- und Myelographie. Ž. Nevropat. (russ.) **1931**. Nr 8, 96—103. — LYNN, THOMAS, J. A.: A case of epilepsy of 22 years standig due to a calcified endothelioma or perithelioma in the left lateral ventricle. Removal and recovery. Brit. J. Surg. **9**, 490

(1922). — LYSHOLM, ERIK: Device for ventriculography. Acta radiol. (Stockh. **12**, 305—309 (1931). — Das Ventrikulogramm. Acta radiol. (Stockh.) **24, 26**, Suppl. (1935).

MACEVEN, H. B.: Mobile ventriculography apparatus. Amer. J. Roentgenol. **18 II**, 70, (1927). — MACKIEWICZ, J.: Appareil nouveau pour l'introdution intravertébrale de l'air. Revue neur. **2**, 16 (1923). — MADER, A.: Encephalographische Erfahrungen im Säuglingsalter. Med. Klin. **1923 II**, 1427. — MADIGAN, P. SARSFIELD: Encephalography in cerebral surgery and report of a case of pachymeningitis interna with cyst formation, successfully removed. Mil. Surgeon **66**, 390—397 (1930). — MAGNUS, V.: Tumor cerebri mit Röntgenbefund. Norsk. Mag. Laegevidensk. **82**, 797 (1921). — MANN, L.: Ein ungewöhnlicher Fall von traumatischer Spätepilepsie mit sensibler neuralgiformer Aura, encephalographisch nachgewiesen. Klin. Wschr. **1930 I**, 218—220. — MARCUS: Encephalographie der Hirntumoren. Med. Klin. **1922 I**, 324. — MARKL, J.: Zur Röntgendiagnose der Nervenkrankheiten. Rev. neur. (tschech.) **19**, 8 (1922). — MARKO, D.: Zur Röntgenanatomie der Cisterna cerebello-medullaris. Magy. Röntgen Közl. **1**, Nr 1/2, 26/28. — MARTEL, DE: Les tumeurs cérébrales. Gaz. Hôp. **1928**, No 63. — Nouvelle technique de ventriculographie. Bull. Soc. nat. Chir. Paris **56**, 313—316 (1930). — La ventriculographie. Gaz. Hôp. **1932**, No 22. — MARTEL, T. DE et J. GUILLAUME: Remarques sur la ventriculographie. Revue neur. **40 I**, 1099—1119 (1933). — MARTEL, T. DE et J. GUILLAUME et J. PANET RAYMOND: La ventriculographie, technique, résultats, indications. Presse méd. **1933 I**, 834—839. — MARTEL, T. DE, Q. MONBRUN et J. GUILLAUME: Volumineuse tumeur frontale droite (astrocytome fibrillaire kystique) Absence de syndrome focal. Localisation établie par la ventriculographie. Opération. Guérison. Revue neur. **40 I**, 726—730 (1933). — MARTIN, CH. L. and CLAUDE UHLER: Roentgenographic of intracranial passages following spinal air injections. Amer. J. Roentgenol. **9**, 543 (1922). — MARTINSOHN, A. S., S. E. GINZBERG u. A. P. SCHUKAT: Encephalographie bei jungen Kindern. Sovet. Pediatr. Nr 543—549, Nr 6, 52—60 (französische Zusammenfassung). — MARX: Zur Technik der Encephalographie. Fortschr. Röntgenstr. **37**, 562, 563. — MASCHERPA, F.: L'encefalografia nei traumi cranici. Atti Congr. Soc. ital. Radiol. med. **2**, 15—19 (1930). — Sul valore diagnostico dell'encefalografia, col methodo di BINGEL nei tumori cerebrali. Atti Congr. Soc. ital. Radiol. med. **2**, 37—45 (1930). — Ulteriori osservazioni sulle lesioni cerebrali lilerabili con lo studio radiologico sistematico dei traumatismi cranici. Riv. otol. ecc. **10**, 180—186 (1933). — MASPES, PAOLO EMILIO: Ricerche pneumoencefalografiche. Riv. Pat. nerv. **44**, 151—200 (1934). — MASSON, CLEMENT B.: The disturbances in vision and in visual fields after ventriculography. Bull. neur. Inst. N.Y. **3**, 190—209 (1933). — The parasagittal gliomas. A report of four cases. Bull. neur. Inst. N.Y. **3**, 546—557 (1934). — MATA, RODRIGUEZ DE: Eine neue Technik für die Ventrikulographie. Actas Soc. Cir. Madrid **2**, 33—41 (1932). — MAYER, E. G.: Zur Verwendung des aufsteigenden Jodöls für die Röntgendiagnostik bestimmter Gehirnkrankheiten. Fortschr. Röntgenstr. **38**, 619 (1928). — Zur Verwendung des aufsteigenden Jodöls für die Diagnostik von Gehirnerkrankungen. Fortschr. Röntgenstr. **38**, 404—406. — Grundlagen der Röntgendiagnostik endokranieller Erkrankungen. Fortschr. Röntgenstr. **40**, 81—85 (1929). — MCCAUSLAND, A. M. and S. J. MCCLEUDON: Encephalomyelitis following measles. Case report with encephalogram. Arch. of Pediatr. **51**, 178—182 (1934). — MCCONNEL, A. A.: Ventriculography. Dublin J. med. Sci. **4**, 145 (1921/22). — Discussion on the value of X-rays in the localization of cerebral and spinal tumours, with special reference to ventriculography and lipiodol injections. Proc. roy. Soc. Med. **17 II** (1924); sect. neur. 16. — MCCONNEL, A. A. and G. JEFFERSON: Ventriculography as an aid in the localization of intracranial tumours. Brit. med. J. **1923 II**, 796, 799. — MEDEA, EUGENIO: Nel trattamento des parkinsonismo encefalico l'intraduzione d'aria nei ventricoli cerebrali da veramente qualche risaltato? Riv. sper. Freniatr. **54**, 904, 905 (1931). — MEIGNANT, P.: La ventriculographie. (Exposé de quelques travaux allemands récents.) Encéphale **23**, 134—146 (1928). — L'encéphalographie. Gaz. Hôp. **101**, 1369—1378, 1401—1410 (1928). — MENDEL u. UNGER: Dermoidcyste im Gehirn. Operation. Heilung. Klin. Wschr. **1923 II**, 1270. — MENNINGER: The Dandy method of localizing brain tumors by the roentgenray. With report of case. Arch. of Neur. **5**, 438 (1921). — Encephalography in ALZHEIMER's disease. Radiology **23**, 695—699 (1934). — MERILL, A. S.: The diagnosis of a brain tumor by pneumoventriculography. Amer. J. Roentgenol. **8**, 188 (1921). — METTENHEIM, H. v.: On the liquor cerebrospinalis and the encephalogram in childhood. Internat. Clin. **4**, 97 (1927). — MEUMANN, E.: Ist das Fehlen der Ventrikelfüllung auf dem Encephalogramm stets als Ausdruck krankhafter Verhältnisse zu werten? Klin. Wschr. **1930 I**, 782, 783. — Über die therapeutische Anwendung der Lufteinblasung in die Schädelhöhle. Z. Neur. **128**, 352—359 (1930). — Eine ungewöhnlich große spättraumatische Cyste des Stirnhirns. Dtsch. Z. Nervenheilk. **115**, 1—8 (1930). — MEYER, ALB.: Das Verhalten des Blutdruckes bei der Encephalographie. Klin. Wschr. **1932 II**, 1873, 1874. — MEYER, CÔRREA, JACINTHO GODAY, ELYSEN PAGLIOLI, SANIL PASTONS y FERNANDEZ PENA: Ein Fall von Tumor des Kleinhirnbrückenwinkels mit operativer Feststellung und Ventrikulographie. Revista Radiol. clin. (port.) **1**, 253—274 u. deutsche Zusammenfassung, 1932. S. 273. — MEYER, E.:

Über Encephalographie. Ver. wiss. Heilk. Königsberg, Sitzg Okt. 1929. Med. Klin. **26**, 259, 260 (1930). — Encephalographische Untersuchungen aus neurologischem und psychiatrischem Gebiet. Arch. f. Psychiatr. **89**, 177—221 (1930). — Die Erweiterung des Ventriculus septi pellucidi. Arch. f. Psychiatr. **91**, 9—36 (1930). — MEYER, RAYMOND: Le repérage ventriculaire chez le nourisson et chez l'enfant. Revue neur. **40 I**, 1123—1135 (1933). — MEYER, RAYMOND, SICHEL et BOUTON: Technique et interpretation du repérage ventriculaire chez le nourisson et chez l'enfant. I. La technique. Bull. Soc. Radiol. méd. France **22**, 53—56 (1934). — MICHEJEW, W. W. u. E. M. PAWLUTSCHENKO: Anatomie eines Todesfalles nach Gaseinblasung in den Lumbalkanal. Arch. f. Psychiatr. **89**, 263—270 (1930). — MILLER, E. A.: Calculi within the brain. Report of a case of intracranial calcification with successfull operation and recovery. Surg. etc. **34**, 786 (1922). — MINGAZZINI, E.: L'importanza della ventriculografia e dell'encefalografia nella diagnostica delle affezioni chirurgiche cerebrali. Riv. otol. ecc. **2**, 97—126 (1925). — MISKOLCZY, DESZI: Zur Diagnose der PICKschen Krankheit. Magy. Röntgen Közl. **8**, 1—5. — MIURA, NOBUYUKI: Psychiatrische encephalographische Studien. I. Mitt. Tohoku J. exper. Med. **21**, 137—190 (1933). — MOORE, MATTHEW T., DAVID NATHAN, ANNI R. ELLIOT and CHARLES LAUBACH: Encephalographic studies in schizophreni (Dementia praecox). Report of sixty cases. Amer. J. Psychiatr. **12**, 801—810 (1933). — Encephalographic studies in manic-depressive psychosis. Report of thirty eight cases. Arch. of Neur. **31**, 1194—1204 (1934). — MORAWIECKA, J. u. W. TYCZKA: Beitrag zur therapeutischen und diagnostischen Bedeutung der Lufteinblasung in Fällen circumscripter subakuter Meningitis. Neur. polska **10**, H. 3/4, 322—330 u. französische Zusammenfassung, S. 377, 378. — MOREA, RICARDO: La ventriculografia. Arch. argent. Neur. **3** (1928); 8 (1928). — Diagnostische Wichtigkeit der Ventrikulographie in der Hirnchirurgie. Bol. Inst. Clín. quir. Univ. Buenos Aires **4**, 515—519 (1928). — Technik und Ergebnisse der Ventrikulographie. Semana méd. **1932 I**, 281—288. — MORO, H.: Plätschergeräusch bei Encephalographie. Med. Klin. **1924 I**, 1007. — MORSELLI: Microcefalia ed encefalografia. Neur. Zbl. **78**, 672 (1936). — MÜHLMANN, P.: Vorweisung seltener Röntgenbefunde. IV. Pneumoventrikel des Gehirns. Verh. dtsch. Röntgenges. **12**, 134 (1921).

NAGLER: Stauungspapille nach Pneumencephalon. Biol. Abt. ärztl. Ver. Hamburg, Sitzg 1. Febr. 1927. Klin. Wschr. **1927 I**, 1008. — NATKIN, J.: Encephalographic studies in cryptogenic epilepsy. Arch. of Neur. **26**, 115—130 (1931). — NEDELMANN, E.: Pneumatocele conjunctiva als Folge einer „Liquorausblasung" bei einem Fall von Influenzabacillenmeningitis. Z. Kinderheilk. **43**, 352 (1927). — NEMENOFF, M. J.: Neue Methoden zur Herstellung künstlicher Kontraste in der Röntgenologie. Vestn. Rentgenol. (russ.) **3**, 25 (1924). — Ein Apparat zur Lumbalpunktion und zur Herstellung von künstlichen Kontrasten für die Röntgendiagnostik. Dtsch. med. Wschr. **1929 I**, 914, 915. — NOBLE: Il ventriculogramma nella diagnostica della localizzatione del tumori cerebrali. Med. J. Rastoli **1926**. — NOBLE, RALPH: The value of the ventriculogram in the localization of cerebral tumours. Med. J. Austral. **1**, Nr 10, 271, 272. — NONNE: Über Encephalographie. Münch. med. Wschr. **1922 I**, 648. — Demonstration zahlreicher Schädelröntgenogramme nach intralumbaler Lufteinblasung nach dem Verfahren von DANDY und BINGEL. Ärztl. Ver. Hamburg, Sitzg 11. April 1922. Zbl. Neur. **29**, 204 (1922). — NOTKIN, J.: Encephalographic studies in the idiopathic variety of convulsive states. J. nerv. Dis. **72**, 159—164 (1930). — Encephalographic studies in cryptogenic epilepsy. Arch. of Neur. **26**, 115—130 (1931). — NOVAK, V.: Ventrikulographie. Rozhl. Chir. a Gynaek. (tschech.) **4**, 69 (1926). — Bedeutung und Gefahren des Pneumencephalons. Čas. lék. česk. **65**, 503 (1926). — Radikaloperationen von Hirntumoren. Čas. lék. česk. **1928 II**, 1129, 1169 (englische Zusammenfassung).

OBARRIO, J. M. u. R. ORLANDO: Die Sichtbarmachung des 3. und 4. Ventrikels mit Lipiodol. Prensa méd. argent. **16**, 1401—1410 (1930). — OLIVECRONA, H.: Die chirurgische Behandlung der Gehirntumoren. Eine klinische Studie. Berlin: Julius Springer 1927. — Die parasagittalen Meningeome. Leipzig: Georg Thieme 1934. — OLJENICK, L.: Ventrikelpunktion und Encephalographie. Nederl. Tijdschr. Geneesk. **5**, 630, 1. Hälfte. 1927. — OMOROKOV, L. u. A. VISNEVSKIJ: Beitrag zur Pneumoencephalographie bei chronischen Formen epidemischer Encephalitis. Vestn. Rentgenol. (russ.) **6**, 233—240. — OMOROKOW u. A. WISCHNEWSKY: Encephalographisches Material chronischer Formen der epidemischen Encephalitis. Fortschr. Röntgenstr. **37**, 823—830 (1928). — ORLANDO, ROQUE: Ventrikuloskopie. Semana méd. **1931 II**, 1938—1942. — ORZECHOWSKI, K.: Ein Fall von protrahierter epidemischer Meningitis, durch Lufteinblasung geheilt. Now. lek. (poln.) **7**, 1—5 (1924). — Ventrikelstase bei cerebrospinaler Meningitis und ihre Behandlung mittels Lufteinblasung. Ksiega Jubil. Edw. Flautaua (poln.) **1929**, 625—644; französische Zusammenfassung. — OSSINSKAJA: Encephalographie. 2. russ. Röntgen- u. Rad.-Kongr. Moskau u. Leningrad 1924. Fortschr. Röntgenstr. **33**, 601 (1925). — OSSINSKI, W.: Zur Frage der Encephalographie. Vestn. Rentgenol. (russ.) **3**, 45 (1924). — OTTONELLO, P.: Su alcuni moderni metodi d'indagine delle affezioni del cisterna nervoso centrale. (Puntura della cisterna. Mielografia, Ventriculographia et Encephalographia.) Riv. sintet. crit. Cervello **5**, 297—349 (1926).

PANCOAST, HENRY T. and TEMPLE FAY: Encephalography. Roentgenological and clinical considerations for its use. Amer. J. Roentgenol. **21**, 421—447 (1929). — Encephalography as the roentgenologist should understand it. Radiology **15**, 173—210 (1930). — PARRISIUS, W.: Die BINGELsche Methode der Encephalographie. Med. naturwiss. Ver. Tübingen, Sitzg 28. Febr. 1921. Münch. med. Wschr. **1921 I**, 1002. — PAYR: Der Balkenstich. Münch. med. Wschr. **1920 I**, 676. — PEIPER, H.: Über den äußeren Wasserkopf. Dtsch. Z. Chir. **243**, 301—312 (1931). — Wie hat sich die Kontrastmethode in der Neurologie bewährt? Arch. klin. Chir. **178**, 441—470 (1933). — Eine neue Technik der Ventrikulographie. 58. Tagg dtsch. Ges. Chir., 4.—7. April 1934. Zbl. Chir. **1934**, Nr 23, 1371. — PENDERGRASS, EUGENE P.: A new arrangement of the Bucky diaphragm for ventriculography. Amer. J. Roentgenol. **17**, Nr 3, 358, 359. — The value of and indications for encephalography and ventriculography, with dicussion of the technic. Surg. Clin. N. Amer. **10**, 1461—1475. — Interpretatition of encephalographic observations. Comments on those found in the convulsive state. Arch. of Neur. **23**, 946—985 (1930). — Encephalography an explantaion of a possible error in technique. Amer. J. Roentgenol. **25**, 754—757 (1931). — Indications and contraindications of encephalography and ventriculography. J. amer. med. Assoc. **96**, 408—411 (1931). — PENFIELD, W. G.: Cerebral pneumography. Its dangers and its uses. Arch. of Neur. **13**, 580—591 (1925). — Chronic meningeal (post-traumatic) headache and its specific treatment by lumbar air insufflation; encephalography. Surg. etc. **54**, 747—759 (1927). — Cerebral pneumography. Diagnostic and therapeutic use of ventriculography and encephalography. J. nerv. Dis. **67**, 154—161. — PETTE: Diskussion zu TRÖMMER: „Wert und Unwert der Encephalographie". Klin. Wschr. **1927 II**, 1068. — Über Röntgenbefunde an der Sella turcica bei raumbeschränkenden Prozessen innerhalb der Schädelhöhle. 56. Wanderverslg südwestdtsch. Neur. u. Psychiatr. Baden-Baden, Sitzg 30.—31. Mai 1931. Zbl. Neur. **61**, 285 (1932). — PHILLIPS, GILBERT: Radiography in the diagnosis of intracranial tumours. Austral. a. N. zeald. J. Surg. **4**, 30—49 (1934). — PIERSON, J. W.: The localization of brain tumours by ventriculography. J. of Canc. **2**, 22—24 (1925). — PILCHER, COBB and HUGH M. WILSON: A study of the ventriculograms in ninety-seven cases of verified intracranial tumours. Surg. etc. **58**, 995—1006 (1934). — PINÉAS, H.: Hirnbefund nach Ventrikulographie mit Jodipin ascendens (MERCK). Med. Klin. **1926 I**, 530. — Eigenartiger, auf voraufgegangene Encephalographie mit Jodipin ascendens (Merck) zu beziehender Hirnbefund. Z. Neur. **110**, 337—342 (1927). — PODESTA, V.: L'imagine radiologica dei ventricoli cerebrali iniettati di gas ed il suo valore diagnostico. Radiol. med. **10**, 371 (1923). — Contributo alla pneumoventricolografia cerebrale accopiata ad iniezione endosierosa di „lipiodol" ascendente. Radiol. med. **13**, No 3, 211, 212. — PÖNITZ, KARL: Die Encephalographie in ihrer prognostischen Bedeutung für die Paralyse. Ver. Ärzte Halle, 16. Juli 1930. Münch. med. Wschr. **1930 II**, 1778, 1779. — Die Encephalographie in ihrer Bedeutung für die Prognose des Paralyseverlaufes. Dtsch. Z. Nervenheilk. (Festschrift NONNE) **117**, **118**, **119**, 491—509 (1931). — PORTA, VIRGINIO: Variazioni del ematologico in segnito a rachicentesi e a insufflazione d'aria nei ventricoli cerebrali. Boll. Soc. Biol. sper. **7**, 1109—1111 (1932). — PRAGER, THERES: Die Encephalographien in den Jahren 1924—1929 in der Leipziger Universitätsklinik. Diss. Leipzig 1931. — PROPPER, N.: Experimentelle Encephalographie an Hunden mit Lipiodol und dessen Einfluß auf das zentrale Nervensystem. Z. sovrem. Chir. (russ.) **5**, 727—746 (1930), deutsche Zusammenfassung. — PUCA, A.: Di alcuni reperti pneumo-encefalografici. 9. Congr. Soc. ital. Neurol. Modena 1932. Riv. Pat. nerv. **43**, 304—317 (1934). — PURVES-STEWART, J.: Discussion on the value of X-rays in the localization of cerebral and spinal tumours with secial reference to ventriculography and lipiodol injections. Proc. roy. Soc. Med. **17 II**, sect. neur. 30 (1924). — PUUSEPP, L.: Eine neue Methode der Ventrikulographie. Fol. neurochir. **9**, 183 bis 186 (1920).

QUERVAIN, DE: Demonstration von Encephalogrammen. Med. Bez.-Ver. Bern-Stadt, Sitzg 14. Dez. 1922. Klin. Wschr. **1923 I**, 613.

RADOVICI, A. et O. MELLER: Encéphalographie liquidienne par le thorotrast sous-arachnoidien. Revue neur. **39 I**, 479—485 (1932). — Encéphalo-myélographie liquidienne. Presse méd. **1932 II**, 1933—1938. — Encéphalo-myélographie par le thorotrast sous-arachnoidien et épidural. Recherches expérimentales. C. r. Soc. Biol. Paris **109**, 1382—1384 (1932). — Über eine neue Methode der Encephalographie. Klin. Wschr. **1933 I**, 429, 430. — La liquidographie chez l'homme. (Essai d'encéphalo-myélographie par le thorium colloidal.) Revue neur. **40 I**, 541—546. — Zur röntgenologischen Reliefdarstellung des Zentralnervensystems (Liquor-Encephalographie). 10. Tagg Ver. dtsch. Röntgenol. u. Radiol. Tschecho-Slov. Prag. Fortschr. Röntgenstr. **48**, 127—130 (1933). — La liquidographie chez l'homme. Essais d'encéphalographie par le thorotrast en injections sous-occipitale. Presse méd.

1934 I, 153—157. — Encéphalographie chez l'homme. Verh. 4. internat. Kongr. Radiol. **2**, 208, 209 (1934). — Radiovici, A., O. Meller et J. Bazgan: Liquidographie d'un foyer de ramolissement cérébral par le thorotrast sous-arachnoidien. Encéphale **28**, 726—731 (1933). — Rand, C. W.: Osteoma of the skull. Report of two cases on being associated with a large endotheloma. Arch. Surg. **6**, 357 (1923). — Ranschburg, P.: Hydrocephalus und Encephalographie. Ärztever. Budapest, Sitzg 4. Mai 1929. Klin. Wschr. **1929 II**, 1475. — Rawak, T.: Zur Differentialdiagnose des Encephalogramms. Fortschr. Röntgenstr. **1932**, 520—529. — Reale, M.: La ventriculografia. Riforma med. **1928 II**, 1047—1049. — Rehorn, Fritz: Über einen Fall durch die Encephalographie lokalisierten Hirntumors bei $4^3/_4$jährigem Kinde. Diss. Gießen 1926. — Reiche, A.: Über Lufteinblasung bei tuberkulöser Meningitis. Med. Klin. **19**, 244 (1923). — Liquorausblasungen in der Behandlung der Meningitis im Säuglings- und Kleinkindesalter. Dtsch. med. Wschr. **1925 II**, 1955. 36. Tagg dtsch. Ges. Kinderheilk. Karlsbad, 20.—23. Sept. 1925. Mschr. Kinderheilk. **31**, 295 (1925). — Zur Bedeutung der Encephalographie im Kindesalter. Jverslg Nerven- u. Irrenärzte Niedersachsen u. Westfalen in Braunschweig 1929. Allg. Z. Psychiatr. **93**, 321 (1930). — Reiche, A. u. P. Dannenbaum: Bedeutung der Encephalographie für die Differentialdiagnose cerebraler Erkrankungen. 40. Tagg dtsch. Ges. Kinderheilk. Wiesbaden, 5.—8. April 1929. Mschr. Kinderheilk. **44**, 237 (1929). — Reichert, Frederick, Leet: Epilepsy due to an arteriovenous aneurysm of the brain. Surg. Clin. N. Amer. **10**, 1141—1150 (1930). — Specific treatment of ost-traumatic localizes headache by subarachnoid pneumo therapy. Surg. Clin. N. Amer. **11**, 1123—1131 (1931). — Reichmann: Encephalographie. Med. Ges. Bochum. Klin. Wschr. **1923 II**, 1574; **1924 I**, 205. — Zur Klinik, insbesondere zur Diagnose der Pachymeningitis haemorrhagica interna. Dtsch. Z. Nervenheilk. **81**, 304 (1924). — Reinberg: Zur Encephalographiefrage. (Bemerkungen zu den Aufsätzen von Jüngling Nr 24, S. 1299 und Brinkmann Nr 11, S. 579 in Chir. Zbl. 1925.) Zbl. Chir. **1925**. 2057. — Riddervold, J.: Pathologische Bilder bei Encephalographie. Norsk Mag. Laegevidensk. **87**, 280—289 (1926). — Die Encephalographie und das normale Encephalogramm. Norsk. Mag. Laegevidensk. **87**, 377 (1926). — Riggs, Harold W.: The dangers and the mortality of ventriculography. Bull. neur. Inst. N.Y. **3**, 210—231 (1933). — Rivero, F.: Lokalisation von Fremdkörpern mittels Ventrikulographie. Rev. cub. Oftalm. etc. **2**, 407—411 u. englische Zusammenfassung, S. 411—412. — Zum Studium der Lokalisation der Gehirntumoren durch Ventrikulographie. Rev. cub. Oftalm. etc. **1**, 196—210 (1929). — Rives, Johannes: Über Ventrikulographie, Encephalographie, Myelographie und Endomyelographie als diagnostische Hilfsmittel bei Nervenkrankheiten (estnisch). Fol. neuropath. eston. **12**, 103—117 (1932). — Rizzatti, E.: Sui pericoli dell'encefalografia con introducione d'aria per via rachidea nei tumori cerebrali. (Intorno a un caso di astrocitoma del lobo temp. sinistro.) Giorn. Accad. med. Torino **97 I**, 125—131 (1934). — Rockey, E. W.: Value of radiographic contrast solutions in the study of brain abscess. Ann. Surg. **86**, 22—30 (1927). — Rosenhagen, Hans: Beitrag zur Klinik der Meningeome der Olfactoriusrinne. Nervenarzt **7**, 537—550 (1934). — Rosenheck, Ch.: Encephalography: The development of hemiplegia following its use with report of a case. Arch. of Neur. **22**, 575—582 (1929). — Rosenstein, A.: Die Darstellung des Foramen Monroi im encephalographischen Bild. Z. Neur. **102**, 420—424 (1926). — Rossi, D.: L'asportazione completa dell'emisphero cerebrale destro in alcuni casi di tumori dell'encefalo associati ad emiplegia. Ann. di Neur. **42**, 61 (1928). — Rost, B.: Versuche über Encephalographie. Polska Gaz. lek. **1928 II**, 661—686, 708—712. — Rudolph: Untersuchungen über Hirngewicht, Hirnvolumen und Schädelkapazität. Beitr. path. Anat. **58**, 48 (1914). — Rupilius, Karl: Encephalographie im Kindesalter. Wien. klin. Wschr. **1934 I**, 587—589. — Über cerebrale Störungen im Kindesalter und ihre encephalographische Diagnostik. I. Mitt. Arch. Kinderheilk. **102**, 194—216 (1934). — II. Mitt. Arch. Kinderheilk. **103**, 32—49 (1934). III. Mitt. Arch. Kinderheilk. **103**, 156—184 (1934).

Saamer, Elli: Über Fehldeutungen encephalographischer Aufnahmen. Mschr. Kinderheilk. **59**, 401—410 (1934). — Sachs, E.: The diagnosis and treatment of brain tumors. J. Missour. State med. Assoc. **18**, 217 (1921). — The importance of roentgenological studies to the neurological surgeon. Verh. 1. internat. neur. Kongr. **1932**, 51, 52. Zbl. Chir. **15**, 284. — Sai, G.: Particolaritè radiografiche in uno caso di tumore dell'acustico. Atti Congr. ital. Radiol. med. **1930 II**, 97—100. — Riv. otol. ecc. **7**, 213—222. — Saito, M.: Sur le radiodiagnostic des tumeurs cérébrales. Nagoya J. med. Sci. **4**, 1—22 (1929). — X-ray diagnosis of cerebral tumours. J. Coll. Surg. Austral. **3**, 71—74 (1930). — Saiz: Radiologische Gehirnuntersuchungen bei Geisteskranken. Riv. sper. Freniatr. **50**, 425 (1927). — Sala Ginabreda, J. N.: Die Encephalographie bei Kindern. Rev. méd. Barcelona **18**, 64—78 (1932). — Salomon, K.: Ergebnis der Encephalographie bei einem Fall von kindlicher Porencephalie. Arch. Kinderheilk. **83**, 175—185 (1928). — Salomon, Werner: Erfahrungen mit der suboccipitalen Encephalographie, insbesondere von Hirntumoren, an Hand von 14 Fällen. Diss. Berlin 1931. — Samson, Kurt: Die Liquordiagnostik im Kindesalter (einschließlich Encephalographie). Erg. inn. Med. **1931**, 553—788. — Sandelhausen, N.: Die Normalwerte der praktisch wichtigen Maße der seitlichen und mittleren Gehirnkammern. Psychiatr.-neur. Wschr. **1930 I**, 601—609. — SANTORI, MARIO: La pneumoventriculografia in due casi di affezioni endocraniche. Arch. di Radiol. **6**, 580, 581 (1930). — SATTLER, J.: Spätfolgen von Schädelschußverletzungen auf Grund encephalographischer Untersuchungen. Fortsch. Röntgenstr. **40**, 1119—1120. — SAUER: Die Luftverteilung an der Oberfläche des Gehirns bei verschiedenen Erkrankungen in encephalographischen Demonstrationen. Gemeins. Tagg südwestdtsch. u. rhein.-westfäl. Kinderärzte Marburg, 24. April 1927. Münch. med. Wschr. **1927 II**, 1072. — SCHAEFER, R.: Über die diagnostische und therapeutische Verwendbarkeit der Encephalographie durch Suboccipitalpunktion. Dtsch. Arch. klin. Med. **165**, 23—40. — SCHALTENBRAND, G. (Hamburg): Die Abhängigkeit des Encephalogramms vom äußeren Atmosphärendruck. Internat. neur. Kongr. Bern, Sitzg 31. Aug. bis 4. Sept. 1931. — Z. Neur. **148**, 94—111 (1933). — Spontane Luftfüllung der Ventrikel bei Zisternenpunktion im Sitzen. Med. Klin. **1932 I**, 609—611. — Encephalographie bei Hirntumoren. Ges. Neur. u. Psychiatr. Groß-Hamburg, Sitzg 9. April 1932. Zbl. Neur. **64**, 78. — Richtlinien für die Luftfüllung der Liquorräume zum Zwecke ihrer röntgenographischen Darstellung. Dtsch. med. Wschr. **1933 II**, 1039, 1040. — Schlußwort zu den Bemerkungen von K. OHNSORGE über obige Arbeit. Dtsch. med. Wschr. **1933 II**, 1479. — Geschwülste der hinteren Schädelgrube. Mschr. Krebsbekfg **2**, 225—229 (1934). — Indikation und Technik der Kontrastmethoden bei Hirnerkrankungen. 22. Jverslg Ges. dtsch. Nervenärzte 1934. — SCHILLING, K.: Zur Differentialdiagnose der Kleinhirntumoren. Münch. med. Wschr. **1931 I**, 24, 25. — SCHINZ, H. R.: Ein kleiner Apparat zur Ventrikulographie und Encephalographie. Zbl. Chir. **1922**, Nr 37, 1367. — SCHLESINGER, BENNO: Zur Pneumographie der Chiasmaregion. Fortschr. Röntgenstr. **48**, 642—645 (1933). — SCHLOSSMANN, A.: Erfahrungen mit Encephalographien im Kindesalter. Med. Ges. Düsseldorf, Sitzg 24. Nov. 1923. Klin. Wschr. **1926 I**, 164. — SCHOENBORN, S.: Kritisches Sammelreferat über Erfahrungen mit Lufteinblasung in Rückenmark und Gehirn. Dtsch. med. Wschr. **1922 II**, 1432. — SCHÖNBAUER, L.: Ventrikulographie bei experimentell erzeugter Commotio cerebri. Ges. Ärzte Wien, Sitzg Febr. 1926. Klin. Wschr. **1926 I**, 917. — Klinisches und Experimentelles über stumpfe Schädeltraumen. Beitr. klin. Chir. **137**, 611 (1927). — SCHOTT, E.: Über die Encephalographie nach BINGEL. Dtsch. Arch. klin. Med. **141**, 16 (1923). — SCHOTT, E. u. J. EITEL: Über Encephalographie. Med. wiss. Ges. Köln, Sitzg 7. Juli 1922. Münch. med. Wschr. **1922 II**, 1201. — SCHREIBER, FREDERIC: Encephalography in a case of localized subcortical hemorrhage. Amer. J. Roentgenol. **29**, 395, 396 (1933). — SCHRÖDER, G. E. et KUNO WINTHER: A propos de la discussion sur la ventriculographie. Revue neur. **40 I**, 1138 (1933). — SCHROTTENBACH: Hochgradiger Hydrocephalus internus. Ver. Ärzte Steiermark Graz, Sitzg 14. Juli 1922. Klin. Wschr. **1922 II**, 2164. — SCHUBE, PURCELL G.: Encephalography in abnormal mental states with Diabetes insipidus. J. nerv. Dis. **78**, 453—469 (1933). — The physical dynamics of encephalography. J. nerv. Dis. **80**, 291—302 (1934). — SCHÜLLER, A.: Rnötgendiagnostik der Gehirnkrankheiten. Neue deutsche Chirurgie, Bd. 12, S. 339. 1914. — Zur Röntgendiagnostik der intrakraniellen Affektionen mit Hilfe des DANDYschen Verfahrens. Wien. klin. Wschr. **1922 I**, 709. — Demonstrationen. Ver. Psychiatr. Wien, Sitzg 10. März 1925. Klin. Wschr. **1925 I**, 1093. — Diskussion zu JACOBI: Encephalographische Studien. Verh. Ges. dtsch. Nervenärzte Wien **1927**. Dtsch. Z. Nervenheilk. **102**, 3 (1928). — Diskussion zu FRISCH: Ges. Ärzte Wien, 11. April 1930. Wien. klin. Wschr. **1930 I**, 505. — SCHULTZE: Randbemerkungen und Versuche im Anschluß an die BINGELsche Encephalographie. Ver. mitteldtsch. Path. Dresden, Sitzg 23. April 1922. Zbl. Path. **33**, 59 (1922). — SCHUM, H.: Interessanter Nebenbefund bei der encephalographischen Untersuchung eines frischen Schädelsteckschusses. Zbl. Chir. **53**, 517 (1926). — SCHUSTER: Demonstration zweier Röntgenplatten nach Lufteinblasung. Berl. Ges. Psychiatr., Sitzg 8. Jan. 1923. Zbl. Neur. **32**, 58 (1923). — SCHUSTER, J.: Ein diagnostischer Fall von faustgroßer Gehirndermoidcyste. Gyógyászat (ung.) **4**, 44 (1923). — Über die Encephalographie. Ärztever. Budapest, Sitzg 3. Febr. 1923. Klin. Wschr. **1923 I**, 807. — Einiges zur röntgenographischen Darstellung des Gehirns. Dtsch. Z. Nervenheilk. **80**, 129 (1923). — Über das Entstehen von Trugbildern bei der encephalographischen Untersuchung des Gehirns. Klin. Wschr. **1925 I**, 552. — Über das zwangsweise Brüllen als hyperkinetisches Symptom des Parkinsonismus. Beseitigung der Anfälle durch Luftfüllung der Schädelhöhle. Klin. Wschr. **1925 II**, 1824. — Ventrikulographie mit Lipiodol ascendens und descendens. Klin. Wschr. **1925 II**, 2064. — Neuere Erfahrungen über die encephalographische Untersuchung des Gehirns und der Schädelhöhle. Gyógyászat (ung.) **65**, 512 (1925). — Erfahrungen mit der Encephalographie. 12. Tagg ung. Ges. Chir. Budapest, Sitzg 10.—12. Sept. 1925. Z.org. Chir. **34**, 131 (1926). — Über die Verschiedenheit der Bilder bei wiederholter encephalographischer Untersuchung des Gehirns. Arch. f. Psychiatr. **77**, 532 (1926). — Zur operativen Therapie der Epilepsie. Encephalogramme bei Epilepsie, gleichzeitig ein weiterer Beitrag zur Wirkung der Hyperventilation. Arch. f. Psychiatr. **78**, 214 (1926). — Encephalographische Erfahrungen. Fortschr. Röntgenstr. **35**, H. 2, 343. — Über die Oberflächenbilder der Encephalogramme. Arch. f. Psychiatr. **79**, 276 (1926). — Zum Ablesen der encephalographischen Röntgenbilder. I. Mitt. Orv. Hetil. (ung.) **1928 II**, 862–869, 880–887. — Über Encephalogramme von Kopfschußverletzten. Arch. f. Psychiatr. **93**, 659—674 (1931).— Indikationen zur Encephalographie. Dtsch. med. Wschr. **1933 I**, 423. — SCHUSTER, J. u. R. HOLITSCH: Beitrag zur röntgenographischen Darstellung des Gehirns. Arch. f. Psychiatr. **72**, 788 (1925). — SCHWAB, O.: Encephalographische Bilder sog. traumatischer Neurosen. 15. Jverslg Ges. dtsch. Nervenärzte Cassel, 3.—5. Sept. 1925. Zbl. Neur. **41**, 708 (1925). — Dtsch. Z. Nervenheilk. **89**, H. 1/3, 44—53. — Encephalographische Liquorpassage und Liquorresorptionsprüfungen im Dienste der Beurteilung von sog. Kommotionsneurosen. Z. Neur. **102**, 294 (1926). — SENISE: Cervello **2**, 42 (1923). — SERRA, AFRICO: Osservazioni radiologiche sulla diagnosi dei tumori dell'encefalo, del midollo spinale e dei loco involucri. Riv. Radiol. e Fisica med. **6**, Festschrift BUSI, No 2, 49—141 (1931). — SFINTESCU, S.: La méthode du repérage ventriculographique dans les traumatismes craniocérébraux. Vol. jubilaire en l'honneur de PARKON, 1934. p. 516—520. — SGALITZER, M.: Einführung von steigendem Lipiodol in die Liquorräume des Gehirns. 11. Tagg Ver. bayer. Chir. München, Sitzg 24. Juli 1926. Münch. med. Wschr. **1926 II**, 1423. — Z. Chir. **53**, Nr 46, 2952—2955. — Füllung der Hirnventrikel mit intralumbal injiziertem aufsteigenden Lipjodol. Klin. Wschr. **1926 II**, 1444. — Über die Verwendung von aufsteigendem Jodöl für die Diagnostik bestimmter Gehirnerkrankungen. Fortschr. Röntgenstr. **36**, 1100 (1927).— Diagnostik von Gehirnerkrankungen mittels Einführung von steigendem Jodöl in die Liquorräume des Gehirns. Fortschr. Röntgenstr. **37**, 304. — Die Bedeutung der Einführung von aufsteigendem Jodöl in die Liquorräume des Gehirns für die Diagnostik von Gehirnerkrankungen. Diskussion. Fortschr. Röntgenstr. **37**, 410—412. — SHARP, E. A.: Arteficial pneumorachis in the treatment of acute infections of the meninges. Arch. of Neur. **6**, 669 (1921). — SHARPE, W.: Observations regarding ventricular punctures. Ann. Surg. **87**, 1—7 (1928). — SICARD, J. A. u. FORESTIER: Röntgenologische Erforschung des Zentralnervensystems mit Lipiodol. Arch. of Neur. **16**, 420 (1926). — Radio-diagnostic lipiodolé rachimédullaire et cranio-cérébral. Paris méd. **18**, 97—109 (1928). — Etude critique de quelques méthodes de localisation des tumeurs cérébrales; l'encéphalographie sinuso-veineuse. Presse méd. **36**, 145—150 (1928). — SICARD et J. FORESTIER: Diagnostic et thérapeutique par le lipiodol. Clinique et radiologie. Paris: Masson & Cie 1928. — SICARD et GALLY: Pneumoencéphalographie par voie lombaire. Technique nouvelle. Bull. Soc. méd. Hôp. Paris **42**, 1563 (1926). — SICARD et HAGUENAU: Les indications des méthodes encéphalographiques. Arch. franco-belge Chir. **30**, 487—502 (1927). — SIEGL, J. u. KARL SOLLGRUBER: Die Serumbehandlung der Meningitis cerebrospinalis nach Liquorverdrängung. Arch. Kinderheilk. **79**, 1 (1926). — SIGHINOLFI, PIERO e CAROLINA VIOLA: La nostra esperienza su l'encefalografia in aleune malattie del sistema nervosa del bambino. Radiol. med. **17**, 1432—1450 (1930). — SILBERMANN, MAXIMILIAN: Erfahrungen mit der Encephalographie an der Wiener Nervenklinik in den Jahren 1928—32. Wien. klin. Wschr. **1933 II**, 970—973. — SMELLIE, J. M.: Seven epilepsy cases completely alleviated by encephalography. Proc. roy. Soc. Med. **26**, 1544—1545 (1933). — SOLLGRUBER, K.: Liquorausblasung nach REICHE. Ver. Ärzte Steiermark Graz, Sitzg 5. Febr. 1926. Münch. med. Wschr. **1926 I**, 636. — SOLOMON, H. C. and S. H. EPSTEIN: Encephalography under narcosis produced by non volatile anesthetics. A note on the technic. J. amer. med. Assoc. **98**, 1794—1796 (1932). — SOUQUES, A.: Diagnostic du siège et de la nature d'une variété de tumeurs cérébrales (psammones ou sarcomes angiolithiques) par la radiographie. Revue neur. **28**, 984 (1921). — SPASOKUKOCKY, S. u. L. STEPHANENKO: Pneumographie der Gehirnabscesse. Vestn. Chir. (russ.) **43/44**, 80—84 (1928). — SPILLER, W. G. and CH. H. FRAZIER: The successful removal of brain tumors. Report of a series of eight cases. Arch. of Neur. **6**, 476 (1926). — SPOHN, W.: Encephalographie. Ver. wiss. Heilk. Königsberg, Sitzg 23. März 1925. Dtsch. med. Wschr. **1925 II**, 1010. — Über Ergebnisse der Encephalographie. Psychiatr.-neur. Wschr. **1925 I**, 504. — STANKIEWICZ, R. u. K. VINCENZ: Hirnlufteinblasung und ihre diagnostische und therapeutische Bedeutung im Kindesalter. Pedjatr. polska **13**, 1—22 (1933). — STEWART, JAMES P.: Remarques sur la ventriculographie. Revue neur. **35 II**, 119, 120. — STONE, ROBERT S. and OTTIWELL W. JONES jr.: Encephalography. A review of 113 cases and e report of postmortem studies on the injection of air. — Radiology **21**, 411—419 (1933). — STRAATEN, VAN: Über Ventrikulographie. Nederl. Tijdschr. Geneesk. **1928 I**, 1990—1994. — STRAUSS, ISRAEL and NATHAN SAVITSKY: Head injury. Neurologic and psychiatric aspects. Arch. of Neur. **31**, 893—955 (1934). — STRECKER, H.: Über das sog. Liquorpumpen. Münch. med. Wschr. **1923 II**, 1275. — Über die Möglichkeit einer wesentlichen Vereinfachung der Encephalographie. Münch. med. Wschr. **1923 II**, 1383. — Über Temperaturänderung des Menschen als Folgeerscheinung endolumbaler Eingriffe. (Punktion. Injektion. Lufteinblasung.) Dtsch. Z. Nervenheilk. **81**, 1275 (1924). — STRÖM: Über die Röntgendiagnostik intrakranieller Verkalkungen. Z. Chir. **1921**, Nr 38, 1410. — STUHL, L. M. DAVID et P. PUECH: Les méningiomes de la convexité du cerveau. Etude radiologique. J. de Radiol. **16**, 5—23 (1932). — SUBIRANA, ANTONIO: Kraniographie, Encephalographie, Ventrikulographie. Rev. Diagn. y Tart. físic. **1**, 18—60 (1931). —

SWIFT, G. W.: Variations in cerebro-ventricular studies. Surg. Clin. N. Amer. 4, 1285 (1924).

TAMURA: Über die Encephalogramme bei Oligophrenien. Neur. Zbl. 80, 71 (1936). — TATERKA, H.: Die Förderung der Hirndiagnostik durch die Encephalographie. Z. Neur. 92, 418 (1924). — Demonstration eines Hirntumorpräparates mit Bemerkungen zur Encephalographie. Berl. Ges. Psychiatr., Sitzg 8. Dez. 1924. Z. Neur. 40, 378 (1925). — TESCHENDORF: Über die Resorptionszeit von Gasen in der Bauchhöhle. Arch. f. exper. Path. 1922. — TEYSCHL, O.: Encephalographische Befunde bei Kindern. Liječn. Vijesn. (serbo-kroat.) 50, 1471—1477 (1928); deutsche Zusammenfassung. THURZO, E. v.: Modifikation der Technik der pneumoencephalischen Einblasungen. Münch. med. Wschr. 1923 I, 19. — Über die Anwendung der endolumbalen und suboccipitalen Pneumographie. Magy. Röntgen Közl. 1, 129 (1927) und deutsche Zusammenfassung. — Über einige neuere diagnostische und therapeutische Verfahren in der Neurologie. Berlin: S. Karger 1929. — THURZO, E. v. u. NAGY: Die Wirkungen der pneumencephalischen Lufteinblasungen auf Liquor und Liquorläsion. Dtsch. Z. Nervenheilk. 79, 374 (1923). — Über Anwendung der endolumbalen und suboccipitalen Pneumographie. Magy. Röntgen Közl. 1, 129 und deutsche Zusammenfassung, 1927. S. 162. — THURZO, E. v. e ANDREA PIROTH: Il senso cefalico, la succussione ippocratica ed il fenomeno della goccia cadente dopo l'insufflazione di aria encefalografica. Riforma med. 1931 I, 671—674. — TÖNNIS (Würzburg): Die Anzeigestellung zur Ventrikulographie bei der Behandlung intrakranieller Geschwülste. 58. Wanderverslg südwestdtsch. Neur. u. Psychiatr. Baden-Baden, Sitzg 10.—11. Juni 1933. Zbl. Neur. 69, 476. — TORKILDSEN, ARNE and WILDER PENFIELD: Ventriculographic interpretation. Arch. of Neur. 30, 1011—1024 (1933). — TORKILDSEN, A. and A. H. PIRIE: Interpretation of ventriculograms with special reference to tumors of the temporal lobe. Amer. J. Roentgenol. 32, 145—153 (1934). — TOWNE, E. B.: The value of ventriculograms in the localization of intracranial lesions. Three cases of obstructive hydrocephalus and one of brain tumor. Arch. Surg. 5, 144 (1922). — TRENDELENBURG, W.: Stereoskopische Raummessungen an Röntgenaufnahmen. Berlin: Julius Springer 1917. — TRÖMNER, E.: Über Encephalographie. Ärztl. Ver. Hamburg, Sitzg 9. Mai 1922. Zbl. Neur. 31, 423 (1922). — Heilwert der Hirnluftfüllung (lebensrettende Wirkung). Klin. Wschr. 1925 II, 1065, 1066. — Wert und Unwert der Encephalographie. Biol. Abt. ärztl. Ver. Hamburg, Sitzg 1. Febr. 1927. Klin. Wschr. 1927 II, 1068. — TSCHERNYSCHEFF, A., M. KOPYLOW u. K. TERIAN: Über einen Fall von Plexus chorioideus Psammom im rechten Seitenventrikel. Z. Neur. 129, 713—723 (1930). — TSCHUGUNOFF, S. A.: Zur Frage über die Veränderungen der cerebrospinalen Flüssigkeiten nach der Encephalographie. Z. Neur. 122, 452—456 (1929). — TSCHUGUNOFF, S. A., BUDINOFF u. ROSANOFF: Über Encephalographie. 2. Russ. Röntgenol.- u. Radiol.-Kongr. Moskau u. Leningrad. Fortschr. Röntgenstr. 33, 601 (1925). — TWINING, E. W., J. V. SPARKS and G. B. BUSH: Discussions on the importance of posture in radiodiagnosis. Proc. roy. Soc. Med. 27, 591—608 (1934). — TYCZKA, W.: Die Encephalographie der Epileptiker. Neur. polska 8, 279 (1925). — Mit der Pneumatographie auftretende neurologische Erscheinungen. Neur. polska 9, H. 1/2, 50—57. — L'encéphalographie gazeuse, méthode diagnostique et thérapeutique. Revue neur. 37 II, 243 (1930). — TYCZKA, W. u. A. ELEKTOROWICZ: Erfahrungen zur künstlichen Lufteinblasung in den Lumbalkanal. Neur. polska 7, 26—51 (1923).

URBAN, H.: Erfahrungen mit der Ventrikulo- und Encephalographie in der Diagnose und Therapie der Nervenkrankheiten. Wien. klin. Wschr. 1934 II, 1090, 1091.

VALACH, L.: Pneumoencephalographie. Bratislav. lék. Listy 3, Nr 8 (1924). — Unsere Erfahrungen mit der Pneumencephalographie. Bratislav. lék. Listy 3, 377 (1924). — VERCELLI, G.: Estrinsecazione mesencefalica di un neoplasma occipitale (spongioblastoma polimorfo). Singolare reperto ventriculografico di deformazione dei corni frontali. Riv. otol. ecc. 11, 236—247 (1934). — VERCELLI, G. e V. FERRERO: Localizzazione ventricolografia di un tumore del polo frontale sinistro. Buon esito dell'intervento chirurgico e roentgenologico. Riv. otol. ecc. 10, 203—210 (1933). — Neur. Zbl. 80, 399 (1936). — VERGER, H. et P. DELMAS-MARSALET: Encéphalographie simple et craniographie dans les tumeurs cérébrales. Arch. Électr. méd. 36, 417—426 (1928). — VERGER, H., P. DELMAS-MARSALET et LECOULANT: Huit cas de tumeurs cérébrales visibles à la radiographie. Bull. méd. 1928 I, 354. — VINCENT, CL.: Diagnostic des tumeurs comprimant de lobe frontal. Revue neur. 35, 801—884 (1928). — VINCENT, CL., P. COSSA et M. DAVID: Diagnostic des tumeurs cérébrales par la ventriculographie. Presse méd. 36, 612—614 (1928). — VINCENT, CL. et P. PUECH: Sur quelques erreurs dont la ventriculographie peut être la cause. Revue neur. 41 I, 737—742 (1934). — VINCENT, CL., F. RAPPAPORT et H. BORDEL: Sur l'encéphalographie gazeuse par voie lombaire. Revue neur. 40 I, 1070—1096 (1933). — VINCENT, CL., P. SCHIFF, PUECH et M. DAVID: Sur le traitment des séquelles des traumatismes craniens par l'insufflation d'air. Revue neur. 38 I, 651—656 (1931). — VINCENT, CL., THOYER-ROZAT, P. COSSA et M. DAVID: La ventriculographie par l'air dans huit cas de tumeurs de cerveau. J.

Radiol. et Électrol. **12**, 209 (1928). — VIVIANI, RODOLFO, SERSE ZANETTI e CORRADO CAVINA: Tentativi di mielografia e di ventriculografia opache con preparato solubile. Abrodil. Riv. Radiol. e Fisca med. **6**, Festschrift BUSI, No 2, **1931**, 145—163. — VRANEŠIČ, GJURO: Encephalographische Methode in der Psychiatrie. Med. Pregl. (serbokroat.) **1**, Nr 12, 486—488.

WAGENEN, WILLIAM P. VAN and ROBERT B. AIRD: Dilatations of the cavity of the septum pellucidum and cavum Vergae. Report of cases. Amer. J. Canc. **20**, 539—557 (1934). — WAGGONER, R. W.: Encephalographie. Amer. J. med. Sci. **174**, 459—466 (1927). — WAGGONER, R. W. and DANIEL M. CLARK: A new position used in encephalography. Amer. J. Roentgenol. **25**, 533—535 (1931). — WAGGONER, R. W. and L. E. HIMLER: Encephalography under nitrous oxide anesthetica. Amer. J. Roentgenol. **31**, 784—786 (1934). — WAKELELEY, CECIL P. G. and I. M. ALLEN: Secondary hydrocephalus as a factor in the diagnosis and localization of intracranial tumours; with its investigation and treatment. Brit. J. Surg. **17**, 278—316. — WALKER, A. CARL: Encephalography in children. Amer. J. Roentgenol. **32**, 437—456 (1934). — WAND: Ergebnisse der Encephalographie bei Epilepsie. Ges. Neur. Psychiatr. Groß-Hamburg, 9. Juni 1934. Z. Neur. **73** (1934). — WANKE, R.: Erfahrungen mit der Ventrikulo- und Encephalographie in der Tumordiagnostik. Münch. med. Wschr. **1933 I**, 931—933. — WARTENBERG, R.: Zur Technik der endolumbalen Lufteinblasung. Klin. Wschr. **1923 II**, 1866. — Erfahrungen mit Encephalographie. Berl. Ges. Psychiatr., Sitzg 11. Juni 1924. Zbl. Neur. **38**, 220 (1924). — Über die Suboccipitalpunktion, Technik, diagnostische und therapeutische Anwendungsmöglichkeiten. Med. Klin **1924 I**, 665. — Encephalographische Erfahrungen. Verslg südwestdtsch. Neur. Baden-Baden, Mai 1924. Z. Neur. **37**, 422 (1924). — Berl. Ges. Psychiatr., 16. Juni 1924. Zbl. Neur. **38** (1924). — Z. Neur. **94**, 585 (1925). — Encephalographische Demonstrationen. Med. Ges. Freiburg i. Br., 19. Mai 1925. Klin. Wschr. **1925 II**, 1522. — Encephalographische und myelographische Erfahrungen. Münch. neur.-psychiatr. Ges., 9. Juli 1925. Klin. Wschr. **1925 II**, 2085. — Beitrag zur Encephalographie und Myelographie. Arch. f. Psychiatr. **77**, 507 (1926). — Diskussion zu JACOBI: Encephalographische Studien. Verh. Ges. dtsch. Nervenärzte Wien, Sept. 1927. Dtsch. Z. Nervenheilk. **102**, 5 (1928). — Über Encephalographie, Suboccipitalpunktion, Myelographie. Dtsch. med. Wschr. **1928 II**, 1325—1327. — Zur Encephalographie. Internat. neur. Kongr. Bern, Sitzg 31. Aug. bis 4. Sept. 1931. Zbl. Neur. **61**, 279. — Encephalographie bei Kindern. Frankf. Röntgenges., Sitzg 29. Nov. 1927. Fortschr. Röntgenstr. **37**, 561 (1928). — Ein Beitrag zur kritischen Deutung encephalographischer Befunde. Fortschr. Röntgenstr. **40**, 437—447 (1929). — WECHSLER, I. S. and H. GROSS: Tumors of the brain simulating vascular and other degenerative lesions. Med. J. Rec. **130**, 394—397, 439—442 (1929). — WEIGELDT, W.: Die Bedeutung der Lufteinblasung für Hirn- und Rückenmarksdiagnostik. Münch. med. Wschr. **1922 II**, 1524. — Fortschr. Röntgenstr. **30**, 63 (1923). — Die röntgenographische Darstellung des Gehirns durch Luftfüllung der liquorführenden Räume. Münch. med. Wschr. **1922 II**, 1764. — Die Bedeutung der Lufteinblasung für Hirn- und Rückenmarksdiagnostik. Dtsch. Z. Nervenheilk. **77**, 165 (1923). — Die Luftfüllung der intrakraniellen Liquorräume (Encephalographie). Kurzes Handbuch der gesamten Röntgendiagnostik und -therapie. Berlin: S. Karger 1928. — WENDEL: Über Encephalographie. 20. Tagg Ver. mitteldtsch. Chir., 8. Nov. 1931. Z. Chir. **1932**, Nr 19. — WENDEL, GERHARD: Beiträge zur Encephalographie. Diss. Leipzig 1933. — WIDEROE, S.: Über die diagnostische Bedeutung der intraspinalen Luftinjektionen bei Rückenmarksleiden, besonders bei Geschwülsten. Zbl. Chir. **48**, 394 (1921). — Über intraspinale Luftinjektion und ihre diagnostische Bedeutung bei Rückenmarksleiden, besonders bei Geschwülsten. Norsk Mag. Laegevidensk. **82**, 491 (1921). — Om lokalisation av kjernesvulster ved ventriculographie. Norsk Mag. Laegevidensk. **84**, Nr 11, 961 (1923). — WILDER, J.: Diskussion zu FRISCH: Ges. Ärzte Wien, 11. April 1930. Wien. klin. Wschr. **1930 I**, 505. — WIMMER, A.: Über radiographischen Nachweis des Sitzes von Hirngeschwülsten. Hosp.-tid. (dän.) **66**, 53 (1923). — WINCKLER: Sind bei Kraniostenose immer die Liquorräume verengt und die Liquormenge vermehrt? Fortschr. Röntgenstr. **38**, 101 (1928). — WINKELBAUER, A.: Zur Ventrikulographie der Hirntumoren. Arch. klin. Chir. **150**, 301 (1928). — WINKLER, H.: Beiträge zur Hirnanatomie im Encephalogramm. Dtsch. Z. Nervenheilk. **99**, 277 (1927). — Med. Ges. Jena, Sitzg 9. Nov. 1927. Münch. med. Wschr. **1928 I**, 284. — Zur Kritik der Encephalographie als Heilmittel bei genuiner Epilepsie. Fortschr. Ther. **4**, 753—756. — WINTERSTEIN, O.: Beitrag zur Kenntnis der traumatischen Hirncysten und ihre Darstellung durch die Encephalographie. Schweiz. Arch. Neur. **26**, 41—50 (1930). — WUSTMANN: Technische Fortschritte bei der röntgenographischen Reliefdarstellung des Zentralnervensystems im Tierversuch. Dtsch. Z. Chir. **241**, 615—619 (1933).

YANAGISAWA, N.: Meine Erfahrungen über Encephalographie. Fortschr. Röntgenstr. **36**, 744—759 (1927). — Encephalographie und Encephalogramm. Kyoto-Ikwadaigaku-Zasshi (jap.) **1**, 547—638 (1927), deutsche Zusammenfassung. — YASKIN, J. C.: Homolateral involvment of the pyramidal tract in cerebral tumors. Report of a case. Arch. of Neur. **22**, 1024—1028 (1929).

ZALESKI: Un cas d'encéphalographie post-traumatique. Bull. Soc. Radiol. méd. France **20**, 135 (1932). — ZALOSIECKI: Diskussion zu JACOBI: Encephalographische Studien. Verh. Ges. dtsch. Nervenärzte Wien, Sept. **1927**. — Dtsch. Z. Nervenheilk. **102**, 3 (1928). — ZAWADOWSKI, WITOLD: Posttraumatisches Schädelemphysem. Polski Przegl. chir. **9**, 397—411. — ZIMMERN, A. et J. A. CHAVANY: Diagnostic et thérapeutique électro-radiologiques des maladies du système nerveux. Paris: Masson & Cie 1930.

Pneumocephalie.

ALBERTI, OLINDO: Sul cefalo-idrocele traumatico. Riv. Radiol. e Fisica med. **6**, Festschrift BUSI PTE., No 2, 193—209 (1931). — Sul pneumocefalo traumatico. Neur. Zbl. **78**, 151 (1936).

BALLIF, L. et A. MORUZI: Pneumatocèle intracranienne post-traumatique. Bull. Soc. nat. Chir. Paris **60**, 985—990 (1934). — BROMBERG, W.: Cerebrospinal Rhinorrhea with Pneumocephalus secondary to Skull Fracture. J. amer. med. Assoc. **90** (1928). — BRÜNING, F.: Über große lufthaltige Gehirncyste nach Schußverletzung. Beitr. klin. Chir. **107**, 432 (1917). — BRUN, G. R. et A. JAUBERT DE BEAUJEU: Un cas de pneumoventricules après blessure du crâne. J. de Radiol. **14**, 338—343 (1930). — BULLOCK, W. O.: Traumatic pneumocephalus. Surg. etc. **43**, 750.

CAMPBELL, D.: Pneumocephalus internus nach Schädelbruch. Z. Neur. **119**, 481 bis 490. — CASTIGLIONI: Über traumatischen Pneumocephalus. Neur. Zbl. **80**, 711 (1936). — CHIARI: Über einen Fall von Luftansammlung in den Ventrikeln des menschlichen Gehirns. Prag. Vjschr. Heilk. **5**, 383 (1884). — COLLE: Sur un cas de pneumo-ventricle traumatic. Ann. Soc. méd.-chir. Liége **60**. — CONTE, E.: Un caso di pneumo-encefalo spontaneo posttraumatico. Diario radiol. **9**, 113—124 (1930). — COTTE, G.: Hydropneumatocèle traumatique du crâne. Bull. Soc. Chir. Paris **43**, 865 (1917).

DANDY, W. E.: Pneumocephalus (intracranial pneumatocele or aerocele). Arch. Surg. **12**, 949 (1926). — Pneumocephalus of Bacterial Origin. Arch. of Surg. **15** (1927). — DAVIDSON, S. C.: Traumatic pneumoventricle of the cerebrum. Report of two cases. Amer. J. Roentgenol. **17**, Nr 4, 447—451. — DOYLE, A.: Traumatic pneumocranium. Amer. J. Roentgenol. 8, 73 (1921). — DUKEN, J.: Über 2 Fälle von intrakranieller Pneumatocele nach Schußverletzung. Münch. med. Wschr. **1915 I**, 598.

EGGERS: Pneumocephalus und Liquorrhoea nasalis nach Schädelfraktur. Arch. klin. Chir. **144**. — EISMANN, B.: Über Pneumatocele nach Kopfschüssen. Inaug.-Diss. Berlin 1920 (1925). — ENGELHARDT, G.: Pneumocephalus internus bei schwerem Schädelbruch. Z. Hals- usw. Heilk. **35**, 426—438 (1934).

FORSTER, E.: Psychiatr.-neur. Ver.igg Berlin 1928. — FRASSINETI, PIETRO: Su di un caso di pneumoencefalo traumatico. Policlinico e Fisica med. **3**, 212—218 (1931). — FRIBOURG-BLANC, LASALLE et GERMAIN: Deux observations de pneumatocèle intracranienne. Rev. Neur. **41 II**, 51—62 (1934).

GAUSS, H.: Über traumatische Gehirncysten. Inaug.-Diss. Tübingen 1926. — GEBELE: Über Schußverletzungen des Gehirns. Beitr. klin. Chir. **97**, 123 (1915). — GEBER, EDMUND: Mehrfacher Bruch der Schädelbasis und des Schädeldaches und Pneumocephalus. Geheilt. Z. Chir. **1931**, 1446—1449. — GEBER: Multiple Schädelbasis und Konvexitätsfraktur mit Pneumocephalus intracerebralis, kompliziert und spontan geheilt. Orv. Hetil. (ung.) **1931 II**, 1205—1207. — GIORDANO, GIACINTO: Di un caso di pneumoencefalo traumatico. Policlinico, sez. prat. **1931 I**, 471—476. — GRANT: Intracranial aerocele following a fracture of the skull. Surg. etc. **36**, 251 (1923). — GUTTMANN, LUDWIG: Zur Therapie der Pneumocephalia intracranialis traumatica. Z. Neur. **140**, 92—99 (1932). — Über Pneumocephalia intracranialis spontanea. Z. Neur. **128**, 82—95 (1930).

HANSEMANN: Über Pneumocephalus: Virchows Arch. **224**, 75 (1917). — HERMANN, E. n. A. SPIRO: Genuine subdurale Luftansammlung im Schädel. (Pneumocranium subdurale s. Pneumocephalus externus, s. Pneumatocele extracerebralis.) Warszaw. Czas. lek. **9**, 955—957, 978—982. — HOLMES, G. W.: Intracranial aerocele following fracture of the frontal bone. Amer. J. Roentgenol. **5**, 384 (1918).

JANSSON, G.: Ein Fall von Pneumatocephalus. Acta radiol. (Stockh.) **7**, 1—4.

KESCHNER, MOSES and JOSEPH LANDER: Pneumocephalus and subarachnoid hemorrhage following skull fracture. J. amer. med. Assoc. **101**, 24—25 (1933). — KINNEY, MCRICHMOND: Traumatic pneucephalon. Ann. of Otol. **41**, 597—598 (1932). — KROGIUS, ALI: Luft in den Seitenventrikeln des Gehirns (Pneumatocephalus) nach einer Basisfraktur. Acta chir. scand. (Stockh.) **60**, H. 4/5 (1926). — Luft in den Ventrikeln nach Basisfraktur. Z.org. Chir. **32**, 752. — Pneumatocephalus. Hygiea (Stockh.) 88, H. 3, 139.

LAUFENSTEIN: Über die Pneumatocele occipitalis. Bruns' Beitr. **145**, 524 (1928). — LECLÈRE, G. et J. ROY: Pneumatocèle intracranienne traumatique. Lyon chir. **28**, 541 bis 547 (1931). — LEVINSONS: Spontaneous ventriculography from ruptured brain abscess. J. amer. med. Assoc. **12**, 921. — LEWIS, J.: Traumatic pneumocephalus. Brain **51**, 221 bis 243. — LIPPENS, ADRIENNE: Pneumatocèles intracraniennes. Presse méd. **1932 II**, 1786—1787. — LIPPENS, A.: Pneumatocèles intracraniennes. Presse méd. **1932**, 95. — LUCINESCO, E. et U. FALCOCIANN: La pneumatocèle intracranienne avec une observation personelle. Lyon chir. **31**, 439—447 (1934). — LUCKETT: Air in the ventricles of the brain following a fracture of the skull. Surg. etc. **17**, 237 (1913); **24**, 362 (1917).

MALAN, ARNALDO: Osteoma etmoido-orbitario con pneumo-encefalocele dovuto a prolongamento endocranio. Riv. otol. ecc. **11**, 47—59 (1934). — MASY, S.: Un cas de pneumocéphale posttraumatique. J. belge Radiol. **20**, 333—335 (1931). — MAY, R. J.: Report of a case showing air within the cranial cavity. Amer. J. Roentgenol. **6** (1919). — MONARI, A.: Di un reperto di pneumoventriculo cerebrale post-traumatico. Radiol. méd. **13**, 492—494. — Pneumatocefalo traumatico. Policlinico, sez. prat. **1926**, No 14. — MÜLLER: Über die Symptome der traumatischen Luftansammlung im Schädel. Münch. med. Wschr. **1933 II**. — MÜLLER, WALTER: Über die Pneumatocele cranii. Bruns' Beitr. **120**, H. 12, 393 (1920).

NESSA, N. J.: A case of pneumocephalus. Radiology **9**, 74—75. — NEUFFER: Beitrag zur Therapie der Pneumatocele occipitalis. Arch. klin. Chir. **160**, 118—121.

PACHNER, ENRICO: Pneumocefalo post-traumatico con emiparesi tardiva. Boll. Soc. piemont. Chir. **1**, 1044—1055 (1931). — PASCHOUD, H.: Emphysème cérébral ou pneumocéphal avec syndrome de compression à la suite d'une fracture du frontal gauche. Schweiz. med. Wschr. **1929 I**, 708—715. — PASSARGE: Über traumatischen Pneumocephalus. Zbl. Chir. **1935**, 3014—3019. — PASSOW, A.: Über Luftansammlungen im Schädelinnern. Beitr. Anat. usw. Ohr usw. 8, 257 (1916).

RAHM: Pneumatocele cranii. Z.org. Chir. **1928**, 1112. — RAND, CARL W.: Traumatic pneumocephalus. Report of eight cases. Arch. Surg. **1930**, 935—958. — REISINGER: Über intrakranielle, aber extracerebrale Pneumatocele nach Schußverletzungen. Beitr. klin. Chir. **109**, 129 (1918). — RENEDO, M.: Suboccipitale Pneumocephalie und retrobulbäre Neuritis. Arch. Oftalm. hisp.-amer. **34**, 177—200 (1934).

SCHLOFFER: Luftfüllung aller Liquorräume nach Schädelbasisbruch. Arch. klin. Chir. **127**, 731; siehe dort Literatur bis 1923. — SCHÜLLER, A.: Fremdkörper des Gehirns. Neue deutsche Chirurgie. Verletzungen des Gehirns, 1920. — SIEGMUND, E.: Pneumocysta cerebri. Dtsch. Z. Chir. **198**, 259—269. — SKINNER, E. H.: Intracranial aerocele. J. amer. med. Assoc. **66**, 954 (1916). — SKOOG, TORSTEN: Intrakranielle Luftansammlung nach Schädigung der pneumatischen Räume des Schädels. Acta chir. scand. (Stockh.) **68**, 310 bis 324 (1931). — SPILLER, W. G.: Aerocele of the Brain. Med. Clin. N. Amer. **5** (1921). — STARLINGER, F.: Pneumocephalus corticalis und Diabetes insipidus traumaticus. Psychiatr.-neur. Wschr. **1933 I**, 575—580. — STEWART, W. H.: Fracture of the skull with air in the ventricles. Amer. J. Roentgenol. **2**, 83 (1913/14).

TAFT, ROBERT B.: An unusual case of traumatic pneumocephalus. Amer. J. Roentgenol. **25**, 800—801 (1931). — TEACHENOR, F. R.: Pneumoventricle of the cerebrum. Ann. Surg. **78** (1923). — THOMPSON, CHARLES and JEWETT V. REED: Traumatic pneumocephalus. J. amer. med. Assoc. **98**, 981—983 (1932).

UFFENORDE, W.: Ventrikeleinbruch und spontanes Pneumocephalon im Röntgenbild bei einem Fall von otogenem Schläfenlappenabsceß mit Ausgang in Heilung. Z. Hals- usw. Heilk. **18**, Kongreßber. II, 567—583. — Z. Neur. **50**, 167.

VOGL: Über traumatischen Pneumocephalus. Fortschr. Röntgenstr. **35**, 587—592. — VORON et BAUSILLON: Considérations anatomo-cliniques sur un cas d'encéphalocèle. Bull. Soc. Obstétr. Paris **23**, 288—290.

WENDEL: Pneumatocele der Schädelhöhle. 12. Tagg Ver. mitteldtsch. Chir. 1928, Nr 17. — WINTERSTEIN: Über 3 Fälle von Pneumocephalus traumaticus. Arch. klin. Chir. **159**, 610—623. — WODARCZ, A.: Zur Kasuistik der intrakraniellen Pneumatocele. Münch. med. Wschr. **1915 I**, 968. — WOLFF: Luftansammlung im rechten Seitenventrikel des Gehirns (Pneumocephalus). Ärztl. Ver. Frankfurt a. M., Sitzg 9. März 1914. Münch. med. Wschr. **1914 I**, 899. — WORMS, G. et L. DIDIÉ: Sur un cas de pneumatocèle intracranienne post-traumatique de la région frontale. Aspects radiographiques. Bull. Soc. Radiol. méd. France **18**, 408—414 (1930). — Pneumatocèle intracranienne post-traumatique de la région frontale. Bull. Soc. nat. Chir. Paris **56**, 1403—1411. — WORMS, G., L. DIDIÉ et L. GRUMBACH: Pneumatocèles intracraniennes. Ann. d'Otolaryng. **1932**, No 5, 481—533.

ZAWADOWSKI, WITOLD: Posttraumatisches Schädelemphysem. Polski Przegl. chir. **9**, 397—411 und französische Zusammenfassung, S. 407.

Myelographie.

Abelheim: Notes on a tumour of the spinal cord. Located by X-ray examination. Med. J. S. Africa **1925**, 20/7. — Adams, W. A.: A case of intrathecal extramedullary spinal tumour; confirmatory localization by lipiodol; relief by operation. Bristol. med.-chir. J. **42**, Nr 156, 116—120 (1925). — Ahlen, N.: Tumeur de la moelle épinière etc. Acta med. scand. (Stockh.) **62**, 400—423 (1925). — Albrecht: Röntgendiagnostik des Zentralnervensystems, Ventrikulographie, Encephalographie und Myelographie. Beih. Med. Klin. **1931**, 128—442. — Demonstration. Berl. Ges. Psychiatr. u. Nervenkrkh., Sitzg 13. Febr. 1929. Klin. Wschr. **1928 I**, 864. — Allessandri: Importanza del lipiodol per la diagnosi e la cura etc. Arch. e Atti Soc. ital. Chir. **1925**. — André-Thomas et Villandra: Extradurales Chordom der Halsgegend; Lipiodol-Röntgenphotographie und partielle Entfernung. Revue neur. **35 I**, 98 (1928). — Armour, Donald: Chirurgie des Rückenmarks und seiner Membranen. Lancet **1927**, 423. — Arnell, S. and F. Lidström: Myelographie with skiodan (abrodil). Acta radiol. (Stockh.) **12**, 287—288 (1931). — Artwinski, E., M. Ostrowski u. A. Slaczka: Über Suboccipitalstich und Myelographie. Polska Gaz. lek. **1928 I**, 477—482; **1928 II**, 498—502, 524—527. — Assmann: Demonstration. Leipzig. med. Ges., Sitzg 17. Nov. 1925. Dtsch. med. Wschr. **1926 I**, 173.

Bairdm, W. H. W.: Lipiodol in the diagnosis of gliomatosis. Vet. Rec. **7**, Nr 18, 393 bis 395. — Ball, E.: Die Geschwülste des Rückenmarks. Krause-Brugschs Spezielle Pathologie und Therapie innerer Krankheiten. Wien u. Berlin: Urban & Schwarzenberg 1927. — Barbacci, G. (Bologne): Beitrag zur Röntgendiagnostik der Rückenmarkserkrankungen mit Lipiodol. Radiol. med. **14**, 8. Aug. 663, 1927. — Baumann, E.: Röntgenologische Demonstrationen über Encephalographie und Myelographie. Nierensteine. Schweiz. med. Wschr. **1928 I**, 67—68. — Bau-Prussakowa, S.: Über den diagnostischen Wert der Lipiodolmyelographie. Z. Neur. **99**, 3—4 (1925). — Bau-Prussakowa, S. u. N. Mesz: Über die Lipiodolmyelographie. Neur. polska **11**, 65—96. — Béclère, H. et Porcher: Instrument pour radiodiagn. par le lipiodol. J. belge Radiol. **15**, No 3, 208—209 (1926). — Benassi, Enrico: Contributo allo studio delle vie di comunicazione fragli spazi sottoaracnoidei spinali e le lacune linfatiche dei nervi. Radiol. med. **20**, 1321—1333 (1933). — Bender: Myelographie, einen Tumor des Rückenmarks bzw. der Rückenmarkshäute vortäuschend. Zbl. Chir. **1929**, 1886—1887. — Berberich u. Hirsch: Zur röntgenologischen Darstellung des Rückenmarks (Myelographie). Klin. Wschr. **1925**. — Bergerhoff: Spätschädigung durch Jodipin. Fortschr. Röntgenstr. **36**, H. 2. — Bériel: Man muß die intravertebralen Tumoren erkennen, aufspüren, lokalisieren und sie operieren lassen. J. Méd. Lyon **7**, 167, 589—601. — Bériel et Ponfique: Über den diagnostischen Wert der Lipiodolprobe bei intraspinalen Tumoren. Presse méd. **14**, 218 (1927). — Bernard, A., Hermange et Delcour: Un cas de compression médullaire par pachyméningite cervicale tuberculeuse primitif. Bull Soc. méd. Hôp. Paris **48**, 1277 (1927). — Bertocchi, Andrea: La diagnostica per mezzo del lipiodol nello spazio peridurale. Boll. piemont. Chir. **2**, 465 bis 478 (1932). — Beykirch, A.: Klinischer Beitrag zur Beurteilung der myelographischen Röntgenbilder. Bruns' Beitr. **142**, 201—321 (1928). — Bianchini: La radiodiagnostica alla Sicard. Radiol. med. **11**, 4 (1924). — Bogaert, L. van: Le diagnostic et le traitment des tumeurs médullaires. Le Scalpel **80**, No 27, 622—624. — Bogmansson, G. and A. Runström: A case of intramedullary tumor of the spinal cord. Acta radiol. (Stockh.) **6**, Nr 1 bis 6, 211—216 (1926). — Boit: 2 Fälle von extramedullärem Rückenmarkstumor. 5. Tagg Ver.igg nordostdtsch. Chir. 1930. — Bonilla: Achondroplasie mit Rückenmarkskompression. Med. ibera **20**, 476, 559—561 (1926). — Borchardt, M.: Demonstration. Berl. Ges. Chir., Sitzg 14. Dez. 1925. Zbl. Chir. **7**, 421—422 (1926). — Sanduhrgeschwülste des Rückenmarks und der Wirbelsäule. Klin. Wschr. **1926 I**. — Zur stereoskopischen Myelographie. Zbl. Chir. **1927**, 22. — Borremans et J. François: Psammom médullaire; diagnostic lipiodolé, exstirpation, guérison. J. de Neur. **26**, 8 (1926). — Bottreau-Roussel: Rückenmarkskompression durch epidurale tuberkulöse Fungusmassen im Anschluß an eine geringfügige Ostitis eines Wirbelbogens und kuppelförmiges Lipiodolbild. Revue neur. **35 I**, 1, 120 (1928). — Bourde et Laplane: Pseudo-Pottscher Tumor der Cauda equina. Röntgendiagnose durch subarachnoidale Lipiodolinjektion. Operation. Heilung. Presse méd. **15**, 223 (1926). — Brattström, E.: A case of tumour in the spinal cord canal, diagnosed roentgenologically with the help of lipiodolinjection in the cerebello-medullaris cysterna. Acta chir. scand. (Stockh.) **60**, Nr 4—5, 473—478 (1926). — Bregman, L. E.: O zastrykiwanin lipjodolu Kanalu do Kregowego w celach rozjoznawczych (Rachigraphia lipjodolica). Warszaw. Czas. lek. **1924**. — Bregman u. Mesz: Zur diagnostischen Anwendung des ascendierenden Lipiodols bei Rückenmarksaffektionen. Warszaw. Czas. lek. 1924/1/9, 349. — Bregman, L. E. u. P. Szpilman: Zur Lipiodoldiagnose bei Rückenmarkserkrankungen. Dtsch. Z. Nervenheilk. **103**, H. 5/6, 302—308 (1928). — Neur. polska **11**, 57—64. — Breitländer: Zentrales osteoplastisches Sarkom eines Wirbels im Röntgenbild. Fortschr. Röntgenstr. **34**, H. 4, 523—525 (1926). — Bremer: Demonstration. Ver. Fachärzte inn. Med., Sitzg 26. Jan. 1926. Münch. med. Wschr. **1926 I**, 717. — Brouwer, B.:

Lipiodol test in tumors of the spinal cord. Internat. Clin. **4**, H. 36, 97—98 (1926). — BROUWER, B. and J. OLJENICK: Lipiodol test in tumors of the spinal cord. Acta psychiatr. (Københ.) **1**, Nr 1, 15—38 (1926). — BRUNSCHWEILER: A propos de plusieurs cas de compression médullaire par tumeurs. Rev. méd. Suisse rom. **45**, No 1, 13—38 (1925). — BÜTTNER, G.: Erfahrung mit der Jodipinmyelographie. Bruns' Beitr. **135**, Nr 3, 404 (1926).

CAMP, JOHN D., ALFRED W. ADSON and JOHN J. SKUGRUE: Roentgenographie findings associated with tumors of the spinal column, spinal cord and associated tissues. Amer. J. Canc. **17**, 348—372 (1933). — CAPUA, ANTONIO: Sulla encefalo-mielografia con thorotrast. Radiol. med. **20**, 1376—1383 (1933). — CARLILL, HILDRED and E. ROCK CARLING: Two cases of disease of the cervical spinal cord. Lancet **1926 II**, 70—72. — CASTEX, MARIANO CARMAUER (BATTRO): Echinococcus der Wirbelsäule. Prensa méd. argent. **14**, No 5, 189 bis 201 (1927). — CESTAN, RISER et P. MÉRIEL: Contribution au diagnostic des tumeurs multiples de la moelle. Paris méd. **15**, No 35, 173—180 (1925). — CHIASSERINI, A.: Sugli ascessi spinali epidurali. Policlinico, sez. prat. **1932**, 1233—1240. — CHRISTIANSEN, VIGGO: Tre forl esninger over organiske lidelser i nervesystemet. Ugeskr. Laeg. (dän.) **88**, Nr 21, 477, 518, 27. Mai 1926. — CHRISTOPHE, L.: Über den diagnostischen Wert des intraspinal injizierten, stecken gebliebenen Lipiodols. Revue neur. **34 II**, No 5, 490 (1927). — COGGESHALL, H. C. and T. J. C. VON STORCH: Diagnostic value of myelographic studies of the caudal dural sac. Arch. of Neur. **31**, 611—613 (1934). — COHEN, HENRY: Diagnosis and localization of spinal tumours. Lancet **1925**, 605. — CONSTANTINI et AZOULAY: A propos d'une intervention chirurgicale dans un cas de compression des nerfs de la queue de cheval. Arch. franco-belg. Chir., 2. Febr. **1925**. — COQUELET, OCT.: Mal de Pott lombaire. Diagnostic confirmé par le lipiodol. Arch. franco-belg. Chir. **30**, 626—627. — COTTALORDA et PAOLI: Tumeur de la queue de cheval à forme pseudo-pottique. Radiodiagnostic par le lipiodol sous-arachnoidien. Opération Guérison. Arch. franco-belg. Chir. **29**, No 2, 141—147. — CRAIG, WINCHELL MCK.: The use and abuse of iodized oil in the diagnosis of lesions of the spinal cord. Surg. etc. **49**, 17—28. — CROUZON, O. et Mitarbeiter: Lokalisation eines neuen Falles von Meningentumor durch Lipiodol-Röntgenoskopie in aufrechter und schräg abschüssiger Lage. Revue neur. **34 I**, 2 (1927). — CURSCHMANN, H.: Einige neuere therapeutische Indikationen der Liquorpunktion. Münch. med. Wschr. **1926 I**, 177.

DAHLHAUS, P.: Durch Jodipininjektion veranlaßte Verkalkungen. Z. Röntgenkunde **1911**, 13. — DAVIS, LOYAL, HALC. A. HAVEN, THEODORE T. STONE: The effect of injections of iodized oil in the spinal subarachnoid space. J. amer. med. Assoc. **94**, 722—733 (1930). — DELAGÉNIÈRE: Tumors of the spinal cord. J. de Chir. **25**, 16 (1927). — DENK, W.: Welche Aufschlüsse gibt die Myelographie bei Erkrankungen des Rückenmarks? Wien. klin. Wschr. **1926 II**, 1238. — Über die SICARDsche Myelographie. Arch. klin. Chir. **1926**, 140. — Echinococcus der Wirbelsäule. Münch. med. Wschr. **1926 II**, 1216, 17. — Über die SICARDsche Myelographie und ihre Ergebnisse. Arch. klin. Chir. **140**, 208—233 (1926). — Encephalographie, Myelographie, Hydrocephalus. Zbl. Chir. **1928**, 86—87, 91—94. — DESGOUTES, L.: Z. org. Chir. **39**, Nr 5, 285. — Considérations sur le traitement chirurgical des tumeurs de la moelle; du rôle du lipiodol en particulier. Bull. Soc. nat. Chir. Paris **53**, No 14, 611—614. — DIAZ Y GOMEZ, E.: Unsere Erfahrungen über die Chirurgie des Nervensystems. Med. ibera **21**, 522, 416—427 (1927). — DUBOIS-TRÉPAGNE: Deux cas de tumeur médullaire. Soc. rad. belge radiol. Bruxelles, 13. Febr. 1926; **15**, 5, 492, 493. — Néoplasmes médullaires diagnostic lipiodolé image de la tumeur. J. belge Radiol. **16**, H. 1, 17—21. — DYES, OTTO: Das Röntgenbild des Wirbelkanals bei Rückenmarkstumoren, Ostitis fibrosa. Fortschr. Röntgenstr. **50**, 482—490 (1934). — DYROFF: Dtsch. med. Wschr. **1926 I**.

EBAUGH, FRANKLIN: The use of lipiodol in the localization of spinal lesions. Amer. J. med. Sci., s. **169**, 1 (1925). — EBAUGH, F. G. and A. MELLA: The use of lipiodol in the localization etc. II. The local and systemic effects of the injection of lipiodol into the subarachnoid space. Amer. J. med. Sci. **172**, 117 (1926). — EICHHOFF: Myelographisch dargestellter Rückenmarkstumor. Zbl. Chir. **1930**, 2330—2332. — EICHLER, P.: Zur Diagnose der Spina bifida anterior. Fortschr. Röntgenstr. **36**, 776—777 (1927). — Über Erfahrungen mit der Myelographie. 12. Tagg Ver.igg bayer. Chir., 8.—9. Juli 1927. Zbl. Chir. **1927**, Nr 39. — EISELSBERG, v.: Über den Wert der Lipiodolfüllung. Dtsch. Z. Chir. **1927**, 200. — ELMSLIE, D.: Proc. roy. Soc. Med. **1925**, 18. — ENDERLE, C.: Contributo alla radiodiagnostica delle affezioi della colonna vertebrale e del midollo con in cezioni di mezzi di contrasto nello speco vertebrale. Arch. gen. di Neur. **13**, 221—246 (1932). — ENDLING, LARS u. SVEN INGVAR: Über Myelographie mit kleinen Kontrastmengen. Acta radiol. (Stockh.) **13**, 239—247 (1932). — ENGELMANN, G.: 2 Fälle von Paraparese bei skoliotischen Säuglingen, durch Geburtstrauma entstanden. Wien. med.-klin. Wschr. **1926 I**, 608—610. — ERDÉSZ, STEPHAN: Über die therapeutische Wirkung des Jodöls für diagnostische Zwecke. Münch. med. Wschr. **1930 I**, 439. — Diagnostik von Rückenmarksgeschwülsten mittels Lipiodols (ung.). Ref. Zbl. Neur. **40**, 211. — ESKUCHEN, K.: Die Höhendiagnose insbesondere mittels lumbaler Luftfüllung und zisternaler Jodipininjektion. Klin. Wschr. **1925 I**. — Die Bedeutung der Myelographie für die chirurgische Diagnostik. Ver.igg mitteldtsch.

Chir. Zbl. Chir. **4**, 2235—2236 (1926). — Liquoruntersuchung, Lumbalpunktion, Zisternenpunktion, Ventrikelpunktion, Encephalographie, Ventrikulographie, Myelographie. Neue deutsche Klinik, Bd. 6, S. 213—271. — ETIENNE et MATHIEU: Hémisyndrome droit de la queu de cheval par ostéo-sarcome sacro-iliaque. Radio-diagnostic au lipiodol. Rev. Méd. **52**, No 21, 690—694 (1924).

FOERSTER, O.: Diskussionsbemerkung. Verhandlung der Gesellschaft deutscher Nervenärzte Wien, 1927. S. 237. — Angioma racemosum des Rückenmarks. Klin. Wschr. **1933 I**, 923. — FORESTIER: Que devient de lipiodol dans le liquide céphalorhachidien? Progrès méd. **53**, 22 (1925). — Jodized oil (lipiodol) in roentgenologie. Amer. J. Roentgenol. **15**, Nr 4, 352—354 (1926). — Actual technic of examination of the spinal cavities with lipiodol. Radiology **11**, 481—489. — FORSTER: Bemerkenswerte Fälle von Geschwülsten des Zentralnervensystems. Berl. Ges. Psychiatr. u. Nervenkrkh., Sitzg 13. März 1927. Klin. Wschr. **1927 I**, 1115. — FRANCESCO, DONATO DE: Lesame lipiodolieo del canale rachideo nelle paraplegie dei pottici. Arch. di Ortop. **50**, 229—239 (1934). — FRANÇOIS, JULES: Psamome de la moelle dorsale. J. belge Radiol. **15**, H. 5, 491, 492. — Diagnostic radiologique et lipiodolé du Spina bifida occulta lombosacré. J. belge Radiol. **15**, H. 2, 119—123. — Diagnostic radiologique et lipiodolé du spina bifida occulta. Soc. belge Radiol. Bruxelles, 11. April 1926. J. belge Radiol. **15**, H. 5, 486—488 (1926). — Diagnostic d'un cas de psamome de la moelle dorsale par injection de lipiodol descendant et ascendant. J. belge Radiol. **15**, H. 5, 478—480 (1926). — 2 Fälle vollkommener Harnretention infolge Spina bifida occulta. Heilung durch Laminektomie. J. d'Urol. **25**, No 2, 135 (1928). — FRANKE-STEHMANN, WOLFGANG: Beitrag zur Diagnostik der Rückenmarkstumoren. Arch. f. Psychiatr. **96**, 623—633 (1932). — FRAULINI, M.: La terapia bismutica endo-rachidea nella sifilide nervosa. Indagine radiologica sul comportamento del bismuto iniettato nello speco vertebrale. (Nota brev.) Giorn. ital. Dermat. **71**, 1376—1377. — FREY: Ver. wiss. Heilk. Königsberg i. Pr., Sitzg 23. Mai 1927. Dtsch. med. Wschr. **1927 II**, 1581. — FRICK: Ungewöhnliche Form einer Spina bifida mit doppelseitiger Meningo-Myelocelenbildung und Zweiteilung der Rückenmarkshöhle. Im Leben durch Myelographie nachgewiesen. Magdeburg. Ver. sächs. thür. Kinderärzte, Sitzg 22. Mai 1927. Dtsch. med. Wschr. **1927 II**, 1538. — FROMONT, J. et J. DECHAUMA: Radio-diagnostic rachidien lipiodolé et tumeurs médullaires interprétation des radiographies en série, 1930. — FRUMIN, A.: Myelographie als Hilfsmethode bei spastischer Paralyse. Nov. chir. Arch. (russ.) **20**, Beih., 81—95. — FUMAROLA, G. e E. ENDERLE: Pericoli inconvenienti el danni della mielografica con gli olii jodati. Radiol. med. **19**, 1271—1284 (1932).

GAUGELE: Die Myelographie im Dienste der Orthopädie. 21. dtsch. orthop. Kongr. Köln, 13.—15. Sept. 1926. Münch. med. Wschr. **1926 II**, 1731. — Z. orthop. Chir. **48** Beih., 402—405 (1927). — GLASS, R. L.: Rückenmarkstumor ohne Schmerzen und Sensibilitätsstörungen. Amer. J. med. Sci. **171**, Nr 4, 552 (1926). — GLOBUS, JOSEPH H. u. ISRAEL STRAUSS: Intraspinal iodolography. Subarachnoid injection of iodized oil as an aid in the detection and localization of lesions compressing the spinal cord. Arch. of Neur. **21**, 1331—1386. — GOLDHAMER, KARL u. A. SCHÜLLER: Varietäten im Bereich der hinteren Schädelgrube. Fortschr. Röntgenstr. **35**, H. 6. 1163—1190 (1927). — Encephalographie und aufsteigendes Lipiodol. Policlinico, sez. med. **6**, 1312 (1926). — Indagine radiologica dei tumori del midollo. Parte radiologica. Arch. Soc. ital. Chir. 489 bis 508. — GORTAN, M. u. G. SAIZ: Das Schicksal des aufsteigenden Lipiodols. Z. Neur. **112** 772—776. — GRÄVINGHOFF: Jodipin ascend. Merck zur Behandlung der eitrigen Entzündung der Hirnventrikel. Klin. Wschr. **1927 I**, 143. — Myelographie im Kindesalter Fortschr. Röntgenstr. **42**, 543. — GROSZ, K.: Klinische und Liquordiagnostik der Rückenmarkstumoren. Wien: Julius Springer 1926. — GUARINI, L.: L'olio opaco nella diagnostica. Roentgenol. Rass. internaz. Clin. 8, 556 (1925). — GUILLAIN, GEORGES, J. DECOURT et I. BERTRAND: Compression médullaire par angiome vertébral. Ann. Méd. **23**, 5—21. — GUIZETTI, H. N.: Eigenartiges Myelogramm mit Austritt des Jodipins in die Nervenscheiden. **4**, 878—879 (1932). — GUTTMANN, ERICH: Eine Fehldiagnose bei Myelographie. Rückenmarkserweichung bei Skoliose unter dem Bilde eines Spinaltumors. Z. Neur. **133**, 273 bis 279 (1931). — GUTTMANN, LUDWIG: Meningeom des Rückenmarks. Sitzg südostdtsch. Neur. u. Psychiatr. 1930. — Schilddrüsentumor der Wirbelsäule mit Kompression des Rückenmarks. Klin. Wschr. **1932 II**, 1892.

HAAS: Demonstration. Ver.igg Münch. Chir., Sitzg 15. Juli 1926. Münch. med. Wschr. **1926 II**, 1732. — HABERER, v.: Rückenmarkstumor. 82. Tagg Ver.igg niederrhein.-westfäl. Chir., 21. Jan. 1933. Z. Chir. **1933**, Nr 22. — HACKEL, W.: Ein Fall von Oleom der Arachnoidea des Rückenmarks. Z. Neur. **146**, 420—422 (1933). — HAENEL: Kompressionslähmung des Rückenmarks. Ges. Natur- u. Heilk. Dresden, 20. Febr. 1928. Klin. Wschr. **1928 II**, 1439. — HAGUENAU et GALLY: Exploration lipiodolée rachi-médullaire et cranio-cérébrale. J. de Radiol. **13**, 369—382. — HAMMER: Demonstrationen. Fortschr. Röntgenstr. **35**, Nr 6, 1273. — HANSE, A.: Erleichtert die Jodölprobe die differentialdiagnostischen Schwierigkeiten bei Conus-Caudatumoren? Arch. f. Psychiatr. **82**, Nr 3, 349—356 (1927). —

HARTUNG-KULENKAMPF: Myelographie. 9. Tagg Ver.igg mitteldtsch. Chir., 6. Juni 1926. Z. Chir. **1926**, Nr 40. — HARTWIG: Durch Jodipininjektion mittels Suboccipitalpunktion in den Lumbalsack röntgenologisch-diagnostizierter Tumor in der Höhe des zweiten Brustwirbels. Klin. Wschr. **1931 I**, 963. — HARVIER et CHABRUN: Syndrome de la queue de cheval chez un tuberculeux. Radiodiagn. lipiodolé. Bull. Soc. méd. Hôp. Paris **41**, 7 (1925). — HAYNAL, IMRE u. GYULA SCHUSTER: Die klinische Anwendung der Lipiodolprobe. Orv. Hetil. (ung.) **69**, 23 (1925). — HENNER, K.: Diagnose von Geschwülsten des Rückenmarks. Čas. lék. česk. **65**, Nr 6, 205—207. — HERRMANN-HERNHEISER-REISER: Demonstrationen. Ver. dtsch. Ärzte Prag, Sitzg 25. Juni 1925. Fortschr. Röntgenstr. **34**, 1—2 (1926). — HEYMANN, E.: Über die Verwendung des Kontrastmittelverfahrens bei chirurgischen Erkrankungen des Rückenmarks. (Nach eigenen Beobachtungen.) Z. Neur. **105**, H. 1/2, 1—54 (1926). — Über Erstarrung von Kontrastöl im Durakanal. Z. Neur. **109**, H. 4/5, 635—640 (1927). — Die Verwendung von Kontrastöl zur Erkennung chirurgischer Rückenmarkserkrankungen. Chirurg **1**, 774—783. — Die Chirurgie. Wien u. Berlin: Urban & Schwarzenberg 1930. — HILLER, FR.: Beitrag zur Ätiologie und Klinik der Meningitis serosa und zur diagnostischen Kontrastfüllung des Lumbalkanals mit Jodipin. Mitt. Grenzgeb. Med. u. Chir. **40**, Nr 1, 73—79 (1926). — HOHLBAUM: Operative Beseitigung postmeningitischer Rückenmarksverwachsungen. 50. Tagg dtsch. Ges. Chir. Berlin, 7.—10. April 1926. Zbl. Chir. **34**, H. 10, 369. — HULTERANS, JOEL C.: An unusual cauda equine lesion. Minnes Neur. Soc. St. Paul, 2. Febr. 1926.

INGVAR, S. ENGHOFF and K. LIEDHOLM: On myelography with small quantities of contrast oil. Acta med. scand. (Stockh.) **50**, Suppl., 140—141 (1932).

JACOBAEUS, H. C. u. FOLKE NORD: Air and lipiodol as contrast agents for roentgen diagnosis within the central nervous system. Acta radiol. (Stockh.) **3**, H. 5, Nr 15, 376 bis 382 (1924). — JAROSCHY, W.: Über Spätschädigungen des Rückenmarks (Kompressionsmyelitis) bei schweren Skoliosen. Bruns' Beitr. **142**, 597—625 (1928). — JESSEN, HAAGEN: Myelographie einer Rückenmarksgeschwulst. Verh. jütl. med. Ges. **1926**, 108—112, 113. — Hosp.tid. (dän.) **69**, 38, 39 (1926). — JIANO, JEAN, D. GRIGORESCO et D. VASILIN: Compression médullaire par angiome vertebral. Coexistence d'un angiome extra-dure mérien. J. de Chir. **38**, 652—657 (1931). — JIRASEK, ARNOLD: Endomyelographie bei Syringomyelie. Zbl. Chir. **1927**, 2447—2452. — Einige Kapitel aus der Gehirn- und Rückenmarkschirurgie. Internärztlicher Fortbildungskursus. Karlsbader ärztliche Vorträge, Bd. 9. Jena: Gustav Fischer 1928. — Epidurale Lipiodolographie bei Erkrankungen der untersten Wirbelsäulenteile. Čas. lék. česk. **1932**, 1377—1379. — Il valore della radiografia epidurale con lipiodol nelle affizioni della parti inferiori della colonna vertebrale, sopratutto di fronte all' incontinenza essenziale di urino. Policlinico, sez. chir. **40**, Supp., 301—310 (1933). — JUAVROS: Subarachnoidale Lipiodolinjektion. Siglo méd. **73**, 3663 (1924). — JUZELEVSKIY, D.: Über Endomyelographie bei Höhlenbildung im Rückenmark. Arch. klin. Chir. **165**, 515—531 (1931). — Über Endomyelographie zur Bestimmung syringomyelitischer Höhlen. Sovet. Chir. **1**, 238—246 (1931).

KAFFLER: Kurzer Beitrag zur Kasuistik des Jodbasedows. Münch. med. Wschr. **1926 II**, 1400. — KENNEDY, ALEX, WILLS and LAMBERT ROGERS: Tumors of the spinal cord. Lancet **1928 I**, 225—227. — KINO, F.: Erfahrungen mit der Myelographie. Dtsch. Z. Nervenheilk. **89**, H. 1/3, 131—136. — KORTZEBORN: Med. Ges. Leipzig, Sitzg 15. Nov. 1927. Münch. med. Wschr. **1927 II**, 2223. — KRAFFT: Diagnostic des tumeurs médullaires par le lipiodol. Schweiz. med. Wschr. **1924**. — KRAUSE, FEDOR: Bemerkungen über die Myelographie mittels Lipiodols und Jodipins. 11. Tagg dtsch. süddtsch. Chir. Breslau, 27. Juni 1925. Bruns' Beitr. **136**, Nr 2 (1926). — Z. Neur. **99**, 3—4 (1925). — KRAUSE, P.: Historische und kritische Bemerkungen zur Myelographie. Fortschr. Röntgenstr. **36**, H. 3, 727—729. — KRUCHEN, J.: Jodipin in den Lymphwegen nach Myelographie. Fortschr. Röntgenstr. **49**, 155—157 (1934). — KÜTTNER: Lipiodolanwendung. Bresl. Chir. Ges., 16. Febr. 1929. Z. Chir. **1929**, Nr 14. — KULENKAMPFF, D.: Die raumdarstellende (stereoskopische) Myelographie. Zbl. Chir. **53**, H. 47, 2961—2965 (1926). — Demonstrationen zur Chirurgie des Spinalkanals. 50. Tagg dtsch. Ges. Chir., Sitzg 7.—10. April 1926. Z.org. Chir. **34**, 11 (1926). — Ges. Natur- u. Heilk. Dresden, Sitzg 31. Jan. 1927. Klin. Wschr. **1927 I**, 42.

LANZ: Nil nocere. Die Tunica vaginalis propria als Prüfstein. Dtsch. med. Wschr. **1926 I**. — LAPLANE, L.: Le radiodiagnostic des affections intrarhachidiennes par le lipiodol sous-arachnoidien. La forme pseudo-pottique des tumeurs intrarhachidiennes. Paris: Amedée Legrand 1924. — LEDOUX-LEBARD, R. and E. PIOT: The role of Roentgentherapie in the treatment of tumors of the spinal cord. Presse méd. **35**, 465 (1927). — LEOPOLD, M.: Myelographische Erfahrungen. Ung. Röntgensitzg 16. Mai 1925. Fortschr. Röntgenstr. **35**, Nr 2, 343 (1926). — Erfahrungen mit Myelographie. Fortschr. Röntgenstr. **41**, 811, 812 (1930). — LÉRI, ANDRÉ: Sur les injections épidurales de Lipiodol. Soc. de Neur., Sitzg 4. März 1926, p. 363—366. Revue neur. **33 I**, 3 (1926). — Presse méd. **34**, No 21,

329 (1926). — Liberson, Frank: The value and the safety of a simplified method of pneumoencephalomyelographie. Amer. J. Roentgenol. **15**, 231—241, 3. März 1926. — Lindblom, A. J.: On the effect of lipjodol on the meninges. Acta radiol. (Stockh.) **5 II**, H. 24, 129 bis 134 (1926). — Lönnerblad: Eine Komplikation bei Myelographie. Acta radiol. (Stockh.) **16**, 56—58 (1935). — Lüdin, Max: Über Myelographie. Schweiz. med. Wschr. **1930 I**, 29—32. — Lure, Z.: Encephalo-Myelographie. Ž. Nevropat. (russ.) **1929**, Nr 8, 96—103.

Maas, O.: Erfolgreich operierter Rückenmarkstumor bei Diabetes. Med. Klin. **1926 I**. — Mackeddie, J. F.: Lipiodolinjections as a diagnostic agent. Med. J. Austral. **1**, Nr 21, 577—579 (1926). — The new lipiodol. Med. J. Austral. **2**, Nr 26, 865—866, 25. Dez. 1926. — Maclaire: Lipiodol in neuro-surgery. Amer. J. med. Sci. **170**, 781—936 (1925, Dez.). — McKenzie, Kenneth: Paraplegia associated with congenital scoliosis. Report of a case. Arch. Surg. **15**, Nr 2, 28—36. — Marburg, O.: Die Differentialdiagnose der Rückenmarksgeschwülste. Wien. med. Wschr. **1926 I**, 721. — Marko, Dezsö: Die Röntgenanatomie der Cisterna cerebello-medullaris. Magy. Röntgen Közl. **1**, Nr 1/2, 26—28. — Marque, Alberto M.: Zur Differentialdiagnose zwischen Rückenmarks- und paravertebralen Affektionen. Arch. latino-amer. Paediatr. **20**, 231—241. — Martel, de: A propos des tumeurs cérébrales. Bull. Soc. nat. Chir. Paris **53**, No 29, 1216—1219 (1927). — Martel, Th. de, Clovis Vincent, Marcel David et P. Puech: Sur le diagnostic des tumeurs comprimant la moelle. (Les avantages de l'épreuve manométrique et de l'épreuve du lipiodol associées. Revue neur. **36 II**, 76—88. — Mesel, D.: Über die Injektion des Kontrastmittels Lipiodol in den Rückenmarkskanal. Moskov. med. Ž. **7**, Nr 8, 28—36. — Messing, Zygmund: Das Haftenbleiben von Lipiodol in einem Fall von multipler Sklerose. Polska Gaz. lek. **6**, Nr 15, 280—282 (1927). — Mingazzini, G. u. H.: Dtsch. Z. Nervenheilk. **84**, 45 (1925). — Mixter, W. J.: The use of lipiodol in tumours of the spinal cord. Arch. of Neur. **14**, 35 bis 45, 1. Juli 1925. — Ann. Surg. **80**, 865 (1925, Dez.). — Möller u. R. v. Magnus: Acta med. scand. (Stockh.) **63**, H. 1/2, 174—183. — Moll, H. H.: Observations on the diagnosis of spinal block by means of lipiodol. J. of Neur. **13**, 14—31 (1932). — Moser, Kurt: Zur diagnostischen Bedeutung der Myelographie. Dtsch. med. Wschr. **1932 II**, 1657—1660. — Mount, Harry, T. R. and Alfred W. Alson: Intramedullary tumor of the spinal cord and a vascular lesion of the cerebrum. Arch. of Neur. **27**, 420—424 (1932). — Mourgue-Molines, E. et M. Lapeyrie: Kyste hydatique paravertebral; Syndrome de compression médullaire; radiographie après lipiodol. Bull. Soc. Sci. méd. et biol. Montpellier **1926**, No 7/9, 461—466. — Müller, Hans Robert (Würzburg): Über Rückenmarkstumoren. 58. Wandervers. südwestdtsch. Neur. u. Psychiatr. Baden-Baden. Z. Neur. **69**, 712.

Nador-Nikitits, Istvan: Die Feststellung der Ausgangsstelle eines kalten Abscesses mittels Lipiodol. Orv. Hetil. (ung.) **71**, Nr 20, 551, 552. — Narimatsu, K.: Über die Formen und Höhe des normalen Duralendsackes im Myelogramm. Fukuoka-Ikwadaigaku-Zasshi (jap.) **26**, Nr 12, 111, 112, deutsche Zusammenfassung, — Nemenow u. Ossinskaja: 4. russ. Röntgenol.- u. Radiol.-Kongr. Leningrad, 21.—25. Mai 1926. Fortschr. Röntgenstr. **35**, Nr 1, 119. — Nonne: Ärztl. Ver. Hamburg, Sitzg 30. Nov. 1925, Dtsch. med. Wschr. **1926 I**, 172. Sitzg 9. u. 23. März 1926. Dtsch. med. Wschr. **1926 II**, 1154. — Erfolgreiche operative Beseitigung eines extramedullären Rückenmarkstumors. Ärztever. Hamburg, Sitzg 23. März 1926. Klin. Wschr. **1926 II**, 1205. — Diagnose und Differentialdiagnose von Rückenmarkstumoren. Ärztever. Hamburg, Sitzg 14. Dez. 1926. Münch. med. Wschr. **1927 I**, 43. — Kritische Bemerkungen zur Jodipindiagnostik bei Rückenmarkserkrankungen. 17. Jverslg Ges. dtsch. Nervenärzte Wien, Sitzg 16. Nov. 1927. Zbl. Neur. **47**, Nr 13/14, 810—813. — Ges. Neur. u. Psychiatr. Groß-Hamburg, Sitzg 26. Nov. 1927. Klin. Wschr. **1928 I**, 476. — Tumor in der Cauda equina. Ärztl. Ver. Hamburg, Sitzg 6. März 1928. Dtsch. med. Wschr. **1928 II**, 1108. — Nonnenbruch: Demonstration. Ver. dtsch. Ärzte Prag, Sitzg 27. April 1928. Wien. klin. Wschr. **1928 I**, 791.

Odin, Martin and Gösta Runström: Jodized oils as an aid to the diagnosis ol lesions of the spinal cord and a contribution to the knowledge of adhesive circumscribed meningitis. In co-operation with Adolf Lindblom. Stockholm: P. A. Norstedt u. Söner 1928. — Oljenick: Erfahrungen mit Lipiodol bei Rückenmarkserkrankungen. Dtsch. Z. Nervenheilk. 88, 1—2 (1926). — Orlando, Roque: Wurzelsymptome durch Metastasen. Rev. Especial méd. **1926**, No 1/3, 633—641. — Oudard and Solcard: Pott's disease shown by lipiodolinjection. Bull. Soc. méd. Hôp. Paris **3**, No 41, 704—705 (1925).

Pappenheim: Erfahrungen mit der Myelographie bei raumbeengenden Prozessen des Rückgratkanals. Ver. Psychiatr. u. Neur. Wien, Sitzg 9. Nov. 1926. Klin. Wschr. **1927 I**, 382. — Paulian, D. et J. Demarcescu: Une compression médullaire par pachyméningite. Revue neur. **1923**. — Pecker, R.: Image radiologique du tronc du sciatique après injection épidurale de lipiodol. Arch. Électr. Méd. **40**, 91—93 (1932). — Peiper, H.: Die Myelogrphie im Dienste der Diagnostik von Erkrankungen des Rückenmarks. Erg. med. Strahlenforsch. **2**, 1 (1926). — Demonstrationen zur Rückenmarkschirurgie. Sitzg Mittelrh. Chir.-Ver. Zbl. Chir. **1927**. — Myelographie. Fortschr. Röntgenstr. **38**, Kongreßh., 73—76 (1928). — Die Entwicklung der Myelographie. Röntgenprax. **1**, 27—32 (1929). — Untersuchungen zu einer Reliefdiagnostik des erkrankten Rückenmarks und seiner Häute. Fortschr. Röntgenstr. **40**, 1—18 (1929). — Arch. klin. Chir. **157**, Kongreßber., 52—53. — Zbl. Chir. **1929**, 1247. — Wie hat sich die Kontrastmethode in der Neurologie bewährt? Arch. klin. Chir. **178**, 441. — PEIPER, H. u. H. KLOSE: Röntgenologische Darstellbarkeit des Rückenmarkes. 49. Verslg dtsch. Naturforsch. u. Ärzte. Z. Chir. **1923**, Nr 48, 2649. — Über die röntgenographische Darstellbarkeit des Rückenmarks. Klin. Wschr. **1924 II**. — Über die Grundlage einer Myelographie. I. Mitt. Arch. klin. Chir. **134**, H. 2/3, 303—387. — PERROTTI, GUISEPPE: Sugli esiti lontani dell' iniezione sottoccipitale di lipiodol nel morbo di Pott con paraplegia. Ann. ital. Chir. **9**, 926—932 (1930). — PERTHES, G.: Über das Rankenangiom der weichen Häute des Gehirns und Rückenmarks. Dtsch. Z. Chir. **203—204**, 93—103 (1927). — PETIT DUTAILLIS, P., THÉVÉNARD u. SCHMIDT: 2 Fälle von Kompression der Nerven der Cauda equina durch Tumoren mit ungewöhnlich günstigen Resultaten nach der Exstirpation. Revue neur. **34 II**, No 5, 501 (1927). — PICCINO: La roentgen-lipiodo-diagnosi dello speco vertebrale. Arch. di Radiol. **1**, 3 (1925). — PIERI: Esplorazione del cavo rachideo col lipiodol. Soc med. chir. Bellunese, Mai 1925. — PINÉAS, H.: Eigenartiger, auf vorangegangene Encephalographie mit Jodipin asc. (Merck) zu beziehender Hirnbefund. Z. Neur. **110**, H. 3/4, 337—342 (1927). — PONTANO, TOMMASO: La diagnosi di tumore spinale nello stadio radicolalgico. Bull. stecad. med. Roma **57**, 132—136 (1931). — POROT, A.: Ein seltener Fall von Rückenmarkskompression. Revue neur. **1926 I**, 16. — PUENTE, J. J., R. ORLANDO and DARLING: Rev. Soc. Med. int. y Soc. Tisiol. **3**, 370 (1927). — PURVES-STEWARD: Brit. J. Radiol. **1**, Nr 1, 12 (1928, Jan.). — PUTNAM, TRACY J.: Some brominized oils for radiographic use. J. amer. med. Assoc. **87**, Nr 14, 2. Okt. 1926.

QUARTI, GIACOMO: Su di un particolare reperto mielografico in una sindrome di compressione midollare. Radiol. med. **20**, 1568—1575 (1933). — QUERVAIN, F DE: Zur Klinik und Operation der intramedullären Rückenmarkstumoren. Schweiz. med. Wschr. **1926 I**, 24.

RADOVICI, A. et O. MELLER: Encephalo-Myélographie liquidienne. Presse méd. **1932 II**, 1933—1938. — Encéphalo-myélographie par le thorotrast sous archnoidien et epidural. Recherches expérimentales. C. r. Soc. Biol. Paris **109**, 1382—1384 (1932). — La liquidographie chez l'homme. (Essai d'encéphalo-myélographie par le thorium colloidal.) Revue neur. **40 I**, 541—546 (1933). — RAWLING, L. BATHE: Spinal tumour seen on direct X-ray examination without lipiodol. Brit. J. Surg. **20**, 348, 349 (1932). — REESE, H. H.: Myelographie to be demonstrated obstruction of spinal canal. Wiscons. Med. J. Milwaukee, 25. Aug. **1926**, 371—416. J. amer. med. Assoc. **1926**, 1157. — REISER: Darstellung des Wirbelkanals mit Lipiodol. Fortschr. Röntgenstr. **34**, 393. — Theoretisches und Kasuistisches zur Myelographie. Fortschr. Röntgenstr. **34**, 4. — RISER et MÉRIEL: Compressions médullaires. Lipiodoldiagnostic. Soc. anat.-clin. Toulouse, 9. Mai 1925. — RITTER, OTTO: Über zwei Fälle von Kompression des Rückenmarks durch varicenartige Gefäßveränderungen der Arachnoidea und Pia medull. spinalis. Bruns' Beitr. **138**, Nr 2, 339 (1926). — RIVES, JOHANNES: Über Ventrikulographie, Encephalographie, Myelographie und Endomyelographie als diagnostisches Hilfsmittel bei Nervenkrankheiten (esthnisch). Fol. neuropath. eston. **12**, 103—117 (1932). — ROBINEAU: Le rôle du lipiodol dans la chirurgie des tumeurs médullaires. Bull. Soc. nat. Chir. **53**, No 16, 118—671 (1927). — ROGER, H.: Paris méd. **1925**, No 4, 81—90; No 7, 145—150. — Les épreuves lipiodolés sous-arachnoidiennes et épidurales de Sicard. Paris méd. **1925 I**, No 24, 81; **1925 II**, No 14, 145. — ROGER, H., M. ARNAUD, V. POURSINES et J. ALLIEZ: Kyste intradural dorsal communiquant avec le liquide céphalorachidien. Image lipiodolée en goutte pendante. Guérison opérative de la compression médullaire. Revue neur. **40 I**, 1155—1163 (1933). — ROSENSTEIN: Lipiodolröntgenbilder bei 2 Fällen von Lues cerebrospinalis. Ver.igg süd-ostdtsch. Äsychiatr. u. Neur. Breslau, Sitzg 17. Mai 1926. Klin. Wschr. **1926 II**, 1897. — ROSSI, A.: Die Diffusion des Jodöls längs der peripheren Nervenwurzeln nach Injektion in den Rückenmarkskanal. 7. Kongr. ital. Röntgenges. — ROZANOV, V. u. S. CUGUNOV: Zur Frage der Myelographie. Vestn. Chir. (russ.) H. 48/49, 110—125. — RUIN, EDWARD: Erfahrungen mit der Myelographie. Finska Läk.sällsk. Hdl. **73**, 875—881 (1931) und deutsche Zusammenfassung, S. 882. — RUNSTRÖM, GÖTA u. MARTIN ODIN: Jodierte Öle in der Rückenmarksdiagnostik. Zbl. inn. Med. **48**, Nr 9, 250—254. — RUSSO, FERENC: Über das Wesen der Technik und der diagnostischen Verwertung der Myelographie. Magy. Röntgen Közl. **1**, Nr 7, 223, 224 und deutsche Zusammenfassung, S. 231.

SACHS, ERNEST and MARK A. GLASER: Definitive local symptoms suggesting spinal tumor. A study of 33 patients subjected to laminectomie. J. amer. med. Assoc. **88**, Nr 5, 308—310 (1927). — SAITO, MAKATO: Neurographie. Revue neur. **40 I**, 1169—1173 (1933). — SALOTTI, A.: Dermoide del midollo spinale. Arch. ital. Chir. **19**, 1 (1927). — SAUERBRUCH: Zwei wegen Spangenbildung im Duralsack laminektomierte Kinder. Zbl. Chir. **54**, Nr 24,

1506, 1507 (1927). — SCHÄFER, H.: Unsere Erfahrungen mit der Jodipindiagnostik bei Rückenmarkskrankheiten. Dtsch. Z. Nervenheilk. **58**, 39—56. — SCHALTENBRAND: Ungewöhnliche Kopfverletzungsfolgen. Zbl. Neur. **78**, 624 (1936). — SCHLESINGER: Wien. klin. Wschr. **1926 I**, 197. — SCHLOFFER: Operative Behandlung von Rückenmarksgeschwulst. Ver. dtsch. Ärzte Prag, Sitzg Oktober bis Dezember 1926. Klin. Wschr. **1927 I**, 525. — 3. Tagg alp. Chir. Innsbruck, 1927. Zbl. Chir. **55**, Nr 2, 93. — SCHMIDT, ERNST: The use of iodited oil (Lipiodol and Jodipin) in the roentgenray diagnosis of spinal lesions. Amer. J. Roentgenol. **15**, Nr 5, 431—436 (1926, Mai). — SCHÖNBAUER, L.: Lipiodol und Liquor. 3. Tagg alp. Chir. Innsbruck, Sitzg 26. Sept. 1927. Zbl. Chir. **55**, Nr 2, 90 (1928). — Lipiodol und Liquor. Dtsch. Z. Chir. **211**, 410 (1928). — SCHÜLLER, ARTHUR: Kontrastfüllung des cervicalen Epiduralraumes. Fortschr. Röntgenstr. **50**, 149—152. — SCHUSTER, P.: Klin. Wschr. **1925 I**. — Die Rückenmarksdiagnostik mit Hilfe des Lipiodolverfahrens. Med. Welt **1**, 12 (1927). — SCHUSTER, P. u. BORCHARDT: Neuro-chirurgische Erfahrungen. Zbl. Chir. **41**, 2584—2586 (1927). — SERRA, A.: Über einige Operationen am Wirbelkanal, Rückenmark, Schädel und Gehirn. Arch. ital. Chir., 19. Mai **1927**, 505. — SGALITZER, M.: Beobachtung bei der Einführung des aufsteigenden Lipiodols mittels Lumbalpunktion. Wien. klin. Wschr. **1926 I**, 613, 614, 615, 616. — Über Verwendung von steigendem Lipiodol für die Rückenmarkstumordiagnostik. Wien. klin. Wschr. **1928 I**, 860—861. — Ergebnisse der Verwendung des Lipiodolum ascendens bei der Myelographie. Wien. med. Wschr. **1927 I**, 970. — Die Bedeutung der Einführung von aufsteigendem Jodöl in die Liquorräume des Gehirns. Fortschr. Röntgenstr. **37**, Nr 3, 410 (1928). — Myelographie mit sinkendem und aufsteigendem Jodöl. Acta radiol. (Stockh.) **9**, 136—146 (1928). — Über die Verwendung von aufsteigendem Jodöl für die Diagnostik bestimmter Gehirnerkrankungen. Fortschr. Röntgenstr. **36**, 4—5 (1925). — Beobachtung eines neuen myelographischen Symptoms. Fortschr. Röntgenstr. **48**, 320—323 (1933). — SHARPE, W. and C. A. PETERSON: The dangers in the use of lipiodol in the diagnosis of obstructive lesions of the spinal cord. Ann. Surg. **83**, Nr 1, 32—41 (1926). — SICARD: Lipiodiagnostic dans l'incontinance d'urine par la voie épidurale ou sous arachnoidienne. Revue neur. **33 I**, 325, 326 (1926). Soc. Neur. Paris, 4. März 1926. — SICARD et BINET: Radiol. par le lipiodol asc. Revue neur. **1925**, 77. — SICARD et CHAUVEAU: Generalized geodie osteitis, intramedull. inj. of lipiodol. Bull. Soc. méd. Hôp. Paris **41**, 378—381, 3. Mai 1925. — SICARD, FABRE et FORESTIER: Elimination urinaire de l'huile iodée. Bull. Soc. méd. Hôp. Paris, 23. Febr. **1923**. — Le lipiodérèse chez l'homme. C. r. Soc. Biol. Paris 88, 8 (1923). — SICARD, J. A. et J. FORESTIER: Exploration radiologique par l'huile iodée. Presse méd., Juni **1923**, No 44. — Estado actual de la exploracion radiologica etc. Rev. méd. Barcelona **2**, 572 (1925). Ref. Surg. etc., Juli **1926**, 57. — Roentgenological exploration of the central nervous system with lipiodol. Arch. of Neur. **16**, Nr 4, 420—434 (1926). — Radiological exploration with iodized oil. Brit. J. Radiol. **31**, Nr 12, 239—253 (1926). — Roentgenologic exploration of the central nervous system with iodized oil (lipiodol). Arch. of Neur. **16**, Nr 4, 420—434. — SICARD, FORESTIER u. HAGUENAU: Die manometrischen Proben bei Rückenmarkskompression. Revue neur. **34**, No 4, 461 (1927). — SICARD, GALLY et HAGUENAU: Ostéitides condensantes coxales et vertébrocoxales. Presse méd. **34**, No 21, 328 (1926). Soc. Neur. Paris 4. Febr. 1926. — SICARD et HAGUENAU: Radiodiagnostic lipiodolé rhachimédullaire et cranio-cérébral. Paris méd., 4. Febr. **1928**. — Das kuppel-, helm- und mondsichelförmige Lipiodolbild in dem Wirbelkanal. Revue neur. **35 I**, No 1, 109 (1928). — Diagnostic intraspinal injections of lipiodol. Ann. Surg. **84**, Nr 6, 894—895. — SICARD, HAGUENAU et LICHTWITZ: Syphilis spinale pseudotumorale avec xanthochromie ou dissociation albumino-cytologique. Contrôle lipiodolé. Bull. Soc. méd. Hôp. Paris **42**, No 2, 33—39 (1926). — SICARD, HAGUENAU et WALLICH: Intramedullärer Tumor; Lipiodoldiagnose; Operation und Heilung. Revue neur. **34 I**, No 6, 1050 (1927). — Compression médullaires. Le trépied biologique du diagnostic. Revue neur. **34 II**, No 1, 122. — Tumeurs juxta-médullaires. repérage lipiodolé; opération; guérison. Presse méd. **35**, No 66, 1012. — SICARD et LAPLANE: Lipio-diagnostic de la méningite adhésive. Bull. Soc. méd. Hôp. Paris **39**, 30 (1923). — Diagnostic des Tumeurs rhachidiennes. Forme pseudopottique radio-lipiodol. Presse méd. **33**, 3 (1925). — SICARD et PARAF: Epidurite ascendant à staphylococce. Radiolipiodol. Bull. Soc. méd. Hôp. Paris **3**, No 41, 50—52 (1925). — SICARD, J. A., J. PARAF et L. LAPLACE: Radio-diagnostic rachidien lipiodolé. Presse méd., 24. Okt. **1923**, No 85. — SICARD, ROBINEAU et HAGUENAU: Diagnose eines intramedullären Tumors durch Lipiodol, Enucleation und Heilung. Revue neur. **34**, No 4, 534 (1927). — SICILIANO: Il lipiodol nella diagnosi delle malatti de midollo spinale. Radiol. med. **13**, Nr 8, 583—585 (1926). — SIEBNER: Pachymeningitis cervicalis hypertrophica und acute Schädigung durch Myelographie. Chirurg **7**, 177—180 (1935). — SIMON, L. CORNIL et P. MICHON: Paraplégie progressive en flection au cours d'une maladie de RECKLINGHAUSEN. Soc. Nancy, 10. März 1926. Rev. méd. Est **54**, No 9, 306—307 (1926). — SITTIG, O.: Metastatische Rückenmarksabscesse bei septischem Abortus. Z. Neur. **107**, H. 1/2, 146—151 (1927). — SMITT u. BOK: Dtsch. Z. Nervenheilk. **1925**, 87. — SMITT, W. G. u. SILLEVIS: Beiträge zur Diagnostik der

Erkrankungen der Cauda equina. Nederl. Tijdschr. Geneesk. **68 II**, Nr 18, 219—228 (1924). — Erkrankungen der Cauda equina durch meningeale Hämorrhagien. Revue neur. **35 I**, No 4, 512 (1928). — SOMMER: Beiträge zur Röntgendiagnostik der Geschwülste im Rückenmarkskanal. Fortschr. Röntgenstr. **41**, 79. — SORREL, E. et SOREL-DÉJÈRINE: Recherches sur le transit du lipiodol par voie sous-arachnoidienne dans les différentes formes de paraplégie pottique. Revue neur. **31 II**, No 4, 1. — Abcès intraarachnoidien au cours d'un mal de Pott dorsal avec barrage sous-arachnoidien, sans paraplégie etc. Revue neur. **32 I**, No 5, 679. — SPEKTOR, P. u. S. PODGAETZ: Zur Frage der Myelographie bei spinalen Erkrankungen. Trudy Klin. nerv. Bol. kiev. Inst. Usoverš. Vrač. **1**, 433—448. — STAHL, R. u. A. MÜLLER: Zur Röntgendiagnostik am Rückenmark mit Kontrastinjektion. Med. Klin. **1925 II**. — STEINDL: Ein Fall von letalem Ausgang einer Punktion der Cisterna cerebello-medullaris. Dtsch. Z. Chir. **209**, 1—2 (1926). — STÖLZNER: Ist die Myelographie mit Jodipin unbedenklich? Zbl. Chir. **51**, 3275—3277 (1927). — STRAATEN, J. J. v.: Diagnostische Lipiodoleinspritzungen. Klin. Ges. Rotterdam, Sitzg 30. Okt. 1925. Nederl. Tijdschr. Geneesk. **90 I**, Nr 5, 505, 506 (1926). — STRAUSS, J.: Lipiodol injection for the localization of spinal cord tumors and other lesions. Med. Clin. N. Amer. **10**, Nr 4, 1079—1182 (1927). — SYNGE, V. M.: Tumor of the spinal cord. Ir. J. med. Sci. **6**, Nr 6, 282 (1926).

TORTO, PASQUALE DEL: Il lipiodol sottarachnoido nelle paraplegie pottiche. Ann. ital. Chir. **5**, No 12, 1216—1246 (1926). — TOWNE, EDWARD, BANCROFT and FREDERICK REICHERT: Compression of the lumbo-sacral roots of the spinal cord by thickened ligamenta flava. Ann. Surg. **94**, 327—336 (1931). — TRABATTONI, CARLO: Considerazioni cliniche sui tumori intrarachidici intraed extramidollaris. Cervello **9**, 109—128 (1930).

URECHIA, C. L. et I. GOIA: Contribution à l'étude de la lymphogranulomatose de la moelle. Presse méd. **35**, No 12, 179—181. — URECHIA et MATYAS: Abcès de la moelle après une pleurésie typhique. Bull. Soc. méd. Hôp. Paris **43**, No 24, 1137, 1138.

VANUCCI: Su di caso di endotelioma delle pie meningi spinali. Ann. ital. Chir. **15**, 5 (1926). — VERAGUTH, O.: Subduraler Tumor auf dem Lumbosacralmark. Lipiodolbild. Operation. Heilung. Schweiz. med. Wschr. **1925 II**, 1022—1027. — VERCELLI, G.: Beitrag zum klinischen und pathogenen Studium des syringomyelitischen Symptomenkomplexes. Riv. Pat. nerv. **33 I**, 21 (1928). — VERCELLI, G. E V. FERRERO: Neurinoma a clessidra del rachide e del torace. Intervento chirurgico sulla pozione endorachidea. Guarigione. Boll. Soc. piemont. Chir. **4**, 265—275 (1934). — VINCENT, C.: Au sujet du diagnostic des tumeurs comprimant la moelle; de la valeur de la méthode au lipiodol. Revue neur. **1923 I**, 562. — Sur le diagnostic des néoformations comprimant la moelle; de la valeur du lipiodol intrarachidien. Presse méd. **1924**, No 12. — VINER, NORMAN: Amer. Arch. Neur. **1925**. — VITEK, JIRI: Punktion syringomyelischer Hohlräume und diagnostische Lipiodolinjektion in dieselben. (Endomyelographie JIRASCHS.) Čas. lék. česk. **1928 I**, 201, 205 und französische Zusammenfassung, S. 205. — VIVIANI, RODOLFO, ZANETTI e CORRADO CAVINA: Tentativi di mielögrafia e di ventriculografie opache con preparato solubile (Abrodil). Riv. radiol. e Fisca med. **6**, Festschrift BUSI PTE., 145—163 (1931).

WAGENEN, WILLIAM P. VAN: The roentgenological localization of spinal subarachnoid block by the use of air in the subarachnoid space. Ann. Surg. **99**, 939—943 (1934). — WARTENBERG, R.: Beitrag zur Encephalographie und Myelographie. Arch. f. Psychiatr. **77**, Nr 4, 507—531 (1926). — Über Encephalographie, Suboccipitalpunktion, Myelographie. Dtsch. med. Wschr. **1928 II**, 1325—1327. — WEIGELDT: Med. Ges. Leipzig, Sitzg 2. März 1926. Münch. med. Wschr. **1926 I**, 1052. — Demonstrationen in der Med. Ges. Leipzig, Sitzg 29. Juni 1926. Klin. Wschr. **1926** °°, 1853. — Myelographie. KOHLMANNS Röntgendiagnostik und Therapie. Berlin: S. Karger. — WELTMANN: Wiss. Ver. Ärzte Stettin, Sitzg 2. Nov. 1926. Münch. med. Wschr. **1926 II**, 2193, 2194. — WEISZ: Mittels Myelographie lokalisierte Rückenmarksgeschwulst. Ung. Röntgenges., Sitzg 13. Dez. 1926. Fortschr. Röntgenstr. **36**, 164, 1. Juni 1927. — WIEDEN: Die Laminektomie bei Rückenmarkstumoren und anderen nichttraumatischen Erkrankungen. Bruns' Beitr. **142**, 121 bis 156 (1928). — WIDEROE, SOFUS (Kristiania): Über die diagnostische Bedeutung der intraspinalen Luftinjektionen bei Rückenmarksleiden, besonders bei Geschwülsten. Z. Chir. **1921**, Nr 12, 394. — Norsk Mag. Laegevidensk. **82**, Nr 3, 491 (1921). — WIERMSA, D.: Klinische und experimentelle Erfahrungen in 2 Fällen von Rückenmarkstumoren. Acta psychiatr. (Københ.) **3**, Nr 1, 63 (1928). — WISCHNEWSKI, A. W.: Zur Chirurgie der Rückenmarksgeschwülste. Z. Chir. **31**, 1927—1932 (1927). — WOERDEN, J. VAN: Echinococcus der Wirbelsäule. Dtsch. Z. Chir. **206**, 6. — WOLFSSOHN, J. M. and E. J. MORRISSEY: Tumors of the cauda equina. Report of twa cases. J. Amer. med. Assoc. **86**, 1924, 1828—1852. — On the value of lipiodol as an aid in neurological localization. A report, based on six cases. California Med. **61**, 55—59 (1927). — WOLLNY, ARTUR: Myelographie. Jkurse ärztl. Fortbildg **17**, H. 5, 6—9. — WUSTMANN, O.: Über die Bewegung kolloidaler Kontrastmittel im Liquorsystem. 20. Tagg bayer. Chirurgenver. München. Z. Chir. **1933**, 84.

Arteriographie.

ALBRECHT (Berlin): Zur Diagnostik der Hirntumoren durch Arteriographie. — ALMEIDA, D. FERNANDO DE: As colaterais de arteria communicante anterior. Arquivos Anat. Antrop. Liboa **1930**, No 13. — AUSTREGESILO, FILHO, A.: Neoplasma des Corpus callosum mit Metastasen nahe der aufsteigenden Stirnwindung. Erweichung der frontalen Pole. Encephalo-Arteriographie und Irrtum der Erklärung derselben. Anat.-path. Studie Sao Paulo med. **2**, 53—61.

BIGMANI, G. e G. SERRA: Appunti di tecnica sull' artheriografia encefalia. Arch. di Radiol. **9**, 1006—1023 (1934). — BODECHTEL, G. u. F. W. WICHMANN: Zur Auswertung des Arteriogramms bei der Diagnose von Hirntumoren. Münch. med. Wschr. **1933 II**, 2012—2014.

CHARBONNEL et MASSÉ: Arteriographie des membres avec l'iodure de sodium. Gaz. Sci. méd. Bordeaux **50**, No 3; 20. Jan. 1929. — Quatre nouveaux cas d'artériographie des membres. Gaz. Sci. méd. Bordeaux, 28. April 1929. — L'artériographie des membres. Rapport de PIERRE DUVAL sur trois observations de ces auteurs. Soc. Chir. Paris, 22. Mai 1929. Bull. Soc. nat. Chir. Paris, 1. Juni **1929**. — La valeur comparée des moyens employés pour l'étude de la circulation dans les artérites chroniques et la conduite actuelle de la chirurgie. J. Méd. Bordeaux, 30. Mai 1929. — L'artériographie parmi les autres méthodes d'exploration de la perméabilité artérielle et artériolaire dans les gangrènes. Gaz. Sci. méd. Bordeaux, 10. Nov. 1929. — Artériographie des membres avec l'iodure de sodium. Sa valeur dans artérites et gangrènes. Bordeaux chir. April **1930**, No 1. — COENEN: Zur Hirnchirurgie. Zbl. Chir. **1934**, Nr 26, 1523. — CONDORELLI: La sinografia del sino longitudinale nelle a diagnosi dei tumori cerebrali. Riforma med. **4**, 44 (1930). — CONRAD, KLAUS: Die Arteriographie im Dienste der Hirntumordiagnostik. (Zugleich ein Beitrag zur Diagnostik der Tumoren des Schläfenlappens.) Nervenarzt **6**, 290—296 (1933).

DEMEL, R. M. SGALITZER u. V. KOLLERT: Die klinischen Ergebnisse der Arteriographie bei Erkrankungen peripherer Arterien. Mitt. Grenzgeb. Med. u. Chir. **42**, 357—391 (1931). — Zur Klinik der Arteriographie. Bruns' Beitr. **152**, 609—617 (1931). — DYES, OTTO: Beiträge zur Hirngefäßdarstellung. Röntgenprax. **6**, 93—95 (1934). — Röntgenbefunde bei Embolie der Hirnarterien. Verh. dtsch. Ges. Kreislaufforsch. **1934**, 187, 248—257.

D'ESTRIA, A.: Nuovi orizezonti nella diagnostica dei tumori endocranici. La encefalografica arteriosa. Riforma méd. **1932**, 679—681.

FILHO, AUGUSTO BRANDAO: Primeira encefalografia arterial no Brasil. J. Clin. Rio de Janeiro **10**, No 20, 30. Okt. 1929. — Clinica cir. **4**, 271—294 (1930). — FONTAINE, RÉNÉ et RÉNÉ MAÎTRE: L'artériographie dans les artérites des membres. Sa valeur au point de vue diagnostic et indications opératives. J. de Chir. **1934**, 801—823. — FORSSMANN, WERNER: Die Sondierung des rechten Herzens. Klin. Wschr. **1929 II**.

GIACOBBE, CONRADINO ed ANDREA VITALE: L'indagine encefalografica pervia endocarotidea. Contributo sperimentale. Gionne med. Altietdige **1931**, 386—393.

HEUSER, C.: La arteriografia. Semana méd. **1932**, 413. — HNEVKOVSKY, OTOKAR: Arterielle Encephalographie. Revue neur. **31**, 73—85 (1934) und französische Zusammenfassung, S. 84, 85.

JESSEN, H. u. E. DE FINE LIGHT: Arterielle Arteriographie. Nord. med. Tidskr. **1934**, 7—16. — JONESCU u. DUMITRESCU: Arteriographie der Hirngefäße. Neur. Zbl. **80**, 595 (1936). — JOURET, JOSEPH: Artérioencéphalographie. J. belge Radiol. **17**, 207—208.

KÖTTER, E.: Über das Cavum septi pellucidi und andere Veränderungen des Septum pellucidum. Nervenarzt **1936**, H. 8, 392. — KRAUSE, FEDOR: Bemerkungen zu den mechanischen Methoden in der Chirurgie des Zentralnervensystems. Nervenarzt **4**, 215—226, 15. April 1928.

LATTERI: Un nuovo metodo di arteriografia. Riv. Sanit. Sicil. **1930**, 45. — LEIBOVICI: L'artériographie dans les gangrènes des membres inférieures. J. de Chir. **34**, No 3 (Sept. 1929). — LIMA, ALMEIDA: Contribucao paro o estudo das flexuosidades da artéria carotida interna. Arqu. Anat. Antrop. Lisboa **1930**. — LINDEMÜLLER, F. G.: Congenital arteriovenous communication. Amer. J. Roentgenol. **28**, 481—483 (1932). — LÖHR, W. u. W. JACOBI: Die kombinierte Encephal-Arteriographie. Leipzig: Georg Thieme 1933. — Die kombinierte Encephal-Arteriographie. Arch. klin. Chir. **173**, Kongreßber., 399—420, 158—161 (1932). — Die Darstellung der peripheren Nerven im Röntgenbild. Arch. klin. Chir. **171**, 538—554 (1932). — Die kombinierte Encephal-Arteriographie, ihre Technik und Gefahren. Chirurg **5**, 81—90 (1933). — Die Arteriographie und die kombinierte Encephal-Arteriographie in der Diagnostik von Hirnkrankheiten, insbesondere der Hirngeschwülste. Z. Hals- usw. Heilk. **36 II**, Kongreßber., 199—207, 227—236 (1934). — Eine neue Methode zur Reliefdarstellung des Zentralnervensystems im Röntgenbild. Dtsch. Z. Nervenheilk. **130**, 15—22 (1933). — Die Arteriographie der Hirngefäße als diagnostisches Hilfsmittel bei Schädelverletzungen. Arch. orthop. Chir. **33**, 516. — LÖHR, W.: Fortschritte in der Arteriographie bei Gehirnkrankheiten. 48. Tagg Ver.igg nordwestdtsch. Chir. 1931. — LÖHR, W. u. W. JACOBI: Mannsfaustgroßes, durch Operation geheiltes

Cholesteatom der mittleren Schädelgrube. Zbl. Chir. **1933**, 1875—1885. — Die Bedeutung des Hirndrucks für die Durchströmungsverhältnisse im Gehirn in arteriographischer Darstellung. Zbl. Chir. **1934**, 1793—1807. — Die Arteriographie und die kombinierte Encephal-Arteriographie. Fortschr. Röntgenstr. **48**, 385—397 (1933).

MATULAY, K. u. G. KANZEL: Über cerebrale Arteriographie. Bratislav. lék. Listy **14**, 24—30 (1934). — MAUCLAIRE: A propos de l'artériographie. Bull. Soc. nat. Chir. Paris **55**, 770—772. — MOLITOR, KURT: Ein Beitrag zur Thrombangiitis obliterans unter Berückischtigung der Arteriographie als diagnostisches Hilfsmittel. Diss. Köln 1933. — MONIZ, EGAS: L'encéphalographie artérielle, son importance dans la localisation des tumeurs cérébrales. Revue neur., Juli **1927**, No 1; **34 II**, No 1, 72—90. — La radioartériographie cérébrale. Acad. Méd., Sitzg 12. Juli 1927. — Injections intracarotidiennes et substances injectables opaques aux rayons X. Presse méd. 6. Aug. **1927**, No 63; **35**, No 63, 969—971. — Encéphalographie artérielle. Presse méd. **35**, No 66, 1012. — Radiografia das arterias cerebrais. J. Sci. med. Lisboa **140**, Aug. 1927. — A prova da encefalografia arterial. Lisboa méd. **4**, No 7, 301—345 (1927). — Tumeur cérébrale localisé par l'encéphalographie artérielle, opération. Revue neur. **25 I**, No 2, 237—242 (Febr. 1928); **35 I**, 237 bis 242. — A estereoscopia da encefalografia arterial no vivo Primeiras provas obtidas. Acad. Sci. Lisboa, Sitzg 11. März 1928. — L'encéphalographie artérielle. Le Scalpel **1928 I**, 689—693. — Considérations anatomiques sur le paquet sylvien vu à la radiographie chez le vivant. Arqu. Anat. Antrop. Lisboa **11**, No 2 (1928). — Nouvelle technique de l'encéphalographie artérielle. Quelques cas de localisation des tumeurs cérébrales. Presse méd. 2. Juni **1928**, No 44; **1928 I**, 689—693. — Les méthodes radiodiaphoriques dans la localisation des tumeurs cérébrales. Nouvelle technique radiologique de l'encéphalographie artérielle. Revue Neur., Juli **1928**, No 1; **35 II**, 20—27. — A proposito das injecçoes carotideas. Aspectos fisiologicos e fisiopatologicoa. Pat. Geral Rio de Janeiro, Sept. **1928**, No 5. — L'action spasmodique de l'iode libre dans l'arbre artériel de la carotide interne. Revue d'Otol. etc. **1928**, 655—659. — L'Encéphalographie artérielle. J. Méd. Bordeaux, 25. Nov. **1928**, No 23. — Conférence sur l'encéphalographie artérielle. Bruxelles Médical, numéro spécial consacré aux journées médicales de 1928. — A encefalografia arterial no diagnostico dos tumores cerebrals. Conferéncia feita na Acad. de Med. do Rio de Janeiro. Bol. Acad. nacion. Med. **1928**, No 19. — Le syndrome de la pseudo-hypertension cranienne artério-scléreuse. Aspects radioartériographiques. Encéphale **1928**, No 4. — L'artériographie artérielle et l'hypertension cranienne. Revue neur. **36 I**, 1122—1126. — Le diagnostic différentiel entre les méningiomes et les autres tumeurs cérébrales par l'épreuve de l'encéphalographie artérielle. Revue neur. **36 I**, 1126—1135. — A arteriografia cerebral na meningite serosa circunscrita. Com. feita à Av. das Sci. Lisboa. Med. contemp., 17. März **1929**, No 11, III. s. No 47. — Diagnostico encefalografico dos tumores cerebrales. Com. à Corporaçao dos Assistentes do Hospital Escolar de Lisboa. Med. Contemp. **47**, No 17, 28. April 1929. — Encefalografia arterial. Rev. otol. etc. y Cir. neur. 4. Juni **1929**, No 6. — Sur la circulation des méningiomes. C. R. Soc. Biol. Paris, **101**, 981. — L'artériographie cérébrale et hypertension cranienne. Revue neur., Juni 1929, No 6. — Trois nouveaux cas de cure, au moins porvisoire, du syndrome d'hypertension cranienne par les injections intracarotidiennes d'iodure de sodium. Revue neur., Juni **1929**, No 6. — Die arterielle Encephalographie als Methode zur Lokalisierung von Hirntumoren. Klin. Wschr. **1929 I**; **1929 I**, 1118—1122. — Acçao terapeutica das injecçoes intracarotidias de iodeto de soddio. Lisboa méd. **1929**. — Le luminal comme préventif des accès épileptiques provoqués. J. Soc. med. Lisboa **93** (Aug. 1929). — La ponction lombaire comme préparation opératoire dans les cas de tumeurs cérébrales. J. Soc. med. Lisboa **93** (Aug. 1929). — Tratamento cirurgico dos tuberculos solitarios do encefalo. Com. Acad. Sci. Lisboa, Sitzg 29. Mai **1930**. — Le diagnostic des tumeurs cérébrales par l'encéphalographie artérielle. Clin. Labor. Paris, 30. Mai **1930**. — Tumeurs cérébrales visibles aux rayons X chez les épileptiques. Revue neur. Juli **1930 II**, No 1. — Aspectos arteriograficos num caso de tumor da glandula pineal e tuberculos quadrigémios. Lisboa méd. Juli **1930**, No 7, 368. — La palpation des carotides comme élément de diagnostic de l'artériosclérose cérébrale. Soc. de Neur., Sitzg 3. Juli 1930. Revue neur., Juli **1930**, No 1. — Sur la nature des tumeurs cérébrales. J. Méd. Bordeaux, 1. Nov. **1930**. — Considérations sur la pathogénie de l'hypertension cranienne. Encéphale, Dez. **1930**. — A propos de l'article: „Nouvelle méthode de radiographie des artères et des veines sur le vivant, ses applications cliniques ou diagnostics" de SAITO, KAMIKAWA et YANAGIZAWA. Presse méd. **1931**. — Die arterielle Encephalographie. Archivos Neurobiol. **11**, 504—524 (1931). — Die Lokalisation der Hirntumoren durch arterielle Encephalographie. Rev. Otol. etc. y Cir. neur. süd-amer. **6**, 455—464 (1931). — La localisation des tumeurs cérébrales par l'encephalographie artérielle. Verh. 1. internat. neur. Kongr. Bern **1932**. — Aspects anatomiques, physiologiques et cliniques de l'artériographie cérébrale. Nouvelle technique par le thorotrast. Rev. méd. Suisse rom. **52**, 193—207 (1932). — Neues zur Darstellung der Gehirngefäße. Rev. otol. etc. y Cir. neur. süd-amer. **7**, 425—431, 457—465 (1932). — Angiografia cérébrale. Arch. di Radiol. **9**, 629—642 (1933). — Angiografia cerebrale. Arch. di Radiol. **9**, 629—642 (1933). — Anévrysme intra-cranielle de la carotide interne droite rendu visible par l'artériographie cérébrale. Rev. d'Otol. etc. **11**, 746—748 (1933). — Cerebral angiography. Its application in clinical practice and physiology. Lancet **1933 II**, 1144—1147. — Physio-Röntgenologie des Blutkreislaufs im Gehirn, in den Meningen und in den übrigen Geweben des Kopfes. Fortschr. Röntgenstr. **48**, 398—405 (1933). — L'angiographie cérébrale, ses applications et résultats en anatomie, physiologie et clinique. Paris: Masson & Cie. 1934. — Moniz, Egas (Lissabon): Arterielle Encephalographie. Internat. neur. Kongr. Bern, 31. Aug. bis 4. Sept. 1931. Zbl. Neur. **61**, 445. — Moniz, Egas, Cancella d'Abren et Candido d'Oliveira: Aspect à l' épreuve encéphalographique des angiomes artériels du cerveau dans le domaine de la carotide interne. Revue neur. **39 II**, 165—177 (1932). — Moniz, Egas u. Abel Alves: Arterielle Encephalographie beider Hemisphären in einer Sitzung. Rev. Radiol. clin. **2**, 608 (1933). — L'angiographie du cerveau obtenue des deux côtés dans la même séance. Revue neur. **40 I**, 375—376 (1933). — Moniz, Egas, Abel Alves et Fernando de Almeida: La visibilité des sinus de la dure-mère par l'épreuve encéphalographique. Presse méd. **2**, 1499—1502 (1932). — Moniz, Egas, Lopo de Carvalho et Almeida Lima: Visibilidade, aos raios X, dos vasos pulmonares, obtida por injecçao de liquido opaco na auricula direita. Sitzg Acad. Sci. Lisboa, 19. Febr. 1931. — Visibilidade dos vasos pulmonares (Primeiros enseios de angiopneumographia). Soc. Sci. méd. Lisboa, Sitzg 26. Febr. 1931. — La circulation veineuse du cou et la décharge veineuse de l'encéphale. Soc. port. Biol., Sitzg Febr. 1931. — Sur la sensibilité des veines du cou et de l'oreillette droite. Soc. port. Biol., Sitzg Febr. 1931. — La visibilité des vaisseaux pulmonaires aux rayons X par injection dans l'oreillette droite, de fortes solutions d'iodure de sodium. Acad. Méd. Paris, März 1931. — La pression dans les gros troncs veineux. Soc. port. Biol., Sitzg März 1931. — Le sondage des veines. Soc. port. Biol., Sitzg März 1931. — Angiopneumographie. Presse méd. **1931**. — Moniz, Egas, Almeida Dias et Almeida Lima: La radioartériographie et la topographie cranio-encéphalique. J. Radiol. et Électrol. **12**, No 2, 72—83 (Febr. 1928). — Moniz, Egas et Almeida Lima: L'encéphalographie artérielle et le diagnostic d'une tumeur de la partie antérieure du lobe temporal gauche. Encéphale **1928**, No 3. — Les accès épileptiques déterminés par l'injection d'iodure de sodium présentent souvent un aspect jacksonien homolatéral. Soc. port. Biol., Sitzg Febr. 1928. — Un nouveau cas de diagnostic de tumeur cérébrale post mortem par l'encéphalographie artérielle. Revue neur. Juli **1928**, No 1. — L'épreuve encéphalographique dans un cas de tumeurs multiples du cerveau. Revue neur., Juni **1929**, No 6; **36 I**, 1142—1148. — Les injections carotidiennes dans le but thérapeutique. J. Sci. med. Lisboa **9** (Aug. 1929). — Aspects artériographiques du cerveau dans les tumeurs de la fosse cérébelleuse. Soc. Neur., Sitzg 3. Juli 1930. Revue neur. Juli **1930**, No 1. — Guérison de l'hypertension intracranienne dans un cas de tumeur du septum lucidum., III. ventricule et ventricule latéral. Lyon 1931. — Die neurologische Symptomatologie bei der Diagnose der Meningoblastome und Hirnfibrome. An. Med. int. **1**, 285—303 (1932). — Moniz, Egas, Almeida Lima et Pereira Caldas: Angiographies en série de la circulation de la tête. Revue neur. **41 I**, 489—510 (1934). — Moniz, Egas, Antonio Martins et Eduardo Coelho: Zones réflexogènes carotidiennes chez l'homme, excitées par les injections d'iodure de sodium dans la carotide primitive. Soc. port. Biol., Sitzg Febr. 1928. — Moniz, Egas, Antonio Martins et Almeida Lima: L'injection de la solution d'iodure de sodium à 25% dans la carotide externe, réflexe de crachement. Soc. port. Biol., Sitzg 5. Febr. 1928. — Moniz, Egas, Amandio Pinto et Abel Alves: Artériographie du cervelet et des autres organes de la fosse postérieure. Bull. Acad. Méd. Paris, III. s. **109**, 758—790 (1933). — Moniz, Egas, Amandio Pinto et Almeida Lima: L'épreuve de l'encéphalographie artérielle dans le diagnostic de quatre cas de tumeurs cérébrales. opérées. Presse méd. **1929 I**, 500—504. — L'épreuve de l'encéphalographie artérielle dans le diagnostic de quatre cas de tumeurs cérébrales. Presse méd. 17. April **1929**, No 31. — Le diagnostic différentiel entre les méningiomes et les autres tumeurs cérébrales par l'épreuve de l'encéphalographie artérielle. Revue neur. No 6, Juni **1929**. — A propos de l'hypertension cranienne. Rev. d'Otol. etc. **7**, No 6 (Juni 1929). — Tumeur de la glande pinéale, irriguée par un seul des groupes sylviens. Diagnostic par l'épreuve encéphalographique. Soc. Neur. Paris, Sitzg 3. Juli 1930. Revue neur., Juli **1930**, No 1; **37 II**, 51—54. — Aspectos arteriograficos del cerebro en los casos de tumor del lobulo frontal. Rev. méd. Barcelona, Juli **1930**. — Diagnostic encéphalographique des tumeurs cérébrales par visibilité et déplacement des artères. Bordeaux chir., Jan. **1931**. — Tumeurs cérébrales visibles à l'épreuve encéphalographique. Lyon 1931. — Arterial encephalography and its value in the diagnosis of brain tumors. Surg. etc. **53**, 155—168 (1931). — Le thorotrast dans l'encéphalographie artérielle. Revue neur. **38 II**, 646—649 (1931). — Die Vorzüge des Thorotrast bei arterieller Encephalographie. Röntgenprax. **4**, 90—93 (1932).

Pinto, Amandio: Technique de l'épreuve de l'encéphalographie artérielle. Rapp. de Martel. Soc. Chir. Paris, Jan. 1930. — Encéphalographie artérielle. Z. Chir. **36**, 353—361 (1930). — Placeo, Fernando e Franco Stoppani: Contributo allo studio della arteriografia cerébrale. Ricerche sperimentale. Boll. Soc. piemont. Chir. **3**, 84—92 (1933).

RADOIGUEZ, ARCAS, B. E. IRAZOQUI, A. BAGES Y J. RIBA DE SANZ: Die arterielle Encephalographie bei Oligophrenischen. Rev. méd. Barcelona **20**, 148—154 (1933). — ROVIRALTA, BARRAQUIER y BARRAQUIER FERRÉ: Lesiones de compresion encefalion. An. Hosp. Cruz y Pablo Barcelona **1930**.

SAI, G.: Tentativi di encefalografia arteriosa. Riv. otol. ecc. **4** (März-April 1929). — SAITO, MAKOTO, KAZUNIOR KAMIKAWA et HIDEYOSKI YANAGIZAWA: Nouvelle méthode de radiographie des artères et des veines sur le vivant, ses applications cliniques ou diagnostic. Rapp. HENRI HARTMANN à la Sitzg 15. Okt. 1930. Soc. nation. Chir. Bull. Mém. **56**, No 25, 1031, 25. Okt. 1930. — Presse méd., 17. Dez. **1930**. — SANTOS DOS REYNALDO: L'artériographie de l'abdomen et des membres et l'horizon de la voie artérielle. Med. Contemp. **47**, No 16, 21. April 1929. — Technique artériographique. Rapp. GOSSET à la Soc. de Chir. Paris, Mai **1929**. — SANTOS, DOS REYNALDO, AUGUSTO LAMAS et PEREIRA CALDAS: L'artériographie des membres. Med. Contemp. **47**, 6. Jan. 1929. — Résumé Presse méd., 12. Juni **1929**, No 47. — Novos dados sobre a arteriografia. Med. Contemp. **48**, No 7, 16. Febr. 1930. — Arteriografia da aorta e dos vasos abdominais. Med. Contemp., 17. März **1930**, No 11. — SCHÜLLER, I.: 2jährige Erfahrung mit der Arteriographie. Arch. orthop. Chir. **30**, 233—244 (1931). — SICARD, J. S. et J. HAGUENAU: Etude critique de quelques méthodes de localisation des tumeurs cérébrales; l'encéphalographie lipiodolée sinusoveineuse. Presse méd., 4. Febr. **1928**, 237—242. — Etude critique de quelques méthodes de localisation des tumeurs cérébrales. Presse méd., 4. Febr. **1928**, No 10.

TÖNNIS, W.: Traumatisches Aneurysma der linken Art. carotis int. mit Embolie der linken Art. cerebri ant. und retinae. Ein Beitrag zur Anwendung der Arteriographie der Carotis int. nach LÖHR. Z. Chir. **1934**, 844—848. — TRIAS, ANTONIO: Die intrakranielle Arteriographie bei der Diagnose der Hirntumoren. Rev. Cir. Barcelona **3**, No 13, 36—60 (1932).

VINCENT, CLOVIS: Radiographie des artères cérébrales. Rev. crit. Path. et Thér. **1**, No 2 (März 1930). — VINCENT, CL., M. DAVID et P. COSSA: A propos de la communication de M. MONIZ: Sur 7 cas de ventriculographie par l'air (Discussion de HAGUENAU et SICARD). Revue neur. **25 I**, 379—384.

WICHMANN: Die klinische Anwendung der Arteriographie und die stereoskopische Darstellung der Hirnarterien im Tierexperiment. 11. Tagg bayer. Chir.ver.igg 1932. — WORMS, G. et BREITON: L'artériographie cranio-encéphalique. Soc. Anatomique, 29. März 1928. — L'artériographie cranio-cérébrale. Presse méd. **1928 II**, 487. — Ann. d'Anat. path. **5**, 529 bis 536.

Literaturnachtrag bei der Korrektur.

BAILEY, P.: Die Hirngeschwülste. Stuttgart: Ferdinand Enke 1936. (Dort ausführliche Literaturangabe.) — BERGSTRAND, OLIVECRONA u. TÖNNIS: Gefäßmißbildungen und Gefäßgeschwülste des Gehirns. Leipzig: Georg Thieme 1936.

COSTA PIMENTEL, DA: Beitrag zum Studium der Prognose der progressiven Paralyse durch die Pneumoencephalographie. Neur. Zbl. **81**, 83 (1936).

HOFF u. SCHÖNBAUER: Neue Erfahrungen in der Diagnostik und Therapie der Gehirn- und Rückenmarksdiagnostik. Fortschr. Neur. **7** (1935).

KISIMOKO, K.: Beiträge zur Erkennung der Schizophrenie, einschließlich der Resultate der fraktionierten Liquoruntersuchungen und der Einflüsse auf das vegetative Nervensystem. Zbl. Neur. **81**, 69 (1936). — KISS, v. u. FENYES: Luftfüllung von cystischen Hirntumoren. Arch. Kinderheilk. **107**, 129—132 (1936).

MUSSIO-FOURNIER et RAWAK: Encéphalographie dans un cas d'atrophie cérébelleuse. Revue neur. **65**, 662—668 (1936).

NOWOTNY u. SCHÜLLER: Subduraler Pneumocephalus bei ethmoidalem Osteom. Röntgenprax. **8**, 107—108 (1936).

OLIVECRONA: Bedeutung des Röntgenbildes für die Anzeigestellung und Behandlung der Hirntumoren. Fortschr. Röntgenstr. **52**, 355—368 (1935).

PAGANI-CESA: Die Ventriculographie mit opaken Flüssigkeiten beim chronischen Hydrocephalus. Neur. Zbl. **51**, 175 (1936).

Namenverzeichnis.

Die *kursiv* gedruckten Ziffern beziehen sich auf die Literatur.

Sachverzeichnis.

Die neuropathologischen Syndrome zugleich Differentialdiagnostik der Nervenkrankheiten. Von Dr. **M. Kroll,** o. ö. Professor, Direktor der Nervenklinik der Weißrussischen Staatsuniversität Minsk. Mit 216 Textabbildungen. XI, 554 Seiten. 1929. RM 40.50

Neurologische Untersuchungs-Schemata. Periphere und spinale Sensibilitätsbezirke nebst Blättern zum Eintragen von Sensibilitätsbefunden, Reizpunkte der Nerven und Muskeln. Von Professor Dr. **Franz Kramer,** Berlin. Mit 6 Abbildungen und 50 Doppelformularen. 1927. RM 4.32

Stereoskopische Bilder zur Gehirn-Schädel-Topographie. Von Professor **Friedrich Heiderich,** Bonn. 15 Tafeln mit Text und 3 Abbildungen im Text. 13 Seiten. 1920. In Mappe RM 9.—

Röntgenologie des Felsenbeines und des bitemporalen Schädelbildes mit besonderer Berücksichtigung ihrer klinischen Bedeutung. Von Dr. **H. W. Stenvers,** Utrecht. („Röntgenkunde in Einzeldarstellungen", I. Band.) Mit 324 Abbildungen. III, 278 Seiten. 1928. RM 32.40, gebunden RM 34.56

Stereoskopische Raummessung an Röntgenaufnahmen. Von Dr. med. **Wilhelm Trendelenburg,** o. ö. Professor der Physiologie in Tübingen. Mit 39 Textabbildungen. VIII, 136 Seiten. 1917. RM 6.12

Röntgendiagnostik des Schädels bei Erkrankungen des Auges und seiner Nachbarorgane. Von Dr. **Rudolf Thiel,** a. o. Professor der Augenheilkunde an der Universität Berlin, Assistent der Universitäts-Augenklinik Berlin. In zwei Teilen. Text: 4 Abbildungen, VII, 87 Seiten. 411 Abbildungen auf 153 Seiten. 1932. RM 48.—, gebunden RM 54.—

Die klinische Röntgendiagnostik der inneren Erkrankungen. Von Dr. **Herbert Assmann,** o. Professor und Direktor der Medizinischen Klinik an der Universität Königsberg i. Pr. Fünfte Auflage. Zwei Teile. Mit 1216 Abbildungen und 10 Tafeln. VII, III, 1248 Seiten. 1934. RM 87.—, gebunden RM 95.—

Zu beziehen durch jede Buchhandlung.